TRAITÉ

THÉORIQUE ET PRATIQUE

DE LA SCIENCE ET DE L'ART

DES

ACCOUCHEMENTS

PARIS. — IMPRIMERIE DE E. MARTINET, RUE MIGNON, 2

TRAITÉ

THÉORIQUE ET PRATIQUE

DE LA SCIENCE ET DE L'ART

DES

ACCOUCHEMENTS

PAR

V. SABOIA

DOCTEUR EN MÉDECINE

Professeur de clinique chirurgicale de la Faculté de médecine
de Rio-de-Janeiro
Professeur libre d'accouchements
Membre de la Société obstétricale de Londres
et de l'Académie impériale de médecine de Rio-de-Janeiro (Brésil)

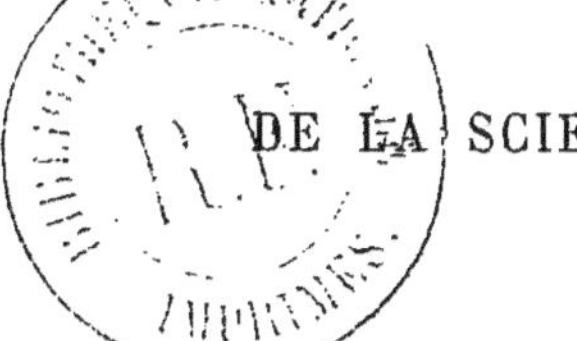

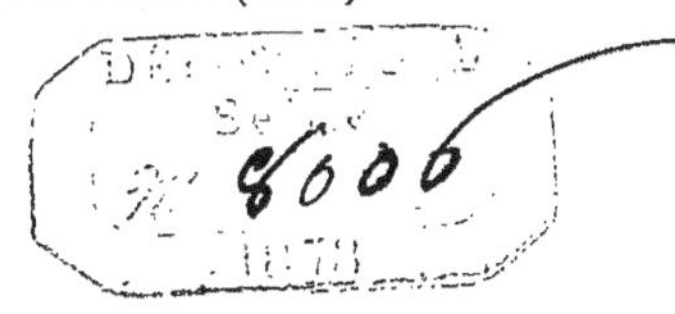

PARIS

P. ASSELIN, SUCCESSEUR DE BÉCHET JEUNE ET LABÉ

LIBRAIRE DE LA FACULTÉ DE MÉDECINE

PLACE DE L'ÉCOLE-DE-MÉDECINE

—

1873

TRAITÉ

THÉORIQUE ET PRATIQUE

DE LA SCIENCE ET DE L'ART

DES

ACCOUCHEMENTS

PAR

V. SABOIA

DOCTEUR EN MÉDECINE

Professeur de clinique chirurgicale de la Faculté de médecine
de Rio-de-Janeiro
Professeur libre d'accouchements
Membre de la Société obstétricale de Londres
et de l'Académie impériale de médecine de Rio-de-Janeiro (Brésil)

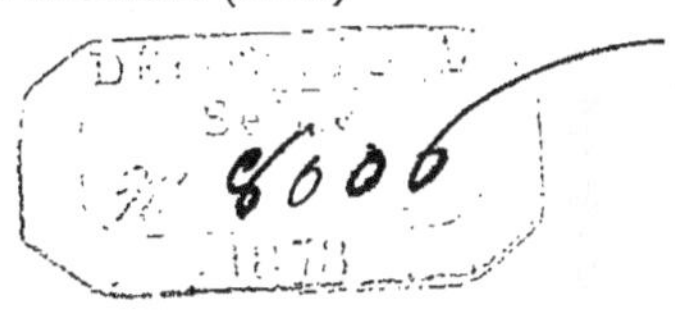

PARIS

P. ASSELIN, SUCCESSEUR DE BÉCHET JEUNE ET LABÉ

LIBRAIRE DE LA FACULTÉ DE MÉDECINE

PLACE DE L'ÉCOLE-DE-MÉDECINE

1873

A S. M. I. DON PEDRO II

HAUT ET MAGNANIME EMPEREUR DU BRÉSIL

GRAND PROTECTEUR DES SCIENCES

Sire,

Le pays que la Providence a placé sous votre magnanime protection serait encore, malgré son importance matérielle, très-arriéré, si les sciences et les arts n'avaient pour soutien le bras puissant de Votre Majesté.

La nation entière reconnaît avec orgueil que vous êtes notre sauvegarde et le palladium de notre grandeur et de notre civilisation. Aussi, comme un tribut de profond hommage pour ce que nous vous

devons, permettez, Sire, que je place cet ouvrage sur
la science et sur l'art obstétrical, sous la très-haute
protection de Votre Majesté Impériale.

Ma prétention vous paraîtra peut-être exagérée;
mais, en nourrissant l'intention sincère de concourir
selon la mesure de mes forces à l'édifice de la science
que je cultive avec amour, tout courage me manquerait si ma première production scientifique devait être
privée d'un patronage aussi puissant que celui de
Votre Majesté Impériale,

dont j'ai l'honneur d'être

le sujet très-obéissant et très-fidèle.

V. Saboia.

Paris, novembre 1873.

PRÉFACE

M'étant consacré plusieurs années à l'étude de l'art des accouchements, je conçus l'idée d'écrire un manuel ou recueil donnant sur
la science obstétricale les meilleurs préceptes et les meilleures
règles que les praticiens modernes ont formulés, et dans lequel
seraient présentés les progrès faits dans ces derniers temps par
cette partie des sciences médicales. Lorsque cependant je me dis-
posai à mettre la main à l'œuvre, je m'aperçus que, sous une pareille forme, mon travail serait très-imparfait et de peu d'utilité si
je n'y développais certaines questions importantes et si je ne met-
tais à contribution les œuvres des différents écrivains qui ont
traité ces matières. Il en est résulté que mon travail a pris les
proportions d'un Traité, bien que néanmoins il n'ait rien perdu, je
l'espère, du mérite qu'il pouvait présenter.

Quand, à la tête de l'enseignement à la Faculté de médecine de
la capitale se trouve un professeur du talent, de l'illustration et de
l'habileté de mon maître, M. le docteur Feijó, il paraîtra certainement très-hardi que je tente seul une pareille entreprise; mais,
usant d'un droit qui appartient à chacun, celui d'étudier et de

faire connaître le résultat de ses investigations, je ne pense pas que, malgré l'indifférence avec laquelle on regarde les écrits scientifiques brésiliens, je puisse être condamné par la seule raison que je ne compte pas beaucoup d'années de pratique et que je n'ai qu'une faible notoriété.

Je ne me pose pas dans cette œuvre comme un novateur, et je n'ai pas la prétention d'introniser une nouvelle science obstétricale. Celui qui voudra d'ailleurs examiner franchement et à fond la matière aura la certitude que les meilleurs auteurs, dans cette branche comme dans presque toutes celles des connaissances médicales, ont formé leurs ouvrages didactiques avec des idées puisées à diverses sources, et que souvent ils n'ont fait qu'apprécier les questions et les exposer sous un point de vue méthodique et plus intelligible : ainsi toutes les doctrines contenues dans le *Traité d'accouchements* de Cazeaux sont du professeur P. Dubois, ou se rencontrent dans les œuvres de Mme Lachapelle, de Gardien et de Velpeau ; malgré cela, son livre n'en est pas moins apprécié et considéré comme excellent.

J'ai cherché autant que possible à mettre mon travail au niveau des meilleurs écrits sur l'art des accouchements; à cet effet, j'ai consulté de nombreux ouvrages, thèses et mémoires sur la matière, et j'ai tâché de bien me pénétrer des idées et des préceptes de plusieurs praticiens anglais d'un grand renom, tels que Simpson, Churchill, Ramsbotham, Tyler Smith, Murphy, Ingleby, Tanner, Montgomery et d'autres, dont les travaux scientifiques m'ont occupé et avec lesquels j'ai cherché à me familiariser. Je ne dois pas oublier que dans mon travail je me suis servi des lumineuses idées et de la pratique de M. Ch. Pajot, professeur de la Faculté de Paris, qui a pour ainsi dire vulgarisé par son enseignement la science obstétricale.

Désirant rester fidèle dans ce livre aux traditions de la Faculté de médecine de Rio-de-Janeiro, et trouvant beaucoup d'importance et de mérite aux préceptes pratiques exposés dans les leçons de mon illustre maître M. le docteur Feijó, je n'ai pas omis de présenter ces derniers avec le plus de fidélité possible et de les adopter souvent, vu qu'ils sont l'expression de la vérité, de l'observation et d'une grande expérience.

J'ai suivi dans l'exposition des matières l'ordre généralement en usage ; mais j'ai divisé mon travail seulement en trois parties :

Dans la première, à laquelle j'ai donné le nom d'*Anatomie obstétricale*, j'ai compris l'étude anatomique du bassin et de l'appareil de la génération dans tout ce qui touchait à l'étude des divers phénomènes de la grossesse et de l'accouchement.

Dans la seconde, que j'ai appelée *Physiologie obstétricale*, j'ai exposé la fonction de la reproduction depuis le moment où a lieu l'ovulation jusqu'à celui où cessent les phénomènes puerpéraux.

Dans la troisième partie, qui a pour titre *Pathologie obstétricale*, j'ai étudié non-seulement les accidents pouvant compliquer la grossesse, l'accouchement et la délivrance, mais encore les moyens à employer pour les combattre et pour délivrer la femme et le fœtus des dangers imminents qui souvent les menacent pendant la grossesse et l'accouchement.

Dans toutes ces parties, le lecteur rencontrera beaucoup d'objets et d'idées qui ne se trouvent pas dans les traités et recueils les plus renommés, et qui paraissent ne pas être connus de beaucoup d'auteurs distingués ou qui étaient inexactement appréciés par quelques-uns d'entre eux.

Reconnaissant que les exemples et les faits cliniques font retenir plus facilement les préceptes et les règles exposés, toutes les fois qu'il m'a été possible, j'ai présenté le résultat de mes observations personnelles ou de celles qu'avait communiquées dans son cours mon honoré maître le docteur Feijó. En outre, comme les explications deviennent plus saisissables en présence de l'objet, j'ai intercalé dans le texte de nombreuses planches tirées des ouvrages les plus en renom.

Je souhaite qu'en échange de mes efforts et de mon pénible travail on me lise avec bienveillance, sans prévention, et que l'on rende quelque justice à mes intentions.

Enfin, en écrivant et en faisant publier ce livre dans la langue classique de ce noble et beau pays qu'on appelle la France, mon but a été de donner à ses savants et à ceux d'autres pays une idée, sans doute bien imparfaite, de l'état de l'obstétrique dans ma chère patrie, où, du reste, toutes les autres parties de la science du grand Hippocrate sont cultivées avec autant de zèle que d'amour.

TABLE DES MATIÈRES

PREMIÈRE PARTIE

ANATOMIE OBSTÉTRICALE

DU BASSIN ET DES ORGANES QUI CONCOURENT A LA GÉNÉRATION ET A LA PARTURITION

SECTION PREMIÈRE. — Du bassin de la femme.

DEUXIÈME PARTIE

PHYSIOLOGIE OBSTÉTRICALE

SECTION PREMIÈRE. — Des fonctions préparatoires.

SECTION DEUXIÈME. — Des fonctions définitives.

SECTION TROISIÈME. — De la puerpéralité.

TROISIÈME PARTIE

PATHOLOGIE OBSTÉTRICALE

SECTION PREMIÈRE. — Maladies de la grossesse.

SECTION DEUXIÈME. — De la dystocie.

TITRE PREMIER. — DES ACCOUCHEMENTS LABORIEUX, DANGEREUX OU IMPOSSIBLES PAR DES OBSTACLES DÉPENDANT DE LA FEMME.

TITRE II. — DES OBSTACLES PROVENANT DU FŒTUS ET DE SES ANNEXES, RENDANT L'ACCOUCHEMENT DIFFICILE, IMPOSSIBLE OU DANGEREUX.

TITRE III. — DES OPÉRATIONS OBSTÉTRICALES.

SECTION TROISIÈME. — Délivrance.

FIN DE LA TABLE.

TRAITÉ

D'ACCOUCHEMENTS

PREMIÈRE PARTIE

ANATOMIE OBSTÉTRICALE.

DU BASSIN ET DES ORGANES QUI CONCOURENT A LA GÉNÉRATION
ET A LA PARTURITION.

La fonction de la reproduction se compose d'une série d'actes pour chacun desquels la nature a disposé différents organes dont la réunion constitue l'appareil complexe de la génération.

Ces organes sont, d'une part, les ovaires, les trompes et l'utérus; et d'autre part, le vagin et la vulve.

Les premiers sont destinés à la sécrétion de l'ovule et au développement du produit de la conception; les seconds servent à la copulation et donnent passage à son produit, acte qui constitue la parturition.

De la série d'organes que nous venons d'énumérer, la vulve seule se trouve à l'extérieur; tous les autres, malgré leurs rapports intimes et leur continuité avec ce dernier, se trouvent contenus dans une cavité connue sous le nom de cavité pelvienne ou *bassin*, qui est situé à la partie inférieure du tronc, au-dessus des membres abdominaux.

En présence d'une pareille disposition on conçoit facilement que le produit de la conception, pour être expulsé au dehors, doit préalablement traverser ce canal. Ce n'est que par la connaissance exacte de cette partie qu'on peut se faire une idée du mécanisme de l'accouchement et déduire dans certains cas les règles nécessaires pour la terminaison naturelle du travail. Aussi devons-nous, avant d'entrer dans l'étude des organes concourant aux actes fonctionnels de la génération et de la parturition, faire connaître la description détaillée du bassin de la femme.

SECTION PREMIÈRE

DU BASSIN DE LA FEMME.

On désigne sous le nom de bassin une cavité excessivement irrégulière, formée de parties osseuses et de parties molles, située, comme nous l'avons dit, à l'extrémité inférieure de la colonne vertébrale, entre celle-ci et les membres abdominaux avec lesquels elle s'articule à la partie antérieure et inférieure.

Le bassin forme une grande partie de la paroi inférieure de la cavité abdominale, et outre les organes générateurs, il renferme une partie de l'appareil urinaire, et l'extrémité terminale du tube intestinal.

La connaissance exacte du bassin est d'une grande importance pour l'accoucheur, surtout quand cette cavité est revêtue de toutes ses parties molles; mais comme sa forme, sa configuration, et par suite l'exécution des différents temps de la parturition, dépendent aussi du squelette ou des os dont cette cavité est formée, nous croyons bien faire en séparant ces éléments, pour les étudier à part, après quoi nous les rassemblerons et les recomposerons afin d'en donner une idée ou une description totale.

Ceci posé, nous allons d'abord étudier les os constituant le canal pelvien, indiquant la manière dont ils s'articulent les uns avec les autres, ensuite nous examinerons le bassin sous une forme générale, tant à l'état de squelette que revêtu de ses parties molles.

CHAPITRE PREMIER.

Le *bassin* ou cavité pelvienne est le résultat de l'assemblage de quatre

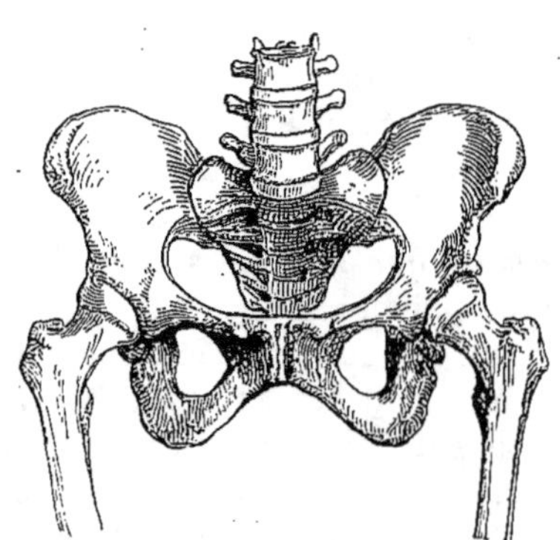

(FIG. 1.) — *Bassin ou cavité pelvienne.*

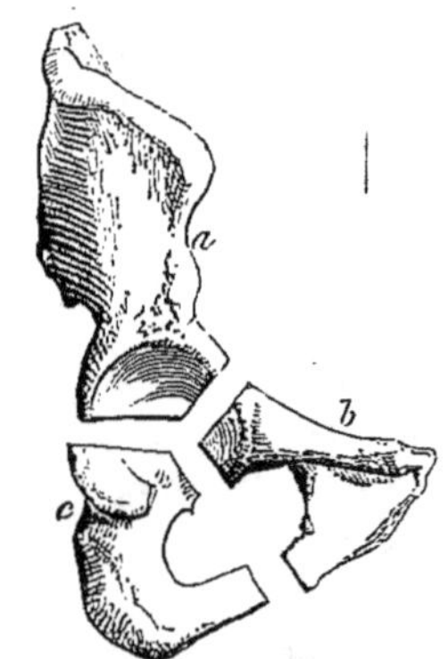

(FIG. 2.) — *Os iliaque ou coxal.*
a, ilion; — *b*, pubis; — *c*, ischion.

os distincts, dont deux sont pairs et forment la paroi antérieure et les parois latérales, et deux autres sont impairs et situés en arrière sur la ligne médiane, et constituent la paroi postérieure. Ces os sont, d'une part, les os *iliaques*, et, d'une autre part, le *sacrum* et le *coccyx* (fig. 1).

Les os iliaques, le sacrum et le coccyx sont tous séparés dans l'enfance par des lames cartilagineuses disposées en différents sens selon l'os auquel elles se rapportent; mais les os iliaques sont ceux où cette disposition est plus notable et plus persistante. Chaque os iliaque est constitué, jusqu'à l'époque de la puberté, par trois parties distinctes; la supérieure forme l'*ilium* proprement dit (*a*); l'inférieure l'*ischion* (*c*), et l'antérieure, le *pubis* (*b*). Ces trois portions, séparées par trois lames cartilagineuses en forme d'Y, se réunissent vers l'adolescence et constituent un seul os connu sous le nom d'*iliaque* ou *coxal* (fig. 2).

ARTICLE PREMIER.

DE L'OS ILIAQUE.

L'os iliaque est pair, de forme irrégulière, sans symétrie, étroit au centre, large à ses extrémités, recourbé sur lui-même; il concourt, quand il est réuni à son congénère, à former la paroi antérieure et les parois latérales du bassin. Il offre deux faces, l'une interne et l'autre externe, et quatre bords, dont un antérieur, un postérieur, un supérieur et un inférieur.

1° *La face externe* se divise en deux parties : l'une latérale, dirigée en arrière et en bas, et l'autre antérieure dirigée obliquement en avant et en bas.

La partie latérale, qu'on appelle aussi *fosse iliaque externe*, offre deux surfaces, l'une convexe au tiers inférieur, et l'autre concave aux deux tiers postérieurs ; elle est coupée dans sa direction antéro-postérieure par *trois lignes rugueuses demi-circulaires*, désignées sous le nom de lignes courbes *supérieure*, *moyenne* et *inférieure*. La ligne courbe supérieure se termine un peu en avant de la partie moyenne du bord supérieur de l'os correspondant, et laisse entre elle et ce bord une surface étroite en avant, et plus large en arrière, où s'insère le *muscle grand fessier*. Entre la ligne courbe supérieure et la ligne moyenne qui est la plus longue de toutes, se trouve une autre surface servant à l'insertion du *muscle moyen fessier*. Au-dessous de la ligne demi-circulaire moyenne, ou entre celle-ci et la ligne inférieure, on observe une troisième surface destinée à l'implantation du *petit fessier*. Toutes ces surfaces ont une forme et une disposition alternativement concaves et convexes, constituant la fosse ou dépression qu'on désigne sous le nom de *fosse iliaque externe*.

La partie antérieure offre en haut, à la réunion avec la partie latérale, une dépression profonde appelée *cavité cotyloïde*, laquelle est arrondie et circonscrite à ses quatre cinquièmes par une marge saillante qui la rend plus profonde (fig. 3).

Entre la ligne demi-circulaire inférieure et la marge de la cavité cotyloïde, il existe une petite éminence, et le plus souvent, d'après le professeur Gray, une dépression où s'insère le tendon réfléchi du muscle droit antérieur de la cuisse.

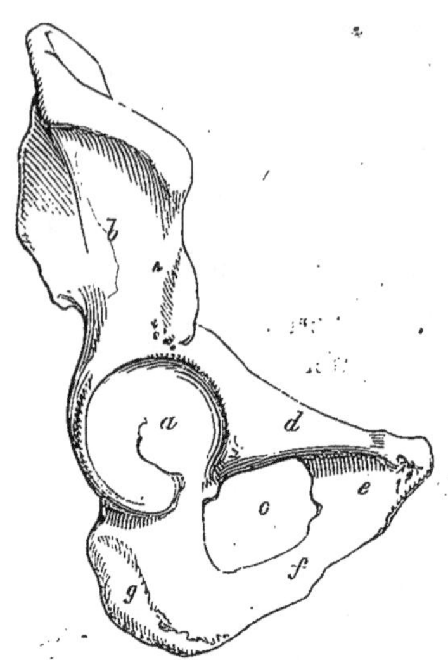

(FIG. 3.) — *Os iliaque ou coxal.*

a, cavité cotyloïde; — *b*, fosse iliaque externe;
— *c*, trou obturateur; — *d*, branche horizontale du pubis; — *e*, corps du pubis; —
f, branches descendante du pubis et ascendante de l'ischion; — *g*, ischion.

Au-dessous de la marge de cette cavité, on rencontre une surface quadrangulaire, plus ou moins rugueuse, se continuant en avant avec une partie
de l'os auquel on donne le nom de branche ascendante de l'ischion. A la
partie supérieure de cette surface, et entre la marge inférieure de la cavité
cotyloïde et la protubérance appelée tubérosité ischiatique, il existe une
gouttière, par où passe le tendon du muscle obturateur externe, avant de
prendre insertion dans la dépression digitale du grand trochanter.

Au centre de la partie antérieure, en avant et un peu au-dessous de la cavité
cotyloïde, se trouve un espace triangu-laire appelé trou sous-pubien ou obturateur, couvert par une membrane transparente, nommée membrane obturatrice. Cette membrane s'insère dans toute la circonférence de ce trou,
ne laissant au-dessus qu'un petit espace ou orifice par lequel passent les
vaisseaux et les nerfs obturateurs.

Au côté interne du trou obturateur est une surface large et âpre constituée par le corps du pubis, d'où part par en bas une portion appelée
descendante, et en arrière une autre appelée horizontale, à la marge
inférieure de laquelle est une gouttière correspondant à l'orifice de la
membrane obturatrice où s'engagent les nerfs et les vaisseaux qui passent par là.

2° *La face interne*, dirigée en dehors et en avant à sa portion large et
supérieure, et en dedans à sa partie étroite et inférieure, peut se diviser
en deux parties, l'une supérieure et postérieure, et l'autre inférieure et
antérieure. La partie supérieure offre antérieurement une surface unie
qu'on appelle *fosse iliaque interne*, et postérieurement deux facettes rugueuses, situées l'une en haut et l'autre en bas.

La facette supérieure est un peu convexe, et c'est là que s'insère le
ligament sacro-iliaque postérieur. La facette inférieure est plus ou moins
ovalaire, et s'articule avec une facette semblable que le sacrum offre latéralement.

La partie inférieure et antérieure, séparée de la partie supérieure par une ligne large arrondie et saillante formant le détroit supérieur, offre, à la partie correspondante à la cavité cotyloïde, une surface unie et un peu concave, au-devant de laquelle se trouve le trou obturateur, borné, à la partie interne et médiane, par la face postérieure du corps du pubis, par les branches ischio-pubiennes et par la branche horizontale de cet os.

3° *Bords.* Le bord interne est limité en haut par une saillie de l'os iliaque, à laquelle on donne le nom d'épine iliaque antérieure et supérieure, et en bas par l'angle du pubis et une autre saillie venant de cet os, qui est désignée sous le nom d'*épine du pubis.*

Ce bord concave, oblique en haut, et presque horizontal à la partie antérieure, offre, au-dessous de l'épine iliaque antérieure et supérieure, une crête appelée épine iliaque antérieure et inférieure, séparée de la précédente par une échancrure plus ou moins considérable, par laquelle passe le nerf fémoral cutané. Au-dessous de cette épine, on voit une coulisse qui livre passage au tendon réuni des muscles psoas et iliaque; et plus du côté de la ligne médiane ou en avant, la face supérieure du pubis, laquelle a une forme triangulaire ou prismatique, et se trouve bornée derrière par une ligne âpre, ayant le nom d'*éminence iléo-pectinée,* et en avant par l'angle et l'épine du pubis. *Le bord postérieur* est borné en haut par une saillie de l'iliaque appelée *épine iliaque postéro-supérieure,* et en bas par une protubérance ou surface large et rugueuse appartenant à l'ischion, connue sous le nom de *tubérosité ischiatique.*

Ce bord, comme l'antérieur, est irrégulier et profondément concave, de manière à présenter une portion horizontale supérieure et une portion verticale inférieure. La portion horizontale offre au-dessous de l'épine iliaque postéro-supérieure une saillie prononcée qu'on nomme *épine iliaque postéro-inférieure,* laquelle est séparée de la précédente par des dépressions destinées à l'insertion de divers ligaments. La portion verticale présente presque dans son centre une éminence triangulaire connue sous le nom d'*épine ischiatique,* servant à l'insertion du muscle coccygien et surtout à celle du petit ligament sacro-ischiatique.

Entre l'épine iliaque inféro-postérieure et l'épine ischiatique, existe une dépression considérable appelée *grande échancrure ischiatique,* laquelle concourt à former le *grand trou ischiatique.* Au-dessous et entre l'épine ischiatique et la tubérosité du même nom, on remarque une autre dépression concourant à la formation du petit trou ischiatique, sur laquelle se réfléchit le tendon du muscle obturateur interne, et glissent les nerfs et vaisseaux honteux internes, lorsqu'ils rentrent dans le bassin.

Le bord supérieur, borné en arrière par l'épine iliaque postéro-supérieure et en avant par l'antéro-supérieure, est inégal, mince dans le milieu, renflé à ses extrémités, et tellement recourbé sur lui-même, que lorsqu'on le regarde de haut en bas, ou d'avant en arrière, il se montre alternativement concave et convexe, ou sous la forme d'une *S* italique. Ce bord a été désigné sous le nom de crête iliaque, et se divise ainsi en deux lèvres et un interstice. La lèvre externe donne insertion au grand dorsal, à l'aponévrose commune des muscles sacro-lombaires, à celle du fascia lata, et à celle du grand oblique abdominal. La lèvre interne donne insertion au transverse abdominal, au carré lombaire; et la portion restant entre les deux lèvres sert à l'insertion du petit oblique.

Le bord inférieur, mince dans le centre et plus épais aux extrémités, peut se diviser en trois parties, l'une supérieure, l'une moyenne, et l'autre postérieure. La partie supérieure, constituée par l'extrémité interne du pubis, est ovale, rugueuse et s'articule par des ligaments et par un cartilage inter-articulaire avec l'os du côté opposé. La partie moyenne, extrêmement mince, est constituée par les branches descendante du pubis et ascendante de l'ischion, et concourt à la formation de l'arcade pubienne. La partie postérieure est constituée par la protubérance nommée *tubérosité sciatique*. Ainsi que la crête iliaque, cette tubérosité présente deux lèvres et un interstice. La lèvre externe fournit insertion au carré fémoral et à une portion du grand adducteur.

La lèvre interne donne insertion à la couche la plus profonde du grand ligament sacro-ischiatique, et présente derrière ce ligament un sillon profond par où passent les nerfs et les vaisseaux honteux internes.

Toute la portion qui est en avant donne insertion aux muscles transverse du périnée, éleveur du clitoris, et compresseur de l'urèthre. L'interstice offre quatre facettes séparées par trois lignes rugueuses. Des facettes, deux sont inférieures et servent à l'insertion de la couche plus superficielle du grand ligament sacro-ischiatique et du muscle grand abducteur, et deux sont supérieures, et donnent insertion extérieurement au demi-membraneux, et intérieurement au biceps et au demi-tendineux.

ARTICLE II.

DU SACRUM.

Le sacrum (fig. 4) est un os impair pyramidal, triangulaire, dont la base est dirigée en haut et le sommet en bas. Il est situé à la partie supérieure de la dernière vertèbre lombaire entre les deux os iliaques, avec lesquels il s'articule pour former la paroi postérieure de la cavité pelvienne. Le sacrum se dirige obliquement de haut en bas et d'avant en arrière, de sorte qu'au point de réunion ou de rencontre avec la colonne vertébrale, il forme un angle plus ou moins saillant connu sous le nom de *promontoire sacré*. La connaissance de la situation et de la position de cette proéminence est importante, comme nous le verrons, au point de vue du diagnostic des rétrécissements du bassin.

Cet os offre quatre faces : une antérieure, une postérieure et deux latérales, et en outre il a une base, un sommet et un canal central.

1° *Face antérieure*. — La face antérieure est creuse, concave et regarde un peu en bas et en avant de la cavité pelvienne, dont elle constitue une grande partie de la paroi postérieure ou plutôt supérieure.

Cette face offre au milieu, et en allant de la base au sommet, une surface allongée, et coupée transversalement par quatre ou cinq lignes plus ou moins saillantes (1, 1, 1, 1) qui se rapprochent à mesure qu'elles deviennent plus inférieures, et qui indiquent le point de réunion des différentes pièces dont cet os se compose aux premiers temps de la vie. Chacune de ces lignes correspond à autant d'autres trous (2, 2, 2, 2), analogues aux trous inter-vertébraux, qui se terminent en dehors et sur les côtés par une gouttière par où passent les nerfs sacrés antérieurs, et communiquent en dedans avec le canal sacré et en arrière avec une autre série de trous appelés trous sacrés postérieurs.

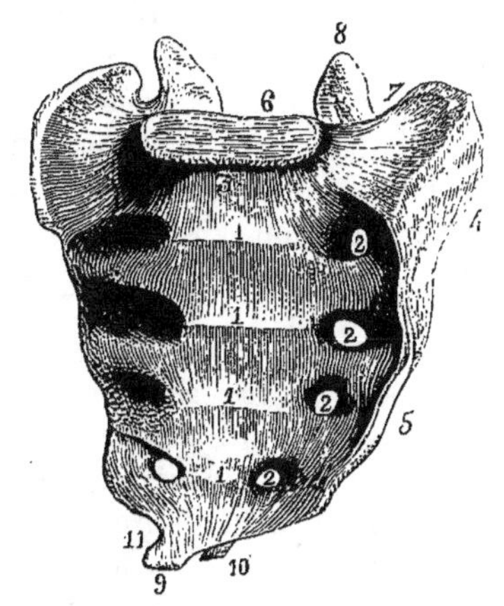

(FIG. 4.) — *Sacrum.*

1, 1, 1, 1, saillies transversales; — 2, 2, 2, 2, trous sacrés antérieurs; — 3, espace quadrilatère correspondant à la partie antérieure du corps des vertèbres; — 4, surface articulaire avec l'os iliaque; — 5, bord sinueux destiné à l'insertion des ligaments sacro-sciatiques; — 6, facette articulaire du sacrum avec la dernière vertèbre lombaire; — 7, surface triangulaire; — 8, apophyse articulaire; — 9, extrémité ou sommet du sacrum; — 10, crête sacrée; — 11, dernier trou sacré formé par le sacrum et le coccyx.

Les trous sacrés antérieurs sont au nombre de quatre ou cinq de chaque côté, leur calibre étant d'autant plus grand qu'ils se rapprochent de la base du sacrum. Sur les côtés de la série des trous sacrés antérieurs on remarque une surface étroite et inégale, où s'insère le muscle pyramidal.

2° *Face postérieure.* — La face postérieure ou spinale, convexe, très-inégale et plus étroite que l'antérieure, présente sur la ligne médiane de haut en bas un orifice ou ouverture triangulaire, constituant l'entrée du *canal sacré*, puis une série d'éminences au nombre de quatre ou cinq, superposées les unes aux autres, tantôt séparées, tantôt réunies entre elles par leur sommet, auquel on donne le nom de *crête du sacrum*. Ces éminences ou tubercules continuent en bas la série des apophyses épineuses des vertèbres lombaires, et deviennent plus proéminentes à mesure qu'elles se rapprochent de la base du sacrum. A mesure qu'elles se dirigent en bas, leur proéminence est moins prononcée, et elles se divisent inférieurement en deux séries laissant entre elles un intervalle triangulaire, dans le fond duquel on voit la paroi antérieure du canal sacré offrant à son sommet une ouverture qui constitue l'orifice inférieur du canal du même nom. Les deux séries de tubercules circonscrivant cet espace triangulaire se terminent inférieurement par une saillie plus notable connue sous le nom de *cornes du sacrum*. Sur les côtés de la crête du sacrum et au-dessus, sont deux saillies apophysaires avec une facette interne s'articulant avec l'apophyse transverse de la dernière vertèbre lombaire, et inférieurement une surface inégale dirigée de haut en bas, et concave dans le sens transversal, de manière à constituer deux gouttières connues sous le nom de gouttières sacrées, à chacune desquelles on voit une série d'orifices formant les trous sacrés postérieurs. Ces trous, arrondis et plus petits que les antérieurs, communiquent avec eux et avec le canal sacré et livrent passage aux nerfs sacrés postérieurs.

Au côté externe des trous sacrés postérieurs se rencontre une surface rugueuse et inégale, comparable aux apophyses transverses, surface qui donne insertion en haut aux ligaments sacro-iliaques obliques postérieurs, et en bas au grand ligament sacro-sciatique.

3° *Faces latérales ou bords.* — Les faces latérales se divisent en deux portions, l'une supérieure et l'autre inférieure. La portion supérieure est longue et présente antérieurement une surface irrégulière concave de haut en bas et disposée en forme de croissant, laquelle s'articule avec l'os iliaque, et postérieurement une surface étroite très-inégale servant à l'insertion des faisceaux ligamenteux sacro-iliaques. La portion inférieure se continue en haut avec la portion supérieure, mais s'amincit peu à peu, de manière à se présenter sous la forme d'un bord aigu et sinueux où viennent s'insérer le grand et le petit ligaments sacro-sciatiques.

4° *Base.* — La base du sacrum est trois fois plus large transversalement que dans le sens antéro-postérieur. Elle présente à sa partie moyenne une facette elliptique, légèrement rugueuse, dirigée de haut en bas et d'avant en arrière, qui s'articule avec une facette semblable du corps de la dernière vertèbre lombaire. Sur les côtés de cette facette se trouvent deux surfaces triangulaires lisses, dirigées en avant et en haut, concaves transversalement, qui se continuent avec la face pelvienne de l'iliaque, et forment l'extrémité postérieure de la fosse iliaque. Ces surfaces, que leur disposition et leur configuration ont fait nommer ailerons du sacrum, sont recouvertes en partie par les ligaments sacro-iliaques antérieurs, et se terminent postérieurement par un bord plus ou moins saillant à l'extrémité interne duquel se voient les éminences apophysaires du sacrum, et antérieurement par une marge arrondie et obtuse qui concourt à la formation de la partie postérieure du détroit supérieur du bassin.

5° *Sommet.* — Le sommet du triangle, représenté par le sacrum, regarde directement en bas et un peu en avant. Il est tronqué et offre une petite surface transversale, concave et ovale, s'articulant avec le coccyx.

6° *Canal sacré.* — Ce canal est creusé dans l'épaisseur du sacrum, et en partant de sa base, où il continue le canal vertébral; il suit la courbure décrite par l'os et va se terminer à son sommet où il présente l'orifice inférieur.

Triangulaire en haut, excessivement plus rapproché de la face postérieure du sacrum que de sa face antérieure, aplati et étroit inférieurement, le canal sacré se termine par une gouttière formée par ses parois latérales et antérieure, et convertie en trou par des ligaments.

Le canal sacré donne passage à la queue de cheval, et communique en avant avec les trous sacrés antérieurs, et en arrière avec les trous sacrés postérieurs.

ARTICLE III.

DU COCCYX.

Le coccyx est un petit os triangulaire, impair et symétrique, situé au-dessous du sacrum dont il paraît être le prolongement.

Articulé par sa base avec ce dernier os, plus ou moins mobile sur lui, le coccyx est formé de quatre petits os ou tubercules, dont le supérieur est beaucoup plus large que les autres.

Cet os offre, comme le sacrum, une face antérieure, une face postérieure, deux bords latéraux, une base et un sommet.

1° *Face antérieure.* — La face antérieure, légèrement concave, est lisse et coupée, comme le sacrum, par trois lignes peu saillantes indiquant les points de jonction des pièces diverses qui constituent l'os.

C'est sur cette face que vient reposer l'extrémité terminale du rectum, et prendre attache le ligament sacro-coccygien antérieur et le muscle releveur de l'anus.

2° *Face postérieure.* — La face postérieure convexe et irrégulière offre une série de tubercules superposés les uns aux autres, et séparés entre eux par trois ou quatre dépressions correspondant aux points d'union des différentes portions qui constituaient l'os primitivement. Cette face est séparée des téguments par le ligament sacro-coccygien postérieur.

3° *Bords latéraux.* — Ces bords sont minces et offrent une série d'élévations et de dépressions qui correspondent encore aux diverses pièces composant le coccyx, et aux points de réunion de toutes ces parties entre elles. Quelquefois le bord du tubercule supérieur se présente très-saillant, se dirige en haut et va rejoindre l'extrémité inférieure et latérale du sacrum.

Les bords latéraux donnent insertion aux ligaments sacro-sciatiques et aux muscles coccygiens.

4° *Base.* — La base du coccyx, étroite, lisse et concave transversalement, constitue une surface elliptique qui s'articule avec une facette que nous avons déjà notée au sommet du sacrum. A l'extrémité latérale de cette surface correspondant à la face postérieure du coccyx, se rencontrent deux tubercules, les *cornes du coccyx*, qui se dirigent en haut et atteignent quelquefois les cornes du sacrum avec lesquelles ils s'articulent.

5° *Sommet*. — Le sommet du coccyx est mince, irrégulier, et se termine assez souvent par deux petits tubercules où s'insèrent quelques fibres du releveur de l'anus, et le tendon du sphincter externe.

Le sacrum et le coccyx sont, comme nous l'avons dit, formés ou composés aux premières époques de la vie de diverses pièces qui présentent une certaine analogie avec les vertèbres, et qui se réunissent ultérieurement, se soudent les unes aux autres et constituent les deux os dont nous venons de faire la description. A l'âge adulte, les cinq portions ou vertèbres formant le sacrum sont entièrement soudées entre elles et n'offrent plus que les vestiges de leur séparation primitive ; on n'observe entre elles aucune mobilité et en fin de compte on ne rencontre qu'un os unique et continu.

Le coccyx, par contre, présente parfois une disposition tout à fait différente, ce qui a, comme nous le verrons, un certain degré d'importance au point de vue de la parturition.

Le premier tubercule qui entre dans la composition de cet os, outre qu'il est constamment mobile sur le sacrum, est encore souvent mobile sur le second tubercule qui offre alors une facette supérieure avec laquelle il s'articule.

Le sacrum et le coccyx, ainsi que les vertèbres, sont composés d'un tissu spongieux recouvert extérieurement d'une couche de tissu compacte.

CHAPITRE II.

DES ARTICULATIONS DU BASSIN.

Les os du bassin sont unis entre eux par des attaches ligamenteuses de diverse nature et constituent dans leur ensemble plusieurs articulations : une à la partie antérieure et médiane, qu'on nomme symphyse pubienne, deux latérales postérieures, connues sous le nom de symphyses sacro-iliaques, et enfin une médiane postérieure et inférieure appelée sacro-coccygienne.

Indépendamment des quatre articulations ou symphyses du bassin, on observe sur l'espace limité antérieurement par le pubis, l'ischion et l'iliaque, une membrane fibreuse appelée membrane obturatrice, à propos de laquelle nous ferons en temps et lieu quelques remarques.

ARTICLE PREMIER.

SYMPHYSE PUBIENNE.

La symphyse pubienne est constituée par les surfaces articulaires du pubis, par un cartilage inter-articulaire, par un ligament inter-pubien, et par une enveloppe fibreuse. Chacune des surfaces articulaires du pubis offre à la moitié postérieure une surface ou facette ovalaire, lisse, dirigée de haut en bas et s'adaptant parfaitement à la facette semblable qui existe au côté opposé de l'os avec lequel a lieu l'articulation. A la partie antérieure de cette facette, existe une autre facette plus étroite, plus longue et dirigée dans le même sens, laquelle offre des inégalités ou rugosités sur toute l'étendue. Cette facette, formée aux dépens du bord antérieur, pubien, ne s'unit pas à celle du côté opposé; il s'établit ainsi entre elles un espace triangulaire ou conique dont le sommet correspond au point de jonction antérieur des faces ovalaires, et dont la base, plus large en haut et en bas qu'au centre, regarde la face antérieure des pubis ou bien un plan qui passerait par la même face de ces os.

Le cartilage inter-articulaire est constitué par une lame cartilagineuse assez épaisse et élastique, recouvrant chacune des surfaces articulaires ou les facettes qui s'y trouvent, lesquelles par leur contact l'une avec l'autre, laissent entre elles, à la proximité de la face interne des pubis, un petit espace, où, d'après quelques anatomistes, il existe une membrane synoviale. Le cartilage d'incrustation en arrière ou à la partie postérieure s'élève au-dessus des surfaces articulaires, et par sa jonction il constitue un relief postérieur qui est parfois assez prononcé pour entraver la sortie de la tête du fœtus. L'espace triangulaire correspondant aux facettes antérieures, malgré l'existence de la lame cartilagineuse dont ces dernières sont revêtues, ne cesse pas néanmoins d'exister, et se trouve occupé, comme nous allons le voir, par le ligament inter-pubien.

Le ligament inter-pubien est formé de faisceaux fibreux denses et solides se dirigeant de la face interne de l'un des cartilages inter-articulaires correspondant à l'espace triangulaire antérieur, à la face voisine de l'autre cartilage. Ces faisceaux, dirigés obliquement et occupant tout l'espace restant entre ces cartilages, s'entre-croisent sur la ligne médiane, sur toute la face antérieure, et s'étendent jusqu'à la marge supérieure des pubis où ils forment un faisceau ligamenteux appelé *ligament inter-pubien supérieur*, ainsi qu'au sommet de l'arcade du pubis où ils constituent un autre faisceau ligamenteux, qui, passant d'une face de l'arcade à l'autre, amortit l'angle qui y existe et forme le *ligament inter-pubien inférieur* ou *ligament triangulaire*.

L'enveloppe fibreuse de la symphyse pubienne n'est autre chose qu'une réunion de faisceaux peu épais qui se rencontrent sur la face postérieure du cartilage d'incrustation et sur la face extérieure du ligament inter-pubien, qui sont étendus entre les épines du pubis.

Les faisceaux revêtant la face antérieure, dirigés obliquement de l'une à l'autre épine du pubis, et assez adhérents par leur surface postérieure aux parties voisines, constituent le ligament solide et résistant qu'on appelle *ligament pubien antérieur;* et ceux qui revêtent la face postérieure, se confondant avec le périoste pubien, constituent un ligament auquel on a donné le nom de *ligament pubien postérieur*.

Les faisceaux recouvrant les ligaments inter-pubiens supérieur et inférieur faisant partie constituante de ces ligaments, nous ne leur accorderons pas une mention spéciale.

ARTICLE II.

SYMPHYSES SACRO-ILIAQUES.

Les symphyses sacro-iliaques, au nombre de deux, formées par la réunion des deux faces latérales du sacrum aux faces correspondantes des iliaques, présentent des caractères absolument identiques; nous nous bornerons à en décrire une seule.

L'une ou l'autre de ces symphyses est constituée par les *surfaces articulaires du sacrum et de l'iliaque*, par *un cartilage d'incrustation*, et par *des ligaments*.

Les *surfaces articulaires du sacrum ou de l'iliaque* sont non-seulement représentées par les deux facettes oblongues appelées semi-lunaires, mais encore par les saillies et les dépressions qui· s'observent derrière ces. mêmes facettes.

Il n'est pas rare que quelques-unes des saillies du sacrum répondent à quelques-unes des dépressions que présente l'iliaque, de manière qu'il résulte de cette union réciproque une symphyse assez résistante. Néanmoins la règle générale est qu'au point de contact des deux facettes auriculaires ou semi-lunaires, on observe, à la partie correspondante aux saillies et aux dépressions en question, un espace losangique ou triangulaire semblable jusqu'à un certain point à celui que nous avons observé en décrivant la symphyse pubienne.

Les *cartilages d'incrustation* sont constitués par deux lames épaisses, élastiques et résistantes, qui revêtent intimement les facettes auriculaires du sacrum et de l'iliaque, mais qui, en s'adaptant, laissent un petit espace au centre, dans lequel se trouve une membrane synoviale extrêmement adhérente aux faces correspondantes des deux lames cartilagineuses, dont on ne saurait mettre en doute l'existence.

Les *ligaments inter-articulaires* sont constitués par des faisceaux fibreux se dirigeant obliquement des rugosités postérieures du sacrum aux rugosités de l'iliaque, par les faisceaux fibreux appelés, par le professeur Cruveilhier, *ligaments sacro-iliaques verticaux postérieurs*, et par les faisceaux fibreux nommés *ligaments sacro-sciatiques*.

Les faisceaux s'étendant des saillies ou rugosités du sacrum à celles qui correspondent à l'iliaque, remplissent tout l'espace qui existe entre ces deux os, et constituent les ligaments *sacro-iliaques postérieurs*.

Le faisceau fibreux appelé ligament sacro-iliaque vertical postérieur, qui est court et épais, s'étend de la crête iliaque postérieure et supérieure en descendant verticalement, au tubercule du côté du troisième trou sacré postérieur, dans lequel il s'insère. Les faisceaux fibreux constituant les ligaments sacro-sciatiques partent, d'un côté, de la lèvre externe de la tubérosité sciatique, et de la branche ascendante de l'ischion, et de l'autre, du point le plus saillant de l'épine sciatique, pour s'insérer, après s'être

croisés et unis près du sacrum, isolément, — le premier, dans le bord
du sacrum et du coccyx, qui forme le grand ligament sacro-sciatique, —
le deuxième dans le bord externe du sacrum, en dedans du premier, que
nous connaissons comme le petit ligament sacro-sciatique. Ces deux
ligaments plus minces au milieu qu'à leurs extrémités ou points d'insertion, ont, le petit, une direction transversale, et le grand, une direction
oblique de bas en haut, et ils transforment l'échancrure sciatique en deux
trous distincts qui donnent passage aux nerfs, vaisseaux et muscles sortant du bassin. En outre, la symphyse sacro-iliaque est renforcée à l'intérieur par une lame fibreuse et en haut par le ligament ilio-lombaire.
La lame fibreuse est constituée par un faisceau de fibres qui, en passant
obliquement du sacrum à l'iliaque, revêt la face interne ou antérieure de
la symphyse correspondante.

Les faisceaux de même nature et origine, qui s'étendent à la partie inférieure comme à la partie supérieure de la symphyse, forment deux
ligaments dont le premier est nommé *sacro-iliaque inférieur*, et le second
sacro-iliaque supérieur. Le ligament iléo-lombaire est constitué par de
petits faisceaux de fibres qui se dirigent horizontalement des apophyses
transverses de la dernière vertèbre lombaire à l'os iliaque, dans la crête
duquel ils s'implantent.

ARTICLE III.

SYMPHYSE SACRO-COCCYGIENNE.

La symphyse sacro-coccygienne est constituée par les *surfaces articulaires du sacrum et du coccyx*, par *un fibro-cartilage* et par *deux ligaments*.

Les surfaces articulaires, représentées par la facette de la base du coccyx et par celle du sommet du sacrum, sont planes, horizontales et ovalaires, de façon qu'elles puissent s'adapter parfaitement les unes aux
autres.

Fibro-cartilage inter-articulaire. — Chaque surface articulaire est intimement revêtue d'une lame fibro-cartilagineuse plus mince en avant et en
arrière que sur les côtés, dont la face centrale, en s'appliquant sur l'autre
qui lui correspond, laisse un petit intervalle occupé par une membrane
synoviale.

Ligaments inter-articulaires. — Ils sont au nombre de deux : l'un antérieur, constitué par des faisceaux minces de fibres qui partent de la face
antérieure du sacrum et vont à la face correspondante du coccyx où ils
s'insèrent; et l'autre postérieur, plus résistant et moins élastique, constitué par deux couches de faisceaux fibreux, dont la plus antérieure part
de la marge du trou sacro-inférieur pour aller s'insérer dans la face postérieure du coccyx, et la plus postérieure, de la portion de la face pos-

térieure du sacrum correspondante, à son sommet, pour prendre insertion dans les cornes du coccyx.

La couche antérieure de ce ligament laisse entre elle et le sacrum un
petit espace formant ainsi un appendice au canal sacro-lombaire.

ARTICLE IV.

SYMPHYSE SACRO-LOMBAIRE.

La symphyse sacro-lombaire est constituée *par les surfaces articulaires*
de la base du sacrum et de la dernière vertèbre lombaire, par *un fibro-
cartilage*, et par *des ligaments*.

Les surfaces articulaires sont, d'un côté, représentées par les facettes
ovalaires antérieures du sacrum et de la vertèbre correspondante, et, de
l'autre, par les facettes des apophyses transverses et épineuses de ces os.

Le *fibro-cartilage* est beaucoup plus épais en avant qu'en arrière; il
revêt chacune des facettes ovalaires sus-indiquées, et laisse, quand il est
uni à l'autre, un petit espace qui est occupé par une membrane synoviale.

Ligaments. — Les ligaments qui unissent le sacrum à la dernière vertèbre
lombaire sont au nombre de trois. Le premier, appelé *ligament sacro-
lombaire antérieur*, est constitué par un faisceau triangulaire de fibres ligamenteuses, qui partent du corps de la vertèbre correspondante pour
aller s'insérer à la face intérieure du sacrum. Le second, appelé *sacro-
lombaire postérieur*, est formé par des faisceaux de fibres courtes s'étendant de la partie inférieure de chaque apophyse transverse de la vertèbre
lombaire, à la face correspondante du sacrum, où ils aboutissent dans
une direction oblique et prennent leur insertion. Le troisième, nommé
inter-épineux, est formé de faisceaux fibreux nacrés partant de l'apophyse
épineuse de la vertèbre pour s'insérer aux tubercules du sacrum.

Quand la symphyse sacro-lombaire est constituée, il en résulte un
angle saillant à la partie antérieure appelé *sacro-vertébral* ou *promontoire
sacré*. Cet angle ou promontoire est dû non-seulement à l'épaisseur différente que le disque inter-vertébral offre à la partie antérieure de l'articulation, mais encore à l'obliquité antéro-postérieure des surfaces articulaires.

ARTICLE V.

MEMBRANE OBTURATRICE.

La membrane obturatrice est constituée par une lame de faisceaux
fibreux qui, s'entre-croisant en tous sens, s'insèrent sur toute la marge
interne du trou obturateur, laissant à peine à la partie supérieure de ce
trou un petit orifice ovale qui forme avec la gouttière existant dans cette
partie un véritable canal par où passent les nerfs et les vaisseaux obturateurs.

Les articulations du bassin, en même temps qu'elles sont destinées à composer une pièce unique et assez solide, servent à amortir les chocs que cette partie est exposée à recevoir par l'entremise du tronc ou des membres abdominaux. Les dispositions des attaches solides et résistantes qui lient les os du bassin entre eux, ainsi que l'existence des disques cartilagineux qui se remarquent sur chacun d'eux, rendent cette double destination trop évidente pour qu'il soit nécessaire d'entrer dans de plus longs détails à ce sujet. Pourtant si, en général, on ne peut découvrir d'autres usages aux articulations pelviennes, on ne peut non plus en nier le mouvement. Ainsi l'articulation sacro-coccygienne offre dans le sens antéro-postérieur un certain mouvement qui amène l'écartement du coccyx un peu en arrière; ce mouvement devient encore plus prononcé lorsque les pièces qui forment le coccyx ne sont pas soudées, car au mouvement de l'articulation se joint celui de chacune des parties isolées. Les autres articulations, par la même raison qu'elles doivent amortir les chocs que le bassin est susceptible d'éprouver, devront subir quelques mouvements qui sont cependant insensibles, sauf toutefois dans les cas de maladies.

CHAPITRE III.

DU BASSIN EN GÉNÉRAL.

Les os du bassin, en se réunissant entre eux, circonscrivent une cavité de forme irrégulièrement conoïde dont la base est tournée en avant et en haut et le sommet en bas et en arrière.

ARTICLE PREMIER.

SURFACE EXTERNE.

La surface externe offre quatre faces, dont une antérieure, une postérieure et deux latérales.

La face antérieure, bornée par l'anneau antérieur des cavités cotyloïdes, présente sur la ligne médiane la symphyse pubienne ; sur les côtés, les surfaces quadrilatères de ces mêmes os; et plus en dehors, les trous obturateurs, circonscrits en haut par une partie de la branche horizontale du pubis, en bas par la branche ascendante de l'ischion, en dehors par la marge saillante de la cavité cotyloïde. Cette face, dirigée de haut en bas et d'avant en arrière, limite à sa partie inférieure une ouverture ellipsoïde à marges latérales obtuses et projetées en dehors, à laquelle on donne le nom *d'arcade pubienne*.

La face postérieure, comprise dans l'intervalle de deux lignes verticales qui, partant de l'épine iliaque postérieure et supérieure, viendraient tomber sur la tubérosité sciatique, offre sur la ligne médiane la série d'apophyses épineuses du sacrum et la face postérieure du coccyx; sur les

côtés, les gouttières sacro-lombaires avec leurs trous ; un peu plus en dehors et de haut en bas, les ligaments ilio-lombaires, sacro-iliaque vertical postérieur, puis les grands et les petits ligaments sacro-sciatiques
qui convertissent l'échancrure sciatique en deux trous, qui sont encore
contenus dans les limites extrêmes de cette face.

Les faces latérales, comprises dans les limites externes de la face antérieure et de la face postérieure, présentent supérieurement la fosse iliaque
externe, sur le côté, et inférieurement d'abord la cavité cotyloïde, et ensuite la face extérieure de la tubérosité sciatique.

ARTICLE II.

SURFACE INTERNE.

La surface interne se divise en deux parties, l'une supérieure et l'autre
inférieure : la première, plus irrégulière, plus large et spacieuse, se nomme
grand bassin; la seconde, plus étroite et plus régulière, a reçu la dénomination de *petit bassin.*

Grand bassin. — La partie la plus supérieure, ou le grand bassin, est
limitée en haut par les bords supérieurs de l'os iliaque et en bas en avant
par la face supérieure des branches horizontales des pubis ; sur les côtés
par la ligne *innominée* des iliaques ; et derrière par l'angle sacro-vertébral. Ce bassin a trois faces, une postérieure et deux latérales. Cependant, quand l'individu a acquis son développement complet, il existe une
face antérieure qui est formée par la paroi abdominale antérieure.

La face postérieure offre sur la ligne médiane le corps de la dernière
vertèbre lombaire, et sur les côtés les ligaments ilio-lombaires, qui remplissent antérieurement la dépression ou échancrure existant entre
l'iliaque et cette pièce osseuse.

Les faces latérales présentent les fosses iliaques internes dont les surfaces, presque concaves dans le sens antéro-postérieur, sont dirigées,
dans le sens vertical, obliquement de haut en bas et de dehors en arrière.

Le grand bassin, toujours assez spacieux pour donner libre passage au
fœtus, n'offre pas une grande importance sous le rapport de ses diamètres ; néanmoins il ne sera pas inutile de noter que l'espace compris
entre la partie moyenne des crêtes iliaques a une étendue de dix pouces,
(0,28), que celui qui existe entre les épines iliaques est de neuf pouces
(0,24 à 0,26), et enfin, que celui qui est compris entre les épines iliaques
antéro-inférieures est de huit pouces environ (0,20) (1).

(1) Ces dimensions sont un peu supérieures à celles des races européennes. M. Joulin,
qui a fait des études spéciales sur le bassin dans les différentes races humaines, donne les
diamètres suivants : « D'une épine iliaque antérieure et supérieure à l'autre, 26 à 27 centimètres ; d'une crête iliaque à l'autre en touchant la vertèbre, 27 à 28..... La distance qui sépare le milieu de la crête iliaque du détroit supérieur est de 9 centimètres, et la profondeur
des fosses iliaques de 9 à 11 millimètres. »

Petit bassin. — Le petit bassin ou le bassin inférieur constitue un canal qui a la forme d'un entonnoir ; on y observe une partie plus spacieuse et plus vaste que l'on nomme l'*excavation pelvienne*, et deux marges ou extrémités plus resserrées appelées *détroits*. L'un de ces détroits correspond au grand bassin, c'est le *détroit supérieur* ou abdominal, et l'autre constitue l'ouverture inférieure du petit bassin et s'appelle le *détroit inférieur* ou *périnéal*. D'après toutes ces dispositions, nous diviserons l'étude très-importante du petit bassin en trois parties : nous examinerons dans la première l'excavation pelvienne, dans la seconde le détroit abdominal, et dans la troisième le détroit périnéal.

ARTICLE PREMIER.

EXCAVATION PELVIENNE.

L'excavation pelvienne, circonscrite en avant par la face postérieure des pubis, sur les côtés par les faces inférieures et latérales des os iliaques, et en arrière par la face antérieure du sacrum, offre une région antérieure, deux latérales et une postérieure. La *région antérieure,* bornée par deux lignes parallèles qui doivent passer aux côtés internes des trous obturateurs, présente à la partie médiane la face postérieure de la symphyse pubienne, et le relief formé par le bord supérieur du cartilage inter-articulaire ; sur les côtés, les surfaces quadrilatères des pubis ; et plus en dehors, les deux trous obturateurs fermés par les membranes obturatrices, au-dessus et au-dessous desquels se rencontre la face postérieure de la branche horizontale du pubis et de la branche ascendante de l'ischion.

La *région postérieure,* formée presque exclusivement par la face antérieure du sacrum et du coccyx, est comprise entre deux lignes obliques qui, partant des symphyses sacro-iliaques, vont se terminer de chaque côté à la pointe du coccyx. Cette région offre à la partie moyenne et de haut en bas les lignes ou saillies transversales intercalées de petites surfaces planes qui indiquent l'existence des diverses pièces qui composent le sacrum, ainsi que la symphyse sacro-coccygienne ; elle offre en outre les diverses parties du coccyx ; et sur les côtés, les trous sacrés antérieurs limités extérieurement à la partie supérieure par les surfaces qui, du sacrum, correspondent aux apophyses transverses des vertèbres, et à la partie inférieure, par les insertions des ligaments sacro-sciatiques. Chaque région latérale du bassin légèrement concave peut être divisée en deux surfaces secondaires de forme losangique, dont l'une est antérieure et l'autre postérieure. La surface ou le plan antérieur compris entre deux lignes parallèles a une direction oblique de haut en bas et d'avant en arrière, et offre supérieurement la paroi interne de la cavité cotyloïde, et inférieurement la moitié antérieure de la face interne de la tubérosité sciatique. La surface ou le plan postérieur présente supérieurement le

grand trou sciatique, tout au-dessous l'épine du même nom, la face antérieure des ligaments sacro-sciatiques parmi lesquels se trouve le petit trou
sciatique. Les deux plans qui viennent d'être étudiés n'ont pas la même
direction, et offrent des conditions différentes. Tandis que le plan antérieur présente une surface toute osseuse et se trouve dirigé, comme
nous l'avons vu, un peu obliquement de haut en bas et d'avant en arrière, le plan postérieur constitué par une surface, où il existe seulement
des parties molles, a une direction oblique de haut en bas et d'arrière en
avant. Ces dispositions ont conduit les accoucheurs de la fin du dernier
siècle à admettre que quelques-uns des mouvements que le fœtus exécute dans l'excavation pelvienne étaient dus à l'existence des quatre plans
qui s'y observent; mais, ainsi que nous allons le démontrer plus loin,
cette idée fut victorieusement combattue par Nægele, et de plus on est
arrivé à prouver que ces plans n'influaient aucunement sur le mécanisme de la parturition.

L'excavation du bassin, par la hauteur différente de chaque région, ne
permet pas qu'on en mesure d'une manière générale la profondeur. Quant
à ses diamètres, ils sont, pour l'espace compris entre la partie moyenne
de la symphyse pubienne et la seconde pièce du sacrum, de douze
centimètres, et d'une étendue de onze centimètres et demi, pour l'espace qui se trouve entre les épines sciatiques.

ARTICLE II.

DÉTROIT SUPÉRIEUR.

Le détroit supérieur, appelé aussi *détroit abdominal, isthme du bassin,
marge du petit bassin*, est représenté par l'aire qui se trouve à la base du
grand bassin ou entre celui-ci et l'excavation
pelvienne. Ce détroit est constitué en arrière
par le promontoire sacré, sur les côtés, par la
ligne innominée des iliaques, et à la partie antérieure par les bords postérieurs des branches horizontales des pubis. A contours lisses
à la partie postérieure et sur le côté, et cou-
pants à la partie antérieure, le détroit abdominal a une forme tellement irrégulière que
les auteurs l'ont tour à tour comparé à une
ellipse, à un ovale, à un triangle et à un
cercle (fig. 5). La difficulté pour déterminer la
forme de ce détroit est pourtant plus apparente que réelle. Bien qu'à première vue il
ne soit pas aisé de se rendre compte de la
figure géométrique du détroit supérieur, pourtant en prêtant quelque
attention, on découvre à l'instant la forme exacte d'une ellipse, ayant à

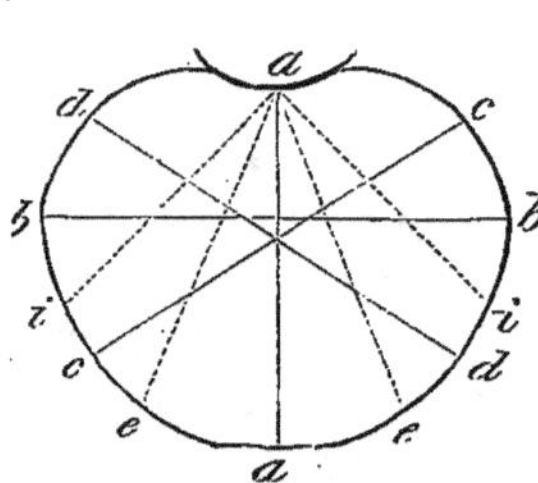

(FIG. 5.) — *Détroit supérieur
du bassin.*

aa, diamètre antéro-postérieur; —
bb, diamètre transverse; — *cc, dd*,
diamètres obliques; — *ai*, diamètre
sacro-cotyloïdien; — *ae*, diamètre
sacro-pubien.

peine à sa partie postérieure une saillie convexe déterminée par l'angle sacro-vertébral qui avance sur l'aire représentée par ce détroit.

Les dimensions du détroit abdominal, envisagées sous le point de vue de l'art obstétrical, sont représentées par deux diamètres obliques, un transverse et un antéro-postérieur. Le diamètre antéro-postérieur *aa*, marqué par une ligne qui s'étend de la partie postérieure de la symphyse pubienne jusqu'au milieu du promontoire sacré, est de onze centimètres dans un bassin bien conformé. Les diamètres obliques *cc, dd* se portent de chaque côté des symphyses sacro-iliaques, à l'éminence iléopectinée opposée; ils ont chacun douze centimètres d'étendue. Le diamètre transverse *bb*, qui s'étend de la partie latérale et moyenne de la ligne innominée de l'iliaque, allant directement au côté opposé, a treize centimètres et demi.

Les diamètres du détroit disposés de cette manière peuvent être facilement retenus, car il y a seulement entre le diamètre antéro-postérieur ou sacro-pubien et les diamètres obliques une différence d'un centimètre, et entre ceux-ci et le diamètre transverse celle d'un centimètre et demi.

Burns et le professeur Velpeau ont encore indiqué pour le détroit supérieur quatre diamètres, deux à droite et deux à gauche du bassin. L'un d'eux *ae* va du milieu de l'angle sacro-vertébral à la branche horizontale du pubis au-dessus de la membrane obturatrice; l'autre *ai*, se dirigeant du même angle, se porte au milieu de la partie intérieure de l'iliaque correspondant à la cavité cotyloïde. Le premier a 10 centimètres, et le second, appelé par Velpeau sacro-cotyloïdien, en a 9. La connaissance de ces quatre diamètres n'offre aucune utilité à la pratique, car jamais la tête du fœtus, au moment de l'accouchement, ne met ses diamètres en rapport avec ces derniers.

ARTICLE III.

DÉTROIT INFÉRIEUR.

Le détroit inférieur, connu aussi sous le nom de *détroit périnéal*, est circonscrit par une marge irrégulière constituée en avant par le bord inférieur de l'arcade pubienne, sur le côté par le bord des tubérosités ischiatiques, par les grands et les petits ligaments portant le même nom; et en arrière par les faisceaux communs de ces ligaments, par les bords et pointe du sacrum et du coccyx. Sur les contours inégaux et ondulés du détroit inférieur on distingue trois échancrures et trois saillies. L'échancrure antérieure, de forme conique, avec le sommet dirigé en haut et la base en bas, constitue l'arcade pubienne. Cette arcade, formée en haut par la symphyse du pubis et sur les côtés par les branches ischio-pubiennes et par les parties les plus antérieures des tubérosités ischiatiques, offre entre les deux points extrêmes de ces tubérosités un diamètre de 9 centimètres, et à la partie inférieure des ligaments triangulaires 27 millimètres de largeur. Sa hauteur, prise sur un bassin bien conformé, du ligament triangulaire sur le milieu d'une ligne qui passerait d'une tubérosité sciatique à l'autre, est de 55 millimètres. Les autres échancrures du détroit inférieur, moins profondes que l'échancrure antérieure et situées latéralement et à la partie postérieure de l'isthme périnéal, sont constituées par les courbes des ligaments sacro-sciatiques.

Des saillies, deux sont latérales et une postérieure. Les saillies latérales sont représentées par les tubérosités ischiatiques et la postérieure par le coccyx. Cette dernière est mobile d'avant en arrière, c'est pourquoi elle n'est pas si notable que les saillies constituées par les tubérosités ischiatiques.

Toutefois ces inégalités extraordinaires, en regardant un bassin de haut en bas, et en appliquant sur un papier le détroit inférieur et y traçant la circonférence de celui-ci au crayon, ne nous empêchent pas de voir une forme semblable à un ovoïde, dont l'extrémité la plus grosse dirigée en arrière est interrompue par la saillie du coccyx, et l'extrémité la plus mince se trouve dirigée en avant (fig. 6).

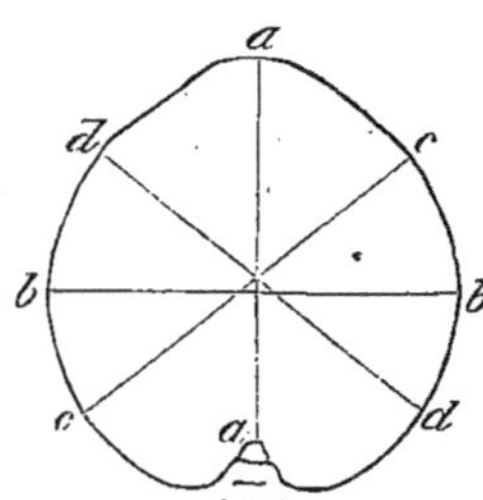

(FIG. 6.) — *Détroit inférieur du bassin.*

aa, diamètre antéro-postérieur ou pubio-coccygien ; — *cc, dd*, diamètres obliques ; — *bb*, diamètre transverse.

Quelle que soit la forme qu'on trouve au détroit inférieur, il est certain que ce détroit, comme le détroit supérieur, offre des points extrêmes qui servent à indiquer les différents diamètres. Ces diamètres sont au nombre de quatre : l'un antéro-postérieur ou pubio-coccygien *aa*, parce qu'il s'étend du sommet de l'arcade pubienne à la pointe du coccyx ; les deux autres obliques *cc, dd*, s'étendant de chaque côté du milieu des ligaments pour aller se terminer au milieu de chacune des branches ischio-pubiennes ; le quatrième enfin est transverse, *bb*, et se porte du milieu de la surface interne d'une tubérosité sciatique au point homologue correspondant de la tubérosité opposée, ce qui l'a fait nommer le diamètre bi-ischiatique. Tous ces diamètres ont à peu près onze centimètres d'étendue ; cependant l'antéro-postérieur ou pubio-coccygien peut acquérir quinze millimètres de plus en vertu de la mobilité du coccyx.

CHAPITRE III.

PLANS ET AXES DU BASSIN.

En consultant les ouvrages des accoucheurs du commencement du siècle dernier, on voit qu'ils ont considéré le bassin comme un canal perpendiculaire et sans direction ; ils n'ont pas dès lors présenté la moindre idée au sujet des plans et axes du canal pelvien. Ce fut après les écrits de Levret, à la fin du dix-huitième siècle, que les hommes de l'art, ayant mieux étudié le bassin et observé qu'il était irrégulier et oblique dans sa direction avec le tronc, ont senti la nécessité d'en marquer les plans et les axes. Les résultats n'exprimant pas néanmoins la vérité des faits, Nægele, après un examen approfondi, parvint à établir qu'il existait dans le bassin deux plans et trois axes. L'un de ces plans se rattache au détroit supérieur et l'autre au détroit inférieur. Des axes, deux appartiennent à ces mêmes détroits et l'autre à l'excavation pelvienne.

ARTICLE PREMIER.

PLAN ET AXE DU DÉTROIT SUPÉRIEUR.

Le plan du détroit supérieur est représenté par une surface qui se dirige obliquement d'arrière en avant et de haut en bas, ou plutôt du promontoire sacré aux branches horizontales des pubis. Cette surface, étant assez inclinée, formerait avec une autre surface horizontale un angle plus ou moins aigu. Ce fut le professeur d'Heidelberg qui, après beaucoup de recherches à ce sujet, put établir que, dans la position verticale, l'angle qui résultait de la rencontre des deux surfaces était de 60 degrés. Quelques auteurs avaient indiqué un degré bien plus fort et d'autres un bien plus faible; mais aujourd'hui tous admettent que la mesure fournie par Nægele est celle qui se rapproche le plus de la vérité.

Le plan du détroit supérieur étant ainsi connu, rien n'est plus aisé que d'en connaître aussi l'axe. Celui-ci est représenté par une ligne qui, passant perpendiculairement par le centre de ce plan, va tomber sur la pointe du coccyx, en offrant de la sorte une direction oblique d'avant en arrière et de haut en bas si l'individu est dans la position verticale. Quand, sur un cadavre, on prolonge par en haut la ligne indiquant la direction de l'axe du détroit supérieur, l'observation constate qu'elle va se terminer à la cicatrice ombilicale. L'angle qu'elle forme avec une ligne horizontale marque 55 à 60 degrés, et par conséquent il est semblable à l'angle résultant de cette même ligne avec le plan du détroit supérieur.

ARTICLE II.

PLAN ET AXE DU DÉTROIT INFÉRIEUR.

Quand on considère la forme irrégulière des contours du détroit périnéal, il semble qu'il n'y a rien de plus rationnel que d'admettre, avec Dugès, deux plans à ce détroit, dont l'un serait formé par une surface allant de la symphyse pubienne aux tubérosités ischiatiques, où elle se termine, et l'autre par une surface qui s'étendrait de ces tubérosités jusqu'à la pointe du coccyx; mais comme cet os, formant une saillie derrière, correspond presque à la partie supérieure de la symphyse pubienne et doit conséquemment dépasser la surface qui servirait à constituer le plan postérieur, Nægele et d'autres accoucheurs avec lui ont fait voir qu'on devait admettre seulement un plan au détroit périnéal. Ce plan, représenté par une ligne se portant de la pointe coccygienne à la partie supérieure de l'arcade pubienne, offre dans les conditions ordinaires une direction oblique de haut en bas et d'arrière en avant, formant avec la ligne horizontale un angle, selon Nægele, de dix à onze degrés. Quand les deux plans des détroits du bassin se prolongent, on voit qu'ils se joignent un peu en avant de la symphyse du pubis, où celui du détroit supérieur forme avec une ligne horizontale un angle de 55 à 60 degrés, et celui du détroit inférieur un angle de 11 degrés. Néanmoins comme la symphyse pubienne située antérieurement entre les deux plans laisse ceux-ci séparés par un espace de 4 à 5 centimètres; et comme, d'un autre côté, on voit qu'une ligne horizontale partant du bord supérieur de cette symphyse irait se terminer à 10 centimètres au-dessous du promontoire sacré, il résulte de là que la pointe du coccyx se trouverait un peu au-dessus du niveau de la partie supérieure de l'arcade du pubis. Mais puisque le coccyx subit une rétropulsion en arrière au moment de l'accouchement, on doit, d'après ce qu'a fait voir le professeur Velpeau, en conclure que la pointe de cet os, devant au moins être au même niveau du sommet de l'arcade du pubis, donnera au plan du détroit inférieur une direction horizontale ou alors de bas en haut et d'arrière en avant, si par hasard le coccyx est assez repoussé en arrière pour que sa pointe soit au-dessous du niveau du sommet de la même arcade.

Quoi qu'il en soit, si nous dirigeons une ligne droite perpendiculaire au centre du plan que nous indiquons, nous aurons avec exactitude, sur un bassin dépouillé des parties molles, la direction de l'axe du détroit périnéal, et nous verrons que cette ligne, après être partie de la première pièce du sacrum, coupe à angle plus ou moins obtus la ligne représentant l'axe du détroit supérieur.

ARTICLE III.

AXE DE L'EXCAVATION PELVIENNE.

Quand nous regardons la disposition générale du petit bassin, la première chose qui nous frappe, c'est l'irrégularité de la forme de ce canal. Tandis que la paroi antérieure de l'excavation pelvienne est étroite et à peine constituée par la symphyse du pubis et par les branches ischiopubiennes, les parois latérales et la paroi postérieure sont formées, la dernière par toute la face antérieure du sacrum, les premières par les faces internes des ischions et des grands et des petits ligaments sacroischiatiques qui transforment en vraies parois les échancrures de même nom. Or, si l'on ne tient pas compte des irrégularités qu'offre dans sa disposition l'excavation du bassin, et si l'on fait tomber une ligne verticale sur son centre, on verra aussitôt qu'elle va se terminer à la pointe du coccyx et qu'elle représente, comme nous l'avons vu, l'axe du détroit supérieur, mais jamais celui du petit bassin ou excavation pelvienne. D'après tout cela, le professeur Velpeau, voulant marquer la direction de cet axe, conçut l'idée de tirer diverses lignes horizontales qui, dirigées des différents points de la face concave du sacrum, allaient se terminer au milieu de la symphyse pubienne. En faisant alors tomber sur chacune de ces lignes sa perpendiculaire respective, il a montré qu'il en résultait une ligne qui, se confondant en haut avec l'axe du détroit supérieur, et en bas avec l'axe du détroit inférieur, représentait exactement, dans les conditions ordinaires, la direction de l'axe de l'excavation. Cette ligne *mno*, droite dans ses deux cinquièmes supérieurs, et un peu courbe dans ses trois cinquièmes inférieurs, où la filière sacro-coccygienne offre une concavité plus prononcée, devra s'écarter dans une étendue de quelques lignes en arrière, si le coccyx était quelquefois repoussé dans ce sens,

ainsi qu'en effet cela se produit pendant le travail de la parturition. Un corps qui aura alors à traverser l'excavation pelvienne, devra suivre en premier lieu la direction de l'axe du détroit supérieur, et ensuite celle de l'inférieur, en décrivant cependant une petite courbe au point d'union de ces deux axes (fig. 7).

La direction que nous venons d'indiquer est exactement celle admise par Nægele et tous les praticiens modernes; toutefois quelques auteurs, tels que Camper et après lui Carus, ont avancé que l'axe de l'excavation est représenté par l'arc interne d'un cercle dont le centre, correspondant à la face postérieure de la symphyse pubienne, a alors un rayon qui est la moitié de l'étendue

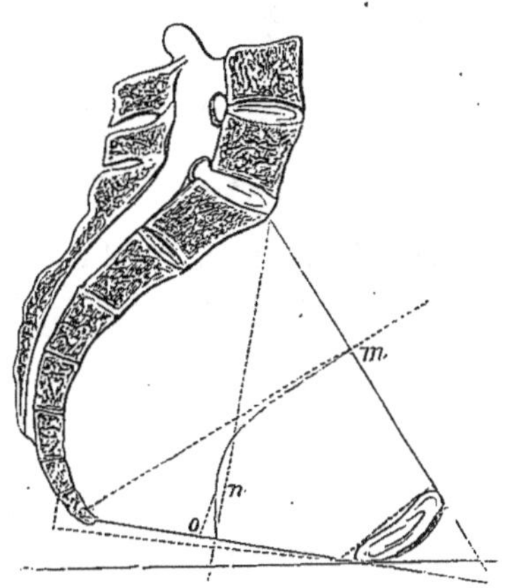

(FIG. 7.) — *Axe de l'excavation pelvienne.*
m, axe du détroit abdominal; — *n*, axe du détroit périnéal; — *no*, direction de l'axe quand le coccyx est étendu sur le sacrum.

des deux plans représentés par les détroits supérieur et inférieur.

Cette ligne, qui marque pour les auteurs cités l'axe de l'excavation, est géométrique ou trop courbe pour pouvoir, comme nous l'avons dit, représenter le centre exact du canal pelvien.

L'importance que présente la connaissance parfaite de la direction de l'axe du canal pelvien est d'une évidence incontestable, car, faute d'une notion exacte de cette partie du bassin, un accoucheur ne pourra jamais intervenir dans les cas qui exigent l'application d'un instrument obstétrical, sans s'exposer à de grands dangers.

CHAPITRE IV.

DU BASSIN REVÊTU DE SES PARTIES MOLLES.

Le bassin, tel que nous l'avons analysé jusqu'ici, ne laisse pas que d'offrir un grand intérêt sous le rapport des lois obstétricales à tirer par la comparaison de sa forme et de ses dimensions avec la forme et les dimensions du corps qui doit le traverser; mais il est susceptible d'éprouver tant de changements lorsqu'il est recouvert de ses parties accessoires, que nous ne tirerions aucun fruit de l'étude que nous avons faite, si nous ne nous occupions de la compléter. Nous diviserons notre sujet en deux articles : dans le premier, nous parlerons des parties qui, par leur présence, modifient la forme et les dimensions du bassin, et dans le second, des modifications que ces parties impriment au canal pelvien.

ARTICLE PREMIER.

DES PARTIES QUI MODIFIENT LA FORME ET LES DIMENSIONS DU BASSIN.

Le grand acte de la parturition présentant ses phénomènes les plus importants dans l'intérieur du bassin, nous ne porterons notre attention que spécialement sur les parties qui revêtent la surface interne de ce canal.

Si, après avoir séparé transversalement le bassin du reste du corps, nous passons à l'examen du grand bassin, nous voyons que l'échancrure que celui-ci présentait à la partie antérieure est convertie en une paroi par les muscles et aponévroses de l'abdomen. L'échancrure ou gouttière profonde qui existait à la paroi postérieure entre le sacrum et l'os iliaque est occupée par le muscle psoas. Les fosses iliaques internes sont revêtues par les muscles iliaques, qui, après s'être réunis en avant avec les psoas, passent sur l'éminence iléo-pectinée et sortent du bassin pour se fixer au petit trochanter. Entre ces deux muscles se trouve le tronc formant la cinquième branche du plexus-lombaire, et sur le côté interne du psoas, de dehors en dedans se trouvent : 1° l'artère iliaque primitive et la veine de même nom; 2° du côté droit, le cæcum; du côté gauche, le côlon. Les muscles psoas-iliaques sont enveloppés d'une lame aponévrotique qui, après avoir fourni les gaînes nécessaires aux vaisseaux et aux nerfs dont nous parlons, se prolonge par l'excavation pelvienne pour se confondre avec une autre lame connue sous le nom de *fascia iliaca*, laquelle sépare de ces deux muscles les parties intestinales et se trouve couverte par le péritoine sur toute sa face libre.

En portant nos regards sur l'excavation pelvienne, nous découvrons à la face interne de la symphyse et du corps du pubis, la vessie attachée à ces parties par les replis péritonéaux et par les deux cordons fibreux antérieurs appelés ligaments de la vessie. Sur les fosses pubiennes nous voyons les muscles obturateurs, qui, fixés à la circonférence de ces dépressions et aux membranes obturatrices, et enveloppés par une lame aponévrotique, prennent une forme triangulaire et sortent du bassin par le petit trou sacro-sciatique. A la face postérieure de la même excavation se trouve le rectum, qui est uni à la paroi antérieure du sacrum et du coccyx par le moyen d'un tissu conjonctif faible et par un repli péritonéal, le *méso-rectum*. De chaque côté de l'intestin, sur les régions latérales du sacrum et de l'excavation pelvienne, se montre le muscle pyramidal, sur la face antérieure duquel sont situés les plexus sacrés et les artères iliaques internes ou hypogastriques. Toutes ces parties sont enfin revêtues d'une lame aponévrotique, dont la face interne est à son tour couverte par la portion du péritoine qui pénètre dans l'excavation pelvienne.

Le détroit inférieur, limité par les parties dont nous venons déjà de parler au chapitre précédent, est constitué par un septum musculomembraneux; on y remarque sur la ligne médiane et d'arrière en avant, d'abord l'orifice anal, plus en avant la fente ou ouverture du vagin, et antérieurement au-dessous du sommet de l'arcade pubienne l'orifice du canal de l'urèthre.

Le septum ou plancher du détroit inférieur est constitué de dedans en dehors, en premier lieu par une vaste lame aponévrotique qui, partant de toute la face antérieure du sacrum et du coccyx, et allant se terminer à la face postérieure de la symphyse pubienne, offre une face inférieure convexe, et une face supérieure concave qui sont traversées en arrière par le rectum, au milieu par le vagin et en avant par le canal de l'urèthre. Cette lame fibreuse, connue sous le nom d'*aponévrose pelvienne*, tapisse les parois latérales de l'excavation du bassin, et à peu près au niveau du grand trou ischio-sciatique elle se divise en deux feuillets qui s'attachent aux parties latérales du rectum et du vagin. Ces deux feuillets, unis en haut et séparés en bas, laissent un espace triangulaire dont la base est occupée par le muscle ischio-coccygien. Au-dessous de l'aponévrose se trouve un plan musculaire constitué par le releveur de l'anus et l'ischio-coccygien. Le premier de ces muscles s'insère, en avant, sur la face postérieure de la symphyse et des branches ischio-pubiennes, sur les côtés, dans un plan tendineux partant de chaque côté du corps du pubis et des épines ischio-sciatiques, et plus en arrière, sur ces épines. De ces insertions il se dirige vers la ligne médiane et se réunit au rectum, après avoir fourni dans son trajet différents faisceaux musculaires se reliant au vagin et à la vessie. Les muscles ischio-coccygiens partent des épines ischio-sciatiques et des petits ligaments sacro-sciatiques, pour aller s'implanter aux côtés du sommet du coccyx et à la face antérieure de cet os.

A la partie postérieure du détroit périnéal, tout au-dessous d'une lame aponévrotique qui revêt la face inférieure du releveur de l'anus, se rencontre, à la ligne médiane, un faisceau musculaire de forme arrondie ou orbiculaire entourant la partie inférieure du rectum, et qui constitue le sphincter de l'anus. Au-devant de celui-ci et entre l'orifice vaginal et les tubérosités sciatiques, se trouvent de chaque côté deux faisceaux musculaires qui, partant de chaque tubérosité, se séparent immédiatement après : l'un d'eux, se dirigeant en haut et en avant sur les côtés du bord inférieur et interne des branches ischio-pubiennes, s'insère sur l'enveloppe fibreuse des corps caverneux du clitoris, et l'autre, prenant une direction transverse, vient se réunir à la ligne médiane, entre l'anus et la vulve, à son congénère, après avoir donné quelques fibres au constricteur du vagin et au sphincter anal. Le premier des muscles qui vient d'être décrit est connu sous le nom d'*ischio-caverneux* et le second s'appelle *transverse du périnée;* ils sont placés entre deux feuillets fibreux que l'on nomme aponévroses moyenne et superficielle du périnée.

Sur la ligne médiane, entre les muscles ischio-caverneux et transverses du périnée, sur les côtés de l'orifice vaginal, et en dehors du bulbe du vagin, se trouvent deux lames musculaires qui constituent le muscle très-improprement appelé, ainsi que nous allons voir, constricteur de la fente vaginale. Ce muscle, naissant par une large base de la face profonde de l'aponévrose superficielle du périnée, est revêtu à la face externe par une lame de cette aponévrose, qui est détachée de la peau seulement par une couche condensée de tissu cellulaire appelée *fascia superficialis.* Outre ces éléments, le plancher du détroit inférieur est constitué par une grande quantité de tissu graisseux qui se trouve surtout dans l'espace ischio-rectal, ainsi que par des vaisseaux et des nerfs importants, qui, pénétrant au-dessous du releveur de l'anus et entre celui-ci et l'aponévrose profonde du périnée, se distribuent dans le vagin, dans la vessie, dans l'urèthre et dans les organes extérieurs de la génération.

ARTICLE II.

DES MODIFICATIONS QU'IMPRIME AU BASSIN LA PRÉSENCE DES PARTIES DONT SON INTÉRIEUR
EST REVÊTU.

Le grand bassin, formé antérieurement par la partie inférieure des parois de l'abdomen, revêtu sur les côtés par les muscles iliaques, et derrière par les muscles psoas, devient par la présence de ces éléments, moins oblique, moins vaste et plus régulier. Ses parois, encore assez résistantes sur les côtés et par derrière, offrent plus d'élasticité et sont plus dépressibles vers leurs deux cinquièmes antérieurs.

Le détroit supérieur, bordé sur les côtés par les bords inférieurs des muscles psoas, ne présente plus la forme d'une ellipse, mais bien celle d'un triangle dont la base est dirigée à la partie antérieure, où alors elle est constituée par la face postérieure concave des branches horizontales et du corps du pubis. Dans ces conditions, les diamètres transverse et antéro-postérieur diminuent quelque peu d'étendue. En effet, la présence de ces muscles est cause que les premiers de ces diamètres perdent quinze millimètres; et l'autre, au-devant duquel est le réservoir urinaire et qui a derrière lui le rectum, perd à peine cinq millimètres.

Pour ce qui est des diamètres obliques, ils ne subissent aucune modification dans leur étendue.

Le plan du détroit abdominal, s'élevant un peu plus à la partie postérieure en raison de la plus grande hauteur qu'il acquiert par suite de la présence des psoas, se rapproche un peu plus de la ligne verticale, et donne en définitive une plus grande obliquité antérieure à son axe respectif.

Le détroit inférieur, clos par le septum concave musculo-membraneux dont il a déjà été question, est remplacé par l'ouverture vulvaire dont l'axe prolongé par en haut croise l'axe du détroit supérieur et de l'inférieur, et va se terminer au promontoire sacré.

L'excavation pelvienne, occupée par les muscles obturateurs et pyramidaux, diminue en capacité, mais gagne en profondeur par l'élévation des marges du détroit supérieur et par la concavité du septum qui ferme le détroit inférieur.

Des nouvelles dispositions acquises par l'excavation, il résulte qu'au moment de l'accouchement, quand la tête du fœtus, se dirigeant par la partie inférieure, suit l'axe du détroit inférieur, elle déprime le septum de ce détroit, entre l'anus et l'orifice vulvaire du vagin; la paroi postérieure de l'excavation acquiert alors une telle longueur que l'axe total ou le trajet parcouru par le fœtus pour venir au dehors subit une certaine modification dans sa direction. En effet, cet axe, au lieu de se terminer au centre du détroit inférieur, se prolonge en avant de manière à se porter exactement au centre de la vulve, en se confondant avec la partie antérieure de l'axe de cet orifice.

Indépendamment des modifications qu'impriment les parties molles à la forme et aux dimensions du bassin, il en est d'autres d'une importance considérable. Si le squelette du canal pelvien est entièrement inerte et inextensible, il acquiert pourtant par la jonction de ces parties un certain degré de sensibilité, ainsi qu'une action physiologique très-notable dépendant de la présence des muscles qui y existent, action qui ne s'élèvera pas, comme le voulait Flamand, au point de déterminer la moindre influence sur le fœtus pendant l'accouchement, mais opposera un obstacle sérieux au jeu dés forces expulsives, c'est-à-dire à l'action des muscles abdominaux.

USAGES DU BASSIN.

Le bassin, envisagé sous le rapport obstétrical, est destiné à plusieurs buts : il sert à soutenir l'utérus durant la grossesse, à contenir et à protéger les organes importants de la fonction de la reproduction, une partie des intestins et le réservoir urinaire. Examiné sous des points de vue différents, il peut être considéré d'abord comme une dépendance de la cavité abdominale, puis comme une véritable base du tronc et comme le soutien de celui-ci dans la station et dans la marche.

SECTION II.

DE L'APPAREIL DE LA GÉNÉRATION CHEZ LA FEMME.

L'appareil de la génération chez la femme peut se diviser en deux groupes essentiellement distincts, non-seulement par leur position, mais aussi par les fonctions spéciales dont ils sont doués. Le premier de ces groupes, qu'on peut vraiment nommer l'appareil sexuel, comprend toutes les parties situées extérieurement, comme le mont de Vénus, la vulve, le clitoris, le vestibule, l'orifice vaginal avec l'hymen et les caroncules myrtiformes. Le second groupe, renfermé dans la cavité pelvienne et destiné à la reproduction, est constitué par le vagin, l'utérus, les trompes, les ovaires et autres parties accessoires, telles que les ligaments larges, les ligaments ronds, les ligaments antérieurs et postérieurs de l'utérus.

CHAPITRE PREMIER.

DES ORGANES EXTERNES DE LA GÉNÉRATION.

ARTICLE PREMIER.

MONT DE VÉNUS.

Le *mont de Vénus* ou *pénil* est une éminence plus ou moins prononcée selon la saillie du pubis, de forme triangulaire, et située sur la face antérieure de celui-ci, au-dessus de la vulve. Cette éminence, constituée surtout par un tissu adipeux résistant et par la peau, est couverte de poils à l'âge de la puberté.

Sa situation et les éléments qui entrent dans sa composition ont fait croire au professeur Mauriceau que cette partie était destinée par la nature à se prêter à l'ampliation du ventre au moment de la grossesse; mais pour peu qu'on veuille y réfléchir, le pénil ne sert pas à un tel but, car outre qu'il ne subit pas de changement de position, la résistance de la peau qui le recouvre ne se prête nullement à la distension.

ARTICLE II

VULVE.

Au-dessous du mont de Vénus, sur la ligne médiane, entre la racine des cuisses, on voit une fente longitudinale plus ou moins considérable, selon le maintien, la stature et l'âge de la femme. Cette scissure qui forme l'ouverture de la vulve est limitée de chaque côté par un repli cutané, épais et de couleur foncée antérieurement, mais plus mince, lisse et rosé à sa face postérieure ou interne.

La portion externe de ce pli se continuant avec le tégument circonvoisin est garnie de poils, qui servent à empêcher l'entrée de corps étrangers dans l'intérieur du vagin. La portion interne, couverte par une membrane muqueuse et pourvue d'une quantité considérable de glandes sébacées, constitue avec la première ce qu'on appelle les *grandes lèvres*, et à la limite de son ouverture elle se continue postérieurement ou en dedans avec un repli nommé *petites lèvres*. La face extérieure des grandes lèvres offre chez les enfants une épaisseur considérable, et la nuance foncée qu'elle présente alors simule quelquefois parfaitement celle des testicules d'un nouveau-né. Ces circonstances ne devront pas être oubliées par l'accoucheur; car, à la simple vue, une erreur désagréable peut être commise au sujet du sexe de l'enfant, si on l'annonçait à la mère ou aux personnes présentes.

Les grandes lèvres partent du mont de Vénus, bordent l'ouverture dont nous avons parlé, et après un trajet plus ou moins considérable, se réunissent en bas et forment une bride ou commissure postérieure à laquelle on a donné le nom de *fourchette*.

Les grandes lèvres sont extérieurement constituées par la peau et intérieurement par la muqueuse. Entre ces deux éléments se trouve une certaine quantité de tissu graisseux et un nombre plus ou moins grand de glandes sébacées.

La muqueuse vulvaire garnissant la partie interne ou postérieure des grandes lèvres, se réfléchit sur elle-même à peu de distance de cette partie et forme de chaque côté un petit repli qui, arrivé au milieu des grandes lèvres, s'y perd inférieurement, mais se continue en avant et monte jusqu'au clitoris où il se sépare en deux portions, l'une inférieure, l'autre supérieure : celle qui se trouve à la partie inférieure s'attache de chaque côté à cet organe, et celle qui est à la partie supérieure se réunit à l'autre portion et forme un capuchon ou repli nommé *prépuce du clitoris*. C'est ce feuillet ou repli muqueux, étroit derrière et plus large en avant, visible quand les grandes lèvres sont écartées, que l'on désigne sous le nom de petites lèvres ou nymphes. Les nymphes dépassent dans l'enfance les grandes lèvres, puis elles se cachent peu à peu dans la partie interne de ces derniers replis, selon l'âge et les grossesses de la femme.

Quelques auteurs ont cru que la diminution des petites lèvres chez les femmes multipares était due à la distension que subit ce feuillet muqueux au moment des couches; mais au toucher d'une femme dans ces conditions, dit le professeur Pajot, on peut s'assurer que cette supposition est erronée, car on trouve toujours les petites lèvres, même dans les cas de dilatation considérable de la vulve, sous la forme d'une nervure plus ou moins saillante. Il est donc certain que c'est par le développement des grandes lèvres, et par l'écartement que les nymphes éprouvent dans ces conditions, que ces dernières offrent une diminution plus apparente que réelle; et s'il est avéré que chez quelques sujets, comme ceux de la race africaine, les petites lèvres peuvent grossir considérablement, de manière à excéder même d'une façon notable la fente vulvaire et à former une sorte de tablier, sûrement c'est dans une disposition organique, dans les tractions continuelles et dans les actes obscènes auxquels se livrent ces femmes, qu'il faut chercher les explications de ce fait.

Les nymphes, comme tous les autres organes destinés à servir à l'acte de la copulation, présentent un nombre prodigieux de follicules sécrétant une humeur sébacée plus ou moins abondante, selon l'âge et les conditions du sujet.

ARTICLE III.

CLITORIS.

Au-dessous de la commissure ou du bord supérieur des grandes lèvres, entre les parties supérieures des nymphes, se trouve un petit corps ou tubercule plus ou moins saillant, doué d'une certaine résistance, susceptible d'entrer en érection, auquel on donne le nom de *clitoris*. Cet organe n'est cependant pas uniquement constitué par le tubercule qui devient visible quand les grandes lèvres sont séparées : il se prolonge en arrière jusqu'à la partie inférieure de la symphyse pubienne, où, sous le nom de *corps caverneux du clitoris*, il se divise comme le corps caverneux du pénis, en deux branches ou racines adhérentes aux bords des branches ischio-pubiennes, la portion qui se voit à l'extérieur ayant reçu la dénomination spéciale de *gland du clitoris*.

Le clitoris est formé d'un tissu spongieux et érectile, qui à son tour est enveloppé d'une tunique fibreuse plus ou moins mince.

Le gland du clitoris, indépendamment de ces éléments, offre une membrane mince, douée d'une grande sensibilité, qui le recouvre dans toute son étendue et se continue avec les parties voisines. Le clitoris a encore un ligament et un muscle : le premier va du pubis à cet organe et se nomme le ligament suspenseur; le second, qui est appelé muscle ischio-caverneux, embrasse les corps caverneux depuis leur racine jusqu'à leur terminaison.

Les *artères* chargées de fournir le sang à cet organe proviennent de la honteuse interne, et se distribuent à la face dorsale du clitoris et aux corps caverneux. Les *veines* forment au gland du clitoris un très-riche plexus, et après leur réunion, constituent deux grosses branches qui se portent, par la face dorsale de cet organe, au plexus vésico-uréthral. Les *nerfs* naissent du honteux externe et parcourent sous un volume notable toute l'étendue du clitoris jusqu'au gland, où ils se divisent en nombreux rameaux, et pénètrent dans le parenchyme de cette dernière partie.

Le clitoris, par sa position, par sa forme, par les éléments dont il est composé, peut se comparer à la verge de l'homme et constitue l'organe principal du sentiment voluptueux chez la femme.

ARTICLE IV.

VESTIBULE ET MÉAT URINAIRE.

Lorsque les petites lèvres sont écartées, on trouve à leur partie supérieure, et tout au-dessous du clitoris, un petit espace lisse de forme triangulaire dont la base est en bas et le sommet en haut, qu'on appelle *vestibule*. Il est limité supérieurement par le clitoris, aux côtés par la face interne des nymphes, et en bas par le méat urinaire. Cet espace est constitué profondément par un tissu cellulo-fibreux, et extérieurement par la muqueuse vaginale.

Au-dessous du vestibule, entre celui-ci et la partie supérieure de la scissure du vagin, se trouve un orifice généralement entouré par une petite saillie, dont les bords rapprochés l'un de l'autre présentent à leur milieu une légère dépression. Cet orifice, constituant la terminaison vulvaire de l'urèthre, est connu sous le nom de *méat urinaire*. Il présente un repli muqueux dont est formée la saillie sus-indiquée, et au-dessous une couche mince de fibres circulaires qui, en vertu de leur contractilité, conservent l'orifice fermé, en même temps que par leur dilatation elles livrent un passage facile aux urines.

La connaissance du siége, de la forme et de la disposition du méat urinaire est d'une grande importance pour l'accoucheur, car dans la pratique le cathétérisme de l'urèthre étant souvent indispensable, il pourrait éprouver des difficultés si ces notions lui faisaient défaut.

Bien que ce canal ne fasse pas partie des organes générateurs, comme il est néanmoins d'un grand avantage d'en connaître les dispositions, nous avons cru ne pas devoir passer outre sans en dire quelques mots.

ARTICLE V.

ORIFICE VAGINAL. — HYMEN ET CARONCULES MYRTIFORMES.

Quand les grandes et les petites lèvres sont écartées, on trouve immédiatement au-dessous du méat urinaire et à peu près au tiers inférieur du sillon vulvaire, une fente ou ouverture oblongue et un peu arrondie connue sous le nom d'orifice vaginal. Cette ouverture, dont les bords se rapprochent surtout à sa partie supérieure à cause de l'action du muscle appelé constricteur du vagin, offre sur la ligne médiane de cette extrémité une saillie ou tubercule où existe en plus grand nombre qu'ailleurs une accumulation de papilles linéaires. L'orifice du vagin présente, indépendamment de ce tubercule qui n'est formé que de l'extrémité de la colonne antérieure de ce canal, une série de rugosités ou de petites carnosités qui bordent sa circonférence et sont constituées, selon les uns, par les débris ou restes de l'hymen, quand cette membrane a subi un déchirement, et selon d'autres, parmi lesquels se compte M. Rigaud, par des replis de la membrane muqueuse existant même avant la rupture de l'hymen.

Toujours est-il qu'avant cette rupture, ou plutôt chez la femme vierge, l'orifice vaginal est bordé ou fermé en partie par un septum qui a généralement la forme d'un croissant, dont le bord concave et libre est dirigé en haut et le bord convexe en bas. Cette cloison ou espèce de diaphragme que l'on nomme *hymen* peut ne pas présenter quelquefois la forme indiquée : ainsi tantôt elle occupe tout le pourtour de l'ouverture vaginale en se fixant à sa circonférence, et présente alors près de son centre un ou plusieurs trous qui lui donnent la forme d'un crible ; tantôt, ce qui est excessivement rare, cette membrane est complète et bouche tout à fait l'orifice vaginal.

L'hymen, formé par un repli de la membrane muqueuse vaginale, se rompt presque toujours après les premiers rapprochements sexuels ; il résulte de ses débris les corpuscules que nous avons déjà nommés ou caroncules myrtiformes ; mais on a noté de nombreux cas dans la science où cette membrane présentait tant d'élasticité, qu'elle a pu, malgré le coït, résister et se conserver intacte jusqu'au moment même où dans l'accouchement la tête du fœtus est près de franchir l'ouverture vulvaire du vagin, ainsi que l'ont observé les docteurs Feijó et França, comme j'ai eu moi-même l'occasion de le faire, et comme l'affirme d'ailleurs Parent-Duchâtelet dans son ouvrage sur la prostitution de Paris. D'après ce que nous venons de dire, s'il est établi que l'existence de l'hymen doit toujours accompagner la virginité, cet état peut néanmoins ne pas avoir lieu, bien que la membrane soit intacte.

Sous les branches de l'arcade pubienne et de chaque côté de la partie supérieure de l'orifice vulvaire du vagin, se trouve un corps constitué par un très-riche réseau vasculaire contenu dans un parenchyme cellulo-spongieux, se présentant sous la forme d'une sangsue, dont l'extrémité caudale arrondie et assez épaisse serait dirigée en arrière et en bas de la même arcade, et l'extrémité céphalique se dirigerait par en haut de manière à se rapprocher de la racine du clitoris. Ce corps, connu improprement sous le nom de bulbe du vagin, offre, quand il est injecté, une longueur de 36 millimètres, une largeur de 14 à 20, et une épaisseur de 9 à 14.

Au côté interne du bulbe vaginal ou mieux du vestibule, on voit une couche de fibres servant d'enveloppe à ce corps à laquelle on donne encore le nom de muscle constricteur de la scissure du vagin. Il n'y a pas longtemps qu'on a émis les plus étranges et inconcevables opinions sur l'origine, le siége et les fonctions de cet organe ; mais aujourd'hui, grâce au travail de M. Kobelt sur le sens génital, tous ces faits paraissent avoir

une solution vraie et exacte. Ainsi ses recherches très-minutieuses l'ont
porté à établir que le constricteur du vagin constitue un muscle pair
composé de deux couches, l'une superficielle et l'autre profonde, naissant
l'une comme l'autre d'une large base de chaque côté de l'aponévrose
superficielle du périnée, à quelque distance de la ligne médiane, entre
l'anus et la tubérosité ischiatique, et se dirige en haut en embrassant le
bulbe, en même temps qu'il converge en s'amincissant vers la partie
supérieure du clitoris, où il s'unit à celui du côté opposé par un tendon
étroit, délié, au-dessous duquel passent les vaisseaux et nerfs dorsaux de
ce petit organe.

Le bulbe constitue un réservoir du sang, ou un organe destiné à entrer
en érection par l'obstacle à la circulation que doit déterminer le constricteur du vagin, quand il se contracte à la suite d'excitations vénériennes.
Les organes externes de la génération sont pourvus d'un riche appareil
sécrétoire au sujet duquel nous devons dire quelques mots.

M. Huguier divise cet appareil en deux parties. Dans la première, il
comprend une série de follicules glandulaires qui sont destinés à la sécrétion d'une matière sébacée, et se trouvent répandus dans les replis génito-
cruraux, le mont de Vénus, les grandes et les petites lèvres où ils existent
en plus grand nombre; dans la se-
conde partie, il indique une autre
série de corpuscules se distinguant
des précédents par leur situation
ainsi que par la nature du liquide
qu'ils sécrètent. Ces corpuscules
sont disséminés en quantité plus
ou moins considérable à travers la
muqueuse du vestibule, et par le
tissu cellulo-vasculaire qui entoure
le méat urinaire et les parties voisines de la scissure vaginale, sur
les surfaces desquelles ils viennent s'ouvrir par autant d'autres orifices ronds, excessivement
étroits; et d'une autre part ils
s'étendent sur les limites de la
vulve et du vagin, où ils se réunissent et forment deux vraies
glandes appelées vulvo-vaginales,
douées chacune d'un canal et d'un
orifice excréteur. Ces glandes, connues déjà du temps de Bartholin
et Duvernay, et décrites depuis

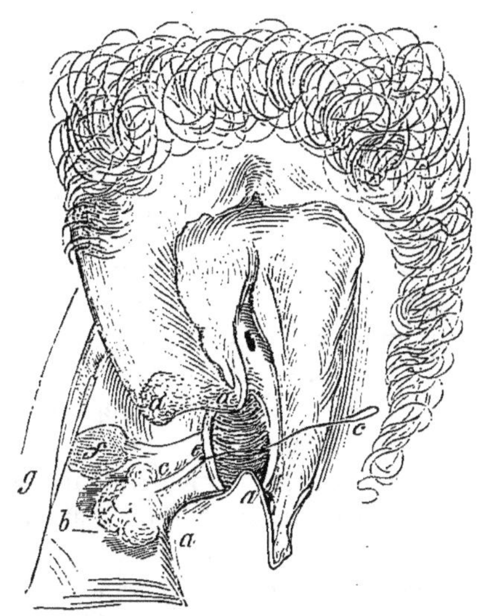

(FIG. 8.) — *Glandes vulvo-vaginales.*

aa, section faite à la grande lèvre et à la nymphe pour
montrer le conduit excréteur de la glande; — *b,*
glande vulvo-vaginale; — *c,* extrémité initiale du
conduit excréteur; — *e,* extrémité terminale ou vulvaire; — *f,* bulbe du vagin; — *g,* branche ascendante de l'ischion.

peu avec beaucoup de soin et de détails par M. Huguier, qui leur
donna le nom sus-indiqué, appartiennent à la classe des glandes agglo-

mérées et présentent la forme d'un corpuscule piriforme ou ovoïde, plus ou moins aplati, situé de l'un et de l'autre côté de l'ouverture vulvo-vaginale, au-dessous du bulbe du vestibule, entre ces parties et les branches ischio-pubiennes (fig. 8).

Ainsi qu'il arrive pour les glandes du même genre, chacun des corpuscules composant celles dont nous parlons donne naissance à un petit canal qui se rejoint à un autre et celui-ci au suivant, jusqu'à ce qu'enfin il en résulte un canal principal, long d'un demi-pouce, lequel part de la face interne de la glande correspondante et va s'ouvrir, après un trajet oblique, de bas en haut par un orifice assez étroit, sur la surface interne de la vulve, hors de l'hymen chez les femmes vierges, et entre les caroncules myrtiformes et l'orifice vaginal chez celles où il y a absence de cette membrane.

Ces glandes, analogues à celles de Cowper, sécrètent et excrètent, pendant l'excitation vénérienne ou la copulation, un liquide muco-albumineux d'une odeur pénétrante, qui est destiné à lubrifier les parties externes de la génération, et à faciliter les actes inhérents à cette fonction.

CHAPITRE II.

DES ORGANES INTERNES DE LA GÉNÉRATION.

ARTICLE PREMIER.

VAGIN.

On donne le nom de *vagin* à un canal musculo-membraneux situé à l'intérieur de l'excavation pelvienne, entre la vessie et le rectum, et qui s'étend de la vulve au col de l'utérus, où il s'insère.

D'un diamètre plus petit à l'ouverture vulvaire qu'au milieu et à son extrémité utérine, mais susceptible d'une ampliation grande et notable dans tous les sens, comme on le voit pendant l'acte de la parturition, le canal vaginal, dont la profondeur peut à peine parvenir à la hauteur du détroit supérieur du bassin, mais qui dans les conditions ordinaires ne dépasse guère 8 centimètres, offre dans le sens antéro-postérieur une courbure qui, d'après Tyler Smith, Pajot et autres, correspond à la disposition ou à la direction générale de l'axe du canal pelvien. Le canal vaginal présente deux surfaces et deux extrémités. Il y a une surface externe et une autre interne; l'une des extrémités doit porter le nom d'extrémité vulvaire et l'autre d'extrémité utérine. La *surface externe* a quatre parois ou faces, l'une antérieure, une autre postérieure et deux latérales. La paroi antérieure, légèrement concave, a 11 centimètres de longueur; elle se trouve en rapport supérieurement avec le bas-fond de la vessie et inférieurement avec le canal de l'urèthre, s'unissant à ces parties dans tous ces points par le moyen d'un tissu cellulo-filamenteux de nature dartoïde. La paroi postérieure sensiblement convexe, d'une étendue de 13 à 16 centimètres, se trouve à son tiers supérieur en contact intime avec le péritoine, et à ses deux tiers inférieurs en rapport avec le rectum dont elle s'écarte, ou bien elle abandonne les unions intimes contractées avec cet intestin en haut, à mesure qu'elle se rapproche de son extrémité vulvaire. Il résulte donc des rapports avec le rectum un espace triangulaire de 3 à 4 centimètres de diamètre à sa base, rempli d'un tissu cellulo-graisseux auquel on donne le nom de *septum recto-vaginal*.

Les parois latérales, réduites à de véritables bords quand le canal n'est pas distendu par un corps étranger, se trouvent en rapport supérieurement avec les bords inférieur et interne des ligaments larges, et inférieurement avec le releveur de l'anus et avec l'aponévrose pelvienne supérieure.

La *surface interne*, dont la disposition cylindrique disparaît ou n'existe pas, dès que ses parois ne s'écartent pas les unes des autres, offre dans toute l'étendue de sa face antérieure ainsi que de la postérieure, un repli saillant de douze à treize millimètres de largeur, et de huit à dix de hauteur, d'autant plus prononcé qu'il se rapproche de l'orifice externe du canal vaginal.

De ces deux plis longitudinaux ou colonnes partent d'autres replis transversaux qui s'étendent par les parois latérales de cette surface, de l'extrémité utérine à l'extrémité vulvaire, où ils se multiplient considérablement surtout à sa partie supérieure.

Les replis longitudinaux et les replis transversaux étant d'autant moins saillants que les parois du vagin ont été plus de fois distendues, on a naturellement pensé qu'ils servaient ou favorisaient l'ampliation du conduit vaginal au moment de l'accouchement; mais cette supposition n'a pas de fondement, car les recherches du professeur Cruveilhier, et depuis celles de M. Köbelt, montrent qu'ils sont constitués purement et simplement par des papilles destinées à l'attrition au moment du coït, et aussi à servir comme organe de transmission de la sensibilité voluptueuse.

L'extrémité supérieure ou *utérine du vagin* s'insère obliquement autour du col utérin, de manière que la moitié inférieure de cette partie se trouve libre et flottante dans l'intérieur du canal du vagin.

Des rapports qui s'établissent entre ces deux parties il résulte un sillon circulaire appelé cul-de-sac utéro-vaginal; mais comme la paroi postérieure du vagin s'élève plus haut au-dessus du col utérin que la paroi antérieure, qui est aussi moins longue que l'autre, il s'ensuit que le cul-de-sac utéro-vaginal est plus profond à la partie postérieure qu'à la partie antérieure. *L'extrémité inférieure* ou *vulvaire* finit à l'ouverture connue sous le nom de scissure vaginale; nous en avons déjà signalé les caractères ou les dispositions.

La *structure du vagin* a été peu examinée par les accoucheurs dont les travaux sont aujourd'hui les mieux appréciés. En effet, la description qu'en donnent Cazeaux, Jacquemier, les professeurs P. Dubois et Cruveilhier, manque d'ailleurs de précision et de justesse, parce qu'elle se guide seulement sur les apparences ou les caractères extérieurs; elle ne traduit pas la vérité dans toute sa rigueur telle que nous la comprenons quand on se laisse guider par les lumières de l'anatomie histologique. Le vagin, selon les observations de Köbelt, Kolliker et Rouget, se compose de trois tuniques : l'une interne, cellulo-fibreuse, une autre moyenne, de nature musculaire, et une externe, de nature muqueuse.

La tunique interne cellulo-fibreuse, d'un aspect blanchâtre, et plus mince en haut qu'en bas, enveloppe sur toute sa circonférence le conduit vaginal, formant de cette manière le squelette du canal. Les éléments entrant dans la texture de cette tunique se composent d'un tissu conjonctif plus dense extérieurement qu'à la partie interne, entre lequel se trouvent un grand nombre de fibres élastiques et de vaisseaux veineux. C'est par la nature de tous ces éléments que la tunique externe peut, sans inconvénient, éprouver une énorme dilatation.

La tunique moyenne, qui a été considérée comme un tissu spongieux par les praticiens et les anatomistes que nous avons nommés en première ligne, est évidemment constituée par deux couches de fibres musculaires, dont la plus externe est composée de fibres longitudinales, et l'interne de fibres transversales ou circulaires. Cette tunique, d'une couleur un peu jaunâtre, s'unit intimement par sa partie externe à la tunique fibreuse. Les éléments qui entrent dans sa texture sont constitués par des fibro-cellules, dont les caractères sont on ne peut plus saisissables quand l'examen est fait sur le vagin d'une femme grosse. Entre les fibres qui constituent par leur agrégation la tunique musculeuse, on trouve un très-riche réseau de vaisseaux sanguins et surtout veineux, qui prend son origine au bulbe du vagin et va déboucher dans le plexus utéro-ovarien.

La tunique externe, composée par la membrane muqueuse, se présente avec une coloration rosée ; elle est unie à la tunique musculeuse par un tissu conjonctif résistant. Cet élément, quand il est réuni à une grande quantité de fibres élastiques, constitue tout le fondement de son organisation.

Entre ce tissu se trouvent, suivant Kolliker, de nombreuses papilles coniques et filiformes, couvertes d'un épithélium pavimenteux composé de lames noueuses d'une ténuité excessive.

L'étude micrographique a fait découvrir sur cette tunique non-seulement des vaisseaux sanguins et des nerfs, mais aussi des follicules glandulaires qui sécrètent le mucus destiné à lubrifier le canal vaginal; cette sécrétion peut, en devenant abondante, constituer un véritable état pathologique.

ARTICLE II.

UTÉRUS.

L'*utérus* ou *matrice*, comme on dit vulgairement, est un organe musculaire creux, situé dans le bassin, au-dessus du vagin, entre le rectum et la vessie, et destiné à contenir dans son intérieur l'ovule depuis le moment où, vivifié par le germe masculin, il commence à se développer, jusqu'à l'instant où se complète la génération par l'expulsion du fœtus. De tous les organes destinés à cette fonction, l'utérus est peut-être celui qui doit le plus attirer l'attention de l'accoucheur, soit par le rôle qu'il joue dans le grand acte physiologique de la menstruation et de l'ovulation, soit à cause de la part excessivement importante qu'il prend dans la parturition.

Nous allons ainsi exposer avec tous les détails possibles les notions que nous possédons à son sujet, et nous nous efforcerons d'être complet dans cette étude.

Forme. — L'utérus représente géométriquement la forme d'un corps conoïde ou d'une poire aplatie d'avant en arrière, son sommet tronqué tourné par en bas et sa grosse extrémité dirigée en haut (fig. 9).

A l'union de ses deux tiers supérieurs à peu près avec le tiers inférieur, on voit une légère dépression annulaire, plus sensible en avant et sur les côtés qu'en arrière, dépression qu'on désigne sous le nom d'*isthme*, et qui divise l'utérus en une partie supérieure appelée *corps* comme étant la plus volumineuse, et en une partie inférieure plus mince, que l'on nomme *col*. La configuration acquise par cette disposition a fait comparer la forme générale de l'utérus à une petite gourde. A part ces circonstances, il n'y a pas grande différence entre le diamètre longitudinal de l'utérus d'une

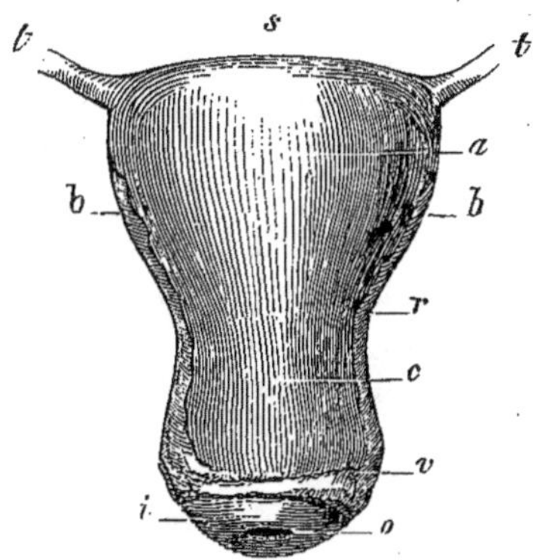

(FIG. 9.) — *Utérus d'une femme nullipare vu par sa face postérieure.*

a, corps de l'utérus; — c, col; — r, isthme ou rétrécissement à la limite du col et du corps; — s, bord supérieur ou fond; — bb, bords latéraux; — tt, trompes de Fallope; — v, insertion du vagin; — i, museau de tanche; — o, orifice externe.

multipare et d'une primipare, parce que chez les premières le col diminue après des grossesses successives, le corps de l'organe acquiert un plus grand volume, de manière que son fond ou base, de plan qu'il était, devient convexe, comme on va le voir plus loin.

Cependant, si l'on prend la moyenne de l'utérus d'une femme apte à concevoir ou nubile, et celui d'une femme multiparé ayant un organe physiologique, on voit que le diamètre longitudinal est de 6 à 8 centimètres, tandis que la longueur du diamètre transverse, pris entre l'insertion des deux trompes, est de 3 à 4 centimètres; il reste alors pour le diamètre antéro-postérieur l'étendue de 2 à 2 ½ centimètres.

Le poids de l'organe dans les mêmes conditions varie entre 24 et 45 grammes.

Direction. —L'utérus, dans le canal pelvien, est situé dans une direction analogue à celle de l'axe du détroit supérieur ; mais il est un peu plus incliné vers la droite que vers la gauche. Il forme ainsi avec le vagin, au point de son insertion, un angle obtus ouvert antérieurement, qui s'efface en partie quand la vessie est énormément distendue par l'urine, ou dans les déviations postérieures de l'organe gestateur.

Le col suivant, d'un autre côté, la direction de l'axe du vagin à la partie supérieure, forme avec le corps de l'utérus un angle léger ou très-obtus d'où résulte, d'après MM. Follin, Verneuil et Courty, une véritable antéflexion normale qui peut s'exagérer, et donne lieu à des incommodités sérieuses.

Cette flexion se manifeste quelquefois anormalement en arrière ou sur les côtés, il se produit alors une *rétro-flexion* ou une *antéro-flexion*, et d'autres fois l'utérus s'incline en avant, en arrière ou sur les côtés, ce qui donne lieu à l'*anté-version*, à la *rétro-version* ou à la *latéro-version*. Dans ces derniers états, le col se place du côté opposé au fond de l'utérus, tandis que dans les premiers, il se trouve sur le même côté que le fond de l'organe.

L'utérus offrant dans ses rapports et dans d'autres dispositions anatomiques beaucoup de différences, selon que nous portons notre examen sur le corps ou sur le col, nous devons étudier à présent les particularités les plus importantes dans ces deux parties de l'organe gestateur.

§ Ier. — Corps de l'utérus.

Ce corps présente une *surface externe* et une *surface interne*. La première offre une face antérieure, une postérieure, deux bords latéraux, une base et un sommet.

La *face antérieure* lisse et presque plane est en rapport à ses trois quarts supérieurs avec le péritoine et médiatement avec les intestins grêles, et au quart inférieur avec la partie postérieure du bas-fond de la vessie auquel elle adhère dans l'étendue de 14 à 15 millimètres.

La *face postérieure*, lisse comme la précédente, mais beaucoup plus convexe, se trouve dans toute son étendue en rapport avec le péritoine, et médiatement avec le rectum, et dans quelques cas avec une anse d'intestin grêle.

Les *bords latéraux* convexes supérieurement, et légèrement concaves à leur partie inférieure, se continuent, avec les ligaments larges, entre les deux feuillets qui les bordent dans toute leur étendue, par les vaisseaux et les nerfs dont nous parlerons en autre lieu.

La *base* (ou *bord supérieur*), spécialement connue sous le nom de *fond de l'utérus*, ne se présente pas sous les mêmes caractères chez la nullipare et chez la multipare. Dans le premier cas, cette partie de l'organe est plate et s'élève à peine au-dessus du niveau des points où s'insèrent les trompes. Dans le second cas, la partie en question se présente avec une convexité notable et s'élève beaucoup au-dessus du niveau de l'insertion des trompes, ce qui indique qu'une grande partie du développement de l'utérus pendant la gestation se fait aux dépens de son fond (fig. 10).

D'une façon comme d'une autre, ce qui est pourtant sûr, c'est que

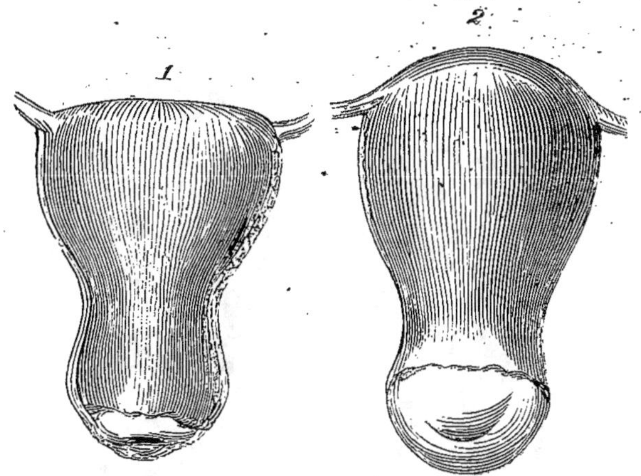

(FIG. 10.) — *Utérus.*
1, nullipare; — 2, multipare.

dans les deux cas ce bord est en rapport avec les circonvolutions intestinales et se trouve recouvert par le péritoine.

Le sommet se continue avec le col dont nous parlerons plus loin.

Le corps de l'utérus étudié dans les conditions ordinaires, c'est-à-dire quand il ne renferme pas de corps étrangers ou de produits de conception, offre une longueur de 6 à 7 centimètres, une largeur de 3 à 4 centimètres entre les points d'insertion des trompes, et une épaisseur ou un diamètre antéro-postérieur d'environ 2 à 3 centimètres.

La surface interne a la forme d'une cavité dont les parois absolument lisses sont, à l'état de vacuité, plus ou moins contiguës à l'utérus, mais cette forme varie essentiellement, selon que l'utérus n'a pas été ou a été occupé par le produit de la conception.

Dans le premier cas, elle est petite, étroite, et a la forme d'un triangle curviligne dont la convexité est dirigée en dedans (fig. 11). Les deux angles latéraux assez saillants communiquent avec les trompes, et l'angle inférieur continue et se porte à l'orifice supérieur du col. Le diamètre transverse a supérieurement 53 millimètres et inférieurement 6 millimètres; le diamètre vertical 45 millimètres. Dans le second cas, ou quand la femme est multipare, au lieu d'avoir une forme triangulaire, comme par irréflexion l'ont dit quelques auteurs d'ailleurs recommandables, la cavité utérine est bien et incontestablement ovale, comme nous le faisons voir par la figure 11, et comme nous avons eu l'occasion de l'observer aux autopsies que nous avons faites sur des cadavres de femmes qui avaient eu des enfants. Les angles qui, dans le premier cas, allaient aux orifices qui communiquaient avec les trompes, ont complétement disparu ici. Le diamètre transverse de la cavité a supérieurement 25 millimètres, inférieurement 8, et verticalement 29. Les parois utérines sont, dans le second cas, moins épaisses que dans le premier;

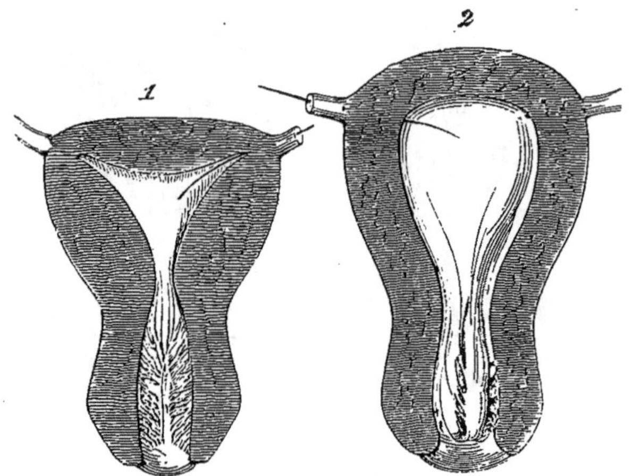

(FIG. 11.) — *Surface interne de l'utérus.*
1, nullipare; — 2, multipare.

l'assertion de Mauriceau se trouvant ainsi parfaitement justifiée, comme l'a du reste déjà fait sentir madame Boivin quand elle disait que les parois de l'utérus diminuaient d'épaisseur par les développements successifs qu'éprouve l'organe à l'occasion de la grossesse.

Outre la cavité centrale qui vient d'être décrite, le corps de l'utérus présente de chaque côté de son fond un orifice communiquant avec les trompes utérines. Cet orifice, appelé *ostium uteri* ou orifice des trompes, situé aux deux angles latéraux du fond de l'utérus, est un petit canal qui traverse en ce point les parois de l'organe gestateur et met en communication directe la cavité de celui-ci avec les trompes.

L'orifice utérin ne conserve pas dans toute son étendue une forme cylindrique. A l'extrémité interne il offre un léger étranglement ou une diminution de calibre qui a fait supposer à quelques anatomistes, entre autres à Warthon, qu'il existait là une valvule destinée à s'opposer au passage de liquides de l'utérus dans les trompes. Quelques expériences que nous avons faites à ce sujet n'ont pu nous faire découvrir cette valvule, dont l'existence est inadmissible; nous n'avons pas non plus rencontré d'obstacles à faire passer un courant de liquide des trompes à la cavité, ou réciproquement.

Quand on examine à la loupe l'intérieur de l'*ostium uteri*, on découvre une série de replis ou d'élévations longitudinales plus grosses au centre qu'aux extrémités, et toutes séparées par de petits sillons peu profonds en nombre égal aux replis; d'où résulte que dans les conditions ordinaires les parois respectives de l'orifice s'appliquent les unes contre les autres.

§ II. — Col utérin.

Le col utérin est la partie la plus inférieure et la plus mince de l'organe gestateur. Sa longueur se divise en partie supérieure et en partie inférieure : la première se trouve au-dessus de l'insertion vaginale, et elle s'unit au corps de l'organe, par l'étranglement annulaire dont il a été question; la seconde se trouve au-dessous de l'extrémité supérieure du conduit vaginal qui s'attache à cette partie à la jonction de ses deux tiers inférieurs avec le tiers supérieur. La première partie se nomme *supra-vaginale*, et la seconde *infra-vaginale*.

La réunion du vagin au col de l'utérus ne se fait pas linéairement ni d'une manière égale dans l'étendue de cette partie de l'organe gestateur. Ainsi que Lisfranc, et après lui Jobert de Lamballe en ont fait la remarque, cette réunion a lieu non-seulement par une large surface, mais encore c'est un fait observé que le vagin à la partie postérieure s'étend un peu plus en haut qu'à la partie antérieure, de sorte que la portion vaginale du col est plus courte en avant qu'en arrière.

La grossesse imprime à cette partie de l'organe gestateur tant de modifications, que pour suivre une méthode exacte dans la description, il nous faut faire l'examen de cet objet par rapport à des utérus qui n'ont jamais été occupés par un produit de la conception, ou qui l'ont été une ou deux fois, ou encore qui l'ont été plusieurs fois.

Que le col utérin soit celui d'une femme n'ayant pas conçu ou ayant conçu, nous devons d'abord en étudier la configuration extérieure ou la surface externe, puis sa configuration interne ou sa cavité, ensuite ses extrémités ou orifices.

Première catégorie. — Dans cette catégorie il est question du col d'un utérus vierge du produit de la conception. Dans ce cas, le col, bien que se présentant avec une longueur de 25 à 30 millimètres, a la forme d'un corps conique ou plutôt fusiforme, dont la surface externe lisse donne au doigt qui la touche la sensation d'une substance dure, résistante, mais flexible ou élastique. La partie *infra-vaginale* est du double plus longue que la partie *supra-vaginale*. La cavité de ce col est constituée par un petit canal à parois contiguës, plus étroit à ses extrémités qu'au centre, dont la surface contient une série de replis et de dépressions, dirigés tantôt dans le sens transverse, tantôt dans le sens longitudinal, auxquels Haller a donné le nom d'*arbres de la vie*. — Le tronc ou axe de cet arbre est représenté par deux replis longitudinaux situés, non comme l'ont prétendu Huschke, et après lui M. Guyon, l'un sur la ligne médiane antérieure et l'autre sur la ligne postérieure de la cavité afférente, mais bien l'antérieur à droite du postérieur, de manière qu'une coupe transverse faite sur une portion du col démontre, suivant la figure 12, que les parois de cette cavité s'adaptent l'une à l'autre et la closent le plus régulièrement possible. Les replis longitudinaux ou axes des arbres de la vie, partant de la partie inférieure, aussi bien de la paroi antérieure que de la paroi postérieure où on les sent à peine, se dirigent en haut et deviennent plus saillants à proportion qu'ils arrivent près de l'orifice supérieur ou de l'entrée du corps de l'utérus, où par leur aspect

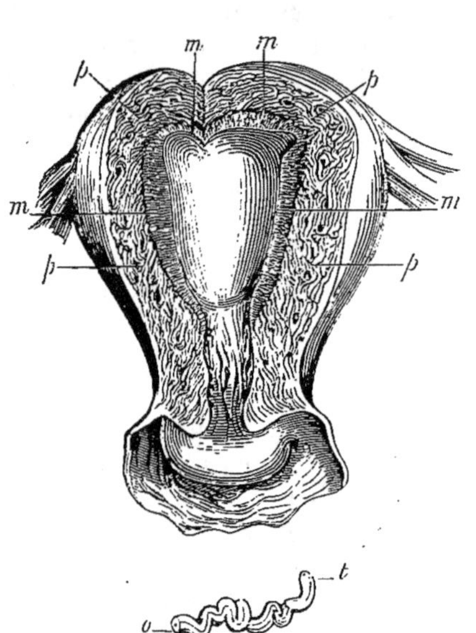

(FIG. 12.) — *Membrane muqueuse ou interne de l'utérus.*

pp, tissu propre ; — *mm*, membrane muqueuse. — Le petit corps vermiculaire placé sous la figure est une glandule dont l'extrémité initiale est en *t*, l'extrémité terminale en *o*.

comme par leur volume ils ont été comparés au *verumontanum*. Les branches ou replis partant du tronc ou des axes des arbres de la vie ne sont pas tout à fait transverses, mais elles se dirigent obliquement de bas en haut, et sont d'autant plus rapprochées et multipliées ou ramifiées qu'elles avancent plus près des extrémités ou orifices du col. Les replis obliques dont les bords libres se dirigent un peu en bas, circonscrivent ou laissent entre eux de petits sillons ou des dépressions au fond desquels se trouvent les orifices des glandes du col.

Il n'est pas rare, dit le professeur P. Dubois, que les conduits excréteurs de quelques-uns de ces follicules muqueux s'oblitèrent accidentellement et acquièrent, par l'accumulation de liquide dans leur cavité, un développement notable qui a fait supposer à l'ancien anatomiste Naboth' que c'était là que les œufs humains étaient déposés. Quoique l'origine de ces tumeurs soit bien connue, elles sont cependant encore désignées sous le nom d'œufs de Naboth.

L'un des orifices du col est supérieur et l'autre inférieur.

Le premier est situé à la jonction de la cavité du col avec celle de l'utérus et se signale par une ouverture étroite de parois contiguës-et assez résistantes pour opposer une grande difficulté au passage de la sonde utérine, si exercée que soit la main qui la conduit.

Cette ouverture, à laquelle très-justement Huschke donna le nom d'*isthme de l'utérus*, offre une largeur de 4 millimètres et une épaisseur ou étendue antéro-postérieure de 3.

L'orifice inférieur est représenté par une fente transverse arrondie ou ondulée d'une étendue de 6 à 8 millimètres, bordée extérieurement par deux surfaces lisses situées, l'une, la plus longue, à la partie postérieure, et l'autre, plus courte, à la partie antérieure, lesquelles surfaces sont connues sous la désignation de lèvre antérieure et lèvre postérieure du col utérin. En touchant du doigt cette partie que nous étudions et que l'on nomme *museau de tanche,* on obtient, dit le célèbre A. Dubois, la même sensation qu'on éprouve en déprimant avec le doigt le bout du nez; mais, au lieu d'une dépression longitudinale, nous trouvons là une dépression transverse aux extrémités de laquelle sont deux sillons circulaires constituant les commissures des lèvres du col.

Seconde catégorie. — La catégorie que nous avons à examiner maintenant se rapporte aux cols appartenant à des utérus qui ont été plus d'une fois occupés par des produits de conception. La plupart des modifications que l'accouchement imprime au col de l'utérus ne portant que sur la portion de l'organe qui se trouve au-dessous de l'insertion du vagin, c'est sur cette portion aussi que nous dirigerons principalement notre attention.

Dans cette seconde catégorie, le col utérin n'a plus la forme conique que nous avons étudiée précédemment; mais sa configuration est celle d'un corps arrondi ou cylindroïde d'une longueur de 20 à 24 millimètres, d'une épaisseur et d'une dureté plus notables que celles du col d'une nullipare.

La longueur de cet organe a donc éprouvé une diminution de quelques millimètres, laquelle, suivant Cazeaux, est due aux tractions exercées sur les insertions vaginales par l'élévation forcée de l'utérus durant la grossesse.

En considérant les rapports intimes de structure entre l'utérus et le vagin, il semble impossible que ce dernier organe se détache si facilement du premier; cette assertion est donc bien hasardée pour nous, tandis que la diminution nous semble fondée sur ce que, en mesurant le col depuis le point de jonction avec l'utérus jusqu'à son extrémité inférieure, on remarque quelque différence sur sa longueur, ce qui ne devrait pas avoir lieu si en vérité le fait était seulement dû à un changement d'insertion ou de rapport du col avec le vagin.

La cavité du col ne se présente pas non plus sous la forme que nous avons signalée chez les nullipares. Cette cavité a encore ses parois appliquées l'une contre l'autre, mais elle prend, suivant M. Guyon, une forme pyramidale dont la base se dirige en bas et le sommet en haut vers l'isthme utérin. Les saillies et replis que nous avons indiqués précédemment se présentent ici sans changements sensibles autres que d'insignifiantes déformations.

Haller dit même que les saillies ou les replis longitudinaux sont en plus grand nombre; nous avons personnellement eu l'occasion de vérifier la justesse de ce fait, qui du reste a été soutenu par le physiologiste

Rœderer. Parmi beaucoup de cols utérins examinés par nous, il s'en est trouvé deux, sur lesquels nous avons observé, comme M. Guyon, deux colonnes situées à la partie antérieure, mais une seule à la paroi postérieure. Cette dernière, s'accommodant entre les deux colonnes antérieures, fermait avec une certaine régularité la cavité du col, en ne laissant qu'une fente dont voici la disposition : l'orifice interne se conserve encore fermé, de même que dans la catégorie précédente, et a 4 millimètres de hauteur et de largeur et 3 millimètres d'étendue antéro-postérieure ; quelquefois il n'y a pas coaptation de ses parois, et au lieu de cela il peut se rencontrer un froncement de toute la circonférence, qui simule l'aspect de l'orifice anal ; l'orifice externe de cette seconde classe se montre sous la forme d'une petite cavité circulaire qui peut admettre ou loger l'extrémité de l'un des doigts, et est bordée de deux lèvres pleines d'inégalités ou rides dépendantes d'anciennes cicatrices. Ces rugosités sont plus nombreuses au côté gauche qu'au côté droit des commissures afférentes.

Troisième catégorie. — Cette catégorie comprend les cols appartenant à des femmes qui ont conçu et enfanté *souvent*. Ici cette partie de l'organe gestateur se présente sous la configuration d'un corps véritablement cylindrique, de 14 à 20 millimètres de longueur, dont la surface externe, constituée presque entièrement par la portion allant de l'insertion vaginale à la dépression qui sépare le corps du col, est unie supérieurement, mais pleine de sillons dans toute la circonférence du bord dur et résistant qui représente les restes de la portion infra-vaginale. Par la répétition fréquente de la gestation et [de la parturition, toute cette portion a donc disparu, ou bien, pour me servir du langage de M. Richet, s'est mise au niveau du cul-de-sac vaginal, sa présence alors ne se révélant plus que par le bord épais dont il a été parlé.

La cavité du col prend de plus en plus la forme d'un cône, dont la base est dirigée en bas et le sommet en haut, et présente encore à la surface interne les deux saillies longitudinales qui forment les troncs des arbres de vie, et en outre quelques replis transversaux disposés irrégulièrement ou tout à fait défigurés.

L'orifice interne, ou isthme utérin, est formé par une petite surface circulaire à parois contiguës et assez résistantes pour ne pas permettre facilement l'entrée d'un corps quelconque, même d'un calibre peu considérable.

L'orifice externe ou inférieur, largement dilaté pour admettre sans grand effort la phalange unguéale du doigt indicateur, se présente entouré de deux lèvres à peine saillantes et constituées par de véritables tubercules ou mamelons séparés l'un de l'autre par des fentes ou des dépressions plus ou moins profondes et inégales. Ces fentes qui, dans la seconde catégorie, occupaient de préférence la commissure gauche, se distribuent ici dans toutes les commissures et les lèvres du col.

§ III. — Structure de l'utérus.

L'utérus se compose essentiellement d'une tunique en partie séreuse, en partie muqueuse, d'un tissu propre, d'une membrane muqueuse, de vaisseaux sanguins et lymphatiques, et de nerfs.

La tunique externe est formée, sur une grande partie du corps de l'utérus, par le péritoine, et, sur la portion sous-vaginale du col, par la muqueuse provenant du canal de cette partie de l'organe gestateur.

Le péritoine couvrant la face intérieure du rectum se réfléchit un peu au-dessous du point d'attache du vagin sur le col, et revêt la portion sus-vaginale de celui-ci et toute la face postérieure de l'utérus jusqu'au fond de l'organe où il s'élève; puis, après l'avoir convenablement recouvert, descend pour recommencer sur la paroi antérieure de l'utérus, d'où il se réfléchit de nouveau pour revêtir la vessie et se continuer avec son feuillet pariétal.

Après avoir ainsi tapissé les parois de l'utérus au tissu duquel il adhère intimement, le péritoine se prolonge sur les côtés, sans néanmoins recouvrir les bords latéraux de l'organe, et va constituer avec d'autres éléments différents liens qui attachent l'utérus aux parties circonvoisines, dont nous parlerons plus loin.

Le péritoine n'offre là rien de spécial dans sa texture, et comme élément de son organisation on trouve encore un tissu conjonctif entrelacé de fibres élastiques.

Le *tissu propre* de l'utérus ou la couche moyenne se présente sous la forme d'une substance dure, résistante et composée de fibres blanchâtres ou rosées dont la nature et la disposition anatomique étaient inconnues il n'y a pas encore longtemps. Madame Boivin et quelques anatomistes ont, en étudiant ce tissu sur des utérus éprouvés par la menstruation ou ayant atteint le développement de la dernière période gestative, observé que les fibres qui entraient dans son organisation étaient non-seulement de nature musculaire, mais encore qu'elles affectaient un ordre presque identique à celui d'autres organes de même nature.

L'anatomie micrographique démontre la vérité de l'assertion de la célèbre accoucheuse de Paris, et bien que, dans les circonstances ordinaires, il soit impossible d'étudier l'arrangement et la disposition du tissu musculaire de l'utérus, on peut néanmoins, par le développement que cet organe acquiert sous l'influence de la grossesse, non-seulement observer avec facilité la nature musculaire de son tissu, mais aussi suivre jusqu'à un certain point l'arrangement ou la texture de ses fibres et les plans qu'elles constituent. L'étude de cet objet trouvera donc sa place quand nous traiterons des phénomènes qui se manifestent pour le fait de la gestation sur le tissu propre de l'utérus; toutefois, à propos de la structure de ce tissu, même à l'état de vacuité de l'organe, nous devons dire, d'après Kolliker, que les éléments qui entrent dans son organisation sont constitués de fibro-cellules, courtes et fusiformes, avec des noyaux ovalaires, et réunies par un tissu conjonctif assez dense.

La couche ou tunique interne formée par une membrane muqueuse garnit ou revêt tout du long la cavité du corps ainsi que celle du col de l'utérus.

Il n'y a pas encore vingt-cinq ans que l'existence d'une membrane muqueuse à la surface interne de cet organe était entièrement ignorée ou niée par les accoucheurs aussi bien que par les anatomistes les plus distingués. Le professeur Velpeau disait, dans son ouvrage sur les accouchements, que s'il n'y avait pas une muqueuse appréciable par la dissection, on ne pouvait pourtant pas nier qu'il existât une surface muqueuse. De leur côté quelques savants, et entre eux le professeur Cruveilhier, se fondant sur des données physiologiques, anatomiques et pathologiques, soupçonnaient que, nonobstant l'impossibilité d'une démonstration, l'utérus devait avoir une membrane muqueuse. Les choses étaient encore du domaine des suppositions, lorsqu'en 1846, M. Coste démontra péremptoirement l'existence d'une membrane muqueuse, en faisant observer que si celle-ci n'avait pas été appréciée, c'était précisément à cause de son épaisseur extrême et de son adhérence intime avec la couche musculeuse de l'utérus. Somme toute, la muqueuse utérine se présente sous la forme d'une membrane assez friable, d'une couleur légèrement rosée, épaisse dans le corps et dàns le fond de l'utérus de 3 à 5 millimètres, et de 1 millimètre à peine aux environs des orifices tubaires et dans la cavité du col.

Cette membrane offre une surface externe et une autre interne.

La surface externe, étant extrêmement adhérente à la tunique musculeuse, ne saurait en être détachée qu'à l'aide d'une dissection délicate; néanmoins, dans les conditions ordinaires, les limites de cette surface sont indiquées par un bord blanchâtre contrastant avec la couleur du tissu propre de l'utérus (fig. 12).

La surface interne, lisse à la partie qui correspond à la cavité du corps, est toute plissée et déprimée à la portion correspondante au col et se trouve criblée d'une multitude d'orifices microscopiques, qui appartiennent à des glandes muqueuses existant dans l'épaisseur de cette membrane. La surface interne de la muqueuse est couverte d'un épithélium de couleur pâle, formé de cellules à cils vibratiles qui vont du col au fond de l'utérus.

Les éléments dont est composée la membrane en question sont représentés par un tissu conjonctif entrelacé de fibro-cellules élastiques. Il existe en outre une prodigieuse quantité de glandes muqueuses formant comme de petites ampoules, d'où part un canalicule flexueux qui s'ouvre à la surface interne de la muqueuse respective.

Les glandes qui existent sur les parois de la cavité du col sont plus développées que celles de la cavité du corps et s'élèvent au nombre de dix mille, suivant le docteur Tyler Smith. Les follicules glandulaires de l'une comme de l'autre partie sont formés d'une matière amorphe et garnis d'un épithélium cylindrique.

Les artères qui se distribuent dans l'utérus proviennent directement de l'aorte et de l'hypogastrique : les premières sont appelées *artères utéro-ovariennes* et les secondes *artères utérines*. Les artères utéro-ovariennes se dirigent sur les bords latéraux de l'utérus entre les deux feuillets du péritoine, et là se partagent en un grand nombre de branches ou de faisceaux, pénétrant dans la substance utérine et se terminant par un réseau fin de capillaires qui se répandent dans la membrane muqueuse. Cependant les branches qui se portent au col sont peu nombreuses, tandis que celles qui pénètrent dans le corps de l'utérus, près des trompes, sont flexueuses et en graud nombre.

Le système veineux, encore plus considérable que le système artériel, forme dans la substance de l'utérus de véritables plexus, dont les ramifications ou anastomoses sont si considérables que, suivant l'expression de M. Rouget, certains organes gestateurs, quand ils sont divisés, ressemblent à un crible. Sortant par les bords latéraux de l'utérus, le système veineux va constituer, entre les feuillets des ligaments larges, deux autres plexus analogues au plexus pampiniforme de l'homme, et se jette d'une part dans les hypogastriques, d'une autre dans la veine cave à droite et dans la veine rénale à gauche.

Les artères comme les veines, au lieu d'accompagner la direction des fibres musculaires, forment avec celles-ci des angles obliques ou droits, ce qui sert à expliquer, comme on le verra plus loin, une des conditions en vertu desquelles la menstruation se produit.

Les vaisseaux lymphatiques de l'utérus prenant leur origine dans la tunique muqueuse et dans le tissu propre de l'organe, et suivant la même direction que les vaisseaux sanguins, se ramifient à l'infini avec ces derniers, dans l'intérieur de la substance utérine; après avoir formé un vaste réseau entre la couche musculeuse et la couche séreuse de cet organe, ils vont enfin se jeter dans les ganglions pelviens et lombaires.

Des plexus ovarique, hypogastrique et lombo-aortique se détachent quelques branches nerveuses qui accompagnent les vaisseaux sanguins et se distribuent dans la substance du corps et du col de l'utérus. L'existence de nerfs sur cette dernière partie de l'organe gestateur a été niée ou mise en doute par d'habiles et remarquables anatomistes, à cause de l'insensibilité que l'ón observait, même dans les cas où l'on avait à cautériser ou à pratiquer d'autres opérations sur le col utérin; mais aujourd'hui, après les préparations de M. Ludovic Hirschfeld et de beaucoup d'autres anatomistes, on ne peut d'aucune manière s'empêcher d'admettre l'existence de semblables nerfs.

Ayant eu besoin de présenter une description méthodique et non interrompue de la structure de l'utérus, nous avons dû laisser de côté la question des ligaments utérins. Nous allons maintenant exposer succinctement ce que nous savons à ce sujet.

L'utérus est attaché aux parties molles du canal pelvien par divers liens appelés improprement ligaments de l'utérus, et qui sont désignés par les noms de *ligaments larges*, de *ligaments ronds*, *antérieur* et *postérieur*.

A. — **Ligaments larges**. — Les ligaments larges sont constitués par deux feuillets musculo-membraneux quadrangulaires, qui se portent des bords de l'utérus aux parties latérales de l'excavation pelvienne. Ils présentent deux faces et quatre bords. La *face antérieure*, lisse et égale, est en rapport avec la vessie et avec la face antérieure et latérale de l'excavation pelvienne. La *face postérieure* offre les mêmes caractères et se trouve en rapport avec la face antérieure du rectum, et quelquefois avec une ou plusieurs anses de l'intestin grêle, puis enfin avec la face postérieure de la même excavation.

De cette disposition il résulte que le petit bassin se trouve divisé en deux parties égales, dont l'antérieure renferme la vessie, et la postérieure le rectum et quelques anses intestinales.

Le *bord supérieur*, dirigé transversalement des angles supérieurs de l'utérus à l'extrémité de la partie moyenne ou latérale du détroit supérieur, présente dans le même sens deux dépressions, séparées par trois petits replis qu'on nomme petites anses des ligaments larges, lesquelles contiennent d'avant en arrière les ligaments ronds, les trompes et les ovaires. L'anse qui renferme les trompes est plus élevée que les deux autres.

Le *bord inférieur*, plus court que le supérieur, arrive jusqu'au plancher du bassin, où il se met en contact avec l'aponévrose supérieure du périnée et le tissu cellulaire.

Le *bord interne*, étendu sur toute la longueur du bord de l'utérus jusqu'à la partie supérieure du vagin, est en contact, par le moyen d'un tissu cellulaire, avec les vaisseaux et les nerfs destinés à la substance utérine.

Le *bord externe* se dirige sur les côtés et va rejoindre la paroi latérale de la cavité pelvienne, où il se confond avec le *fascia iliaca* ou la portion du péritoine garnissant les fosses iliaques internes.

Structure. — Le péritoine, après avoir revêtu la face antérieure et postérieure de l'utérus, se dirige vers les bords de cet organe, où les deux feuillets qui en proviennent rencontrent quelques faisceaux musculaires partant du tissu propre de l'utérus, et s'y réunissent pour former les nœuds appelés ligaments larges. Ces ligaments sont donc constitués par deux feuillets péritonéaux entre lesquels se trouvent, indépendamment de quelques faisceaux de fibres musculaires, les vaisseaux et les nerfs qui s'y distribuent, ces derniers passant par le bord interne de ces ligaments et entre leurs deux feuillets. Quant aux éléments qui forment les fibres musculaires, ils sont les mêmes que ceux qui entrent dans la composition de la tunique moyenne de l'utérus.

B. — **Ligaments ronds.** — Ces ligaments sont constitués par deux cordons longs de 11 à 13 centimètres et demi, qui, partant des angles supérieurs de l'utérus, en avant du point d'insertion des trompes, se dirigent sur les côtés et en haut jusqu'à ce qu'ils atteignent le canal inguinal, dans lequel ils pénètrent, puis vont se perdre extérieurement, en partie à la face antérieure du pubis, en partie sur le mont de Vénus et aux grandes lèvres.

Structure. — Les ligaments ronds, nommés aussi pubiens, qui sont renfermés dans la petite anse antérieure des ligaments larges, sont constitués d'un côté par cette membrane séreuse, et d'un autre par un faisceau provenant du tissu propre de l'utérus. Quand ces ligaments pénètrent dans le canal inguinal, ils poussent devant eux un repli du péritoine terminé en cul-de-sac, qui constitue dans l'enfance un petit canal appelé canal de Nuck, du nom de l'anatomiste qui l'a découvert et décrit.

Indépendamment de ces deux tissus, les ligaments pubiens reçoivent quelques faisceaux de fibres musculaires du petit oblique et du transverse; ils renferment diverses branches nerveuses, des vaisseaux artériels, et de nombreuses branches veineuses qui communiquent avec les plexus utérins, et peuvent, en se développant et en se dilatant trop, devenir variqueux. Pour ce qui est des éléments qui entrent dans la texture, ils sont, d'une part, représentés par ceux qui composent la structure générale du péritoine, puis par des fibro-cellules réunies en faisceaux au moyen d'un tissu conjonctif excessivement compact.

C. — **Ligaments antérieur et postérieur de l'utérus.** — Au-dessous du feuillet péritonéal qui se réfléchit de la face antérieure de l'utérus sur la vessie, et de la face antérieure du rectum sur le même organe, on trouve deux cordons assez déliés, dont le premier a reçu le nom de *ligament vésico-utérin*, et le second celui *d'utéro-sacré* ou *de Dauglas*, du nom de l'anatomiste qui l'a le premier décrit.

Le ligament vésico-utérin, partant du point de jonction du corps avec le col de l'utérus, se dirige en avant et va s'insérer à la face postérieure de la vessie.

Le ligament utéro-sacré, de forme semi-lunaire, se porte, suivant A. Petit, de la face postérieure du corps de l'utérus, et suivant madame Boivin, de la face externe et postérieure du col aux côtés du rectum et à la face antérieure du sacrum, où il s'étale et s'attache solidement.

Structure. — Tous les anatomistes modernes s'accordent à admettre que les ligaments utéro-sacré et vésico-utérin sont constitués par des faisceaux de fibres musculaires provenant du tissu propre de l'utérus, et revêtus supérieurement par le péritoine, qui, par sa réflexion sur ces points, forme les culs-de-sac utéro-vésical et sacro-utérin. Un réseau peu épais, mais dense et compact, résulte d'un entre-croisement de fibres qu'offrent les faisceaux musculaires qui forment ces nœuds ligamenteux.

D. — **Usages des ligaments utérins.** — Les usages et les destinations des ligaments de l'utérus n'ont pas été appréciés de la même manière par les anatomistes qui se sont occupés de cet objet, les uns ayant régardé ces nœuds musculo-membraneux comme de simples supports de l'organe gestateur, et les autres, bien que ne repoussant pas cette opinion, leur assignant pourtant des destinations plus élevées.

Si l'on a bien compris la description que nous avons faite des ligaments utérins, véritables organes accessoires de l'appareil génital interne, on ne peut mettre en doute les faits que nous allons rapporter : les ligaments larges, partant de toute la hauteur des bords latéraux de l'utérus et embrassant dans leur trajet les trompes et les ovaires, ont certainement pour but de soutenir l'organe gestateur ou d'empêcher qu'il subisse une flexion de côté qui se manifeste aussitôt que le bord externe de ces ligaments se détache de la fosse iliaque interne ; mais, en outre, les ligaments larges, composés d'un réseau de fibres musculaires, se croisant en tous sens, dont beaucoup de faisceaux se dirigent du bord supérieur des ovaires au bord inférieur des trompes, ainsi que de la face inférieure de ces glandes à la face interne des franges du pavillon, servent évidemment à déterminer l'application de cette dernière partie sur les ovaires ; cette application ne peut pas [être attribuée, comme le voulaient les auteurs, à la contraction des fibres longitudinales de ce canal, et a, comme nous le verrons, une grande importance dans le phénomène de l'ovulation et de l'érection de l'utérus pendant les menstrues.

Les ligaments ronds sont destinés à empêcher la direction où la chute en arrière de l'utérus, qui, par suite de sa tension, pourrait éprouver une antéflexion, et les ligaments utéro-sacré et vésico-utérin s'opposent à la descente de cet organe ou à son prolapsus, et, d'après M. Richet, soutiennent le conduit vaginal.

ARTICLE III.

TROMPES UTÉRINES.

Les trompes utérines décrites par Fallope, dont elles ont conservé le nom, sont formées par deux conduits musculo-membraneux de 11 à 13 centimètres et demi de longueur, partant des angles supérieurs de l'utérus pour aboutir aux ovaires. Ces trompes, situées dans l'intervalle qui sépare les deux organes, et placées entre le ligament rond et les glandes ovariques qui sont un peu en arrière, constituent un canal de calibre inégal qui peut être divisé en portion interne utérine et en portion externe ovarique.

La portion interne, attachée aux angles supérieurs de l'utérus, communique avec la cavité de cet organe par un orifice de 2 millimètres de diamètre, connu sous le nom d'orifice utérin des trompes, ou *ostium uteri*, dont il a déjà été parlé.

La portion externe, d'un calibre d'autant plus grand qu'elle s'écarte de l'extrémité utérine, se présente flexueuse et légèrement courbe en arrière de manière à approcher de l'extrémité externe de l'ovaire. Un peu avant sa terminaison, l'extrémité externe se dilate considérablement et revêt la forme de l'embouchure d'une trompette, ce qui a fait donner à cette dilatation le nom de pavillon des trompes utérines. Les parois de ce pavillon, frangées irrégulièrement dans le sens longitudinal ou dentelées, offrent dans le centre de leur infundibulum l'orifice abdominal du canal tubaire, dont le diamètre ne dépasse pas 9 millimètres.

Dans quelques cas excessivement rares, les trompes utérines, ainsi que l'a fait observer M. G. Richard, peuvent présenter, outre le pavillon normal, un ou plusieurs pavillons secondaires ou accessoires, qui sont situés en arrière du premier et s'ouvrent dans le canal tubaire par un petit orifice, fait qui mérite d'être noté, car peut-être donne-t-il le mot de la stérilité chez quelques femmes.

Le pavillon des trompes n'est pas complétement libre ou ne flotte pas dans la cavité de l'abdomen : l'une de ses franges, plus grosse et plus longue, s'attache à l'extrémité externe de l'ovaire en un point diamétralement opposé au ligament utéro-ovarique, et présente à la face correspondant à la surface de cet organe une gouttière qui, selon Huschke, forme le prolongement du canal tubaire.

Structure. — Les trompes sont constituées par trois tuniques, l'une externe ou péritonéale, une autre moyenne ou musculaire, et une interne ou muqueuse. Le péritoine, après avoir tapissé le fond de l'utérus, se dirige vers les trompes utérines et les enveloppe, en ne laissant qu'une petite portion nue à la partie inférieure de sa circonférence, dans laquelle pénètrent les vaisseaux et les nerfs qui se distribuent dans la substance de ces canaux. L'enveloppe péritonéale se termine à 2 millimètres des bords des franges du pavillon, et se rejoint là à la muqueuse qui garnit la surface interne du conduit tubaire. Les éléments qui entrent dans la composition de cette tunique n'offrent rien de remarquable.

La tunique moyenne, assez épaisse à la moitié interne de l'oviducte, se compose de deux couches de fibres évidemment musculaires, dont la plus superficielle est constituée par des fibres longitudinales et la plus interne par des fibres circulaires.

Tous les anatomistes admettent, bien que M. Robin soit d'un avis contraire, que les fibres musculaires des trompes se continuent avec celles de l'utérus ; il résulte de là que les oviductes ne sont pas alors liés à cet organe par une simple couche de tissu conjonctif.

La tunique interne, qui est formée de la membrane muqueuse provenant de l'utérus, tapisse tout l'intérieur du canal et présente deux surfaces : l'une externe, adhérant par l'intermédiaire d'un tissu sous-muqueux à la tunique musculeuse; l'autre interne, libre et d'une teinte rosée, sur laquelle on voit deux replis longitudinaux peu saillants, dont l'un est situé à la paroi inférieure et l'autre à la paroi supérieure du canal correspondant.

Cette tunique est recouverte à la face interne d'un épithélium cylindrique, dont les cils se meuvent dans la direction de l'orifice utérin des trompes. Comme base des éléments qui entrent dans la composition de cette tunique, on trouve de nombreuses cellules fusiformes, et un tissu conjonctif peu développé.

Les vaisseaux sanguins artériels qui se distribuent aux trompes sont volumineux et en grand nombre, et proviennent du tronc utéro-ovarique. Ils passent par la face inférieure du canal tubaire, entre les deux feuillets du péritoine, et pénètrent par là dans la substance de ce canal, où ils se distribuent à toutes les membranes qui le composent. Les veines sont encore plus nombreuses et suivent la même direction que les artères, après quoi elles vont déboucher dans les veines ovariques, une fois sorties par la face inférieure des trompes. Les nerfs proviennent des branches constituant le plexus hypogastrique et le plexus ovarique.

ARTICLE IV.

OVAIRES.

Les *ovaires*, appelés par Stenon *testes mulieris*, sont deux petits organes glandulaires destinés, comme le nom l'indique, à la sécrétion des ovules. Ils sont situés à la petite anse postérieure des ligaments larges, derrière les trompes et entre l'extrémité large de ce canal et l'utérus. Liés par l'extrémité externe à l'une des franges du pavillon et par l'interne au ligament utéro-ovarique, ces deux corps, de forme ovoïde, de la grosseur d'une amande à peu près, ont en général un diamètre longitudinal de 3 à 4 centimètres, un diamètre vertical de 2 centimètres, et un diamètre antéro-postérieur de 1 1/2 centimètre. Extrêmement petits dans l'enfance, plus développés pendant la puberté, et susceptibles d'accroissement par suite des menstrues et de la grossesse, les ovaires sont aplatis dans le sens antéro-postérieur et présentent une surface externe, une extrémité interne et une autre externe. La surface externe, légèrement rosée et lisse jusqu'à la puberté, se montre, après la menstruation et les premières grossesses, avec quelques cicatrices et même avec des élévations et dépressions sur lesquelles on avait donné des explications très-diverses, avant qu'on ne découvrît l'ovule humain et qu'on ne connût les phénomènes qui se manifestent pendant l'évolution des vésicules qui le renferment.

L'extrémité interne est adhérente à un cordon musculo-membraneux, long de 2 centimètres, qui naît de la partie postérieure des angles supérieurs de l'utérus, derrière le point d'insertion des trompes, et qui est constitué par des fibres musculaires provenant de la couche moyenne de cet organe et réunies par un tissu fibro-conjonctif.

L'extrémité externe s'attache par la partie supérieure à l'une des franges qui composent le pavillon des trompes, et de la structure de laquelle il a déjà été question.

Chacun des ovaires reçoit une branche artérielle de calibre notable, laquelle, naissant directement de l'aorte au-dessous de la rénale et quelquefois aussi de cette dernière artère, pénètre entre les deux feuillets du ligament large correspondant, par où, arrivant jusqu'au bord inférieur de cet organe, elle se divise en dix ou douze rameaux qui se séparent à angle droit du tronc principal pour se répandre dans le parenchyme glanduleux. Les veines, prenant leur origine aux points terminaux des branches artérielles, se subdivisent à l'infini et sortent de l'organe respectif par le même bord inférieur, où elles continuent à se diviser, à se pelotonner et à s'agglomérer pour aller enfin finir à la veine rénale ou à la veine cave inférieure, après avoir formé un véritable plexus veineux appelé pampiniforme, lequel plexus est revêtu d'un réseau musculaire de fibres semblables à celles qui entrent dans la composition des ligaments larges. Ce plexus veineux communique librement avec les veines qui forment le plexus utérin, et exerce une forte influence sur les phénomènes érectiles, qui se manifestent, comme nous le faisons voir plus loin, pendant l'évolution de la vésicule de Graaf et l'écoulement menstruel. Les ovaires, outre ces deux ordres de vaisseaux, présentent de nombreux vaisseaux lymphatiques qui suivent la même direction que le système sanguin, et finissent par déboucher aux ganglions de la région lombaire. Les nerfs partent du plexus hypogastrique ou encore des branches du plexus rénal constituées par le grand sympathique.

Structure. — Les anatomistes et les hommes les plus compétents en histologie avaient signalé dans les ovaires l'existence d'une membrane séreuse, d'une tunique fibreuse et d'un parenchyme spécial ou tissu propre appelé *stroma*, logeant dans sa couche la plus superficielle les petites vésicules dans lesquelles était contenu l'ovule ou le germe féminin. Cependant, d'après M. Joulin, les recherches d'Otto Schrön, en Allemagne et de Sappey en France, de 1863 jusqu'à ce jour, démontreraient que la structure des ovaires serait bien différente, contrairement à l'opinion admise autrefois dans la science.

Faut-il qu'un fait aussi positif, étudié par des histologistes tels que Kölliker, soit renversé d'un seul coup? Nous ne pouvons par nous-même trancher la question, et nous nous bornerons simplement à exposer ce qu'il y a de nouveau à ce sujet.

Or, d'après les investigations de MM. Otto Schrön et Sappey, il ressort que les ovaires ne sont pas revêtus d'une membrane séreuse; de sorte que, dans toute l'étendue de ces organes, le péritoine est représenté simplement par une couche d'épithélium pavimenteux. Il n'existe pas ainsi de *tunique fibreuse* ou *albuginée*, pas plus que de tissu propre désigné sous le nom de *stroma*. Au lieu de la première il y a une couche fondamentale ou glanduleuse proprement dite, où se trouvent les vésicules ovariques, couche qui s'appelle pour cela portion glanduleuse ou ovigène (fig. 13).

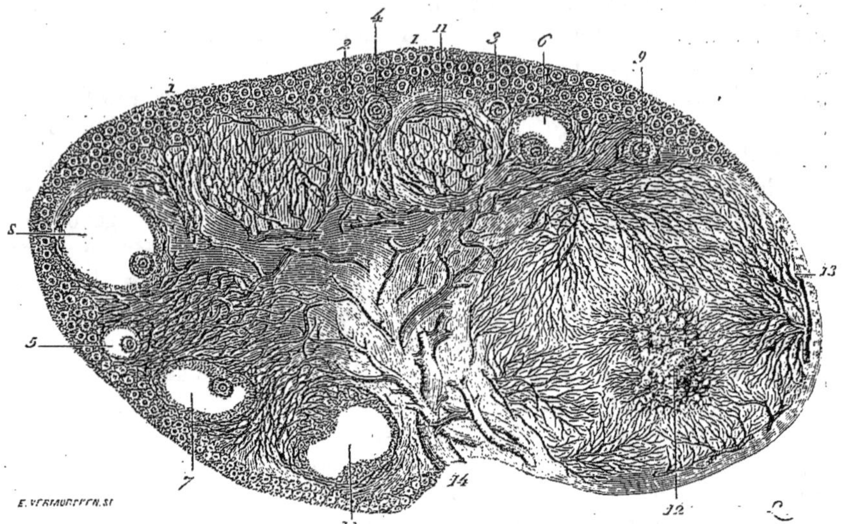

(FIG. 13). — *Section verticale de l'ovaire de la chatte en gestation, grossi à 60 diamètres.*

1. Cellules de la couche corticale non vasculaire; — 2, cellules corticales présentant le premier rudiment de la membrane germinative et la première trace d'un cercle vasculaire ; — 3, élargissement commençant du follicule; écartement de la membrane germinative de l'œuf et persistance de cette membrane dans la portion conjonctive du follicule; — 4, formation du disque proligère : — réseau vasculaire composé du follicule; — 5, 8, follicules à diverses périodes de développement; — 9, petit follicule sur lequel la section n'a enlevé qu'un disque de la zone transparente de l'œuf; — 10, follicule demi-ouvert, dont l'œuf s'est échappé par la section; — 11, portion intacte de la paroi folliculaire, à travers laquelle on voit par transparence la zone transparente; — CL, limites conjonctives d'un corps jaune en voie de développement; — 12, veine centrale du corps jaune; — 13, artère périphérique du corps jaune; les branches de cette artère entourent les cellules polygonales du corps jaune. — 14, gros vaisseaux du stroma ovarique; — 15, cellules polygonales du stroma ovarique traversé par quelques vaisseaux (d'après Otto Schrön).

Le *stroma*, composé de tissu musculaire et d'autres éléments, prend alors le nom de *portion bulbeuse* des ovaires.

La portion glanduleuse ou ovigène, blanchâtre et d'un aspect homogène, adhère à la portion bulbeuse, de telle sorte qu'elle suit ses élévations et dépressions. Son épaisseur est d'un millimètre, et il entre dans sa texture des fibres musculaires lisses de tissu conjonctif, des vaisseaux et des nerfs provenant de la portion bulbeuse. C'est encore dans l'épaisseur de cette portion glanduleuse des ovaires, et là exclusivement, que se trouvent groupés les corpuscules nommés vésicules de Graaf, du nom de l'anatomiste qui le premier les a décrits. Sans direction marquée, les fibres musculaires s'entre-croisent et s'unissent par du tissu conjonctif peu abondant, formant ainsi une membrane d'apparence fibreuse.

La portion bulbeuse se montre sous la forme d'un corps rougeâtre sur quelques points, ou gris cendré et blanchâtre sur d'autres. Elle est d'une consistance moindre que la portion glandulaire, quoique étant formée, à part les vésicules de de Graaf, des mêmes éléments qui entrent dans la composition de la couche ovigène des ovaires. Indépendamment des fibres musculaires qui lui sont propres, la portion bulbeuse en reçoit une foule d'autres, provenant des ligaments utéro-ovariens, utéro-sacrés et de la portion frangée des trompes, lesquelles se lient par un tissu conjonctif peu abondant et affectent une direction appréciable et conforme à celle des fibres d'où elles partent, c'est-à-dire que celles qui viennent des ligaments utéro-ovariens se dirigent de dedans en dehors, et les autres de bas en haut, et celles qui naissent des trompes vont de dedans en dehors.

Les artères et les veines qui participent à la formation de cette portion présentent une disposition spéciale et particulière aux organes érectiles.

Les premières tirent leur origine du bord supérieur des artères utéro-ovariennes par un tronc très-court, et, en se subdivisant aussitôt en ramuscules, elles affectent une disposition en spirale et vont se perdre dans la portion ovigène. Les secondes, en nombre plus considérable, présentent des flexuosités et forment un plexus appréciable qui va enfin aboutir aux veines utéro-ovariennes.

La portion bulbeuse ne contient pas de vésicules de Graaf : ainsi, les orifices qu'on y trouve quand on divise les ovaires proviennent, selon la remarque de M. Sappey rapportée par M. Joulin, d'une section des vaisseaux, fait qui a été cause jusqu'à présent de l'erreur des anatomistes.

La couche externe, glanduleuse ou ovigène, des ovaires est donc *la seule* dans laquelle on rencontre les vésicules de de Graaf, au sujet desquelles nous allons dire quelques mots.

Vésicules de de Graaf. — Ces corpuscules logés, comme nous l'avons dit, dans la portion glanduleuse ou externe du tissu propre des ovaires, en quantité si considérable que Henle les estime à 72,000 pour les deux glandes, sont représentés par des vésicules arrondies, constituées par une membrane ou tunique externe et par un contenu. La membrane externe, assez vasculaire, d'une épaisseur déjà sensible, présente, suivant Baer, deux couches concentriques superposées (fig. 14). La couche la plus externe, d'une couleur blanc grisâtre, d'une densité prononcée, et très-ré·tractile, reçoit une plus grande quantité de vaisseaux. La couche interne, d'une teinte plus cendrée et d'une consistance plus

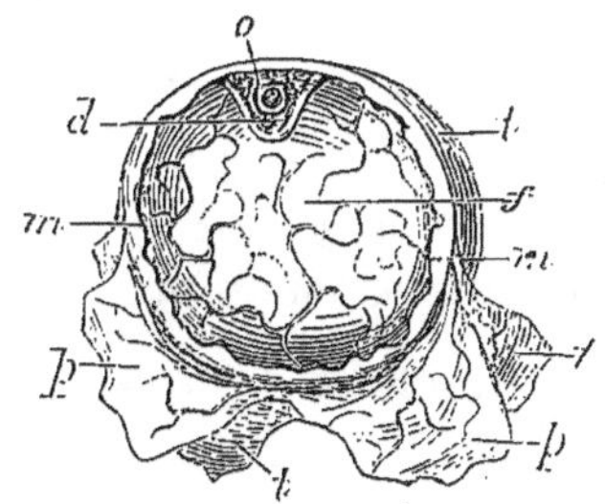

(FIG. 14.) — *Follicules de de Graaf à maturité.*

tt, tunique externe ; — *pp*, tunique interne ; — *mm*, membrane proligère ou couche celluleuse ; — *d*, disque proligère ; — *o*, ovule ; — *f*, cavité du follicule.

molle que l'autre, correspond au contenu de la vésicule. Celui-ci est représenté par un liquide transparent comme la sérosité sanguine, dans

4*

lequel on trouve des cellules et des noyaux libres. La composition histologique de la membrane externe est représentée par un tissu conjonctif réuni par des cellules noueuses fusiformes; elle est revêtue à sa surface extérieure d'une membrane amorphe très-déliée, par l'intermédiaire de laquelle la vésicule se trouve séparée du stroma de l'ovaire; sa surface interne est tapissée d'une couche épithéliale que quelques auteurs ont nommée *couche granuleuse*, et offre une saillie à la partie intérieure de la vésicule, connue sous le nom de *disque proligère* ou *cumulus proligère*. La couche épithéliale est formée de cellules noueuses à plusieurs angles, disposées les unes sur les autres de façon à constituer un épithélium de 27 millimètres, et de 6 millimètres à la partie qui constitue le disque proligère. A l'intérieur de la couche épithéliale formant ce disque, et contre la membrane externe de la vésicule ovarienne, se trouve le corpuscule qui constitue l'ovule ou le germe féminin.

Cet ovule ou germe, découvert par Baer dans la capsule de de Graaf, est représenté par une vésicule infiniment petite, comparable à une cellule d'un diamètre d'un quart à un cinquième de millimètre, laquelle est constituée par une enveloppe et un contenu. L'enveloppe, connue sous le nom de *membrane vitelline* ou *zone transparente*, est formée par une membrane solide, lisse, mince et transparente, *m*, dont la face externe est toujours enveloppée d'une couche légère d'épithélium du disque proligère, et la face interne en contact avec son contenu (fig. 15). Le contenu de l'ovule ou œuf humain est formé d'une substance liquide, *v*, visqueuse, d'apparence granuleuse, légèrement jaunâtre, à laquelle on a donné le nom de *vitellus*. A la partie périphérique de la masse qui compose ce corps, on voit un gros noyau *g* représenté par un corpuscule de forme vésiculeuse de 0,05 de millimètre de diamètre, qui a été découvert par Purkinge dans les œufs des oiseaux et par Coste dans ceux des mammifères, et a reçu le nom de vésicule de Purkinge ou de vésicule germinative. Ce corpuscule, formé par une membrane très-transparente et par un contenu

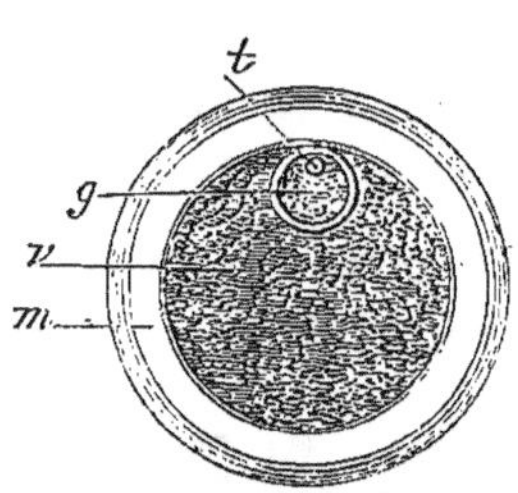

(Fig. 15.) — *Ovule vu à un grossissement considérable.*

m, membrane vitelline ou zone transparente; — *v*, vitellus; — *g*, vésicule germinative; — *t*, tache germinative.

liquide, présente près de sa surface interne un tout petit noyau *t* qui se montre sous la forme d'un corpuscule arrondi, d'aspect homogène, que l'on connaît sous la désignation de tache de Wagner ou de tache germinative.

En résumé, les ovaires sont constitués par deux parties fondamentales : l'une, corticale, épaisse, élastique et blanchâtre, appelée *couche glanduleuse* ou *ovigène;* l'autre, centrale et de couleur rougeâtre, est désignée sous le nom de *portion bulbeuse*. A la couche corticale ou glanduleuse se trouvent répandus une grande quantité de corpuscules, appelés *capsules*, *vésicules* ou *follicules* de de Graaf, constitués par une membrane enveloppante et un contenu.

Contre la partie supérieure de la face interne de cette membrane, et revêtue d'une grande quantité de cellules épithéliales, on rencontre une vésicule composée d'une enveloppe appelée membrane vitelline et d'un contenu appelé *vitellus*. A la partie périphérique du vitellus, et contre la face interne de la membrane vitelline, apparaît un autre corpuscule en forme de vésicule, auquel on a donné le nom de vésicule germinative. Dans l'intérieur de ce corpuscule il en existe un autre homogène, sous l'aspect d'une petite tache, appelée pour cela *tache germinative* ou tache de Wagner, du nom de ce physiologiste éminent qui en a le premier fait la découverte.

SECONDE PARTIE

PHYSIOLOGIE OBSTÉTRICALE

Nous avons appelé *physiologie obstétricale* la partie de l'obstétrique qui doit s'occuper de l'étude des fonctions des organes générateurs de la femme. Ces fonctions, malgré leur multiplicité, peuvent se diviser en deux catégories, la première comprenant une série de fonctions que nous appellerons *primitives ou préparatoires*, et la seconde une série de fonctions d'un autre degré, auxquelles nous donnerons le nom d'*essentielles ou définitives*.

Les fonctions préparatoires consistent simplement dans la copulation et dans l'ovulation, avec les phénomènes qui en découlent; mais il suffit de les indiquer pour faire voir sur-le-champ qu'elles sont nécessaires et indispensables à la grande fonction de la reproduction dans l'espèce humaine.

Les fonctions définitives sont la fécondation, la conception, la gestation, l'accouchement ou l'expulsion du fœtus avec toutes ses parties accessoires, et enfin la puerpéralité.

Chacune de ces fonctions, sauf la copulation, fera l'objet d'un chapitre spécial; mais comme il est avant tout nécessaire que la femme ait atteint la phase de la vie qui est nommée puberté, pour que les fonctions préparatoires puissent être alors établies, il est juste ou logique que l'étude de ces fonctions soit précédée d'un chapitre donnant une idée bien définie des principaux phénomènes qui caractérisent cette époque de la vie de la femme.

SECTION PREMIÈRE

DES FONCTIONS PRÉPARATOIRES

CHAPITRE PREMIER

DE LA PUBERTÉ.

La *puberté*, chez la femme, est une période de la vie comprise généralement entre la douzième et la quinzième année, pendant laquelle on observe pour la première fois que les organes sexuels acquièrent l'aptitude nécessaire pour entrer dans l'exercice des fonctions que la nature leur a assignées ; mais avant qu'elle n'exerce l'acte de la fonction reproductrice, et même avant que la nubilité ne soit arrivée, la femme présente, en général, un ensemble de phénomènes qui se révèlent non-seulement par des changements notables au physique et au moral, mais aussi par des modifications importantes et anatomiques qui se passent dans le bassin et dans les organes de la génération.

ARTICLE PREMIER.

MODIFICATIONS PHYSIQUES ET MORALES.

Dès que la femme est arrivée à l'époque de la puberté, on observe, outre le développement qu'a pris le corps, que les formes et le type primitif de l'enfance sont devenus plus parfaits, plus gracieux et ont acquis plus de douceur et d'élégance. Ainsi les os, qui paraissaient auparavant anguleux et décharnés, sont alors couverts d'une plus forte quantité de tissu cellulo-graisseux, et les diverses parties du corps revêtent par là une disposition plus arrondie, mieux contournée et par conséquent plus belle que celle qui caractérise le sexe opposé. Les modifications qu'éprouvent les parties constituantes du larynx font perdre à la voix son caractère enfantin, et lui impriment un timbre plus harmonieux et plus sonore. En même temps, la physionomie acquiert une expression plus gracieuse et s'empreint de plus de douceur et de charme ; les sentiments eux-mêmes prennent un caractère différent de ceux qui existaient jusque-là. A l'abandon des jeux de l'enfance succèdent un certain sérieux dans les manières, de la réserve dans les paroles et de l'aménité dans les rapports. En devenant plus timide, la jeune fille devient aussi plus affectueuse, plus tendre, et plus sujette aux impressions de l'amitié et de l'amour. Les désirs qui s'éveillent chez elle, vagues au début, deviennent par la suite, tout en conservant leur versatilité, plus forts et parfois plus obstinés, ou capricieux et très-difficiles à vaincre ou à ébranler.

Le bassin et les organes de la génération qu'il renferme éprouvent, sous le rapport anatomique, des changements importants qui doivent attirer spécialement notre attention. En effet, ces changements se rattachant intimement à l'objet de notre étude, nous leur avons donné le nom de *modifications anatomiques;* elles constituent le second ordre.

ARTICLE II.

MODIFICATIONS ANATOMIQUES.

L'étude des modifications anatomiques doit porter sur le bassin et sur les organes qui concourent à la fonction de la reproduction.

Bassin. — Le bassin, qui était peu différent jusqu'alors chez les deux sexes, s'accroît en diamètre dans tous les sens, et atteint une capacité qui est en rapport avec le produit de la conception auquel il est destiné à donner passage.

Les modifications imprimées au bassin se traduisent extérieurement par l'accroissement et la saillie des hanches, ainsi que par la projection de la face postérieure du sacrum.

Ovaires. — Quand on examine les ovaires dans la première et dans la seconde enfance, on observe que ces organes sont très-petits, presque rudimentaires, et présentent une forme allongée et une épaisseur très-peu notable ou à peine perceptible. Aussitôt que la femme se rapproche de l'époque de la puberté, les ovaires augmentent sensiblement de dimensions, deviennent plus globuleux, acquièrent plus d'élasticité et revêtent une forme ovale, de telle sorte que leur hauteur et leur épaisseur ou leurs diamètres vertical et antéro-postérieur représentent à peu près la moitié de leur longueur (fig. 16). En même temps que ces changements s'opèrent dans la forme et dans les dimensions de ces organes, leur surface, ainsi que l'a constaté Négrier en 1840, au lieu d'être lisse et égale comme auparavant, devient onduleuse, se recouvre de saillies et de dépressions, et dans quelques points leur enveloppe s'amincit et devient même transparente.

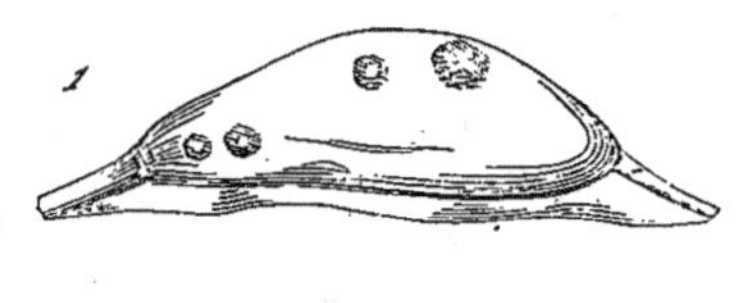

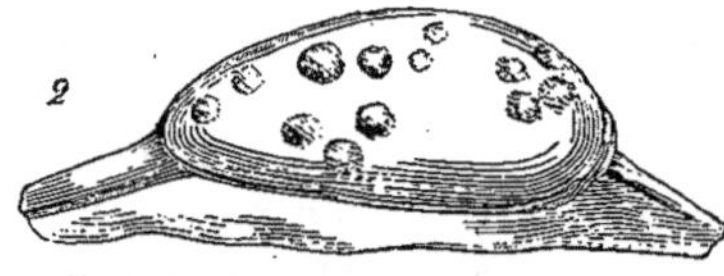

(FIG. 16.) — 1. *Ovaire d'une fille de onze ans impubère.*

2. *Ovaire d'une fille de quinze ans, non encore réglée, mais ayant déjà éprouvé quelques symptômes précurseurs.*

La vascularisation du parenchyme de l'ovaire augmente considérablement, et les corpuscules qui vont plus tard constituer les vésicules de Graaf se développent et se rapprochent en petit nombre de la surface de la portion appelée glandulaire, sur laquelle ils se distribuent avec ordre et régularité.

La paroi ou membrane qui tapisse ces vésicules est mince, transparente, et se revêt surtout à sa couche externe d'un riche réseau vasculaire d'une grande ténuité. Le liquide épais et granuleux dont est constitué leur contenu, et qui n'existait pas auparavant, commence à se faire voir après la puberté.

Si les ovaires éprouvent des modifications, il n'en est pas de même des autres organes de l'appareil générateur, qui se conservent dans leur premier état jusqu'après la première menstruation ou plus tard ; c'est alors seulement qu'on remarque le type qu'ils gardent durant la virilité ou la nubilité.

Trompes. — A l'âge qui précède la puberté, les trompes utérines sont flexueuses dans toute leur étendue, mais ensuite la moitié interne de leur corps s'allonge et se redresse plus ou moins, de même que les franges de leur pavillon acquièrent une longueur manifestement plus notable.

Utérus. — Cet organe, qui est petit et allongé dans l'enfance, prend, après la puberté, une forme plus globuleuse et augmente de volume dans le sens vertical comme dans le sens transversal. En même temps que sa vascularisation s'enrichit et que son poids spécifique s'accroît, l'utérus devient plus accessible dans l'excavation pelvienne. Le col, toute proportion gardée, bien plus long que le corps, diminue d'étendue, acquiert la forme allongée en fuseau, et les limites entre ces deux parties s'établissent par l'existence d'une petite dépression circulaire.

La cavité du corps, étroite, allongée et confondue presque avec celle du col, s'accroît en diamètre dans tous les sens, et se sépare de la dernière par un petit bord saillant qui apparaît à son extrémité. On remarque aussi que les rides de la surface interne de la cavité du corps formant la continuation des saillies longitudinales et transverses du canal cervical, appelées arbres de vie, disparaissent sans laisser la moindre trace de leur existence primitive.

Vagin. — Le vagin, d'abord étroit et s'insérant presque à la partie inférieure du col, après les premiers rapports conjugaux ou la puberté, devient plus large, plus épais, et embrasse le col un peu haut, de manière à laisser paraître sa portion sous-vaginale. Les replis de la surface interne, nombreux dans l'enfance, diminuent en quantité et sont moins marqués à la puberté.

Grandes lèvres. — Les grandes lèvres, peu saillantes durant l'enfance et moins que les petites, s'épaississent et prennent plus d'accroissement que ces dernières.

Mont de Vénus. — Le mont de Vénus devient plus proéminent, se couvre de poils sur la face externe des grandes lèvres, et cache de cette manière la fente vulvaire.

Seins. — Les seins, à l'état rudimentaire dans l'enfance, se développent graduellement et forment, à l'époque de la puberté, deux hémisphères proéminents; le mamelon alors est plus gros et plus long, et sa base s'entoure d'une tache cutanée plus roussâtre et luisante.

CHAPITRE II.

DE L'OVULATION.

L'ovulation est un phénomène complexe qui se manifeste à l'époque de la puberté ou après, et qui est caractérisé, en premier lieu, par l'expansion, par la rupture de la vésicule de Graaf, et par l'expulsion ou l'émission de l'ovule; en second lieu, par un écoulement sanguin qui est la menstruation, et en troisième lieu enfin par la formation d'une tumeur ou d'un corps appelé *corpus luteum*, à l'endroit occupé par le germe féminin.

L'ovulation, dans le genre humain, que beaucoup de physiologistes et de philosophes comme Cruikshank, Harvey, Aristote, Murat, Duvernoy et Baudelocque, n'avaient fait que soupçonner, ne fut positivement connue qu'après les travaux de Bischoff et de M. Pouchet auquel revient la gloire d'avoir établi le fait avant tous les autres avec la plus grande évidence.

ARTICLE PREMIER.

EXPANSION, RUPTURE DE LA VÉSICULE OVARIENNE ET ÉMISSION DE L'OVULE.

Les organes sexuels féminins étant soumis, à certaines périodes de la vie dont nous parlerons plus loin, à une excitation naturelle ou réflexe appelée orgasme vénérien, entrent, pendant ces périodes, d'une manière spontanée et non dépendante de la fécondation, dans un état de vitalité qu'ils ne possédaient pas jusqu'à ce moment. Cette vitalité, qui se concentre surtout dans les ovaires, est cause qu'une des vésicules qui se trouvait le plus près de la surface de ces organes se développe, augmente de volume, et s'y présente formant un relief plus ou moins prononcé selon la phase ou la période de son développement ou croissance (fig. 17). Le liquide séro-albumineux qui était dans l'intérieur de la vésicule, en augmentant de quantité, oblige celle-là, par une action excentrique, à s'étendre, et détermine ainsi un amincissement des parois de cette même vésicule. Les vaisseaux sanguins qui parcouraient la surface interne de la membrane vésiculaire, étant soumis à une

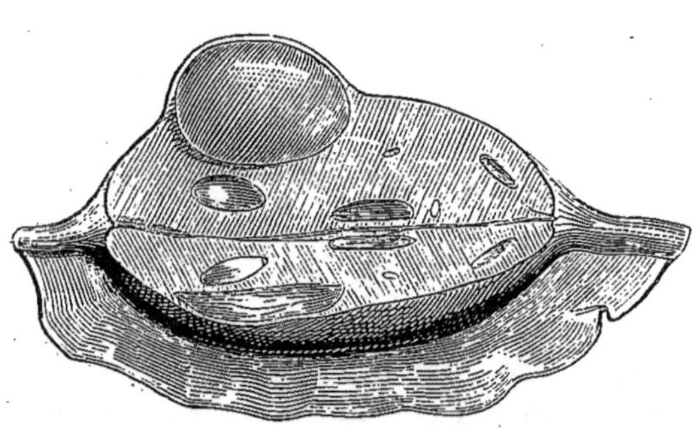

(FIG. 17.) — *Expansion vésiculaire.*
Ovaire fendu et présentant à son bord libre une vésicule de Graaf, à peu près au terme de son évolution.

pression aussi considérable, éprouvent une diminution dans leur volume ou calibre, et finissent par s'atrophier complétement. Quand la vésicule ovarienne a atteint son maximum d'expansion, le point le plus culminant de ses parois se dilacère ou se rompt, et laisse échapper l'ovule avec une partie du liquide séro-albumineux et les cellules épithéliales formant le disque granuleux qui l'enveloppe. Toutes ces parties, après avoir été reçues par les trompes, dont le pavillon est alors appliqué sur les ovaires, pénètrent à travers ce conduit jusqu'à l'utérus.

La rupture de la vésicule ovarienne et l'expulsion de l'ovule sont les faits les plus fréquents de l'importante fonction de l'ovulation; pourtant il arrive souvent que la déhiscence n'a pas lieu, et qu'au contraire la vésicule, après avoir éprouvé un grand développement, diminue graduellement de volume, jusqu'à ce qu'enfin elle rentre dans ses conditions ordinaires.

Il est un fait certain, c'est qu'à la suite de l'ovulation, les parois de la vésicule de Graaf se rétractent, subissent différentes modifications, d'où résulte la formation d'un corps dont nous aurons à parler plus loin.

L'utérus, qui prend une part si importante dans la fonction de la reproduction, et qui, comme l'on sait, conserve tant de rapports avec les ovaires, devait nécessairement subir de grandes modifications dans la période qui caractérise l'ovulation, soit que les phénomènes décrits plus haut se passent sur une vésicule, ou qu'ils aient lieu dans plusieurs à la fois. En effet, indépendamment de l'augmentation de volume qu'il offre dans ces conditions, ses parois deviennent molles, flexibles, et se revêtent d'une teinte rouge assez foncée. Une coupe faite sur ces parties fait voir

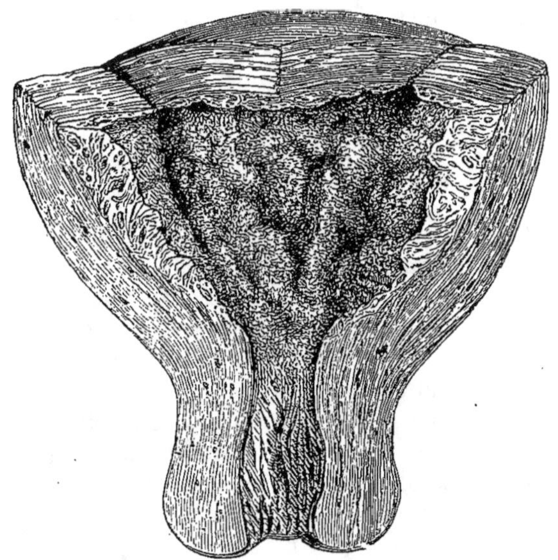

(FIG. 18.) — *Utérus d'une fille morte pendant la période menstruelle.*
Saillies mamelonnées de la membrane muqueuse.

une transsudation de sang beaucoup plus abondante que celle qui s'observe dans d'autres circonstances. C'est pourtant dans la membrane muqueuse de l'utérus qu'ont lieu les modifications les plus importantes. Cette membrane fine, déliée dans l'état ordinaire, est, pendant l'évolution de la vésicule de Graaf, tuméfiée, très-épaisse, d'une couleur rousse et même violacée, et se trouve fournie d'un riche appareil vasculaire gorgé de sang, se dessinant à travers la couche épithéliale sous l'aspect d'un réseau léger de mailles excessivement serrées (fig. 18). Mais comme la muqueuse n'a pas la même épaisseur dans tous les points de son étendue, sa surface interne apparaît alors pleine d'élévations et de dépressions, semblables, dit le professeur P. Dubois, à celles de la surface externe du cerveau.

Les glandes des parois de la muqueuse deviennent plus volumineuses, et les orifices de leurs conduits excréteurs s'ouvrant visiblement dans la cavité utérine, donnent, par leur multiplicité prodigieuse, à la surface de celle-ci l'apparence d'un véritable crible, selon l'expression de M. Coste. En vertu du travail congestif et hypertrophique qui se développe dans tous les éléments de l'utérus, cet organe prend une grande vitalité, et en même temps que se fait, par les glandes de la muqueuse, l'excrétion d'un liquide muco-séreux parfois assez abondant, les vaisseaux sanguins qui parcourent cette membrane, en devenant excessivement engorgés, se rompent et donnent lieu à l'écoulement de sang appelé *menstruation*. — Cet écoulement, par son influence sur la santé des femmes, par les phénomènes importants qui se lient à son existence, pouvant être regardé comme une véritable fonction, mérite que nous donnions à son étude le plus grand développement possible.

ARTICLE II.

DE LA MENSTRUATION.

On donne le nom de *menstruation* ou de *règles*, de *catamènes*, *habitudes*, *mois* et *lune*, comme on dit vulgairement, à un acte fonctionnel consistant en un écoulement sanguin périodique et temporaire qui a lieu par les organes sexuels de la femme, et qui coïncide avec le développement et la rupture d'une ou de plusieurs vésicules de Graaf.

Ainsi définie, on a tout lieu de supposer que la menstruation n'est particulière qu'à l'espèce humaine.

Sans prétendre faire ici une étude comparative des fonctions de l'appareil sexuel de tous les animaux, nous dirons cependant qu'il est aujourd'hui parfaitement avéré que si cette fonction peut se présenter pendant le rut chez les femelles de singes, il n'est pas pour cela possible d'admettre, malgré l'assertion de quelques naturalistes et physiologistes comme Cuvier, Geoffroy Saint-Hilaire, Courty et Pouchet, que les individus d'une autre classe d'animaux, par cela seul qu'ils présentent les parties génitales boursouflées et baignées d'un liquide muqueux, offrent sous toutes ses phases l'écoulement sanguin qui caractérise les menstrues.

Quoi qu'il en soit, il est toujours incontestable que la femme, de quelque pays ou de quelque race qu'elle soit, a toujours été soumise à cette fonction.

Quelques novateurs ou nouvellistes, d'ailleurs érudits, ont, il est vrai, voulu assurer que les femmes indigènes du Brésil n'étaient pas réglées; mais le fait a été complétement démenti par des écrivains illustres. Nous pouvons ajouter à ce qu'ils ont dit que, d'après les recherches faites par nous dans la province de Céara, et d'après les renseignements que nous y avons recueillis par d'autres voies, bien loin d'avoir la moindre irrégu- arité dans son cours et ses périodes, la menstruation, chez ces femmes, se fait au contraire avec une régularité et un ordre qu'on ne rencontre assurément que bien difficilement dans les pays où la civilisation et le luxe sont poussés jusqu'à leurs dernières limites.

Époque. — La menstruation est une fonction qui n'apparaît qu'après que la puberté est établie. L'âge où a lieu sa première apparition doit donc être, comme l'âge de la puberté, soumis à des variations et à des différences selon le climat, la constitution et le tempérament de l'in dividu.

Quelques observateurs, s'étant guidés sur des données statistiques d'après des relevés sur différents lieux de l'Europe et de l'Asie, ont admis que la menstruation en général se montre pour la première fois ou s'éta- blit dans la période comprise entre la treizième et quinzième année de la vie, bien que dans les pays où le froid est excessivement rigoureux elle se manifeste à 17 ou 19 ans.

Au Brésil, où malheureusement la science des nombres est fort en re- tard, et où le défaut des données nécessaires ne nous a jamais permis de faire une statistique à ce sujet, la menstruation doit, comme dans les autres pays qui sont dans les mêmes conditions climatériques, se mani- fester à un âge plus précoce, ou dans la période moyenne comprise entre 11 et 13 ans.

La constitution et le tempérament influent aussi sur la première ma- nifestation des règles; ainsi les femmes sanguines et d'une constitution robuste sont menstruées bien plus tôt que les femmes lymphatiques et faibles.

Bien que la première éruption des règles n'ait lieu, en thèse générale, qu'aux époques sus-indiquées, on trouve cependant, dans les annales de la science, des cas de filles chez lesquelles les caractères de la nubilité et de la menstruation se sont montrés avant la première et la seconde en- fance. Brierre de Boismont rapporte l'histoire d'une fille qui a été réglée à l'âge de 5 ans. A la Nouvelle-Orléans, un fait analogue s'est produit sur une enfant qui n'avait que 3 ans. En 1858, les journaux de Rio de Ja- neiro ont rapporté que, dans une ferme appartenant à un habitant de la ville de Sobral, dans la province de Céara, existait une fille de 3 à 4 ans présentant tous les signes de la puberté et qui avait eu ses règles à plu- sieurs reprises.

Rapports de la menstruation avec la fécondation. —Quoique la menstruation soit l'indice extérieur de l'aptitude aux fonctions de la génération, il ne s'ensuit pas cependant que, sans les règles, cette aptitude cesse dans tous les cas d'exister, et encore moins que les fonctions ne puissent avoir lieu. Comme on le verra plus loin, la menstruation, pour nous, dépendant d'une cause tout à fait fortuite, et se liant à l'ovulation seulement comme phénomène accessoire ou concomitant, elle peut par exception ne pas se manifester, sans que la femme devienne pour cela toujours stérile. A l'appui de cette dernière assertion, il ne manque pas de faits relatifs à des femmes qui, n'ayant jamais été réglées, ont pu toutefois concevoir, ou qui ne l'ayant été qu'à de longs intervalles sont devenues grosses au milieu de chacun d'eux.

Notre illustre professeur, M. le docteur Feijo, n'oublie pas pour sa part de citer, dans ses cours, l'histoire d'une dame de sa connaissance chez laquelle la menstruation, quoique se manifestant de sept en sept ans, ne l'empêchait cependant pas de concevoir durant ces diverses périodes.

Everard Home, Haller et le professeur P. Dubois citent quelques observations de femmes qui n'ont été réglées qu'après les premiers accouchements ou qui, sans l'être, ne continuaient pas moins de concevoir et d'enfanter.

Sauf ces cas exceptionnels d'irrégularités dans les rapports de la menstruation avec la fécondation, il est hors de doute que la fonction cataméniale, qui ne se manifeste qu'après la puberté, cesse pendant toute la période de la gestation pour reparaître alors quelque temps après l'accouchement.

Il est vrai que Deventer, Dewess et Baudelocque rapportent dans leurs ouvrages beaucoup de remarques curieuses ayant trait à des cas de menstrues coexistant avec la gestation; mais pour peu qu'on se donne la peine, comme nous l'avons fait nous-même, d'étudier ces observations et de se renseigner aux sources, on ne peut admettre comme véritables les faits dont ces sincères et respectables maîtres dans la science obstétricale ont été les échos; car les observations, comme eux-mêmes le disent d'ailleurs, ayant été rapportées par la propre bouche des femmes et n'ayant pas reçu la sanction de l'expérience scientifique, doivent être regardées comme incomplètes et extrêmement inexactes.

Ensuite, en supposant même l'écoulement sanguin possible dans ces conditions, pouvaient-ils le regarder comme une manifestation de la menstruation? ne devait-on pas y voir plutôt une hémorrhagie accidentelle et assez prononcée pour être facilement traduite comme un exemple de l'existence des règles pendant la gestation?

Symptômes. — La première apparition des menstrues s'annonce quelquefois par un cortége de symptômes assez insignifiants, mais dans d'autres cas ils peuvent présenter un certain caractère d'intensité, et ainsi exiger les secours de l'homme de l'art.

Le plus ordinairement, quand la femme est sur le point d'être réglée,

les symptômes se bornent à une certaine tuméfaction des seins, à un
poids ou à une tension dans les organes du bassin, le tout accompagné
de prostration et de lassitude du corps. D'autres fois, à ces signes s'ajoutent la céphalalgie, le météorisme du ventre et de légères douleurs à la
région lombaire et sacrée, puis enfin un prurit et une sensation brûlante
aux parties externes de la génération.

A un degré plus avancé, tous ces symptômes revêtent des caractères
dont l'intensité constitue un véritable état pathologique : les douleurs
lombaires et sacrées, à peine sensibles auparavant, s'étendent dans tout
l'abdomen et deviennent tellement cuisantes et violentes, que la femme ne
peut y résister qu'avec bien de la peine. Les autres symptômes, par suite,
sont plus intenses, et alors il n'est pas rare qu'il s'opère une réaction générale, caractérisée par un mouvement fébrile s'accompagnant de soif,
d'anorexie, de nausées et de vomissement, ces derniers rares à la vérité.

Hâtons-nous de dire néanmoins que ces cas sont exceptionnels, car
presque toujours les menstrues s'établissent sans aucun phénomène apparent, et même, si quelques-uns de ces symptômes se révélaient à la
première apparition des règles, ils disparaîtraient aussitôt après la manifestation de celles-ci et ne se reproduiraient plus. Cependant on les a
vus quelquefois se manifester avec les mêmes caractères à chaque menstruation, en constituant ainsi un mal d'autant plus douloureux qu'ils
sont suivis de divers troubles nerveux, accompagnés parfois d'attaques
hystériques.

Dans tous les cas, que les symptômes se manifestent ou non, la menstruation, depuis le commencement de son apparition jusqu'à son entière
cessation, présente trois phases bien distinctes.

Phases de la menstruation. — Avant que les règles ne paraissent, les organes sexuels sont humectés d'un liquide muqueux d'une odeur particulière par laquelle on reconnaît avec certitude, suivant M. Pouchet, que le
flux menstruel est près d'arriver à l'extérieur. Quand l'écoulement s'est
déclaré, la menstruation, qui est alors à sa première phase, est signalée
par la présence de quelques gouttes de sang, lesquelles mêlées avec le
mucus exhalé par les glandes de l'appareil génital, se montrent à l'ouverture vulvaire sous une couleur ressemblant beaucoup à celle de la rouille.

Cette phase de la menstruation ou période d'invasion, comme l'appelle
M. Pouchet, persiste ordinairement un ou deux jours et est suivie aussitôt
d'un flux manifestement sanguinolent. La seconde phase est donc caractérisée par l'écoulement d'une certaine quantité de sang plus ou moins
fluide et rutilant, qui vient se présenter à l'extérieur goutte à goutte ou
bien en petites portions.

Cette phase, que l'auteur de la théorie positive de l'ovulation nomme
période de prédomination, dure à peu près deux ou trois jours, et c'est
pendant son cours que, suivant les remarques modernes, le développement de la vésicule ovarienne se produit avec intensité.

La troisième phase, appelée période de suspension, s'est signalée par le décroissement progressif de l'exhalation sanguine, par la prédominance du mucus provenant des glandes de l'appareil sexuel, puis enfin par la disparition totale de l'écoulement. Cette dernière phase est généralement d'une durée, comme la précédente, de 2 à 3 jours ; c'est à sa fin que probablement se détache ou qu'est expulsé de l'intérieur l'ovule de la vésicule de Graaf.

Qualité, origine et quantité du flux menstruel. — La science a possédé pendant plus de vingt siècles bien peu de notions exactes sur la véritable nature ou la qualité du fluide menstruel. Les auteurs qui ont posé les premiers fondements de la médecine considéraient ce fluide comme un liquide vénéneux et assez délétère pour déterminer instantanément la mort de beaucoup de plantes et d'animaux, et pour exercer de la même manière une influence malfaisante sur certains aliments destinés à l'homme. Ces idées, qui ont pris naissance chez les peuples de l'antiquité, se sont répandues chez les différentes nations et à un tel degré, que non-seulement on n'osait s'approcher d'une femme réglée, mais même qu'il a été expressément ordonné qu'aucune d'elles ne sortît sans avoir un signe distinctif ou qui indiquât son état.

De pareilles extravagances de l'esprit humain n'ont eu probablement d'autre cause que l'odeur toute particulière qu'exhale l'écoulement menstruel, à la première période surtout, odeur qui est bien plus désagréable quand la femme n'est pas propre. Heureusement, pour l'honneur de la science et de la civilisation, personne aujourd'hui ne fuirait l'approche d'une femme, dans quelque état qu'elle fût, et ne pourrait non plus accepter les préjugés ridicules imaginés par la barbarie et l'ignorance. S'il y a, chez les auteurs modernes, unanimité pour repousser et détruire ces erreurs, il n'y a pas néanmoins accord entre eux au sujet de la qualité ou de la nature du fluide cataménial.

Le grand J. Hunter ayant remarqué que ce fluide se coagulait difficilement, a conclu qu'il différait beaucoup du sang ; il admettait cependant la possibilité que l'écoulement menstruel fût constitué par le même sang, dont les propriétés alors auraient été détruites au moment de sa sortie des vaisseaux.

Brande, Lavaqua et le professeur Velpeau, en combattant cette doctrine, ont établi que le sang ne se caillait pas, parce qu'il ne contenait pas de fibrine. Pourtant Bouchardat, par une analyse chimique, a fait voir combien cette opinion était peu soutenable, car le sang menstruel renferme autant de fibrine que celui qui est extrait d'un vaisseau quelconque. Dans l'état de la question, s'il est vrai que le fluide des règles se montre communément liquide, faut-il conclure de là qu'il y ait plutôt manque ou absence d'un élément que présence d'autres corps susceptibles d'altérer ses propriétés ?

Ne voulant pas partager tout à fait l'avis de l'illustre Hunter, nous dirons avec les auteurs modernes que le fluide menstruel est absolument identique au sang qui circule dans notre corps; qu'il peut comme celui-ci se cailler, et que si le plus souvent cela n'arrive pas, ce fait ne doit être attribué qu'à la présence de la grande quantité de mucus qui est exhalé, pendant cette fonction, par les glandes de l'appareil sexuel.

Quant à la véritable origine du fluide menstruel, les anciens n'en avaient pas une notion exacte. Ils croyaient et ils constataient que le sang s'écoulait hors de l'utérus; mais ils pensaient ou disaient qu'il était fabriqué par un appareil spécial situé à la surface interne de cet organe.

Or l'existence d'un tel appareil pour la sécrétion du fluide menstruel est tout imaginaire; ce qui est bien certain, c'est que le sang des règles provient de la surface interne de l'utérus, car l'autopsie que des observateurs modernes ont eu l'occasion de faire sur diverses femmes mortes avant ou après les règles, a fait trouver la cavité utérine pleine de sang qui n'avait pu s'épancher à l'extérieur, en raison de l'oblitération de l'orifice externe du col ou de la partie supérieure du vagin.

Le professeur Mauriceau, de son côté, en examinant l'utérus d'une femme qui avait été suppliciée au moment de la menstruation, a pu constater que la surface interne de cet organe offrait, outre de petites ecchymoses, une prodigieuse quantité de gouttes de sang : donc le fluide sanguin qui coule pendant la menstruation vient incontestablement des vaisseaux qui sillonnent la muqueuse utérine. Plus loin, quand nous traiterons du mécanisme de cette fonction, nous présenterons les raisons qui nous portent à croire que c'est par les veines que ce liquide est fourni.

Nous ne croyons pas que le sang menstruel provienne également de la surface interne du col utérin, car là, comme nous le verrons par la suite, les dispositions nécessaires n'existent pas pour que l'écoulement sanguin ait lieu. S'il est exact qu'on ait vu la menstruation se faire par la surface interne du col utérin chez quelques femmes auxquelles on avait pratiqué l'ablation du corps de l'utérus, il ne s'ensuit pas qu'on doive considérer le col et encore moins le vagin comme sources de l'écoulement des règles, car on ne saurait voir là, comme dit Haller, autre chose qu'une anomalie ou déviation dans la direction du flux sanguin.

Il n'est rien moins que facile d'évaluer exactement la quantité de sang perdue par la femme pendant la menstruation; dès lors il n'est pas surprenant de voir des divergences à ce sujet. D'après Galien ou plutôt Hippocrate, la quantité de sang à chaque période s'élevait à 18 onces (550 gr. environ), tandis que Baudelocque a assuré qu'elle ne dépassait pas 3 à 4 onces (90 à 125 gr.).

Les auteurs modernes croient unanimement que ces appréciations peuvent être justes dans quelques cas particuliers, mais qu'elles ne comprennent pas le fait dans sa généralité. Ainsi il a été démontré par l'observation que, chez une femme bien disposée et robuste, le sang qui s'écoule à chaque menstruation ne dépasse pas 5 à 6 onces (150 à 190 gr.); mais, comme dans tous les phénomènes de la nature, il y a de grandes exceptions. Tandis que nous rencontrons quelques femmes chez qui chaque période de la menstruation est à peine signalée par la perte de quelques gouttes de sang, nous en voyons chez lesquelles l'écoulement a lieu d'une manière pour ainsi dire surprenante.

Nos observations personnelles nous portent à croire que le professeur Velpeau a dit une vérité, quand il a affirmé que, plus la menstruation était précoce, plus abondante était la quantité de sang perdue par la femme. En outre, comme la durée de la période menstruelle varie selon le climat, le tempérament et la constitution de la femme, de même, la quantité de sang perdu, varie suivant la prolongation de l'état cataménial.

En général, la perte de sang à une période donnée de la menstruation diffère peu de la quantité perdue aux périodes subséquentes ; mais, comme cela se conçoit facilement, les causes qui influent sur les règles étant nombreuses, l'absence ou l'apparition de ces causes ou conditions doit avoir une certaine action sur la quantité de sang perdue à chaque période par des individus différents, ainsi que sur la quantité perdue par la même femme entre une période et les périodes subséquentes, si elle se trouve alors dans d'autres conditions.

Marche, types ou caractères et durée. — La marche de la menstruation est continue, et une fois cette fonction établie, elle présente les phases que nous avons décrites, à moins que, par des circonstances spéciales, son cours ne soit suspendu pour quelques heures ou même pour un temps plus long.

Le type ou caractère de la menstruation est essentiellement périodique, et ce type de périodicité est en général d'un mois solaire. Ainsi l'espace compris entre la fin d'une menstruation et le commencement de l'autre est de 25 jours à peu près, ou de 28 à 30 en y comprenant, comme font les auteurs, le temps qui s'écoule du commencement d'une menstruation au commencement de l'autre. Cette règle peut cependant varier dans des milliers de circonstances, telles que le tempérament, la constitution, le genre de vie et la condition de la femme.

Les femmes récemment mariées peuvent avoir, aux premiers rapports sexuels, leurs règles après un intervalle moins long, quelquefois après douze ou quinze jours ; mais généralement les choses se régularisent et rentrent dans leur état ordinaire. D'autres fois, il n'en est pas ainsi, la femme s'écarte alors de ces termes, en voyant ses règles revenir à de très-courts intervalles, comme cela existe souvent chez les prostituées.

Il y a des femmes aussi chez lesquelles la menstruation apparaît une fois, pour ne reparaître qu'au bout de plusieurs mois et même de quelques années, ce que nous avons déjà montré précédemment par des exemples ; cependant il est à remarquer que, malgré les longs intervalles qui séparent alors les périodes cataméniales, il n'est pas rare qu'il s'établisse en quelque sorte une certaine régularité dans l'espace de temps qui s'écoule d'une menstruation à l'autre.

Généralement on évalue la durée de l'écoulement des règles, toutes causes d'ailleurs prises en considération, de quatre à six jours. Cependant si nous jetons les yeux sur les tableaux de Boudin et de Brierre de Boismont, nous voyons que, malgré les exemples qu'ils citent, le nombre des femmes réglées pendant le nombre de jours que nous indiquons n'en est pas moins beaucoup plus considérable.

Dans quelque pays que ce soit, la femme robuste et sanguine, menant une vie active, simple et sobre, est en général réglée plus de temps que la femme lymphatique, faible et accoutumée à une vie d'émotions et de luxe.

Presque toujours, il y a la même durée dans toutes les époques cataméniales. Pourtant il n'est pas très-rare de voir la menstruation durer à peine deux à quatre jours à une époque, tandis qu'elle traîne, aux époques suivantes, cinq à six jours et plus longtemps encore, se régularisant ensuite en offrant une durée fixe.

Cessation des menstrues ou ménopause. — La durée des règles n'étant que temporaire, cesse entre quarante-cinq et cinquante ans, période qui est appelée l'époque critique. Nous citerons à l'appui la statistique de Brierre de Boismont, qui s'accorde à peu près avec celle de Raciborski et d'autres auteurs. Ainsi, sur un nombre de 181 femmes observées, plus de la moitié ont cessé d'être réglées à quarante-cinq ans et les autres à des âges plus avancés. On a établi alors une moyenne de vingt-huit à trente ans pour la durée des règles.

Disons toutefois qu'il y a un assez grand | nombre d'exceptions, si l'on s'en rapporte à une observation insérée dans les mémoires de l'Académie de médecine de 1778, et aux publications d'Orfila, de Donisetti, etc., d'après lesquelles il résulterait que des femmes ont conservé leurs règles jusqu'à soixante, soixante-dix ans et au delà, tandis que d'autres les ont perdues entre l'âge de vingt-trois à trente-cinq ans.

La plupart des auteurs qui ont cherché à connaître les rapports existant entre l'apparition des règles et la ménopause, établissent comme fait très-probable ou presque certain que la durée de celles-là est d'autant plus longue que leur invasion a été plus hâtive.

Nous ne contestons pas l'exactitude de la proposition, en tant qu'elle s'adresse à la France et à d'autres contrées européennes; pourtant nous devons dire qu'elle est inapplicable à notre pays où, d'après un grand nombre d'observations faites par nous, malgré une certaine précocité dans la menstruation de quelques femmes, nous n'avons jamais remarqué de prolongation des fonctions cataméniales.

Quant à la durée des règles, nous ne pouvons pas plus dire comme Raciborski qu'elle est en raison directe du nombre d'accouchements que nous ne disons (ce qui est notre pensée) qu'elle est d'autant plus longue que la femme aura plus de fois enfanté.

Ce qui est certain, c'est que, chez la plupart des femmes, la disparition des menstrues s'opère rarement sans être précédée de symptômes indiquant un fait qui doit tôt ou tard se passer dans l'économie. La femme éprouve alors ordinairement des irrégularités soit dans les époques de l'écoulement, soit dans la durée des règles, soit dans la quantité de sang perdue. Ainsi il n'est pas rare qu'à l'approche de la ménopause, elle commence à sentir que les règles, qui auparavant venaient tous les mois, tantôt paraissent à de plus courts intervalles, et tantôt reviennent seulement de deux en deux mois ou de trois en trois mois : d'un autre côté, elle remarque des différences dans la durée de l'écoulement, qui persiste quelquefois pendant une longue période et d'autres fois au contraire ne dure que peu d'heures. De même, l'émission de sang est tantôt plus abondante et tantôt se borne à quelques gouttes.

Ajoutons qu'à côté de ces symptômes, une grande partie des phénomènes qui, avec la menstruation, se sont manifestés à la puberté, reparaissent lors de la ménopause, sinon avec des caractères plus. marqués, du moins sous une forme plus alarmante. Ainsi, indépendamment des coliques utérines, des douleurs lombaires et sacrées, du météorisme du ventre et des accès fébriles qui précèdent la suppression des menstrues, il est à redouter que l'utérus ou l'appareil sexuel, qui a acquis par la menstruation une certaine susceptibilité, ne devienne pendant la ménopause (ce qui n'est pas rare) le siége d'inflammation ou d'autres affections assez sérieuses.

Bien que quelques auteurs aient voulu prouver, au moyen de données statistiques, que la mortalité entre 40 et 50 ans n'était pas plus considérable qu'à une autre époque de la vie, nous pensons que le fait tient moins au peu de fréquence des maladies utérines qu'à leur grande durée. Cette opinion, que nous avons acquise par une assez longue expérience, sera peut-être un jour pleinement justifiée, quand les praticiens voudront prendre le sujet en considération.

Tantôt la durée des phénomènes précédant la ménopause peut n'être que de quelques mois ou plus et tantôt elle peut traîner quelques années. Il est superflu de dire que les inconvénients qu'ils entraînent sont en raison de leur intensité ou de leur force et de leur durée ou persistance.

Causes de la menstruation.

Pour donner un développement complet à la question, nous étudierons : 1° les causes de l'existence de la menstruation; 2° les causes de sa périodicité; 3° les causes de son apparition à une époque ou à une autre; et 4° les causes de sa suppression définitive.

A. — **Causes de l'existence de la menstruation**. — Il n'existe peut-être

pas dans la physiologie obstétricale une matière sur laquelle on ait émis des opinions plus extravagantes que celle dont nous nous occupons.

Si nous consultons tout d'abord les pères de la médecine, nous voyons que, selon eux, la menstruation était subordonnée à une influence particulière de la lune. Or une pareille doctrine, imaginée primitivement par Aristote, n'a plus évidemment sa raison d'être pour un médecin; pourtant, nous devons l'avouer, le vulgaire continue à croire que la lune exerce de l'influence sur l'utérus. Brierre de Boismont lui-même, pour en avoir le cœur net, porta son attention sur ce phénomène : ainsi, après avoir observé la fonction cataméniale de 334 femmes, il reconnut qu'il n'y avait rien de vrai dans une telle assertion, car il ne se passait pas un seul jour où une quantité de femmes n'eussent leurs règles.

Selon quelques médecins, qui faisaient dépendre une grande partie des maladies internes d'un principe morbifique qui s'introduisait dans l'organisme, la menstruation était déterminée par un ferment qui, en circulant avec le sang, produisait dans l'utérus une certaine congestion donnant lieu à un écoulement sanguinolent et à l'expulsion de l'agent morbide.

Une pareille doctrine dispense de tout commentaire : il suffit de l'énoncer.

Haller, dont le génie ne se bornait pas à formuler des hypothèses ou des faits imaginaires — car il y a dans sa doctrine quelque chose qu'on ne doit pas rejeter et qui indique une grande profondeur dans l'étude des phénomènes de la nature — Haller, disons-nous, ayant observé que pendant la menstruation, l'utérus se présentait gorgé de sang, conclut alors que les règles dépendaient d'une congestion utérine déterminée probablement par une pléthore générale de l'organisme. Le mécanisme de l'écoulement sanguin, ainsi que les causes de la congestion, sont loin d'être expliqués par là. Il est réel cependant que cette pléthore générale, à laquelle Haller soumettait la congestion utérine, se révèle à l'époque de la menstruation, non-seulement par la tuméfaction des seins, mais aussi par l'activité de la circulation, l'apparition d'épistaxis et bien d'autres écoulements sanguins qui, comme nous le verrons ailleurs, constituent les règles supplémentaires. Bien qu'au moyen de la pléthore on ne puisse expliquer le mécanisme de la menstruation, nous ne devons pas moins prendre cette opinion en considération, quand nous voulons apprécier les causes de tous ces phénomènes.

A côté de la doctrine de Haller, plaçons celles de Lecat et de Robert Emets.

Le premier faisait dépendre les menstrues d'une phlogose amoureuse et le second, se rapprochant davantage de la vérité, prétendait que les désirs vénériens provoquaient l'érection et la congestion de l'utérus et par suite le flux sanguin. Si cette assertion n'était pas aussi exclusive et qu'elle n'eût pas laissé de côté une quantité d'autres phénomènes qui se remarquent durant l'ovulation, elle exprimerait certainement, ainsi que nous le verrons plus loin, ce qu'il y a de réel et de positif dans les règles.

Pendant bien des siècles, rien de probant n'avait été émis à cet égard, quand, en 1836, l'illustre professeur de clinique interne de la faculté de médecine de Rio de Janeiro, M. le docteur Valladaô, ayant l'occasion de pratiquer l'autopsie d'une femme qui avait succombé à l'époque menstruelle, appela l'attention de ses élèves sur une petite cicatrice saignante qui se montrait distinctement à la surface d'un des ovaires, et leur fit observer qu'il devait exister, selon toute probabilité, un rapport manifeste entre la menstruation et le développement de la vésicule de Graaf. Nos hommes de science, trop peu soucieux de tout ce qui peut les mener au chemin de la renommée et de la gloire, ne se sont nullement émus de la remarque judicieuse de notre distingué et respectable médecin, quand trois ans après, ils durent voir dans le traité de médecine de M. Gendrin, que ce professeur, à la suite de recherches faites à ce sujet, en était arrivé, lui aussi, à conclure que la menstruation ne pouvait avoir d'autre cause que l'évolution et la rupture d'une ou de plusieurs vésicules de Graaf.

Le fait à peine fut-il annoncé par Gendrin, que Négrier, Coste, Pouchet, Raciborski, Robert Lee et Bischoff voulurent à leur tour étudier la question, et établirent que la menstruation dépendait bien incontestablement de l'évolution précitée de la vésicule ovarienne.

Pour faire accepter une telle assertion, il fallait prouver deux choses : 1° que les menstrues n'avaient pas lieu sans que l'évolution en question les eût précédées ; 2° que la fonction n'existait que quand les organes sécréteurs des ovules persistaient dans leur état physiologique. On a cherché dès lors à examiner l'appareil sexuel pendant les règles, et l'on a trouvé dans les ovaires ou les vestiges de l'existence d'une vésicule de Graaf, ou cette vésicule en développement complet ou bien en période d'évolution. Ces faits ont été constatés tant de fois, qu'il n'est plus permis de garder le plus léger doute au sujet de la *concomitance* de l'ovulation et de la menstruation. Indépendamment de cela et pour surcroît de certitude, les investigateurs ont, ainsi qu'il était naturel et logique, cherché à voir ce qui se passait, quand il y avait absence congénitale des ovaires ou retranchement artificiel de ces organes. Comme on s'y attendait bien, les observations fournies par la science au sujet de l'absence congénitale des ovaires n'ont pu apporter aucune lumière à cet égard, car elles étaient muettes par rapport aux fonctions cataméniales ; mais on a été pleinement éclairé sur la question de savoir ce qui avait lieu dans les cas où l'ablation avait été pratiquée. Parmi les faits de cette nature il en est un rapporté par Pott, relatif à une dame qui, ayant dans sa jeunesse subi une double ablation des ovaires, vit depuis lors non-seulement la cessation complète de ses règles, mais la perte de la faculté procréatrice et l'atrophie des glandes mammaires. Il se présente une foule d'observations du même genre qui confirment positivement les rapports existant entre le travail de l'ovaire et la menstruation. Comme dans les sciences médicales il n'y a jamais de faits assez nombreux pour porter une question à l'évidence, M. Coste a cherché à examiner chez d'autres animaux, puisqu'ils sont, eux aussi, soumis à l'évolution, ce qui se présentait dans leurs organes lors du développement de la vésicule ovarienne.

Les nombreuses recherches auxquelles il s'est livré dans ce but l'ont entièrement convaincu que, toutes les fois que se produisait, sur ces femelles de l'espèce animale, l'évolution des vésicules de Graaf, il se manifestait aux parties sexuelles une turgescence accompagnée de désirs vénériens, ou de *rut*, qui est le nom usuel. Cette turgescence persisterait même pendant toute la période ovulatoire et ne se révèlerait que dans les cas où il y aurait intégrité des ovaires.

Il paraît donc bien établi, d'après ce qu'ont soutenu les divers auteurs, que la menstruation, étant intimement liée à l'évolution de la vésicule ovarienne, ne peut avoir pour cause que celle-ci, et qu'elle n'est que le résultat d'une élaboration complexe qui a son point de départ dans les ovaires.

Il est tellement certain que les faits pris d'une manière abstraite ne peuvent, malgré leur véracité apparente, satisfaire d'aucune manière l'esprit le moins exigeant, que lorsque, en commençant l'étude sérieuse de l'art des accouchements, nous avons voulu entrer dans l'appréciation des causes sous l'influence desquelles le phénomène de la menstruation se produisait, nous vîmes de suite que la théorie de Gendrin, Négrier, Raciborski et Coste, malgré les faits dont elle s'étayait, ne donnait nullement le mot du mécanisme du phénomène en question.

La menstruation, suivant la définition habituellement admise, est un phénomène qui consiste en un écoulement sanguin, temporaire et périodique, qui se fait par les organes générateurs de la femme, et qui coïncide avec l'évolution d'une ou de plusieurs vésicules de Graaf.

Il est un fait incontestable et établi dans la science, c'est que, pendant le travail de l'évolution de la vésicule ovarienne, il se produit sur tous les organes de la génération une congestion plus ou moins prononcée, qui se termine en dernière analyse par l'écoulement sanguin constituant la menstruation. Dans notre pensée pourtant, entre cette fonction et l'évolution de la vésicule ovarienne il n'y a autre chose qu'une simple coïncidence. Ailleurs nous verrons si c'est l'évolution et la rupture de la capsule de Graaf qui déterminent sur les organes de la génération une congestion plus ou moins considérable, ou si c'est cette congestion qui produit la rupture de la vésicule ovarienne; cependant disons de suite que nous ne pouvons admettre qu'elle détermine, comme on le veut, l'écoulement périodique qui s'y établit. Entre une congestion et la fonction de la menstruation il y a un abîme immense; si, en outre, nous comparons avec cette fonction les hémorrhagies dépendantes de fortes congestions, nous voyons que les deux faits n'ont absolument pas de rapport entre eux. Nous admettons avec toute confiance que l'évolution de la vésicule ovarienne puisse amener dans les organes sexuels une congestion modérée; mais s'il n'est besoin que de cela pour que l'écoulement menstruel ait lieu, pourquoi cette fonction ne se produit-elle pas chez les animaux d'une autre espèce, chez lesquels il y a ovulation? Est-ce à cause d'une résistance plus grande qu'offrent les tissus de leurs organes sexuels? Personne n'a encore démontré que la matrice d'une chienne ou d'une vache soit plus résistante que celle d'une femme, pour qu'on croie à une pareille cause. Puisqu'il est reconnu que le fait de l'ovulation par lui-même n'explique pas l'origine du flux menstruel, il faut voir si, par suite de certaines dispositions de l'utérus et de ses parties accessoires, dans un cas donné de congestion, le sang peut être retenu dans les nombreux réseaux vasculaires parcourant, traversant et embrassant ces parties. Il est positif, nous l'avançons dès à présent, que c'est dans des dispositions anatomiques toutes spéciales, ayant une parfaite analogie avec celles des organes érectiles, qu'il faut chercher la cause véritable en vertu de laquelle se manifeste la menstruation.

Les belles pièces du musée Orfila, de la faculté de Paris, dont nous avons déjà donné des reproductions ailleurs, nous ont fourni l'occasion de constater l'érectilité de l'utérus qui, comme l'a démontré M. Rouget, offre la disposition anatomique particulière des corps caverneux et spongieux du pénis. Il est facile de voir par des injections bien faites que l'utérus, comme tous les organes érectiles, possède un système vasculaire si riche, qu'il est impossible que la nature ne l'ait pas destiné à une fonction d'une importance plus ou moins grande et indépendante des éléments qui devaient pourvoir à la nutrition et au développement de cet organe pendant la gestation.

Quand on examine les artères sur le système sanguin d'un organe érectile, on ne peut s'empêcher d'être frappé de leur disposition toute singulière.

Depuis bien longtemps, il a été constaté par J. Muller que les troncs artériels du bulbe et de la racine des corps caverneux de l'organe de la copulation ne se divisent pas, comme d'ordinaire, en branches dichotomiques, mais qu'ils sont garnis, dans toute leur circonférence, d'un vrai bouquet de vaisseaux se détachant d'un petit pédicule qu'offre le tronc principal, et présentent chacun 5 à 10 rameaux. Ces vaisseaux, qui ne souffrent aucune déviation, traversent librement les larges sinus de la partie centrale des corps caverneux et du bulbe, se divisent, se multiplient, puis pénètrent dans les septums musculaires accumulés en plus grande abondance à la périphérie de ces parties, parcourent celles-ci encore et vont s'ouvrir à la surface par un orifice ou fente qui communique de suite avec les capillaires veineux. Mais on remarquera que, depuis leur origine jusqu'à leur terminaison dans les septums musculaires, les branches des faisceaux artériels se tordent et s'enroulent en spirales à tours brusques et rapprochés, et s'enlaçant ensemble, se confondant et s'anastomosant, forment exactement des pelotons vasculaires bien différents des simples flexuosités qui peuvent s'effacer par la distension, car ils se *fixent* pendant tout le temps que dure l'érection.

Il n'est pas possible d'après cela, dit Muller, de méconnaître les rapports d'une telle disposition avec la fonction spéciale d'un organe dans lequel le sang doit, à un moment donné, s'accumuler et former un réservoir. Les veines et les capillaires qui jouent le rôle principal dans le phénomène de l'érection, sont sujets à des dilatations et à des anastomoses énormes, et, comme l'a montré Kobelt dans son beau travail sur le sens génital, il y a dans l'appareil sexuel féminin des plexus veineux admirables qui se rencontrent identiquement dans le corps spongieux de l'urèthre et du gland chez l'homme (1).

L'utérus et ses annexes présentent absolument toutes les dispositions anatomiques d'un appareil érectile. Il y a, ainsi que dans ce dernier, un organe musculaire recevant le sang qui lui vient des artères et qui peut être temporairement retenu dans les capillaires ou dans les veines qui se sont transformés en sinus caverneux. En effet, à côté du système sanguin considérablement riche qui se répartit sur l'organe de la copulation, on peut observer dans l'utérus des flexuosités et de riches plexus vasculaires, ainsi que des sinus sanguins dont les fonctions ne se bornent pas à présider aux besoins d'une distension temporaire, et dont l'existence ne cesse pas par suite du développement de l'organe à l'époque de la gestation.

Suivant les pièces préparées par l'illustre anatomiste Rouget, il est visible que l'artère utéro-ovarienne, ne fournissant d'abord que quelques rameaux d'une flexuosité à peine sensible, dans toute la hauteur du col utérin, se divise tout d'un coup, en arrivant au corps de l'organe, dans le voisinage des trompes, en 18 à 20 grappes ou bouquets contournés en spirales et très-régulièrement ordonnés; mais quelquefois ces grappes sont si nombreuses et si unies que, sur quelques préparations que nous avons observées, elles couvraient les angles latéraux de l'utérus.

Le mode de distribution des artères de l'organe de la copulation est évidemment la répétition de celui de l'utérus. Ces vaisseaux se transforment de même, au niveau du bulbe et de la racine des corps caverneux, en véritables grappes ou bouquets. Le rapport s'étendrait encore plus loin, d'après le célèbre professeur de Montpellier, car, dit-il, si sur une préparation où les artères seules sont injectées, nous ouvrons les larges sinus utérins, nous voyons que les spirales de ces tubes artériels refoulent les parois de cet organe, et que leurs circonvolutions font saillie dans la cavité veineuse, comme les artères hélicines aux aréoles des corps caverneux.

Le tronc utéro-ovarien fournit encore, le long du bord inférieur des ovaires, une série de 10 à 12 branches, naissant les unes à la suite des autres du bord supérieur de l'artère, lesquelles aussitôt après leur origine

______

(1) Le squelette des corps caverneux du pénis et du clitoris est, d'après les recherches de Kobelt, essentiellement musculaire, et n'est autre chose qu'un appendice de l'enveloppe musculaire du canal sexuel.

se divisent, s'entortillent et se pelotonnent avec les grappes artérielles des corps caverneux, puis pénètrent dans le parenchyme de l'ovaire où elles offrent quelques spirales.

Pour ce qui est du système veineux de l'utérus, les canaux en sont si nombreux, si larges et si fréquemment anastomosés, que cet organe, même à défaut d'injection, n'offre plus qu'un crible quand il est coupé. Ce vaste plexus, débouchant à son commencement aux veines honteuses, au centre aux veines utérines, et à sa terminaison aux veines ovariques, offre une dilatation principale derrière l'arcade pubienne qui sépare celle-ci du bulbe du vestibule, et une autre bien plus volumineuse qui couvre, surtout postérieurement, une grande partie de la portion sous-vaginale du col sur laquelle elle se moule. Enfin, si après l'injection complète des artères et des veines, on fait dessécher la préparation, le corps de l'organe conserve presque sans altération sa même forme et ses mêmes dimensions; et si sur cet utérus nous faisons une coupe, nous ne voyons à la surface rien qu'une quantité prodigieuse de vaisseaux si extraordinairement rapprochés, qu'à peine y a-t-il entre eux des lames très-minces de tissu musculaire.

Disons que, malgré cette richesse du système vasculaire, le phénomène de l'érection devant produire l'écoulement sanguin n'aurait pas lieu, s'il n'existait certaines dispositions qui pussent empêcher la circulation veineuse.

Ces dispositions se trouvent dans les rapports que le système circulatoire garde à l'égard du système musculaire de l'organe gestateur. Les vaisseaux, en pénétrant dans l'utérus, ne suivent pas les fibres musculaires dans leurs directions respectives; mais ils marchent à travers ou pénètrent entre elles, de manière qu'au moment de la contractilité de cet organe, la circulation doit forcément éprouver une entrave d'autant plus prononcée que l'érection aura acquis un plus fort degré.

Cette entrave étant plus sensible sur les veines, celles-ci peuvent souffrir une compression qui met obstacle à la libre circulation, tandis que les artères qui jouissent de plus d'élasticité sont en état d'échapper jusqu'à un certain point à cette compression et de fournir alors du sang aux parties où elles se distribuent. Indépendamment de cet embarras, le système sanguin en éprouve bien d'autres causés par la contractilité des nombreuses fibres musculaires lisses qui, d'après les recherches de Rouget et Kobelt, existent dans tous les ligaments utéro-ovariens, lesquels, comme l'on sait, enveloppent les vaisseaux de l'ovaire et de l'utérus, de même que les forts septums de celui-ci entrelacent les plexus vasculaires sus-indiqués.

Tous ces faits établis d'une manière irrécusable, puisqu'ils se fondent sur la connaissance positive de l'anatomie et sur l'identité de structure d'autres organes présidant à des fonctions analogues à celles qui nous occupent, voyons comment la menstruation peut être expliquée.

La femme, comme les êtres qui se propagent par la fécondation, sent le besoin, une fois arrivée à une certaine époque de son développement, de se mettre en rapport conjugal avec les individus du sexe opposé. Cette nécessité a reçu d'un physiologiste allemand distingué, M. Kobelt, le nom de *sens génital*.

De même qu'il y a un appareil spécial présidant aux autres sens, la nature a disposé pour celui-ci un appareil complexe formé par l'ensemble des organes externes et internes de la génération. La sensation voluptueuse ou désir des unions sexuelles étant poussée ou développée par une force inconnue, tous les organes générateurs chez la femme, ainsi que le pénis chez l'homme, entrent dans un véritable état d'érection. Quand l'appétit vénérien est peu marqué, l'érection amène à peine une simple turgescence de l'appareil de la génération sans autre conséquence digne d'appréciation que le changement de volume, de direction et de forme surtout de l'organe gestateur, ainsi qu'on peut très-bien l'observer dáns les conditions ordinaires, en faisant une injection artificielle dans les plexus vasculaires du même organe.

Mais si l'appétit vénérien est porté à un haut degré, ce qui, selon les meilleures observations du docteur Kobelt, a toujours lieu au temps de l'évolution d'une vésicule ovarienne, ou au commencement de sa maturité et aussi quand elle est près de se rompre, les faits alors se présentent sous des faces différentes.

L'évolution de la vésicule de Graaf détermine par elle-même, sur l'appareil générateur, une certaine congestion que rend encore plus forte l'excitation dans laquelle doivent se trouver alors l'utérus et les organes qui concourent à la reproduction dans l'espèce animale. En même temps que l'érection, ou quelque temps avant, tous les organes qui composent l'appareil de la génération subissant une action réflexe ou excito-motrice, doivent entrer dans un véritable spasme musculaire, dont l'effet primordial se traduit par l'application des trompes sur les ovaires, de laquelle résulte sans conteste la compression des sinus veineux qui traversent les mailles des faisceaux musculaires s'entrecroisant au niveau du bord inférieur de cette glande. La compression exercée sur ce point cause visiblement une accumulation sanguine et une grande tension au corps spongieux du même organe, lesquelles, faisant accroître la vitalité de l'organe, ont nécessairement pour effet d'activer la maturation et la chute de l'ovule, ainsi que d'augmenter la congestion de l'utérus, à cause de la communication facile et large existant entre les plexus utérins et les veines ovariques. De même que le corps spongieux des ovaires a sa circulation embarrassée par la contraction des faisceaux musculaires tuboovariens, les faisceaux musculaires du corps utérin ou des ligaments larges aussi se trouvant, quand se manifeste l'action utérine, sous la même influence excito-motrice, compriment les plexus veineux utérins qui se portent aux veines hypogastriques, et embarrassent la circulation sur tous les canaux de décharge du sang, momentanément ou pendant la durée de l'érection.

Dans ces conditions, la tension des organes étant accrue par le sang que les artères peuvent, en l'absence de toute compression, faire arriver à tous ces organes, les vaisseaux de la muqueuse utérine ou les capillaires qui rampent à leur surface sous une simple couche de cellules épithéliales s'engorgent, et la desquamation, laissant à découvert la mince membrane nucléolaire de la paroi des capillaires, est suivie de la rupture de ceux-ci, après quoi l'écoulement sanguin se produit ou bien se manifeste, et dure tout le temps que persiste l'obstacle à la libre sortie du sang par les veines (1).

La théorie que nous présentons ici explique parfaitement tous les faits normaux, comme anormaux ou pathologiques qui peuvent s'observer pendant la période cataméniale. Grâce à elle on parvient à connaître la cause en vertu de laquelle se produisent, à un âge avancé ou à la vieillesse, la cessation complète des règles et les troubles moraux pouvant amener la suppression de cette fonction. Dans le premier cas, l'observation montre que les vaisseaux utérins acquièrent un développement et une flexuosité excessifs chez les femmes qui se trouvent dans la période de la vie comprise entre les vingt et vingt-huit ans, qu'ils commencent à diminuer dans leurs ramifications jusqu'à leur atrophie définitive entre les quarante-cinq et les cinquante ans, et qu'ils empêchent par conséquent l'érection et la congestion sanguine.

Dans le second cas, comme l'érection dépend ou résulte en grande partie de la stagnation du sang produite par la contraction des faisceaux musculaires tubo-ovariens et du mésomètre, rien n'est plus aisé à comprendre que si l'excitation cesse complétement sous l'influence d'une commotion morale, elle amène le relâchement des fibres musculaires et par suite la possibilité du passage du sang qui s'était accumulé par suite de l'évolution de la vésicule de Graaf.

Par la même forme, la menstruation qui survient instantanément trouve facilement une explication dans la théorie émise. En effet, quand

(1) M. Debrou, cherchant à combattre la théorie de l'érection par un obstacle mécanique à la sortie du sang veineux, dit : « La gangrène serait la suite inévitable d'une stase indéfinie du sang, si l'érection durait longtemps, plusieurs heures. Il faut bien qu'il sorte autant de sang qu'il en entre puisque la gangrène ne survient pas. Or, si autant de sang sort qu'il en entre dans l'érection prolongée, il faut admettre qu'il en est ainsi dans la turgescence ordinaire, ce qui est inconciliable avec toutes les théories de l'érection par un obstacle mécanique à la sortie du sang veineux. »
Cette objection est spécieuse et par conséquent bien facile à réfuter. Quand la contraction du réseau musculaire détermine, non pas l'occlusion complète, mais seulement la diminution du calibre des veines, tant que l'expansion des organes érectiles le permet, les artères lancent librement dans les aréoles une quantité de sang, sinon plus considérable que celle qui peut passer par les veines, du moins autant que celle de la circulation ordinaire ; mais au moment où l'érection a atteint ses dernières limites, la résistance des parois et la tension du liquide dans l'intérieur des corps caverneux ne permettent pas que les artères lancent plus que la quantité de sang exactement égale à celle que les canaux de décharge peuvent laisser sortir. La circulation étant de cette manière forcément réglée et équilibrée, son action continue pendant le temps de l'érection (ROUGET).

a lieu une excitation vénérienne assez prononcée, les fibres musculaires qui se sont contractées produisent un embarras dans la circulation d'où résulte, par la rupture des capillaires de la muqueuse utérine, l'écoulement de la menstruation.

Les hématocèles rétro-utérines, dont on ignorait tout à fait l'origine et la nature, s'expliquent aussi aujourd'hui d'une manière satisfaisante par le fait de l'érection ou de la congestion sanguine dans laquelle entre l'ovaire à l'époque de l'évolution de la vésicule de Graaf.

Les ovaires, composés d'une tunique fibreuse connue sous le nom d'*albuginée* et d'un tissu glanduleux appelé *stroma*, ne fournissent pas, à cause de la résistance qu'offrent ces parties et de l'obstacle qu'elles opposent alors à la tension exagérée des vaisseaux, la plus légère hémorrhagie pendant la période menstruelle, si les choses sont dans l'état normal ; toutefois un afflux sanguin assez considérable peut amener la rupture de la tunique albuginée de l'ovaire : dans ce cas survient une hémorrhagie donnant lieu en définitive à une tumeur connue sous le nom d'hématocèle rétro-utérine.

Le docteur Prost, dans sa thèse sur ce sujet, rapporte un fait où l'origine, l'époque et la cause même de l'hémorrhagie se révèlent, à n'en pouvoir douter, par l'examen des parties respectives. « J'ai vu, dit ce praticien, la tumeur formée en partie par l'ovaire et en partie par la trompe qui était extrêmement dilatée et adhérente à la glande. Il est évident, que dans ce cas, un travail phlegmasique consécutif à l'hémorrhagie a fixé la trompe et l'ovaire dans la position où ils se trouvaient au moment de l'accident. »

Enfin c'est dans la disposition anatomique et toute naturelle de l'appareil générateur que nous devons chercher le mot du phénomène de la menstruation, et non isolément dans l'évolution de la vésicule ovarienne qui rend compte d'une seule phase de la grande fonction qui fait l'objet de notre étude. Cela est si vrai, que l'ovulation se faisant chez les animaux inférieurs, la menstruation est une fonction exclusive à la femme, dont l'appareil sexuel est le seul sur lequel on a pu, suivant les observations les plus autorisées, rencontrer la disposition érectile démontrée précédemment.

B. — **Causes de la périodicité de la menstruation.** — Les auteurs qui voyaient dans la lune la cause directe de cette fonction croyaient que sa périodicité se liait ou était due aux révolutions de cet astre. M. Brierre de Boismont, en se préparant à combattre la théorie de la cause des règles, a démontré en même temps que la périodicité de la menstruation est absolument indépendante des phases de cette planète.

Haller, de son côté, qui avait depuis longtemps noté que si la lune pouvait avoir quelque action sur les apparitions périodiques des menstrues, il devait nécessairement se produire d'importantes variations dans cet écoulement, à proportion que cet astre s'éloigne ou se rapproche de la terre, a cherché par ses propres idées à découvrir une cause qui pût expliquer ces retours marqués. Dès lors, croyant que la menstruation était due à une pléthore générale de l'organisme qui se terminait par l'élimination d'une quantité de sang en excès, il posa le principe que la périodicité dépendait du temps nécessaire pour que la perte sanguine de chaque époque menstruelle fût réparée. Il énonce ainsi son opinion : Avant la perte de sang éprouvée par l'utérus, les vaisseaux se trouvant dilatés sont remplis, ensuite, par une humeur ténue, après quoi il s'établit un repos qui dure quelque temps. Au bout de vingt jours, le sang qui a été perdu est remplacé par un autre ; dès lors, comme les vaisseaux se trouvent nouvellement remplis, l'utérus devient le siége de l'exhalation sanguine.

La cause de la périodicité, d'après Haller, est donc liée à l'uniformité des intervalles nécessaires à la réparation du sang : ainsi toutes les fois que cette réparation est plus prompte ou plus lente, ou en d'autres termes, que l'écoulement sanguin a été abondant ou très-peu notable, de manière que la perte de sang à réparer soit plus grande dans le premier cas et dans le second à peine sensible, la menstruation aussi devra s'éloigner ou se rapprocher à des périodes plus longues ou plus courtes.

Quoique nous puissions, par de nombreux faits, réfuter la théorie du professeur de Gœttingue, nous nous en dispensons néanmoins, car elle ne se fonde pas sur des observations qui puissent être admises. Ajoutons à cela que l'afflux périodique du sang ne saurait constituer la cause de la périodicité des menstrues, pas plus que l'écoulement sanguin lui-même. Or, il s'agit ici de découvrir et d'indiquer la cause en vertu de laquelle l'afflux de sang et l'écoulement ont lieu à des époques marquées.

Notre distingué professeur d'accouchements, M. le docteur Feijó, qui ne peut rester étranger aux progrès d'un art auquel il se voue avec le plus grand attachement, a donné son opinion sur un point aussi important. D'après sa pensée, on pourrait trouver, dans les dispositions ovariennes, l'explication de cette périodicité. Si nous examinons, dit-il, sur les ovaires d'une femme dans la vigueur de la vie, les dispositions des vésicules de Graaf, nous voyons que celles-ci sont plus ou moins développées, bien que dans une proportion régulière. Ces vésicules, en outre, occupent dans les ovaires des plans différents et sont plus ou moins périphériques selon leur développement, et comme il faut qu'elles arrivent à la surface de l'ovaire pour que leur rupture ait lieu, il suit de là qu'elles se sont rapprochées les unes après les autres dans l'ordre de leur développement et des plans qu'elles occupent. En prenant, par exemple, trois vésicules représentées par les lettres A, B, C et devant subir le phénomène de l'évolution, la vésicule A qui est la première en développement et aussi sur le plan occupé par elle, devra être la première à se rompre. Suit la vésicule B, seconde dans l'ordre du développement et à la place du plan qu'elle occupe. Or, puisqu'il faut à la vésicule A pour atteindre le terme de son évolution 30 jours, il en faudra 60 pour la rupture de la vésicule B et 90 pour celle de la vésicule C. L'influence de l'ovulation sur la menstruation étant donc admise, du moment où le développement d'une vésicule demande un espace de temps régulier, la périodicité, dit l'illustre professeur, se trouve expliquée de cette manière.

Nous avons déjà nié l'influence absolue de l'évolution de la vésicule de Graaf sur le phénomène de la menstruation; mais, en admettant que cela soit, nous ne croyons pas que l'explication, d'ailleurs ingénieuse de M. le docteur Feijó, puisse être acceptée : 1° parce que les vésicules ovariennes ne sont pas disposées en plans, et 2° parce qu'elle ne peut donner la raison de la manifestation des menstrues dans de petites périodes, car d'après une telle théorie il faut un espace de temps fixe pour que chacune de ces vésicules se développe.

Tout ce qu'on peut y voir, c'est la coïncidence de l'évolution de la vésicule ovarienne avec la menstruation, tandis que ce qu'on désirerait connaître c'est la cause intime qui fait que les vésicules se développent les unes après les autres, et avec un intervalle presque toujours très-régulier.

L'écoulement sanguin qui a lieu par les organes sexuels de la femme est dû, selon nous, à l'érection de l'utérus et des ovaires, érection qui reconnaît comme cause prochaine la congestion de ces organes et l'embarras de la circulation veineuse, et comme cause générale les mouvements excito-moteurs produits par les désirs vénériens et l'évolution des vésicules de Graaf.

Dans un phénomène aussi complexe que la menstruation, il y a un fait qui indubitablement se manifeste avant tous les autres, ou qui, se manifestant en même temps que les organes sexuels cherchent à entrer dans l'exercice des fonctions complexes qui leur ont été dévolues, *donne lieu au développement* des causes réelles de la menstruation : ce fait réside dans le développement ou l'évolution de la vésicule ovarienne. Ainsi donc, si nous connaissions les causes en vertu desquelles, dans un temps déterminé, les ovaires augmentent de vitalité et celles en vertu desquelles les vésicules qu'ils renferment se développent et se rompent, alors la cause de périodicité de ces phénomènes ne serait plus ignorée, ni par conséquent celle de la périodicité de l'érection utérine; mais il faut avouer que ce sont des secrets de l'organisation qui jusqu'à présent ne nous ont pas été révélés et qui exigent encore beaucoup d'études.

C. — Causes de la première apparition de la menstruation. — Si, pour que la première éruption des règles ait lieu, il faut que les ovaires et les autres organes de la génération aient atteint un certain degré de développement ou de perfectionnement organique, il est clair que les causes d'un semblable fait se trouvent dans la constitution physiologique de ces organes ou dans l'aptitude que, par leur complet développement, ils acquièrent pour entrer en fonction. Mais si l'on se rappelle encore ce qui a été dit dans cet ouvrage, au sujet des immenses variétés qu'offre la première invasion des règles, il est très-facile de prévoir qu'il existe alors une foule de conditions pouvant ou presser ou ralentir le développement des organes générateurs et par suite la manifestation des premières menstrues.

Or, les conditions qui influent sur tous ces phénomènes se trouvent d'un côté dans les climats, dans les races, dans la civilisation, dans la lenteur et dans la rapidité du développement physique et intellectuel, et d'un autre côté dans la constitution et dans le tempérament des sujets.

On connaît l'influence immense que le climat exerce sur le développement de la puberté et par conséquent sur la première apparition des règles, et bien que Haller ait exagéré cette influence au point de dire que, dans les pays intertropicaux, la femme peut être mère à l'âge de huit ans, tandis que dans les contrées froides comme la Russie et la Norvége elle ne peut l'être que lorsqu'elle est arrivée à l'âge de dix-huit à vingt et un ans, toutefois, en mettant de côté toutes ces erreurs et ces inexactitudes on peut croire, d'après les excellents tableaux de Robertson et d'autres, que les climats chauds accélèrent et que les climats froids retardent un peu plus l'apparition des premières règles. Ainsi, tandis qu'on voit dans les premiers la menstruation se montrer à environ treize ans en moyenne, dans les autres le fait n'a lieu qu'à l'âge de seize ans et demi.

Quelques physiologistes, entre autres Marc d'Espine, n'ont vu, dans l'influence manifeste des climats chauds sur la première apparition des menstrues, autre chose que l'effet de l'élévation de la température sur l'organisation des femmes, et d'autres, comme Robertson, croient que cette influence ne dépend que de la constitution propre des individus qui habitent ces climats, ou plutôt de la race : comme preuve, ils citent un nombre de jeunes filles qui, ayant passé des pays chauds à des pays froids, ont été menstruées au même âge qu'elles l'auraient été dans leur contrée natale.

Malgré tout, nous pensons qu'on ne doit pas accepter une opinion exclusive et de préférence à une autre.

Si lors d'un déplacement de pays chaud à pays froid, il n'y a pas modification quant à l'apparition du flux menstruel, c'est que les jeunes filles ont reçu du premier climat l'influence qui doit donner pour résultat un développement organique plus précoce, et comme d'autre part elles tiennent des parents un type spécial d'organisation, nous entendons que le concours simultané de ces deux causes peut imprimer cette invariabilité pour l'âge où s'accomplit la fonction menstruelle. Bien que l'influence climatérique soit réelle, on ne saurait cependant nier que beaucoup d'individus y échappent, les phénomènes qui caractérisent l'état de puberté ne se présentant chez eux qu'à un âge plus avancé.

La lenteur, aussi bien que la rapidité dans l'accroissement physique, paraissent exercer une certaine action sur le plus ou moins de lenteur de la première apparition. Tandis qu'on observe sur des sujets d'organisation chétive et faibles de santé un développement tardif des signes de la puberté, chez d'autres, qui jouissent au contraire d'une organisation robuste, ces mêmes phénomènes se manifestent avec une précocité admirable. Tous ces faits offrent néanmoins des exceptions; ainsi il n'est pas impossible de rencontrer des cas en opposition avec la règle établie.

La civilisation appelant dans le sein des villes une grande masse de population, et plaçant les individus dans telles ou telles conditions différentes, doit avoir une influence que l'on appréciera, quand nous aurons pu considérer un à un tous les éléments.

Dans les cités populeuses, il y a généralement deux grandes classes, l'une constituée par les riches et l'autre par les pauvres. Les premiers, entourés de toutes les commodités et prenant une alimentation plus recherchée, se développent plus rapidement et présentent les signes de la puberté à un âge plus jeune. Les autres, subissant des privations, n'offrent pas un développement aussi prématuré, et ainsi la menstruation en devient plus tardive. Mais si la richesse et la pauvreté influent d'une manière différente sur le développement des caractères de la puberté, en ne considérant que l'abondance des éléments de la nutrition d'une part, et leur défaut de l'autre, la condition paraît changer quand on a égard à d'autres circonstances. Il n'y a peut-être pas de causes qui hâtent autant la manifestation des signes caractéristiques de l'âge nubile que l'excitation prématurée des organes sexuels. Il est démontré de la manière la plus évidente, par les expériences qui ont été faites à ce sujet, que la puberté se développe bien plus rapidement chez l'animal comme chez l'individu qui a eu prématurément diverses unions sexuelles.

Comme, dans quelques pays de l'Asie, les lois permettent le mariage avant l'âge de la puberté, et que la menstruation s'y établit avec plus de précocité, M. Robertson a conclu que ce fait était peut-être dû plus à ces usages qu'à la race même.

S'il y a, d'une part, un motif qui ralentit le développement des organes sexuels chez la classe pauvre, et s'il est exact que l'excitation de ces organes peut accélérer la menstruation, et que la classe pauvre est plus souvent entraînée à la séduction et à la prostitution que la classe opposée, on doit admettre d'autre part qu'il est un agent puissant qui contribue grandement, chez cette même classe, à la manifestation plus rapide de la première éruption des règles.

A ces causes qui tiennent de la civilisation, ajoutons encore l'action résultant de l'éducation morale et intellectuelle. S'il n'y a rien de positif à ce sujet, et qui puisse par conséquent mériter une confiance absolue, il paraît néanmoins que l'éducation morale et intellectuelle, quand elle est sobre d'excitations affectives, retarde un peu l'époque de la première apparition des menstrues, tandis que cette fonction devient plus précoce, lorsque depuis un certain âge les jeunes filles occupent leur temps à des léctures de romans ou de livres qui éveillent les sens par des peintures érotiques et des scènes dans lesquelles n'entre que la volupté.

D. — Causes de la suppression définitive et physiologique des mens-trues. — La menstruation dépendant, comme nous l'avons dit, de l'érection de l'organe gestateur ou de la constitution physiologique de l'appareil de la génération, doit se supprimer toutes les fois que la vitalité des ovaires et la disposition anatomique de l'utérus ne se présenteront pas dans les mêmes conditions.

Jusqu'ici il n'a pas été reconnu de causes en vertu desquelles, aussitôt que la femme entre dans une certaine période de la vie, les organes générateurs cessent de fonctionner ou perdent leur activité; mais les recherches modernes ont pu démontrer que, bien qu'il reste encore dans les ovaires des vésicules de Graaf, toutefois comme les riches plexus sanguins s'atrophient à l'époque de la ménopause, l'utérus ne pouvant pas entrer en érection, la menstruation n'a pas lieu. L'atrophie des plexus ovariens et utérins, ainsi que la cessation graduelle de la vitalité des organes génitaux, sont donc les causes déterminantes de la disparition des règles.

Résultats des règles. — Il n'y a pas dans l'économie une seule fonction qui n'ait son utilité, ainsi ce n'est pas sans motif qu'on a cherché à connaître le but auquel était destinée la menstruation, quel était son usage.

Les auteurs qui considéraient cette fonction comme dépendante d'une pléthore générale, disaient qu'elle avait pour but de retirer de l'organisme l'excès de sang qui s'y trouvait.

Burdach, pensant que le sang de la femme était plus plastique que celui de l'homme et renfermait plus de carbone, induisait de là que le flux menstruel avait pour destination de purger la femme des principes nuisibles contenus dans son sang et de diminuer la plasticité de ce fluide.

En admettant que cette pléthore eût lieu, comme le voulait Haller, la menstruation ne la ferait pas disparaître, parce que le sang que rendent quelquefois à chaque époque cataméniale certaines femmes très-robustes est en si petite quantité, que son existence se révèle à peine par l'écoulement de quelques gouttes; tandis que les règles chez d'autres sont caractérisées par un flux abondant, bien qu'elles soient faibles de constitution. Enfin, s'il est vrai qu'aux époques menstruelles, il y a des femmes qui présentent une accélération de la circulation, on en trouve qui restent dans des conditions ordinaires, et qui, bien que n'ayant pas la pléthore de Haller, ne laissent pas moins que d'être abondamment menstruées.

A l'égard de l'assertion de Burdach, MM. Andral et Gavarret ont démontré qu'en effet la quantité d'acide carbonique brûlée par chaque femme qui entrait dans l'époque de la puberté, s'élevait à une plus grande proportion que celle qui est brûlée par un enfant ; mais il n'est pas exact que le sang de la femme soit plus carbonisé que celui de l'homme, car ce dernier, à l'âge viril, consomme par heure autant de carbone que la femme.

Ainsi, il est plus que prouvé que la menstruation n'a pas pour but d'éliminer de l'organisme un sang contenant des principes malfaisants, ou qui présente un excès de carbonisation, ni de faire diminuer la plasticité de ce liquide, car ce n'est pas l'élimination de 60 à 90 grammes de sang qui pourrait provoquer ce phénomène.

En conséquence, nous tenons la menstruation pour un phénomène accidentel devant faire cesser la congestion que demandaient le développement et la rupture de la vésicule ovarienne, et devant restituer à l'utérus ses conditions normales, en le faisant dégorger après que, par ce fait, il a pris l'activité nécessaire pour que le germe qui doit être renfermé dans son intérieur puisse se développer.

ARTICLE III.

DU CORPS JAUNE.

Quand la vésicule ovarienne se rompt et que l'ovule est chassé de son follicule, il reste une petite cavité, à bords irréguliers et saignants, qui est occupée, dans un temps variable, par un corps qui, malgré la différence de ses couleurs, est cependant appelé ou connu sous le nom de *corpus luteum* ou *corps jaune*. Formé toutes les fois qu'ont lieu le développement et la rupture de la vésicule ovarienne, le *corpus luteum* non-seulement se rencontre chez les femmes qui ont conçu, mais aussi chez les vierges. Gros comme un haricot et quelquefois d'un volume plus considérable, ce corps est représenté par une tumeur dont la formation et la constitution ont été expliquées de manières très-différentes. Pourtant l'opinion de chaque auteur, selon nous, ne pèche que par l'exclusivisme ; mais de la combinaison de toutes les théories existant à ce sujet, il est possible de tirer une idée vraie du phénomène.

Les auteurs français soutiennent que l'on doit considérer le *corpus luteum* comme une tumeur ayant son origine dans une exsudation sanguine qui se fait dans l'intérieur du follicule de Graaf qui s'était rompu pendant l'ovulation. Négrier, qui a mis cette théorie en avant, dit qu'en examinant les ovaires d'une femme de 23 ans, morte d'une pneumonie, et dont les règles étaient passées depuis 8 jours, il y rencontra une petite tumeur d'une teinte rouge violacée ayant dans son centre une cavité ronde d'un diamètre de 18 millimètres, occupée entièrement par un caillot sanguin noir et solide, au-dessous duquel on découvrait une couche de matière jaunâtre épaisse de 2 millimètres (fig. 19).

En même temps qu'a lieu l'épanchement sanguin indiqué, dans l'intérieur de la cavité laissée vide par l'expulsion de l'ovule, les auteurs français croient que la tunique externe du follicule de Graaf, qui est douée d'une certaine élasticité, se retire, se rétracte et s'applique avec la tunique interne sur ce caillot, d'où vient la tumeur, formant le *corpus luteum*. Cette tumeur, constituée ainsi par le caillot sanguin et par les tuniques externe et interne du follicule ovarien, à proportion que la partie liquide du caillot est résorbée, diminue de volume. Cette diminution occasionnant une nouvelle rétraction et application de ces tuniques, la surface interne de ces dernières présente certains replis qui s'hypertrophient, se réunissent entre eux, et envahissent de cette manière la cavité qui était primitivement occupée par le caillot sanguin, et ainsi de suite, jusqu'à ce que les choses ayant été ramenées à leur état primitif on rencontre au bout de quelque temps, au lieu d'une tumeur constituée par ce caillot et les tuniques du follicule, une tumeur formée seulement de ces dernières, qui ayant été imbibées de sang se présentent avec une coloration jaunâtre.

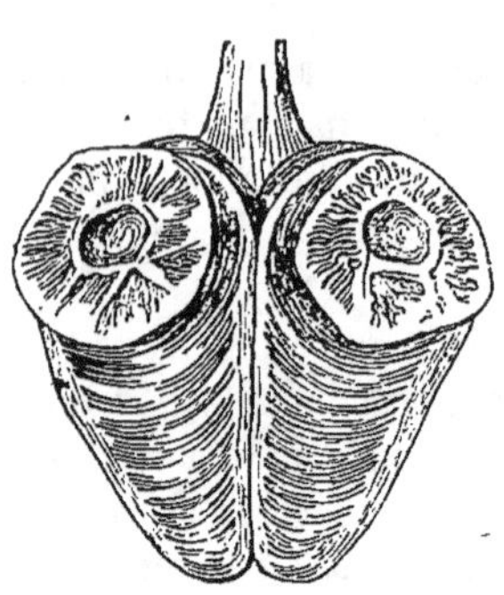

(FIG. 19.) — *Ovaire fendu longitudinalement et montrant le corps jaune à un certain degré de son développement.*

Il faut avouer cependant que tous ces faits n'ont pas été admis par la masse des auteurs français; ainsi pour M. Coste, l'existence du caillot sanguin n'est qu'un fait anormal, et il y a non un épanchement de sang, mais un vrai processus de réparation. En vertu de ce processus a lieu une effusion de lymphe plastique dans la loge qu'occupait l'ovule; et, comme dans le cas précédent, la rétraction brusque de la tunique externe se produit et est suivie d'une véritable hypertrophie et de la formation de nombreux replis à la surface interne de cette tunique, d'où il résulte qu'après l'absorption de la lymphe qui s'était épanchée, on trouve une tumeur plus ou moins considérable formée des nombreuses circonvolutions constituées par hypertrophie ou inflammation de la tunique externe et interne du follicule ovarien (fig. 20). La couleur que présente la tumeur

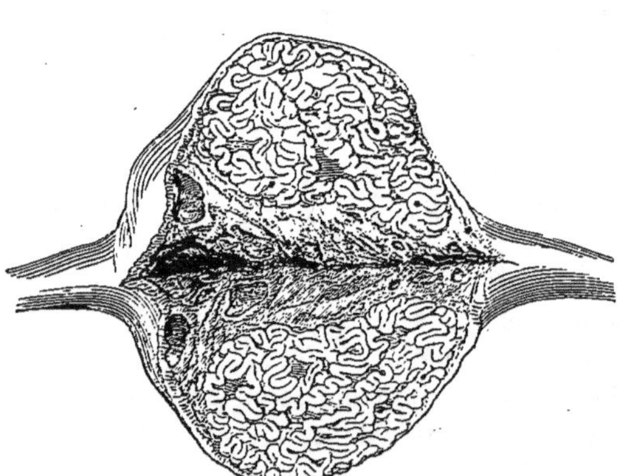

(FIG. 20.) — *Corps jaune recueilli chez une femme morte à six mois de la grossesse.*

n'est pas due, comme le voulaient MM. Pouchet et Raciborski, à une imbibition du sang, mais simplement à la nature de certains éléments qui entrent dans la composition des tuniques des follicules.

Quoi qu'il en soit, ce qui est généralement admis par les auteurs français, c'est que la loge qui était occupée par l'ovule se remplit d'un liquide sanguin, ou de lymphe plastique, et que par suite de l'hypertrophie et de l'inflammation des tuniques du follicule, il se forme une tumeur qui, par la couleur qu'elle offre, a reçu le nom de *corpus lutéum*.

Une autre théorie, qui compte parmi ses partisans Bäer, Valentin, Wagner et Bischoff, établit que la membrane granuleuse commence à s'hypertrophier avant même la rupture du follicule, et qu'aussitôt qu'a lieu l'expulsion, elle prend considérablement de volume, par suite la cavité de la vésicule ovarienne s'emplit d'une sorte de masse épaisse ayant au milieu un espace qui communique avec l'extérieur par le moyen d'un conducteur.

Au bout d'un certain temps, cet espace et ce conduit disparaissent pour faire place à un tubercule saillant, après quoi le *corpus luteum*, qui se trouve ainsi constitué, entre dans la période de son évolution rétrograde.

MM. Montgomery, Barry, Lee, Paterson et Wharton Jones s'étant de leur côté livrés à des recherches à ce sujet, admettent, contrairement aux théories précédentes, que l'hypertrophie des membranes du follicule n'a pas lieu, pas plus que l'exsudation de sang dans l'intérieur de la vésicule ovarienne. Dans l'opinion de ces auteurs, entre les membranes du follicule ovarien, où l'on fait entrer le revêtement externe de la vésicule de Graaf et le parenchyme de l'ovaire, il se fait un épanchement de sang ou de lymphe plastique, qui, après s'être coagulé ou organisé, constitue une tumeur persistant un certain temps et disparaissant à la longue.

Les faits cités par Wharton Jones et Paterson, ayant pour base des études faites sur la femme, paraissent devoir être de plus de valeur pour la physiologie humaine que ceux rapportés par les auteurs de la seconde théorie; cependant leur opinion a été combattue, et comme nous l'avons dit, elle a le défaut d'être trop exclusive.

Rithchie, par ses nombreuses investigations, paraît déjà être entré dans la voie de la conciliation, car il admet les trois modes de formation du corps jaune qui résument les trois théories précédemment énoncées.

Les observations que nous avons faites à ce sujet nous portent à adopter la même opinion que Rithchie; ainsi nous croyons que le corps jaune ou *corpus luteum* peut être constitué soit par le développement de la membrane granuleuse, soit par un épanchement de sang qui peut avoir lieu dans l'intérieur du follicule ou entre les membranes qui le composent.

Quoi qu'il en soit, quand le corps jaune a atteint son entier développement, il commence à diminuer ensuite et passe par une série de transformations qui se terminent en dernier résultat par une cicatrice étoilée plus ou moins déprimée. Dans ces conditions, les parties liquides de ce corps sont absorbées, la matière colorante change d'aspect, et les parties solides éprouvent diverses modifications sur lesquelles le professeur Zurichy nous a laissé les notions les plus complètes. Suivant cet auteur, les cellules du follicule se convertissent en fibres cellulaires, et en vertu d'une métamorphose continuelle, après la réunion de ces fibres en faisceaux, les grandes cellules se brisent en partie et leurs granulations ou noyaux devenant libres se transforment en petites masses graisseuses qui sont aussitôt absorbées. Quand il existe encore du sang entre les membranes, il se sépare, sa fibrine perd l'apparence filamenteuse, et tout disparaît au bout d'un temps donné. Les fibres qui se sont rassemblées en faisceaux passent par un *travail* d'évolution rétrograde, de telle sorte qu'on finit par ne plus distinguer qu'avec difficulté les résidus du corps jaune dans le parenchyme de l'ovaire.

Nous n'avons aucune indication positive au sujet du temps qu'emploie le *corpus luteum* à parcourir ses phases diverses. Les premières transformations demandent six ou sept semaines environ, et la cicatrisation complète du follicule un espace de temps bien plus considérable. Il est impossible que ces évolutions se fassent dans le même laps de temps chez les individus, et même sur le même individu à des époques différentes : le temps doit donc varier suivant l'état général de l'organisme, la force de résorption et l'état des organes génitaux. Les observations de Négrier, de Rithchie et de Raciborski sont précieuses à ce sujet. Selon eux, les transformations des corps jaunes pendant la gestation sont très-lentes, et contrastent avec l'accélération qui a lieu aux époques où il n'y a pas eu fécondation de l'ovule. Tandis que, dans ce dernier cas, on observe que le corps jaune a pris un petit développement et n'exige pas plus de trente jours pour disparaître (Coste); chez les femmes enceintes le corps jaune se développe graduellement jusqu'au deuxième mois de la gestation, persiste très-longtemps et souvent ne commence à disparaître qu'après l'accouchement. Cela est si vrai que M. Raciborski, ayant fait l'autopsie d'une femme morte deux ou trois jours après l'accouchement, trouva un corps jaune qui avait conservé jusque-là le diamètre de 17 millimètres. De cette manière, il est établi que la grossesse imprime au corps jaune une modification quant à sa marche et lui donne aussi une organisation ou nature qu'il ne présente pas, suivant Coste, quand la fécondation n'a pas lieu. Ce professeur dit en effet que, outre le volume, les circonvolutions résultant de l'hypertrophie de la membrane externe du follicule ovarien, quand il n'y a pas fécondation, sont peu adhérentes et ne se réunissent pas solidement entre elles comme lorsqu'on examine le *corpus luteum* appartenant à un follicule dans lequel s'était produite l'expulsion d'un ovule fécondé.

Quoi qu'il en soit, ce qu'il y a de sûr, c'est que le *corpus luteum* n'a pas une marche aussi rapide pendant la conception, que lorsqu'il n'est plus sous l'influence de cet état; et si indépendamment de cela, sa nature se présente sous les caractères indiqués par M. Coste, nous aurons anatomiquement un signe certain pour établir, dans un cas de médecine légale, si une femme a eu ou non un accouchement dans un temps plus ou moins éloigné.

SECTION DEUXIÈME.

DES FONCTIONS DÉFINITIVES.

La fonction de génération, dans l'espèce sexipare, se distingue de la même fonction dans d'autres espèces animales, par la présence de deux éléments ou germes entièrement différents et destinés à réagir l'un sur l'autre pour déterminer la formation et le développement du nouvel individu.

Ces éléments ont dès lors, dans l'espèce humaine, deux origines distinctes et fournies l'une par l'homme et l'autre par la femme. Le germe provenant du premier se nomme *sperme*, et le germe qui est fourni par la seconde a le nom d'*ovule*. Tous les deux, le mâle comme la femelle, ne représentent rien dans le phénomène de la reproduction tant qu'ils sont isolés ou séparés; mais il en est autrement quand ils se mettent en contact l'un avec l'autre. Dans cet état, résultent deux actes parfaitement distincts qu'il importe de faire connaître, par cela même que la grande majorité des auteurs les ont confondus sous une seule et même expression. Le premier acte, comme n'étant constitué que par la présence ou réunion des deux germes entre eux, doit prendre le nom d'*imprégnation*; mais le second, qui est tout dans l'action exercée par un germe sur l'autre, mérite seul et exclusivement le nom de *fécondation*. L'imprégnation comme acte purement matériel peut avoir lieu sans que nécessairement la fécondation se manifeste; la fécondation, au contraire, étant un acte essentiellement vital ou physiologique en vertu duquel l'ovule se place dans les conditions nécessaires pour pouvoir constituer le nouvel être, ne saurait avoir lieu sans qu'il y ait eu préalablement imprégnation.

De la série de phénomènes que détermine la fécondation sur le germe féminin, alors qu'il a reçu l'action du germe de l'autre sexe, découle un nouvel acte que nous appellerons *conception*.

Quelques auteurs, comme nous l'avons dit, ont confondu entre eux ces trois actes auxquels ils ont donné aussi une signification toute diverse de celle que nous cherchons à établir. M. Cazeaux dit, dans son *Traité de l'art des accouchements*, que c'est en vertu de l'application du principe fécondant de l'homme sur le germe fourni par la femme, qu'a lieu la fécondation ou la conception, confondant ainsi deux expressions qui pour nous ne doivent nullement s'employer indifféremment. En effet, si l'on veut bien arrêter un peu son attention sur ce que nous nommons fécondation, on conçoit clairement que celle-ci doit se terminer aussitôt après que le germe masculin a disparu, ou en d'autres termes dès que la vivification du germe féminin s'est établie. S'il est certain que la liqueur séminale lancée dans les parties de la femme peut parvenir jusqu'à l'ovule et déterminer par ce contact la fécondation ou une action en vertu de laquelle le germe féminin devient apte au développement, peut-on affirmer qu'il n'y a pas eu fécondation, parce que tout se serait arrêté là, par une cause qui aurait empêché le germe de se développer? Non : car il peut ne pas y avoir eu *conception*, puisque celle-ci ne résulte pas toujours de la fécondation de l'ovule.

Le professeur Pajot, dans son excellent cours d'accouchements, en voulant établir la différence entre la fécondation et la conception, donne une définition assez vraie de celle-ci ; mais il a confondu, comme d'autres, la fécondation avec l'imprégnation. D'après lui, la fécondation consiste simplement dans la déposition du germe masculin sur les organes sexuels de la femme, et la conception dans la vivification du germe féminin, ou dans le résultat de l'action exercée par le liquide spermatique sur ce germe.

Si nous avons un peu insisté sur ces distinctions, c'est moins pour ces distinctions en elles-mêmes que pour déterminer la valeur que nous donnons aux mots dont nous nous servons.

Donc l'ovule, une fois apte à se développer, est reçu par les trompes qui le transmettent dans la cavité utérine, où il subit de nombreuses modifications pour arriver à se constituer en un nouvel individu, et pendant ce temps a lieu la phase de la fonction de reproduction que l'on nomme *gestation* ou *grossesse*.

Aussitôt que le fœtus se trouve formé complétement et développé, il s'opère un autre acte — celui de la *parturition* — dont les causes seront appréciées en temps et lieu.

Le fœtus une fois expulsé de l'utérus, les glandes mammaires entrent dans le plein exercice de leurs fonctions, et l'organe gestateur devient en même temps le siége de certains phénomènes bien caractérisés, à l'ensemble desquels on a donné le nom de *puerpéralité*.

Les fonctions définitives comporteront ainsi quatre parties constituées par : 1° l'*imprégnation*, la *fécondation* et la *conception ;* 2° la *gestation ;* 3° la *parturition* et 4° la *puerpéralité*.

CHAPITRE PREMIER.

DE L'IMPRÉGNATION, DE LA FÉCONDATION ET DE LA CONCEPTION.

Bien que l'imprégnation, la fécondation et la conception soient trois actes distincts de la fonction de la génération, cependant comme ces phénomènes se succèdent en quelque sorte à des intervalles imperceptibles et qu'ils se lient plus ou moins intimement entre eux, nous croyons qu'il n'y·a pas nécessité de les séparer pour les étudier dans différents chapitres. Seulement comme il nous faut suivre, dans l'exposition de notre objet, une certaine méthode et un certain ordre, nous devons d'abord traiter des éléments indispensables à l'imprégnation, en ayant soin de marquer les conditions matérielles qui déterminent le contact de ces éléments, ou du sperme sur l'ovule, puis, pour terminer, dire quelques mots sur l'essence de la fécondation et de la conception.

Les éléments requis pour l'imprégnation sont, comme il a déjà été dit, au nombre de deux : l'un fourni par la femme — l'*ovule*, l'autre fourni par l'homme, — le *sperme*.

L'ovule ayant déjà été expliqué, occupons-nous maintenant du sperme.

Le *sperme* est une liqueur épaisse et glutineuse, blanchâtre, provenant d'un travail de sécrétion des glandes testiculaires. Quand il est examiné quelques instants après l'éjaculation, on remarque qu'il a perdu une partie de ses caractères physiques en devenant bien moins épais et d'autant plus transparent qu'il a été plus de temps en contact avec l'air. Cette liqueur a une odeur particulière qui a été comparée à celle de la limaille des os ou à celle de la fleur du châtaignier, et qui est encore parfaitement analogue à celle qu'exhale la fleur du réséda quand on l'écrase entre les doigts. En la soumettant à l'action de corps tels que l'eau, l'alcool, etc., on voit qu'elle précipite dans le premier et s'émulsionne par l'agitation, tandis que dans l'alcool elle devient insoluble et même se coagule au bout d'un temps plus ou moins long. Les analyses chimiques ont fait voir que le sperme contient de l'albumine, du phosphate de chaux — une matière particulière, la spermatine — et enfin les liquides fournis par la prostate et les glandes de Cowper, auxquels Wagner attribuait l'odeur caractéristique du sperme.

Le microscope fait encore reconnaître dans le liquide séminal, deux espèces de corps solides, différents quant à leurs caractères et à leur nature : ce sont d'abord des granulations infiniment petites, plus ou moins nombreuses, d'une teinte pâle, à surface rugueuse et arrondie; puis des particules d'une dimension plus forte, de conformation spéciale, douées de mouvements plus ou moins facilement appréciables, appelées animalcules spermatiques, *spermatozoaires*, *zoospermes* et *cellules spermatiques*, dénominations dont nous nous permettrons de nous servir indistinctement, avant d'avoir indiqué la vraie nature de ces corps.

Les animalcules spermatiques, à de rares exceptions près, se trouvent aussi bien dans le sperme de l'homme que dans celui d'une foule d'autres animaux. Selon les observations de Prévost, de Dumas et de Wagner, ces zoospermes, chez l'homme, offrent la forme d'un corps elliptique ou piriforme, garni d'un long filament caudal, dont la longueur peut aller jusqu'à un dixième de millimètre. Dans le sperme des animaux ils ont une conformation un peu différente, variable suivant les espèces; mais comme cet objet est de peu d'intérêt ici, nous nous dispensons d'en dire davantage.

Les écrits de Wagner, de Henle et de Kölliker prouvent que ces corpuscules sont le résultat ou le produit de la sécrétion des glandes testiculaires.

Henle et presque tous les physiologistes de l'école allemande font dépendre leur origine d'une vraie génération cellulaire. Nous n'avons pas l'intention d'entrer ici dans de grandes considérations sur ce mode de production; nous dirons cependant que les auteurs qui se sont occupés de ce sujet, tels que Davy et Lallemand, sans nier le fait primordial, n'admettent pas néanmoins que le développement de ces corpuscules s'opère dans les testicules, lesquels ne feraient que sécréter les cellules d'où ils tirent leur origine. Ces derniers fondent leur opinion sur ce qu'ils ont remarqué que les spermatozoaires ne se rencontrent sous leur forme définitive que dans les canaux déférents ou dans les vésicules séminales.

Quelque opinion que l'on ait à ce sujet, ce qui est sûr et ce qu'il nous suffit de savoir, c'est que les spermatozoaires prennent naissance par une génération cellulaire dépendante des produits de sécrétion fournis par les testicules.

Cette sécrétion a, dans l'espèce humaine, une période déterminée : elle commence à l'âge de la puberté et marche sans interruption jusqu'à une époque plus ou moins avancée de la vie.

Chez les animaux qui ont des époques déterminées pour la reproduction, elle n'a lieu qu'à l'époque du rut, chez le mâle comme chez la femelle. Mais quand la sécrétion testiculaire survient à un temps où la génération n'est plus possible, chez l'animal comme chez l'homme, elle ne se compose guère que d'un liquide blanchâtre, dans lequel nagent de petites granulations insignifiantes.

Les spermatozoaires, prodigieusement nombreux, comme nous l'avons dit, sont animés de mouvements plus ou moins rapides et perceptibles, qui s'exécutent dans tous les sens, en avant, en arrière, de côté, sans rhythme ni régularité, absolument comme s'ils étaient volontaires. Immédiatement après l'émission, et quand le sperme est encore épais, les mouvements en question sont très-faibles ou presque nuls; mais lorsque cette liqueur subit l'addition d'un peu de salive ou de sérosité et acquiert par là plus de fluidité, les zoospermes deviennent plus agiles et conservent plus ou moins longtemps leur activité, suivant les espèces d'individus. Ces mouvements ont encore bien plus de durée quand le liquide reste contenu dans les organes génitaux et surtout dans ceux de la femelle. Ainsi des observateurs, Prévost et Dumas entre autres, ont trouvé ces animalcules en mouvement dans les trompes d'une chienne, sept jours après la copulation; et dans des lapines, Bischoff a même pu les voir le huitième jour.

Suivant les expériences de Wagner, de Dumas et de Donné, les acides délayés, l'alcool, l'électricité, détruisent ces spermatozoaires très-rapidement, et l'opium, l'eau de laurier-cerise agissent comme poisons violents.

L'eau pure provoque d'abord un mouvement désordonné et de l'agitation qui sont bientôt suivis d'un état de repos ou de calme absolu.

En ce qui concerne la nature de ces corps, la première idée qui se présente à l'esprit de celui qui les contemple est que ce sont de vrais animaux. En effet, leur forme ressemble à celle des infusoires; les agents pernicieux pour l'organisme vivant le sont également pour eux; de plus, les caractères de leurs mouvements diffèrent du tout au tout des autres mouvements involontaires, comme ceux des molécules de Brown.

Ces simples considérations ont conduit une foule d'auteurs, comme Ehrenberg, à classer ces corpuscules dans le rang des animaux possédant les conditions ou les moyens suffisants à leur propre existence, quoique doués d'une organisation simple.

Cependant Buffon et d'autres naturalistes ont nié ce caractère d'animalité qui était prêté à de semblables corps, dans lesquels ils ne pouvaient voir que des molécules organiques semi-vivantes. Les choses en étaient là, quand les études des physiologistes modernes vinrent soulever quelques objections tendant à montrer jusqu'à un certain point l'exactitude de cette dernière opinion.

En effet, il est aujourd'hui un fait incontestable, c'est que la mobilité par elle-même ne constitue pas nécessairement l'animalité, et ensuite que les spermatozoaires ne contiennent pas la plus petite trace d'organisation, ni de la moindre fonction, ce qui a été démontré par les investigations les plus minutieuses; donc il est bien clair que les idées d'Ehrenberg et de Wagner à ce sujet ne sont plus soutenables.

C'est en vain que Prévost et Dumas ont parlé de l'existence d'organes dans ces corps, et que le physiologiste Valentin même a dit avoir pu constater deux points obscurs situés l'un antérieurement et l'autre postérieurement, offrant toutes les apparences de la bouche et de l'anus; ces faits sont contestés par les physiologistes récents, plus experts dans le maniement du microscope.

Non-seulement ils n'ont pu parvenir à découvrir quoi que ce soit dans ces corps, mais même ils sont tous à peu près d'accord en cela, qu'eu égard au mode d'origine des spermatozoaires, toutes les raisons semblent être au désavantage de l'animalité, à moins qu'on ne veuille admettre une génération spontanée.

Quelques auteurs, et le professeur Pajot en particulier, voulant soutenir l'animalité des spermatozoaires, disent qu'elle se révèle manifestement par la tendance ou les efforts auxquels se livrent ces corps pour se soustraire à la mort, lorsqu'on fait coaguler le liquide dans lequel ils sont contenus.

La valeur d'un tel argument, fût-il même exact, devrait disparaître en présence des observations que nous avons présentées. Si cependant on les trouve insuffisantes et si l'on ne veut pas accepter comme fait courant que ces corpuscules ne se reproduisent pas par scission, ni par germination, ni par sexes, nous pouvons en dernier lieu renvoyer aux travaux et aux remarques de Müller, de Henle, de Kölliker qui démontrent que les spermatozoaires ne sont guère constitués que par des cellules, des cils vibratiles, et que les mouvements exécutés par eux sont entièrement mécaniques.

D'après toutes ces considérations, nous ne pouvons nous empêcher de nous ranger dans la classe de ceux qui sont contraires à l'idée d'animalité des corpuscules connus sous le nom de spermatozoaires.

A présent que la nature des éléments fournis par l'homme et par la femme est connue, entrons dans l'étude des conditions matérielles qui déterminent le contact de ces deux éléments. On voit par cet énoncé que les questions nombreuses qui doivent être examinées consistent à savoir : 1° s'il faut le contact de l'ovule et du sperme pour qu'ait lieu le développement du premier ; 2° s'il y a un point de l'appareil sexuel où ce contact doit s'opérer, et 3° quel temps il faut pour que la fécondation se réalise.

La nécessité du contact des éléments fournis par l'homme et par la femme n'a pas été admise dans tous les temps. Des observations se rapportant à des cas où la conception avait eu lieu malgré l'imperforation de la membrane hymen et d'autres contes au sujet de prétendues fécondations chez des femmes provenant du simple fait du jet du sperme dans leurs bains ou sur leurs vêtements ont entraîné quelques auteurs à penser que l'union des germes n'était pas indispensable pour que la fécondation eût lieu. Ainsi ils admettent qu'un pareil phénomène pouvait être produit par un fluide volatil existant dans la semence, auquel ils avaient donné le nom d'*aura seminalis*.

D'autres physiologistes, n'admettant pas l'existence de ces vapeurs ou esprits subtils, ont jugé qu'il y avait contact des germes, mais que le sperme était résorbé par les vaisseaux sanguins et déposé ultérieurement sur les ovaires.

Dans l'état actuel de nos connaissances, de telles hypothèses ne seraient évidemment plus admissibles, quand même leur fausseté n'aurait pas été démontrée par des expérimentateurs comme Spallanzani, Prévost et Dumas. Le premier, ayant pris deux verres de montre et mis dans l'un le sperme et dans l'autre l'ovule, remarqua aussitôt que la fécondation ne se réalisait pas tant que ces germes ne se trouvaient pas en contact l'un avec l'autre. Cette curieuse expérience, répétée tour à tour par Prévost et Dumas, offrit un résultat tout à fait semblable.

Dès l'instant où la nécessité du contact des germes est reconnue, tâchons de voir dans quel point de l'appareil sexuel il doit s'effectuer. Rien n'est moins facile à première vue que de préciser le fait ; aussi les hommes de science l'eussent-ils toujours ignoré, si les études modernes n'avaient poussé les recherches jusque dans les profondeurs des organes sexuels de la femme.

Les premières investigations n'ayant pu faire découvrir les spermatozoïdes au delà de la cavité utérine, la plupart des physiologistes, parmi lesquels figure M. Pouchet, affirmaient, il y a même peu de temps encore, que l'ovule ne pouvait recevoir la vivification du sperme que dans la cavité de l'utérus, et tout au plus à la moitié interne des trompes.

Cette hypothèse avait déjà été attaquée par la découverte des grossesses extra-utérines ovariques et abdominales, quand Bischoff et Coste démontrèrent par leurs nombreuses expériences que les spermatozoïdes arrivaient jusque dans les ovaires, et que c'était là seulement que la fécondation pouvait avoir lieu. Les arguments que le dernier de ces observateurs a présentés à l'appui de son opinion ne se fondaient pas uniquement sur l'existence des grossesses ovariennes, mais surtout sur l'altération rapide que subissait l'ovule quand il n'était pas fécondé en sortant de la vésicule de Graaf. Par toutes ces raisons nous penchons pour l'opinion du professeur du Collége de France, et nous reconnaissons avec lui que si les physiologistes n'ont pas trouvé quelquefois les spermatozoïdes dans les ovaires, c'est précisément parce que l'ovule, en se détachant de sa vésicule, charrie devant lui ces corpuscules jusque dans l'intérieur des trompes. Mais, en convenant que les spermatozoïdes parviennent jusqu'aux ovaires, nous ne croyons pas toutefois que l'ovule puisse être fécondé avant qu'il ne soit expulsé de la vésicule ovarienne, car il nous semble inconcevable qu'un élément si ténu que le spermatozoaire ait assez de force pour perforer la capsule qui contient l'ovule.

S'il faut d'un côté que le sperme arrive jusque dans les points les plus profonds de l'appareil sexuel, et de l'autre que l'ovule soit chassé de son follicule, il convient de rechercher dès ce moment le moyen qu'emploie la nature pour atteindre un pareil but. En examinant le museau de tanche sur une femme qui n'a jamais été fécondée, il ne s'y rencontre guère qu'une fente bordée de lèvres épaisses et résistantes qui ne sont douées d'aucune espèce de mouvements, tandis que l'on constate des conditions moins défavorables chez les multipares. Malgré tout, il paraît impossible que, dans l'état, les spermatozoïdes puissent pénétrer par là, traverser la cavité utérine, passer par l'orifice des trompes, parcourir celles-ci et se rendre aux ovaires. A l'époque où il était admis que la fécondation s'opérait dans la cavité utérine, on disait que le corps et le col de l'utérus aspiraient la liqueur séminale, phénomène qui était senti par la femme. Cette opinion, bien que soutenue par des hommes distingués, fut combattue par d'autres qui soutenaient que le pénis, lors de l'acte copulatoire, agissait comme le piston d'une seringue et forçait ainsi le sperme à pénétrer dans l'utérus.

Dans la première hypothèse, soutenue entre autres par Cazeaux, on paraît oublier que, s'il y avait dilatation et contraction de l'utérus, on n'obtiendrait aucun résultat, car si, pendant un de ces mouvements, le sperme trouvait la voie libre pour entrer dans la cavité de cet organe, pendant l'autre il devait en être expulsé.

Dans la seconde hypothèse encore moins rationnelle, les auteurs n'ont pas vu que les parois du vagin, différentes du corps d'une pompe, sont susceptibles d'extension, et qu'un pénis, quelque grand soit-il (chose du reste qui ne signifie rien dans la fécondation), ne remplit pas la capacité de ce canal; il en résulte que le sperme est plutôt lancé sur les culs-de-sac utéro-vaginaux que sur la surface interne de l'organe gestateur.

Puisque ces hypothèses ne sont pas satisfaisantes, nous n'avons plus qu'à interroger les mouvements des spermatozoaires.

Le professeur Henle a pu observer que les mouvements dont ces corpuscules sont doués étaient si rapides que, dans l'espace de 7 minutes et demie ils pouvaient parcourir en ligne droite la distance de 27 millimètres, entraînant devant eux des cristaux dix fois plus gros qu'eux. Ceci posé, le fait de l'ascension des spermatozoaires jusqu'aux ovaires s'explique d'une manière satisfaisante, et peut avoir lieu sans le concours des mouvements des cils de la muqueuse utérine et des trompes, qui, d'après Valentin, Purkinje et Pouchet, se font des ovaires aux dernières et tendent à entraîner l'ovule vers la cavité utérine.

Par ce qui précède, nous croyons avoir établi, en premier lieu, que les spermatozoaires cheminent par l'intérieur de l'utérus et des trompes jusqu'aux ovaires; en second lieu, que l'ovule doit sortir de la capsule ovarienne pour recevoir l'action du sperme; et en troisième lieu, qu'il doit descendre par le canal tubaire et tomber dans l'utérus où il complète alors son développement.

La marche des spermatozoaires se fait avec une rapidité extraordinaire, bien que, sur quelques animaux, Bischoff ait remarqué qu'il fallait vingt-quatre heures et plus pour que ces corpuscules arrivassent jusqu'aux ovaires. Mais comme toute expérience est absolument impossible sur l'espèce humaine, dans laquelle il faudrait observer le fait directement, c'est seulement par analogie que nous pouvons conclure que les choses se passent dans l'espèce humaine comme dans les autres espèces animales.

Or, les expériences faites dans le but de savoir le temps qu'il faut à l'ovule pour parvenir à l'utérus, tout en offrant des résultats qui ne sont pas très-précis, indiquent néanmoins, pour la généralité des animaux, que ce même ovule, n'ayant à parcourir qu'un espace de 54 millimètres, emploie cependant quelques jours pour arriver à la cavité utérine.

Les expérimentateurs ont établi que l'ovule ne met pas moins de quatre à cinq jours chez les lapines, pour parvenir jusqu'à l'utérus, et sept à huit chez d'autres animaux, tandis que dans l'espèce humaine, autant du moins qu'on a pu le vérifier, il paraît que jamais l'ovule ne fut rencontré dans l'intérieur de la matrice qu'au bout de neuf à dix jours. Ce retard dans la marche de l'ovule semble favoriser l'établissement définitif de la conception, et s'il n'en était pas ainsi, cet œuf, ne trouvant certainement pas dans la muqueuse utérine les conditions nécessaires pour sa fixation, pourrait facilement être chassé à l'extérieur. Quoi qu'il en soit, il est sûr qu'à défaut d'un signe certain dans l'espèce humaine pour établir l'instant précis de la fécondation, la conclusion la plus vraie qu'on puisse tirer des faits est une forte probabilité que l'ovule emploie au moins huit jours pour effectuer son trajet jusqu'à l'utérus afin de s'y développer.

Il n'est plus permis de douter aujourd'hui qu'il faut absolument la présence de l'élément masculin pour que la fécondation ait lieu; mais, comme la liqueur prolifique est composée de diverses parties, les physiologistes ont voulu chercher à savoir quelle est celle de ces parties qui exerce son influence sur l'ovule et comment s'établit la fécondation.

Si, par un moyen quelconque, décharges électriques, narcotiques ou filtration, on fait périr ou l'on sépare les spermatozoaires, comme Spallanzani, Prévost et Dumas l'ont fait, le liquide restant se trouvera dès lors dépouillé de toute qualité fécondante. Mais si à ce même liquide on ajoute quelques gouttes de sperme frais, la fécondation alors ne peut manquer d'avoir lieu. D'après cela, il paraît très-probable que les spermatozoaires constituent la partie du sperme qui jouit de la propriété fécondante. Cependant, comme le disent très-bien les professeurs Dubois et Pajot, ces expériences par elles-mêmes ne résolvent pas la question, car les décharges électriques et la filtration de cette matière peuvent, tout en déterminant la destruction et la séparation des spermatozoaires, altérer de même la composition du liquide. Or, nous devons chercher les preuves de l'influence des spermatozoaires dans des faits d'une autre nature. Des expériences faites sur le sperme des animaux qui ne se reproduisent jamais ou même sur des espèces qui ne sont qu'à une certaine époque aptes à la fécondation, ont établi que les spermatozoaires influent sur la fécondation, car chez les animaux dans la semence desquels ils n'existent pas, cette fonction n'a pas lieu. De tout cela il paraît positivement résulter que c'est dans les spermatozoaires que réside la faculté fécondante. Mais s'il est établi que, sans ce corpuscule, il ne peut y avoir de fécondation, il n'est pas moins vrai que l'on n'a pu jusqu'aujourd'hui savoir comment il agit sur l'ovule. Quelques observateurs, tels que Prévost et Dumas, assurent que les spermatozoaires pénètrent dans l'ovule et forment le centre nerveux cérébro-spinal du nouvel embryon. Cette hypothèse pèche par sa base, car jamais ses auteurs n'ont pu observer une telle introduction. Barry est le seul qui prétende avoir vu un spermatozoaire pénétrer dans une fente d'ovule; mais son assertion est inadmissible, ainsi que l'a démontré Bischoff. Mayer et d'autres pensent que les spermatozoaires ne sont guère que les porteurs du liquide vivifiant. Kölliker dit que l'ovule est l'élément en repos et le spermatozoaire l'élément mobile, ce dernier communiquant au premier son principe moteur, et que par suite se trouve rompu l'équilibre qui existait entre eux. Bory de Saint-Vincent, Valentin et Bischoff prétendent que le sperme est un liquide peu stable, et qui ne peut conserver sa composition que par l'agitation continue des spermatozoaires.

Chacune de ces hypothèses est gratuite et par conséquent ne prouve rien. Mieux vaut dès lors avouer notre ignorance et avoir le bon sens de ne rien préjuger, plutôt que de donner des explications qui n'ont aucune base sérieuse, et ne s'appuient sur aucun fait.

Quelle que soit la théorie de la fécondation, ce qui semble clair c'est que, dans cet acte, les deux éléments doivent intervenir en quantités égales, puisqu'il n'est pas possible de nier que le produit de la fécondation participe des propriétés des deux parents. L'élément masculin ne doit donc pas jouer le rôle d'un simple moteur, et pour qu'une influence aussi directe ait lieu sur le fœtus, il faut nécessairement qu'il prenne une part plus active, plus intime et moins mécanique; toutefois son action est regardée comme plus limitée que celle du germe féminin.

Nous n'en savons pas davantage à ce sujet, car ni la chimie, ni la physique, ni la fermentation, ni la polarité n'ont pu nous fournir d'autres lumières.

En définitive, les conditions essentielles de la fécondation consistent : 1° dans le contact matériel du sperme avec l'ovule dans l'intérieur des organes sexuels; 2° dans une action intime des spermatozoaires sur le germe féminin, action qui nous est absolument inconnue, quoique d'ailleurs il soit évident qu'elle ne peut avoir lieu qu'entre germes provenant de la même espèce animale; ajoutons à cela qu'il est nécessaire que le germe féminin ait été expulsé des ovaires.

Dès l'instant que nous savons que cette dernière condition est exigée, et d'autre part que l'ovulation coïncide avec la menstruation, pour connaître l'époque de la fécondation, il est on ne peut plus naturel de rechercher celle de l'écoulement menstruel. Par ce que nous avons dit jusqu'ici, il est démontré, ce nous semble, que puisque la fécondation doit être précédée du détachement de l'ovule, et que la menstruation est le signe extérieur de l'évolution de la vésicule ovarienne, la conception ne saurait avoir lieu que quelques jours avant ou après l'époque cataméniale.

M. Raciborski a, par ses expériences, constaté précisément le résultat prévu; cependant quelques auteurs continuent de croire que la fécondation ne s'opère pas plutôt à un temps qu'à un autre.

Il est certain qu'il ne saurait y avoir menstruation sans qu'en même temps ne se déclare l'évolution de la vésicule ovarienne; dès lors, comme l'expulsion de l'ovule a lieu pendant l'évolution, nous ne concevons pas cette répugnance à admettre que la fécondation doit s'établir seulement à une période antérieure ou postérieure à la menstruation. On peut dire, il est vrai, avec Cazeaux que l'ovule, après être expulsé de la vésicule ovarienne, peut ultérieurement recevoir l'influence du sperme; mais ce n'est là qu'une supposition, puisque nous avons déjà démontré que si l'ovule, au moment de sortir de sa capsule, n'était pas aussitôt fécondé, il subissait des altérations qui le rendaient impropre à recevoir l'action vivifiante du sperme. Ainsi donc, c'est pendant la menstruation, lorsqu'a lieu l'évolution de la vésicule ovarienne et la descente de l'ovule, que la fécondation se réalise nécessairement. Pourtant, si l'expulsion du germe ne s'effectue pas, cette dernière fonction n'a pas lieu non plus, à moins que, par l'intermédiaire de l'excitation produite par le coït, n'ait lieu la rupture d'une vésicule qui n'a pu le faire d'elle-même pour des causes inconnues. Ajoutons toutefois que nous ne croyons pas que, par elle-même, cette excitation puisse déterminer la descente de l'ovule.

Maintenant que nous avons déjà exposé les principaux phénomènes des premiers actes de la reproduction, voyons s'il y a des signes par lesquels il soit possible de reconnaître que l'ovule a été fécondé.

La conception est un acte physiologique qui ne pouvait pas passer inaperçu ; cependant, sauf les modifications que subissent à partir de ce moment le germe féminin et l'organe gestateur et qui ont plus particulièrement rapport à la grossesse, il n'y a aucun signe positif qui révèle que cet acte s'est accompli. Hippocrate et Galien ont dit que, lorsque la copulation était fécondante, tout le sperme restait dans les parties génitales de la femme. Les observations de tous les temps ont démontré combien cette assertion est inexacte, car la fécondation n'en dépend nullement. Quelques auteurs croient encore reconnaître un signe de la conception dans un sentiment particulier que la femme dit éprouver pendant le coït fécondant ; mais ce sentiment, lors même qu'il existerait, ne peut être rapporté à la fécondation puisque celle-ci ne s'établit pas pendant le coït.

Les horripilations, la syncope et les tranchées qui surviennent parfois sont des phénomènes trop vagues et trop insignifiants pour qu'on puisse en tirer une conclusion quelconque.

Somme toute, il n'y a pas d'indice extérieur qui fasse reconnaître que la fécondation et la conception ont eu lieu ; ainsi, dans l'appréciation de ce fait, on peut tout au plus se guider sur les modifications que peuvent offrir les organes internes de la génération.

Voilà ce que nous avons cru devoir dire au sujet de l'imprégnation, de la fécondation et de la conception. Nous savons que cette matière est susceptible de plus amples considérations, mais nous aurions été entraîné beaucoup trop loin du but que nous avions en vue, et cela n'eût été d'aucun profit aux personnes qui étudient l'art des accouchements.

CHAPITRE II

DE LA GROSSESSE OU GESTATION.

Une fois que l'ovule est fécondé, la femme se trouve dans des conditions particulières, elle est dite alors *enceinte*.

On donne donc le nom de *grossesse* ou de *gestation* à l'état où se trouve la femme depuis le moment de la conception jusqu'à celui de l'expulsion du fœtus.

Cette définition, empruntée au professeur P. Dubois et à Jacquemier, est plus précise que celle de Cazeaux. Il est clair que ce dernier, en désignant sous le nom de grossesse l'état de la femme qui a conçu et qui porte dans son sein le produit de la conception, fait à tort rentrer dans la grossesse la parturition, qui est un acte particulier de la fonction de génération.

Si l'ovule subit ses modifications et ses métamorphoses dans la cavité utérine, la grossesse est dite normale, bonne, naturelle ou utérine; quand au contraire l'ovule se développe dans une autre partie, elle est appelée anormale ou extra-utérine.

La grossesse utérine offre deux variétés : l'une est caractérisée par le développement d'un seul ovule dans la cavité de l'utérus et est dite *simple*, l'autre est caractérisée par le développement de deux ovules ou plus dans la même cavité et reçoit le nom de *composée*.

D'autres variétés sont encore admises par quelques auteurs : la première est celle connue sous le nom de grossesse *compliquée*, car alors, en même temps que le fœtus, la matrice contient un produit pathologique quelconque. La seconde est appelée *fausse* grossesse, ou grossesse *molaire*, c'est celle dans laquelle la matrice est occupée par un produit autre que l'ovule développé. Le professeur P. Dubois l'a très-bien dit, la grossesse existe ou n'existe pas : si elle existe, elle doit se ranger dans la variété des simples; si elle n'existe pas, il n'y a pas de raison pour regarder comme telle un fait tout pathologique.

De la grossesse utérine simple.

La grossesse présente à l'étude une série de phénomènes qu'on peut diviser en deux genres. Le premier comprend tous ceux qui se rapportent à la femme et le second ceux qui ont trait à l'ovule, depuis le moment de la conception jusqu'à l'expulsion.

Les phénomènes concernant la femme proprement dite consistent à la fois dans les modifications anatomiques de l'appareil sexuel et des organes accessoires, avec lesquels cet appareil garde des sympathies importantes, et dans toutes les modifications fonctionnelles et sympathiques des autres appareils organiques.

Les phénomènes appartenant au produit de la conception consistent dans les modifications que subit le fœtus depuis le commencement de sa formation jusqu'à sa parfaite constitution. Dans cette étude, nous nous occuperons d'abord du fœtus déjà constitué avec les membranes et organes accessoires, puis nous passerons à l'examen de sa formation et de celle de toutes ces parties.

La méthode que nous nous proposons de suivre dans notre analyse sera, nous le croyons, très-utile à ceux qui, pour la première fois, se livrent à l'étude de cette branche si importante de la médecine.

Des données fournies par la connaissance de tous ces phénomènes nous

tirerons ensuite les éléments du diagnostic de la gestation aussi bien que
de l'époque où celle-ci se trouve, et alors nous diviserons les signes en
diverses classes, suivant le degré de probabilité, de présomption et de
certitude qu'ils peuvent offrir.

ARTICLE PREMIER.

DES PHÉNOMÈNES QUE PRÉSENTE LA FEMME.

§ 1er. Des modifications anatomiques du bassin et de l'appareil sexuel de la femme
durant la grossesse.

Bassin. — Le bassin, formé d'éléments osseux et d'attaches ligamenteuses assez résistantes, et destiné au soutien du tronc et à des usages
très-complexes, semble n'être absolument pour rien dans l'acte· de la
fonction de la reproduction qui caractérise la grossesse. Mais s'il est vrai
qu'il ne subit aucune modification sous le rapport de l'ostéologie, il n'en
est pas ainsi des parties qui entrent dans la composition de ses articulations.

Les discussions innombrables, soulevées depuis Hippocrate jusqu'à
l'époque de Mauriceau entre les praticiens les plus distingués dans la
chirurgie et l'art obstétrical, ont surabondamment montré que les
symphyses pelviennes subissent, sous l'influence de la grossesse, des
modifications dans leur structure et dans leurs dispositions. Quelques
auteurs ont même poussé l'exagération au point d'affirmer que les os du
bassin pouvaient se désunir sous l'influence de la gestation : fait qui ne
doit être considéré que comme un phénomène pathologique, mais dans
la production duquel la grossesse ne saurait entrer que comme cause
occasionnelle.

Les modifications principales qui peuvent s'observer dans le bassin
durant la grossesse ne consistent guère que dans le développement plus
prononcé des éléments fibreux qui entrent dans la constitution des symphyses pubienne, sacro-iliaque et sacro-coccygienne : en effet, les ligaments de ces articulations se présentent imbibés de liquides, et plus
grossis et apparents que dans les conditions ordinaires; le fibro-cartilage
inter-articulaire acquiert par suite une épaisseur plus considérable, de
manière qu'il en résulte un accroissement de 11 à 14 millimètres dans
l'étendue des espaces qui séparent les articulations.

Malgré ces modifications, plus notables du reste sur les symphyses pubienne et sacro-coccygienne que sur la sacro-iliaque, il ne se produit pas
cependant, comme on l'a voulu croire, de désunion d'os, ni par conséquent de gêne pour la marche pendant la grossesse. Au contraire, cet
accroissement contribue à rendre plus résistantes et à fortifier les articulations, de telle sorte qu'elles peuvent, sans accident pour la femme, ré-

sister aux actions excentriques, ou subir la pression qu'exerce, à l'accouchement, la tête du fœtus au centre du bassin.

La symphyse sacro-coccygienne ne se maintient pas immobile comme les autres, mais les changements qui s'y opèrent concourent probablement à ce que la séparation qui existe dans ce cas soit sans aucune conséquence.

Tandis que l'utérus et les autres organes deviennent le siége de phénomènes appréciables, le bassin se conserve sans modification pendant les premiers mois de la gestation, c'est-à-dire jusqu'à la fin du quatrième mois, époque à partir de laquelle seulement on peut noter les effets qui viennent d'être indiqués.

Nous ne pensons pas qu'à cause des modifications des éléments des articulations, il puisse survenir une décomposition d'un choc qui devrait ébranler tout le bassin : en admettant cependant que par la nature des éléments cette décomposition ait lieu, il est de fait qu'elle n'augmente pas.

Organes sexuels externes et vagin. — Tous les organes externes de la génération, y compris le vagin, destinés à la copulation et plus tard au passage du produit de la conception, subissent un grand nombre de modifications, dues d'une part à l'action mécanique de l'utérus, et de l'autre à une plus grande activité vitale.

En recevant les éléments de nutrition des vaisseaux qui passent par le bassin, et en gardant d'étroites relations avec l'organe principal de la gestation, les organes externes de la génération et le vagin se présentent, sous l'influence de la grossesse, dans un véritable état de congestion, déterminé par la compression que l'utérus exerce sur les vaisseaux de ces organes, à une certaine époque de son développement organique.

Cette congestion, produisant un plus grand afflux de sang, donne à ces parties une couleur rouge foncé en même temps qu'ils sont plus épais et baignés d'une plus grande quantité de mucosités. Au moment où s'opèrent dans ces parties ces modifications mécaniques, le canal vulvo-vaginal, entrant dans une vitalité plus prononcée, se prépare à la fonction qui lui est assignée. Les parties constitutives du vagin deviennent plus distinctes et son tissu musculaire, qui offrait jusqu'alors l'aspect d'une membrane fibreuse, prend, comme M. Rouget l'a démontré, une coloration rouge qui révèle facilement sa nature et la disposition anatomique de toutes ses fibres. La muqueuse, en perdant sa couleur rosée ordinaire, acquiert non pas la couleur foncée ou noire que lui a attribuée M. Jacquemin, mais une couleur rouge ou un peu violacée. Cette membrane, augmentant en épaisseur, fait développer et rend plus saillants les replis du vagin et surtout la colonne antérieure, qui est susceptible parfois d'une extension énorme et forme un corps cylindrique assez épais, tout au long de la paroi antérieure du canal vulvo-utérin. L'anneau qui entoure l'orifice externe du canal urinaire se développe également d'une manière considérable, et apparaît sous l'aspect d'un petit corps arrondi d'une coloration analogue à celle de la lie de vin.

Les nombreuses glandes qui existent dans l'épaisseur des parois du canal vulvo-utérin, participant à l'activité des éléments qui entrent dans la composition des organes externes et du vagin, fournissent par suite de l'accroissement de leurs fonctions une quantité plus forte de mucus sous forme de liquide onctueux et un peu gluant qui baigne la surface interne du vagin et de l'ouverture vulvaire.

Préparés pour livrer passage au produit de la conception, ces organes ne subissent ces modifications qu'à la fin du quatrième ou du cinquième mois de la gestation, lorsque l'utérus a pris déjà un développement notable.

Utérus. — Destiné à contenir l'ovule et à l'accompagner dans son développement, l'utérus, comme organe principal de la gestation, présente pendant cet état des modifications si prodigieuses que, lorsqu'on l'examine dans ces conditions, il ne ressemble plus à l'organe que nous avons décrit plus haut.

Quand l'ovule a été fécondé, la congestion qui s'était manifestée sous l'influence de l'ovulation fait entrer l'utérus dans une activité et une vitalité plus marquées, de telle sorte que dans un court laps de temps, il est entièrement transformé. Ce n'est pas dans une seule de ses parties que cet organe se modifie durant la grossesse : tout ce qui lui appartient passe par des changements si considérables que ses métamorphoses sembleraient irréalisables aux personnes étrangères aux études obstétricales. Cependant, comme le col de l'utérus n'offre pas dans son essence les modifications du corps du même organe, nous croyons utile de traiter séparément les phénomènes présentés par chacune des parties de l'organe gestateur.

A. **Corps de l'utérus.** — Le corps de l'utérus varie, sous l'influence de la grossesse, dans ses dimensions, sa forme, sa direction, sa position, sa consistance, sa structure, sa texture, dans ses propriétés, enfin dans ses rapports.

Dimensions. — Quand on examine l'utérus à l'état de vacuité et au terme de la gestation, rien ne surprend plus que l'augmentation de volume que cet organe a atteinte sous l'influence de la grossesse. En effet, tandis qu'à l'état de vacuité l'utérus n'a guère que 67 à 81 millimètres de hauteur, 35 à 40 de largeur au fond, et 17 d'épaisseur, il arrive au terme de la gestation à avoir en hauteur 33 centimètres, en largeur entre les insertions des trompes 24, et en épaisseur 22. Mais ce développement énorme est long à s'opérer, et le fond et le corps de l'organe n'y participent point en même temps. Situé dans l'intérieur du bassin, l'utérus commence à s'élever, seulement à la fin du troisième mois de la gestation, un peu au-dessus du niveau des pubis et va graduellement en augmentant dans ses dimensions à mesure des progrès de la grossesse. Ce développement ne se fait pas néanmoins également ou régulièrement d'un mois à l'autre de la gestation. L'utérus, en effet, peut quelquefois rester stationnaire pendant un ou deux mois pour acquérir au commencement du mois qui suit l'accroissement de volume qui doit marquer approximativement une certaine époque de la grossesse. Cette remarque que nous avions déjà faite au moment où nous étudiions, à Paris, l'art des accouchements, confirmée au surplus par les faits de notre clinique actuelle, est néanmoins en désaccord avec ce que pense Désormeaux, pour qui le degré de développement de l'utérus serait uniforme et toujours le même, en sorte qu'il y aurait de mois en mois un accroissement régulier dans les dimensions de cet organe.

L'extension ou le développement de l'utérus a lieu pendant les premiers mois aux dépens du fond de l'organe gestateur, et ce n'est qu'ultérieurement que le corps prend part à ce développement, qui s'étend ainsi à l'organe tout entier.

Si, dans les conditions que nous indiquons, on a l'occasion d'observer sur le cadavre les organes générateurs, on voit que l'insertion des trompes occupe une place différente; ainsi, au lieu de se trouver au même niveau ou un peu plus bas que le fond de l'utérus, elle est presque à l'endroit qui joint le tiers supérieur aux deux tiers inférieurs du diamètre vertical de l'organe.

Le développement de l'utérus, regardé anciennement comme un fait purement mécanique déterminé par le produit de la conception pendant qu'il grandit, est un phénomène physiologique pour la production duquel il n'y a besoin que du concours des forces organiques de la nature. Le mouvement vital ou nutritif réveillé par l'ovule dans l'organe gestateur explique bien mieux l'accroissement de l'utérus que l'action excentrique que ce même œuf pourrait exercer en se développant sur les parois utérines, d'autant plus que celles-ci se présentent, comme on va le voir, dans des conditions qui éloignent toute idée d'action résultant d'une force répulsive.

Forme. — L'utérus, semblable par sa forme à une poire, lorsqu'il est vide, change d'une manière bien étrange à mesure de son agrandissement : ainsi, lorsqu'il est développé depuis le fond jusqu'au corps, il abandonne sa forme première pour prendre celle d'un sphéroïde, et finit par devenir ovoïde quand il est *dilaté* jusqu'au col ou lorsque cette partie a disparu. L'ovoïde utérin, dans les conditions normales, ne se présente pas, comme l'a dit Cazeaux, aplati à sa partie supérieure, car la projection qu'il offre antérieurement, même à travers les parties abdominales, fait positivement percevoir une face parfaitement arrondie. Il ne nous paraît pas plus vrai que la face postérieure qui est séparée de la colonne vertébrale par une partie des intestins, et qui dans l'état ordinaire est par là à l'abri d'une grande compression, puisse subir une dépression ou un aplatissement. Moins heureux que Cazeaux, jamais les examens auxquels nous nous sommes livré n'ont pu nous faire reconnaître une pareille chose. Si, d'après ce qui précède, on doit croire que le fond et le corps de l'organe gestateur sont arrondis, il ne s'ensuit pas toutefois, en vertu de la constitution propre et de la nature des éléments qui sont contenus dans la cavité de l'utérus, qu'il ne puisse y avoir un changement momentané dans les parois de cet organe ou bien une variété dans sa forme.

Direction. — L'utérus, parallèle à l'axe du détroit supérieur lorsqu'il est vide, s'écarte peu de cette direction dans les premiers mois de la gestation, ou pendant qu'il se trouve dans la concavité pelvienne; mais aussitôt qu'il franchit l'angle sacro-vertébral ou qu'il s'élève au-dessus, il se sépare un peu de la ligne médiane dans son développement successif, et se dirige avec tant de fréquence du côté droit de la cavité abdominale, que l'attention des praticiens doit nécessairement se porter sur ce point, afin de connaître les causes d'une telle inclinaison de l'utérus.

Les causes réelles de ce phénomène singulier n'ayant pu être découvertes, quelques accoucheurs ont supposé que cette pente provenait de l'habitude de coucher sur le côté droit plutôt que sur l'autre ; chose entièrement inexacte, car les observations qui ont été faites depuis lors ont démontré que le coucher sur le côté gauche n'empêchait pas que l'inclinaison de l'utérus eût lieu du côté droit, tandis que dans d'autres cas l'inverse avait lieu : c'est-à-dire que l'organe penchait à gauche quand les femmes couchaient sur le côté opposé. Cette supposition, jugée comme de juste inadmissible, a donné lieu à une autre encore plus extravagante : celle de rapporter ce phénomène à l'habitude de se servir de la main droite de préférence à la main gauche. Il a donc fallu rechercher ailleurs l'explication du fait.

Madame Boivin présenta alors une explication naturelle qui semblait devoir être admise sans le moindre doute et qui consistait en ceci : que du moment où le ligament rond du côté gauche était plus long que celui de droite, il résultait de cette disposition que l'utérus devait s'incliner de ce dernier côté. Mais à l'encontre de l'avis de cette célèbre accoucheuse, les professeurs Velpeau et Cruveilhier ont dit que, si le ligament droit était plus court que le gauche, cela ne pouvait constituer la cause, mais bien l'effet de l'inclinaison de l'utérus. Nous ne savons jusqu'à quel point est exacte l'opinion des illustres professeurs que nous citons, mais ce qui paraît sûr, d'après les recherches faites dernièrement par M. Rambaud, c'est que le ligament droit est aussi long que le gauche, et que les cas où le ligament gauche est plus long sont bien moins fréquents que ceux où l'inclinaison est du côté droit. Tout bien considéré, nous ne croyons pas, d'une part, qu'il puisse se produire sous l'influence de la grossesse, comme l'ont voulu les professeurs Velpeau et Cruveilhier, un raccourcissement relatif du ligament rond droit, et d'une autre part que l'opinion de madame Boivin soit vraie, car l'obliquité de l'utérus s'observe souvent dans des cas où il n'y a pas de différence de longueur entre les deux ligaments ronds.

Dans ces circonstances, aucune des explications présentées ne pouvant être acceptée, on pensa alors que la pente de l'utérus dépendait probablement de l'insertion du placenta sur le côté droit de l'organe gestateur; mais on ne tarda pas à vérifier que, soit que le placenta s'insérât sur le côté gauche, soit que l'insertion se fît dans tout autre point et même sur le col de l'utérus, l'inclinaison de ce dernier n'était nullement modifiée.

Cette idée, manquant d'appui dans l'observation, fut à son tour abandonnée.

Subséquemment, comme on remarqua que l'intestin rectum et l'S iliaque se trouvaient au côté gauche de l'utérus, et que d'un autre côté il n'est pas très-rare que ces intestins contiennent, pendant les premiers temps de la gestation, des portions de matière fécale, on crut que l'utérus était, à cause de cette disposition, dévié de sa direction, et qu'ainsi il tendait tout naturellement à croître et à se développer sur une ligne un peu oblique tirant à droite.

Lors même que la portion de l'intestin formant le cæcum n'existerait pas du côté opposé à l'S iliaque, nous ne saurions partager cette opinion, car si la déviation résulte de la présence des excréments, c'est-à-dire de la constipation, il doit en être différemment quand il y a diarrhée.

Que le fait dépende d'une cause ou d'une autre, nous ne pouvons nous empêcher de dire que les explications qui ont été présentées jusqu'à ce jour ne peuvent satisfaire un esprit un peu exigeant. Si le phénomène n'est pas lié, comme le dit le professeur P. Dubois, au mode particulier de l'évolution de l'utérus, il ne doit, selon nous, être produit que par une disposition anatomique qui n'a pas été aperçue jusqu'ici.

Position. — Le corps et le fond de l'utérus, se modifiant en volume comme en direction, ne pouvaient s'empêcher d'éprouver également quelque changement dans leur position. Dès que l'utérus s'est assez développé pour arriver à la hauteur de la région ombilicale, on remarque qu'il tend grandement à se tordre sur son propre axe et qu'alors il offre des modifications dans les rapports de ses régions ou faces avec les parties voisines. Si, lorsque la grossesse touche presque à son terme, on a l'occasion d'examiner la paroi antérieure de l'abdomen, on voit qu'il n'y a pas contiguité entre la face antérieure de l'utérus et la face interne de cette paroi, et que l'organe gestateur a éprouvé une véritable torsion dans son corps. En vertu de cette disposition, la région latérale gauche avec l'ovaire et la trompe correspondante va occuper la place de la région antérieure, la région latérale droite se plaçant alors presque en rapport avec l'angle sacro-vertébral.

La position de l'utérus subit donc une modification qui se traduit par une torsion dirigée de gauche à droite, torsion qui change les rapports de l'organe gestateur. Les déductions pratiques à tirer de ce fait sont si visibles dans quelques opérations obstétricales, qu'il n'est besoin, à ce que nous pensons, que d'indiquer son existence pour faire ressortir la valeur immense qui résulte de sa connaissance.

Consistance. — A l'état ordinaire, l'utérus, qui est dur et d'une consistance fibreuse, se présente, lorsqu'il est sous l'influence de la gestation, comme un tissu infiniment moins résistant et doué d'une flexibilité extraordinaire. Cette perte de densité du tissu utérin n'est cependant pas, comme dit Cazeaux, poussée au point que les parois de l'organe en deviennent molles et flasques : la dureté fibreuse de l'utérus diminue, il est vrai, considérablement, mais on peut constater même par le palper du ventre que le tissu de l'organe gestateur offre encore une certaine résistance élastique en vertu de laquelle les parois une fois déprimées peuvent s'amplifier de nouveau lorsqu'on cesse d'y exercer une pression quelconque. Si le tissu utérin était susceptible de devenir mollasse et flasque, comment pourrait-on reconnaître l'utérus à travers les parois abdominales et en marquer les limites, comme on le fait dans d'autres cas très-facilement? Comment comprendre, en outre, que cet organe puisse prévenir les suites funestes auxquelles le fœtus serait exposé s'il survenait une forte commotion physique (éprouvée par la mère) ou lorsqu'un coup aurait été porté sur le ventre? Il est donc évident que cette résistance ou flexibilité élastique du tissu utérin existe, et c'est là seulement que Cazeaux eût dû rechercher l'explication des faits analogues qu'il cite dans son excellent Traité sur les accouchements. Nous ne prétendons pas dire qu'il ne puisse se produire une flaccidité dans le tissu de l'utérus : mais cette flaccidité ou ramollissement ne se manifeste par bonheur que dans des cas exceptionnels et constitue par elle-même un état séreux, compromettant les phénomènes de la parturition.

Le tissu utérin commence dès la gestation à subir ses modifications qui sont d'abord peu sensibles, mais qui deviennent bien appréciables à mesure qu'avance l'époque de la grossesse, c'est-à-dire lorsque l'utérus s'élève déjà au-dessus du détroit supérieur. De plus, comme le développement va du fond au corps, il est aisé de comprendre que c'est dans les régions plus supérieures que se manifestent d'abord les modifications dans la consistance du tissu de l'utérus.

Structure et texture. — De toutes les modifications étudiées jusqu'ici, celles que la grossesse imprime sur les éléments de l'utérus sont sans contredit les plus intéressantes.

L'utérus composé, comme on le sait, de différentes tuniques, subit des changements d'autant plus sensibles dans sa structure et dans sa texture, que les éléments entrant dans sa composition varient tout à fait d'aspect et révèlent clairement et péremptoirement une nature restée jusqu'alors à l'état rudimentaire, et au sujet de laquelle il était tout au plus permis de faire quelques suppositions. Désirant donner à ce sujet toute l'attention qu'il mérite, nous passerons séparément en revue les modifications qui s'opèrent sur les trois tuniques dont se compose l'organe gestateur.

Tunique péritonéale. — La tunique péritonéale ou séreuse qui enveloppe en partie l'utérus et seulement dans l'étendue de sa face postérieure et aux trois quarts supérieurs de sa face antérieure, finit par recouvrir complétement cet organe quand il a atteint le terme de son développement. Dans ces conditions il est évident que cette tunique doit subir de grandes modifications dans sa structure, pour pouvoir suivre l'extension de l'utérus et le recouvrir dans toute son étendue. Quelques auteurs, ne pouvant comprendre que le péritoine se modifiât dans sa structure, ont pensé dès lors qu'il s'étendait, et que, les deux feuillets des ligaments larges se dédoublant, l'utérus ainsi pouvait être revêtu de tous côtés de sa tunique séreuse. Mais comme l'ont démontré le professeur P. Dubois et M. Jacquemier, il fallait, pour qu'il y eût cette ampliation, que la tunique péritonéale devînt assez amincie, ce qui n'a certainement pas lieu. Il est vrai que le dernier de ces auteurs dit qu'on trouve quelquefois dans cette tunique des cicatrices linéaires qui indiquent positivement qu'au développement de l'utérus elle a souffert quelque extension forcée qui se révèle par ces solutions de continuité ; mais cela seul ne donne pas la raison d'être de l'opinion présentée plus haut : nous croyons la tunique séreuse susceptible d'éprouver les effets que fait remarquer M. Jacquemier, mais il n'en est pas généralement ainsi. Les feuillets qui constituent les ligaments larges se dédoublent pour aider à l'ampliation des bords latéraux de l'utérus ; néanmoins, comme nous le ferons voir plus loin, ce dédoublement serait par lui-même insuffisant si ces replis séreux n'étaient modifiés dans leur structure de manière à augmenter de grandeur ou à se développer. C'est donc en conséquence d'une véritable hypertrophie et de la formation d'éléments nouveaux que la tunique séreuse acquiert une étendue égale à celle de l'utérus lorsqu'il est arrivé au terme de son développement, et cela est si visible, que, dans cet état, il a une épaisseur bien plus considérable que lorsque l'utérus est à l'état de vacuité.

Les ligaments larges et les replis utérins antérieurs et postérieurs accompagnent l'organe gestateur dans son développement, mais, ainsi que Désormeaux l'a démontré, il ne peut y avoir dans les premiers un vrai glissement sur les faces de l'utérus, car les trompes et les ligaments de l'ovaire étant embrassés par ces replis péritonéaux s'opposent à ce qu'ils éprouvent dans aucun sens un mouvement de locomotion.

Comme nous l'avons déjà dit, nous croyions que les feuillets des ligaments larges pouvaient se séparer de manière à permettre qu'entre eux s'accommodent jusqu'à un certain point les bords latéraux de l'utérus ; mais cette séparation doit être excessivement réduite, car la grandeur de ces plis ne diminue pas absolument, de même qu'ils ne deviennent pas plus minces qu'auparavant. Si quelques auteurs ont avancé le contraire, tout s'explique parfaitement par une erreur d'appréciation, dans ce sens que les ligaments larges forment deux replis de peu d'étendue en rapport avec le volume de l'utérus dans l'état ordinaire ; mais quand cet organe atteint, par la gestation, son parfait développement, comme il se présente sous un volume considérable, il semble par rapport à lui que les ligaments larges ont diminué de grosseur. Ce ne peut être que par une hypertrophie des éléments entrant dans la composition de la séreuse située près des côtés de l'utérus, que cet organe peut se développer sans que les feuillets qui constituent les ligaments larges se séparent dans une grande étendue. Indépendamment de toutes les modifications que souffre dans sa structure le feuillet péritonéal de l'utérus, il est à remarquer que cette membrane qui était, avant la grossesse, intimement liée au tissu propre de l'organe, se présente dans des conditions telles, à l'occasion de la gestation, qu'on peut avec une extrême facilité découvrir les faisceaux musculaires qui entrent dans sa composition et apprécier ainsi le développement qu'elle a acquis.

Tissu propre de l'utérus. — Le tissu propre de l'utérus, extrêmement dense à l'état de vacuité, présente, quand on l'examine au terme de la grossesse, des modifications immenses tant dans sa couleur que dans la structure des éléments qui le composent. Sa couleur qui, dans l'état ordinaire, est d'un blanc jaunâtre semblable à celle des membranes fibreuses prend, pendant la gestation, une couleur rouge foncé parfaitement pareille à celle du cœur ou d'un muscle de la vie de relation.

D'une nature douteuse et contestable à l'état de vacuité, ce tissu présente dans la période de la gestation des caractères musculaires si évidents qu'il n'est plus possible de douter, dès lors, du genre d'éléments qui le constituent.

L'utérus ne pouvait se développer au point d'atteindre un volume si considérable sans que des changements hors ligne eussent lieu dans ses éléments de composition, et sans qu'il y eût encore formation ou création d'éléments de même espèce. Les fibro-cellules, d'une fort petite dimension quand l'utérus est dans l'état ordinaire, arrivent après un accroissement progressif, d'après Kölliker, à atteindre sur la fin de la gestation un volume sept à onze fois plus considérable. Ce développement, plus marqué sur les fibro-cellules de la couche superficielle du tissu que sur celles des couches profondes, ne se révèle pas sur la partie de l'utérus où est inséré le placenta. Outre cette augmentation d'étendue et de largeur des fibro-cellules primitives, on remarque entre les différentes tuniques du tissu propre une foule de cellules dont une partie sont déjà changées en fibro-cellules, et l'autre à l'état transitoire et en voie de transformation. La formation de ces éléments nouveaux est plus active dans les premiers temps de la gestation, et, selon Kölliker, paraît devoir ne plus se manifester lorsque celle-ci est arrivée au sixième mois. Les faisceaux musculaires qui résultent de l'assemblage des fibro-cellules offrent un grand développement, lors de la grossesse, non pas seulement par leur volume propre actuel, mais aussi à cause de l'accroissement du tissu conjonctif interposé au milieu d'eux. Ce tissu, répandu alors en grande quantité entre les fibro-cellules, se transforme dans quelques points et se convertit en véritables fibres à la fin de la gestation.

Les noyaux des fibro-cellules accompagnent le développement de ces éléments et se forment avec les nouvelles fibro-cellules engendrées dans la période évolutoire de l'organe gestateur. A mesure que les éléments déjà existants se développent et qu'il en apparaît d'autres de la même nature, on observe, entre le tissu propre de l'utérus, un certain nombre de corpuscules granuleux simples ou même de nature graisseuse au sujet de la disposition desquels il paraît n'y avoir pas grand accord entre les histologistes, car, tandis que les uns regardent ces granulations graisseuses comme un résultat de la transformation des fibro-cellules, les autres y voient des éléments nouveaux. Quoi qu'il en soit, ces corpuscules se présentent de préférence dans le centre du tissu propre de l'utérus et surtout au point d'insertion du placenta, et disparaissent quelque temps après la gestation sans qu'il en reste le moindre vestige, quand l'utérus est rentré dans ses conditions primitives.

Si tous les auteurs admettent ce que nous venons de dire sur la structure du tissu propre de l'organe gestateur, il n'en est pas de même quand il s'agit de la texture ou de l'arrangement qu'offrent ces éléments musculaires. D'après l'augmentation prodigieuse que les faisceaux de fibro-cellules éprouvent, rien ne paraît plus aisé que de suivre la direction que prendrait chacun d'eux et de faire ainsi à mesure l'étude des différentes couches ou plans de tissu qu'ils iraient constituer. Cependant, de tant de descriptions de la texture de l'utérus, faites depuis le temps de Vésale par les anatomistes et les accoucheurs, il n'y en a pas une où l'exposition de la direction et des plans des fibres musculaires utérines soit identique. L'objet a même été présenté par quelques-uns des premiers d'une manière si incompréhensible et si imparfaite que, dès lors, on en jugea impossible la connaissance exacte, et on donna peu d'importance à des travaux, du reste remarquables, publiés par divers anatomistes.

Ce ne fut qu'à partir de 1821 que la texture de l'organe gestateur occupa de nouveau l'attention des investigateurs. En effet, madame Boivin ayant à cette époque mis à contribution les ouvrages de Joseph Sue, et examinant l'objet par elle-même, présenta à ce sujet un mémoire à l'Académie de médecine de Paris, dans lequel elle chercha à démontrer que le tissu propre de l'utérus était composé d'une couche musculaire superficielle et d'une autre profonde. La couche superficielle se composait de fibres obliques lesquelles, partant de la ligne médiane de l'utérus, se dirigeaient en dehors jusqu'au tiers inférieur du corps de l'organe d'où sortaient quelques faisceaux qui se distribuaient en avant et en arrière des ligaments utérins. Ces fibres, d'autant plus longues qu'elles approchaient davantage de la partie inférieure, se disposaient en plans concentriques et presque circulaires quand elles s'approchaient des angles supérieurs de l'utérus, d'où se détachaient des faisceaux pour aller constituer les trompes et les ligaments ronds. Après la dissection des fibres supérieures de cette couche, disait la célèbre sage-femme de Paris, l'utérus ressemblait à une tête humaine garnie de cheveux divisés par le milieu et liés autour des oreilles. Les fibres plus inférieures de la couche superficielle, au lieu de présenter cette disposition oblique, partaient de chaque côté de la ligne médiane des deux faces de l'utérus, et allaient horizontalement se terminer au côté opposé de la même ligne, ayant ainsi une direction semi-circulaire.

La couche profonde était formée de divers plans de fibres circulaires qui, partant de chaque angle de l'utérus, se disposaient en angles concentriques d'autant plus considérables qu'elles arrivaient plus près de la partie inférieure du corps de l'organe, où elles devenaient alors horizontales jusqu'à ce qu'elles arrivassent à la partie inférieure du col.

La description de madame Boivin, acceptée jusqu'à une époque encore peu éloignée, fut depuis combattue par Deville, qui, étant entré à ce sujet dans diverses recherches, a pu ainsi rencontrer dans la texture de l'utérus des dispositions qui avaient échappé à l'illustre accoucheuse. Suivant la description présentée par cet auteur, les fibres musculaires de l'utérus, après avoir pris naissance des trompes, des ligaments ronds et larges et des ligaments ovariens, se dirigent sur la face antérieure et sur la face postérieure du corps de l'utérus, où les faisceaux supérieurs prennent une direction un peu oblique ascendante, les faisceaux médians une direction transverse, et les faisceaux inférieurs une direction oblique en bas jusqu'à la hauteur de l'union du corps au col de l'utérus. En arrivant à la ligne médiane de l'organe gestateur, tous ces faisceaux sont coupés par un faisceau longitudinal plus ou moins sinueux, qui, partant de la

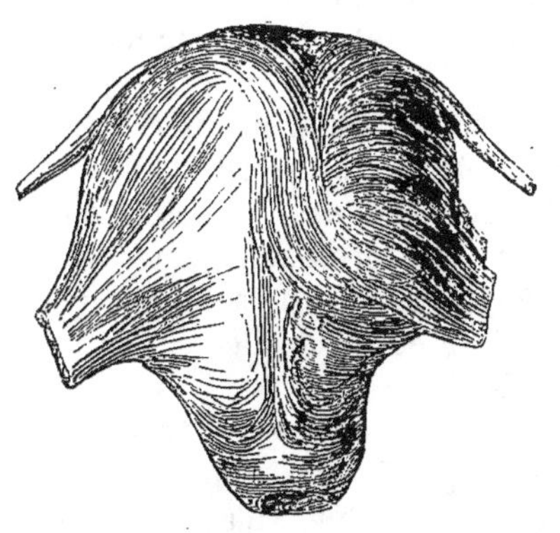

(FIG. 21.) — *Fibres musculaires de l'utérus.*

jonction du corps avec le col, antérieurement, va se terminer au même point de la face opposée. En observant avec attention (fig. 21), dit Deville, on voit très-facilement que ce faisceau de fibres longitudinales se continue avec les faisceaux précédents de fibres obliques et transverses;

pour expliquer son existence, il dit que ces dernières fibres, en approchant de la ligne médiane de l'utérus, s'agglomèrent, et tandis que les supérieures cheminent verticalement en bas, les inférieures se courbent et se dirigent verticalement aussi en haut, où elles suivent le côté opposé à celui d'où elles sont primitivement parties, pour se confondre avec les faisceaux transverses ou obliques de ce même côté. Le faisceau vertical, constitué de la sorte par les fibres transverses dont la direction n'a guère changé, formerait la partie centrale d'un X dont les branches obliques ou transverses seraient représentées par les fibres transverses ou obliques de la face antérieure et de la face postérieure de l'utérus.

Le faisceau vertical n'est ni si visible ni si complet à la partie antérieure qu'à la face postérieure de l'organe gestateur, à la surface de laquelle il manque quelquefois ; les faisceaux musculaires transverses se dirigent alors d'un côté de l'utérus à l'autre sans le moindre embarras ou sans changement de direction. Indépendamment de cette couche musculaire, Deville en rencontra une autre située plus profondément, ayant une disposition tout à fait semblable à celle de la couche superficielle ; mais tandis que dans celle-ci le faisceau vertical de la face antérieure est delié et étroit comme celui de la face postérieure, dans la couche profonde il est considérablement large et occupe pour ainsi dire toute la face postérieure de l'utérus, ou l'espace allant de l'insertion de l'une à l'autre trompe. Les fibres transverses, en arrivant de cette manière aux bords de la face postérieure de l'utérus, changent aussitôt de direction et vont constituer, par le mécanisme que nous avons déjà exposé, le faisceau longitudinal. Quant aux fibres transverses de la région profonde de la face antérieure, comme elles sont disposées de la même manière que les fibres de la couche superficielle, elles n'offrent rien de spécial.

Le col et la partie inférieure du corps de l'utérus sont, suivant cet anatomiste, absolument de la même texture que le fond et le corps de cet organe ; ainsi on note dans ces points un entre-croisement des fibres transverses d'un côté avec celles du côté opposé, et quelquefois la formation des faisceaux verticaux respectifs, qui s'élèvent dans la cavité du col pour aller constituer la saillie connue sous le nom d'arbre de vie.

Bien que Cazeaux se soit assuré de la justesse de la description de Deville par l'inspection des belles pièces anatomiques disséquées par cet auteur, celui-ci n'a pas moins été combattu par d'autres praticiens qui, à leur tour, se sont dernièrement livrés à des recherches sur ce point si litigieux de l'anatomie utérine. Ainsi M. Pajot n'a pu reconnaître, dans les études et préparations faites par lui à ce sujet, la disposition si régulière dans le faisceau vertical médian indiquée par Deville.

Suivant lui, s'il est vrai qu'on découvre distinctement le faisceau longitudinal dans le fond de l'utérus, toujours est-il qu'il n'a pas été possible de le rencontrer à la partie inférieure de cet organe, où l'on n'observe tout au plus que l'entre-croisement des fibres obliques et transverses venant de chacune des régions latérales. La disposition qu'il a constatée dans le plan profond est différente aussi de celle signalée par Deville; en effet il y a vu, comme madame Boivin, à laquelle il donne à ce sujet toute raison, une couche de fibres horizontales disposées en cercles concentriques. Entre les deux couches dont il a été question, le professeur Pajot, à la suite d'une dissection minutieuse, parvint à en rencontrer une autre qui a été soupçonnée mais non décrite par madame Boivin et par Deville. Cette couche est composée, suivant M. Pajot, par des faisceaux de fibres musculaires qui se croisent les uns sur les autres et forment un tissu dense et presque inextricable (fig. 22). Elle présente cependant quelques faisceaux courbes qui descendent du fond de l'utérus et coupent en angles arrondis les fibres transverses.

En présence d'une telle divergence, force était d'avouer, comme l'a fait M. Sappey dans son *Traité d'anatomie*, que de tous les efforts qui avaient été faits, il n'avait pu surgir encore une formule de la texture musculaire de l'utérus. La science n'avait pu recueillir qu'une faible somme de notions po-

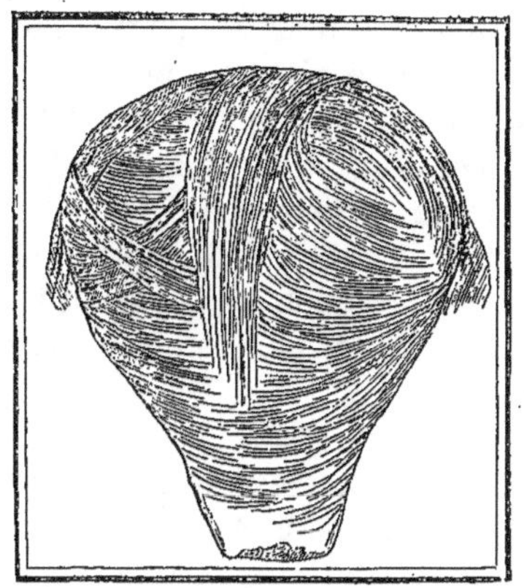

(FIG. 22.) — *Fibres de la face postérieure de l'utérus.*

sitives, quand, en 1864, un très-habile anatomiste, Hélie, de Nantes, fit paraître un mémoire dans lequel il décrivait de main de maître la disposition des fibres musculaires de l'utérus, et combla désormais la lacune qui existait à ce sujet. Il ressort, en effet, de la comparaison de ses excellentes planches et de sa description avec celle des autres anatomistes et praticiens qui l'ont précédé, que les travaux de ceux-ci sont fort incomplets, et que s'ils émettaient certaines idées réelles et ingénieuses, d'autres, au contraire, n'étaient que le produit de l'imagination.

Ne pouvant suivre pas à pas le docteur Hélie dans l'exposition des moyens qui doivent être employés pour l'étude de la texture musculaire de l'utérus, nous devons néanmoins dire que, ainsi que madame Boivin, il a quelquefois observé que cet organe était, immédiatement au-dessous du péritoine, enveloppé par une lame fibreuse déliée, mais forte et résistante, à la face interne de laquelle s'implantent de nombreuses fibres musculaires. La lame fibreuse limitée aux parties que recouvre le péritoine, offre généralement plus d'épaisseur et de dureté à la face antérieure qu'à la face postérieure de l'utérus, et devient bien plus prononcée aux ligaments ovariens et à leur expansion derrière cet organe, qu'aux ligaments pubiens et dans le fond, d'où il n'y a pas de prolongement aux trompes. Aux parties où cette lame fibreuse sous-péritonéale n'existe pas, se détachent du tissu musculaire utérin des fibres minces qui se dirigent vers les ligaments larges, où elles forment de chaque côté deux lames verticales sous-jacentes aux lames séreuses, avec des aréoles plus compactes près de l'utérus que dehors. Quelques-unes de ces fibres se dirigent en arrière, d'autres en avant et vont faire partie des ligaments utéro-vésicaux et recto-utérins.

Toutes ces fibres musculaires ont d'étroites liaisons avec les faisceaux de la même nature qui entrent dans la composition des ligaments pubiens et ovariens, et constituent le système qui a été décrit par le professeur Rouget et par M. Joulin, sous le nom de muscles extrinsèques de l'utérus.

Quant au tissu propre de cet organe, autrement dit muscles intrinsèques, ils forment, suivant le docteur Hélie, trois couches distinctes : *externe, moyenne* et *interne.* Dans le col existent seulement les couches externe et interne.

Ces couches se distinguent néanmoins bien plus les unes des autres par la direction et la disposition qu'elles affectent, que par leur isolement, car les fibres passent fréquemment d'une couche à la couche sous-jacente.

Couche externe. — La couche externe est en grande partie constituée par un large faisceau médian, qui part de derrière l'union du corps avec le col de l'utérus, couvre le fond de cet organe et se termine en avant, tantôt au niveau des irradiations inférieures du ligament rond, tantôt à l'union du corps avec le col de l'utérus. Dans tous les cas il descend en arrière plus bas qu'en avant, et décrit une anse au fond de l'organe, d'où le nom de *faisceau ansiforme,* donné par le docteur Hélie. De chaque côté du faisceau médian (fig. 23), on rencontre des faisceaux fasciculés transversaux ou obliques, qui se portent aux bords de l'utérus, et convergent aux trompes et aux ligaments ronds et ovariens.

Le faisceau médian est constitué au centre par des fibres qui naissent de la partie profonde de cette couche, et latéralement par les fibres transversales, dont il a été parlé plus haut. Venant des bords de l'uté-

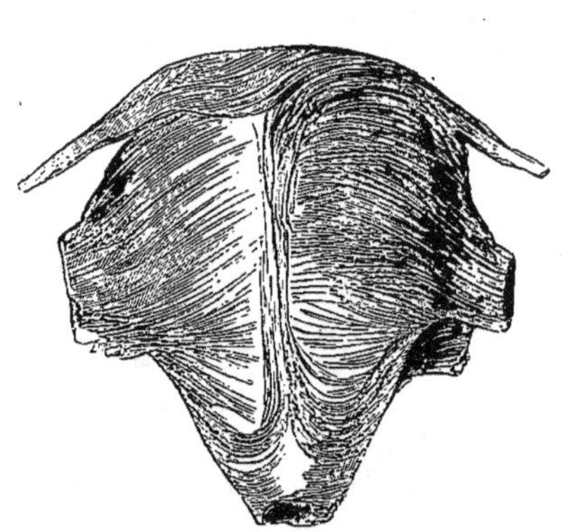

(FIG. 23.) — *Faisceaux de la couche externe de l'utérus.*

rus, elles se courbent et s'élèvent de telle sorte que ce faisceau étroit a son origine à la face postérieure, s'élargit successivement par la jonction à ses bords de nouvelles fibres qui surgissent dans les intervalles de celles qui le constituaient primitivement ; et dès qu'il atteint le fond de l'utérus où il acquiert un grand développement, beaucoup de ses fibres se dirigent aux angles de cet organe et aux trompes : il est réduit alors, à sa partie antérieure, à un plan très-mince dont les fibres latérales se lient aux fibres superficielles qui émanent des ligaments ronds, et dont les fibres moyennes sont les seules qui descendent jusqu'à l'union du corps avec le col.

Le faisceau médian est presque toujours recouvert à son origine postérieure d'une couche mince de fibres transversales, et est disposé en deux plans : l'un superficiel et délié, l'autre profond et épais, séparés par une couche de fibres transversales aussi, et ayant tous les deux la même disposition sus-indiquée.

Dans aucun cas le docteur Hélie n'a observé l'entre-croisement médian complet de toutes les fibres du faisceau ansiforme, signalé par Deville : si dans quelques utérus un croisement a pu être évident, il était limité à une petite portion du faisceau, et la plupart de ces fibres parcouraient leur trajet au même côté de la ligne médiane; dans d'autres cas il n'y avait même pas de disposition ansiforme du faisceau médian, ni de croisement central d'une portion des fibres : celles-ci venaient parallèlement de la partie postérieure pour se terminer à la partie antérieure, les fibres transversales passant sous leurs bords.

Quoi qu'il en soit, ces dernières fibres qui, avec le faisceau médian, couvrent la surface du corps de l'utérus, se prolongent en dehors, et une partie d'entre elles va entrer dans la composition des trompes, des ligaments larges, des ligaments ovariens et ronds.

Les fibres qui se prolongent sur les trompes forment un faisceau mince qui enveloppe ces canaux dans toute leur étendue, et peut être accompagné jusqu'aux languettes du pavillon.

Des fibres qui sont entrées dans la composition du faisceau médian et de la partie moyenne du corps de l'utérus se détache inférieurement un faisceau qui, en se réunissant à un autre qui vient du fond de cet organe, forme les ligaments des ovaires. Tous les deux non-seulement font partie à leur origine du faisceau médian, mais ils naissent des fibres transversales sous-jacentes et même de la couche moyenne de l'utérus. Quelques fibres du faisceau ansiforme ou médian se recourbent en haut jusqu'au fond de l'utérus, ensuite descendent par le côté externe avec les fibres transverses de la même partie de l'organe, et au niveau de l'union du corps avec le col, se réunissent à une lame transversale, et vont par ce moyen constituer les ligaments ronds, dont le volume est plus considérable près de l'utérus que dans le reste de son étendue. Quelques-unes de ses fibres se continuent par la face profonde avec les plans musculaires sous-jacents, et envoient par derrière un faisceau qui va rayonner sous l'expansion des ligaments ovariens.

Les fibres transverses qui ne sont pas entrées dans la composition des ligaments de l'utérus se dirigent vers les bords de cet organe, où elles affectent une disposition très-curieuse qui n'avait pas été indiquée par les anatomistes avant le docteur Hélie. Ainsi, quand les deux lames des ligaments larges s'écartent jusqu'au bord de l'utérus, on peut observer, dit cet auteur, qu'outre la doublure fournie à chacune de ces lames, les fibres transversales, depuis les trompes jusqu'au col, arrivant au bord de l'organe gestateur et y rencontrant les nombreux vaisseaux qui sortent de l'utérus ou qui y entrent, se recourbent en arceaux, s'écartent, se subdivisent en fascicules pour donner passage à ces canaux sanguins, et vont se terminer à la face opposée à celle d'où elles provenaient, de telle sorte que les plus superficielles d'une face deviennent profondes dans l'autre et forment un vrai croisement latéral où les vaisseaux restent compris ou enveloppés comme dans un anneau. Les fibres transversales qui viennent de l'organe et de la région la plus élevée de ses faces entrent en partie dans la formation des trompes et des ligaments ronds et ovariens; mais la plupart descendent sur les bords de l'utérus, affectant une disposition plus ou moins flexueuse, et forment, aussitôt qu'elles ont rencontré ces mêmes bords, autant d'anneaux autour des vaisseaux qu'ils ont de branches; elles vont ensuite dans leur trajet descendant plonger dans l'épaisseur du tissu musculaire, pour se recourber en avant et en arrière, et devenir transversales.

Les fibres de la couche externe du col offrent une disposition différente de celles de la couche du corps, et sans former de faisceau médian, elles s'assemblent en lames qui se dirigent obliquement de bas en haut, et se croisent soit à la ligne médiane, soit latéralement, avec celles du côté opposé, en laissant des intervalles libres par où passent les vaisseaux. Les lames superficielles s'entre-croisent avec les lames profondes, et conservent la même disposition sur l'une comme sur l'autre face du col, aux bords duquel elles offrent un arrangement pareil à celui des faisceaux du corps de l'utérus. Un certain nombre de fascicules superficiels se détachent des bords du col pour se porter à la vessie, aux replis vésico-utérins et aux côtés du rectum. A la partie inférieure le tissu musculaire du col se continue avec celui du vagin, d'où il est difficile de le séparer.

Couche moyenne. — Quoiqu'il soit très-difficile de détacher la couche moyenne de la couche externe, à cause de la transition insensible qu'il y a de l'une à l'autre, et de la continuité qui existe avec beaucoup de leurs faisceaux respectifs, toutefois, quand avec de la patience et du soin on a séparé tous les faisceaux de la couche externe qui se confondent avec ceux de la couche moyenne, on observe, d'après le docteur Hélie, que cette dernière diffère de l'autre par la disposition, et qu'elle est constituée ou formée par des lames épaisses, longitudinales, obliques et transverses se croisant en tous sens, sans ordre ni régularité, formant autour des vaisseaux qui pénètrent dans la substance utérine de véritables anses qui, se complétant par d'autres, donnent pour résultat un anneau parfait, lequel se réunissant à d'autres anneaux forme un canal pour une ou plusieurs veines.

Le faisceau se recourbe presque toujours en anse et forme la moitié ou les deux tiers du canal que complète alors un autre faisceau contigu ; aussi n'est-il pas rare que le faisceau seul constitue un anneau complet et que l'extrémité de l'anse s'enroule en spirale autour du vaisseau. En tout cas, celui-ci, muni qu'il est toujours de son anneau musculaire, peut le comprimer circulairement, ce qui nous explique l'arrêt de l'écoulement sanguin qui pouvait avoir lieu par ces énormes veines déchirées lors de la séparation du placenta.

Bien que les artères traversent des canaux musculaires du même ordre, toutefois elles se soustraient à cette compression, soit parce qu'elles jouissent d'une certaine élasticité, soit parce qu'elles ne sont pas adhérentes aux anneaux musculaires, et réduites, comme cela arrive aux veines, à leur tunique externe.

La couche moyenne présente une épaisseur considérable au fond et dans le corps de l'utérus, notamment au point qui correspond à l'insertion placentaire où elle semble envahir la couche interne. Elle s'amincit à la partie inférieure et disparaît au col, où l'on ne trouve plus aucun signe de son existence, ce qui explique, selon M. Joulin, les hémorrhagies mortelles toutes les fois que le placenta s'insère dans cette partie de l'utérus.

Couche interne. — La disposition qu'affecte cette couche du tissu utérin est, d'après Hélie, tout à fait, différente de celle des deux couches précédemment étudiées. Ainsi, quand on ouvre l'utérus au moyen d'une coupe pratiquée sur ses bords A et qu'on a, par les lavages, retiré les liquides qui couvrent la superficie interne, on découvre, tant à la paroi postérieure qu'à la paroi antérieure, un faisceau légèrement saillant, triangulaire, B, dont la base s'étend de l'un des orifices des trompes à l'autre et dont le sommet descend à

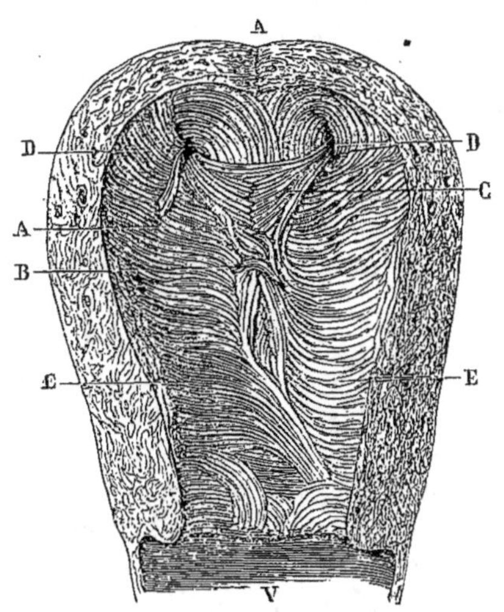

(FIG. 24.) — *Couche musculaire interne, paroi antérieure de l'utérus.*

A, coupe des parois antérieures ; — B, faisceaux triangulaires ; — C, fibres se rendant aux trompes ; — D, orifices des trompes ; — E, fibres transversales ; — V, vagin.

l'orifice interne du col. Ce faisceau triangulaire, qui est permanent, offre toujours beaucoup de régularité quand l'insertion du placenta ne l'a pas déformé (fig. 24). A la dissection, il se montre plus ou moins large à son origine inférieure et il est constitué par des fibres transversales ou circulaires qui se recourbent successivement en haut, dans une direction oblique ou spiroïde, et se réunissent dans leur trajet E à de nouvelles fibres qui apparaissent dans l'intervalle des premières ; mais à cette particularité près, que les fibres nouvelles à la paroi postérieure se réunissent au bord gauche et celles du bord droit montent sur la paroi utérine où elles deviennent transversales et gagnent le même bord de la cavité. A la paroi antérieure, la disposition est inverse, c'est-à-dire que les fibres nouvelles se rassemblent au bord droit et que celles du bord gauche prennent une direction horizontale et vont joindre le côté gauche de la cavité utérine. Il en résulte un croisement régulier et uniforme de fibres à la ligne médiane des deux parois de la cavité, sans toutefois que les fibres d'un côté du faisceau triangulaire occupent le côté opposé à celui d'où elles sont nées, et forment le moindre entre-croisement.

La base du faisceau triangulaire est constituée par des fibres transversales C très-développées, qui se portent d'un orifice tubaire à l'autre, D, où il se divise en deux fascicules plongeant par une pointe aiguë dans la trompe du côté correspondant, et qui s'y terminent immédiatement.

Au-dessus du faisceau triangulaire, les fibres de la couche interne réunies en fascicules forment de véritables arceaux qui passent de la paroi postérieure à l'antérieure, et après s'être entre-croisés à la ligne médiane de la voûte de la cavité, descendent en dessous de la bande transversale du faisceau triangulaire et en bas des orifices tubaires, se courbent en dehors et deviennent transversaux.

Les fibres qui approchent des angles internes de l'utérus sont disposées en anneaux concentriques et successivement croissants des orifices des trompes à l'évasement de l'infundibule. Quelquefois les anneaux plus étendus sont formés par deux fascicules ou plus qui se courbent et se confondent avec le fascicule primitif.

Au-dessous de l'infundibule, la couche interne du tissu utérin est constituée par des fibres transversales dont les plus superficielles se courbent à la ligne médiane et entrent dans la composition du faisceau triangulaire, et les plus profondes suivent la direction primitive transversale à leur passage sous ce faisceau, et se prolongent d'un côté à l'autre des bords de la cavité utérine jusqu'à l'orifice interne du col, où elles forment un faisceau un peu saillant qui établit une parfaite limite entre les deux cavités.

Au col, les fibres musculaires de la couche interne quittent superficiellement la disposition transversale, et en s'élevant de la ligne médiane aux bords de la cavité, elles décrivent des arceaux plus ou moins régulièrement superposés, et constituent les saillies rameuses appelées *arbres de vie*. A leur partie plus externe, ainsi qu'à l'orifice inférieur du col, elles sont complétement annulaires, et se confondent avec celles de la couche musculaire externe avec lesquelles elles s'entrelacent intimement.

Telle est, en résumé, la disposition des faisceaux musculaires utérins signalée par le docteur Hélie, et maintenant que nous la connaissons, il nous sera sans nul doute beaucoup plus aisé de saisir, quand il s'agira des phénomènes de la parturition, le mécanisme des mouvements qu'exécute l'utérus dans l'accomplissement de ses fonctions.

Tout nous fait donc croire que la science à ce sujet a fait de grands progrès et qu'elle doit beaucoup à l'anatomiste habile et distingué de l'école de Nantes.

Tunique muqueuse. — La muqueuse utérine, réduite à une lame qui, bien qu'offrant une certaine épaisseur, était néanmoins inconnue des anciens anatomistes, éprouve à son tour, sous l'influence de la gestation, des changements plus notables encore que le tissu propre de l'utérus lui-même.

Pendant la menstruation la muqueuse utérine, qui jusqu'alors tapissait la cavité de l'utérus, sans repli ou élévation aucune, se gorge et grossit de telle manière que, dans les conditions que nous venons d'indiquer, elle apparaît pleine de reliefs et de dépressions occupant ainsi presque entièrement l'espace présenté par la cavité de l'organe gestateur.

Prête dès cet instant à recevoir l'ovule, la membrane muqueuse, lors de la grossesse, continue à se modifier encore plus profondément et même à se transformer en tunique composée de deux feuillets distincts, laquelle prend ensuite le nom de *membrane caduque.*

Les physiologistes et accoucheurs, jusqu'à ces derniers temps, à défaut de notions sur l'existence de la membrane muqueuse et des transformations que lui fait éprouver l'état de grossesse, supposaient que lorsque la copulation avait été fécondante et même quand la menstruation avait lieu, il se faisait dans l'intérieur de l'utérus un épanchement d'une certaine quantité de lymphe plastique, qui, passant par un procédé d'organisation, revêtait, sous la forme d'une membrane, la surface interne de la cavité utérine. Mais comme, outre cette membrane, il en existait une plus interne qui recouvrait de tous côtés l'embryon et ses parties accessoires, ils disaient encore que l'ovule, en arrivant à l'orifice des trompes, trouvant la surface interne de l'utérus complétement tapissée par une membrane, commençait alors à décoller celle-ci dans l'étendue qui était nécessaire pour qu'il pût pénétrer dans la cavité utérine, et que par le développement graduel de l'ovule cette partie de la membrane détachée, en croissant peu à peu, arrivait à garnir la cavité utérine, d'où résultaient deux membranes concentriques dont la plus externe a été nommée caduque utérine ou pariétale, et la plus interne caduque réfléchie ou ovulaire, par la raison qu'elle était formée par une réflexion de la membrane interne et qu'elle couvrait l'embryon.

Comme par son décollement ou réflexion, la membrane dont se trouvait primitivement tapissée la cavité utérine laissait un espace de la paroi de l'organe dépourvu de sa caduque, et comme lors de l'expulsion de toute la membrane on ne remarquait aucune solution dans le point de réflexion entre la caduque pariétale et la caduque ovulaire, les auteurs de cette théorie disaient alors que, dans l'espace qui avait été décollé par l'ovule, il se formait comme antérieurement un épanchement ou effusion de lymphe plastique, de l'organisation de laquelle résultait une membrane qui s'interposait entre l'ovule et les parois utérines, et qui a été appelée *caduque tardive*, — *utéro-épichoriale*, — *inter-utéro-placentaire*, — ou *placenta maternel*.

Les choses en étaient là et l'on croyait généralement que la caduque était une membrane de formation nouvelle appliquée à la surface interne de l'utérus, quand, en 1842, M. Coste, à la suite de nombreuses recherches, vint démontrer que les faits déjà soupçonnés par William Hunter et par d'autres praticiens avaient reçu de lui leur véritable interprétation, et que de cette manière s'établissait, sur des preuves irréfragables, le fait que la membrane connue sous le nom de caduque n'est constituée que par la muqueuse utérine.

Ayant ainsi à traiter des changements de cette membrane, nous devons faire l'histoire et la description de la caduque, puisque ces modifications ne consistent que dans la transformation de la muqueuse en cette même membrane spéciale.

Modifiée comme on l'a vu, pendant l'époque de la menstruation, la muqueuse utérine devient tellement épaisse et volumineuse que la cavité de l'utérus disparaît pour ainsi dire, tout occupée qu'elle est par cette membrane hypertrophiée. Dans ces conditions, l'ovule qui avait été fécondé, en passant librement par les orifices des trompes, qui suivant les curieuses observations de M. Coste ne sont, contrairement à l'opinion des anciens, oblitérés par aucune membrane, glisse par la surface de la muqueuse et se fixe alors sur un des replis qu'elle forme dans l'intérieur de la cavité utérine. Considéré comme un corps étranger, l'ovule détermine dans le point où il s'attache une augmentation de vitalité en vertu de laquelle la muqueuse commence à s'hypertrophier et à s'élever autour de l'ovule, de telle manière que celui-ci se trouve au bout de quelque temps renfermé dans une bourse formée par cette partie de la membrane muqueuse, au centre ou à la portion plus saillante de laquelle on observe une dépres-

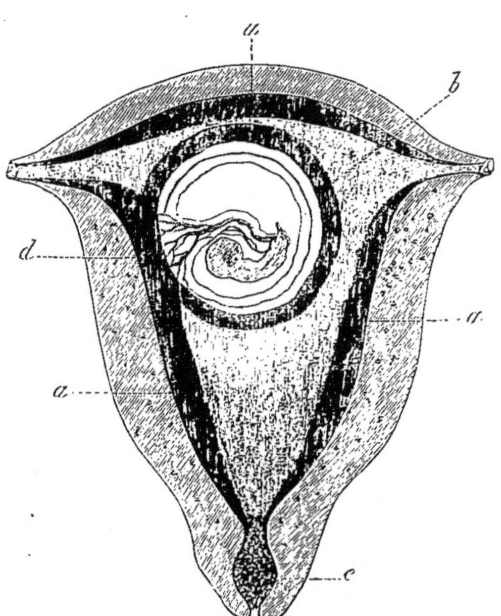

(FIG. 25.) — *Ovule dans l'utérus.*

aaa, muqueuse ou caduque pariétale; — *b*, muqueuse ou caduque ovulaire; — *c*, muqueuse ou caduque intermédiaire; — *d*, bouchon muqueux.

sion ou nombril qui a été considéré par M. Coste comme un vestige du procédé employé par la nature pour revêtir l'ovule d'une membrane ou organe protecteur, en attendant que ses parties accessoires apparussent (fig. 25). Ainsi, dans la théorie ancienne, quand on ouvre l'utérus au second mois, on trouve une membrane recouvrant toute la surface interne, une autre enveloppant l'ovule, une troisième interposée entre celui-ci et le tissu propre de l'utérus, laquelle, comme on le comprend, est constituée en même temps que les autres, bien que les auteurs anciens lui aient attribué une formation tardive et une nature diverse.

Dans l'étude des modifications de la muqueuse utérine, nous avons donc à traiter des trois divisions de la caduque et à présenter sur chacune d'elles les considérations que réclame une matière aussi importante.

Muqueuse ou caduque pariétale. — La muqueuse qui revêt la surface interne de l'utérus passe par diverses modifications avant de constituer ce qu'on appelle la *caduque pariétale*. En acquérant depuis le moment de la menstruation une épaisseur presque égale à celle de la moitié du tissu propre de l'organe, la muqueuse continue à se développer encore et à augmenter de volume pendant les premières semaines de la grossesse. Dans ces conditions elle se présente pleine d'immenses élévations ou de circonvolutions qui font disparaître totalement ou en grande partie la cavité de l'utérus. Le travail hypertrophique qui s'est emparé de cette membrane ne détermine pas, dans la portion qui revêt le col utérin et les orifices des trompes, un épaississement aussi notable qu'à la partie correspondante au corps et au fond de l'utérus. Cependant la muqueuse, après s'être considérablement accrue jusqu'au troisième mois de la gestation, diminue en vascularisation, puis se déplisse presque entièrement jusqu'à ce que, sur la fin du quatrième mois, ses adhérences avec le tissu propre de l'utérus s'effacent assez sensiblement pour permettre aisément sa séparation ou son isolement de la couche sous-jacente. En même temps que cette atrophie atteint les vaisseaux qui s'étendent jusqu'à la muqueuse, la membrane perd naturellement l'épaisseur qu'elle avait gagnée, jusqu'à ce qu'à la fin du quatrième ou du cinquième mois de la gestation elle se trouve réduite à une mince feuille d'un millimètre d'épaisseur. Les glandes qui étaient dans la muqueuse, ainsi que les vaisseaux, se dilatent au début et les orifices en deviennent tellement visibles, qu'au temps du travail hypertrophique de cette membrane, ils lui donnent l'aspect d'un crible; mais quand le travail de séparation et d'atrophie ou de formation de la caduque commence, les glandes disparaissent, les orifices se ferment et il ne reste plus qu'une membrane déliée à surface lisse et unie.

Muqueuse ou caduque ovulaire. — Formée, comme nous l'avons dit, par l'hypertrophie et la végétation de la muqueuse pariétale, la caduque ovulaire participe du développement imprimé à toute la muqueuse utérine dont elle offre tous les caractères pendant les premières semaines de la grossesse. La caduque ovulaire concentrée dans le travail de sa formation pendant ce temps, accroît progressivement en étendue, et au bout du troisième mois de la gestation elle a atteint la caduque pariétale à laquelle elle s'unit; mais avant d'arriver à une telle proportion, elle est envahie par un travail d'atrophie qui commence par la partie où l'on découvrait primitivement la dépression ou nombril, puis se dirige par tous les côtés et arrive à la muqueuse pariétale et au point où se trouve la caduque intermédiaire dans lequel l'hypertrophie persiste encore et où par conséquent on observe une épaisseur notable. Dans ces conditions, tous les vaisseaux et glandes qui passaient par la muqueuse ovulaire s'oblitèrent, disparaissent, et la membrane, complétement privée alors de ses organes nutritifs, apparaît sous la forme d'une feuille lisse et assez déliée, et se réunit à la caduque pariétale avec laquelle elle semble se confondre quoiqu'elle puisse s'en isoler facilement.

La caduque ovulaire, comme la caduque pariétale, ne présentant pas de vaisseaux sanguins, a été nommée par le professeur Velpeau membrane enkystée.

Avant le contact de la muqueuse ou caduque ovulaire avec la pariétale, il doit exister entre les deux un espace dans lequel une altération quelconque peut donner lieu à l'effusion d'un liquide dont l'abondance, en empêchant le développement de l'ovule, détermine l'avortement.

L'existence de ce liquide regardée par Breschet comme un fait constant, et appelée par lui *hydropérione*, n'a lieu que par exception et n'a d'autre importance que celle d'un phénomène pathologique.

Muqueuse ou caduque intermédiaire. — La portion de la muqueuse, nommée à tort caduque, dans laquelle s'implante l'ovule et qui correspond plus tard à l'insertion placentaire, éprouve depuis le contact de ce même œuf un développement plus notable que le reste de la muqueuse utérine. Sa surface, pleine d'élévations et de dépressions, qui loge les villosités ou organes servant à passer les éléments de nutrition à l'ovule et à l'embryon, est revêtue par une couche épithéliale épaisse d'un demi à deux millimètres, à consistance mollasse, glutineuse, pénétrant entre les lobules de la masse placentaire auxquels elle se lie si intimement que le détachement de la muqueuse s'en opère au moment de la délivrance : elle constitue ce qu'on appelle le *placenta maternel*.

Au-dessous de la couche épithéliale, les vaisseaux de la muqueuse proprement dite se transforment par leur énorme dilatation en sinus sanguins, dans lesquels, suivant M. Coste, nagent ou sont en liberté les villosités du chorion, villosités qui, étant à l'origine mises en contact avec les vaisseaux, les comprimaient et en détruisaient les parties par une sorte de corrosion; mais, d'après MM. Virchow et Robin, ces petites saillies du chorion ne pénètrent ni ne nagent dans les sinus sanguins qui ne doivent pas non plus leur formation au mécanisme ci-dessus indiqué. Effectivement ces auteurs ont, comme leurs prédécesseurs, montré que les vaisseaux de la muqueuse se dilatant considérablement pendant qu'ils accompagnent les villosités dans leur développement, les parois en devenaient excessivement minces et subissaient un travail d'absorption dans les points de contact; alors les cavités respectives se réunissant les unes aux autres entre les villosités formaient les sinus sanguins.

Loin donc de passer par le procédé atrophique des autres portions, la muqueuse qui est entre l'ovule et l'utérus reste toujours adhérente au tissu musculaire de cet organe, et rentre dans ses conditions normales sans subir d'exfoliation autre que la séparation de la couche épithéliale dont la reproduction n'a pas lieu, aussitôt après l'accouchement, en même temps que l'épithélium de la nouvelle muqueuse, qui doit remplacer la caduque dans les autres points de la surface utérine.

Les éléments qui entraient dans la composition de la muqueuse intermédiaire se développent considérablement à la suite des modifications de celle-ci et se présentent, à quelque époque que ce soit, sous l'aspect de cellules sphériques volumineuses dans le centre desquelles on rencontre un noyau ou plus, et de même sous la forme de fibro-cellules nucléaires de dimensions énormes.

C'est dans la couche épithéliale de cette portion de la muqueuse qu'a lieu, suivant M. Cl. Bernard, une des fonctions embryonnaires les plus importantes — la fonction glycogénique dont nous parlerons en temps et lieu.

La muqueuse qui revêt la cavité du col passe également par les modifications de développement que nous avons notées sur les autres portions de la membrane utérine, mais elle ne se transforme pas comme, la muqueuse interne et intermédiaire, en caduque; elle reste adhérente au tissu propre de l'utérus, et on ne constate pas, comme pour les trois portions de la caduque, la disparition de l'épithélium sur sa face libre. En outre, les glandes qui participent aussi de l'augmentation générale de vitalité imprimée à tous les organes, deviennent plus actives dans leurs fonctions, et sécrètent un liquide qui se solidifie par la suite et ferme ainsi la cavité du col.

Telles sont, en résumé, les modifications que les études modernes ont fait constater dans la muqueuse utérine. Voyons maintenant ce qui se passe pendant la gestation dans les vaisseaux et nerfs qui se distribuent dans l'utérus.

Vaisseaux et nerfs utérins.

Artères. — Un développement aussi considérable ayant lieu dans l'organe gestateur, il ne pouvait manquer de se produire, dans la même proportion, un accroissement et une augmentation des canaux qui doivent lui fournir les éléments d'une nutrition nécessairement plus active qu'elle ne l'était lorsque l'utérus se trouvait dans l'état ordinaire.

Il est bien connu, d'après les investigations des auteurs modernes, au premier rang desquels on compte M. Jacquemier, qu'avant même leur insertion dans le tissu utérin, les artères utéro-ovariennes acquièrent entre les feuillets des ligaments larges un volume et un développement réellement prodigieux. De ces troncs ainsi développés part une grande quantité de branches qui pénètrent par les bords de l'utérus et vont se répartir dans la tunique moyenne où elles forment un vaste plexus. Les branches artérielles venant des côtés de l'utérus et formant ce plexus se réunissent à la ligne médiane ou s'anastomosent entre elles par le moyen d'un réseau de vaisseaux plus déliés; elles entrent alors plus profondément, pour aller se répandre dans la muqueuse utérine, où, suivant M. Virchow, elles forment un riche réseau de capillaires et prennent même un grand développement et un calibre notable à la partie où se fait l'insertion du placenta.

Le développement présenté par les artères ne dépend pas de leur dédoublement ou d'une diminution des flexuosités, car leur volume reste le même; mais il paraît exister, selon nous, entre les artères d'un utérus occupé par un produit de conception et les artères d'un utérus qui ne l'est pas, une différence consistant dans le nombre des tours et dans la direction presque perpendiculaire qu'elles prennent par rapport aux fibres utérines. Ces vaisseaux sont aussi, pendant la gestation, enveloppés d'une tunique cellulaire assez déliée qui les tient séparés ou les empêche de se confondre avec le tissu propre de l'utérus (Jacquemier).

Quoi qu'il en soit, ce qui semble sûr, c'est que les artères ne communiquent pas largement avec les veines, comme on l'avait avancé; quant au mode réel et vrai des anastomoses des capillaires artériels avec les capillaires veineux, on ne le connaît pas encore.

Veines. — Les veines utérines, déjà volumineuses dans l'état ordinaire de l'organe, et surtout à l'occasion des règles, s'accroissent encore considérablement sous l'influence de la gestation. Entre la tunique externe et la tunique moyenne ou plus près de celle-ci, elles se disposent en nombreux plexus d'où naissent des troncs volumineux dont une partie arrive à la région profonde de l'utérus, et dont l'autre partie ou le plus grand nombre se concentre dans le point du tissu utérin correspondant au placenta, entre les lobules duquel viennent aboutir quelques-uns de ces canaux qui forment les veines utéro-placentaires.

Tout le réseau veineux que nous avons décrit, connu sous le nom de sinus utérins, est encore alimenté par de nombreux troncs ou branches qui partent de la face externe et interne. Ces derniers, moins volumineux que les précédents, dont le calibre peut égaler celui des veines iliaques externes, conservent non-seulement entre eux mais aussi avec les sinus utérins une communication large et excessivement facile, par cette raison qu'ils ne sont pas, comme beaucoup d'autres canaux de même nature, garnis de valvules.

Les veines utérines, adhérentes par leur face externe au tissu propre de l'utérus, constituent des canaux aussi contractiles que les artères, par le fait des modifications notables qu'elles subissent dans leur structure. En effet, indépendamment de la couche musculeuse de fibres circulaires qui entre dans la composition des troncs veineux, le professeur Kölliker a découvert par le microscope dans ces vaisseaux, pendant la gestation, une autre couche de fibres musculaires ayant une direction longitudinale qui se réunit extérieurement et intérieurement à la couche musculaire normale. Malgré le pouvoir contractile que par là acquièrent les veines utérines, elles n'échappent pas à la compression des fibres musculaires de l'organe gestateur, et la circulation y est moins active que lorsque l'utérus se trouve à l'état de vacuité.

Toujours est-il qu'après s'être prodigieusement développées dans tous les sens, les veines sortent de l'utérus, et passant entre les deux feuillets des ligaments larges, se répartissent en plexus énormes, moins volumineux cependant que ceux du tissu utérin et vont déboucher dans les veines honteuses internes.

Lymphatiques. — Les lymphatiques de l'utérus partant, ainsi que les veines, de la muqueuse utérine et surtout de la tunique musculeuse, forment par leur développement considérable dans toute l'épaisseur de l'organe gestateur un réseau si dense, qu'au dire de Cruiksanck, l'utérus paraît n'être constitué, quand il est injecté avec du mercure, que par un tissu de vaisseaux lymphatiques.

Formant de la sorte différents plans et partant de l'intérieur à l'extérieur de l'utérus et de bas en haut, les vaisseaux lymphatiques acquièrent parfois un calibre égal à celui d'une plume d'oie; quand ils sortent du tissu utérin accompagnant les artères utéro-ovariennes, ils reçoivent dans leur trajet les vaisseaux absorbants des trompes et des ovaires et vont enfin se jeter dans les ganglions lombaires supérieurs et moyens.

Un tel accroissement des lymphatiques pendant la gestation doit évidemment avoir de l'influence sur les phénomènes ultérieurs d'absorption qui, après l'expulsion fœtale, s'établissent dans cet organe.

Nerfs. — Depuis les recherches de Tiedemann, de Robert Lee, de Hirschfeld et d'autres, il ne paraît pas que personne ait mis en doute l'existence de nerfs dans le corps comme dans le col de l'utérus. Partant tous du plexus hypogastrique et du plexus ovarien, et étant dès lors en partie composés de filets du grand sympathique, les nerfs utérins cheminent entre les feuillets des ligaments larges, suivent quelquefois la direction de l'artère utéro-ovarienne et pénètrent tous dans les parties latérales de l'utérus, d'où ils se prolongent alors sur la face postérieure ainsi que sur la face antérieure de cet organe dans l'épaisseur duquel ils s'épanouissent. Dans le parcours ascendant de ces nerfs on rencontre quelques branches qui se détachent du plexus formé par eux, lesquelles après leur réunion à quelques filets du plexus vaginal, entrent dans le tissu du col utérin où elles se distribuent.

Disposés de la sorte, les nerfs de l'utérus n'éprouvent pas, suivant John Hunter, Cruveilhier et Boulard, de modifications dans leur structure, et, selon l'opinion de ces anatomistes, tout ce qui a lieu sous l'influence de la gestation consiste en une séparation des branches constituant le plexus hypogastrique, dont les filets par suite s'élèvent et peuvent alors accompagner l'utérus dans son énorme développement. MM. Rendu et Snow Beck ayant fait des recherches à ce sujet, sont arrivés au même résultat et soutinrent alors que les nerfs se montrent plus allongés, mais qu'ils ne participent pas de la croissance et de l'hypertrophie dont sont envahis les autres éléments de l'utérus pendant la grossesse.

William Hunter, Tiedemann et autres avaient déjà démontré par leurs écrits que ces opinions n'étaient pas exactes, et que les nerfs de l'utérus augmentaient de longueur et d'épaisseur pendant la gestation, quand les docteurs Robert Lee, Heschl et autres présentèrent de nombreuses préparations anatomiques faisant voir que ces nerfs acquéraient comme les autres éléments une extension considérable, en se transformant en grosses branches disposées en véritables plexus d'où partaient de nombreux filets accompagnant les vaisseaux et se distribuant par tout le tissu utérin. Certains histologistes élevèrent d'abord des doutes sur l'exactitude des dissections du docteur Lee, pensant que cet auteur avait méconnu la nature de l'élément nerveux et pris pour tel quelques faisceaux de tissu élastique; mais comme les investigations modernes ont pour la plupart donné toute raison au docteur Lee, ils ont cherché à savoir si le développement que prenaient les nerfs était dû à l'hypertrophie de leurs éléments ou à la production de nouveaux tubes nerveux.

MM. Robin, Jobert de Lamballe et Heschl croient que l'augmentation de volume des nerfs dépend de l'hypertrophie du névrilème ou tissu fibreux qui les enveloppe. Le professeur Remak, après des études à ce sujet, émit l'idée que les nerfs s'accroissaient en raison de la formation ou du développement de nouvelles fibres nerveuses ou nucléaires. Cette dernière assertion, combattue par Kilian, ne paraît pas trop, suivant Kölliker, s'éloigner de la vérité; ainsi cet auteur croit, sans cependant le garantir, que l'augmentation de volume des cordons nerveux pourrait non-seulement dépendre du développement des tubes existants, mais aussi d'une hypertrophie du névrilème.

D'après ce qui précède, on peut dire que la question agitée au sujet du mode de développement des nerfs qui se distribuent dans l'utérus pendant la gestation, n'a pas reçu encore une solution définitive; mais nous ne sommes pas éloigné d'admettre qu'indépendamment des modifications qui atteignent les nerfs dans leur longueur et leur volume, il y a une production de nouvelles fibres nerveuses.

En même temps que, sous l'influence de la grossesse, l'organe gestateur éprouve des modifications dans sa structure et dans sa texture, il
se manifeste dans son tissu une série de propriétés qui demandent quelques considérations.

Propriétés. — Les propriétés qui se développent dans l'utérus, sous
l'influence de la gestation, sont une question sur laquelle les auteurs
n'ont pu jusqu'aujourd'hui s'accorder, les uns ne voyant dans le tissu
utérin qu'un simple développement de la sensibilité, tandis que d'autres,
pénétrant mieux dans l'étude des fonctions nervo-motrices de l'utérus,
découvrent en sus de ces propriétés une contractilité de tissu, une irritabilité, et une propriété physique caractérisée par l'élasticité. Si les
choses s'étaient arrêtées là, tout se serait concilié; mais c'est que pour
quelques-uns presque toutes ces propriétés existent seulement lorsque
l'utérus renferme un produit de conception, tandis que pour d'autres la
gestation ne fait que réveiller toutes ces propriétés et les élever à un haut
degré, sans que pour cela elles cessassent d'exister quand le même organe
était dans l'état ordinaire. Après une étude très-attentive de cette question, il est resté dans notre esprit la conviction que l'utérus ne se trouve
pas, sous l'influence de la gestation, comme dit Cazeaux, en possession
de propriétés nouvelles; mais que toutes ces propriétés existent dans
l'organe gestateur à l'état ordinaire, et se révèlent aussitôt que, réveillé
dans sa vitalité par une cause quelconque, l'utérus sent la nécessité de
les mettre en jeu. En effet, dans certaines maladies utérines, dans les dys-
ménorrhées et dans les métrorrhagies indépendantes de la gestation et de
l'accouchement, se manifestent quelques-unes des propriétés dont nous
avons à parler, lesquelles, comme on le voit, à peine appréciables à
l'état latent, peuvent être provoquées par certaines conditions physiologiques et pathologiques étrangères à la grossesse. Guidé par de tels principes, nous avons reconnu l'existence de cinq propriétés caractérisées
par la contractilité, la rétractilité, l'irritabilité, la sensibilité et l'élasticité.

Contractilité. — On désigne ainsi la propriété qu'ont les fibres de l'utérus
de diminuer instantanément de longueur et de se condenser, de manière
à faire perdre momentanément à la cavité de l'organe qu'elles constituent,
sa capacité pour la reconquérir au bout d'un certain temps.
Intermittente dans son action, la contractilité utérine est une propriété
qui appartient à l'élément musculaire et qui, par conséquent, réside dans
toutes les parties de l'utérus où se rencontre cet élément. Mais comme
l'organe gestateur est composé de couches musculaires d'une épaisseur
différente, il est clair que cette propriété indépendante d'autres conditions doit, comme le dit le professeur P. Dubois, s'exercer avec plus
d'énergie dans les couches plus épaisses et dans les points où les éléments musculaires abonderont davantage, que dans les couches plus

déliées où les fibres de la même nature seront moins abondantes. En sorte que, tandis que les premières résistent toujours, les secondes faiblissent et cèdent aux efforts de celles-là, dont l'énergie se soutient pendant un temps plus ou moins long. Ces phénomènes qui, à première vue, paraissent obscurs, seront mieux saisis lorsqu'on aura connaissance du mécanisme de la dilatation du col de l'utérus et de quelques accidents qui se manifestent pendant les couches.

La contractilité de l'utérus, liée à la force et au développement des couches musculaires, n'est nullement subordonnée aux conditions particulières de l'individu, car elle peut se révéler assez énergiquement chez une femme faible et être par contre peu intense chez une autre femme forte, robuste et d'un tempérament sanguin.

La contractilité utérine est, dans la plupart des cas, accompagnée de douleurs, mais cependant pas toujours, contrairement à l'opinion de Cazeaux. Tous les praticiens ont pu constater que, dans le courant de la gestation et communément aux derniers temps, la contraction se manifeste chez la grande majorité des femmes sans que celles-ci éprouvent la moindre exaltation dans leur sensibilité.

La contractilité peut souvent être appréciée au moyen du toucher; elle est caractérisée tantôt par une constriction de tout l'organe, et tantôt par une sorte de rétraction péristaltique d'une portion plus ou moins étendue de l'utérus, sans que la femme accuse aucune douleur.

Nous ne savons ni ne pouvons décider si la contractilité organique n'est douloureuse que dans l'espèce humaine qui a éprouvé l'influence de la civilisation, et par conséquent s'il en est autrement chez les sauvages. Chez les animaux, nous avons observé que la contractilité est souvent suivie de l'exaltation de la sensibilité, et si Cazeaux émet à ce sujet une opinion contraire, c'est qu'il n'a pas eu l'occasion d'apprécier le fait par lui-même.

Bien que cette propriété soit indépendante de la volonté, nous avons des raisons pour croire que celle-ci peut, par une action indirecte, influer sur elle; car, dans les cas d'inertie utérine ou de cessation complète des contractions, il est possible d'obtenir la reproduction de celles-ci par les efforts de la volonté, ou plutôt par la contraction volontaire des muscles abdominaux : l'utérus, mécaniquement comprimé alors par une action réflexe, reçoit un stimulant en vertu duquel se révèle la contractilité. Les influences extérieures, telles que l'émotion et la terreur, provoquent cependant, bien plus que la volonté, la contraction utérine. Les traités sur l'art obstétrical signalent des cas où, par suite d'une émotion soudaine pendant le travail de l'accouchement, des femmes sont restées plus ou moins longtemps sans éprouver de nouveau l'action contractile de la matrice. Or, puisque c'est dans le cerveau que prennent naissance tous ces phénomènes qui sont dès lors de nature psychologique, ces derniers ne peuvent exercer leur action que par l'intermédiaire de la moelle, véritable centre de l'irradiation des mouvements physiques. Ainsi, si l'action contractile de l'utérus comme des autres organes qui reçoivent les nerfs de la vie de relation, peut se manifester aussi bien sous l'influence de médicaments et d'agents physiques et chimiques tels que le seigle ergoté, l'électricité, le galvanisme, etc., que sous l'effet de la stimulation de la moelle épinière, il résulte également que toutes les causes qui peuvent suspendre l'action de la moelle doivent avoir une influence négative sur la contractilité utérine ou empêcher qu'elle ne se produise. MM. Brachet, Ollivier et Ségalas ont, après diverses recherches, conclu qu'en effet, dans les cas de ramollissement de la moelle épinière, ou plutôt lorsque les fonctions de cette partie du système nerveux étaient détruites, la contractilité organique cessait d'avoir lieu. Le professeur Simpson a cependant démontré, à la suite d'expériences faites dans le même sens, que l'accouchement ne se faisait pas moins, malgré la destruction d'une grande partie de la moelle. D'après ces faits et suivant maintes observations relatives à des femmes chez lesquelles se manifeste la contractilité utérine, quoiqu'elles soient en état paraplégique, nous ne pouvons admettre comme Brachet que la propriété contractile de l'utérus soit sous l'action immédiate de la moelle épinière, et s'il arrive qu'elle se révèle sous l'influence d'une cause qui provoque ou stimule la moelle, il ne s'ensuit pas de là que la contractilité en reçoive une action directe et essentielle.

L'utérus, soumis qu'il est à l'action toute spéciale des nerfs de la vie de nutrition ou au système ganglionnaire, conserve plus ou moins longtemps sa contractilité utérine après la cessation de la vie. Ce fait, parfaitement connu puisqu'il a été rapporté par tous les auteurs, ne paraît pas néanmoins avoir reçu jusqu'à présent une explication satisfaisante. Le fœtus est le stimulant naturel de l'utérus ; ainsi lorsque les couches inférieures du tissu de cet organe sont parvenues à leur entier développement, ce corps se met le plus souvent en contact avec les fibres du col, lesquelles étant disposées en vrai sphincter, sont excitées par cette présence et mettent en jeu la contraction utérine. En conséquence, à défaut même d'exercice de tout le système de la vie de relation, l'utérus peut, sous la pression de cet excitant naturel, entrer en contraction et déterminer l'expulsion du produit qu'il contient. A plus forte raison, quand la vitalité organique demeure inaltérable ou dans des conditions physiologiques, toute irritation qui est dirigée sur le col ou sur ce sphincter de l'utérus peut-elle produire la contractilité de tout l'organe en masse. C'est ainsi que la science a trouvé dans les douches portées sur le col un moyen excellent pour provoquer l'avortement ou l'accouchement prématuré chez des femmes qui ne se trouveraient pas en état d'accoucher au terme normal de la grossesse. La contractilité dont l'action est en général de courte durée peut, comme nous l'avons déjà dit, se manifester tantôt à de petits intervalles, tantôt à des intervalles plus ou moins longs, pendant lesquels l'organe revient à son volume et à sa forme primitive, propriété distinctive de celle qui suit.

Rétractilité. — La rétractilité, que l'on désigne aussi sous le nom de contractilité du tissu, est une propriété de l'organe gestateur caractérisée par la réduction lente et progressive de son volume et de sa capacité; elle se manifeste lorsque tout ou partie de son contenu est expulsé à l'extérieur.

Diverse ou distincte de la contractilité organique ou utérine, la rétractilité une fois manifestée porte à ses proportions normales le volume de l'utérus, et le maintient dans cet état tant que sa cavité n'est pas consécutivement occupée par un corps quelconque pouvant faire éprouver une nouvelle ampliation à ses parois.

Bien que la rétractilité se distribue dans l'organe entier, son énergie ne s'exerce pas également sur toutes ses parties. Ainsi, lorsqu'après l'accouchement on examine soigneusement l'utérus, on remarque que le corps et le fond en sont fortement rétractés et présentent la forme d'une tumeur excessivement dure, tandis que le col reste flasque, mou et dilaté pendant une certaine période de temps, au bout de laquelle il commence à se rétracter et à acquérir les caractères qui lui sont propres. Les recherches faites par les accoucheurs au sujet de la différence qui existe, sous le rapport de la rétractilité, entre le corps et le col de l'utérus, ont fait considérer par quelques-uns cette rétractilité comme une sage prévoyance de la nature pour permettre la libre issue à l'extérieur des liquides renfermés dans les tissus de l'utérus, et pour empêcher une hémorrhagie lors de la délivrance. D'autres, sans nier l'existence de tous ces faits, n'y trouvent pas néanmoins l'explication de la cause du défaut de rétractilité du col, et pensent alors qu'il faut la chercher dans l'extensibilité illimitée ou dans la dilatation prodigieuse que le segment inférieur et cette partie de l'utérus subissent pour pouvoir donner issue au produit de la conception. Il est certainement avantageux que le col ne soit pas doué de la rétraction énergique du corps : pourtant si l'on envisage les effets de cette rétractilité ou les formes qu'elle présente dans certaines conditions, par exemple dans les cas d'une ampliation exagérée du corps de l'utérus, on peut voir que cette propriété n'atteint qu'un faible degré d'énergie ou qu'elle ne paraît que lorsqu'elle est aidée par un agent, ou bien quand l'organe gestateur a pu, par un effort de vitalité, acquérir la tonicité propre à la fibre organique. Dès lors le segment inférieur et le col utérin devant éprouver une énorme dilatation au moment de l'accouchement, il n'est nullement étonnant que la rétraction ne s'exerce pas là avec autant de vigueur que dans le corps de l'utérus.

La rétractilité n'est pas accompagnée d'exaltation de sensibilité comme la contractilité, par conséquent la douleur qui se révèle dans l'organe de la gestation, même parfois après l'accouchement, ne doit être attribuée qu'à cette dernière propriété. Bien que la rétractilité, si active et si énergique qu'elle soit, ne puisse par elle-même amener la réduction de l'utérus ou son retour au volume primitif, on ne peut nier qu'elle soit dans ce cas un puissant auxiliaire, et même que ce résultat soit, d'après M. Jacquemier, dû en grande partie notamment à l'absorption et à l'élimination des éléments qui se sont formés pendant le développement de l'utérus. Mais, comme il est aisé de le comprendre, l'organe gestateur devant se dégorger par ce travail, la rétractilité utérine qui accompagne et qui constitue peut-être la cause réelle ou immédiate du phénomène doit avoir une longue durée·ou persister pendant tout le temps de la puerpéralité.

Absolument indépendante de la volonté, la rétractilité cesse aussitôt qu'apparaît une affection grave, ou que se suspend le travail physiologique qui s'établit dans l'utérus après l'accouchement. Dans ce cas le volume de celui-ci demeure le même, jusqu'à ce que ses conditions changent et que la contractilité entre de nouveau en exercice.

Plus énergique chez les primipares que chez les multipares, où, comme disait Leroux, la fibre utérine a, par suite d'amplifications successives, perdu sa force tonique, la rétractilité a été considérée par les uns comme une propriété physique, et par d'autres comme une propriété vitale tout à fait identique à la contractilité organique. La résolution de la première question n'est pas si aisée qu'elle le semble, et pour cela il ne faut rien moins qu'une étude approfondie de cette propriété utérine. Nous ne nions pas que l'utérus jouisse d'une certaine élasticité, ce dont nous parlerons en temps et lieu; cependant nous ne pensons pas qu'on doive regarder la rétractilité comme un élément de l'élasticité, ou comme une propriété toute physique. On adoptera encore moins facilement cette idée dès qu'on remarquera qu'en maintes conditions cette propriété peut se suspendre, et que par l'intermédiaire de certains agents on parvient à la ranimer ou à la développer, ce qui n'arriverait pas si la propriété n'était que physique. Cette action graduelle, progressive et permanente qui caractérise la rétractilité utérine, semble constituer un argument assez valable en faveur de sa nature vitale; car si elle était physique, cette action serait instantanée et à l'abri de toute espèce de trouble général de l'organisme pouvant entraver son exercice. Nous sommes par là portés à considérer la rétractilité comme une propriété vitale, mais nous sommes encore bien loin d'admettre l'identité de cette propriété avec la contractilité organique ou de reconnaître que la contractilité utérine et la rétractilité soient une seule et même chose. Si nous avons réussi à nous faire comprendre dans notre étude, l'action de la contractilité est intermittente et celle de la rétractilité est progressive.

Ces deux propriétés ne s'exercent pas toujours simultanément et avec une force et une énergie égales, car l'utérus, lorsqu'il est tombé dans l'état d'inertie, peut, en ne jouissant absolument d'aucune contractilité, éprouver assez énergiquement l'action rétractile. Bien que nous ne cherchions pas une différence notable entre les deux propriétés dans l'exaltation de sensibilité qui acccompagne l'une d'elles, nous devons dire cependant que lorsque, par une cause quelconque, la contractilité se manifeste après la mort de l'animal, aussitôt que cesse la propriété contractile, l'utérus reprend son volume antérieur et aucun signe de rétractilité ou de diminution ne se remarque dans sa cavité respective. D'après les raisons énoncées, nous entendons que la rétractilité, bien qu'étant une propriété vitale, diffère beaucoup, par ses caractères, de la contractilité utérine, et qu'il convient d'avoir égard à cette distinction dans la pratique.

Sensibilité. — L'utérus à l'état de vacuité est doué d'une certaine sensibilité, et quoique sans éveiller de douleur on puisse en exciser et cautériser le col, il ne saurait cependant en être de même pour le corps de cet organe, car lorsqu'on y pratique certaines manœuvres telles que le cathétérisme de sa cavité, bien qu'on fasse usage d'un instrument très-petit, les femmes n'en éprouvent pas moins quelque douleur. Quoique cette sensibilité ne se porte pas dans l'état de grossesse à un degré exagéré, on ne peut nier pourtant qu'elle n'augmente dans son caractère ou dans ses manifestations. Si nous n'avions pas à rechercher dans des faits d'une autre nature la preuve de la sensibilité utérine, nous ne pourrions mieux la justifier que par les douleurs éprouvées par les femmes pendant la grossesse, au commencement du travail et même après l'accouchement lorsque se révèlent les contractions. On n'a pas rencontré une preuve suffisante de l'évidence de cette propriété dans l'exaltation de la sensibilité qu'éprouve la femme, lorsqu'on cherche à introduire la main ou un instrument dans la cavité utérine; nonobstant nous entendons que si la douleur n'est pas entièrement due à l'utérus, elle ne peut y être étrangère, car lorsque le praticien, par maladresse, saisit un repli de l'organe dans les cuillers du forceps, les douleurs sont atroces. De même lorsque, pendant l'accouchement, on doit pratiquer des incisions sur le col utérin, la femme ne peut presque jamais subir cette petite opération sans ressentir des douleurs. Le fœtus exécutant, comme on sait, dans la cavité utérine, des mouvements qui sont perçus et accusés par la mère, quelques accoucheurs ont voulu voir dans cette perception de mouvements la preuve du développement de la sensibilité dans laquelle entre l'organe gestateur dans ces conditions; d'autres, sans cependant nier le fait, ne croient pas qu'on doive attribuer ce phénomène à la sensibilité seule de l'utérus, car dans les cas d'ascite les mouvements actifs du fœtus ne sont pas sentis par la femme. Quant à nous, nous croyons que le fait du défaut de perception des mouvements du fœtus ne saurait être donné comme preuve de l'insensibilité de l'utérus : d'abord parce qu'on ne peut connaître les conditions où se trouve le système nerveux sous l'influence de cet état; ensuite, comme la sensibilité est très-variable dans ses manifestations, il n'est pas surprenant qu'elle puisse, dans quelques cas, être à peine perceptible. D'un autre côté, si nous nous en rapportons aux idées avancées par certains auteurs, les mouvements du fœtus sont sentis non pas par les parois de l'utérus, mais par celles du ventre, car souvent, malgré ces mouvements, celles-là n'accusent pas la plus légère sensation. Il est avéré que l'utérus, ainsi que tous les organes, jouit d'une certaine sensibilité qui, bien que n'arrivant pas communément pendant la gestation à un état morbide, n'en acquiert pas moins un certain développement en rapport avec le développement des éléments de l'utérus.

Irritabilité. — L'irritabilité n'appartient pas à proprement parler à l'un des éléments de l'utérus ; ce mot n'exprime donc pour nous que la susceptibilité en vertu de laquelle l'organe gestateur, quand il est stimulé, se met en action d'autant plus vite qu'il est plus irritable. L'utérus à l'état de vacuité jouit de quelque irritabilité, mais il ne s'irrite ou ne subit de perturbation dans l'ordre habituel qu'après une stimulation continuelle et prolongée.

Sous l'influence de la grossesse, l'irritabilité croît graduellement et s'exagère parfois à un tel point qu'un stimulant un peu fort dirigé sur le col de l'utérus suffit pour réveiller l'organe et y produire la série d'effets qui ensuite apparaissent avec la contractilité. C'est en se basant sur la susceptibilité ou l'irritabilité qu'offre l'organe de la gestation quand le col est stimulé, que la science met en usage divers moyens pour amener l'avortement et l'acouchement avant terme. L'irritabilité n'offrant pas un degré égal d'intensité chez toutes les femmes, il est naturel alors que chez quelques-unes il ne faille qu'un très-léger stimulant pour mettre l'utérus en action, tandis que chez d'autres cet effet n'est obtenu que par l'emploi de forts stimulants ou d'agents excitants d'une action intense, continuelle et prolongée. L'irritabilité constitue une propriété essentielle de l'utérus à défaut de laquelle il se trouverait empêché d'entrer en action à quelque époque que fût la grossesse ; pourtant, pour que le fœtus reste dans la cavité de l'organe jusqu'au terme de son développement, il faut qu'elle ne dépasse pas certaines limites. Le stimulant que reçoit l'utérus par la présence du produit de la conception ne peut plus déterminer alors qu'une action bornée et presque nulle, tandis que la trop grande irritabilité donne lieu aux accouchements prématurés. Cependant dans la majeure partie des cas, le fœtus, bien qu'étant pendant la gestation le stimulant naturel de l'organe gestateur, est conservé et toléré sans provoquer d'action de la part de celui-ci ; mais aussitôt qu'il a cessé de vivre et qu'il s'est par là transformé en un corps étranger à l'utérus, l'expulsion s'en fait promptement.

Élasticité. — D'une nature toute physique, l'élasticité est une propriété en vertu de laquelle l'utérus, comme tout autre corps, cherche à reprendre sa forme primitive aussitôt que la cause mécanique qui en avait amené le changement a cessé d'agir. Distincte de la rétractilité par son action instantanée, ainsi que par son origine et peut-être par les tissus qui président à son développement, l'élasticité est une des propriétés qui, pendant la gestation, sont des plus dignes d'appréciation.

A peine sensible à l'état de vacuité de l'utérus, l'élasticité, pendant l'occupation de cet organe, lui permet non-seulement de s'accommoder dans la cavité où il est contenu, comme aussi elle s'oppose ou le fait résister aux violences extérieures auxquelles le soumet sa proéminence. C'est grâce à cette propriété que l'utérus, tout comprimé qu'il était, peut reprendre, cette cause cessant, sa forme primitive et mettre le fœtus dans des conditions telles qu'il ne prenne pas de positions vicieuses. Quand, au contraire, cet organe a perdu son élasticité et que les parois en sont flasques, jamais on n'aura de certitude que le produit de la conception soit dans des conditions favorables à son expulsion.

L'élasticité, bien qu'elle permette à l'utérus de subir une certaine ampliation ou dilatation, perd néanmoins son énergie ou s'annule entièrement quand cette ampliation dépasse certaine mesure ou devient trop prononcée ; le col de l'utérus étant alors la partie qui souffre le plus d'extension dans ses fibres, l'élasticité y dégénère en flaccidité, et pendant quelque temps il est privé de l'énergie et de la force que possèdent les parois et le corps de l'organe. Enfin, à défaut de l'élasticité on ne pourrait pas, par l'extérieur, avoir une idée de la forme et de l'accroissement de l'organe gestateur. C'est par cette propriété, a dit le professeur P. Dubois, qu'on peut à travers les parois du ventre et de l'utérus sentir quelques parties du produit de la conception, et employer les moyens conseillés par l'art pour observer certains signes caractéristiques de la gestation, sans crainte d'imprimer un changement défavorable à la forme première de l'organe.

Telles sont les modifications que présente l'utérus pendant la grossesse dans ses propriétés les plus essentielles, et bien que nous eussions pu nous étendre davantage sur cette matière, nous avons cru cependant devoir nous arrêter là, ayant dit ce qui convenait pour l'intelligence de ces deux phénomènes importants.

Modifications dans les rapports. — L'organe gestateur, du moment où il doit passer par tant de modifications, ne peut plus conserver les rapports qu'il avait à l'état de vacuité. Renfermé dans le bassin pendant un certain temps de la grossesse, l'utérus, à mesure qu'il se développe et qu'il franchit le détroit supérieur, comme il doit occuper une grande partie de la cavité abdominale, refoule devant lui les intestins mobiles, en même temps que de leur côté les parois du ventre éprouvent une grande amplitude.

D'une forme ovoïde au terme de la gestation, l'utérus peut se diviser en trois segments ou portions : l'inférieur, le moyen et le supérieur. Le segment inférieur, représenté par la portion plus déliée de l'ovoïde utérin et contenu dans le bassin, est en rapport en avant avec la vessie et avec la paroi antérieure de l'excavation pelvienne ; en arrière avec le rectum, les vaisseaux iliaques primitifs, et les branches des nerfs sacrés antérieurs ; et sur les côtés avec les vaisseaux iliaques internes et externes, le plexus hypogastrique, et le bord interne des muscles psoas-iliaques. Le segment moyen formé par le corps de l'utérus s'incline du côté droit de la cavité abdominale et se trouve en rapport en avant et un peu plus bas encore avec la vessie; dans le reste de son étendue avec quelques anses intestinales, et plus fréquemment avec la face interne de la partie antérieure du ventre; en arrière, avec le mésentère, l'artère aorte, la veine cave inférieure, et enfin avec les petits intestins; du côté droit, en bas, avec le cæcum, et en haut avec la paroi latérale du ventre; du côté gauche, en bas avec l'S iliaque; et dans le reste de son étendue avec les anses intestinales qui s'y trouvent. Le segment supérieur cons-titué par le fond de l'utérus confine antérieurement avec la face interne de la paroi abdominale, et à la partie postérieure avec le côlon transverse et par l'intermédiaire de celui-ci avec le lobe antérieur du foie et avec la grande courbure de l'estomac.

Ainsi limité par les parois du ventre, l'utérus non-seulement se trouve dans des conditions propres à un libre développement, comme aussi il peut conserver, par la constitution particulière de l'abdomen, la forme que lui a fait acquérir la grossesse.

Après l'étude des nouveaux rapports de l'utérus, nous devons nous occuper des modifications qui se manifestent dans le col de cet organe.

B. **Modifications du col utérin.** — Parmi les phénomènes déterminés par la grossesse il n'est rien de si important au point de vue pratique que les modifications qu'éprouve le col de l'utérus sous l'influence de la gesta-tion. Le diagnostic de cet état, comme celui de la période de la grossesse, serait impossible si l'on n'avait pas acquis une connaissance parfaite de toutes les modifications du col utérin et si l'on ne savait pas apprécier tous les changements qui s'y opèrent. Le col est modifié : 1° dans sa con-sistance; 2° dans sa longueur; 3° dans la forme de son canal et de ses orifices respectifs; 4° dans sa direction; 5° enfin dans sa position.

1° *Consistance.* — Le col qui, à l'état de vacuité de l'utérus, offre une consistance considérable et semblable à celle du tissu fibreux ou car-tilagineux, devient, sous l'influence de la grossesse, tellement ramolli et peu dense qu'on ne peut alors par le toucher en reconnaître la pré-sence.

C'est donc l'habitude seule qui peut fournir à l'accoucheur les moyens nécessaires pour distinguer par ce caractère l'existence du col utérin.

Ce ramollissement ou perte de consistance ne se manifeste pas instan-tanément ou aussitôt après la conception : sa marche est graduelle et affecte toujours la même disposition. Le raisonnement par lui-même ne saurait donner l'idée de la marche du ramollissement du col utérin. En effet, comme le corps de l'utérus commence à se développer et à perdre sa consistance de la partie supérieure ou de son fond à la partie infé-rieure, on devrait imaginer par cette raison que le col pourrait suivre la même disposition en perdant graduellement sa consistance, des parties supérieures aux parties inférieures, si le toucher ne nous avait fait reconnaître que le ramollissement suit une marche entièrement différente. Ce n'est pas, en effet, par la partie la plus supérieure, mais bien par l'extrémité inférieure ou par le voisinage de l'orifice externe, que le ramollissement envahit le col. A mesure que la grossesse avance, cette diminution de consistance s'opère graduellement et successivement, et c'est seulement après toute la portion vaginale du col que la portion supra-vaginale se ramollit à son tour jusqu'à ce que le ramollissement atteigne le corps de l'utérus.

Nous devons faire remarquer, en outre, que le ramollissement n'envahit pas en même temps toute l'épaisseur du col utérin, car lorsqu'on touche une femme, pendant les six premiers mois de la gestation, on constate que ce dernier conserve encore une certaine consistance dans son centre tandis que toute sa partie extérieure est déjà ramollie.

Dans ces conditions la sensation perçue par le toucher est, comme le disait très-bien le professeur Pajot, semblable à celle qu'on obtient en comprimant entre les doigts un morceau de muscle ou une lame de gomme élastique ramollie.

Les modifications de consistance qui s'opèrent dans le col commencent donc par la partie la plus inférieure, et à mesure que le ramollissement se propage de bas en haut, il affecte en premier lieu la portion corticale ou la partie plus externe du col, ensuite la portion centrale et sous-vaginale, et ainsi successivement jusqu'à ce qu'à la fin de la gestation cette partie de l'utérus se trouve réduite à un corps mou, spongieux et difficile à reconnaître, à moins d'une grande pratique dans l'opération du toucher.

2° *Longueur*. — Les modifications qui se manifestent dans le col de l'utérus, relativement à sa longueur ou étendue, ont attiré l'attention de tous les praticiens depuis surtout le temps de l'illustre Désormeaux; mais, malgré tout le soin qu'ils ont mis dans cette étude, les opinions ont été différentes, et les appréciations confuses et erronées. Ainsi, en consultant les traités d'accouchements qui ont été écrits il y a trente ans, on est surpris de voir le défaut d'accord dans les idées émises par la grande majorité des accoucheurs sur le genre de modifications dont il s'agit. Madame Boivin, dans son excellent mémoire de l'*Art des accouchements*, affirme d'une manière positive que le col accompagne le développement de l'utérus et qu'il offre au terme de la gestation un accroissement de 5 centimètres dans son étendue. Désormeaux et Baudelocque, en opposition avec la précédente, ont avancé que le col, loin de présenter une augmentation de longueur, diminuait graduellement en étendue de haut en bas, de manière à disparaître tout à fait à la fin de la grossesse et à permettre ainsi que les membranes qui enveloppent le fœtus vinssent se mettre en contact avec l'orifice externe.

Cette diminution était, selon eux, déterminée par l'ampliation que prenait le col afin d'augmenter la cavité utérine, de manière que le produit de la conception pût s'y accommoder, et servait à cause de sa marche graduelle à indiquer l'époque plus ou moins rapprochée de la gestation.

Les choses en étaient là et l'opinion de ces deux hommes de l'art était généralement acceptée lorsqu'en 1824, le professeur Stoltz, s'étant livré à l'examen de la gestation, publia deux ans après un mémoire dans lequel il contestait de la façon la plus concluante les faits précédemment signalés. Il assurait que le col de l'utérus, jusqu'à huit mois et demi de la gestation, ne diminuait pas absolument ni n'augmentait non plus d'étendue, et que seulement à la dernière quinzaine il commençait à s'effacer, mais non par le mécanisme exposé par Désormeaux. L'opinion du docteur Stoltz fut confirmée par les observations postérieures, et aujourd'hui tous les accoucheurs en reconnaissent l'exactitude.

Le ramollissement extraordinaire qui envahit le col de l'utérus, et qui confond cette partie avec les parois vaginales, est sans doute cause que Désormeaux et Baudelocque ont nié son existence et ont pu supposer que, sous l'influence de la grossesse, cette partie de l'organe gestateur subissait une diminution considérable dans sa longueur; mais le doute n'est plus possible si, au lieu de prendre la mesure du col par sa surface externe, on introduit, comme cela peut se faire chez les multipares, le doigt dans l'intérieur de la cavité jusqu'à ce qu'on atteigne l'orifice interne. On ne peut manquer de reconnaître alors qu'il n'y a pas eu la moindre diminution dans la longueur du col, et que les choses sont demeurées sans le plus léger changement depuis le commencement de la grossesse jusqu'à la dernière quinzaine. C'est lorsque la gestation touche à son terme ou qu'elle entre dans la dernière période que le col disparaîtrait complétement, mais par un mécanisme inconnu avant les recherches du professeur de Strasbourg, mécanisme au sujet duquel on avait des idées très-inexactes.

Baudelocque pensait que le développement de l'utérus ayant lieu de la région supérieure de cet organe aux régions inférieures, le col était envahi dans le même sens et se prêtait ainsi à l'ampliation de volume de la cavité utérine. Dans cet état, l'orifice supérieur du col était largement dilaté, mais par contre l'orifice externe se maintenait fermé jusqu'au moment où se déclarait l'accouchement.

Dans l'opinion de cet accoucheur et de ses partisans, la dilatation de la partie supérieure du col était presque entièrement due à l'action excentrique qu'exerçait la tête fœtale sur les parois de la cavité utérine. Le professeur Stoltz, après avoir examiné avec soin ces points de la doctrine de Baudelocque, n'y a vu que des appréciations de cabinet; il démontra que, loin d'éprouver une dilatation et de concourir au développement de la capacité de l'utérus, l'orifice interne du col se tenait fermé presque jusqu'au moment de l'accouchement. La diminution totale ou *effacement* du col observé dans la dernière quinzaine chez les primipares est produite par le rapprochement des orifices respectifs sans que l'ovoïde crânien du fœtus s'applique pour cela sur l'orifice interne et encore moins qu'il s'introduise dans la cavité du col. Chez les multi-. pares, où l'orifice externe est déjà dilaté, la disparition du col s'opère encore par le même mécanisme; ainsi, chez les premières comme chez les dernières, dès que le segment inférieur de l'utérus s'est fortement déve-loppé, les fibres musculaires du col se rétractent, l'orifice externe se rap-proche de l'orifice interne, jusqu'à ce que les contractions utérines ame-nant la dilatation de ces parties et l'introduction des membranes de l'œuf, le fœtus poussé par ces contractions franchisse l'ouverture respective.

Du rapprochement des deux orifices du col utérin il résulte, par suite de la séparation des parois de celui-ci, que la cavité de l'organe gestateur, en s'élargissant dans son centre, acquiert une configuration fusiforme.

S'il est vrai qu'à la fin de la grossesse on constate chez presque toutes les femmes la disparition du col de l'utérus, il faut dire pourtant qu'il en est chez lesquelles cette partie de l'organe gestateur, même à la dernière quinzaine, conserve encore une certaine longueur, et que la disparition n'en a lieu qu'après les contractions utérines. Ce phénomène, observé par nous surtout chez les primipares, nous a convaincu que les contractions qui se déclarent pendant la grossesse ne sont pas sans influence sur l'effacement de cette partie de l'organe gestateur, et que —celle-ci peut en quelques instants disparaître par la même cause.

3° *Forme du canal et de ses orifices.* — Comme nous l'avons déjà dit, on rencontre à l'examen de la forme et des dimensions des orifices du col, chez une primipare, une petite fente transverse, bordée de deux lèvres lisses, saillantes et sans anfractuosité.

Sous l'influence de la gestation, l'orifice externe du col change aussitôt de disposition et se présente sous la forme d'une légère dépression ar-rondie sans offrir la moindre dilatation. Chez quelques femmes qui n'ont pas encore été enceintes, on peut constater, comme nous en avons déjà eu l'occasion, sinon l'ouverture entière de l'orifice externe du col, du moins une dilatation suffisante pour loger l'extrémité unguéale d'un doigt.

Quelquefois, quand la gestation est près du terme, la dilatation de l'ori-fice externe est si prononcée que le doigt peut y être introduit jusqu'à l'orifice interne; alors le ramollissement qui s'y observe est tel qu'à peine perçoit-on dans la circonférence de sa cavité un anneau délié de tissu qui a conservé la résistance primitive.

L'orifice interne chez ces femmes est circulaire et se tient clos jusqu'au moment où se déclare la parturition.

Chez les multipares l'orifice externe du col, disposé sous la forme d'une fente plus ou moins béante et entourée de lèvres épaisses, rugueuses ou anfractueuses, est arrondi pendant la grossesse, et assez dilaté pour permettre que le doigt arrive jusqu'à l'orifice interne qui le plus souvent reste fermé.

Des nouvelles dispositions qu'acquiert dans ce cas le col utérin, il résulte que sa cavité revêt une forme qui a été comparée à celle d'un cône dont la base est dirigée en bas.

Dans certains cas l'orifice interne, avant le terme de la gestation, se présente tellement dilaté qu'on peut atteindre avec le doigt les membranes du fœtus, et dans ces conditions la forme de la cavité du col est celle d'un dé dont la partie plus spacieuse est dirigée en bas et la plus étroite en haut.

Chez les primipares, quand les deux orifices se tiennent fermés, la cavité offre la forme déjà décrite; mais lorsque l'orifice externe subit une dilatation, la forme de la cavité est semblable à celle du col d'une femme multipare.

4° Direction. — A l'état de vacuité de l'utérus, le col, placé dans la direction de l'axe du détroit supérieur, garde la même disposition, pendant que l'organe gestateur sous l'influence de la grossesse se développe dans la cavité du bassin. Mais lorsque l'utérus s'élève dans la cavité abdominale, par sa déviation du côté gauche il oblige le col à changer de direction et à se tourner du côté opposé à celui où le corps ou le fond de l'organe incline. Le toucher dans ces conditions fait sentir que le col ne se trouve plus dans la direction du détroit supérieur, car par la déviation qu'il a éprouvée il approche de la paroi latérale gauche du canal pelvien.

Cette nouvelle disposition du col fait qu'il s'écarte de la ligne représentant l'axe du détroit supérieur; mais on remarquera que, comme le corps, il a une direction encore oblique d'arrière en avant, de bas en haut, et de gauche à droite.

L'inclinaison latérale gauche du col dépendant du mouvement de déviation du corps au côté droit, toutes les fois que celui-ci inclinera d'un côté différent, celui-là suivra une direction toujours opposée à la direction que prendra le fond de l'organe gestateur. Dans ces conditions, si le corps suit dans son développement la direction de l'axe du détroit supérieur, le col doit se tenir à la ligne médiane ou dans la direction de cet axe; mais lorsque l'inclinaison est du côté gauche, le col doit se diriger du côté droit.

5° Position. — Les modifications que, sous l'influence de la grossesse, le col utérin éprouve dans sa position ne peuvent être aisément appréciées, par la raison qu'elle est différente dans l'état de vacuité de l'organe, lorsqu'on l'étudie sur chaque femme en particulier, et qu'elle présente aussi une différence remarquable dès qu'on la compare sur le col d'une multipare avec celle d'une femme n'ayant jamais conçu.

Règle générale, l'observation a montré que le col de l'utérus d'une primipare est situé plus profondément dans le vagin que celui d'une femme ayant déjà accouché plusieurs fois; mais comme la gestation produit évidemment une diminution dans la longueur du col, cette proposition s'explique seulement par la position plus basse ou plus élevée qu'acquiert le col dans quelques circonstances particulières.

Conservant, en effet, une certaine augmentation de volume après les premiers accouchements, l'utérus est toujours plus lourd chez les multipares que chez les nullipares; d'un autre côté, le vagin des premières étant plus spacieux et plus flasque que celui des secondes, le col de la multipare pouvant descendre, devient plus accessible que celui d'une femme qui est pour la première fois enceinte.

Au début de la gestation, lorsque commence le développement de l'utérus et qu'il accroît par conséquent en poids, le col, soit qu'il appartienne à une multipare ou à une primipare, doit, en général, par sa descente dans le vagin être plus près de l'ouverture vaginale qu'avant la grossesse. Quand l'organe gestateur ne peut être contenu dans la cavité du bassin et qu'il s'élève alors à la cavité abdominale, il entraîne avec lui le col, d'où il résulte que ce dernier étant plus haut placé est plus difficilement atteint par le doigt explorateur. Mais cette règle quoique générale souffre néanmoins des exceptions assez nombreuses : chez certaines femmes multipares ou nullipares le col conserve pendant tout le temps de la grossesse une position extrêmement accessible, de manière qu'on puisse avec une grande facilité rencontrer cette partie de l'organe gestateur à peu de distance de la scissure vaginale. Chez d'autres femmes cependant il n'en est pas de même, le col est profondément situé dans le canal vaginal et ce n'est pas sans peine qu'on peut l'atteindre avec le doigt.

Toutes ces exceptions trouvent leur explication dans les causes qui, dans les conditions ordinaires, font que le col se présente situé ou plus bas ou plus haut dans le canal vaginal.

Les modifications dans la position du col persistent jusqu'à la dernière quinzaine de la gestation, ou bien quand la rétraction de cette partie de l'organe gestateur commence.

Lorsque l'accouchement est presque sur le point de se déclarer, l'anneau qui indique la présence du col utérin s'élève ou se place si haut qu'on ne reconnaît pas souvent la position qu'il occupe, et qu'on a bien de la peine à l'atteindre avec le doigt. Dans ces cas, comme la tête fœtale en descendant à l'excavation pelvienne a entraîné avec elle une partie du segment inférieur du corps de l'utérus, le col se dévie en venant se placer à la partie postérieure et supérieure de la tumeur qui emplit le canal du bassin, et de cette manière, pour le rencontrer, il faut entrer le doigt par derrière cette partie et le plus profondément possible.

Modifications des trompes et des ovaires. — Les trompes attachées à l'utérus par les ligaments larges approchent, en raison du développement de cet organe, de ses bords latéraux, de manière que lorsqu'on les regarde sur un utérus à terme, elles semblent placées dans une direction verticale ou parallèle par rapport à l'organe gestateur.

Liées et insérées dans les angles supérieurs de l'utérus, les trompes, par suite de la croissance extraordinaire du fond de cet organe, se trouvent à la fin de la gestation insérées à la réunion du tiers supérieur avec le tiers moyen de l'utérus, et un peu plus rapprochées de la face antérieure de l'organe gestateur.

Outre ces changements dans leurs rapports, les trompes offrent des parois plus grosses et plus épaisses et laissent découvrir avec facilité les faisceaux musculaires, tant circulaires que longitudinaux, qui entrent dans leur composition.

Les ovaires, qui concourent pour une si large part à l'acte de la génération, paraissent, lorsque la gestation a lieu, ne constituer autre chose que des organes accessoires de l'utérus. Ainsi, à part une légère augmentation de volume, et le mouvement nutritif ou vital dont ces organes participent, il n'y a pas là à noter de grandes modifications.

Le *corpus luteum*, résultant de la cicatrisation des bords de la vésicule de Graaf, prend pendant un temps assez long beaucoup de développements, et commence à diminuer de volume seulement sur la fin du troisième ou quatrième mois de la gestation; quelquefois, quand celle-ci est arrivée à son terme, il a encore un diamètre de 10 à 15 millimètres de longueur, et ne disparaît que lorsque l'utérus est revenu à sa grandeur normale.

§ 2. — Modifications fonctionnelles de l'utérus et des ovaires.

La grossesse suspend les fonctions ovariennes, et, de cette manière, bien que les ovaires participent de l'accroissement de vitalité que la gestation imprime à l'appareil sexuel, ils n'offrent pas le phénomène mensuel caractérisé par l'ovulation spontanée.

En effet, l'observation a constaté qu'aucune de leurs vésicules n'apparaît plus développée qu'elle ne se trouvait au moment de la conception; il semble ainsi que toute la vitalité de l'organe se concentre dans la formation du *corpus luteum* ou dans la cicatrisation du follicule dont l'ovule avait reçu l'influence de la fécondation.

De même que le travail ovarien de l'ovulation, la menstruation qui est, dans les circonstances ordinaires, excitée par celle-ci, cesse de se manifester durant tout le temps de la grossesse.

La suppression des menstrues est un phénomène qui accompagne la gestation avec tant de fréquence que, pour le vulgaire, il constitue même le seul signe de l'existence ou de l'établissement de cet état.

On s'est néanmoins appuyé sur des faits enregistrés dans les annales scientifiques pour dire que quelquefois une femme, quoique enceinte, peut avoir un écoulement sanguin ressemblant à celui des menstrues.

Diverses observations ont encore été citées par les auteurs, d'après lesquelles les règles ont continué à apparaître tout le temps qu'a duré la gestation.

Malgré la confiance que nous avons dans l'assertion de praticiens tels que Haller, Mauriceau, Baudelocque et Cazeaux, nous pensons cependant que, si vraies que soient les choses, elles n'ont pas été interprétées avec une exactitude assez rigoureuse. Nous sommes intimement convaincu, et les études faites par nous dans la clinique d'accouchements de la Faculté de Paris nous ont montré jusqu'à l'évidence que des femmes, quoique grosses, pouvaient éprouver une perte sanguine apparaissant non-seulement une ou deux fois par mois, mais même présentant une marche assez régulière pour faire croire que l'écoulement était cataménial; néanmoins, comme l'ont fait souvent remarquer à leurs élèves MM. P. Dubois et Pajot, l'hémorrhagie survenant dans ces circonstances n'avait pas le type ni le caractère des règles, et le sang fourni n'était ni en quantité, ni en qualité, ni en régularité semblable à celui du flux menstruel. Par conséquent, notre avis est que l'écoulement observé quelquefois par ces auteurs dépendait de causes tout à fait étrangères, et qu'il ne pouvait ni ne devait être considéré comme le résultat de la fonction périodique, caractérisée par l'érection utérine, et accompagnée de l'évolution d'une ou de plusieurs vésicules ovariennes. Nous ne voulons pas dire par là que l'utérus ne puisse, même sous l'influence de la gestation, être le siége d'un écoulement sanguin ou d'une hémorrhagie, car nous irions ainsi à l'encontre de ce qu'il y a de plus positif dans la science : l'utérus, par les modifications qu'il subit sous l'influence de la grossesse, ne se trouve pas, selon nous , dans les conditions nécessaires pour donner lieu à l'établissement du phénomène qui entraîne périodiquement le flux sanguin connu sous le nom de menstruation; ainsi, s'il peut devenir le siége de quelques hémorrhagies, celles-ci se trouvent liées à d'autres causes et même peut-être à la disposition érectile qu'a conservée l'organe gestateur, mais jamais elles ne sauraient être regardées comme le phénomène extérieur de l'ovulation spontanée.

En somme, la gestation suspend le travail des ovaires et imprime à l'utérus des modifications telles, que cet organe n'est pas susceptible d'entrer en érection dans les conditions ordinaires, ni de présenter l'écoulement sanguin qui caractérise la menstruation.

§ 3. — Modifications des organes annexes de l'appareil sexuel.

Vraies annexes de l'appareil sexuel, les glandes mammaires offrent de tels rapports avec les organes de la génération, que ceux-ci ne peuvent pas éprouver un mouvement vital quelconque qui ne répercute immédiatement sur les autres.

Quand l'utérus devient le siége d'une congestion et que le travail ovarien se déclare, les mamelles le plus souvent subissent une légère tuméfaction, deviennent sensibles ; dans certains cas, elles sont très-endolories et ne peuvent supporter le moindre contact.

De même quand la conception a lieu, ces organes qui quelquefois ne manifestaient pas, pendant l'ovulation, les phénomènes que nous signalons, commencent à présenter plusieurs modifications qui les préparent, comme dit Cazeaux, à la fonction qui leur est destinée après l'accouchement.

Depuis le commencement de la gestation, la femme sent dans les seins des picotements qui sont suivis d'une douleur plus ou moins vive, d'une certaine augmentation de volume ou de tuméfaction accompagnée de chaleur et d'une légère rougeur. Ces phénomènes, qui indiquent positivement l'existence d'un travail de congestion, ne se manifestent pas chez tous les sujets avec la même force et la même intensité et ne persistent pas non plus durant tout le temps de la grossesse. Dans quelques circonstances, la femme sent à peine une légère tuméfaction de ses seins ; dans d'autres, le travail de congestion peut, après sa cessation complète, réparaître au terme de la gestation ou se convertir, lorsqu'il est très-intense, en inflammation.

Règle générale, tout ce mouvement disparaît tout à fait au bout du quatrième ou du cinquième mois de la grossesse, et même chez quelques femmes les seins restent mous et flasques jusqu'à l'époque de la parturition, et ne présentent pas après l'accouchement la tuméfaction qui accompagne les phénomènes connus sous le nom de *fièvre de lait*. D'après Cazeaux, qui s'en rapporte à ce sujet à l'observation de M. Donné, les femmes dont les mamelles deviennent flasques pendant la gestation sont de très-mauvaises nourrices, non-seulement par la mauvaise qualité du lait, mais aussi par son peu d'abondance. — Nous sommes parfaitement d'accord là-dessus, et la seule chose que nous puissions ajouter à cet égard, c'est qu'il est extrêmement fréquent d'observer en pareil cas que les glandes mammaires n'entrent même pas, après l'accouchement, dans l'exercice des fonctions qui leur sont assignées.

Nous avons soigné en 1859 une dame de Rio-de-Janeiro qui, au commencement de sa grossesse, ayant senti une légère tuméfaction des seins, la vit complétement cesser au bout du cinquième mois et demeura ainsi jusqu'après l'accouchement, sans qu'il s'opérât vers cette partie aucun mouvement congestif.

Outre les modifications de vitalité qui ont été notées jusqu'à présent, on observe du côté de la peau qui recouvre les mamelles certains phénomènes offrant assez d'intérêt pour être connus. En effet, en même temps que le travail congestif s'empare du tissu glanduleux, le mamelon se tuméfie, se colore d'une teinte foncée, devient érectile, et parfois assez sensible. L'aréole qui entoure cette partie, rosée à l'état ordinaire, acquiert une couleur jaunâtre qui finit plus ou moins par se foncer, selon le teint de l'individu. Sur cette aréole ou cercle brun tracé autour du mamelon, dont la largeur varie entre 2 et 4 centimètres, on voit de petits tubercules de grosseur variable, nommés par le professeur Montgomery petits mamelons, lesquels sont tantôt disséminés irrégulièrement par toute sa surface, tantôt disposés autour de sa circonférence interne ou de sa circonférence externe. Autour de cette aréole et dans l'étendue de quelques centimètres on remarque une série de taches blanches et jaunâtres, semblables à des gouttes d'eau qui auraient été jetées sur cette partie. Chez quelques femmes, l'aréole qui résulte de ces taches et qu'on appelle mouchetée à cause de cela est peu visible et moins limitée que la première; mais dans d'autres conditions elle se dessine assez bien pour être distinguée par sa régularité et sa couleur propre.

L'aréole du mamelon ou l'aréole primitive, à proportion qu'elle passe par les modifications de coloration que nous avons décrites, acquiert aussi un volume plus considérable, de manière que si l'on regarde le sein de profil, elle forme une projection, ou s'élève un peu au-dessus de la surface de la peau circonvoisine. Lorsqu'on touche avec le doigt cette partie du sein, il semble que la peau soit emphysémateuse ou que le tissu cellulaire sous-jacent soit le siége d'une infiltration.

Tout le reste de la peau qui recouvre les seins et qui se trouve en dehors des aréoles n'offre rien de particulier, si ce n'est quelques petites vergetures de couleur argentine, semblables à celles qu'on voit sur le ventre des femmes enceintes.

La vitalité dans laquelle entrent les glandes mammaires se traduit parfois par la sécrétion d'une quantité plus ou moins abondante de lait, ou d'un liquide de couleur bleuâtre ou jaunâtre, ce qui est considéré vulgairement comme une preuve infaillible de l'existence de la grossesse. Cependant les faits et les observations des meilleurs auteurs contestent cette présomption comme tout à fait fausse.

Les changements qui s'opèrent dans les glandes mammaires n'apparaissent pas aussitôt après la conception, et chez différentes femmes ils surviennent à des intervalles incertains; néanmoins, suivant les remarques du professeur Montgomery, c'est généralement au deuxième mois de la gestation qu'ils se manifestent.

§ 4. — Modifications physiques et fonctionnelles des parties et appareils organiques
étrangers à la reproduction.

Avec le développement de l'utérus, la vessie, le rectum, les parois du ventre, quelques-uns des organes qui y sont contenus et tous les appareils organiques subissent diverses modifications qu'on ne saurait passer sous silence.

Ces modifications se traduisent, en général, par de légères perturbations dans les conditions physiques ou dans les fonctions de ces organes et appareils ; ce n'est que par exception qu'elles peuvent, en outre, passant certaines limites, se transformer en états pathologiques, ce que nous verrons dans une autre partie de cet ouvrage.

Quoi qu'il en soit, nous diviserons l'étude de toutes ces modifications en deux parties : la première traitera des troubles de la vessie, du rectum, et des parties qui peuvent se trouver en contact avec l'utérus ; et la seconde des changements que, sous l'influence de la grossesse, présentent les fonctions digestives, les sécrétions, l'innervation, la circulation et la respiration.

Modifications des organes et parties qui se trouvent en rapport avec l'utérus.

Vessie. — En contact avec la face antérieure de l'utérus, à laquelle elle adhère, la vessie, par l'ampliation et le développement de cet organe, subit une certaine compression en vertu de laquelle, une diminution ayant lieu dans sa capacité, la femme est prise de désirs incessants et fréquents d'uriner, accompagnés de difficultés dans l'émission du liquide et parfois même d'une certaine douleur.

Tous ces phénomènes ne constituent ou ne déterminent que cette.incommodité ou bien alors un besoin ou une envie constante d'évacuer ou de rendre le liquide urinaire ; mais quand, par le développement considérable de l'utérus ou pour quelque autre cause, la compression de la vessie devient trop forte, il peut survenir un étranglement ou une oblitération mécanique du canal, et par suite l'évacuation des urines ne peut plus avoir lieu qu'à l'aide du cathétérisme.

Dans certains cas, la compression de la vessie peut être assez prononcée pour produire une hernie du réservoir urinaire ; mais fort heureusement de pareils faits sont excessivement rares. En effet, la vessie étant obligée d'accompagner l'utérus à mesure qu'il tend à envahir la cavité abdominale, est refoulée en haut de la partie antérieure du détroit su=périeur, où, par la flexibilité des parois du ventre, elle peut se dérober à la compression exagérée de l'organe gestateur et ne présenter ainsi que des troubles peu importants dans sa fonction. Mais, par l'élévation de la vessie, l'urèthre, ne pouvant se déplacer, éprouve une certaine traction qui le fait s'allonger et s'étendre sur la partie postérieure de la symphyse du pubis où, par le contact de sa région supérieure avec l'utérus, il subit une compression par suite de laquelle ses portions plus inférieures se tuméfient et se présentent à la paroi supérieure de la scissure du vagin, sous la forme d'un corps cylindrique assez épais.

Rectum. — Le rectum, par la position qu'il occupe, est, ainsi que la vessie, soumis, par l'ampliation de l'utérus, à une certaine compression qui em=pêche les matières fécales qui doivent y arriver d'être expulsées en temps voulu, de sorte que par l'accumulation de celles-ci il peut quelquefois se former une tumeur plus ou moins grosse qui a souvent donné lieu à des erreurs.

Plus intense au début de la gestation, lorsque l'utérus occupe encore l'excavation pelvienne, la compression que subit cet intestin s'amoindrit un peu, quand l'organe gestateur est passé à la cavité abdominale. Dans ces conditions, comme celui-ci tend à pencher vers le côté droit, il en résulte qu'il s'écarte un peu de la place occupée par le rectum, et cesse d'exercer sur ce dernier une action aussi directe et de causer par là tous les inconvénients d'une telle compression. Malgré tout, il est rare que les femmes enceintes ne soient pas constipées, et comme, du moins pendant une certaine époque de la grossesse, la pression que le rectum doit éprouver est légère, il nous semble que le professeur P. Dubois a grandement raison quand il dit que ce phénomène est plus sympathique que physique.

Quoi qu'il en soit, il est néanmoins certain qu'en raison de cette constipation les excréments peuvent, en s'amassant en grande quantité dans l'intestin, exiger pour être chassés dehors l'emploi d'efforts considérables ou de purgatifs énergiques, dont l'influence en s'étendant à l'utérus peut donner lieu à l'avortement. Ce qui est encore plus ordinaire, c'est que ces matières peuvent, indépendamment de cela, déterminer par leur accumulation une hypersécrétion de l'intestin; de là succède à la constipation un dévoiement plus ou moins intense qui, aussitôt après, cesse pour faire place à la même constipation.

Cette diarrhée dépendant, comme on le voit, des effets résultant de la présence de matières fécales, ne doit pas être confondue avec un phénomène pareil qui se manifeste encore sous l'action de la grossesse et qui trouvera sa place à l'article des modifications survenant dans la digestion.

Parois du ventre. — A mesure que l'utérus se développe et monte, il distend graduellement les parois abdominales et forme ainsi un espace dans lequel il s'accommode. Ces parois, au début, n'ayant à subir qu'une ampliation médiocre, se prêtent assez aisément à ce phénomène; mais ensuite avec la croissance progressive de l'utérus elles sont contraintes de céder physiquement, les tissus qui entrent dans leur composition sont alors légèrement séparés et rompus, d'où résultent aux parties latérales et inférieures de l'abdomen de petites vergetures qui persistent après l'accouchement, et constituent des indices indélébiles de l'existence antérieure d'une ou de plusieurs grossesses.

Les vergetures, occupant parfois une grande partie de la superficie externe de l'abdomen et même la superficie latérale des fesses et de la face interne et supérieure des cuisses, offrent, soit avant, soit après l'accouchement, la forme de petites empreintes dirigées obliquement de haut en bas et une nuance qui n'est pas toujours la même. A leur apparition elles présentent une coloration violacée ou rouge foncée, analogue à celle d'une ecchymose, qu'elles conservent pendant quelques jours après l'accouchement; mais, après un certain temps, elles perdent peu à peu cette couleur qui devient pâle et finit par être argentine ou blanchâtre, et elles sont alors moins larges qu'auparavant.

La force expansive qu'exerce l'utérus, en s'amplifiant sur les parois du ventre, peut se porter à un haut degré; alors, les muscles droits se séparent avec les deux aponévroses qui les unissent, et l'utérus est à peine couvert à sa partie antérieure par la peau de l'abdomen. Avouons cependant que ce fait est heureusement fort rare, car on n'observe presque jamais qu'un amincissement des parois du ventre avec les phénomènes que nous avons signalés ci-dessus.

La cicatrice ombilicale entraînée en bas aux deux premiers mois de la gestation se déprime et s'enfonce davantage; mais, à mesure que l'utérus s'élève dans la cavité abdominale, elle devient saillante et son anneau est quelquefois assez dilaté pour permettre l'introduction d'une anse de l'épiploon, et donner lieu dans certains cas à une hernie de cette partie du péritoine.

De l'occupation du ventre par l'utérus il était impossible qu'il ne résultât que l'expansion de ses parois, et que les organes contenus dans cette cavité ne souffrissent pas quelque chose de la part du globe utérin. En effet, en s'élevant jusqu'à la région épigastrique, l'utérus ne peut s'empêcher d'exercer une certaine compression sur le foie et sur tous les organes et appareils qui l'avoisinent, et de refouler par les intestins le diaphragme en haut, d'où il résulte un certain embarras dans les fonctions du cœur et des organes de la respiration.

Indépendamment des embarras mécaniques que nous venons de mentionner, les vaisseaux renfermés dans le bassin reçoivent par le développement de l'utérus une compression quelquefois modérée, mais aussi parfois assez énergique pour amener dans la circulation des troubles qui se traduisent alors par des œdèmes et des varices des membres inférieurs.

Dans l'opinion de quelques auteurs, les reins eux-mêmes ne sont pas exempts de la pression de l'utérus, et quand celle-ci dépasse certaines limites, elle peut troubler la circulation et la fonction spéciale de ces organes auxquels, d'après certains auteurs, se lie la manifestation de l'éclampsie qui, comme l'on sait, constitue une des plus terribles maladies dont la femme enceinte puisse être attaquée. Comme l'utérus se développe dans la direction de l'axe du détroit supérieur, il semble s'éloigner de la région lombaire où sont situés les organes sécréteurs de l'urine et ne pas devoir ainsi exercer sur ces derniers une action compressive; mais si l'on considère que l'utérus ne trouve pas toujours dans les parois abdominales une élasticité assez grande pour qu'il lui soit possible de suivre la direction que nous indiquons, et que d'autre part les reins, comme le dit très-bien le professeur P. Dubois, peuvent se dévier et descendre par suite de la pression qu'exerce le corset de la femme sur la région de l'épigastre, il n'y a dès lors aucune difficulté à admettre que l'utérus peut comprimer, sinon les deux, du moins le rein droit, côté où cet organe penche très-souvent, et que la compression qui en résulte ne soit pas étrangère aux modifications que l'on constate sur les urines lors de la grossesse et lorsque se manifeste l'accident dont il a été précédemment parlé.

Modifications des fonctions digestives et nutritives.

Il n'est pas rare que les fonctions digestives deviennent plus actives pendant la gestation, et qu'alors les femmes soient plus robustes ou plus grasses. Nous connaissons des dames qui acquièrent une grande force et sont très-bien portantes durant l'état de grossesse, et qui aussitôt après les couches cessent d'avoir de l'appétit, maigrissent et deviennent pâles jusqu'à ce que se déclare une nouvelle grossesse. Cependant ces faits sont sinon exceptionnels, mais au moins très-peu fréquents; car, en général, dès les premiers mois de la gestation la femme commence à éprouver de l'inappétence, et même un certain dégoût pour les aliments qu'elle prenait auparavant avec plaisir. Avec ces phénomènes surviennent des nausées accompagnées de vomissements, et dès lors la nutrition va en diminuant. Les vomissements dans l'état de grossesse se distinguent autant par la nature de la matière rejetée que par les heures où ils apparaissent. Ordinairement c'est le matin et à son réveil que la femme en est prise : dans ce cas, la matière vomie est constituée par une grande quantité de mucosités filamenteuses et semblables au blanc d'œuf délayé dans l'eau. Mais parfois les vomissements se déclarent aussitôt après le repas, et alors les substances alimentaires sont en partie ou en totalité rendues avec ces mucosités. Dans d'autres cas l'aliment est rejeté presque aussitôt après avoir été pris : c'est ainsi que le phénomène dont il s'agit peut devenir assez intense pour que la nutrition souffre extraordinairement et que la vie de la patiente courre les plus grands dangers (1).

Cependant il est très-rare, quand les choses en arrivent là, que les vomissements aient une terminaison fatale : ceux-ci disparaissent constamment à la fin du second mois de la grossesse, et lors même qu'ils continueraient plus longtemps ou qu'ils reviendraient à des époques plus avancées de la gestation, ils n'auraient pas d'importance, car ils ne sont jamais bien intenses.

A côté de ce phénomène s'en manifeste un autre, qui a encore rapport aux modifications de la digestion et qui est caractérisé par l'envie immodérée et irrésistible qu'éprouvent certaines femmes pour les aliments les

---

(1) Lorsque nous traiterons des maladies de grossesse, nous entrerons dans des détails plus étendus à ce sujet, nous discuterons alors les questions qui se lient à l'existence de ce terrible accident, et les moyens qni ont été conseillés pour le faire cesser.

plus singuliers et quelquefois pour des substances impropres à la nutrition et même d'une nature et d'un aspect dégoûtants. Tous les auteurs ont
cité des faits ayant rapport à des femmes qui, étant grosses, faisaient un
usage abusif du charbon, de la chaux et d'autres matières telles que le
plâtre, le sable, etc., qu'elles dévoraient avec un appétit extraordinaire.
Les journaux de Paris ont publié, en 1858, l'observation relative à une
dame de la haute société qui, aux premiers mois de la grossesse, éprouvait
une passion si prononcée pour les boissons alcooliques qu'elle ne se
retenait pas pour s'emparer des clés de la cave afin de se livrer à satiété
à son désir dépravé. M. le docteur Feijó rapporte aussi dans ses leçons
des faits semblables, et entre autres celui d'une dame qui, au début de
sa grossesse, passait plusieurs heures du jour à ronger et à manger tous
les débris de cruche qu'elle trouvait dans la maison. Nous en connaissons plus d'une qui, dans cet état, sent un vif plaisir à manger des chan-
delles de suif.

Nous avons déjà dit que les femmes enceintes ont habituellement de
la constipation, d'où peut résulter, par l'irritation des intestins, une diarrhée symptomatique. Nous ferons observer encore que certaines d'entre
elles, sans se trouver sous l'influence de la constipation ou de toute autre
maladie intestinale, peuvent être néanmoins attaquées d'une diarrhée
persistante et bien difficile à arrêter. La diarrhée qui se déclare dans la
gestation doit être considérée avec toute raison comme un phénomène
sympathique, et être distinguée par conséquent du dévoiement qui apparaît après une constipation de ventre, car dans le premier cas sa durée
est longue, et dans le second elle ne dépasse pas un jour ou deux.

En somme, la constipation suivie de diarrhée constitue indubitablement une des causes qui prédisposent le plus aux fausses couches et qui
même les occasionnent.

C'est dans la compression exercée par les fèces sur l'utérus, dans les
cas de constipation, c'est dans la congestion sanguine des organes contenus dans le bassin, et enfin dans les efforts employés à la défécation,
que nous pouvons trouver l'explication la plus satisfaisante du fait que
nous venons de rapporter.

Modifications des sécrétions.

Un des phénomènes qui se manifestent tout d'abord avec la grossesse
c'est l'augmentation de la sécrétion salivaire, qui peut, dans quelques cas,
s'élever à l'état d'un vrai ptyalisme. Le fait est si constant et est tellement fréquent que les femmes se croient enceintes dès le moment même
où elles l'observent.

L'accroissement de la sécrétion de la salive, ainsi que les autres signes
dont il a été question, ne dure pas tout le temps de la gestation. Mais il
n'en est pas de même d'un autre signe qui se manifeste à la surface
extérieure du corps, et qui, malgré l'opinion contraire de M. Bazin, ne

peut être considéré que comme le résultat d'une modification de la sécrétion pigmentaire. Il n'est pas, il est vrai, d'une fréquence extraordinaire, mais on peut le voir chez quantité de femmes enceintes : c'est une
coloration fauve et tachetée du corps et surtout du visage qui se trouve
alors comme masqué. Ce phénomène, connu sous le nom d'*éphélides*
ou de *masque*, persiste, quand il apparaît, durant toute la gestation et
continue parfois même après l'accouchement.

On peut constater un autre fait qui est rangé dans le même ordre : il
consiste dans une ligne brune qui part du milieu de la région de l'épigastre, passe par le nombril et va se terminer au pubis. Cette trace est
parfois continue et se voit très-bien sur les femmes un peu brunes; mais
chez certains sujets elle s'arrête seulement au nombril, ou alors, après
avoir atteint ce point elle se dévie vers un des côtés, ou va aboutir à
la symphyse pubienne.

De tous les changements éprouvés par les sécrétions, il n'en est pas de
plus important que celui qui affecte le produit que fournissent les reins.
Les urines des femmes enceintes, par les altérations physiques qu'elles
offrent, ont été le sujet de recherches de la part de presque tous les
médecins et des hommes de l'art. Pourtant le fait n'est pas tout à fait
nouveau, car, suivant Cazeaux, déjà Avicenne l'avait consigné dans ses
ouvrages; mais soit qu'on n'ait pu le constater ultérieurement ou qu'on
n'y ait pas découvert une importance notable au point de vue pratique,
toujours est-il qu'il était resté dans l'oubli jusqu'à ce que MM. Nauche
et Éguisier en France, Letheby en Angleterre, et Kane aux États-Unis,
en étudiant la question, eussent reconnu que les urines durant l'état de
gestation étaient modifiées non-seulement dans leurs propriétés, mais
même dans la quantité des éléments qui les constituaient.

Le résultat de ces observations a été rapporté dans diverses publications scientifiques d'où Cazeaux a extrait un résumé détaillé de tout ce
qui a trait à cet objet; nous eussions pu aussi, de notre côté, donner un
développement considérable à l'étude de ces changements, mais comme
la question est jugée par tous les accoucheurs, c'eût été, ainsi qu'on le
verra dans notre conclusion, un travail d'où l'on n'aurait tiré aucune
utilité; nous nous bornons, par conséquent, à exposer succinctement ce
qui est connu à cet égard.

Lorsque, suivant M. Nauche, on a recueilli dans un verre les urines
d'une femme enceinte, on remarque qu'elles offrent une réaction acide
assez marquée, une odeur spéciale et une nuance un peu blanche ou
jaunâtre; si l'on examine ce liquide au moyen d'une loupe ou même à
l'œil nu, on observe de petits corpuscules blanchâtres qui y surnagent,
lesquels, dans l'état de repos, s'assemblent et tombent en flocons dans le
fond du vase ou sur ses parois. L'urine devient ensuite parfaitement
transparente, et reste dans cet état sans offrir de phénomène remarquable jusqu'au second, troisième, quatrième et même, selon M. Kane,
jusqu'au huitième jour. Au bout de cette époque commencent cependant

à se manifester des phénomènes qui sont, pour ces auteurs, l'indice positif de l'existence de la grossesse. Les urines sont alors troubles, plus
chargées en couleur qu'elles ne l'étaient à l'excrétion et plus odorantes.
Ces changements dans les propriétés physiques de ce liquide coïnci-
dent, au bout de 24 à 36 heures, avec l'apparition de certains corpuscules granuleux brillants et cristallins, en suspension, que Nauche a
nommés la *kyestéine*, lesquels se réunissent peu à peu et montent à la
surface du liquide, lorsque celui-ci a acquis la transparence dont nous
avons parlé. Ils forment une pellicule d'abord incomplète et extrêmement
diaphane, mais qui ensuite devient un peu plus solide et plus visible
à proportion qu'apparaissent de nouveaux éléments ou globules qui
viennent se déposer sur la couche formée. Trois ou quatre jours après,
la pellicule est tout à fait constituée; mais, passé ce temps, plus ou
moins, elle commence à se séparer en petits fragments qui se précipitent
dans le fond du vase et forment par-dessus le sédiment primitif qui s'y
trouvait une couche blanche d'une épaisseur variable. Quand cette pellicule est complétement détruite, ce qui a lieu à peu près au bout du cinquième jour, une seconde pellicule plus mince, transparente et semée de
points brillants, vient se reconstituer à la surface de l'urine, où elle est
remplacée par une troisième qui, comme l'autre, passe par les mêmes
phases de destruction dont il a été parlé. Les urines qui avaient, par la
formation de ces pellicules, acquis une couleur blanchâtre ou laiteuse,
lorsque celles-ci sont détruites, commencent à devenir de plus en plus
verdâtres jusqu'à ce qu'elles entrent enfin dans un parfait état de putréfaction.

La *kyestéine* ainsi obtenue offre, suivant Éguisier, des caractères chimiques qui ne peuvent être confondus avec ceux des autres éléments qui
se rencontrent ordinairement dans les urines : presque toutes ses propriétés sont négatives; elle est neutre et insoluble dans l'eau, dans l'alcool, dans l'éther et dans l'ammoniaque; elle ne se dissout pas non plus
comme l'albumine dans les solutions alcalines, ni comme le mucus dans
un mélange de savon et d'ammoniaque, ni enfin comme la graisse dans
l'éther bouillant.

Les urines qui la contiennent ne sont pas de la même nature que les
urines albumineuses, parce qu'elles ne se coagulent pas par l'acide azo-
tique, ni par la chaleur, ni par l'alcool en ébullition, bien qu'elles laissent, dans ces deux derniers cas, déposer par le refroidissement dans le
fond du vase une poudre blanche et abondante. La kyestéine, étant une
matière organique semblable à ces derniers corps, est précipitée par le
deutochlorure de mercure, par presque tous les acides forts et par les
solutions astringentes. En vue de toutes ces propriétés, MM. Éguisier,
Bonastre et Nauche la regardent comme un produit gélatino-albumi-
neux.

M. Simon a reconnu par l'inspection au microscope, dans la couche
formée par la kyestéine, les éléments qui suivent : 1° une matière amor-

phe constituée par de petits points opaques ; 2° de nombreux vibrions animés de mouvements ; 3° des cristaux de phosphate ammoniaco-magnésien ; 4° enfin, lorsque l'analyse se fait à un temps assez avancé, une grande quantité de monades.

Les auteurs ont émis des avis différents quant à l'origine ou à la cause déterminante de la formation du produit qui se développe dans l'urine des femmes enceintes, et auquel on a donné le nom de kyestéine. Éguisier, qui a profondément étudié cette matière et publié à ce sujet un travail très-important, après avoir recherché si cette substance était le résultat d'un travail spécial de l'organe sécréteur des urines ou de vraies modifications des diverses fonctions de l'économie, en est arrivé à cette conclusion qu'elle était produite par le passage du liquide amniotique ou de ses éléments aux urines.

Bien que la compétence de M. Éguisier soit incontestable en pareil cas, nous ne croyons pas toutefois que la conclusion qu'il tire de là puisse résister devant les données que nous fournit la physiologie, ni devant une argumentation logique rigoureuse. Comment se pourrait-il que la kyestéine fût due au passage de l'eau de l'amnios dans les urines puisqu'elle n'existe pas à l'origine dans ce même liquide amniotique ? Comment le passage de l'eau de l'amnios aux urines se peut-il faire ? S'il est vrai, comme il le dit, que cela a lieu par le moyen de l'absorption qui se fait à la face externe de l'amnios, et si après cela il conclut que les produits de l'absorption sont chassés de l'organisme par les urines, pour quelle raison ne rencontre-t-on pas ce produit principalement dans le sang, ou alors qu'est-ce qui l'induit à nier qu'il soit le résultat d'un travail spécial des reins ? Dès lors l'explication de M. Éguisier, comme beaucoup d'autres qui existent en médecine, n'est qu'imaginaire et conséquemment insoutenable.

M. Kane qui, comme nous l'avons vu, a fait des études spéciales sur les modifications des urines n'admet pas cette assertion : pour lui l'existence de la kyestéine est liée à la sécrétion laiteuse et n'est que le résultat du mélange de ces deux liquides entre eux. Il s'appuie à cet effet sur deux raisons : 1° que la kyestéine s'observe depuis le moment de la gestation jusqu'à celui de l'allaitement ; 2° qu'elle peut survenir même dans ce cas si, par une circonstance particulière, l'écoulement du lait était difficile ou ne se manifestait pas.

La théorie ou l'explication de M. Kane ne saurait être acceptée à son tour, car elle se base sur un fait purement hypothétique et difficile à prouver expérimentalement ; d'ailleurs cet auteur a lui-même avoué le premier que la kyestéine est observée à diverses époques de l'allaitement ou lorsque l'écoulement du lait se fait le plus abondamment.

M. Regnauld a présenté une théorie chimique qui, si elle n'est pas vraie, a au moins les apparences de la probabilité, sinon de la certitude. Voici comment Cazeaux la décrit : l'urine normale contient en dissolution une certaine proportion de matière azotée résultant d'une combustion imparfaite des substances albumineuses qui, par un contact plus prolongé de l'oxygène, doivent se transformer dans le sang en urée ou en acide urique.

Dans l'état de gestation, les urines renferment une grande proportion de matière analogue ou identique aux albumineuses, et c'est en vertu de l'action oxygénique de l'air sur cette matière que se manifestent tous les phénomènes décrits plus haut. Les premières modifications qui s'y observent sont dues à la séparation du carbonate de chaux formé par la réaction réciproque du carbonate d'ammoniaque provenant de la décomposition de l'urée et du phosphate de chaux qui existe dans l'urine. A mesure que la transformation ammoniacale avance, le liquide perd de plus en plus son acidité; dès lors commencent à se montrer à la surface les cristaux brillants de phosphate ammoniaco-magnésien. Chose digne de remarque, c'est que lorsque ces réactions ont lieu, il se développe dans l'urine une quantité si considérable d'animalcules microscopiques (vibrions), que la masse du liquide semble n'être formée que par eux et par les cristaux que nous avons nommés ci-dessus.

M. Regnauld, pour montrer que la présence de la kyestéine est due au contact et à l'action de l'oxygène de l'air, soumit une quantité d'urine à l'influence de cet agent et une autre portion égale à l'action d'un corps différent, et ce ne fut en effet que dans le premier cas qu'il put observer la formation d'un produit semblable.

En somme, la kyestéine n'est pas, comme l'ont pensé divers observateurs, un élément nouveau qui se développe dans l'urine des femmes enceintes; loin de là, elle n'est que le résultat de l'action de l'oxygène sur un produit qui appartient au même liquide à l'état normal; mais dont l'excrétion a été plus abondante.

Voilà la théorie de M. Regnauld. Nous pensons que, de toutes celles qui ont été présentées pour expliquer les phénomènes observés dans ces conditions, c'est elle qui indubitablement a mieux atteint le but et qui approche le plus de la vérité; mais elle n'est pas moins incomplète et sujette à quelques objections. Il ne suffit pas, en effet, que cet auteur attribue l'apparition de la kyestéine dans les urines à une hypersécrétion de la matière azotée qu'elles contiennent dans leurs conditions normales : pour résoudre le problème entièrement, il aurait dû indiquer la cause qui détermine fréquemment cette hypersécrétion dans l'urine des femmes enceintes.

M. le docteur Blot annonça, en 1856, qu'indépendamment de la kyestéine, les urines des femmes dans l'état de grossesse renferment une certaine quantité de sucre, qui pouvait être vérifiée non-seulement par des réactifs tels que la potasse, la chaux, et le ferro-cyanate de potasse, mais aussi par l'alcool et l'acide carbonique qu'on en obtient par la fermentation. Le docteur Lecomte, à la suite des recherches auxquelles il s'est livré de son côté, n'a pu rencontrer pourtant la matière saccharine découverte par le précédent, et bien que d'autre part le professeur

Bruecke ait confirmé les idées émises par M. Blot, toutefois la question reste encore indécise et a besoin d'être étudiée de nouveau.

Quoi qu'il en soit, les urines ne doivent pas leurs modifications seulement à la présence de produits nouveaux; suivant M. Donné, elles subissent encore une diminution dans les sels calcaires qui entrent dans leur composition, phénomène qui, à l'avis du professeur P. Dubois, se lie peut-être à la consommation plus active que la femme doit faire pour remplacer la quantité d'éléments employés dans l'ossification du squelette du fœtus.

Modifications des fonctions nerveuses.

La grossesse peut déterminer dans les fonctions du système nerveux certains troubles dont l'étude n'est pas sans importance.

Ces modifications sont caractérisées, soit par l'exaltation de la sensibilité de certaines parties du corps, soit par un ordre de phénomènes particuliers auxquels on a donné le nom de *névroses*.

Parmi les phénomènes de la première catégorie, les plus communs sont les odontalgies et les névralgies sus-orbitaires. Il n'est pas rare, en effet, que les femmes, pendant la grossesse, soient tourmentées de fortes douleurs de dents ou par une névralgie plus ou moins aiguë, dont les causes jusqu'à ce jour sont entièrement inconnues dans leur essence. Ces phénomènes se déclarent ordinairement aux premiers temps de la gestation et disparaissent au quatrième ou au cinquième mois.

Dans la seconde catégorie, les troubles auxquels les femmes sont prédisposées par la grossesse consistent dans l'éclampsie, la manie, la folie et la chorée : l'éclampsie et la manie sont cependant ceux qui dominent le plus. La première de ces affections, quoique ayant plus d'une fois été observée dans la gestation, peut néanmoins se manifester soit pendant, soit après l'accouchement, comme on le verra dans la partie qui a trait aux accidents de la parturition. Quant aux autres affections, elles ne présentent rien d'anormal dans leur marche ni dans les symptômes connus, de sorte que leur terminaison est pour l'ordinaire très-favorable, du moins quand ce n'est pas avant le terme de la grossesse il n'en existe rien après la délivrance. Dans certains cas toutefois ces affections peuvent s'aggraver à tel point qu'il faille recourir sérieusement aux secours de l'homme de l'art. Nous connaissons, par les leçons orales du professeur P. Dubois, l'histoire d'une femme chez qui la grossesse donnait lieu à de véritables accès de folie; ceux-ci arrivèrent à un degré tel qu'on dut provoquer l'accouchement prématuré qui néanmoins ne fit pas cesser complétement cet état. Le professeur Pajot nous a communiqué aussi dans son cours l'observation relative à une femme qui, chaque fois qu'elle était grosse, avait des attaques de chorée se prolongeant parfois au delà du quatrième mois.

Modifications de la circulation.

La circulation dans l'état de grossesse est affectée de certains troubles se traduisant à l'extérieur, et de modifications que nous révèle l'analyse dans les principes constituants du sang.

L'étude de ces modifications a éveillé l'attention de tous les accoucheurs modernes, qui ont voulu par là expliquer des phénomènes qui dérivent de la gestation.

Dans le premier genre de phénomènes que la grossesse imprime à la circulation se rangent l'engourdissement et la pesanteur des extrémités inférieures, qui sont quelquefois accompagnés d'œdème et plus souvent de la dilatation des veines correspondantes. Ils commencent à se manifester aux premières semaines de la gestation pour disparaître au bout du quatrième et du cinquième mois, et revenir à la fin de la grossesse. D'après la marche qu'affectent ces troubles de la circulation veineuse, le professeur P. Dubois pense qu'ils ne tiennent pas à une cause mécanique, mais qu'ils sont bien sous une dépendance toute sympathique du développement de l'utérus. Or, la sympathie qui se manifeste sous une action compressive ne paraît pas être une raison assez solide pour expliquer un fait positif qui peut s'appuyer sur une base beaucoup plus exacte et peut-être même vraie. On sait que, dans les six premières semaines, l'utérus, quand il contient le produit de la conception, se développe dans l'excavation du bassin et que c'est après cette époque qu'il franchit le détroit supérieur, et va continuer sa croissance dans la cavité abdominale, jusqu'au moment où l'accouchement est près de se déclarer. Puisque le professeur P. Dubois ne nie pas que la compression exercée par la tumeur utérine à partir du sixième mois soit la cause essentielle des varices et de l'œdème des extrémités, nous ne saurions donc comprendre pourquoi il ne croit pas que la compression exercée par l'utérus aux deux premiers mois de son développement ne suffise pas pour produire la dilatation des veines et de l'œdème que présentent les femmes dans ces conditions.

L'autre ordre de phénomènes observés dans la circulation de la femme enceinte se rattache à la composition même ou à la constitution du sang.

Les investigations et les expériences de MM. Andral et Gavarret, relatives à la composition du sang chez les sujets dans l'état de grossesse, démontrent positivement que, sous cette influence, non-seulement les propriétés physiques de ce fluide, mais aussi quelques-uns de ses éléments subissent les plus curieuses et les plus intéressantes modifications.

Quand on examine, quelque temps après l'avoir extrait des veines, le sang d'une femme à une époque avancée de la gestation, on le trouve sous la forme d'un petit caillot excessivement dense, compacte, couvert d'une couenne épaisse, et flottant au milieu d'une sérosité abondante et parfaitement incolore, caractères bien différents de ceux que présente le même fluide à l'état ordinaire.

Indépendamment des modifications dans ses propriétés physiques, le sang en subit d'autres dans les éléments qui entrent dans sa composition. L'analyse chimique démontre dans les conditions physiques ou normales que sur 100 parties de sang la moyenne de la fibrine est de 0,35, celle des globules 12,70, et celle de l'albumine 8. Cette quantité est susceptible d'une petite augmentation ou diminution; mais en général elle se maintient, comme nous l'avons vu par l'analyse exposée par M. Andral dans son essai d'hématologie pathologique, dans les proportions sus-indiquées.

En examinant le sang d'une femme grosse on observe pourtant une proportion différente dans ses éléments. Le fait le plus marquant est la diminution considérable des globules, diminution qui se manifeste de plus en plus à mesure que la grossesse approche de son terme. M. Andral n'a pas trouvé dans le sang plus de 10,90 de globules, et MM. Becquerel et Rodier disent même que ce chiffre peut descendre à 10.

La fibrine n'offre pas une grande variation dans ses proportions : Andral et Gavarret disent qu'elle ne dépasse pas absolument la moyenne de 0, 30, mais MM. Becquerel et Rodier assurent qu'elle peut monter à 0,35 et à 0,40.

L'albumine diminue comme les globules, mais dans une proportion un peu moindre.

Le sang des femmes enceintes, par ses propriétés physiques aussi bien que par sa composition, se rapproche de celui de la chlorose ou de l'hydroémie faible ou peu manifeste. De tous les faits exposés, celui qui a le plus surpris les auteurs qui ont traité la question, c'est la forme du caillot sanguin, sa consistance et la couenne épaisse qui le recouvre. Depuis les temps les plus anciens la couenne du sang a été regardée comme un caractère ou signe certain de l'inflammation, aussi la présence d'un tel phénomène dans le sang des chlorotiques ne pouvait-elle que causer une grande impression ; d'autant plus qu'on ne saurait jamais, à moins d'admettre l'angivite chronique imaginaire de Tommasini, considérer l'anémie comme un état inflammatoire. La couenne, comme l'a dit le professeur Andral, et avant lui Borsieri, n'est pas l'indice d'une affection inflammatoire, elle ne se lie au contraire qu'à la disproportion absolue ou relative existant entre la fibrine et les globules sanguins. Soit que la fibrine augmente, soit qu'elle se tienne dans les mêmes proportions, toutes les fois que la quantité des globules diminue par rapport à cet élément, le sang présentera un caillot consistant et recouvert de sa croûte respective.

Telles sont les modifications signalées dans la composition du sang des femmes grosses ; voyons maintenant la valeur qu'elles représentent dans ces conditions.

Cazeaux, partant des observations de MM. Andral, Gavarret, Becquerel et Rodier, a établi qu'une identité parfaite existait entre le sang des

femmes enceintes et celui des chlorotiques, que la grossesse entraînait
nécessairement cet état, et enfin que tous les troubles et les phénomènes
qui s'observent durant la gestation dépendent de la diminution des globules sanguins.

En premier lieu, la valeur des résultats que nous fournit l'hématologie
n'est pas en rapport, comme dit Claude Bernard, avec la somme de
recherches auxquelles a donné lieu cette partie de la chimie physiologique; en second lieu, en admettant même l'altération du sang dans la
grossesse, rien ne démontre que cette modification soit le résultat de la
gestation plutôt qu'un phénomène concomitant ou précédant ce fait.
Comme Cazeaux, nous admettons qu'un grand nombre de troubles observés pendant le travail de la gestation peuvent se rattacher à la diminution
des globules sanguins; mais nous ne saurions d'aucune manière accorder
que tous dépendent de cet état, pas plus que les femmes puissent
toutes devenir chlorotiques. Pour peu qu'on porte de l'attention à la
lecture de l'essai d'hématologie de MM. Andral et Gavarret et de la
chimie pathologique de MM. Becquerel et Rodier, on se convainc que les
recherches que ces auteurs ont faites sur la composition du sang ont
rapport à une époque avancée de la gestation, et qu'au contraire les
perturbations amenées par cet état présentent leur maximum d'intensité
aux premières semaines ou jusqu'au troisième mois, époque vers laquelle elles disparaissent pour reparaître ensuite aux deux dernières
quinzaines de la grossesse.

Nous ne nous rangeons certainement pas à l'avis de ceux qui rapportent
à une sympathie les phénomènes de la gestation ; pourtant il nous semble
que Cazeaux s'étant trop enthousiasmé pour la théorie qu'il voulait établir, a oublié les faits positifs fournis par l'observation, et les conditions
nécessaires pour fonder en médecine un fait général et absolu.

Dans l'étude d'un phénomène, de quelque nature qu'il soit, il faut
prendre en considération toutes les circonstances complexes et ne négliger aucune particularité qui puisse y avoir trait. Dans les villes
comme Paris, où d'un côté les moyens de vie sont difficiles et les privations énormes, où d'un autre côté le luxe, les excitations morales de
tous genres exercent une grande influence sur l'état physique et la constitution de l'individu, les femmes sont presque toutes chlorotiques ou
sont prédisposées à cette maladie; ainsi il n'est pas surprenant que, lors
de la gestation, l'hydroémie se développe sans qu'on en puisse rigoureusement conclure qu'elle se lie à toute espèce de grossesse.

Bien que nous n'ayons pas d'observations propres, il nous semble
que si MM. Becquerel et Rodier eussent fait leurs investigations sur des
femmes vivant à la campagne et par conséquent sous d'autres conditions,
au lieu de cette diminution des globules sanguins, ils ne rencontreraient
pas la moindre altération dans le sang, ou alors, au cas où un fait digne
de remarque se présenterait, ce serait l'accroissement des globules et
conséquemment la pléthore.

Quant aux phénomènes observés surtout aux derniers mois de la gestation, et contre lesquels on a toujours conseillé, depuis Mauriceau, l'emploi des saignées, etc., nous ne pouvons les considérer que comme dépendants de la compression exercée par l'utérus sur les gros vaisseaux abdominaux.

Si la théorie du professeur Andral sert à expliquer les troubles cérébraux qui se remarquent dans la chlorose, on n'en peut dire autant de ceux qui sont déterminés par la grossesse. Dans la chlorose, les phénomènes sont tous nerveux, tels que ceux qui s'observent quand le cerveau n'est pas suffisamment alimenté par le sang qu'il reçoit; tandis que, dans la pléthore, il existe une vraie congestion ou une surabondance de sang dans l'encéphale.

De toutes ces considérations il résulte : 1° que la chlorose n'est pas une conséquence nécessaire de la gestation ; 2° que lors même que surviendrait cet état, les troubles fonctionnels accompagnant la grossesse n'en seraient pas plus dépendants ; 3° que la pléthore peut s'observer pendant la grossesse ; 4° que les phénomènes cérébraux, amenés par cet état, diffèrent de ceux produits par la chlorose ; 5° enfin que la théorie de Cazeaux ne rend pas compte des faits qu'il a voulu expliquer.

Modifications de la respiration.

Ainsi que dans la circulation, les modifications de la respiration se traduisent par deux ordres de faits tout différents, dont l'un n'est que l'expression d'un embarras mécanique déterminé par la compression de la tumeur utérine sur les organes qui concourent à la respiration, et dont l'autre, par contre, se manifeste seulement par la quantité de certains éléments qui sont consommés pendant ce grand acte fonctionnel.

Quand l'utérus est occupé par le produit de la conception, le développement progressif dans lequel il entre le fait élever peu à peu dans la cavité de l'abdomen jusqu'à ce qu'il arrive à la région épigastrique. Dans ces conditions, les intestins sont refoulés sur les côtés, le foie se porte en haut avec le diaphragme, et les poumons sont comprimés par toutes ces parties.

Alors les mouvements des organes respiratoires sont entièrement gênés; le diaphragme ne peut plus contracter ni dilater assez amplement la base de la poitrine, et la femme est ainsi attaquée de dyspnée : sa respiration est courte, rapide et étouffée; l'hématose se fait avec intensité, mais avec une certaine difficulté, et comme en même temps la circulation devient plus active, il n'est pas rare qu'il survienne des vertiges et même des congestions cérébrales et pulmonaires.

Cet état de choses, qui se manifeste à une époque déjà avancée de la grossesse, se termine en général à l'apparition du phénomène connu sous le nom de descente de l'utérus.

Quant à ce qui regarde le second ordre de faits, les expériences de

MM. Andral et Gavarret ont démontré une modification notable dans la quantité d'acide carbonique exhalée par la femme durant la gestation.

A l'état de puberté et lors de l'écoulement menstruel, la quantité de cet acide exhalé par le poumon dans l'espace d'une heure est représentée en moyenne par 64 grammes de carbone; il conserve ainsi la même proportion et les mêmes rapports jusqu'à un âge très-avancé de la vie; mais lorsque la gestation se manifeste, il s'opère en même temps une modification considérable, et au lieu de 64 grammes le carbone est porté, terme moyen, à 75 grammes et même jusqu'à 80 grammes. MM. Andral et Gavarret ont examiné sous ce rapport quatre femmes enceintes qui se trouvaient, la première au deuxième ou au troisième mois, la seconde au cinquième, la troisième au septième et la dernière au huitième mois de la gestation, et chez toutes ils ont constaté cette augmentation dans la quantité de carbone brûlé dans l'espace d'une heure.

ARTICLE II.

DE L'ŒUF HUMAIN A TERME.

Lorsqu'aux trois derniers mois de la grossesse l'on ouvre ou l'on divise l'organe gestateur, on en trouve la cavité totalement occupée par une bourse membraneuse dans l'intérieur de laquelle existent, avec une certaine quantité de liquide, le produit de la conception et les organes qui servent à prendre du sein maternel des éléments nécessaires à la nutrition.

Donc, sous la dénomination de l'œuf humain à terme, nous avons à étudier les membranes qui contiennent le produit de la conception, le liquide qu'elles renferment, le cordon ombilical, le placenta, et enfin le nouvel être qui s'est formé pendant la gestation.

La bourse membraneuse dont nous avons parlé ci-dessus se compose de trois membranes déliées et concentriques les unes aux autres, dont la plus externe a le nom de *caduque ovulaire*, celle du milieu le nom de *chorion*, et la plus interne le nom d'*amnios*. La caduque ovulaire a déjà été décrite quand nous avons traité des modifications de la muqueuse utérine; il ne sera question ici que des autres membranes.

§ 1er. — Du chorion.

Constitué par la membrane la plus externe du sac où se trouve contenu le produit de la conception, le chorion forme une bourse sans ouverture dans laquelle on trouve deux surfaces : une interne et l'autre externe.

La surface interne, parfaitement lisse et polie comme celle d'une membrane séreuse, est appliquée sur l'amnios seulement par l'intermédiaire d'une couche légère de substance de nature gélatineuse, qui cependant n'empêche pas qu'une membrane soit séparée de l'autre.

La surface externe, d'une apparence tomenteuse, est revêtue dans toute son étendue d'une innombrable quantité de filaments connus sous le nom de villosités. Ces villosités, ou prolongements filamenteux, d'abord très-développées, deviennent plus déliées et courtes, excepté à la partie qui correspond au placenta, où elles prennent un développement énorme; elles pénètrent ainsi en se multipliant dans la muqueuse intermédiaire, et concourent en grande partie à la formation de cet organe. Le chorion, faisant donc partie de la masse placentaire, apparaît dans le reste de son étendue sous la forme d'une membrane déliée et transparente, sur la structure de laquelle il n'y a pas encore jusqu'à présent parfait accord entre les embryologistes.

Il est de fait que le chorion n'a pas une structure simple et bien définie : l'opinion la plus généralement acceptée est que cette membrane se compose de deux feuillets ou lames, l'un externe, appelé *exo-chorion*, et l'autre interne, nommé *endo-chorion*. La lame externe, composée de cellules nucléaires unies par leurs extrémités, présente les villosités dont il a été parlé, et n'offre pas aux premiers temps de son développement de vaisseaux ni de rameaux nerveux d'aucune sorte. Mais bientôt à ce feuillet s'applique un autre feuillet, dans la composition duquel entrent un grand nombre de vaisseaux qui pénètrent dans les villosités de la lame choriale primitive, et passent par les mêmes modifications d'atrophie et de développement que présentent les villosités dans les diverses régions du chorion. C'est à ce feuillet vasculaire qu'on a donné le nom d'endochorion. Quoi qu'il en soit, le chorion, dans les derniers temps de la gestation, se présente comme une membrane simple, et, excepté dans la portion correspondant au placenta, il n'offre que des rudiments vasculaires.

§ 2. — De l'amnios.

L'amnios est la plus interne des membranes dans laquelle se trouvent contenus l'embryon et le fœtus. Partant du point où le cordon s'implante dans le ventre du produit de la conception, l'amnios, après avoir constitué la gaîne plus externe de cet organe accessoire, se réfléchit sur la face fœtale du placenta, et vient s'unir dans le reste de son étendue sur la surface interne du chorion. Séparé d'abord de cette membrane et presque en contact avec la surface du corps de l'embryon, l'amnios se remplit de liquide, se détache de celui-ci, s'étend graduellement jusqu'à ce qu'enfin il soit uni au chorion. Quand l'amnios n'a pas encore atteint la surface interne de cette membrane, il laisse un espace qui est occupé par un liquide gélatineux, dans le centre duquel existent des filaments déliés et disposés en forme de réseau, d'où vient le nom qui lui a été donné par Velpeau de *corps réticulé*. — Ce corps, considéré par ce professeur comme résultat de la matière contenue dans une petite vésicule allan-

toïde, est, suivant Müller, constitué par une sécrétion albumineuse destinée
à unir les deux membranes qui renferment le produit de la conception.

L'amnios, dont la surface interne est lisse et d'un aspect mince et
transparent, forme une poche assez spacieuse et fermée de toutes parts,
contenant dans l'intérieur, avec le liquide amniotique, l'embryon ou le
fœtus, qui, à l'aide de cette eau, peut aisément se retourner dans la cavité
de l'organe gestateur.

L'amnios est histologiquement composé de cellules épithéliales aplaties
et ovales ayant dans leur centre un noyau. Ces éléments s'unissent les
uns aux autres par des fibres déliées auxquelles cette membrane doit sa
résistance et sa ténacité.

Les cellules de l'amnios subissent peu de modifications pendant la
croissance et le développement de cette membrane, et sécrètent sans
doute le liquide qui remplit la cavité amniotique.

Ajoutons que cette membrane ne contient, parmi ses éléments, ni vaisseaux ni branches nerveuses.

§ 3. — Du liquide amniotique.

Le liquide amniotique, renfermé dans la membrane interne qui
enveloppe le fœtus, a une couleur qui varie suivant l'époque de la grossesse et l'état où se trouve le produit de la conception. D'une teinte
limpide et transparente aux premières semaines de la gestation, ce liquide, au terme de la grossesse, lorsque le fœtus est dans de bonnes
conditions physiologiques, devient jaune citron, et tient en suspension
des flocons blanchâtres constitués par de l'albumine et divers corpuscules qui paraissent être formés par des cellules épithéliales. Le liquide
amniotique, à la rupture des membranes, est dans certains cas verdâtre
ou d'un vert franc, ou bien rose foncé et même presque noir. La coloration
tion verdâtre ou franchement verte des eaux de l'amnios provient du
mélange d'une certaine quantité de méconium qui a été rendue par le
fœtus, et comme le rejet de cette substance n'a lieu que par une gêne
éprouvée par le fœtus dans sa circulation, le praticien peut se guider sur
ce signe pour intervenir dans les cas où un pareil phénomène se manifestera. La couleur rosée ou rouge que peut présenter le liquide amniotique
dénote que le fœtus est mort depuis un temps assez long, et qu'il a subi
une macération spéciale, d'où vient le ramollissement des organes et par
suite le soulèvement et la rupture de l'épiderme, ce qui est cause que les
fluides du produit de la conception se mêlent au liquide que renferme la
membrane amniotique. Quand, après la mort du fœtus, il y a eu communication entre celui-ci et l'air extérieur, et que par conséquent les
phénomènes de putréfaction se manifestent, le liquide amniotique peut
alors offrir une couleur foncée et parfois noire.

Le liquide qui est l'objet de cette étude a, dans certains cas, l'apparence
d'une substance fluide séro-purulente, et bien que cet état tienne quel-

quefois de l'altération des annexes du fœtus et notamment du placenta, il indique néanmoins, sinon la mort du fœtus, du moins des conditions vitales défavorables pour le produit de la conception.

Il n'est pas nécessaire d'insister sur de semblables faits pour faire voir toute la valeur qu'ils représentent dans la pratique obstétricale.

Les eaux de l'amnios diffèrent beaucoup en quantité selon les époques de la gestation, et aussi dans les diverses grossesses d'une même femme. Dans les premiers mois, le liquide est relativement plus considérable que le volume du fœtus. Au milieu de la gestation, l'un et l'autre ont presque le même poids ; mais à la fin de cet état le fœtus est quatre à cinq fois plus lourd que le liquide dans lequel il nage, ce qui explique, comme nous le ferons voir, la difficulté du ballottement ou répercussion fœtale. Règle générale : le liquide amniotique au terme de la gestation ne dépasse pas 500 à 1000 grammes, et est composé chimiquement d'une certaine portion d'eau, d'albumine, d'hydrochlorate de chaux, de phosphate de chaux et d'oxyde de calcium.

Malgré les recherches auxquelles on s'est livré, il n'y a pas encore, entre les accoucheurs et les physiologistes, une opinion certaine quant à l'origine du liquide amniotique. Ainsi, tandis que les uns admettent que ce fluide provient de la femme, il y en a qui le croient fourni par le fœtus, et d'autres soutiennent qu'il est produit autant par l'un que par l'autre.

Burns suppose que le liquide amniotique est rejeté par des vaisseaux invisibles qui traversent la surface interne de l'amnios, tandis que M. Velpeau, qui n'a pas vu dans la membrane amniotique de vaisseaux d'aucune nature, croit que ce liquide a sa source dans une transsudation semblable à celle qui se fait dans le péricarde ou dans toute autre membrane séreuse.

Nous ne concevons pas comment la femme peut fournir le liquide amniotique, nous croyons plutôt ou nous soupçonnons, avec le docteur Priestley, que les agents producteurs de ce fluide sont représentés par les cellules épithéliales qui revêtent la surface interne de l'amnios, dans lesquelles on rencontre tous les caractères des cellules sécrétoires. De cette manière il est bien probable, dit ce médecin, que la lame superficielle de ces cellules, étant gonflée par l'absorption des fluides, se rompt et verse son contenu dans la cavité amniotique.

Dans ces derniers temps, le professeur Depaul, ayant observé plus d'un fœtus dont la vessie était énormément distendue et pleine d'urines par suite de l'oblitération du canal de l'urèthre ou d'un vice de conformation, émit l'idée que les eaux de l'amnios pouvaient bien être en grande partie constituées par l'urine du fœtus. Nous n'avons aucun motif pour nier que le liquide amniotique contienne ou ne contienne pas une certaine quantité d'urine, ou que le fœtus pendant la vie intra-utérine puisse émettre les urines ; mais il est certain qu'avant que le produit de la conception soit constitué de façon que ses reins fonctionnent, la membrane amniotique est déjà formée et renferme une certaine quantité du liquide du même nom.

L'eau de l'amnios ne sert pas, comme on l'a dit, à la nutrition du fœtus, mais il est certain qu'elle est destinée à isoler celui-ci des parois utérines et à le mettre ainsi à l'abri des violences extérieures, comme aussi à lui faciliter certains mouvements et le changement de position qu'amènent les changements d'attitude de la femme. En outre, elle a pour destination d'étendre uniformément les parois de l'utérus, et de soutenir contre celles-ci le placenta, d'éloigner du cordon toute pression et de lubrifier le canal vaginal au moment de l'accouchement.

§ 4. — Du placenta.

Le placenta, connu aussi sous le nom d'*arrière-faix*, de *délivre* et de *secondines*, est un organe destiné à la nutrition et à la respiration du fœtus pendant la vie intra-utérine. Il a l'apparence d'une masse molle, spongieuse, d'une couleur cendrée ou d'un rouge violacé, selon la quantité de sang qui s'y accumule. Arrondi dans le plus grand nombre de cas, quelquefois ovalaire ou oblong, le placenta a une épaisseur d'environ 27 millimètres, et une étendue en diamètre de 16 à 22 centimètres. A son complet développement cet organe pèse 500 à 600 grammes; mais, comme cela se comprend très-bien, ce poids est susceptible de variations. Ainsi, suivant Wrisberg et Stein, il peut dans certains cas s'élever de 1500 à 3000 grammes. L'étendue du placenta peut aussi dépasser les limites indiquées, d'où il résulte une diminution dans son épaisseur, de manière que lorsque cet organe paraît avec un grand diamètre, il est rare qu'il ne soit pas plus mince que dans les conditions ordinaires.

Le placenta est un organe qui se forme à chaque grossesse, et qui est expulsé après le fœtus au moment de l'accouchement. En général, il n'existe qu'un placenta pour chaque produit de conception, de sorte que lorsqu'il y a grossesse de jumeaux on trouve deux placentas; pourtant cela n'est pas absolu, car nous avons vu, ainsi que d'autres accoucheurs, plus d'un cas où pour un fœtus se développent deux placentas, tandis que parfois il n'existe au contraire qu'un seul placenta pour deux fœtus.

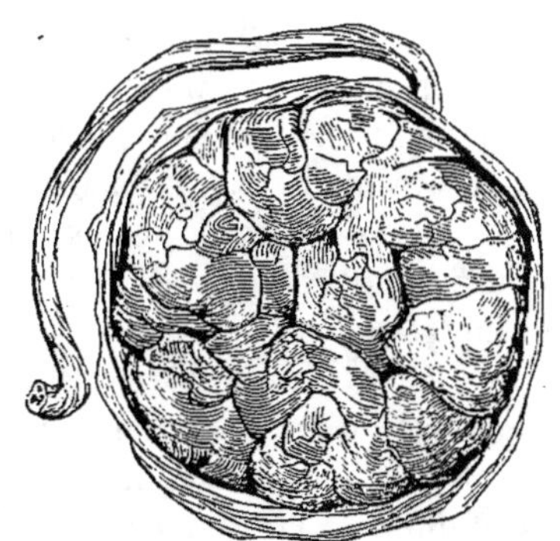

(FIG. 26.) — *Face utérine du placenta.*

Le placenta offre deux faces et une circonférence. L'une des faces est externe ou utérine; l'autre est interne ou fœtale. La *face externe*, légèrement convexe, est inégale et divisée en un nombre irrégulier de lobules séparés par des sillons plus ou moins profonds (fig. 26). Ces lobules, dans un placenta expulsé sans la moindre traction, sont unis par un tissu lamineux et friable pouvant être facilement déchiré et laissant séparés les lobules ou cotylédons placentaires. La face externe du placenta se lie à une partie de la surface interne de l'utérus, au moyen d'une masse organisée constituée par la portion de la membrane muqueuse de l'utérus appelée caduque sérotine ou ovulaire, ou bien placenta maternel. Lorsque l'organe placentaire est séparé des parois utérines, une partie du tissu inter-utéro-placentaire reste adhérente à la face externe du délivre, et l'autre partie demeure unie à une portion de la surface interne de l'organe gestateur.

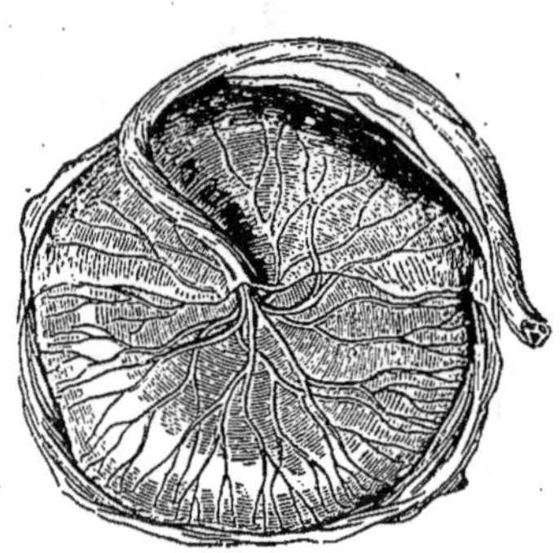

(FIG. 27). — *Face fœtale du placenta.*

La face interne (fig. 27), légèrement concave et revêtue par le chorion et l'amnios, est luisante, mais avec de légers reliefs formés par un beau réseau vasculaire divergent, qui de son côté est constitué par les rameaux des artères et des veines du cordon ombilical.

La circonférence du placenta, constituée par un bord mince et inégal, est entourée complétement ou incomplétement par un sinus veineux qui communique avec les veines de la muqueuse utérine, et se trouve en rapport de continuité par la face interne avec le chorion, et par l'externe avec la caduque inter-utéro-placentaire.

Structure du placenta. — D'après ce que nous avons dit, la caduque se compose de deux parties dont la plus externe se nomme placenta maternel et la plus interne placenta fœtal.

Le placenta maternel, ou tissu inter-utéro-placentaire, est constitué par de nombreuses ramifications de vaisseaux sanguins partant de l'utérus et allant se terminer au placenta fœtal par un tissu lamineux friable, qui adhère intimement à la face interne de l'utérus, et se prolonge par l'intervalle des cotylédons placentaires, sur la surface externe desquels il se moule et adhère pour être détaché en partie avec cet organe au moment de la délivrance.

Le placenta fœtal est constitué non-seulement par de nombreux vaisseaux sanguins provenant de l'utérus et du système sanguin du fœtus, mais aussi par les villosités choriales très-fortement hypertrophiées et développées. Dans sa composition entre une substance amorphe, résistante, de couleur cendrée, parsemée de noyaux ovoïdaux séparés les uns des autres par des granulations fines dont quelques-unes sont de nature graisseuse.

D'après cela on voit que le placenta renferme des vaisseaux venant de la circulation maternelle et d'autres qui procèdent de la circulation fœtale, et bien que beaucoup de recherches aient été faites sur cette ma tière, il n'y a pas toutefois d'accord entre la généralité des anatomistes au sujet des dispositions présentées par ces vaisseaux dans l'intérieur du placenta et des rapports existant entre eux.

Sans entrer dans de plus grandes considérations, nous allons exposer ce que nous savons sur ce sujet, et ce qui a été fourni par les investigations de MM. Jacquemier et Bonami, ainsi que par M. le docteur Schroder van der Kolk, de Hollande.

Le chorion, à sa surface externe, présente une foule de corpuscules très-déliés connus sous le nom de villosités choriales. Ces villosités, mises en contact avec les parois utérines, s'y greffent et reçoivent chacune une artère provenant du fœtus. Lorsque l'évolution embryonnaire est arrivée à une certaine époque, une partie des villosités cessent, suivant divers auteurs, de croître et s'atrophient. Mais l'autre partie des villosités continue avec les vaisseaux à croître et à se ramifier de plus en plus, de sorte que chacune d'elles va constituer ultérieurement un cotylédon du placenta. Ces villosités, peu adhérentes d'abord, peuvent ensuite s'isoler et flottent alors plongées dans l'eau sous la forme d'un arbre délié et élégant ; mais un peu après, les ramifications augmentent, s'allongent, s'entrelacent, et par leur réunion constituent la masse placentaire. Dans ses divisions et subdivisions, chaque villosité est tout à fait indépendante, c'est-à-dire ne s'anastomose pas l'une avec l'autre, d'où il résulte que chaque cotylédon a une circulation propre. De manière que lorsqu'on injecte par les vaisseaux du cordon la masse qui forme le placenta, on observe que la matière de l'injection traverse le conduit artériel respectif, passe par toutes les divisions de celui-ci, et retourne par le conduit veineux correspondant. Si l'injection est composée d'une matière bien pénétrante, on remarque que ces deux ordres de vaisseaux se terminent par des capillaires d'une ténuité excessive, communiquant entre eux comme l'a fait voir le docteur Schroder van der Kolk. Les anatomistes n'adoptent pas cependant généralement cet avis ; ainsi Weber, Goodsir et Dalrymple pensent que chaque rameau artériel décrit une série de circonvolutions à l'extrémité de la villosité choriale, après quoi seulement il est continu avec la veine sans se convertir en capillaire.

Quoi qu'il en soit, aussitôt que les villosités choriales commencent à se développer, la muqueuse utérine qui constitue le tissu inter-utéro-placentaire augmente de vitalité, devient extrêmement vasculaire, et par le développement qu'elle acquiert elle se dispose entre celles-là de manière à former un seul et même corps.

Les vaisseaux provenant de l'utérus et qui traversent le tissu inter-utéro-placentaire se ramifient à l'infini, et pénétrant entre les villosités et leur division, s'entrelacent avec les vaisseaux qui sont contenus dans celles-ci, sans pourtant établir entre eux une seule anastomose. En effet, en pratiquant, comme l'a fait Bonami, une injection de couleurs différentes dans les vaisseaux utérins et dans les vaisseaux fœtaux qui vont constituer le placenta, bien que la surface utérine de cet organe présente un riche réseau de vaisseaux d'origine maternelle, on ne découvre pas cependant entre les deux systèmes sanguins la plus petite dépendance ou la plus légère communication entre les vaisseaux fœtaux et les vaisseaux utérins : le sang qui est porté par les artères pénètre dans les plus minces divisions de ces vaisseaux ; mais il retourne par les veines, dont le volume quelquefois est égal et d'autres fois un peu plus fort que celui des premières. Suivant le docteur Eschricht, il paraît que les artères et veines originaires de l'utérus sont réunies ou en communication par le moyen d'un réseau de capillaires, et ont ainsi la même disposition que les vaisseaux fœtaux.

Quelle que soit la terminaison ou le mode de communication des vaisseaux provenant de l'utérus, il est certain qu'ils pénètrent dans la substance même du placenta, se collent par le moyen d'un tissu propre avec les vaisseaux fœtaux, mais ils n'ont pas avec ceux-ci la moindre communication ou anastomose. Quand même nous ne voudrions pas accepter les preuves anatomiques qui résultent des études modernes, nous pourrions voir que là est la vérité, car bien qu'on n'attache pas la partie du cordon ombilical qui se joint au placenta, on n'observe pas la plus légère hémorrhagie, ce qui aurait certainement lieu s'il y avait, comme on le pensait autrefois, une communication entre la circulation fœtale et maternelle.

Par ce qui vient d'être exposé, et d'après les études faites dans ces derniers temps, il n'est plus permis de croire que les vaisseaux placentaires du fœtus, comme le voulait ou le supposait M. Coste, se trouvent avec les villosités choriales contenues dans les vaisseaux ou sinus utérins, et qu'ils soient baignés par le sang maternel ; mais lors même que cela aurait lieu, il n'y aurait pas encore une communication directe entre la circulation fœtale et la circulation maternelle.

Malgré les recherches qui ont été faites, on n'a encore pu découvrir dans le placenta de ramuscule nerveux ni de vaisseaux lymphatiques ; mais il est très-probable que les uns et les autres existent : cependant ce n'est qu'après les investigations futures que la question pourra être décidée.

L'insertion du placenta se fait presque toujours dans la région ou segment supérieur de la surface interne de l'utérus ou dans le voisinage des orifices tubaires. Selon M. Jacquemier, l'insertion de cet organe a communément lieu sur la paroi postérieure du fond de l'utérus, et un peu du côté gauche. Le professeur Stoltz dit avoir observé qu'il y avait toujours un grand rapport entre la situation de l'organe placentaire et le plan antérieur du fœtus.

Quoi qu'il en soit, le placenta peut occasionnellement s'insérer aussi bien près de l'orifice inférieur de l'utérus, que centre par centre sur le col utérin, ce qui constitue une des plus fatales complications de l'accouchement à cause de l'hémorrhagie formidable qui se manifeste pendant la période de la dilatation du col.

Depuis longtemps on a cherché à savoir les causes ou les conditions qui font que le placenta s'insère sur divers points de la surface interne de l'utérus, et surtout sur le fond de cet organe. A l'époque où l'on admettait que, pendant la gestation, il se faisait sur la surface interne de l'organe gestateur un écoulement de lymphe plastique et où l'on croyait à la transformation de celle-ci en une membrane d'où résultait la caduque, on prétendait que l'ovule, en atteignant l'orifice utérin des trompes, décollait une partie de la caduque et se dirigeait alors à l'endroit correspondant au point où le décollement offrait le plus de facilité et s'y fixait. Les études indiquant la vraie formation de la caduque ont fait changer d'opinion. On a admis que l'ovule, trouvant presque fermée la cavité de l'utérus, à cause de la tuméfaction de la muqueuse, se fixe à l'un des replis que celle-ci offre, et s'y développe, faisant place au délivre qui va alors se fixer dans une des parties avoisinant les orifices internes des trompes.

Quant aux cas où l'insertion a lieu près du col ou sur cette partie de l'organe de la gestation, notre illustre professeur, le docteur Feijó, croit que ce fait se produit lorsque l'ovule subit, à son arrivée à la cavité utérine, l'influence de la fécondation.

D'après les raisons que nous avons présentées, nous ne pensons pas que la fécondation puisse se faire ailleurs que dans les ovaires au moment où l'ovule sort de sa capsule. Ainsi, tout ingénieuse qu'est l'idée de ce praticien distingué, nous croyons cependant que les causes du phénomène en question se lient à une plus grande ampleur de la cavité utérine, et au développement incomplet des replis muqueux qui y apparaissent pendant l'ovulation et qui retiennent le germe féminin.

Dans ces conditions, l'ovule peut facilement glisser et aller se fixer près du segment inférieur de l'utérus ou sur le col, où le placenta prend alors son point d'insertion.

§ 5. — Du cordon ombilical.

Véritable appendice du placenta, le cordon ombilical est représenté par une tige qui se fixe par une extrémité à cet organe et par une autre à la région ombilicale du fœtus.

Le cordon ombilical, qui tient le plus souvent au centre du placenta, peut, dans certains cas, se dévier de ce point et s'insérer près de la circonférence de cet organe, ou même sur le bord, d'où il suit que le placenta prend une configuration en forme de raquette.

La longueur du cordon offre d'immenses variétés chez la même femme et dans les diverses grossesses, de même que dans chaque cas particulier. Règle générale, cette longueur ne dépasse pas 50 à 60 centimètres ou 18 à 24 pouces ; cependant le professeur Gardien rapporte dans son *Traité d'accouchements* que Morlanne a rencontré un cordon mesurant 1 mètre 60 centimètres. A l'encontre de ces faits, il a été également observé des cas où le cordon ombilical offrait à peine une longueur de 16 et quelquefois même de 8 centimètres. Mende, d'après Cazeaux, a rencontré un cordon si court que le placenta se trouvait comme réuni au ventre du fœtus. Tous ces phénomènes, suivant Mauriceau, Baudelocque et d'autres, sont la cause d'un travail lent et long, parce que, dans ce cas, le fœtus ne peut pas obéir à l'action expultrice de l'organe gestateur.

D'une couleur opaline, le cordon ombilical offre de distance en distance quelques nodosités dont le vulgaire s'est prévalu pour pronostiquer les grossesses et les accouchements que la femme doit encore subir. Indépendamment de ces nodosités, le cordon ombilical peut présenter diverses torsions, ou tours en général peu serrés, de manière à ne pas compromettre la circulation fœtale. Cependant quand ce lien vasculaire acquiert beaucoup de longueur, il n'est pas rare que dans les torsions qui se forment soit comprise une partie du fœtus telle que le cou ou les membres ; il en résulte une gêne dans la circulation ou au moins une sorte d'enfoncement sur les parties molles dont il est enveloppé, ainsi que l'ont observé Montgomery, Simpson et bien d'autres praticiens. Dans les cas même où un pareil accident n'aurait pas lieu, quand il y a un tour du cordon sur une partie du corps, l'attention de l'accoucheur doit être en éveil non-seulement à cause des inconvénients provenant du raccourcissement accidentel, mais aussi à cause de l'interruption qui peut se produire dans la circulation fœtale, lors de la prolongation de l'accouchement ou bien quand les nœuds sont trop serrés.

Le cordon, comme nous l'expliquons plus loin, ne commence pas à se dessiner avant la fin de la deuxième ou de la troisième semaine de la gestation ; à ce moment il commence à se développer et à s'étendre jusqu'à ce qu'il acquière la longueur qui a été indiquée.

L'examen du cordon fait découvrir comme éléments faisant partie de sa structure : — deux artères, — une veine, — un tissu cellulaire logeant une matière albumineuse appelée gélatine de Wharton, — et deux membranes enveloppantes constituées par le chorion et par l'amnios. Les artères ont leur point de départ à la bifurcation de l'aorte et se terminent au placenta, après avoir traversé le nombril. La veine naît de cet organe, pénètre dans le cordon, et lorsqu'elle est arrivée à l'ombilic du fœtus elle abandonne les artères pour se diriger vers le foie. La longueur des artères dépasse celle de la veine, mais bien que celles-là ne soient pas d'un petit calibre, la veine présente toutefois un volume égal à ces deux vaisseaux réunis. La veine ombilicale, privée de valvules, mais ayant une direction tortueuse, offre, dans son trajet, diverses dilatations ou diverticules qui sont certainement destinés au même but que les valvules, ou bien à régulariser l'impulsion de la colonne de sang qui est envoyée du placenta au côté droit du cœur du fœtus. La veine ombilicale est unique, comme nous l'avons dit ; cependant on rencontre quelquefois des cordons dans lesquels existent deux et même trois veines ombilicales. Les artères offrent une disposition en spirale ou plutôt dé-

crivent autour de la veine une série de tours qui presque toujours, ou neuf
fois sur dix, ont une direction oblique de la gauche à la droite du corps
du fœtus. Certains auteurs, d'accord avec Haller, pensent qu'une telle
disposition des vaisseaux ombilicaux est due à un excès de développement que ces canaux prennent relativement à la partie qui les renferme ou plutôt à leur gaîne, ainsi qu'à un mouvement de rotation
qu'exécute le fœtus sur son axe; dans ces conditions, comme dit ce professeur, cette direction de la gauche à la droite du fœtus ne peut jamais
manquer d'avoir lieu. Le docteur John Simpson, de Hasler, après des
investigations à ce sujet, émit l'idée que la direction en spirale des artères du cordon ombilical tenait à certaines particularités qui s'observent dans les vaisseaux du fœtus. En effet, lorsqu'on examine les deux
artères hypogastriques, on voit que la droite est plus forte et plus grosse
que la gauche, et qu'elle est plus que celle-ci dans une continuation directe avec l'aorte. Ainsi, suivant cet auteur, par le fait d'une action plus
forte qui existe sur la colonne de sang passant par l'hypogastrique droite,
le fœtus doit forcément décrire une rotation, d'où il résulte une torsion
en spirale des vaisseaux ombilicaux. Van der Kolk, d'un autre côté, est
d'avis que cette disposition dépend de la résistance que le sang trouve
dans le passage par les artères ombilicales ; il suit de là que le fœtus
devant reculer à chaque pulsation, il se produit alors un mouvement
circulaire de son tronc et conséquemment des vaisseaux qui se portent
au cordon.

Quoi qu'il en soit, les vaisseaux ombilicaux sont réunis par un tissu
cellulaire et par une couche de matière albumineuse, appelée gélatine de
Wharton, en dehors de laquelle se trouve une gaîne membraneuse composée du chorion et de l'amnios. Le cordon ombilical ainsi constitué se
présente sous une forme plus ou moins arrondie et de la grosseur du
petit doigt, mais il n'est pas rare qu'il prenne une forme aplatie, et soit
bien plus gros, de manière à constituer alors le cordon nommé *gras*. Ce
fait, qui n'est dû qu'à une surabondance de gélatine de Wharton interposée entre les mailles du tissu cellulaire, ne peut échapper à l'accoucheur, lorsqu'il doit faire la ligature du cordon, car dans ce cas il faut
que le nœud soit bien serré pour contenir les vaisseaux qui entrent dans
la composition de ce lien.

Plusieurs auteurs ont nié l'existence de nerfs et de vaisseaux lymphatiques; cependant, si l'on considère que la nutrition et la croissance des
parties de l'organisme seraient impossibles sans une influence nerveuse,
on doit admettre sans difficulté l'existence de ces éléments. Quant aux
vaisseaux lymphatiques, leur présence paraît être prouvée par le résultat
des injections et par les préparations faites par Fohmann en Allemagne,
et par Montgomery à Dublin. Suivant ce dernier auteur, ces conduits suivent la même direction que les artères ombilicales.

Les vaisseaux du cordon, en sortant de la région du nombril fœtal, sont
réunis dans toute l'étendue comprise depuis ce point jusqu'au placenta

par les éléments que nous avons décrits, et offrent ainsi une forme plus ou moins arrondie dans leur longueur. Quelquefois cependant les conditions changent; ainsi, à un point peu éloigné de l'extrémité fœtale, ils se subdivisent en cinq ou six rameaux, qui cheminent isolément entre les membranes de l'œuf et se portent à la circonférence du placenta où ils se distribuent alors comme on l'a vu.

§ 6. — Du fœtus à terme.

Contenu dans la cavité amniotique et lié au placenta par le cordon ombilical, le fœtus à terme se présente sous la forme d'un corps allongé, ayant deux extrémités et une partie centrale ou tronc. Les extrémités sont formées, l'une par la tête, c'est l'extrémité encéphalique, et l'autre par les membres abdominaux, c'est l'extrémité pelvienne ou abdominale. Le tronc à chacun des côtés de sa partie supérieure offre un membre appelé membre thoracique ou supérieur. Du sommet de la tête à la plante des pieds, la longueur du fœtus est évaluée généralement à 60 ou 65 centimètres. D'une épaule à l'autre, le diamètre est de 10 à 11 centimètres, et de 9 à 10 centimètres entre les deux crêtes iliaques. Le poids ordinaire du produit de la conception varie entre 3 et 4 kilogrammes; pourtant il se rencontre des fœtus qui tantôt pèsent moins et tantôt pèsent plus, jusqu'à 6, 8, 10 kilogrammes. Ces derniers cas paraissent très-douteux à beaucoup d'accoucheurs; il semble, en effet, impossible que l'organe gestateur, quelque développement qu'il ait, offre assez de capacité pour renfermer un produit semblable, ce qui fait que nous n'avons pas grande foi dans de pareils faits.

La tête est sans contredit la partie qui, chez le fœtus, offre le plus d'importance sous le point de vue obstétrical, car elle se présente fréquemment sous des caractères particuliers, et son volume prédomine sur les autres parties; elle doit donc faire l'objet d'un article spécial.

ARTICLE III.

DE LA TÊTE DU FŒTUS A TERME.

La tête fœtale représente une masse ovoïde dont la grosse extrémité est derrière et la plus mince devant. On divise la tête en *crâne* et *face*.

La face, composée des os connus en anatomie, représente une pyramide qui se trouve au tiers antérieur de la partie inférieure du crâne, avec laquelle elle est continue par le moyen de l'union de ses os respectifs.

Le crâne du fœtus se compose du frontal, des pariétaux, des temporaux, de l'occipital, de l'ethmoïde et du sphénoïde.

Le frontal, divisé à la ligne médiane dans toute son étendue, se compose de deux pièces symétriques dont les angles supérieurs obtus sont séparés l'un de l'autre. — Les pariétaux sont réunis à la ligne médiane du sommet de la tête ; ils ont les angles antérieurs et supérieurs un peu obtus et séparés des angles correspondants des deux parties du frontal. — L'occipital, placé postérieurement et à la base du crâne, se divise derrière le tronc occipital en deux portions distinctes dont les angles inférieurs de la portion supérieure ne sont pas en partie ossifiés. — Les temporaux, situés dans les parties latérales et inférieures du crâne, s'unissent comme chez l'adulte aux pariétaux en haut, au sphénoïde en avant et à l'occipital en arrière. — Le sphénoïde et l'ethmoïde n'offrent rien à noter.

Les os du crâne du fœtus ne s'entrelacent pas dans leurs points de contact pour former, comme chez les adultes, l'espèce d'articulation appelée synarthrose par emboîtement réciproque. — Leurs bords sont séparés, laissent de petits intervalles entre eux qu'on nomme sutures, logeant des bandelettes membraneuses dans le trajet desquelles se trouvent des espaces membraneux aussi, qui sont désignés sous le nom de *fontanelles*. Il est très-important de connaître ces intervalles pour le diagnostic des présentations et positions du fœtus ; nous allons donc en tracer les caractères, après avoir dit quelques mots des sutures.

Les sutures dont la connaissance est indispensable sont : la *sagittale*, les *fronto-pariétales*, les *occipito-pariétales* ou lambdoïdes, et les *temporo-pariétales*. La suture sagittale, nommée aussi antéro-postérieure ou droite, s'étend du point d'union des os du nez avec le frontal jusqu'à l'angle supérieur de l'occipital. Elle est formée par tout l'intervalle existant en avant entre les deux portions du frontal, en haut et en arrière, entre les deux pariétaux, et coupée plus ou moins à la réunion de son tiers antérieur avec les deux tiers postérieurs, par les sutures fronto-pariétales. La suture pariétale, également appelée antérieure ou transversale, est formée par l'intervalle qui existe entre le frontal et le pariétal, et s'étend de chaque côté depuis les grandes anses de l'os sphénoïde jusqu'à l'angle antérieur et supérieur des pariétaux. Les sutures occipito-pariétales, nommées aussi postérieures ou lambdoïdes, se portent de la terminaison postérieure de la suture sagittale ou de l'angle supérieur de l'occipital à l'apophyse mastoïde du temporal. Les sutures temporo-pariétales ou écailleuses sont formées de chaque côté par l'intervalle qui existe entre les pariétaux et les temporaux.

Dans les points d'assemblage des sutures fronto-pariétales avec la suture sagittale et de celle-ci avec les sutures occipito-pariétales, existent les espaces membraneux appelés fontanelles, que l'on distingue en antérieure, bregmatique ou grande fontanelle, et en postérieure, petite ou occipitale. La *fontanelle antérieure* ou *bregmatique*, de forme losangique et limitée par les angles arrondis des frontaux et des pariétaux, offre quatre angles, dont l'antérieur se prolonge entre les deux portions du frontal, et descend quelquefois jusqu'à la racine du nez, tandis que le postérieur et les deux latéraux s'étendent très-peu entre les os pariétaux et les sutures fronto-pariétales ou antérieures. La *fontanelle postérieure* ou *occipitale* n'existe presque jamais dans la tête d'un fœtus à terme ; et lorsqu'elle existe, sa forme est triangulaire et elle est bornée par les bords postéro-supérieurs des pariétaux, et l'angle supérieur occipital. Comme les fontanelles ont leurs caractères propres, il est très-rare qu'on confonde l'antérieure avec la postérieure, *surtout chez un fœtus à terme*, à moins que l'occipital, qui est constitué dans les premiers temps de la vie intra-utérine par deux portions égales, n'y ait, par suite d'un retard de son ossification, laissé un espace membraneux de forme losangique avec ses quatre angles, dont l'un s'est prolongé entre les deux parties de l'occipital, auquel cas on peut, en ayant sous le doigt la fontanelle postérieure, supposer que c'est l'antérieure.

La fontanelle antérieure est toujours d'une grandeur notable ; nous pensons ainsi que par ce signe il sera plus aisé de distinguer, dans un cas de doute, cette fontanelle de la fontanelle postérieure, que par le moyen indiqué.

Il est un fait constaté par l'observation journalière, c'est que les bords des os du crâne fœtal peuvent, au moment de l'accouchement, s'ajuster intimement, et qui plus est, malgré l'opinion contraire de Malgaigne, chevaucher les uns sur les autres, de manière que lorsque par une forte compression des pariétaux ceux-ci joignent intimement leurs bords, et subissent un chevauchement, l'angle pariétal de la fontanelle antérieure peut, en disparaissant, faire changer la forme losangique de celle-ci en une forme triangulaire. Dans de semblables cas, c'est encore dans la grandeur de la fontanelle que nous devons chercher les éléments de notre diagnostic, car la fontanelle postérieure, qui pourrait être une cause d'embarras pour nous, doit, par le chevauchement des pariétaux et par la compression de l'occipital, avoir tout à fait disparu dans de pareilles circonstances.

Outre les fontanelles que nous avons signalées il existe ordinairement, aux parties latérales et inférieures du crâne du fœtus, deux espaces membraneux de forme triangulaire, l'un en avant entre le pariétal, le frontal et le temporal, et l'autre à la partie postérieure entre le temporal, l'occipital et le pariétal. Ces intervalles membraneux ou fontanelles latérales se distinguent en antérieure et postérieure.

La première ou l'antérieure, profondément située et complétement couverte par une couche épaisse de parties molles, se dérobe à l'appréciation au moment de l'accouchement, ce qui fait qu'on ne peut rien dire à son égard. La fontanelle latérale postérieure, par contre, est assez développée et pourrait, à cause de sa forme triangulaire, être prise pour la fontanelle occipitale, si sa situation près de la base du crâne, et sa présence dans le voisinage de l'apophyse mastoïde et du pavillon auriculaire, ne permettaient de la distinguer de la fontanelle occipitale.

Quelquefois on rencontre sur le trajet des sutures des espaces accidentels dus à un retard dans l'ossification du crâne; ainsi il n'est pas rare de voir le long de la suture sagittale un intervalle membraneux pouvant par sa grandeur et sa disposition être confondu avec l'une des fontanelles normales; mais avec un peu d'attention on distingue ces espaces accidentels, soit de la fontanelle antérieure, soit de l'occipitale : en effet, les premiers n'ont pas de sutures latérales, et celles-ci en possèdent.

Constituée comme nous venons de l'indiquer, la tête fœtale présente diverses extrémités que l'on désigne sous le nom de diamètres et qui devront être étudiés, car au moment de l'accouchement ils se mettent en rapport avec ceux du conduit pelvien.

Diamètres de la tête. — Les diamètres de la tête se divisent en transverses, longitudinaux et verticaux. On pourrait obtenir autant de diamètres qu'on voudrait en tirant des lignes de tous les points des parois latérales, mais comme il n'en résulterait aucune utilité pratique, on s'est borné à indiquer les plus importants, c'est-à-dire ceux qui, au moment de l'accouchement, peuvent se trouver en rapport avec les diamètres connus du bassin.

Ainsi on note, à la tête, trois diamètres transverses : le *bi-pariétal*, le *bi-temporal* et le *bi-malaire*. Le diamètre bi-pariétal, comprenant la distance d'une bosse pariétale à l'autre, a une étendue de 9 centimètres, soit 3 pouces 4 lignes.

Le diamètre bi-temporal, qui s'étend de l'une à l'autre apophyse zygomatique, compte 7 à 8 centimètres ou 2 pouces et demi d'étendue. Quant au diamètre bi-malaire, il est marqué par la distance d'une apophyse malaire à l'autre et présente ainsi la même étendue.

Les diamètres longitudinaux sont au nombre de trois, appelés diamètres *mento-occipital, occipito-frontal* et *sous-occipito-bregmatique*.

Le diamètre mento-occipital, compris dans l'espace qui s'étend du menton à la fontanelle postérieure, *a, b*, offre une étendue de 13 1/2 centimètres, soit 4 pouces et demi. Le diamètre *occipito-frontal, b, c*, marqué par la distance

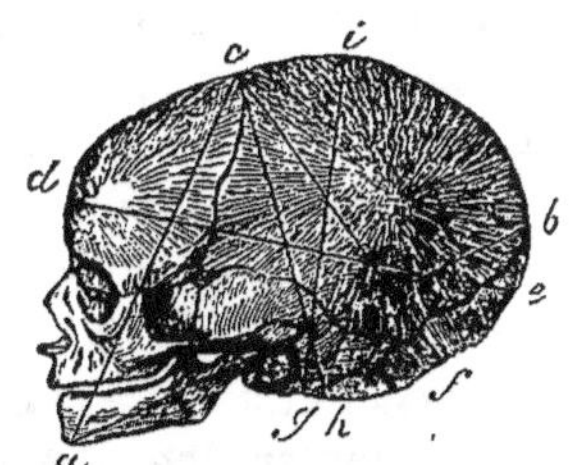

(FIG. 28.) — *Diamètres longitudinaux et verticaux de la tête du fœtus.*

comprise entre le milieu du front et la protubérance occipitale, compte 11 à 11 1/2 centimètres d'étendue, ce qui équivaut à 4 pouces. Le diamètre *sous-occipito-bregmatique*, s'étendant de la fontanelle antérieure à la bosse occipitale, ou du milieu de l'espace qu'il y a entre cette bosse et le trou occipital, *d, e*, mesure 9 1/2 centimètres d'étendue, soit 3 pouces (fig. 28).

Les diamètres verticaux sont au nombre de trois : ils sont connus sous les désignations de diamètres *mento-frontal, trachélo-bregmatique* et *trachélo-occipital*. Le diamètre *mento-frontal* s'étend du menton à la partie la plus élevée du front, *f, a*, son étendue est de 8 centimètres ou 3 pouces.

Le diamètre *trachélo-bregmatique*, *g, d*, offre 9 ¹/₂ centimètresou 3 ¹/₂ pouces dans son étendue de la partie antérieure du trou occipital à la partie postérieure de la fontanelle antérieure. Le diamètre *trachélo-occipital*, *g, h*, représenté par une ligne qui se porte de l'apophyse basilaire de l'occipital à la fontanelle postérieure, a 9 ¹/₂ centimètres d'étendue équivalant à un peu plus de 3 pouces.

Tous les diamètres que nous indiquons peuvent certainement présenter de grandes variétés dans leur étendue, mais il ne sert à rien de les mentionner, puisqu'on n'en tirerait aucun avantage et qu'on ne ferait que surcharger la mémoire du lecteur.

Chacun des diamètres dont nous avons donné connaissance limite par ses extrémités une circonférence qui conserve son nom respectif. Ainsi il y a pour les diamètres que nous avons étudiés autant de circonférences; mais comme celles-ci n'ont pas toutes de l'importance sous le point de vue pratique, il faut alors que nous en signalions les principales ou celles qu'il importe de connaître, telles que les circonférences mento-occipitale, — occipito-frontale, — occipito-bregmatique, — et mento-frontale. La circonférence mento-occipitale part du menton, et passe obliquement par les parties latérales de la tête pour aller se terminer à la bosse occipitale; elle offre une étendue d'environ 36 centimètres ou 13 pouces. La circonférence occipito-frontale commence à la bosse frontale, passe horizontalement par les côtés du crâne jusqu'à la bosse occipitale; son étendue est de 33 à 35 centimètres, et c'est là qu'est marquée la ligne de séparation entre la voûte et la base du crâne. La circonférence occipito-bregmatique, prise de la fontanelle antérieure ou bregma jusqu'à sa terminaison à la bosse occipitale, en se dirigeant par les côtés des pariétaux, a une étendue de 24 centimètres. La circonférence mento-frontale, comprenant dans son entier la face et le front du fœtus, a également 24 centimètres d'étendue. A l'exception du diamètre mento-occipital et de la circonférence du même nom, tous les diamètres et les circonférences de la tête peuvent se rapporter avec les diamètres et les circonférences du bassin, de manière qu'il n'arrive aucun embarras à l'expulsion de la tête du fœtus, ainsi que le montre le tableau comparatif ci-contre.

	DIAMÈTRES LONGITUDINAUX	DIAM. TRANSVERSES	DIAMÈT. VERTICAUX	CIRCONFÉRENCES
TÊTE DU FŒTUS	Mento-occip. 13 1/2 cent.	Bi-pariét. 9 1/2	Mento-front. 8	Mento-occip. 36 c.
	Occip.-front. 11 1/2 do	Bi-temp. 7 à 8	Trach.-breg. 9 1/2	Fronto-occ. 34
	Sous-occ. breg. 9 1/2 do	Bi-malaire 7 à 8	Trach.-occ. 8	Sous-oc. br. 26
				Mento-front. 24

	DIAMÈT. ANTÉRO-POSTÉRIEURS	DIAM. TRANSVERSES	DIAMÈT. OBLIQUES	CIRCONFÉRENCES
BASSIN DE LA FEMME	Détroit sup. 10 1/2 cent.	13 cent.	12 cent.	35 à 40 cent.
	Excavation 13 do	12 do	12 do	40 »
	Détroit infér. 10 1/2 do	10 do	12 do	35 »

La tête s'articule avec la première vertèbre cervicale et peut fléchir sur
la partie antérieure et supérieure du thorax et sur la partie supérieure
et postérieure des épaules. Ainsi donc les mouvements de flexion et
d'extension sont complets, et peuvent s'exécuter sans que le fœtus
éprouve la moindre influence pernicieuse ; cependant nous avons observé que lorsque le mouvement d'extension de la tête est exagéré,
comme cela arrive quelquefois à la présentation de la face, la distension des muscles et aponévroses de la partie antérieure du cou peut,
en réagissant sur les vaisseaux de cette région, amener un embarras dans
la circulation cérébrale et par suite une apoplexie, ou la mort du produit
de la conception, quand cet état se prolonge beaucoup trop.

La tête peut s'incliner d'un côté ou de l'autre, sans que ces mouvements aient, comme les mouvements de flexion et d'extension, la moindre
influence sur l'état ou sur les conditions vitales du fœtus. D'autres fois
la tête se meut sur son axe ou sur la tige rachidienne, et tant que ces
mouvements ne dépassent pas certaines limites, il n'y a rien à redouter
pour le produit de l'utérus. Lorsqu'elle n'est pas retenue par le tronc,
comme dans les autres mouvements, la tête, en se mouvant sur son axe,
laisse arriver le menton sans difficulté à l'une des extrémités du diamètre
bi-acromial, et avec un peu d'effort, sans lésion matérielle des ligaments ou de la moelle, on peut le conduire même à la partie supérieure
et postérieure du thorax, et lui faire décrire ainsi un mouvement double
de celui que nous avons figuré dans le premier cas. Cependant la compression que peut par là souffrir la moelle exige que le praticien ne
porte pas ce mouvement à une extension aussi considérable, et fasse tout
pour qu'il se circonscrive dans les limites d'un quart de cercle, sinon il
en résulterait de sérieux dangers pour la vie du fœtus.

ARTICLE IV.

DE L'ATTITUDE ET DE LA POSITION DU FŒTUS DANS L'UTÉRUS.

Le fœtus étant encore dans la cavité utérine a généralement la tête tournée vers le col, et l'extrémité abdominale du tronc en rapport avec le fond de cet organe (fig. 29). Le menton est fléchi et appliqué sur la partie antérieure et supérieure du thorax; les bras croisés sur cette partie, les cuisses rapprochées du tronc de telle sorte que les genoux touchent les coudes à la base de la poitrine; les jambes sont fléchies sur les cuisses et croisées l'une sur l'autre, et enfin les pieds sont près des fesses. Dans une telle attitude le fœtus représente un corps ovoïde, dont la petite extrémité formée par la tête se trouve tournée vers le col utérin; et la grosse extrémité, constituée par les fesses, est en rapport avec le fond de l'utérus.

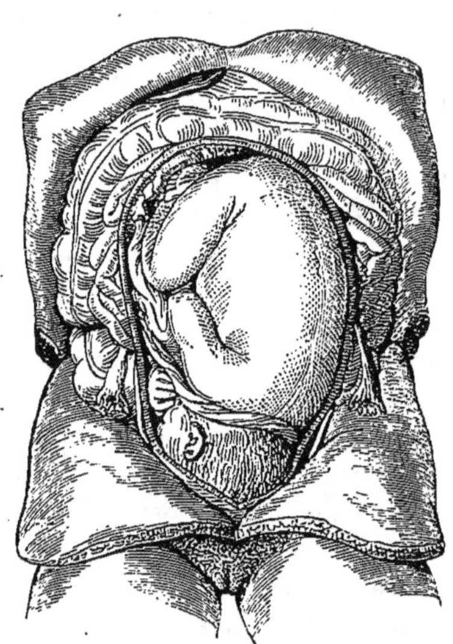

(FIG. 29.) — *Position ordinaire de la tête du fœtus à terme.*

Jusqu'à la moitié du siècle passé, les auteurs qui ont traité de l'art des accouchements supposaient que jusqu'au moment de l'expulsion, le fœtus avait la tête tournée vers le fond de l'utérus; mais, à la suite d'études plus soutenues, on reconnut qu'aux derniers mois de la gestation le fœtus prenait déjà la position que nous indiquons, et que le fait était très-commun. D'après une statistique dressée par le professeur P. Dubois, ayant pour but de reconnaître l'époque où le fœtus a la tête en rapport avec le col de l'utérus, dans les accouchements qui avaient lieu avant le sixième mois, la présentation du crâne avait lieu 52 fois sur 100; dans ceux qui survenaient pendant le septième mois, 68 sur 100; dans ceux qui se réalisaient au huitième ou neuvième mois, la proportion était de 76 pour 100; et dans les accouchements à terme, de 96 pour 100. Il faut conclure de tout cela que le fœtus, au sixième mois déjà, a le crâne en rapport avec le col de l'utérus, et que c'est à partir de cette époque au moins qu'il commence à prendre la position que nous avons fait connaître. Dans un tableau dressé par le professeur Simpson, et qui contient tous les cas de Lachapelle, Boivin, Collin et Clark, en tout 84,000 cas, il ressort également que la proportion de présentations par le crâne s'élève à 96 pour 100. Le même auteur, dans une autre statistique, fait observer un fait important qui consiste en ceci, que lorsque le fœtus est vivant jusqu'au dernier mois, la présentation crânienne est en raison de 98 sur 100 ; tandis que lorsque le fœtus est mort, la proportion suit l'ordre inverse et n'est que de 46 pour 100.

La fréquence de position du fœtus *la tête en bas* n'a pas moins donné lieu à beaucoup d'investigations, et tous les accoucheurs ont cherché à entrer dans la connaissance des causes qui la déterminent. Les anciens supposaient que le fœtus, conservant la tête en rapport avec le fond de l'utérus, exécutait à la fin de la grossesse un mouvement en vertu duquel cette partie venait se mettre en rapport avec le col de l'organe gestateur, d'où il résultait une vraie culbute. Smellie, Baudelocque et autres ont voulu démontrer qu'une pareille explication était inadmissible, en disant que le fœtus suspendu dans la cavité utérine par le cordon ombilical présentait au col l'extrémité crânienne par la raison que celle-ci était plus pesante que l'extrémité pelvienne. Le professeur P. Dubois, pour se convaincre de la justesse de cette assertion, disposa quelques vases ayant la configuration de l'utérus et pleins d'eau ; après quoi il prit divers fœtus qui furent suspendus par le cordon et projetés sur le liquide contenu dans ces vases. Il put par ces expériences observer qu'une partie quelconque du fœtus venait indifféremment tomber sur l'eau, et que le plus souvent celui-ci présentait au liquide l'une de ses épaules. De cette manière se trouvèrent anéanties les idées qu'avaient à ce sujet les auteurs précédents, et lors même que le résultat de ces examens n'eût été aussi concluant, il suffisait de rappeler que le cordon est assez grand pour que le fœtus ne fût pas suspendu dans le liquide amniotique, et que dans les cas d'enroulement du cordon autour du cou, le fœtus ne présente pas moins le crâne en rapport avec le col utérin. Il faut ajouter à cela que si, par la masse encéphalique, le crâne est une des extrémités lourdes du fœtus, il y a compensation de poids, à l'autre extrémité, dans les membres abdominaux et tous les viscères contenus dans le ventre. Si le poids influait sur la descente de la tête du fœtus, on verrait se produire avec fréquence les présentations crâniennes dans les cas d'hydrocéphalie ; et cependant l'observation a fait constater précisément que ce mode de présentation n'a pas lieu dans ces cas, mais bien une autre présentation et notamment la pelvienne. D'après les statistiques précédemment présentées, lorsque le fœtus se trouve mort dans l'utérus, on observe moins de présentations du crâne que quand il est vivant, et puisque les lois de gravité doivent s'exercer avec plus de facilité sur les corps inertes que sur les corps vivants, on ne devrait pas observer, si la gravitation pouvait agir sur la position, un plus grand nombre de présentations autres que celles du crâne. En dépit de toutes les remarques que nous avons présentées, un auteur moderne, M. Mathieu Duncan, pense encore que la gravitation est la cause qui oblige le fœtus à tourner la tête en bas ; mais sa théorie est différente de celle des autres auteurs. Le fœtus dans l'intérieur de la matrice forme, dit le docteur Duncan, avec cet organe, lorsque la femme est dans une position verticale, un angle de près de 30 degrés, et dans ces conditions il est maintenu par un plan constitué par la paroi abdominale antérieure ét par la surface interne de la paroi antérieure de l'utérus. Quand la femme est dans le décubitus dorsal, le fœtus se maintient dans un angle ayant les mêmes degrés, et le plan d'appui est formé par la colonne vertébrale, par les viscères abdominaux et par la paroi postérieure de la surface interne de l'utérus. Mais lorsque la femme est couchée sur un des côtés, la position du fœtus est alors horizontale. Dans la position verticale de la femme, l'influence de la gravité est bien plus grande que dans la position horizontale, car dans le premier cas la tête du fœtus a toute facilité pour glisser et parvenir au col de l'utérus, puisque les plans qui la soutiennent sont dans une cavité ovoïde pleine de liquide. La théorie du docteur Duncan paraît donc être celle-ci, que la tête du fœtus est, de toutes les parties qui le constituent, celle qui pèse le plus, sauf que cette partie est dirigée par certains plans ; toutefois, malgré cet accroissement, les objections que nous avons présentées à la théorie de la gravitation ne sauraient nullement être détruites.

Le professeur P. Dubois, rejetant de la manière que nous avons vue l'influence de la gravitation dans la présentation fœtale, dit que ce fait est déterminé par l'instinct du fœtus. Il suppose alors que ce dernier, mû par une impulsion irrésistible, effectue la descente de la tête par une série de petites volontés ou déterminations spontanées survenant dans les derniers temps de la gestation. Cette opinion se base toute sur l'harmonie que cet habile professeur a observée entre les mouvements du fœtus et le but auquel ceux-ci sont destinés. Quoi qu'il en soit, l'opinion du professeur P. Dubois, malgré sa portée philosophique, a été grandement réfutée, et personne n'a admis que la cause d'un phénomène si curieux pût être dans l'instinct du fœtus. Nous n'admettons pas non plus que ce soit seulement par l'instinct ou par la détermination de sa volonté que le fœtus dirige la tête en bas ; mais il faut avouer que ce professeur a grandement approfondi la question, et que peut-être il eût donné la vraie raison du fait, s'il avait alors connu les travaux de Marshall Hall, qui ont éclairé bien des questions de physiologie de la moelle épinière. A l'aide de quelques-unes des données fournies par les *expériences physiologiques* de ce dernier auteur, le professeur Simpson montra en effet que l'action réflexe est la cause des mouvements du fœtus, et que ceux-ci ne peuvent provenir de causes purement physiques. Dans une série d'articles qu'il a publiés dans l'*Edinburgh Monthly Journal* de 1849 et qui parurent dans son ouvrage sur les accouchements, il a été prouvé que le fœtus, par la sensibilité dont est douée sa peau, ne saurait subir le contact des parois de l'utérus sans exécuter une série de mouvements de nature réflexe, en vertu desquels il cherche à se placer ou à prendre une position qui l'affranchisse de ce contact. Quand l'utérus est dans les premiers périodes de son évolution et que le fœtus est encore petit, les mouvements de celui-ci s'exécutent de la même façon, de sorte qu'il peut se placer transversalement ou la tête en bas, selon que ses mouvements sont étendus ; mais quand l'utérus a passé le sixième mois de la gestation, et que le produit qu'il contient est assez développé, la capacité du premier comme le volume du second acquièrent une forme ovoïde, et comme ce dernier doit se soustraire alors aux excitations causées par le contact des parois utérines, il faut, dans les conditions ordinaires, qu'il mette en action ses mouvements réflexes et qu'il dirige sa tête vers le col de l'utérus, car c'est dans cette position que sa forme s'accommode à celle de la cavité de cet organe et qu'il se garantit de l'excitation produite par l'attouchement des parois utérines. Le liquide de l'amnios, d'après le professeur Simpson, concourt indirectement à ce que le fœtus se place dans la position signalée ; car en dehors de la distension graduelle qu'il exerce sur les parois de l'utérus, par son poids spécifique assez prononcé, il est susceptible de s'accumuler, par un mouvement de la femme, plus dans une partie que dans l'autre, et de laisser le fœtus exposé au contact des parois utérines qui l'obligent à se mouvoir jusqu'à ce qu'il s'accommode à la forme de l'utérus ou qu'il vienne placer sa tête en rapport avec le col. Sans cette propriété du liquide amniotique, comme cela est aisé à comprendre, le fœtus pourrait arriver à acquérir un grand développement sans qu'il fût soumis à l'action excitante de ses mouvements réflexes, et ne viendrait prendre sa position plus favorable qu'à une époque où son volume serait assez grand pour ne pas passer par le diamètre transverse de l'utérus. Nous ne voulons pas dire par là que la forme de l'utérus et la présence du liquide de l'amnios soient cause de la position du fœtus dans la plupart des cas. La cause vraie est dans les mouvements réflexes du produit de la conception : la forme de l'utérus, comme dit le professeur Simpson, tend à maintenir cette position, et la qualité du liquide ne fait que rendre susceptible en tout temps l'application de l'agent excitant de ces mouvements.

Lorsque l'utérus, comme nous le montrerons en traitant de l'accouchement dans les présentations pelviennes et du tronc, n'acquiert pas, par une cause quelconque, la forme que nous indiquons, ou lorsque le fœtus se trouve de son côté empêché de mettre en action ses mouvements réflexes, ou bien que sa configuration s'oppose à un rapport de la tête avec le col de l'utérus, le produit de la conception prend d'autres positions ; mais celles-ci ont toujours un rapport avec les causes que nous étudions, ou sont comprises dans les mêmes lois. Tout en appréciant l'exactitude des doctrines du professeur Simpson, le docteur Tyler Smith pense que l'utérus, en mettant en jeu sa propriété contractile, concourt par là à ce que le fœtus prenne la position indiquée et en même temps à ce que cette position se maintienne jusqu'au terme de la grossesse. Quoi qu'il en soit, les idées de M. Simpson sont vraies et donnent l'explication de la position que le fœtus tient dans l'utérus.

ARTICLE V.

DE L'OVOLOGIE OU MODIFICATION DE L'OVULE DEPUIS LE MOMENT DE LA FÉCONDATION
JUSQU'A LA PARFAITE CONSTITUTION DU FŒTUS.

Les anciens ignoraient absolument tout ce qui se rapportait au développement du produit de la conception.

L'ovologie était un mystère pour eux, et telles étaient les idées superstitieuses à ce sujet qu'il n'y eut pas un esprit assez hardi pour tenter de le pénétrer et pour arracher à la nature ses secrets. Si, dans le siècle dernier, le désir du savoir a poussé à la recherche du développement du germe fécondant, il n'en est résulté aucune acquisition ni découverte importante. On est, il est vrai, parvenu à la connaissance des différentes parties composantes de l'œuf des oiseaux, mais aucun résultat n'a encore été obtenu au sujet des modifications diverses que cet élément doit subir pour constituer ultérieurement un animal parfait. Ainsi on peut dire que la science du développement de l'ovule ou l'embryologie n'a pas reposé pendant plusieurs siècles sur les observations et les expériences, mais que c'est une science moderne, élevée presque en un jour, et ayant atteint un haut degré de perfectionnement, chose qu'on rencontre difficilement dans les autres branches des connaissances humaines.

Après que le célèbre naturaliste Bäer eut découvert l'œuf dans les mammifères, Coste démontra que ses éléments étaient identiques à ceux de l'œuf des oiseaux, et il put aussi déterminer les phénomènes dus à la vitalité du germe et établir les faits extraordinaires de son développement. Il faut dire que ces études n'ont pas été faites en grande partie sur l'espèce humaine ; cependant, si l'on a égard à la similitude d'organisation, à l'analogie qu'il y a entre l'œuf humain et celui d'autres animaux, et enfin au résultat patent, on peut très-bien admettre une identité dans les phénomènes qui s'observent.

L'ovule humain, en sortant des ovaires, est constitué par l'accumulation proligère, par la membrane vitelline, par le vitellus, par la vésicule et par la tache germinatives. Une fois la fécondation établie, toutes ces parties, en se modifiant, donnent pour résultat l'embryon et ses annexes qui ont été étudiés précédemment. Nous allons donc traiter de ces modifications, et, pour suivre l'exemple des auteurs, nous prendrons l'ovule pendant qu'il parcourt encore son trajet par les trompes et après son arrivée à l'utérus.

§ 1er. — Des modifications de l'ovule dans son parcours par les trompes.

A peine l'ovule s'est-il séparé de l'ovaire pour entrer dans les trompes, que le phénomène constaté tout d'abord est la disparition de son disque proligère et de sa tache et vésicule germinatives. On n'a pas encore précisé le temps pendant lequel ce phénomène a lieu; mais tout fait supposer qu'il se produit aussitôt que l'ovule a quitté sa vésicule, et à la rigueur dans la moitié interne des trompes, si l'on s'en rapporte à ce fait que chez certains animaux ces parties disparaissent même quand l'ovule se trouve encore dans l'ovaire.

En même temps que le disque proligère, la tache et la vésicule germinatives disparaissent, la membrane vitelline, en acquérant une épaisseur considérable, se revêt à la moitié externe de la trompe d'une couche de substance albumineuse. Le vitellus qui remplissait parfaitement la cavité de cette membrane se transforme en une masse granuleuse et se rétracte de manière qu'il reste entre ce corps et la surface intérieure de la membrane vitelline un espace qui se remplit de liquide, et laisse voir dès lors sur sa circonférence une échancrure cheminant vers le centre et établissant ainsi deux sphères pareilles.

A mesure que l'ovule s'approche de l'utérus, la membrane vitelline et la couche albumineuse augmentent en épaisseur, et chacune des sphères con-

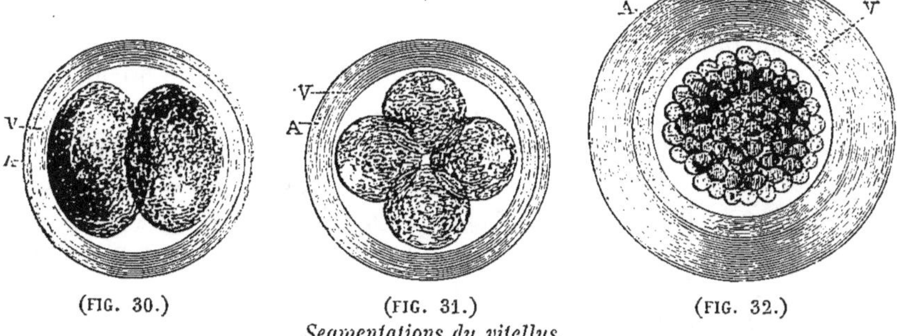

(FIG. 30.)   (FIG. 31.)   (FIG. 32.)

Segmentations du vitellus.

A, couche d'albumine; — V, membrane vitelline.

A, couche albumineuse environnant la membrane vitelline; — V, membrane vitelline épaissie, au centre de laquelle est le corps mûriforme.

stituées par le vitellus se divise en deux autres moins grandes (fig. 30), lesquelles se divisent encore, chacune d'elles, en deux autres de dimensions plus petites encore (fig. 31), et ainsi de suite jusqu'à ce qu'il présente un corps formé de globules nombreux qui a été nommé *corps mûriforme* (fig. 32), à cause de sa ressemblance avec la mûre. Cette division du vitellus a été appelée par Swammerdam *segmentation;* et selon Bischoff, chaque corpuscule qui en résulte est doué de mouvement. Ce que nous savons néanmoins, c'est que ces corpuscules sont opaques et constitués par des cellules graisseuses. La cause de la segmentation du vitellus est inconnue; mais il y a des raisons pour croire que c'est un phénomène spontané et activé par la fécondation, et non déterminé par elle, car Bischoff l'a observée dans des ovules qui n'avaient pas été fécondés.

Quand le corps mûriforme résultant de la segmentation du jaune est parfaitement constitué et prêt à passer par d'autres modifications, l'ovule quitte la trompe et tombe dans l'utérus, dont la surface est, comme nous l'avons vu, déjà disposée à le recevoir. Le temps que met l'ovule à parcourir le canal tubaire varie chez les animaux et peut-être chez les différents individus de l'espèce humaine ; mais en moyenne il est dans celle-ci de 10 à 14 jours.

§ 2. — Des modifications de l'ovule depuis son arrivée dans l'utérus jusqu'à ce que le fœtus soit constitué.

Lors de la chute de l'ovule dans l'utérus, non-seulement la couche albumineuse qui le revêtait, mais même la membrane vitelline, diminuent d'épaisseur ; celle-ci paraît en même temps hérissée de petits filaments qui permettent au germe fécondant de se fixer plus sûrement dans la muqueuse utérine. Après la formation du corps mûriforme ou plutôt de la masse germinative, les cellules centrales se détachent, se fondent ou se décomposent, et les autres plus périphériques se concentrent sur la surface interne de la membrane vitelline, d'où il résulte une lame en forme de vésicule concentrique à cette dernière et excessivement transparente, à laquelle Coste a donné le nom de *blastoderme* ou membrane germinative. Lorsque, dans cette période de développement, on met un de ces ovules en contact avec l'eau, ce liquide pénètre dans la membrane vitelline, de sorte que, quand on ouvre celle-ci, on trouve la vésicule blastodermique complétement isolée, ridée et plissée dans tous les sens et suspendue en quelque sorte dans le liquide qui remplit cette membrane.

Le blastoderme ainsi constitué ne forme pas une membrane unique, mais il se compose de deux feuillets divisés par le professeur Pander, de Wurtzburg, en externe ou séreux et en interne ou muqueux. Quelques-uns admettent entre ces deux feuillets du blastoderme, l'existence d'un troisième feuillet qu'ils nomment lame vasculaire. Quoi qu'il en soit, entre les deux feuillets de la membrane blastodermique et sur un point limité de la surface interne du feuillet séreux ou externe de cette membrane, on aperçoit une petite élévation appelée par Coste *tache embryonnaire* (fig. 33). Cette tache, située, comme nous l'avons dit, sur la surface interne du feuillet séreux du blastoderme, est revêtue à l'intérieur par le feuillet interne ou muqueux de cette membrane, qui accompagne l'élévation de la tache respective. Celle-ci, en effet, augmente peu à peu de dimension

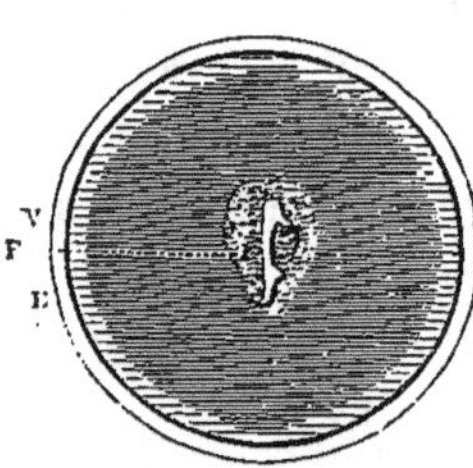

(FIG. 33.) — *Tache ou ligne embryonnaire.*

V, membrane vitelline ; — E, couche externe du blastoderme ; — F, tache embryonnaire.

et d'épaisseur, et d'arrondie qu'elle était primitivement, elle prend une forme allongée, de sorte qu'en prenant la forme arrondie de la vésicule, elle est convexe au dehors et concave en dedans. Dans le centre de la tache embryonnaire et dans le sens de son diamètre longitudinal se montre une ligne obscure que l'on appelle ligne embryonnaire. Cette ligne, d'après l'opinion de beaucoup de physiologistes, forme la première trace du développement des centres nerveux de l'embryon; mais cela est contesté par quelques ovologistes éminents qui s'appuient sur des observations directes paraissant avoir une grande valeur.

L'accroissement de la tache embryonnaire continue dans tous les sens; ses extrémités se renversent sur elles-mêmes et s'épaississent plus que les autres parties, de sorte qu'elles forment deux portions dont la plus renflée constitue l'extrémité céphalique, et la plus mince, l'extrémité caudale (fig. 34).

Le corps de l'embryon devenant dès lors apparent, est plus mince dans le centre et présente ainsi la forme d'un ventre de guitare.

A proportion que ces phénomènes ont lieu, le feuillet externe du blastoderme qui a accompagné la courbure de la tache embryonnaire se

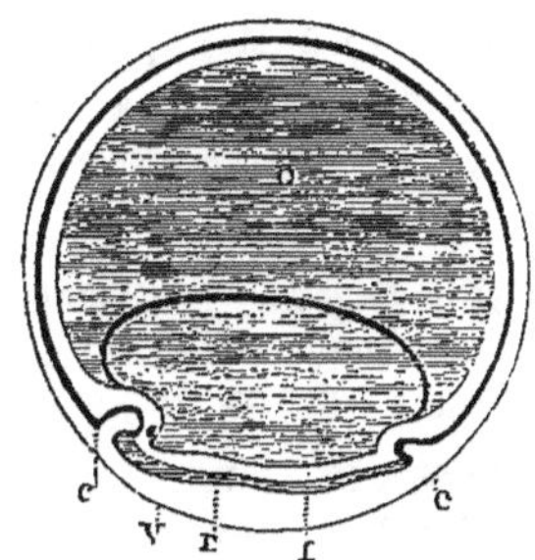

(FIG. 34.) — *Coupe indiquant l'origine et les premières formes du développement de l'amnios.*

O, vésicule ombilicale; — I, couche intestinale; — E, couche externe du blastoderme; — V, membrane vitelline; — CC, origine des capuchons amniotique, céphalique et caudal.

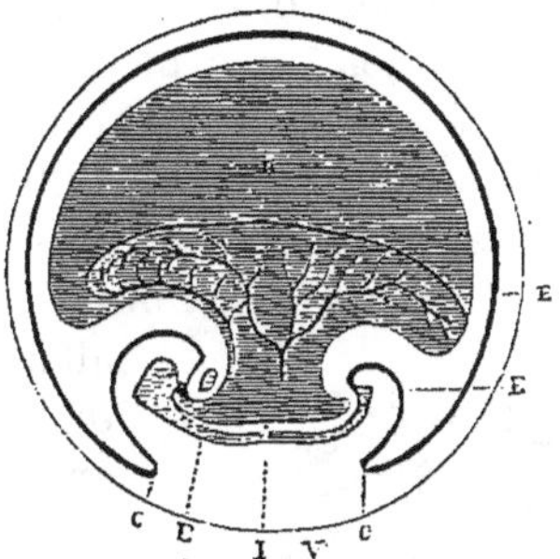

(FIG. 35.) — *Capuchon amniotique plus développé.*

O, vésicule ombilicale; — I, couche interne ou intestinale du blastoderme; — E, couche externe; — E', portion de la couche externe du blastoderme qui se convertit en amnios; — E'', embryon; — CC, limite des capuchons amniotiques; — V, membrane vitelline.

soulève par degrés, et, arrivé à une certaine hauteur, il se réfléchit par tous les côtés sur le corps de l'embryon, de manière qu'il en résulte des plis qui vont se mettre en contact à la partie inférieure de la membrane embryonnaire (fig. 35). En se réfléchissant sur les extrémités embryonnaires, le blastoderme forme deux capuchons distincts qui portent le nom de capuchon céphalique et de capuchon caudal, selon la partie qu'il enveloppe. De la réflexion du feuillet séreux du blastoderme et de la réunion de ses plis sur la partie inférieure de l'embryon, il s'est formé pour celui-ci une enveloppe plus immédiate qui constitue l'*amnios*. Cette enveloppe qui, au début, touche à l'embryon, est bientôt séparée par une certaine portion de liquide auquel on a donné le nom d'*amniotique*. La membrane amniotique ainsi formée se distend déjà par elle-même à travers le liquide qui s'accumule dans son intérieur, de sorte qu'elle finit par arriver en contact par sa surface externe avec le feuillet séreux du blastoderme où elle avait pris naissance. Pendant que cela a lieu, ce même feuillet s'est suffisamment distendu pour se mettre en contact avec la vésicule vitelline. Quelques auteurs pensent que cette vésicule, en diminuant peu à peu d'épaisseur, finit par disparaître, et alors c'est le feuillet externe du blastoderme qui constitue à sa place la membrane la plus externe de l'embryon; mais d'autres croient qu'il n'en est pas ainsi, car avant la formation de l'amnios la vésicule vitelline s'est hérissée d'élévations qui sont les rudiments des villosités choriales. Quoi qu'il en soit, dès que l'amnios est formé, le petit point qui le réunit au feuillet séreux du blastoderme s'absorbe et s'efface, et les deux membranes deviennent alors distinctes.

La théorie que nous venons de présenter relativement à la formation de la vésicule amniotique a récemment souffert beaucoup d'objections de la part de quelques ovologistes qui, en voulant admettre qu'elle existait indépendamment de l'embryon, disaient alors que cette vésicule était déjà formée, et que l'embryon, en s'adossant contre elle et en la déprimant, se trouvait ainsi enveloppé par le feuillet le plus interne, pendant que l'externe, distendu par le liquide qu'il sécrétait, croissait et allait s'appliquer contre le feuillet séreux du blastoderme. Coste, Bischoff et autres, après avoir soigneusement suivi l'entier développement de l'embryon et toutes ses parties, combattirent victorieusement la théorie avancée par Pockels, Serres et Breschet, car ils ont toujours remarqué la continuité de la vésicule amniotique au niveau de la vésicule ombilicale.

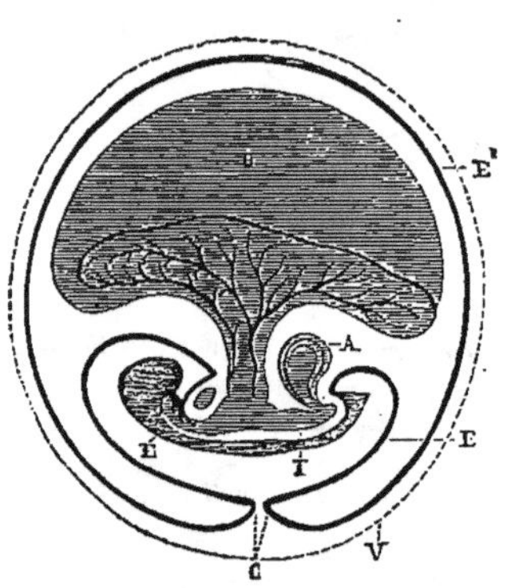

(FIG. 36.) — *Développement presque complet de l'amnios et origine de l'allantoïde.*

A, allantoïde; — C, capuchons amniotiques prêts à se clore; — E, amnios; — E', embryon (face dorsale); — EE'', couche externe de la membrane blastodermique; — I, intestin de l'embryon; — O, vésicule ombilicale; — V, membrane vitelline.

Pendant que les transformations signalées ont lieu dans le feuillet séreux du blastoderme, le feuillet muqueux occupé par la masse vitelline qui n'a pas été consommée à la formation du blastoderme est comprimé par l'embryon à mesure qu'il fléchit et croît, en sorte qu'une partie de ce feuillet reste dans ce dernier; c'est elle qui constitue les intestins, et une autre partie reste à l'extérieur, elle est enveloppée par le feuillet séreux, et constitue un sac auquel on a donné le nom de *vésicule ombilicale*. C'est de cette vésicule que l'embryon tire d'abord les matériaux pour sa nutrition. Pendant cette période de la vie embryonnaire, la vésicule ombilicale communique largement avec les intestins, et se présente.

avec la surface interne sillonnée de vaisseaux connus sous le nom de *vaisseaux omphalo-mésentériques*. Ces vaisseaux se composent d'une artère et d'une veine qui partent de la vésicule ombilicale pour finir dans les vaisseaux mésentériques supérieurs (fig. 36).

A mesure que l'embryon se développe, le sac amniotique se distend et se remplit de liquide, et la vésicule ombilicale diminue de volume; on voit naître de la partie inférieure du canal intestinal de l'embryon une petite tumeur pédiculée en forme de vésicule, à laquelle on a donné le nom de *vésicule allantoïde*. Pourvue dès sa naissance de deux artères venant des iliaques et d'une veine qui se porte au foie, la vésicule allantoïde naît donc du point qui, dans les premiers temps de la vie embryonnaire, correspond à la cloaque, s'élève graduellement et avec rapidité et va se mettre en contact avec le feuillet séreux du blastoderme transformé en chorion, et ses vaisseaux pénètrent par les villosités ramifiées à l'infini de cette dernière membrane, allant constituer la partie vasculaire du placenta. Chez quelques animaux, ceux appartenant à l'espèce des ruminants surtout, la vésicule allantoïde se soulève jusqu'au chorion et s'étend en forme de parasol, de manière à revêtir toute la surface interne de cette membrane (fig. 37). Il est probable que ce phénomène a lieu aussi dans l'espèce humaine; mais Bischoff est d'un avis contraire, s'appuyant sur ce qu'on ne découvre pas la moindre trace de l'allantoïde entre l'amnios et le chorion, tandis que cette trace s'apercevrait si l'allantoïde s'étendait sur toute la surface de cette dernière mem-

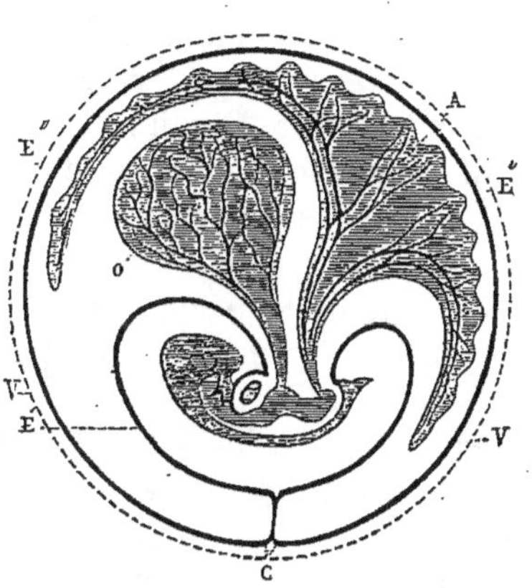

(FIG. 37.) — *Progrès de l'allantoïde s'étendant de plus en plus de façon à envelopper le fœtus, la vésicule ombilicale de l'amnios.*

A, allantoïde — C, point de contact des deux capuchons; — E', amnios; — E'', couche externe du blastoderme; — O, vésicule ombilicale; — V, membrane vitelline presque complétement atrophiée.

brane. Mais quelque résultat que l'observation ait fourni à cet auteur, toujours est-il que nous ignorons par quel caprice la nature s'écarterait seulement sur ce point de tant de phénomènes dont la manifestation a été la même dans tous les germes animaux.

La vésicule allantoïde, lorsqu'elle atteint le chorion et se met en contact avec elle, diminue de calibre, et son corps est réduit à un cordon plus ou moins gros dans l'intérieur duquel passent les artères et les veines qui vont constituer la partie vasculaire du placenta. Cette vésicule, naissant de l'extrémité inférieure de l'intestin, se divise, lorsque la cavité ventrale de l'embryon se ferme, en une portion extérieure allant former le placenta et le cordon ombilical, et en une portion intérieure qui sert à constituer l'ouraque. Cette partie, appelée *vésicule de l'allan-*

toïde, subit une dilatation et se transforme en vessie ou réservoir urinaire, qui, communiquant librement avec le rectum, produit un vrai
cloaque disparaissant ensuite.

A mesure que l'allantoïde se forme, la vésicule ombilicale, ne pouvant
suffire à fournir encore à l'embryon les éléments nutritifs qu'il lui faut,
entre dans un état d'atrophie, et par la compression exercée par l'amnios
qui se développe, elle perd de son volume, s'allonge inférieurement :
alors le pédicule ou cordon de 4 à 12 centimètres de long qui en résulte
s'éloigne de la surface du fœtus, se rompt ensuite et va se perdre avec
la vésicule afférente dans l'espace qui existe aux premiers temps entre
l'amnios et le chorion, non loin de la racine du cordon ombilical. Le
riche appareil de vaisseaux qui se distribue dans la vésicule ombilicale
passe en même temps que celle-ci à l'état d'atrophie que nous avons
décrit; l'appareil qui est formé par la veine omphalo-mésentérique se
répartit par tous les intestins dont les ramuscules se réunissent en un
seul tronc aboutissant au foie sous le nom de veine-porte ou hépatique,
et celui qui est constitué par les artères forme les artères mésentériques.
La vésicule ombilicale existe jusqu'au quatrième mois de la gestation,
dans cette période son pédicule communique par le moyen d'un conduit
plus ou moins étroit d'une part avec la vésicule et d'autre part avec la
cavité des intestins.

Par la formation et le développement de la vésicule allantoïde sont
constitués tous les organes accessoires et les différentes enveloppes avec
lesquels le fœtus se présente au moment de l'accouchement. De cette manière, sans comprendre la caduque qui a déjà été étudiée, nous avons de
dehors en dedans : 1° la membrane chorion, formée par la vitelline et le
feuillet séreux du blastoderme; 2° l'amnios, formé par une réflexion de
la dernière membrane; 3° le cordon ombilical, résultant de l'amincissement ou prolongement du corps de la vésicule allantoïde; 4° le placenta, formé d'un côté par la portion vasculaire de cette vésicule et de
l'autre par le développement et la multiplicité des villosités choriales;
5° enfin le liquide amniotique et l'embryon.

L'embryon ne commence à s'apercevoir qu'à la troisième semaine de
la gestation. A cette époque, sa forme est celle d'un corps oblong, recourbé sur le ventre, et obtus aux deux bouts, dont le plus gros constitue la tête. L'embryon est d'un aspect vermiforme, il est d'un blanc
presque transparent et d'une consistance gélatineuse. Il mesure 4 à
7 millimètres de long, et son poids égale 10 à 15 centigrammes. La cavité
ventrale est largement ouverte et communique avec l'amnios, dont la
surface est adossée à l'embryon ou en contact avec lui. La tête de ce
dernier se dessine sous la forme d'une saillie séparée du reste du corps
par une large fente.

Après cette époque, l'embryon se montre plus distinctement : son
développement continue, et alors apparaissent les organes des sens,
l'appareil central de la circulation et de la respiration, et l'appareil de

la locomotion, à partir du quatrième mois; alors, l'embryon étant parfaitement constitué, prend le nom de fœtus.

La transformation et les changements qui se passent dans l'embryon font partie de l'embryologie, et comme il n'est pas utile d'en parler minutieusement dans un ouvrage sur les accouchements, nous renvoyons les lecteurs aux traités de physiologie.

ARTICLE VI.

DES FONCTIONS DU FŒTUS.

Les fonctions à étudier chez le fœtus quand il est encore renfermé dans la matrice sont : la nutrition, la respiration, la circulation et les sécrétions.

§ 1ᵉʳ. — De la nutrition.

Après la fécondation, et lorsqu'il a abandonné la capsule ovarienne, l'ovule est entouré de granulations qui forment le disque proligère. C'est probablement de ce disque que l'ovule prend les éléments de sa nutrition, et il peut ainsi acquérir quelque développement pendant qu'il parcourt la moitié interne de la trompe. Dans le trajet de l'autre portion de ce canal, le disque proligère a disparu, mais la trompe fournit elle-même un liquide albumineux d'où l'ovule tire les matériaux nécessaires à son développement et à sa croissance. Les lois qui dirigent ce mouvement ne sont pas encore connues, mais on peut supposer que la nutrition se fait ici par un phénomène d'imbibition propre aux êtres organisés ou par un phénomène d'endosmose et d'exosmose, car jusque-là il n'y a pas d'appareil destiné à l'élaboration de ces éléments.

Pendant que par la segmentation du vitellus et par la formation du blastoderme, l'embryon apparaît, la nutrition prend une autre voie, et tout porte à croire, puisque pareille chose s'observe chez les oiseaux, que c'est la vésicule ombilicale qui fournit les matériaux pour l'alimentation du produit de la génération. Le liquide contenu dans cette vésicule peut, selon quelques physiologistes, passer à travers son pédicule et parvenir à la cavité intestinale, ou être absorbé plus probablement par le riche appareil omphalo-mésentérique qui établit un cercle vasculaire aboutissant au cœur de l'embryon.

Après le développement de l'amnios et l'apparition de la vésicule allantoïde, dont les vaisseaux en pénétrant dans les villosités choriales multipliées à l'infini vont avec celles-ci constituer la masse placentaire, la vésicule ombilicale passe par le travail atrophique que nous avons signalé, et est dès lors incapable de fournir à la nutrition fœtale. Dans ces circonstances, quelques-uns croient que l'embryon se nourrit aux dépens du liquide amniotique, tandis que d'autres pensent, et c'est le plus grand nombre, que c'est aux dépens des éléments tirés de l'utérus par le placenta que s'établit la nutrition du fœtus.

Supposant que le liquide amniotique provient de la femme et contient des parties nutritives comme l'albumine, ceux qui admettent que le fœtus s'alimente de ce liquide disent que l'absorption en est faite tantôt par le canal intestinal, tantôt par la surface cutanée du fœtus, tantôt par les glandes et par les surfaces bronchiques et pulmonaires. Nul doute que la liqueur amniotique ne puisse pénétrer dans le canal digestif, car l'autopsie pratiquée sur un nouveau-né fait quelquefois reconnaître la présence de ce liquide soit dans le pharynx, soit dans l'estomac. Legallois rapporte qu'ayant ouvert une vache qui était morte pleine pendant un hiver excessivement rigoureux, il constata l'existence, depuis la bouche jusqu'à l'estomac du veau, d'une portion de liqueur amniotique gelée. En faisant l'autopsie de la boîte osseuse et du ventre d'un fœtus mort-né, on trouve ce liquide dans le pharynx, l'estomac et dans les voies respiratoires. Au moment de l'accouchement, quand le fœtus est en vie, mais enveloppé dans ses membranes, on le voit exécuter de légers mouvements de déglutition en vertu desquels une certaine quantité du liquide amniotique pénètre dans le canal intestinal.

Ces faits qui, à la première vue, semblent concluants, ne prouvent absolument rien en faveur de l'alimentation du fœtus par le liquide en question, car l'introduction de celui-ci dans le canal intestinal, lorsqu'elle a lieu, n'est pas le résultat de la déglutition spontanée, mais elle est au contraire due probablement à un état morbide. Le fœtus, dans toutes les conditions indiquées, s'est trouvé évidemment en état d'asphyxie, ou déjà asphyxié, et alors il n'est pas surprenant que, pendant que les phénomènes réflexes ont lieu, sa bouche se soit ouverte pour laisser passer une certaine portion du liquide de l'amnios. Le même fait se produit chez les individus qui ont péri d'asphyxie par submersion, sans que pour cela on ait conclu que le liquide trouvé dans l'estomac ait été reçu volontairement pour la nutrition. Les mouvements qu'on remarque sur les fœtus nés enveloppés dans leurs membranes ne sont dus qu'à des efforts convulsifs qu'ils emploient pour respirer, attendu que dans ces conditions, par la séparation du placenta, toute communication avec la mère a été interrompue. La tératologie d'ailleurs est là pour réfuter cette doctrine, si toutes les raisons présentées ne suffisent pas : dans les monstruosités caractérisées par l'absence de bouche, le développement intra-utérin ne se fait pas moins sans la moindre perturbation. Le liquide amniotique peut, dira-t-on, pénétrer par les narines : mais comment la nutrition pourrait-elle se faire dans l'autre ordre de monstruosités qui est connu sous le non d'acéphalocystes ? Ce sont ces difficultés qui ont fait dire que le liquide amniotique était absorbé par la surface cutanée du fœtus. Brugmans, qui porta plus loin ses investigations, ayant trouvé un liquide dans les vaisseaux lymphatiques sous-cutanés de fœtus extraits de la matrice, et de plus voyant, quand il

liait les membres de ces fœtus et les plongeait dans le liquide amniotique, que les vaisseaux lymphatiques au-dessous de la ligature étaient
pleins de ce liquide, conclut que l'absorption s'opérait par l'intermédiaire
de ces vaisseaux.

L'absorption d'une certaine quantité de liquide amniotique par la surface cutanée du fœtus est un fait très-probable; mais cela ne peut avoir
lieu que dans les premiers temps de la gestation, c'est-à-dire avant que la
couche de graisse ou de matière sébacée qui recouvre la surface cutanée
du fœtus ne puisse s'opposer à ce phénomène, car il y a apparence
que cette couche est uniquement destinée à préserver la surface cutanée
du contact du même liquide. On comprend que cette absorption, si elle
a lieu, doit se faire sur une grande échelle, vu que les matériaux nutritifs
contenus dans le liquide de l'amnios sont en petite quantité, puis il
devrait s'ensuivre une dépuration relativement abondante des parties
aqueuses par le moyen des reins, ce qui pourtant n'a pas lieu. Quant à
la supposition ou à l'opinion de Brugmans, elle ne doit pas être acceptée,
tous les physiologistes étant aujourd'hui d'accord sur ce point que l'absorption des matières étrangères à l'économie ne se fait que par les veines.
Pareille objection s'applique à l'opinion de ceux qui croient que l'absorption se fait par les glandes mammaires du fœtus, lesquelles, jouant le rôle
de vaisseaux lymphatiques, porteraient le liquide amniotique au thymus,
où s'effectuerait l'élaboration nécessaire à l'alimentation fœtale.

Toutes ces raisons paraissent démontrer que les matériaux ou le liquide
servant à nourrir le fœtus ont une autre source, qu'il existe aussi un autre
organe chargé de lui transmettre ces éléments. A la surface interne de
l'utérus et en rapport avec le fœtus par l'intermédiaire du cordon ombilical, existe un organe extrêmement vasculaire connu sous le nom de
placenta. Nous avons vu que cette membrane se compose de deux parties,
celle de la mère et celle du fœtus, et que jusqu'à présent on n'a aperçu
aucune communication entre elles, bien que beaucoup de vaisseaux de
la première de ces parties pénètrent dans la seconde. Ainsi le sang ne passe
pas directement de la portion maternelle à la portion fœtale, pas plus que
de celle-ci, à l'autre. Néanmoins, si le sang ne se porte pas en nature au
fœtus, on ne peut en dire autant de ses éléments.

Des expérimentateurs tels que Magendie, Mayer et bien d'autres physiologistes ont montré que l'injection de camphre faite par les veines de
la femme communiquait au sang du fœtus l'odeur de cette substance, et
que de la même manière on rencontre le cyanure de potassium injecté
dans le système veineux, lorsqu'on traite le liquide amniotique par le
chlorure de fer. En mêlant le pois chiche aux aliments des animaux en
état de grossesse, on remarque que leurs os, ainsi que ceux de leurs petits,
prennent la couleur de ce grain. La solidarité qui existe entre l'union du
placenta et la vie du fœtus est tellement forte que l'interruption de cette
union amène inévitablement la mort de ce dernier. Il est certain que le
placenta étant destiné à la respiration et à la circulation du fœtus,

comme nous le verrons, on pouvait attribuer la mort à la suspension
de ses fonctions. On peut accepter cette explication si l'interruption se
fait rapidement, mais comme le phénomène n'a pas moins lieu quand
elle s'effectue lentement et s'accompagne d'anémie et de manque de
nutrition du fœtus, il est plus logique d'admettre que le placenta est un
organe chargé de prendre de la femme les principes nécessaires à la
nourriture du produit de la conception. On se rappellera, du reste, les
raisons qui ont été données ailleurs à ce sujet. On n'a pas encore bien
pénétré dans le fond du phénomène en question, mais tout porte à faire
croire que les radicules des veines ombilicales ou placentaires, embras-
sées et mises en contact avec les vaisseaux maternels, absorbent la partie
plastique du sang qui circule dans ces vaisseaux, et la portent au fœtus
qui s'en sert pour sa nutrition. Cazeaux pense que quelques-unes des
villosités choriales qui n'ont pas de vaisseaux pouvaient pour leur part
absorber les liquides sécrétés par les glandes du placenta maternel. De
leur côté, MM. Morin et Prévost croient qu'outre les matériaux venant du
sang, les vaisseaux placentaires absorbent encore les liquides sécrétés
par la muqueuse utérine dont le développement et l'activité fonctionnelle
sont si notables.

Quoi qu'il en soit, tout induit à penser que d'autre part les liquides qui
ont servi à la nutrition du fœtus passent à la mère à travers les vaisseaux
veineux, et sont rejetés dehors par les divers émonctoires.

Dans ses investigations sur la fonction glycogénique du foie, M. Claude
Bernard, ayant vu que celle-ci ne commençait qu'à une période assez
avancée de la vie intra-utérine, ou après le troisième mois de la grossesse, tandis que les tissus du fœtus renfermaient dès le commencement
de l'organisation, et comme éléments indispensables à leur développement, soit du sucre, soit de la matière glycogénique, établit que le
placenta, outre d'autres usages, possédait la propriété de se substituer
au foie pendant quelque temps, et de sécréter ces mêmes matières. Cependant cette fonction est accomplie, non par toute la masse placentaire, mais par un tissu particulier couvrant la surface externe de cet
organe, et qui se trouve entre les cotylédons placentaires et le placenta
maternel.

§ 2. — De la respiration.

Les liquides que le fœtus reçoit, après leur conversion en sang, ne
pourraient servir à sa nutrition, s'ils ne subissaient d'un autre côté une
modification spéciale de la part de l'oxygène. La fonction qui consiste
donc à donner à ces liquides la propriété nutritive s'appelle *respiration*. Cette fonction essentielle aux êtres organisés ou aux animaux ne
s'exerce pas toutefois dans l'espèce humaine par les organes pulmonaires, tant que le fœtus est dans le sein maternel.

Quelques auteurs, entre autres Geoffroy Saint-Hilaire, ont supposé que le liquide amniotique servait à la respiration et que le fœtus en tirait l'oxygène ou principe vivifiant par l'intermédiaire de petites ouïes en forme de trachée qui couvraient la surface du corps, ou, suivant Ratke, par des fissures bronchiales situées aux parties latérales du cou et de la poitrine; mais une pareille supposition est inadmissible, car il est prouvé à présent que le liquide amniotique ne contient pas de gaz et que ces prétendus organes ne sont autre chose que des intervalles transparents qui correspondent aux points cartilagineux des apophyses transverses et des côtes.

Le professeur Serres a présenté une théorie assez curieuse pour expliquer la respiration de l'embryon. Les villosités choriales, dit-il, tant que n'a pas eu lieu le développement du placenta, s'introduisent dans la caduque réfléchie, et étant baignées là par le liquide hydropérione, elles en absorbent les éléments nécessaires à la vivification du sang fœtal. Cette théorie s'appuie sur un fait inexact, car la caduque réfléchie ne présente pas d'ouvertures occupées par des villosités, et celles-ci non plus ne paraissent contenir le placenta. D'après cela, avouons que si l'embryon a besoin de se développer pour respirer, on n'est pas encore parvenu à ce sujet à un éclaircissement satisfaisant. Mais si le doute peut exister quand il s'agit de la respiration à cette époque de la vie intra-utérine, il ne peut pas en être de même dès que le placenta est constitué.

Le sang qui circule dans les vaisseaux placentaires, séparé de celui qui circule dans le placenta maternel par les membranes déliées des vaisseaux respectifs, reçoit à travers elles l'oxygène qui doit le vivifier. Le placenta ne contient pas, comme les poumons, la plus petite particule d'air atmosphérique; mais la grande ténuité des parois des vaisseaux placentaires et maternels qui se trouvent en contact intime permet que les deux fluides, sans se communiquer, exercent entre eux toutes les affinités chimiques dont ils sont susceptibles en vue de la diversité de leurs principes élémentaires.

Quelle que soit la manière dont on explique la vivification du sang fœtal, on ne saurait cependant nier que le placenta tient lieu de poumon durant la vie intra-utérine du fœtus; car la fonction du poumon apparaît à la cessation de celle du placenta qui ne peut éprouver de trouble dans sa circulation sans qu'il se produise sur le fœtus tous les phénomènes d'une vraie asphyxie, promptement suivie de mort quand l'obstacle persiste un certain temps : cela n'aurait pas lieu, comme on s'accorde à le dire, si le placenta était seulement destiné à transmettre au produit de la conception les matériaux de nutrition.

Le placenta a, comme on l'a vu, pour mission de puiser du sang maternel les principes nécessaires à la vivification du sang du fœtus; mais ce qu'on ne sait pas, c'est s'il se charge, de la même manière que les poumons chez l'adulte, de dégager l'acide carbonique de ce fluide. On pense que c'est au foie et non au placenta qu'incombe cette élaboration;

néanmoins une semblable supposition ne repose guère que sur la composition de la bile, ce qui la fait repousser par tous les physiologistes.

§ 3. — De la circulation.

Le fœtus, ayant une circulation entièrement indépendante de celle de la mère, ne reçoit de celle-ci aucune quantité de sang.

Le fluide qu'il possède est plus séreux et moins fibrineux que celui de la mère, et, suivant Prévost et Dumas, ses globules sont, par rapport à ceux de la dernière, doublement volumineux. En outre, quand le fœtus est formé, son appareil circulatoire, différent de celui de l'adulte, exige, pour l'intelligence de la marche suivie par le sang, que nous entrions dans quelques considérations anatomiques.

Le fœtus a deux artères et une veine. Les artères ombilicales, presque oblitérées chez l'adulte, naissent des artères hypogastriques qui se forment de la bifurcation des iliaques primitives; elles se dirigent en avant et en haut aux côtés de la vessie, par le bas du péritoine, et, après avoir convergé et s'être rapprochées l'une de l'autre, près du nombril, elles franchissent cet anneau et se continuent à travers le cordon ombilical jusqu'au placenta où elles se ramifient à l'infini.

La veine ombilicale naît dans le placenta, et après avoir cheminé par le cordon, elle franchit l'anneau ombilical, se dirige un peu en haut et à droite, et va, par l'extrémité inférieure du péritoine, se loger dans le sillon longitudinal du foie, où elle se partage au niveau du sillon de la veine porte en deux branches égales. Une de ces branches suit la direction principale de la veine, fournit quelques rameaux aux lobules du foie, puis va s'ouvrir à la veine cave inférieure, tantôt seule, tantôt réunie au tronc des veines hépatiques constituant le canal veineux. L'autre branche, d'un volume plus considérable, se replie à droite en avant du canal veineux, fournit quelques divisions aux lobules du foie, puis se réunit à la veine porte avec laquelle elle forme un canal volumineux appelé canal d'assemblage ou de confluence des veines porte et ombilicale, et ensuite va se répartir dans la substance du foie, d'où elle sort avec les ramifications de la veine sus-hépatique pour se terminer avec celle-ci dans la veine cave inférieure. La veine ombilicale offre dans son trajet par la face inférieure du foie deux valvules, l'une à sa bifurcation et l'autre à sa jonction avec la veine cave.

Le cœur du fœtus a, comme celui de l'adulte, quatre cavités, mais les oreillettes communiquent entre elles par une ouverture appelée *trou de Botal*. Ce trou est situé à la partie postérieure du septum des oreillettes, et possède une valvule en forme de croissant qui se trouve dans l'oreillette gauche, au côté du septum et un peu au-dessus de la moitié postérieure de l'orifice inter-auriculaire. La valvule qui garnit le trou de Botal, destinée, pendant la vie intra-utérine, à empêcher le reflux du sang de l'oreillette gauche à celle de droite lorsqu'elles se contractent, forme après la naissance des adhérences avec le septum, d'où résultent l'oblitération de ce trou et une petite dépression appelée fosse ovale.

Comme chez l'adulte, l'artère pulmonaire se partage en deux branches; mais, arrivée à la fin de la crosse de l'aorte, et un peu au delà de l'origine de l'artère sous-clavière gauche, elle donne une branche volumineuse qui va s'ouvrir dans la crosse sous le nom de *canal artériel*.

En présence des conditions anatomiques présentées par l'appareil vasculaire, on conçoit sans peine que la circulation chez le fœtus doit s'opérer d'une autre manière que chez l'adulte, eu égard à ces dispositions (fig. 38).

Le sang qui traverse les artères ombilicales, après avoir parcouru les ramifications vasculaires du placenta, et y avoir ainsi subi l'action de l'oxygène, retourne par la veine ombilicale; alors une partie de ce fluide, en arrivant au foie, se dirige par le canal veineux pour parvenir à la veine cave inférieure et de là à l'oreillette droite, tandis que l'autre partie se dirige par la veine porte et de là par les veines sous-hépatiques d'où elle est lancée à la même veine cave, et par conséquent à la même oreillette. D'après certains physiologistes, ce sang, au lieu de tomber dans le ventricule droit, est porté à travers le trou de Botal à l'oreillette gauche. Le sang qui a

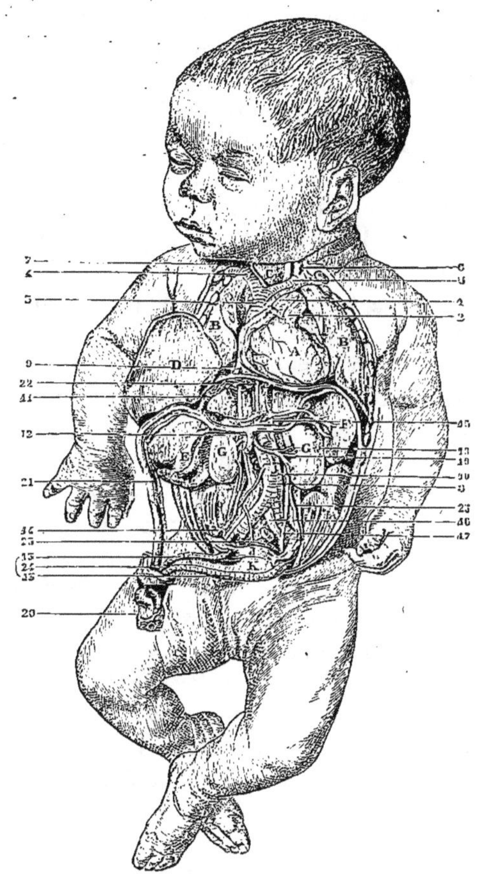

(FIG. 38.) — *Circulation du fœtus.*

1, aorte à son origine; — 2, artère pulmonaire; — 3, veine cave supérieure; — 4, veine brachio-céphalique droite; — 5, veine brachio-céphalique gauche; — 6, veine jugulaire interne; — 7, artère carotide primitive droite; — 8, aorte avant sa division en iliaques primitives; — 9, veine cave inférieure; — 10, artère mésentérique inférieure coupée; — 11, canal veineux; — 12, veine porte à sa réunion avec la veine splénique et la grande mésentérique; — 13-13, artères ombilicales; — 14, artère et veine ovariques droites; — 15, aorte, tronc cœliaque; — 16, veine iliaque primitive gauche; — 17, uretère du côté gauche; — 18, veine rénale gauche; — 19, artère rénale gauche; — 20, vaisseaux du cordon réunis; — 21, veine ombilicale; — 22, diaphragme; — 23, rectum; — 24, ouraque; — 25, artère ovarique gauche.

A, cœur; — BB, poumons; — C, corps thyroïde; — D, foie; — E, vésicule biliaire; — F, rate; — GG, reins; — J, utérus; — K, vessie.

alimenté les extrémités supérieures et le cerveau retourne par la veine cave supérieure pour tomber dans l'oreillette droite, sans pourtant se mêler au sang apporté par la veine cave inférieure et tombe ensuite entièrement dans le ventricule droit. Il est très-probable qu'un isolement aussi parfait n'existe pas entre le sang venant par la veine cave inférieure et celui qui est versé par la veine cave supérieure; il est certain cependant que s'il y a mélange, il est en quantité si minime que le fait peut être admis comme expression de la vérité.

Quoi qu'il en soit, le sang lancé par la veine cave supérieure dans le ventricule droit par l'intermédiaire de l'oreillette du même côté est poussé par la contraction du même ventricule à travers la valvule sigmoïde vers l'artère pulmonaire, passe presque tout entier par le canal artériel et va tomber dans l'aorte; la petite partie qui reste chemine alors par cette artère pour aller aboutir aux poumons. Le sang qui est envoyé de ces organes par les veines pulmonaires tombe dans l'oreillette gauche, se mêle au sang venu de la veine inférieure, lequel y avait été lancé à travers le trou de Botal, passe ensuite au ventricule du même côté, et alors, subissant la contraction de celui-ci, il est entraîné avec le sang du ventricule droit par l'aorte et par toutes ses ramifications d'où il retourne, après avoir nourri les organes, pour refaire le même tour.

Tels sont la direction et le chemin suivis par le sang durant la vie intra-utérine. Dès que le fœtus naît, par cela seul que la respiration pulmonaire s'établit et que le cordon ombilical est tranché, la circulation prend un autre cours, et tout se passe comme chez l'adulte. Le trou de Botal, le canal veineux et artériel se ferment, et le sang que porte la veine cave inférieure non-seulement ne va pas de l'oreillette droite à la gauche, mais même celui qui est repoussé par la contraction du ventricule droit n'est pas lancé dans l'aorte; car il passe entièrement aux poumons, où, après les modifications nécessaires, il retourne à l'oreillette gauche par les veines pulmonaires, et passant alors de là au ventricule du même côté, il est par lui lancé à toutes les ramifications de l'aorte.

§ 4. — Des sécrétions.

Les glandes sudorifiques et sébacées qui existent dans la peau du fœtus fonctionnent, et le produit des premières se mêle probablement avec le liquide amniotique, tandis que celui des secondes se dépose à la surface cutanée où il forme une couche peu épaisse, mais très-onctueuse, servant à faciliter la sortie du premier.

Le foie, au troisième mois, se présente encore sous la forme d'une masse pulpeuse et peu consistante, et la vésicule biliaire à peine visible renferme une petite portion d'un liquide blanchâtre et transparent. Mais à mesure que le foie prend une structure granuleuse, le liquide de la vésicule se fonce plus ou moins jusqu'à ce qu'à partir de la fin du cinquième mois il soit vert.

Les intestins, déjà auparavant, renfermaient un liquide blanchâtre et de nature muqueuse ; mais, à partir du milieu de la grossesse, celui-ci mêlé avec la bile acquiert une consistance visqueuse, une coloration jaune verdâtre et constitue le *méconium*. Cette substance n'est rencontrée durant les cinq premiers mois de la gestation que dans les intestins grêles, mais à partir de là elle descend aux gros intestins où sa couleur devient plus chargée, puis elle finit par s'accumuler dans le rectum où elle reste, à moins de circonstances particulières, jusqu'à la fin de l'accouchement.

Les reins se développent de bonne heure, mais le liquide qu'ils fournissent paraît être en petite quantité, car la vessie n'est que médiocrement distendue au terme de la gestation. Quelques accoucheurs pensent que ce fait se présente parce que l'urine a été chassée dans la cavité amniotique, tandis que d'autres nient un tel phénomène : selon eux, le peu de distension du réservoir urinaire vient de ce que la sécrétion des eaux se fait en quantité très-minime. Il se présente, à l'appui de l'opinion des premiers et contre celle des derniers, des cas où, lors de l'obstruction de l'urèthre, la vessie s'accroît et se distend assez pour mettre obstacle au passage du fœtus à travers le bassin ; mais ceux-ci ne voient là qu'une exception, et pensent qu'on doit plutôt attribuer le fait à une maladie des reins, causant une surabondance de la sécrétion urinaire, qu'à l'existence d'une fonction normale. Nous admettons cette seconde opinion.

ARTICLE VII.

DIAGNOSTIC DE LA GESTATION.

Les phénomènes que détermine la grossesse ne se manifestent pas tous en même temps et avec des caractères évidents, et ils n'ont pas tous une valeur égale dans le diagnostic.

Pour suivre avec méthode l'étude de cette question, quelques auteurs ont divisé ces phénomènes en signes rationnels et en signes sensibles.

Cette division, adoptée par Cazeaux, nous semble toutefois défectueuse, antiphilosophique et infidèle : le raisonnement et les sens s'aident mutuellement dans l'appréciation des phénomènes qui sont considérés comme signes de la grossesse, et aucun de ces phénomènes n'est exclusivement du domaine de tel ou tel autre ordre de facultés.

Nægele et Chailly-Honoré divisent les phénomènes de la grossesse en signes présomptifs, en signes probables, et en signes certains ou pathognomoniques.

Ce classement, admis par les professeurs P. Dubois et Pajot, malgré quelques défauts, est encore bien certainement préférable au premier.

§ 1er. — Des signes présomptifs.

Les signes présomptifs comprennent tous les troubles et les modifications des fonctions des appareils organiques. Sous ce titre de signes présomptifs, nous avons donc à apprécier la valeur de la sécrétion des glandes vulvaires, vaginales, rénales et mammaires, celle de la menstruation, ensuite la valeur des troubles digestifs, respiratoires, circulatoires et de l'innervation.

La couleur foncée de la muqueuse vulvaire et vaginale et la sécrétion qui est fournie par leurs glandes sont de peu de valeur dans le diagnostic de la grossesse, car ce fait peut être observé dans d'autres conditions, soit avant, soit peu après la fonction cataméniale.

D'un autre côté, la suppression de la menstruation, quoique étant, comme nous l'avons démontré, un phénomène ordinaire de la grossesse, ne saurait avoir qu'une valeur présomptive, car elle peut ne pas dépendre de la grossesse et tenir à d'autres états.

Cependant, lorsqu'il est établi que les règles se manifestaient toujours avec régularité, et que celles-ci cessent alors sans cause appréciable, il est presque sûr que la femme est enceinte, et même nous croyons que la grossesse peut avoir lieu quand même du sang aurait coulé à travers les parties de la génération. Il résulte de là que la suppression menstruelle, dans l'état habituel de la femme, bien qu'étant un phénomène d'une immense valeur dans le diagnostic de la gestation, ne constitue pas néanmoins par lui-même et dans tous les cas un signe certain et invariable de la conception.

L'existence de la kyestéine est encore un phénomène d'autant moins présomptif de la gestation, qu'on la trouve dans d'autres états, comme nous l'avons dit, et qu'on ne l'observe pas toujours dans un temps donné de la grossesse.

Le développement des glandes mammaires serait de quelque valeur si pareil phénomène n'était observé sous l'influence d'autres causes, voire même sous celle de la menstruation. Il est certain que, dans ce cas, la tuméfaction des mamelles n'est que passagère, et encore est-elle trop lente et trop peu sensible durant la grossesse pour qu'on prête une grande importance à ce signe. La coloration de l'aréole qui entoure le mamelon, et l'élévation des glandes dans cette aréole sont des signes de quelque valeur quand la femme n'a jamais conçu; mais à la seconde grossesse ils ne peuvent pas avoir de signification, parce qu'ils persistent à peu de chose près chez beaucoup de femmes.

La ligne obscure qui est dirigée verticalement du pubis aux côtés de la cicatrice ombilicale ne saurait non plus compter pour le diagnostic de la grossesse, attendu qu'elle persiste chez un bon nombre de femmes après le premier accouchement.

Les troubles des fonctions digestives ont relativement plus de valeur que les phénomènes étudiés précédemment. La vomiturition, quand elle se manifeste chez une femme qui jusqu'alors a joui de la santé et avec les caractères que nous avons indiqués, peut constituer une bonne présomption que la femme est grosse, surtout si les vomissements ne sont pas accompagnés d'une modification sensible dans la nutrition de la personne qui les éprouve.

La perversion des fonctions digestives, caractérisée par le désir immodéré de prendre des substances impropres à la nutrition, est un indice qui fait présumer la grossesse; l'homme de l'art serait cependant bien répréhensible s'il voulait établir seulement par là le diagnostic de cet état.

La constipation et la diarrhée accompagnent souvent la grossesse; mais ces phénomènes ne sauraient entrer comme éléments de valeur dans le diagnostic de la gestation, car ils se manifestent un grand nombre de fois sous l'influence des causes les plus diverses.

L'accroissement de la salivation et même le ptyalisme se rangent parmi les phénomènes sus-indiqués, néanmoins ils ne peuvent, par leur rareté, concourir grandement au diagnostic.

Les troubles physiques ou mécaniques de la circulation, soit par les causes innombrables indépendantes de la grossesse qui peuvent les produire, soit parce qu'ils se montrent quand la gestation est avancée et qu'elle offre des signes plus positifs, ne sauraient guère compter pour le diagnostic; quant aux altérations dans la composition et dans la quantité du sang, observées dans ces conditions, elles exigent pour être reconnues une analyse si rigoureuse et si difficile, que leur valeur dans le diagnostic de la gestation est entièrement illusoire.

Les névralgies et les névroses qui surviennent sous l'influence de la grossesse ne sont pas heureusement très-fréquentes, et l'apparition seule de ces troubles du système nerveux ne suffit pas pour caractériser l'état de la gestation.

Les signes que nous venons de passer en revue sont tous équivoques, comme on vient de le voir; donc, à la suppression menstruelle et aux modifications des seins près, ils sont presque sans importance dans le diagnostic de la grossesse.

§ 2. — Des signes de probabilité et de certitude.

Les signes de probabilité sont constitués par tous les changements anatomiques et physiques du col et du corps de l'utérus, de plus, par les mouvements actifs et passifs du fœtus.

Les signes de certitude sont les bruits de souffle et de cœur du fœtus.

Ces signes ne sont appréciables qu'à l'aide de divers moyens d'exploration dont il importe de connaître les règles. Nous devons alors traiter de ces moyens avant d'entrer dans l'appréciation des signes qu'ils nous fournissent.

§ 3. — Des moyens d'exploration employés à l'effet d'obtenir les signes de probabilité
et de certitude.

Les moyens d'exploration qu'on emploie pour connaître les signes de probabilité et de certitude sont :

1° Le toucher ;

2° Le palper, qui n'est qu'une forme du moyen exploratif précédent ;

3° L'auscultation ;

4° La percussion.

Chacun de ces moyens d'exploration nous offre deux ordres de signes. Par le toucher, nous sommes à même d'apprécier, en premier lieu, tous les signes déterminés par les modifications survenues au col et à la partie inférieure et vaginale du corps de l'utérus, et en second lieu le phénomène connu sous le nom de répercussion ou de ballottement du fœtus. — Le palper nous fait reconnaître d'abord toutes les modifications qui ont eu lieu à la partie supérieure et au corps de l'utérus, ensuite les mouvements actifs ou passifs du fœtus. — L'auscultation nous fournit les bruits de souffle et les bruits de cœur du fœtus. — La percussion nous met dans les conditions de découvrir en premier lieu le son tympanique des intestins, et en second lieu le son obscur de la région qu'occupe l'utérus.

A. — **Du toucher.** — Le toucher est un moyen d'exploration obstétricale consistant dans l'introduction du doigt indicateur et du médius, ou du premier seulement à travers le vagin ou le rectum jusqu'au col et jusqu'à la partie inférieure de l'utérus, à l'effet de constater la modification de ces parties ou la série de phénomènes se rapportant avec deux ordres de signes que nous avons précédemment signalés.

L'opération est nommée dans le premier cas toucher vaginal, et dans le second toucher rectal ou anal. Cette dernière espèce de toucher est fort restreinte et tout exceptionnelle, et comme les règles à suivre pour sa pratique ne sont pas différentes de celles qui s'appliquent au toucher vaginal, nous nous bornerons à donner la description de ce dernier moyen explorateur.

Le toucher, de quelque espèce qu'il soit, peut se pratiquer avec le doigt indicateur de la main droite ou de la gauche. La main droite se prête mieux néanmoins et est plus commode ; mais, comme en maintes circonstances le praticien doit se servir de la main gauche, il est nécessaire qu'il exerce celle-ci afin de pouvoir en cas de besoin faire usage des deux indifféremment.

Le toucher peut être fait quand la femme est debout ou couchée. Le procédé varie un peu dans ces deux cas. Lorsqu'on touche la femme debout, on doit l'adosser contre un meuble où elle puisse s'appuyer ; et après lui avoir fait écarter les jambes, on fléchit les trois derniers doigts sur la face palmaire de la main, en ayant eu soin d'enduire d'un corps gras le doigt indicateur et tous les points voisins qui doivent être mis en contact avec les parties génitales de la femme. L'accoucheur ne devra pas négliger cette précaution qui est d'une immense importance. Ce moyen est mis en pratique aussi bien sur un sujet malade que sur un sujet bien portant. Des médecins illustres ont été victimes d'une inoculation syphilitique après avoir touché des femmes atteintes de chancres aux parties; la précaution que nous signalons, tout en garantissant le praticien d'une semblable contagion, offre encore dans les cas ordinaires un autre avantage non moins important. Il est des sujets dont les parties génitales sont tellement sèches et chez qui l'entrée du vagin est si étroite que le doigt ne peut y pénétrer sans quelque difficulté : si l'on a omis dans ces circonstances de graisser le doigt, on risque de causer de la douleur à la femme, ce qui doit être évité.

L'accoucheur, pour pratiquer le toucher, doit se placer en face de la femme, et se baisser de manière à avoir un genou en terre. Bien des discussions se sont élevées à ce sujet parmi les auteurs : les uns veulent qu'on conserve baissé le genou correspondant au côté de la main qui doit servir à l'introduction; et les autres pensent, au contraire, qu'il est mieux et plus commode de mettre en terre le genou du côté opposé à la main dont le doigt doit agir. C'est là une question de peu d'importance, mais en tout cas la seconde opinion est plus juste, selon nous, car la présence du genou qui correspond au côté de la main qui touche, loin de favoriser l'entrée du doigt, doit grandement gêner l'accoucheur.

Le genou une fois posé en terre, on placera une main sur le ventre de la femme afin de soutenir l'utérus, puis on introduira l'autre par dessous les vêtements en la dirigeant en haut entre les deux membres inférieurs pour arriver à la racine des cuisses. Le doigt indicateur, le bord radial en haut, est alors étendu et mené dans la même direction jusqu'à ce qu'il s'arrête à la face inférieure du périnée. Dès qu'on a atteint cette région on retourne le doigt, et avec sa pulpe ou face palmaire on pratique une légère compression sur les parties qui se trouvent en haut; après l'avoir poussé en avant de quelques millimètres, on fait trois ou quatre mouvements de va-et-vient pour écarter les grandes lèvres, et aussitôt qu'on est entré dans l'ouverture vulvaire du vagin, on exécute un mouvement de levier par suite duquel le coude est porté en arrière fortement fléchi, et le doigt est dirigé directement en haut vers le col de l'utérus avec lequel il se met aussitôt en contact.

Le toucher, lorsqu'il est pratiqué de la manière que nous venons d'indiquer, n'offre aucune difficulté : le doigt, quelque court qu'il soit, dès qu'il est pourvu de ses trois phalanges, peut aisément arriver à toucher le col utérin et les parties supérieures circonvoisines. Un doigt extraordinairement long pourrait, il est vrai, atteindre plus promptement et avec plus de liberté les points les plus profondément situés dans le vagin, mais ce n'est là qu'une condition accessoire, et, comme le dit le profes-

seur Pajot, le toucher sera toujours parfaitement fait lorsqu'on aura
soin de déprimer le périnée et d'abaisser le coude afin que l'extrémité du
doigt se place dans la direction de l'axe du détroit supérieur.

Pour le toucher d'une femme couchée, on suivra les mêmes règles.
La femme étant sur le lit, on devra lui faire tenir les bras allongés le
long du tronc, afin que les muscles qui s'y insèrent soient dans un parfait état de relâchement; alors, après avoir écarté les membres abdominaux et les avoir mis en flexion, on introduit le doigt par le procédé
décrit précédemment, et en même temps on porte la main qui se trouve
libre sur le fond de la tumeur qui se dessine à travers les parois du
ventre.

Dans les hôpitaux où les lits se trouvent séparés de tous les côtés, on
n'éprouve aucune difficulté à pratiquer le toucher dans quelque circonstance que ce soit, avec la main droite et toujours du côté droit de la
femme; mais comme cela ne se trouve pas souvent dans la pratique
civile, il est de nécessité que l'accoucheur s'exerce à toucher avec l'une
ou l'autre main, et qu'il sache que c'est du côté où la femme est dirigée
qu'il doit faire l'opération; ou, en d'autres termes, pour toucher avec la
main droite, il faut que le praticien se place à droite, et avec la gauche il
faut que la femme se trouve dans le sens opposé. Ces règles devront être
suivies dans les conditions ordinaires, surtout lorsqu'il s'agira de toucher
une femme pour la première fois, et qu'elle sera couchée; néanmoins,
comme on est presque toujours habitué à toucher avec la main droite,
s'il n'y a pas inconvénient à changer la position de la femme, on devra
la faire coucher de manière qu'elle ait le côté droit au bord du lit et
par conséquent le visage dirigé vers l'accoucheur et au côté droit de
celui-ci.

B. — **Du palper.** — Le palper est une autre ressource dont la science
des accouchements dispose. Il consiste généralement dans l'application
de la main et surtout des doigts sur les parois abdominales, à l'effet d'apprécier à travers ces parties quelques phénomènes déterminés par la
gestation. Le palper se pratique tantôt avec une main seule, tantôt avec
les deux simultanément. Lorsqu'on aura recours à ce moyen d'exploration, on devra dans tous les cas faire coucher la femme sur un lit, car on
obtient par là le relâchement de tous les muscles du ventre. Dans ces
conditions, le menton doit tomber sur le thorax, les bras se trouveront
aux côtés du tronc, les jambes relevées et les cuisses en demi-flexion sur
le bassin.

Pour apprécier par ce moyen d'exploration les mouvements actifs du
fœtus, on trempe la main dans de l'eau froide ou glacée, et on l'applique
sur le ventre de la femme. Si, au contraire, on veut chercher à connaître
les mouvements communiqués, en appliquant les mains aux côtés de
l'abdomen on en déprime légèrement les parois, et dès qu'on a senti les
parties solides du fœtus, on tient une main fixe, et avec l'autre on tâche

de faire exécuter un mouvement au fœtus afin qu'il change de place dans la cavité utérine. Parfois il suffit d'une pression douce pour sentir le fœtus glisser et se déplacer.

Quand on veut explorer le volume de l'utérus, on peut s'y prendre de deux manières : soit en posant la main droite fléchie sur le ventre de la femme et en en parcourant les parois sur lesquelles on exerce une légère pression de bas en haut, jusqu'à ce qu'on découvre un certain défaut de résistance, soit en combinant le palper avec le toucher vaginal.

La première méthode est surtout employée lorsque le ventre est notablement grossi, et le globe utérin sensiblement développé. C'est dans d'autres conditions, c'est-à-dire quand le volume de l'utérus ne peut pas être bien apprécié, que l'on met en pratique le second moyen d'exploration. L'exécution en est très-aisée : la femme étant couchée dans la position que nous avons indiquée, l'accoucheur, en même temps qu'il introduit l'indicateur dans le vagin jusqu'au col de l'utérus, pose la main qui se trouve libre sur les parois du ventre, juste au-dessus de la symphyse pubienne, ou dans un point un peu supérieur, et il tente d'exercer avec elle une compression ou dépression sur ces parties jusqu'à ce qu'il rencontre le fond de l'utérus. Il fixe alors cet organe à l'aide de la même main et cherche ensuite à reconnaître la grandeur et le volume du globe utérin au moyen de légers mouvements d'ascension imprimés au col et transmis également au doigt par la main qui est à l'extérieur. Dans ces circonstances on peut, selon l'expression du professeur Velpeau, aussi bien mesurer et apprécier le volume de l'utérus que s'il était sur une table.

La combinaison du palper avec le toucher constitue un procédé très-important, sinon dans le diagnostic de la grossesse, du moins dans celui du temps de la gestation. C'est par l'emploi de cette méthode que l'on parvient souvent à déterminer parfaitement bien si le volume du ventre tient à l'existence d'une tumeur dans l'utérus ou dans ses annexes.

C. — **De l'auscultation.** — C'est en 1818 que l'auscultation fut pour la première fois appliquée aux accouchements par Mayor, de Genève, d'après les documents contenus dans les annales scientifiques. Cependant cet auteur, après avoir indiqué au tome IX de la *Bibliothèque universelle* de Genève de la même année le résultat pratique qu'on pouvait en recueillir à l'égard de la présence ou de l'absence des bruits du cœur de l'enfant, négligea tellement de promulguer tous les avantages de l'auscultation et d'appeler sur elle l'attention des hommes de l'art, que les choses étaient dans le plus profond oubli quand, trois ans après, Lejumeau de Kergaradec, sans avoir la moindre connaissance des faits rapportés par Mayor, imagina d'appliquer l'ouïe sur le ventre d'une femme enceinte, à l'effet, selon ses propres paroles, d'entendre le choc que produisait le liquide amniotique lors du mouvement du fœtus dans la cavité utérine. Après quelques expériences qui furent sans résultat, il arriva enfin à entendre distinctement certains bruits qui lui semblèrent devoir prove-

nir du cœur du fœtus; en multipliant et en variant ensuite ses investigations, il fut conduit à présenter, en 1822, un mémoire à l'Académie de
médecine de Paris, dans lequel il rassembla tous les résultats qu'il avait
obtenus et où il démontra les conséquences avantageuses de l'application
d'un tel procédé par rapport à l'art des accouchements.

A la suite du travail de Kergaradec, bien des mémoires parurent sur
ce moyen d'exploration obstétricale, et les ouvrages sur les accouchements publiés depuis lors ont tous plus ou moins parlé de l'auscultation, en en faisant ressortir la valeur dans le diagnostic de la grossesse.

Nous n'entrerons pas dans l'analyse de ces différents travaux, mais
nous dirons en passant que l'auscultation obstétricale, comme toutes les
découvertes du monde, a eu des adversaires très-acharnés et des défenseurs exagérés qui lui ont, il n'y a pas longtemps encore, causé un très-
grand préjudice.

L'auscultation, plus qu'aucun autre mode d'exploration, pour être
utilement pratiquée, demande certaines précautions, et elle est soumise
à des préceptes et à des règles indispensables.

Les bruits perçus dans le ventre de la femme enceinte sont d'un genre
tellement particulier qu'au commencement de la pratique, quelques soins
qu'on prenne, il arrive que l'on n'y distingue rien de semblable à la description qu'en ont faite les auteurs, quand même la gestation n'est pas
très-avancée. Les médecins habitués à ausculter les individus affectés de
maladies de poumons et de cœur n'obtiennent pas le moindre résultat
quand, pour la première fois, ils appliquent l'oreille sur le ventre d'une
femme grosse. Pendant que nous étions interne de notre Faculté, nous
nous appliquions, dans la clinique de notre illustre maître M. le conseiller
docteur Valladaô, à l'auscultation des maladies thoraciques, et bien que
nous ayons pu acquérir à cet égard les notions les plus complètes, toutefois, lorsqu'il nous arriva d'ausculter pour la première fois une dame
qui était au sixième ou septième mois de sa grossesse, nous ne pûmes
percevoir le plus léger bruit; il en fut de même lorsqu'à la clinique
d'accouchements de la Faculté de Paris nous essayâmes, sous les soins
de notre professeur M. Pajot, de faire une étude pratique des signes de
la grossesse.

Ce ne fut que quelque temps après que nous parvînmes à exercer
notre oreille, et nous pouvons dire qu'en cette matière nos connaissances étaient devenues assez complètes pour nous permettre de distinguer avec facilité et d'annoncer dans le cours pratique de notre excellent et habile professeur, quand il nous était donné d'ausculter le ventre
d'une femme, non-seulement les variétés, mais aussi l'existence ou la
concomitance des divers bruits à la fois. Dès lors, pour recueillir tous
les avantages de l'auscultation, il faut habituer l'oreille à ce genre d'exploration, et à ce propos nous exprimerons encore une fois nos regrets
que notre École de médecine ne soit pas pourvue d'une clinique d'accouchements.

Les préceptes et les règles à suivre pour pratiquer l'auscultation s'appliquent en premier lieu aux moyens auxquels on doit recourir pour faire l'exploration, et en second lieu à la position de la femme et à celle que l'accoucheur doit garder par rapport à elle.

Il n'est pas indifférent qu'à l'auscultation l'oreille soit simplement collée sur le ventre, ou que l'on emploie le stéthoscope. Lorsque la grossesse est peu avancée, c'est-à-dire aux quatre premiers mois, l'utérus dépasse très-peu le niveau du détroit supérieur; il s'ensuit que les bruits sont tellement profonds ou peu perceptibles que, pour les saisir, on est obligé de déprimer fortement les parois abdominales pour les rapprocher de cet organe. Si dans ces conditions on porte l'oreille sans l'instrument, comme la surface du ventre occupée par la région temporo-faciale du praticien est assez étendue, la compréssion devra être faite sur une étendue d'autant plus grande, et par suite le contact des parois abdominales avec celles de l'utérus deviendra presque impossible. Ajoutons à cela que l'application de l'oreille sur un point si proche des organes sexuels peut choquer la pudeur de la femme, de sorte qu'elle ne se soumettra à l'examen qu'avec une certaine répugnance; d'un autre côté, la malpropreté et l'existence de maladies déterminent chez quelques-unes des exhalaisons désagréables, au point qu'on ne peut mettre tout le temps qu'il faut à l'exploration ni y apporter toute l'attention et le soin nécessaires.

Lorsqu'au contraire, au lieu de l'auscultation immédiate, on porte l'oreille armée du stéthoscope, il est non-seulement aisé de comprimer les parois de l'abdomen pour les rapprocher de l'utérus, mais encore on a l'avantage, non signalé par les auteurs, d'écouter chaque point de la région hypogastrique, tout en évitant les inconvénients indiqués en dernier lieu.

Les avantages principaux que la majorité des praticiens prêtent à l'auscultation médiate, c'est-à-dire à l'auscultation par le stéthoscope, consistent en ce qu'on peut à l'aide de ce simple instrument acoustique percevoir avec plus de précision les bruits que détermine l'existence de la grossesse et même les limiter parfaitement bien. Nous pensons, quant à ce dernier point, que les bruits de la grossesse, dès qu'ils sont perceptibles, peuvent tout aussi bien être entendus avec ou sans instrument. Le [plus grand avantage pour nous est dans les effets que nous venons d'apprécier : il consiste en dernière analyse dans le plus de facilité ou de possibilité que l'on a, à cette époque de la gestation, de déprimer les parois abdominales et de les rapprocher plus immédiatement de l'utérus ou du fœtus, et ainsi de percevoir les bruits qui se trouvent très-profonds.

Tous les praticiens sont plus ou moins d'accord au sujet des avantages du stéthoscope dans les grossesses qui sont à leurs quatre premiers mois; mais il en est autrement si on l'emploie pour l'auscultation d'une femme chez qui la gestation a dépassé le sixième mois. Quelques accoucheurs, comme Hans, Ulsamer, repousseraient, suivant le professeur Depaul, dans les cas de cet ordre, l'usage du stéthoscope, tandis que d'autres, tels que Hohl, Næegele fils, le professeur Depaul et Carrière, le préfèrent exclusivement et y trouvent tous les avantages imaginables.

Les professeurs P. Dubois, Stoltz, Pajot et Cazeaux se servent constamment du stéthoscope, et pensent que l'auscultation par ce moyen se fait mieux; pourtant ils croient qu'on peut sans inconvénient se dispenser de cet instrument dans les cas de grossesse avancée, lorsque l'utérus a pris un assez grand développement pour permettre le rapprochement de ses parois et de celles du ventre. Nous n'avons rien à opposer à l'opinion de ces derniers praticiens, et sans tomber dans l'exclusivisme des premiers, nous pensons, somme toute, que l'emploi du stéthoscope est indispensable à tout accoucheur, et qu'à cet effet il doit exercer parfaitement son oreille.

Tout en démontrant que l'usage du stéthoscope doit être familier à ceux qui se livrent à la science obstétricale, il faut encore, pour qu'on en obtienne tous les résultats que nous indiquions, faire connaître la manière de s'en servir, ainsi que les points des parois abdominales où il faut l'appliquer.

Une des conditions pour la réussite de l'exploration est d'appliquer exactement l'extrémité évasée du stéthoscope perpendiculairement à la partie de la paroi du ventre que l'on veut ausculter, et de poser sur l'autre extrémité le pavillon de l'oreille sans imprimer à l'instrument le plus léger mouvement de latéralité. Quand on n'est pas habitué à se servir du stéthoscope, on a une grande tendance à ajuster l'instrument à l'oreille avant de l'appliquer sur l'abdomen, il en résulte des oscillations d'un côté ou de l'autre qui le dérangent ou le font incliner, alors i se produit un vide entre les bords de l'extrémité qui est appliquée sur le ventre et les parois de celui-ci, par où s'échappent les sons avant d'arriver à l'oreille de l'explorateur. La compression à exercer avec l'instrument sur les parois du ventre pour les ramener sur l'utérus et le fœtus devra être faite lentement et graduellement à proportion de l'effet qu'on se propose d'obtenir : les pressions brusques et profondes ont pour résultat le décollement d'une portion du placenta qui, à un certain temps de la grossesse, n'est encore tenue que par des liens fragiles et délicats.

Le stéthoscope ou l'oreille nue ne peuvent, à l'auscultation, être indifféremment appliqués sur toutes les régions de la paroi abdominale. Il y a des points spéciaux où les bruits siégent avec une telle constance que quatre-vingt-dix-neuf fois sur cent on est sûr de les percevoir; il est donc convenable de les connaître pour qu'on porte l'instrument juste dessus, sans être obligé d'explorer inutilement d'autres parties sur la surface du ventre. Ainsi on devra poser le stéthoscope ou l'oreille au côté gauche de la femme sur les points correspondants à la direction d'une ligne oblique partant de la région ombilicale et aboutissant à l'épine iliaque antérieure et inférieure du même côté. Lorsque, par hasard, on ne perçoit pas les bruits dans la direction de cette ligne, on change de côté, l'oreille ou l'instrument se place à droite, mais un peu plus près de la partie postérieure du ventre. Si l'exploration ne révèle rien dans ces régions, il convient de porter ses recherches à la ligne médiane dans la direction de la cicatrice ombilicale au pubis. Si l'on n'est pas plus heureux là, on interrogera la région sus-ombilicale, toujours en suivant l'ordre indiqué, à moins que la grossesse ne soit au huitième mois.

De toutes les positions à faire prendre à la femme, la plus favorable et la plus commode pour l'examen est sans contredit le décubitus dorsal. Il est des praticiens qui s'en font une règle absolue et immuable, à quelque époque que soit la grossesse; ainsi pour ceux-là on doit toujours ausculter la femme lorsqu'elle est dans le décubitus dorsal. D'autres, moins exigeants sous ce rapport, pensent que le décubitus dorsal est nécessaire pour les cas où l'on ausculte aux premiers mois de la gestation, lorsque les bruits sont encore profonds et peu saisissables, mais non lorsque cet examen est pratiqué sur une femme dont l'état de grossesse est avancé et chez qui l'utérus, par le développement qu'il a pris, est ou peut être facilement appliqué sur les parois abdominales. Dans ces derniers cas, on se dispense du décubitus dorsal, car la femme peut être explorée parfaitement bien debout ou assise.

Nous ne désapprouvons pas absolument ce procédé, il n'est pas des plus mauvais; mais nous devons dire que le premier est d'un grand avantage et sans contredit supérieur. La durée de l'auscultation peut être plus ou moins longue; si la femme se tient pendant l'examen dans la position verticale, elle doit nécessairement se fatiguer et se prêter difficilement alors à l'exploration. En outre, la contraction permanente des muscles abdominaux s'oppose à ce que les parois du ventre soient mises en contact avec la matrice et rapprochées du fœtus, et elle provoque en même temps certains bruissements qui se confondent avec ceux partant de la cavité utérine. Quand la personne est assise, les mêmes inconvénients ne doivent sans doute pas exister; mais, par une circonstance inverse, la position dans laquelle l'accoucheur est placé pour pratiquer l'exploration est excessivement gênante, et l'examen en devient d'autant plus imparfait qu'on ne peut, à cause de la situation de la femme, le pousser jusqu'aux parties inférieures du ventre. A n'importe quelle époque de la gestation nous croyons donc que l'auscultation ne doit être exécutée, règle générale, que dans le décubitus dorsal; car, en tenant ainsi les muscles en état de relâchement, on peut par suite atteindre avec le stéthoscope les points dans lesquels les bruits se manifestent, de même qu'on peut plus scrupuleusement pratiquer l'exploration sans faire éprouver de fatigue à la personne et sans le moindre embarras pour soi-même.

La femme une fois couchée comme nous venons de le dire, on enlèvera le linge qui est sur le ventre qui sera couvert de la chemise seulement. Il n'est pas besoin d'ajouter qu'on doit observer la plus grande décence, afin que la pudeur de la femme ne soit pas offensée.

Un lit élevé conviendra mieux pour cette exploration qu'un lit bas qui obligerait l'accoucheur à prendre une attitude déclive et plus ou moins incommode. Enfin, quand on est à gauche de la personne on se servira de l'oreille droite pour ausculter, et lorsqu'on sera à droite on auscultera avec la gauche.

D. — **De la percussion.** — La percussion est un mode d'exploration qui a été appliqué dans le diagnostic de la grossesse pour pouvoir reconnaître la présence et la situation de l'utérus dans la cavité abdominale. Elle se pratique soit avec les doigts, suivant la méthode générale, soit avec l'instrument ou le plessimètre du professeur Piorry.

Il n'y a pas, à proprement dire, de règle pour l'exécution de ce moyen d'exploration ; le seul préliminaire est de faire coucher la femme sur le dos.

Maintenant que les différents modes d'exploration nous sont connus, entrons dans l'étude des signes qui peuvent être obtenus par leur secours.

§ 4. — Des signes que l'on obtient par le toucher.

Par l'intermédiaire du toucher on se rend compte d'abord de toutes les modifications qu'ont pu éprouver le col et la partie inférieure ou sus-vaginale du corps de l'utérus, et ensuite d'un phénomène connu sous le nom de ballottement et que nous appellerons, comme les praticiens anglais, répercussion fœtale.

A. — **Modifications du col et de la partie sus-vaginale du corps de l'utérus.** — Parmi les phénomènes produits par la gestation, il est des modifications qui ne sauraient passer inaperçues, telles sont les modifications qui surviennent aux propriétés physiques du col utérin. Non manifestes dès les premiers jours de la gestation, lorsqu'elles se joignent cependant à d'autres signes, elles sont d'une immense ressource pour faire reconnaître l'existence de la grossesse. Dans tout examen fait dans ce but, on ne devra pas manquer de vérifier l'état du col utérin : lorsque celui-ci offre au doigt qui le touche un certain ramollissement et une petite dilatation *circulaire* à son orifice inférieur, on peut à bon droit présumer que l'utérus est occupé par un produit de la conception.

Tout en reconnaissant une grande valeur à ces conditions du col, nous dirons cependant qu'elles ne sauraient être prises dans toute circonstance comme signe positif de grossesse. Tous les accoucheurs ont observé en effet que, par suite du contact fréquent de corps étrangers, ou par le développement pathologique de l'utérus, le col peut se trouver ramolli et avoir ses orifices dilatés sans que néanmoins la grossesse existe. Pendant la menstruation on a vu se produire de tels phénomènes, et si, comme dit Cazeaux, il se rencontre une femme ayant intérêt à passer pour grosse, le médecin ne se prononcera pas tout d'abord de crainte de tomber dans l'erreur et ajournera l'examen à une autre fois.

Il est indubitable que l'état de ramollissement du col et la dilatation de ses orifices jouent un grand rôle dans le diagnostic de la gestation, mais à l'aide de ces signes seuls on ne peut juger que la femme est enceinte.

B. — **Répercussion fœtale.** — On veut désigner par le mot de *répercussion fœtale* la sensation de choc qu'éprouve le doigt lorsqu'au toucher, par un léger mouvement ascensionnel, on déplace le fœtus du point sur lequel il reposait. Cette sensation a été comparée par plusieurs auteurs à celle qu'on éprouve quand on fait rebondir avec le doigt une bille renfermée dans une vessie pleine d'eau. D'autres cependant l'ont comparée à la sensation que reçoit le doigt lorsqu'il est frappé par un morceau de glace que l'on a fait brusquement plonger dans un verre d'eau.

La répercussion fœtale, comme on le voit, est fournie par le toucher, et, suivant le professeur Velpeau, pour pouvoir l'obtenir, il faut qu'après avoir posé une main extérieurement sur le fond de l'utérus et porté sur le point le plus saillant du col le doigt qui est dans le vagin, l'on exécute par son aide d'une manière subite et brusque un mouvement de propulsion par suite duquel le fœtus quitte la surface qu'il occupait dans la matrice. Par ce moyen, le produit de la conception s'élève un instant et retombe sur le doigt qui, étant fixé dans le même point, reçoit par là le choc transmis par la chute de l'extrémité fœtale.

Tous les accoucheurs se sont élevés avec raison contre cette méthode, parce que le doigt, étant séparé du fœtus par toute l'épaisseur du col, ne peut pas sentir ou percevoir distinctement la chute de celui-là; alors, pour obvier à cet inconvénient, ils conseillent de mettre le doigt en avant, ou en arrière du col, ou encore sur la paroi inférieure du corps de l'utérus, où il existe à peine une couche mince de tissus qui le séparent du fœtus. Ainsi pour chercher le ballottement ou la répercussion fœtale, que la femme soit debout ou en décubitus dorsal, on introduit par le vagin l'indicateur jusqu'à la partie antérieure ou postérieure correspondant à la jonction du corps avec le col de l'utérus, et dès qu'on a senti la tumeur globuleuse et arrondie formée par le segment inférieur de cet organe, on repousse le fœtus par un mouvement rapide de flexion de la phalange du doigt, et l'on se tient immobile; le corps contenu dans l'utérus s'élève par cet effet et, revenant sur le doigt, communique alors la sensation d'un ballottement. L'impulsion faite par le doigt doit être dirigée de haut en bas et d'arrière en avant, car autrement, au lieu de soulever le fœtus, on ne ferait que mouvoir partiellement l'organe gestateur, puisque la tumeur formée par ce dernier se trouve dans la direction de l'axe supérieur. En même temps que d'une main on cherche à obtenir la répercussion, il est convenable d'appliquer l'autre à la partie du ventre qui correspond au fond de l'utérus, afin de maintenir celui-ci dans l'immobilité, de telle sorte que le fœtus reçoive seul l'impulsion.

Ce n'est qu'à partir du quatrième mois que l'on commence à sentir le phénomène de la répercussion fœtale, qui presque toujours cesse d'être perceptible dès que la grossesse est entre le huitième et le neuvième mois.

On sait qu'aux trois premiers mois le fœtus est peu développé, dès lors il ne peut, dans sa chute, transmettre la moindre sensation au doigt explorateur; malgré cela cependant il est plusieurs accoucheurs qui ont été assez heureux pour sentir le ballottement alors que la grossesse n'en était encore qu'à la deuxième semaine. Il faut pour cela une grande habitude, de perception à moins d'un développement extraordinaire du fœtus. Aux deux derniers mois la répercussion est encore difficilement sentie, car, sauf le cas où il existe une grande quantité de liquide amniotique, l'ascension et la propulsion ne peuvent guère être obtenues, à cause du développement qu'a acquis le fœtus. Dans tous les cas, s'il est possible de le soulever ou de lui imprimer un mouvement d'ascension, on ne perçoit pas la sensation de la répercussion, parce qu'il ne tombe pas sur le doigt, mais il glisse sur la surface interne de l'utérus, et il y a, selon l'expression de Cazeaux, plutôt un déplacement en masse que du ballottement.

La répercussion fœtale, quand elle est distinctement perçue, constitue une preuve bien positive de l'existence de la grossesse, car dans aucun autre état de l'utérus on ne perçoit la moindre sensation de fluctuation transmise par un corps solide. Cependant on peut ne pas percevoir ce phénomène, tout en examinant avec grand soin, bien qu'il y ait certitude que la personne est enceinte. Le volume exigu du fœtus dans quelques cas, l'insertion du placenta dans le segment inférieur de l'utérus ou centre par centre sur le col dans d'autres, peuvent donner lieu à des difficultés de cette nature. Le professeur Depaul, après avoir établi la haute valeur de la répercussion fœtale, qui selon lui ne doit pas laisser le moindre doute sur l'existence de la grossesse, lorsqu'elle est perçue par un bon praticien, rapporte deux cas où il montre que la sensation du ballottement peut être donnée par certaines conditions accidentelles qui portent à conclure à une grossesse. Dans chacun de ces cas, c'était l'inclinaison en avant du fond de l'utérus et la mobilité qu'il offrait lorsqu'on le poussait par en haut avec le bout du doigt, qui communiquait exactement la sensation produite par la répercussion. Cazeaux croit de son côté que l'existence d'un calcul dans la vessie peut donner lieu au même résultat.

Quant à nous, nous avons eu occasion d'observer quelques cas d'antéro- et de rétro-flexion de l'utérus, et jamais nous n'avons obtenu dans ces cas pathologiques la sensation pareille à celle de la répercussion; donc si pour un moment il peut naître un doute dans notre esprit, il s'évanouit bientôt par l'appréciation des antécédents de la femme et par l'examen minutieux des circonstances.

Nous devons dire, malgré tout, que si la répercussion fœtale est un signe évident de l'existence de la grossesse, il ne s'ensuit pas que toutes les fois que ce phénomène manque, la femme ne soit pas grosse pour cela.

§ 5. — Des signes qui peuvent être obtenus à l'aide du palper.

Le palper nous met à même d'apprécier deux ordres de signes dont l'un se rapporte aux modifications de segment supérieur de l'utérus et l'autre aux mouvements actifs du fœtus.

A. — Modifications du segment supérieur de l'utérus. — Le segment supérieur de l'utérus commence à se développer depuis le moment où la gestation s'est établie ; mais la croissance et les changements n'en sont appréciables qu'après quelque temps, et lors même qu'en réunissant le toucher au palper on trouverait l'utérus plus volumineux qu'il ne devrait l'être, on ne serait pas en droit pour cela d'admettre, par ce signe seul, que la femme est enceinte ; car aux premiers temps de la grossesse l'organe gestateur, comme nous l'avons dit, peut, pendant la période des règles ou sous l'influence de certains états pathologiques, acquérir un tout aussi gros volume. Si cependant le ventre se présente sensiblement développé dans les cas de grossesse, on trouve avec facilité à travers les parois abdominales une tumeur à surface lisse, de consistance élastique et plus ou moins ovoïde. Dans diverses conditions pathologiques la cavité de l'abdomen peut être le siége d'une tumeur existant soit au dedans, soit au dehors de l'utérus ; mais dans ces cas la bosse est inégale, et la consistance et la forme en sont variables. Ces différences sont au demeurant difficiles à constater, non-seulement à cause de l'obstacle qu'y opposent parfois les parois du ventre, mais aussi à cause d'une douleur qui peut s'être localisée dans un organe quelconque de l'abdomen.

D'après tout cela on doit admettre que, malgré son importance, la constatation du développement de l'utérus ne pourra être rangée que dans la seconde classe des signes probables de la gestation, surtout quand cet accroissement ne sera pas assez prononcé et ne se présentera pas avec des caractères saillants.

B. — Mouvements actifs du fœtus. — La femme, à compter du quatrième mois et quelquefois avant, commence à sentir mouvoir l'enfant dans l'utérus ; toutefois la grossesse ne sera pas considérée comme sûre par l'accoucheur, s'il n'a pas vérifié lui-même ces mouvements. Les annales scientifiques signalent des faits où la femme, sous l'influence d'un état pathologique ou d'une autre cause, a senti dans le ventre des mouvements de telle nature qu'elle n'avait aucun doute d'être enceinte. Dans d'autres conditions, la femme, bien qu'étant évidemment grosse, ne percevait absolument aucun mouvement du fœtus. A l'occasion d'un pareil phénomène, l'accoucheur devra prendre toutes les précautions afin de n'être pas victime d'une erreur fâcheuse. Il se rappellera ce que Montgomery a dit, que certaines femmes savent avec tant d'habileté contracter les muscles abdominaux, que si l'homme de l'art n'est pas prévenu il peut prendre ces mouvements pour les mouvements propres ou actifs du fœtus : somme toute et abstraction faite de ce dernier fait, dès qu'un tel signe a été vérifié, il ne peut y avoir doute que la grossesse existe; néanmoins, comme il ne se manifeste pas toujours, soit que le fœtus ne vive plus, soit que la cause vienne d'ailleurs, on ne doit pas y prêter une valeur absolue.

§ 6. — Des signes qui peuvent être obtenus par l'auscultation.

L'auscultation nous fait percevoir chez une femme enceinte deux bruits importants, dont l'un est appelé bruit de souffle et l'autre bruit des pulsations du cœur du fœtus.

A. — **Bruit de souffle.** — L'oreille nue ou aidée du stéthoscope, lorsqu'on l'applique sur le ventre d'une femme grosse, perçoit communément un bruit simple connu, à cause des caractères qu'il présente, sous le nom de *bruit de souffle.* C'est à partir du quatrième mois de la gestation que ce bruit commence à se faire entendre; mais on cite des cas où il s'est manifesté à une époque moins avancée et d'autres où, au contraire, il ne s'est révélé que plus tardivement.

Isochrone avec le pouls de la femme, le bruit de souffle, dans l'état de vie ou de mort du fœtus, peut être perçu sur toutes les parties de la surface extérieure du ventre correspondantes à l'organe gestateur; mais plus fréquemment il siége à la partie inférieure de l'abdomen, près des fosses iliaques, au-dessus du ligament de Poupart.

Tantôt le bruit de souffle est intense et prolongé, tantôt faible et peu perceptible. Quelquefois, en appliquant l'oreille sur le ventre d'une femme enceinte, aucun son n'est perçu de prime abord, mais quelques instants sont-ils à peine écoulés qu'il apparaît et devient fort et très-intense. Dans d'autres cas, après s'être manifesté parfaitement dans un point, il en disparaît subitement, pour y revenir un instant après, ou pour aller se faire sentir dans un ou plusieurs points du ventre correspondants à la tumeur utérine. Dans quelques conditions il offre un rhythme intermittent, et entre chaque manifestation on observe un temps de repos absolu, et dans d'autres, le rhythme est continu, mais à chaque instant il y a redoublement ou augmentation d'intensité. Les variétés les plus remarquables existent aussi dans son timbre : tantôt il se révèle par un sifflement plus ou moins intense et semblable à celui que produit le vent lorsqu'il passe par une porte à demi-ouverte ou par une fente, tantôt c'est par un son rauque analogue au roucoulement de la tourterelle, ou par un bourdonnement à comparer au bruit que *produit le vent* en passant entre les feuilles d'un arbre. Demeurant tel pendant tout le temps de la grossesse, souvent il arrive qu'il se fait encore sentir après l'expulsion du fœtus et même après la délivrance. Pendant le part, et au moment de la contraction, le bruit de souffle devient plus sensible, plus intense, et le son qu'il donne ressemble quelquefois à celui d'une corde tendue qu'on met en vibration; mais lorsque la contraction se généralise, le bruit cesse tout à fait ou paraît à des intervalles plus longs, pour se présenter de nouveau sous les mêmes caractères qu'il avait précédemment. Enfin la marche, la nature et les caractères du bruit de souffle sont très-variables, mais il suffit de l'avoir entendu une fois pour l'apprécier convenablement, lors même qu'il se révélerait à peine par un son fugitif et sur une surface circonscrite.

Il n'existe pas encore entre les auteurs un parfait accord au sujet du siége et du mécanisme du bruit de souffle. On ne peut nier qu'il se passe dans le système sanguin, car il est isochrone avec le pouls; mais tandis que quelques-uns croient qu'il est produit hors de l'utérus, d'autres soutiennent qu'il doit être localisé dans le système circulatoire utérin.

Parmi les auteurs qui soutiennent la première opinion, on compte le professeur Hans. Il est d'avis que le bruit de souffle doit avoir son siége dans l'aorte et dans les artères iliaques : 1° parce qu'on en constate la disparition lors même que les battements de cœur continuent; 2° parce qu'on l'entend dans tous les points du globe utérin; 3° parce que les contractions du cœur ne peuvent se propager jusqu'aux parois de l'organe gestateur.

Si les partisans de cette idée ne présentaient que ces arguments-là, leurs prétentions seraient de bien peu de portée, car tous les faits présentés par Hans manquent de fondement; mais l'illustre professeur Bouillaud croit que le bruit de souffle se passe hors de l'utérus et a pour cause la compression que reçoivent de celui-ci les artères du ventre : 1° parce qu'on peut produire le bruit de souffle en pressant les parois du ventre contre les gros troncs artériels abdominaux; 2° parce que ce bruit peut être perçu, lorsqu'une tumeur se développe dans un des organes de l'appareil génital interne, sans que la matrice soit occupée par un fœtus; 3° parce qu'il y a possibilité de diminuer ou de faire disparaître ce bruit lorsque, pendant la grossesse, la femme est placée dans une position telle que l'utérus cesse de comprimer les vaisseaux de l'abdomen.

Les adversaires de cette doctrine objectent de leur côté: 1° qu'il n'existe aucune analogie entre le bruit qui se produit par la compression des gros troncs artériels du ventre et le bruit qui se manifeste pendant la grossesse; 2° que le bruit de souffle, pour exister quand les organes génitaux internes sont le siége de tumeurs volumineuses, n'est pas assez fréquent pour en constituer une preuve, et encore ces bruits ne peuvent-ils se manifester lorsque l'utérus n'a pas acquis un certain développement; 3° enfin que les observations présentées par M. Bouillaud touchant la possibilité de faire cesser le bruit de souffle, lorsqu'on fait placer la femme dans la position dite vulgairement *à quatre pattes* et dans une posture telle que les vaisseaux soient moins comprimés, n'ont pas été vérifiées par Laennec ni par les professeurs Dubois, Depaul et Carrière.

Avant que ces objections eussent été formulées, Kergaradec, qui le premier signala l'existence du bruit de souffle, avait assigné son siége dans l'organe gestateur; seulement il ne savait s'il devait le fixer au placenta ou au point d'insertion de celui-ci. Kennedy à son tour, traitant cette matière, en vint à supposer que ce bruit dépendait de la circulation utéroplacentaire, et Monod, partageant la même opinion, donna à ce bruit le nom de souffle placentaire.

Hohl émit l'idée que le bruit de souffle était produit par le passage du sang artériel du fœtus aux vaisseaux sanguins de la portion maternelle du placenta, mais cette opinion comme les deux précédentes a été repoussée, car ce bruit ne correspond pas à la partie où le placenta est inséré; il n'y a pas non plus communication directe entre les vaisseaux de la mère et de l'enfant.

Le professeur P. Dubois a fait aussi sur cet objet d'intéressantes recherches qui l'ont conduit à établir que le bruit de souffle devait avoir pour siége les parois de l'utérus, non pas seulement au point d'insertion du placenta, où presque jamais du reste le bruit n'est perçu, puisque cet organe se fixe le plus souvent dans le fond de l'utérus, mais sur toute l'étendue de celui-ci, — et qu'il n'était produit que par le passage du sang artériel aux vaisseaux veineux, — dont les conditions anatomiques sont semblables, durant la grossesse, à celles des varices anévrysmales.

Nægele fils, ainsi que le professeur que nous venons de citer, a admis que le bruit de souffle résidait dans les parois utérines ; mais comme les vaisseaux du sang veineux et ceux du sang artériel ne se communiquent que par le moyen de capillaires très-ténus, il ne croyait pas que ce fût le résultat du mélange du fluide contenu dans ces deux systèmes sanguins. Alors il jugea que le bruit de souffle était peut-être dû à la distribution en zigzags des artères utérines, à la distension et à l'amincissement qu'elles éprouvent sous l'action du grossissement de l'utérus.

Le professeur Stoltz, d'accord aussi sur ce point que le bruit de souffle se produisait dans l'organe gestateur, crut cependant qu'il était localisé au point correspondant à l'insertion placentaire, et devait résulter du passage du sang des vaisseaux utérins aux cavités larges et anfractueuses nommées sinus.

Laharpe (de Lausanne), en disant que le bruit de souffle avait son siége dans l'utérus, pensa toutefois que sa production devait être expliquée, non par un état particulier du sang, ni par le cours que celui-ci suivait, ni par l'état des vaisseaux, mais bien par la multiplicité de ceux-ci dans un point, et par conséquent par celle des courants sanguins, dont les bruits peu perceptibles, quand ils sont pris isolément, donnent par leur réunion le souffle indiqué.

Pour mieux expliquer sa pensée, voici la comparaison qu'il fait : plaçons-nous, pendant qu'il fait un vent léger, sous un arbre dépourvu de feuilles et à peine réduit à quelques gros rameaux, nous n'entendrons aucun bruit; passons ensuite, sous le même vent, de cet arbre sous un arbre défeuillé comme le premier, mais garni de toutes ses branches, nous commencerons alors à percevoir un bruit qui viendra de l'agitation des rameaux; si enfin nous nous mettons au pied d'un sapin, arbre très-riche en feuilles, mais qui sont roides et immobiles, l'intensité du bruit deviendra encore plus grande. Ainsi un liquide coulant dans un tube produit par le frottement de ses molécules contre la surface intérieure du tube un certain bruit qui sera sensible si le tube n'est pas isolé, mais qui ne le sera pas lorsqu'une myriade de petits canaux le répéteront sur un même point.

Corrigan ayant remarqué que dans l'état de grossesse les artères utérines, en pénétrant dans la substance de l'utérus, s'élargissaient au point que le sang envoyé par les troncs parcourant les côtés de cet organe était en quantité insuffisante pour les remplir, pensa que le bruit de souffle partait de ce même organe et était produit par l'éruption que faisait dans les artères pénétrant dans la substance le sang qui était renvoyé par les troncs de ces vaisseaux.

Le professeur Depaul, ne comprenant pas qu'on aille chercher hors de l'utérus la cause du bruit de souffle, admet la théorie de Corrigan, mais il croit que sous l'influence de conditions organiques invariables il ne devait pas y avoir l'intermittence qui s'observe, comme nous l'avons dit, dans le bruit de souffle. Alors il pense que l'utérus est sujet à d'immenses modifications pendant la grossesse, et que, par conséquent, la disproportion qui se remarque entre les vaisseaux du tissu utérin et ceux de l'extérieur aurait pour cause des pressions tant internes qu'externes, par suite desquelles le bruit de souffle peut s'éteindre en un instant, même ne pas être perceptible et changer de place, selon l'état où se trouvent les artères qui pénètrent dans le tissu utérin, selon la distension subie par l'organe de la gestation et selon les pressions que le fœtus exerce sur ce dernier.

Dans tous les cas, c'est toujours le défaut de proportion des branches les pénètrent dans le tissu utérin et des troncs primitifs, qui donne ileu à l'état à la suite duquel se produit le souffle utérin : cette théorie est donc celle qui nous explique le mieux le mécanisme de ce phénomène.

Il faut avouer cependant que Cazeaux, MM. Beau et Jacquemier n'admettent pas que le bruit de souffle ait son siége dans les parois de l'utérus, et qu'ils n'acceptent d'autre théorie que celle qu'a présentée et développée le professeur Bouillaud. Le premier de ces auteurs croit que le bruit peut être produit non-seulement par une compression exercée par l'utérus, à l'état de développement, sur les vaisseaux pelviens, mais aussi par un état particulier du sang semblable à celui qui caractérise la chlorose.

Nous avons déjà dit que la diminution des globules sanguins, bien qu'étant un phénomène commun chez la femme, ne pouvait être cependant considéré comme un état constant et invariable dans la grossesse, et que, par conséquent, nous ne trouvions pas que Cazeaux avait raison lorsqu'il voulait expliquer *tous les phénomènes* de la gestation par la diminution des globules sanguins.

Quant à la compression des artères qui passent par le canal pelvien, nous ne sommes pas éloigné de croire qu'elle existe; mais nous ne trouvons pas non plus qu'elle puisse expliquer la production du bruit de souffle, non-seulement parce que celui-ci devait exister invariablement avec la même intensité et sur le même point, mais parce qu'il ne serait pas aussi superficiel qu'on le remarque quelquefois.

Il est vrai que M. Beau dit que cela dépend des conditions de la compression, et que de même celle-ci peut varier par le changement du fœtus, le bruit de souffle peut aussi disparaître ou devenir moins intense, comme on peut le remarquer quand on place la femme de manière que le tronc soit fortement incliné ou dans une position plus élevée que l'extrémité céphalique; mais Laennec et d'autres, ayant tenté cette expérience, n'obtinrent pas de résultat positif, et ils ont toujours entendu le bruit de souffle, bien que la femme fût placée comme il vient d'être indiqué. En admettant cependant que le résultat eût été positif, nous ne croirions pas davantage que le bruit de souffle fût dû à la compression des vaisseaux pelviens, non-seulement parce qu'il continue à s'entendre quelquefois après l'expulsion du fœtus, mais aussi parce que, dans la position qu'indique M. Beau, l'utérus peut éprouver une compression des parois abdominales par suite de laquelle le calibre des vaisseaux qui entrent dans le tissu utérin diminue et peut être suffisamment ou complétement rempli par le sang venant des troncs principaux. Dans quelques tumeurs développées dans l'utérus et ses annexes, on perçoit le bruit de souffle, ce qui est attribué par les partisans de la théorie du professeur Bouillaud à la compression déterminée par ces tumeurs sur les vaisseaux pelviens; mais, comme le disent très-bien les professeurs Pajot et Depaul, l'utérus acquiert dans les cas de ce genre un certain développement, et il n'y a pas de raison pour admettre exclusivement comme cause du bruit de souffle la compression des vaisseaux et non les dispositions anatomiques que l'utérus a acquises sous l'influence de ces produits pathologiques.

La théorie du professeur P. Dubois est excellente quant au siége du bruit de souffle, mais elle pèche cependant ou est erronée à l'endroit des conditions d'où il en fait dépendre l'existence.

La théorie de Nægele eût donné peut-être une explication exacte du mécanisme du bruit de souffle, s'il s'était exprimé en termes plus précis et s'il avait surtout eu soin de faire ressortir, comme Corrigan, le défaut de proportion existant entre les vaisseaux extérieurs et ceux qui pénètrent dans le tissu utérin.

Les cas où le bruit de souffle se rencontre nettement dans plus d'un point des parois du ventre, et alors que le placenta a été expulsé, sont là pour réfuter l'opinion de ceux des auteurs qui l'attribuent à la circulation placentaire ou au passage du sang dans les sinus utérins au point qui correspond au placenta, et même pour s'opposer à ceux qui embrassent la théorie du professeur Bouillaud.

Malgré la séduction et la beauté poétique de la théorie de Laharpe (de Lausanne), nous ne pouvons toutefois l'admettre, par la raison que cette multiplicité de courants sanguins n'a pas lieu, et quand même, sans que la capacité des vaisseaux changeât, le bruit de souffle ne pourrait en résulter.

Si l'on s'en rapporte aux observations de M. Beau, il semble hors de doute que les bruits perçus dans l'appareil circulatoire se produisent dans les vaisseaux artériels, sans en excepter même le bruit de souffle propre à la grossesse.

Comme moyen de diagnostic de la gestation, le bruit de souffle prend place parmi les signes probables : d'un côté, parce que l'existence de la grossesse ne peut être admise par le fait seul de la perception de ce bruit et d'un autre côté, parce qu'on sait par expérience qu'un bruit semblable peut se produire dans des conditions diverses lorsque l'utérus n'est pas occupé par un produit de conception. Une différence existe, il est possible, entre le bruit de souffle produit par la grossesse et celui qui s'entend lorsque dans le voisinage de l'utérus ou dans l'organe même il se trouve une tumeur, mais jusqu'ici ce fait n'ayant pas été remarqué, on ne peut donner une importance diverse à ce bruit. En outre, celui-ci, encore que l'existence de la grossesse soit bien évidente, peut ne point se manifester, ce qui a été maintes fois observé ; et ce serait à tort que l'accoucheur voudrait établir l'existence de la grossesse, guidé seulement par la perception du bruit de souffle.

Dans les cas où, par d'autres signes ou bien par les modifications du col de l'utérus, on percevra le bruit de souffle, on aura par là un grand élément pour le diagnostic, mais jamais une certitude absolue de l'existence de la grossesse.

Le bruit de souffle ne nous indique rien quant aux conditions du fœtus, et en effet celui-ci peut être mort ou sous l'influence d'un état morbide, sans que l'absence ou la présence de ce bruit donne le moindre indice à ce sujet, ce qui veut dire qu'il est indépendant du produit de la conception.

Les idées que nous adoptons à l'égard de la cause et du mécanisme du bruit de souffle et les examens qui ont été faits par divers accoucheurs ne permettent d'établir aucune notion soit des altérations du placenta, soit des points dans lesquels il s'insère.

B.—**Bruits cardiaques du fœtus.**—Les bruits du cœur du fœtus, comme signe certain de l'existence de la grossesse ou comme moyen diagnostique de l'état de vie ou de mort de celui-ci, ont mérité, de la part des hommes qui se livrent à l'étude de l'art obstétrical, une investigation minutieuse et des applications pratiques importantes.

Les bruits dont il s'agit ont eu diverses dénominations, mais il y a accord en cela entre tous les auteurs qu'ils viennent du cœur du fœtus, et ont pour cause les mêmes conditions physiologiques qui président à leur manifestation chez les adultes.

C'est généralement du quatrième au cinquième mois de la gestation que sont perçus les bruits du cœur fœtal, mais il n'est pas impossible de les rencontrer au troisième mois, ce que le professeur Depaul dit avoir obtenu. Il faut avouer cependant qu'une grande pratique dans l'auscultation et des oreilles excessivement sensibles sont nécessaires à cet effet, car, malgré tous nos efforts, jamais il ne nous fut donné d'entendre ces bruits qu'à la fin du quatrième ou mieux dans le courant du cinquième mois.

Les bruits des pulsations cardiaques du fœtus se succèdent avec une extrême rapidité et peuvent se répéter de 130 à 160 fois par minute; et d'autres fois, mais exceptionnellement, 100, 110, 120 et 180 : ce que les investigations de beaucoup d'accoucheurs semblent avoir établi, c'est que le rhythme des battements est toujours le même, et que, dans les conditions normales, le cœur du fœtus ne bat pas plus au troisième ou quatrième mois qu'au septième ou huitième. L'intensité des pulsations n'est cependant pas égale à toutes les époques de la gestation : il paraît indubitable, à part les différences individuelles et la distance qui sépare le fœtus de l'oreille de celui qui ausculte, que leur intensité augmente en raison de l'approche de la grossesse à son terme. Pendant le part et avant la rupture de la poche des eaux, cette intensité n'est guère remarquable, mais une fois que ce phénomène a eu lieu, on remarque au commencement de chaque contraction une accélération légère qui, aussitôt que la contraction est devenue plus forte et plus générale, est suivie d'un affaiblissement assez peu prononcé pour ne pas faire descendre les battements trop au-dessous de ce qu'ils étaient auparavant.

Le nombre des pulsations augmente quand la tension de l'utérus a diminué; mais dès que la contraction cesse, les choses rentrent dans le rhythme normal.

Ces différences se répètent à chaque contraction jusqu'au moment de l'expulsion du fœtus, dont la circulation acquiert alors sa régularité habituelle. A part les causes qui viennent d'être énoncées, on peut remarquer, à la suite de mouvements imprimés brusquement au fœtus, ou sans raison appréciable, des variations se traduisant par l'augmentation ou la diminution du nombre des pulsations, variations qui, n'étant que de peu de durée, n'ont dans tous les cas aucune influence et ne sont pas l'expression d'une souffrance du fœtus.

Les pulsations cardiaques deviennent perceptibles, comme nous l'avons dit, entre le quatrième et le cinquième mois de la gestation, et comme la position du fœtus n'est pas encore fixe à cette époque et qu'il peut se mouvoir en toute liberté, le point où peuvent être entendues ces pulsations change par la même raison. Comme à compter du sixième mois le liquide amniotique est proportionnellement moins abondant, et que le fœtus a pris un plus grand développement, c'est sur l'une ou l'autre région latérale inférieure du ventre maternel que l'on entendra les battements cardiaques, quoique d'ailleurs il ne soit pas impossible de les entendre à la ligne médiane. C'est toutefois à la région latérale gauche, dans la direction d'une ligne allant de l'épine iliaque antéro-supérieure à la cicatrice ombilicale, que l'on peut le plus souvent rencontrer les pulsations du cœur du fœtus.

Le bruit du cœur se fait entendre dans une étendue de 8 à 10 centimètres; mais il n'est pas rare qu'on le perçoive dans presque toute l'étendue de l'utérus, et il est tout naturel que l'intensité en sera d'autant plus grande que l'oreille de l'observateur sera appliquée plus près du cœur. Pour peu qu'on ait quelque habitude d'ausculter, on peut généralement sans peine entendre au temps indiqué les battements cardiaques du fœtus. Ils sont transmis tantôt par l'aorte et par les artères iliaques, tantôt par les artères utérines, et enfin par le cœur maternel. Ainsi l'erreur devient par là possible, mais elle ne peut être cependant de longue durée : si les pulsations dépendent de l'aorte et des artères iliaques, on observera dès lors qu'elles revêtent un caractère simple, et qu'elles sont isochrones au pouls de la mère, ce qui n'a pas lieu pour les pulsations du cœur du fœtus. Lors même que par exception la circulation maternelle serait isochrone à celle du produit de la conception, on pourrait par le nombre des pulsations de ce dernier et par leur nature particulière en reconnaître facilement l'origine. Quand les battements se produisent dans les artères utérines, on peut de la même manière les distinguer de ceux du cœur du fœtus. Mais lorsqu'ils partent du cœur maternel ou lorsqu'ils y ont leur origine, la tâche du praticien qui ausculte est alors plus difficile. En effet, là les battements sont accompagnés de deux bruits comme ceux du fœtus, et dès lors ils sont plus compliqués que ceux que transmettent l'aorte et les artères iliaques. Si à l'auscultation nous n'observons pas l'isochronisme parfait entre ces pulsations et celles de l'artère radiale maternelle, nous ne pouvons douter un instant qu'elles n'appartiennent au cœur du fœtus; mais si, au contraire, on constate l'existence d'isochronisme entre ces deux pulsations, comme il se pourrait que la circulation maternelle, en s'accélérant, amenât ce résultat, l'oreille nue ou le stéthoscope sera placé en dehors du point de départ de ces pulsations, et si, à mesure qu'on approche de la région péricordiale maternelle, on sent plus fortement ces battements, c'est signe qu'ils proviennent du cœur de la femme; si ces battements par contre sont sentis avec plus d'énergie à proportion qu'on s'écarte de cette région en s'approchant de celle du bas du ventre, on peut conclure qu'ils appartiennent au fœtus.

Par la constatation des battements cardiaques du fœtus on acquiert toute certitude à l'égard de l'existence de la grossesse, et bien que ce signe ne se révèle qu'à une époque un peu avancée de la gestation, toute-fois, comme même dans une semblable période on n'obtient pas facilement un autre signe pouvant certifier que la grossesse existe, on devra don-ner beaucoup d'importance à la perception des bruits du cœur du fœtus.

Ce signe a encore une valeur immense dans l'examen d'une femme dont la grossesse est avancée, c'est par son aide seule que nous pouvons affirmer avec assurance le diagnostic.

Néanmoins il peut arriver que les bruits des battements cardiaques du fœtus ne soient pas entendus dans des cas où pourtant la grossesse existe évidemment. Nous mettons de côté les cas où la gestation n'a pas dépassé le troisième mois, car les bruits alors, s'ils existent, ne parviennent pas à l'oreille de l'observateur; nous ne parlons pas non plus des cas où, comme nous l'avons montré à l'occasion de l'auscultation, certaines dis-positions anatomiques empêchent de percevoir ces sons. Les exceptions caractérisées par l'absence des battements sont souvent reconnues pour être l'indice de la mort du fœtus, et quand, indépendamment des causes qui concourent à leur affaiblissement et dont l'action est passagère, les battements descendent au-dessous du rhythme normal en passant de 120 à 50 par minute, c'est signe que le fœtus éprouve de la souffrance dans sa circulation, et quand ce fait a lieu au moment de l'accouchement, si celui-ci tarde à s'accomplir, le fœtus périt infailliblement. Il est vrai qu'on a dit, suivant un rapport du professeur P. Dubois, que le fœtus, au mo-ment de l'expulsion, pouvait immédiatement périr, quand même les pulsations cardiaques auraient été régulières pendant qu'il était dans l'utérus; mais, quoi qu'on en ait dit, on ne saurait inférer de là que l'ab-sence des battements cardiaques ou leur diminution ne soit un signe important pour le diagnostic de la mort du fœtus ou pour les dangers dont sa vie est menacée dans ce dernier cas.

Les auteurs ont dit qu'au moyen de l'auscultation on peut entendre sur les femmes enceintes, outre les bruits du cœur fœtal et de souffle utérin, deux autres bruits dont on doit tenir compte. Le premier de ces bruits, signalé pour la première fois par Kennedy, consiste en une pulsa-tion simple accompagnée de souffle, mais non isochrone au pouls ma-ternel ou au souffle utérin. Ce bruit a une étendue limitée et fut dans l'origine regardé par Kennedy comme dépendant d'une hémorrhagie placentaire; mais cet auteur, ayant observé plus tard qu'il ne coïncidait pas avec les accidents de cette nature, et qu'on le produisait artificielle-ment en comprimant le cordon ombilical à travers les parois ventrales, changea sa manière de voir, et pensa alors que ce bruit était dû à la compression de cet organe de la vie fœtale intra-utérine, où il devait par conséquent être localisé. Nægele, quelques années après, à la suite d'é-tudes sur ce sujet, exprima la même opinion, en ajoutant que ce bruit avait également lieu quand la compression dépendait de l'entortillement du cordon autour du cou ou d'un membre du fœtus.

Nous avons nous-mêmes tenté de percevoir le bruit sur quelques femmes enceintes que nous examinâmes, mais jamais il ne nous fut donné d'obtenir un résultat positif à ce sujet. Quoi qu'il en soit, le souffle ombilical est un phénomène qui se manifeste dans des conditions toutes spéciales, et s'il a de l'importance comme moyen de reconnaissance de la compression du cordon, il ne peut directement servir au diagnostic de la gestation.

Le second bruit indiqué par le professeur Stoltz et nommé par lui bruit de fermentation, est caractérisé par un son sourd, irrégulier et isochrone au pouls de la femme, et est dû, selon ce professeur, à la décomposition des eaux de l'amnios. L'existence de ce bruit n'est d'aucun secours dans le diagnostic de la gestation, et si elle dénote que le fœtus est mort et que le liquide amniotique est entré en décomposition, personne n'a assez étudié ce fait pour en attester la véracité.

§ 7. — Des signes que l'on peut obtenir à l'aide de la percussion.

La percussion nous fait percevoir le son obscur de l'utérus et le son tympanique des endroits occupés par les intestins.

A. — **Son obscur de l'utérus.** — Ce signe est de quelque valeur pour apprécier le développement du globe utérin et par conséquent l'époque de la gestation, mais il fournit bien peu de données quant à l'existence de cet état. En outre, la percussion ne peut pas être pratiquée avant que l'utérus n'ait dépassé le niveau du détroit supérieur; or il y a déjà à cette époque d'autres signes par lesquels on peut présumer de l'existence de la grossesse. Il est vrai que le professeur Piorry a avancé que le son obtenu en percutant la face antérieure du pubis dans un cas de grossesse différait du son obscur fourni par une tumeur utérine due à une autre cause; mais personne n'a pu jusqu'à ce jour percevoir ces différences, dès lors les accoucheurs attachent peu d'attention à ce signe sous le point de vue du diagnostic de la grossesse.

B. — **Son clair des intestins.** — Aux côtés et au-dessus de la tumeur utérine la percussion fait sentir un son clair dû à la présence des intestins; ce signe n'a pas de caractère spécifique pouvant donner la certitude de l'existence de la grossesse, il sert uniquement à constater la grandeur et le développement qu'a acquis l'utérus. Que cet organe soit ou ne soit pas occupé par le produit de la conception, c'est ce que le son clair autour de la tumeur trouvée dans le ventre ne peut nous révéler ; mais nous ne devons pas absolument rejeter ce signe, car c'est toujours un élément qui sert, étant réuni à d'autres plus importants, à augmenter le degré de certitude que nous aurons acquis.

Nous dirons en résumé que, de tous les signes que nous avons indiqués, la perception des bruits cardiaques de l'embryon ou du fœtus seul peut donner l'assurance de la grossesse d'une femme. Lors donc que le fœtus a péri dans le sein maternel, la certitude absolue de l'existence de la grossesse fait défaut : l'examen des autres signes pourra fournir une probabilité, mais ne nous fixera qu'autant qu'ils seront tous réunis et seront bien clairs.

La suppression des menstrues chez une femme qui a toujours été jusqu'à ce moment réglée avec beaucoup de régularité, est d'une grande valeur diagnostique; mais ce phénomène tient quelquefois à d'autres circonstances, et son caractère est dès lors douteux.

Les troubles de la digestion, quoique ayant une importance moindre que la cessation des règles, constituent encore un signe qui, réuni à ce dernier, tend à augmenter la probabilité de la gestation : par eux-mêmes ils n'ont presque pas de signification.

L'accroissement du volume du ventre, les modifications du corps et surtout du col de la matrice, les mouvements actifs du fœtus, le ballottement ou la répercussion fœtale sont autant d'autres signes d'une valeur immense lorsqu'ils sont bien clairs, mais ils ne peuvent nous donner de certitude de la grossesse, car il est d'autres états qui produisent des phénomènes parfaitement analogues.

ARTICLE VIII.

DIAGNOSTIC DE L'ÉPOQUE DE LA GESTATION.

Le diagnostic de la grossesse une fois établi, il est d'une grande utilité de savoir l'époque ou la période où en est cet état : pour la femme d'abord, afin qu'elle prenne convenablement ses dispositions, pour l'accoucheur ensuite, afin qu'il soit en mesure d'employer à temps les moyens propres à la terminaison de l'accouchement dans le cas de rétrécissement du bassin.

La cessation des menstrues pendant la grossesse est un fait tellement constant qu'aussitôt que cela arrive la femme se croit enceinte. Ainsi le vulgaire a l'habitude de supputer l'existence de la gestation du jour du mois où, pour la dernière fois, la menstruation a été supprimée; mais comme la fécondation pouvait avoir eu lieu à la fin de la *dernière* menstruation, on conçoit que ce procédé n'est pas d'une précision absolue, car la grossesse se trouve conséquemment avoir trente jours de plus qu'on n'avait comptés.

La suppression des règles est en réalité, lorsqu'on suppose que la femme est grosse, un des meilleurs moyens de diagnostic de l'époque de la gestation; mais, pour éviter un trop grand écart de la période réelle, ou en d'autres termes pour nous rapprocher davantage du vrai, on compte l'époque non de la première cessation menstruelle, ni de la fin de la dernière menstruation, mais de la période intermédiaire de l'apparition des règles et de leur cessation. Ainsi, lorsqu'une femme a ses règles supprimées pour la première fois le quinze d'un mois, elle ne devra pas, dans son calcul, partir de cette date, mais bien du premier ou deux de ce mois.

Outre la suppression menstruelle, l'accoucheur dispose d'un signe pour marquer l'époque de la grossesse, peut-être encore plus important et qui consiste dans la croissance ou le volume qu'acquiert l'utérus en se développant. L'utérus est sujet à des phénomènes de congestion, de manière que sous cette influence il peut augmenter de volume et approcher ou même dépasser le niveau du détroit supérieur, sans que la grossesse existe néanmoins; mais, en l'absence de symptômes pathologiques, quand, par le toucher vaginal et par le palper ventral, on a reconnu que l'utérus est au niveau du détroit supérieur, on peut dire, s'il y a grossesse, qu'elle date de deux mois. Si cet organe est senti deux doigts au-dessus du niveau des branches horizontales du pubis, la grossesse a atteint le troisième mois, et lorsqu'il se trouve deux doigts au-dessus de la cicatrice ombilicale, la gestation est réputée être à son sixième mois; entre le huitième et le neuvième lorsqu'il envahit la région de l'épigastre, et à la dernière quinzaine lorsque se déclare le phénomène appelé chute de l'utérus.

Les moyens que nous venons d'indiquer sont les plus sûrs pour établir approximativement l'époque de la grossesse, néanmoins les autres signes que nous avons étudiés à l'occasion du diagnostic de la gestation peuvent y ajouter quelques données de nature à guider le praticien dans l'appréciation de semblables cas.

Dans les trois ou quatre premiers mois de la grossesse, la femme est affectée de troubles digestifs, phénomène dont on doit tenir compte; on doit aussi savoir l'époque de l'apparition de ces troubles lorsqu'il s'agira d'une grossesse qui n'est pas avancée.

Les changements subis par le col utérin ne se révèlent d'une manière appréciable que sur la fin du troisième mois, la partie cervicale à cette époque se présente ramollie; lorsque la femme est primipare, l'orifice du col se tient clos, et si elle est multipare il commence à s'ouvrir. Au sixième mois, la moitié ou les deux tiers de la portion vaginale du col sont ramollis chez les primipares; le même fait se produit chez les multipares et, indépendamment de cela, le col a son orifice suffisamment ouvert pour loger l'extrémité unguéale de la première phalange du doigt explorateur. Au huitième mois, le ramollissement a envahi chez les primipares toute la portion vaginale du col et même une portion de la partie susvaginale, et chez les multipares, l'orifice s'entr'ouvre, en outre, de telle sorte que la cavité cervicale revêt une forme conique. L'effacement complet du col et l'amincissement de ses lèvres prouvent enfin que la gestation est à sa dernière quinzaine.

Les mouvements actifs du fœtus commencent à être perçus après le quatrième mois; dès lors on trouve là un autre signe pour le diagnostic de l'époque de la grossesse.

Dans les mêmes conditions se trouvent les mouvements actifs et passifs, le bruit de-souffle, et celui des battements cardiaques du fœtus.

Il résulte de ce qui a été dit dans cet article que les signes les plus sûrs pour établir le diagnostic de l'époque de la gestation sont, dans les premiers mois, la suppression de la menstruation, le développement des seins, les troubles digestifs et le volume de l'utérus, et, dans les derniers mois, le degré de développement de cet organe, et que lorsque les autres signes sont réunis, ils peuvent être de quelque secours pour la résolution de cette question ou du moins pour y aider indirectement.

ARTICLE IX.

DURÉE DE LA GROSSESSE.

La gestation commence immédiatement après la fécondation et finit au moment de l'accouchement. Phénomène intime et entouré encore de mystères pour nous, la fécondation s'opère d'une manière occulte, sans que l'on connaisse l'instant où elle s'est établie. Dès lors la durée exacte de la grossesse est imparfaitement connue et ne peut être marquée qu'approximativement. Nous savons qu'il faut pour la fécondation, outre d'autres conditions, que les deux germes se rencontrent : le germe féminin sort des ovaires pendant la menstruation, mais on a reconnu aussi que l'ovulation pouvait être excitée ou produite par d'autres causes; de sorte que l'écoulement cataménial n'est pas un signe précisément mathématique pour marquer l'époque où la gestation a commencé. Cependant, comme les causes qui peuvent hâter ou amener l'ovulation sont trop peu énergiques et souvent trop peu perceptibles pour pouvoir être signalées avec exactitude, on a compté avec raison le commencement de la gestation de la période intermédiaire de la dernière menstruation à la première suppression de l'écoulement cataménial, et pris cette période pour base d'appréciation de la durée de la grossesse.

Dans ces conditions, Merriman, dans une collection de cinq cents cas qu'il a faite, trouva que la durée de la grossesse roulait entre trente-sept et quarante-trois semaines, mais était le plus souvent de quarante semaines.

On voit par ces différences si sensibles combien il est difficile d'indiquer avec précision, si l'on se guide seulement par la cessation des règles, le temps que la grossesse met pour arriver à terme. En effet, l'écoulement cataménial peut, par une cause quelconque, cesser de paraître dans sa période habituelle; si donc la fécondation a lieu dans la période subséquente, il résultera de là qu'on donnera à la grossesse une durée plus grande que celle qu'elle a réellement.

Le docteur James Reid a cherché à connaître la durée de la grossesse dans les cas où la femme est devenue enceinte après un seul rapprochement sexuel, et, dans 43 cas de cet ordre, qu'il put patiemment réunir, il trouva les résultats suivants pour :

260 jours,	1 cas		276 jours,	5 cas	
263	—	1 —	278	—	1 —
264	—	2 —	280	—	3 —
265	—	1 —	283	—	3 —
266	—	2 —	284	—	1 —
270	—	1 —	286	—	1 —
271	—	2 —	287	—	1 —
272	—	3 —	291	—	1 —
273	—	1 —	293	—	2 —
274	—	7 —	296	—	1 —
275	—	2 —	300	—	1 —

Là, pas plus que dans les cas rapportés par Merrimann, on n'observe de régularité, d'où la conclusion à tirer est que la grossesse a une durée variable et peut arriver à son terme au bout d'un temps plus ou moins incertain. D'après les études qui ont été faites et les chiffres que l'on a vus, il résulte toutefois que la durée moyenne de la gestation est de 280 jours ou neuf mois solaires, qu'il est des cas où cette période peut être prolongée et d'autres où elle est plus courte.

CHAPITRE III.

DE LA GROSSESSE COMPOSÉE.

La grossesse est composée ou multiple quand la femme qui a conçu porte dans son sein plus d'un fœtus.

Il y a des femmes qui sont excessivement prédisposées aux grossesses composées, et qui toutes les fois accouchent de jumeaux. Nous connaissons particulièrement une dame qui a eu dans quatre accouchements neuf enfants.

La grossesse composée la plus fréquente est celle où s'engendrent deux fœtus ; elle est à la grossesse simple comme 1 est à 70 ou 80. La grossesse triple est bien plus rare : suivant Cazeaux, sur 37.441 accouchements opérés à la Maternité de Paris, il ne s'en est constaté que 5 de cet ordre. Quelques auteurs dignes de foi ont rencontré des grossesses quadruples et même de 5 fœtus, et dans divers journaux on trouve le récit de quelques cas où la grossesse comportait 6 fœtus et plus.

Nous n'avons jamais vu des exemples d'une telle fécondité, or nous ne pouvons nier qu'ils existent ni en constater l'exactitude. Toujours est-il heureusement qu'on n'entend parler de ces faits que bien rarement, et que leur production doit tenir à des conditions toutes particulières.

La grossesse gémellaire reconnaît pour cause la fécondation de plus d'un ovule provenant à la fois des deux ovaires, ou d'un seul dont la vésicule contenait plus d'un ovule.

Il a été admis que la fécondation peut s'opérer sur un ovule et quelques jours après sur un autre qui aurait été expulsé de la vésicule de Graaf, ou même sur un ovule seul où il se trouve plus d'un jaune. Tous ces faits sont parfaitement admissibles, et bien qu'ils ne soient pas appuyés par l'observation, toujours est-il que les dispositions qu'affectent les membranes par rapport au produit de la conception dénotent que les choses doivent quelquefois se passer ainsi.

Les recherches qui ont été faites relativement aux dispositions offertes par les membranes et annexes ont conduit Guillemot à diviser en quatre espèces les grossesses composées :

Dans la première, deux ovules ou plus sont fécondés, et chaque, produit se développe entouré de toutes ses membranes;

Dans la deuxième, l'ovule renferme deux germes ou plus et chaque fœtus se présente enveloppé seulement par l'amnios; le chorion, dans ce cas, est commun à tous;

Dans la troisième, les fœtus sont dans une même cavité et enveloppés également par toutes les membranes;

Dans la quatrième, un ovule devait en contenir un autre, et tous deux ayant été fécondés, il résultait une grossesse où un fœtus renferme l'autre, ce qui constitue la monstruosité par inclusion.

Les ovules sont, dans la première espèce, fécondés en même temps et chaque produit se développe dans la matrice avec les membranes qui lui sont propres. Au début, chaque embryon a sa caduque réfléchie, mais souvent celle-ci s'amincit au point où elle s'unit à la caduque de l'autre embryon et se rompt, de sorte qu'il semble ne plus rester qu'une poche qui contient tous les fœtus. Le chorion d'un œuf s'adosse dans ces circonstances à celui de l'autre par l'intermédiaire d'un tissu cellulaire très-mince, et il reste ainsi entre les fœtus deux amnios et deux chorions. Les placentas, dans la majorité des cas, se distinguent les uns des autres, mais quelquefois ils se confondent de manière à n'en faire qu'un, ou bien ils se réunissent par une sorte de pont membraneux, sans que néanmoins il y ait communication entre leurs vaisseaux; quand la communication se fait, elle a son point entre les vaisseaux de la surface fœtale, et jamais entre ceux de l'intérieur de la masse placentaire ou ceux de la surface utérine. Chaque fœtus a un cordon ombilical, mais il peut se rencontrer que du placenta il ne parte qu'un seul cordon, lequel seulement à la distance de quelques pouces se divise en autant de cordons qu'il y a de produits utérins. Cette variété de grossesse composée est la plus commune, et tout porte à croire qu'elle a lieu quand deux ovules provenant d'une même vésicule ou de deux ont été fécondés.

Dans la seconde variété, le chorion est commun aux fœtus, mais chacun d'eux est enveloppé d'un amnios. Le placenta ici est assez souvent unique, et, d'après ce qu'ont observé divers auteurs, les cordons communiquent entre eux ou ont une origine commune, sans pourtant qu'il soit impossible qu'il existe autant de cordons distincts qu'il y a de fœtus.

Baudelocque n'admettait pas cette variété de grossesse composée; mais en face de l'évidence des faits on ne peut s'empêcher de l'accepter.

Dans la troisième variété, le chorion et l'amnios sont communs et les fœtus se trouvent renfermés dans la même cavité et le même liquide les baigne. Le placenta, aussi bien que le cordon, peuvent offrir les dispositions précédemment indiquées, et comme, suivant les idées exposées par nous à l'occasion de l'étude du développement embryonnaire, chaque fœtus doit avoir son amnios et son chorion, on croit alors qu'au point de jonction des deux membranes il se produit un amincissement et une rupture d'où il résulte une seule cavité pour tous les fœtus. Dans quelques cas rares, quand la grossesse est triple, deux fœtus peuvent être trouvés logés dans la même poche amniotique, et le troisième à part dans une enveloppe propre formée par la masse des membranes, sans qu'il y ait de communication vasculaire des placentas, ainsi que le docteur Dodd eut occasion de le remarquer une fois.

Dans la quatrième sorte on comprend la grossesse dans laquelle un des fœtus est renfermé dans l'autre et donne en résultat la monstruosité par inclusion. Dans l'espèce, un fœtus peut être tantôt inclus dans le ventre de l'autre, tantôt enveloppé dans quelque région par les téguments de ce dernier ou bien contenu dans le scrotum : de là l'inclusion profonde ou abdominale et l'inclusion extérieure ou cutanée. Cette dernière a été divisée en scrotale et périnéale, selon que le fœtus qui a subi l'inclusion occupe le scrotum ou le périnée. Dans l'inclusion profonde, le fœtus qui contient l'autre peut être apparemment bien conformé, et dans l'inclusion extérieure il résulte une déformation constituée par la tumeur qui renferme le fœtus : en outre, l'inclusion peut être totale ou partielle.

La grossesse gémellaire donne lieu à toutes les modifications anatomiques et fonctionnelles que nous avons signalées à l'occasion de l'étude de la grossesse simple et là les attitudes des fœtus varient selon l'ampleur de l'utérus et l'espace qu'ils ont pour se garantir du contact des parois utérines.

Dans les cas les plus fréquents de grossesses gémellaires, l'utérus revêt une forme globuleuse, et en général l'un des fœtus a la tête en bas et l'autre l'a en rapport avec le fond de l'utérus. Presque toujours l'un est au côté droit et l'autre au côté gauche de l'utérus, dans l'attitude indiquée par la figure 39; mais parfois l'un des fœtus se trouve en rapport avec la paroi antérieure de l'utérus, et l'autre, derrière et en rapport avec la paroi postérieure.

Dans certains cas, on peut établir avec toute précision le diagnostic de la grossesse composée; mais il en est d'autres où il est presque impossible de le faire et où alors on n'en connaît l'existence qu'au moment de l'accouchement.

Dans la grossesse gémellaire, le volume du ventre est plus considérable que dans la grossesse simple, et lorsque les fœtus occupent les régions latérales, le ventre présente sur ses côtés deux tumeurs séparées à la ligne médiane par une dépression longitudinale et oblique de haut en bas et de gauche à droite. Cependant une telle grossesse peut exister sans ces conditions, il suffit pour cela qu'un fœtus se trouve en avant et l'autre en arrière en rapport avec la paroi postérieure de l'utérus. Le volume du ventre même dans une grossesse simple peut être très-gros, ainsi par ce seul fait on ne peut affirmer l'existence d'une grossesse composée.

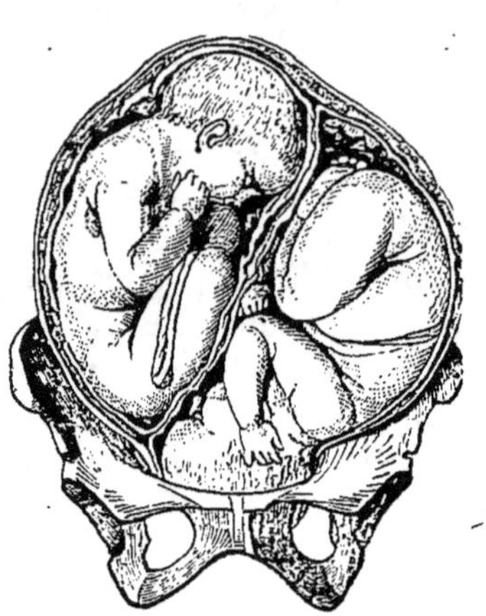

FIG. 39. — *Grossesse gémellaire.*

Les modifications du col ne fournissent pas de signe par lequel on puisse reconnaître cet état; mais on a dit que la répercussion ou le *ballottement fœtal* est moins distinct dans la grossesse gémellaire que dans la simple, car dans le premier cas les fœtus s'embarrassent mutuellement et ne peuvent obéir à la poussée faite par le doigt. Ce fait, exact peut-être dans la théorie, n'a pas répondu dans la pratique à notre attente ni à celle d'autres praticiens qui n'ont pas été sans rencontrer des cas de grossesses de jumeaux où le ballottement a été facile, évident et clair, dès lors nous croyons que l'absence ou la présence de ce signe ne peut par elle-même faire présumer que la grossesse est simple ou composée.

Les auteurs qui ont placé le bruit de souffle dans le placenta croient voir un signe de grossesse composée quand ce bruit est entendu dans deux endroits ou plus de la paroi abdominale. Mais, comme nous l'avons déjà établi ailleurs, dans les grossesses simples on rencontre souvent deux souffles distincts, et, en dépit de tous les efforts des partisans de l'opinion en question, il n'y a dans le bruit de souffle rien qui dénote l'existence d'une grossesse composée.

Dans les mouvements actifs du fœtus, il n'y a aucune donnée certaine par laquelle il soit possible de fonder le diagnostic, et bien qu'on ait dit que la femme, dans la grossesse gémellaire, éprouve les chocs fœtaux sur deux points éloignés en même temps, il n'y a cependant rien de positif à ce sujet, et si l'accoucheur se dirige par les sensations que la femme éprouve dans la grossesse, il sera très-souvent induit en erreur.

L'auscultation appliquée au diagnostic des grossesses dont nous nous occupons fournit quelquefois d'excellents résultats ; mais dans d'autres ce moyen ne nous éclaire en rien. En effet, en appliquant le stéthoscope ou l'oreille nue sur le ventre de la femme, on entend les pulsations cardiaques du fœtus en deux points distants, et si ces battements ne sont pas isochrones au pouls de la femme, c'est qu'il existe avec toute certitude une grossesse gémellaire ; pourtant, lorsque la position des fœtus est telle que l'un sera devant et l'autre derrière, la propagation des battements cardiaques de ce dernier sera interceptée, et dès lors on ne pourra plus entendre les pulsations que sur un point du ventre. Quelquefois même les battements cardiaques d'un seul fœtus s'étendent à une grande distance et sont perçus sur deux points différents ; donc, pour effacer toute espèce de doute, on porte l'instrument sur l'espace qui est entre ces deux points, et si partout dans cette étendue les pulsations ont le même degré d'intensité, on peut conclure à l'existence d'un seul fœtus dans la cavité utérine ; mais si, arrivé au milieu de cet espace, on sent moins fortement ou point du tout ces pulsations, la conclusion à tirer, c'est que la grossesse est gémellaire. Il est possible dans quelques cas de percevoir les battements sur deux points distants, que cela dépende du fœtus d'un côté et de l'autre de la femme dont les battements cardiaques se seraient propagés jusqu'à l'abdomen. Dans ce cas, examinons si les pulsations dans ces deux points sont isochrones avec celles de la femme ; si l'isochronisme n'existe pas, on peut présumer l'existence d'une grossesse composée.

Il n'est pas extrêmement rare que, dans cette variété de grossesse, l'un des fœtus cesse de vivre tandis que l'autre continue à se développer jusqu'au temps des couches, où ils sont expulsés tous les deux. Quelquefois le fœtus qui est sans vie excite les contractions utérines, alors il est expulsé et tout rentre dans l'ordre ; l'autre fœtus continue à grandir et naît comme dans les cas ordinaires.

Il arrive, par exception toutefois, dans ces grossesses, que l'accouchement se déclare et que l'enfant vivant soit expulsé, tandis que le mort peut être retenu dans l'utérus par des adhérences du placenta, et n'être délivré qu'après quelque temps et même au bout de deux ans, comme Guillemeau l'observa avec Ambroise Paré.

Ce fait a attiré la curiosité de plusieurs auteurs qui ont cherché à pénétrer dans la connaissance des causes qui le déterminent.

La pensée qui dès l'abord se présente à l'esprit est que l'un des fœtus, dans sa croissance, comprime peu à peu contre les parois de la cavité utérine son autre compagnon, de telle sorte que l'espace manquant à ce dernier, il cesse de se développer, languit et finit par périr, surtout si l'utérus ne peut offrir à l'un ou à l'autre fœtus une ampleur suffisante. Dans de telles conditions, le placenta et le cordon du fœtus qui a cessé de vivre ne se développent pas davantage, et comme leurs fonctions ont fini, ils se fanent et se dessèchent. Les déformations, l'écrasement de la tête et l'aplatissement du corps et des membres du fœtus, ainsi que la disposition générale du placenta, sont des faits très-frappants qui donnent beaucoup de valeur à cette opinion.

Toutefois Mauriceau et Peu ont cru devoir attribuer la mort d'un fœtus au défaut de nutrition dont les éléments se portaient en entier à l'autre. Cette explication, bien qu'émanant de deux praticiens qui ont fort illustré notre art, ne paraît pas trop satisfaisante, puisqu'elle laisse toujours dans l'ombre la cause des altérations subies par le fœtus.

Le professeur Cruveilhier a, de nos jours, tenté de découvrir l'origine de cet accident et a trouvé qu'elle pouvait être dans le décollement successif du placenta; mais dans le fait sur lequel il se fonde se trouvent d'autres causes qui expliquent mieux la momification fœtale. Tous les éléments de l'œuf se trouvaient en un complet état de dégénérescence, et l'hémorrhagie survenue ne dénotait pas nécessairement l'existence d'un décollement du délivre, dont l'adhérence est au contraire rapportée dans l'observation.

Selon Cazeaux, la mort du fœtus était le résultat d'une maladie de celui-ci, du placenta et des annexes. Cela se peut, mais la constance du fait dans les grossesses composées et son absence dans les grossesses simples nous mettent en devoir de ne pas accueillir cette opinion préférablement à celle qui a été émise plus haut.

Dans les grossesses gémellaires, l'utérus, énormément distendu lorsqu'il arrive au septième ou huitième mois de sa croissance, est susceptible d'entrer parfois en action; et l'expulsion des fœtus a lieu. Règle générale, ceux-ci sont délivrés l'un après l'autre, pendant le même travail; cependant il peut arriver qu'il n'en soit expulsé qu'un, et que l'autre continue à se développer dans l'utérus pour n'être mis au monde que plusieurs jours ou très-longtemps après. Ces cas, qu'une supposition tout imaginaire rapportait à une superfétation, sont aujourd'hui parfaitement expliqués. En effet, une fois qu'ils ont acquis un certain développement, les éléments constitutifs de l'utérus peuvent rester stationnaires, et résister tellement à l'ampliation de l'organe, que celui-ci est contraint d'entrer en contraction, et l'expulsion d'un des fœtus a lieu ainsi avant terme. Par cette délivrance l'utérus, affranchi de la distension qu'il souffrait, revient sur lui-même, et la grossesse poursuit son cours avec un fœtus seul.

Les faits de cet ordre sont sans doute très-surprenants; mais ils n'ont rien qui répugne à un esprit éclairé.

Dans la grossesse composée triple on voit la même chose : après l'expulsion d'un fœtus ou de deux, le troisième peut persister dans la matrice et être porté jusqu'au terme de sa croissance, où l'expulsion se fait alors.

CHAPITRE IV.

DE LA GROSSESSE EXTRA-UTÉRINE.

Soumis à l'action du germe masculin, l'ovule fécondé, au lieu de tomber dans la cavité utérine, se développe quelquefois dans une autre partie quelconque du voisinage, et constitue ainsi la grossesse à laquelle on a donné le nom de *grossesse anormale, mauvaise* ou *extra-utérine*.

L'ovule peut se développer dans une foule d'endroits, dès lors les espèces de grossesses extra-utérines sont variées.

Dezeimeris a divisé ce genre de grossesse en dix variétés, à savoir : la grossesse ovarique, la grossesse sous-péritonéo-pelvienne, la grossesse tubo-ovarique, la grossesse tubo-abdominale, la grossesse tubaire, la grossesse tubo-utérine interstitielle, la grossesse utéro-interstitielle, la grossesse utéro-tubaire, la grossesse utéro-tubo-abdominale et la grossesse abdominale.

Ces variétés furent réduites par le professeur Tyler Smith à cinq qui sont : 1° la grossesse ovarique, 2° la grossesse tubo-ovarique, 3° la grossesse tubaire, 4° la grossesse abdominale, 5° la grossesse interstitielle ou pariétale.

Aucun cas de grossesse extra-utérine n'ayant été observé par nous, nous n'avons pas à formuler de jugement à ce sujet : aussi nous bornerons-nous à exposer la division de Dezeimeris, en faisant sur chacune des espèces par lui admises les réflexions qui nous paraîtront justes et propres à les accueillir ou à les rejeter.

Première espèce. *Grossesse ovarique.* — Dans cette variété, l'ovule, sitôt qu'il est fécondé, commence à se développer soit dans l'intérieur du follicule qui le contient, soit dans la surface même de l'ovaire, sur la vésicule qui s'est rompue. Dans le premier cas, la grossesse reçoit le nom d'*ovarique interne*, et dans le second d'*ovarique externe* ou si l'on veut d'*ovo-abdominale*, puisque l'œuf se développe en partie dans l'ovaire et dans l'abdomen. Cette dernière espèce est généralement acceptée, et l'on en trouve maints exemples très-authentiques dans les annales de la science. Pour ce qui est de la première, le professeur Velpeau la regarde comme inadmissible, du moment où il faut que la rupture de la vésicule de Graaf précède la fécondation; dès lors, pense-t-il, comment concevoir la possibilité d'un pareil fait lorsque la vésicule est restée intacte et qu'il n'y a pas eu par conséquent le contact voulu des deux germes ? Cette remarque est d'une grande valeur et doit venir à l'esprit de quiconque est au fait des connaissances actuelles sur la fécondation. Boehmer a pu rapporter, en 1752, une observation d'après laquelle une tunique externe, ou kyste fœtal, était constituée par la membrane de l'ovaire même, appelée aujourd'hui portion ovigène, et par la tunique péritonéale qui, selon les recherches modernes, se trouve réduite dans les ovaires à une simple couche d'épithélium pavimenteux ; mais toujours est-il qu'on ne peut découvrir le mécanisme en vertu duquel on soit porté à admettre que l'ovule s'est développé dans la substance de cette glande ; la pièce pathologique d'un kyste fœtal de l'ovaire gauche, présentée par le professeur Richet, en 1857, à la Société de chirurgie de Paris, ni l'observation communiquée le 2 mai de la même année par le professeur Alquié à l'Institut de France ne nous éclairent pas davantage à ce sujet. Il est très-probable que les kystes en question n'étaient autres que des productions dermoïdes qui peuvent, selon le professeur Lebert, se développer dans les ovaires et simuler ainsi une grossesse ovarique interne, et cela d'autant plus facilement que l'on trouve dans cette partie des fractions d'embryon telles que dents, os et poils.

DEUXIÈME ESPÈCE. *Grossesse sous-péritonéo-pelvienne.* — Là l'ovule fécondé ayant quitté sa vésicule, au lieu d'entrer dans la trompe, se glisse entre les deux feuillets du ligament large correspondant, pour aller se fixer au-dessous du péritoine dans le conduit pelvien. M. Jacquemier n'approuve pas trop le nom sous lequel on a désigné cette variété de grossesse, puisque la grossesse ovarienne est sous-péritonéale ; mais il nous semble que le mot pelvienne qui y a été accolé évite toute méprise à ce sujet.

On ne peut s'empêcher d'avouer qu'il est extrêmement peu aisé de donner la raison du mécanisme de la formation de la grossesse sous-péritonéo-pelvienne, puisque l'ovule se fixe au bord adhérent des ovaires ; on ne peut non plus comprendre de quelle autre manière il peut se développer entre les feuillets des ligaments larges. Dès lors nous pensons, comme le docteur Bernutz, que cette sorte de grossesse n'est autre chose qu'un mode de terminaison de la grossesse tubaire, dans lequel le kyste fœtal se rompt par le bord adhérent des trompes, et, tout en gardant les enveloppes de l'œuf intactes, il continue à se développer entre les feuillets des ligaments larges.

Quoi qu'il en soit, on ne peut révoquer en doute l'existence de la grossesse sous-péritonéo-pelvienne, et, qui plus est, Dezeimeris assure qu'elle n'est pas rare et que peut-être est-elle la seule pour laquelle, en vertu de la position occupée par l'œuf, on puisse employer les moyens chirurgicaux à l'effet d'opérer l'extraction du fœtus sans pénétrer dans le péritoine.

Bien des cas de grossesse de ce genre ont été relatés, et même les *Archives générales de médecine,* sur le rapport de Voillemier, font foi, selon Cazeaux, d'un fait qui s'est passé en 1837 à la clinique d'accouchements de la Faculté de Paris, pouvant être rangé dans cette variété de grossesse extra-utérine. On peut voir également, par la thèse de M. Lesouef, qu'en 1862 il fut présenté à la Société de biologie, par M. Decori, une observation accompagnée de pièces anatomiques ayant trait à un cas où les vaisseaux hypogastriques passaient derrière et aux côtés de la tumeur formée par le kyste fœtal, sans séparation aucune de replis du péritoine. Ce qui est surtout étonnant dans la grossesse sous-péritonéo-pelvienne, c'est, à en croire Dezeimeiris, que le kyste peut acquérir un grand développement, tout en ne pénétrant pas dans l'intérieur de la cavité péritonéale, car l'observation a démontré que les ligaments larges suivent la croissance du produit de la conception et forment comme une barrière qui s'oppose à son entrée dans la concavité abdominale.

Baudelocque lui-même a consigné dans son Traité d'accouchements une observation qui se rapporte à la variété que nous étudions.

TROISIÈME ESPÈCE. *Grossesse tubo-ovarique.* — Dans ce genre de grossesse, l'ovule est retenu dans la portion la plus large de la trompe, et là il se développe; mais, soit effet de l'inflammation survenue à la suite de la fécondation ou autrement, le pavillon de la trompe adhère à la tunique externe de l'ovaire, de telle sorte que le kyste paraît être constitué tant par cet organe que par la trompe. C'est, en un mot, une grossesse tubaire dans laquelle l'ovaire correspondant entre dans la formation du kyste. Deux observations sont citées à l'appui de cette variété de grossesse, par l'auteur auquel nous empruntons ce classement : la première fut faite sur une femme de trente-deux ans, mère de cinq enfants, qui, dans le deuxième mois de sa sixième grossesse, avait reçu un coup sur la région hypogastrique, d'où il résulta une inflammation des viscères qui occupent cette partie, et des douleurs permanentes dans le bas-ventre accompagnées de métrorrhagie qui finirent par occasionner la mort de la patiente. L'autopsie faite, le ventre offrit un fœtus de six semaines, enveloppé de toutes ses membranes et baignant dans une grande masse de sang dont partie était fluide et partie coagulée. Au côté gauche de l'utérus, qui était en complète antéversion, se montrait une tumeur, cause de ce déplacement organique, constituée par l'ovaire, la trompe et le ligament large qui était considérablement épais et modifié dans sa structure. Le pavillon de la trompe s'unissait intimement à la tunique ovarienne, de manière à former conjointement un kyste qui, ayant été excessivement distendu par le contenu, se rompit à la fin, ce qui expliqua les phénomènes sus-mentionnés. Dans le milieu de l'ovaire, le corps jaune se détachait entièrement des parties circonvoisines.

L'autre observation, qui a été extraite des *OEuvres anatomiques* de Duverney, a rapport à une femme âgée de vingt-cinq ans qui fut suppliciée peu de temps après la conception et sur laquelle l'autopsie fit constater à Bussières ce qui suit : la trompe du côté droit présentait une grande dilatation à son extrémité externe, et s'attachait tellement à l'ovaire qu'il a fallu pour l'en séparer déchirer les adhérences; une fois celles-ci détruites, on vit s'échapper un liquide limpide et onctueux qui enveloppait un œuf de la grosseur d'une noisette, lequel sortait aux trois quarts de l'ovaire à travers une fente qui y existait et tenait par l'extré-mité à un pédicule assez dur et parsemé de vaisseaux sanguins.

Il existe encore dans les annales scientifiques une observation citée par le chirurgien Reiss, où le kyste formé par l'ovaire et la trompe gauche avait éprouvé une rupture du côté de ce dernier organe, par lequel était passé et tombé dans le ventre un embryon de trois à quatre mois.

QUATRIÈME ESPÈCE. *Grossesse tubo-abdominale.* — Dans cette variété de grossesse, l'ovule fécondé, retenu près du pavillon et à l'entrée de la trompe, à cause de l'oblitération de ce canal ou pour une autre raison, peut se développer sur ce point, mais se présente libre par une partie de sa surface dans la cavité du ventre. L'œuf, suspendu à l'extrémité externe de la trompe, se trouve dans un kyste qui est formé en partie par les parois de ce conduit énormément dilatées. Dezeimeris rapporte entre autres l'observation d'un cas relatif à une femme de vingt-six ans, morte à la suite d'une métrorrhagie violente et de douleurs permanentes au côté gauche du bas-ventre, sur laquelle l'autopsie fit constater que la trompe correspondante assez dilatée contenait le placenta dans son intérieur, tandis que l'embryon de deux mois s'était développé dans la cavité abdominale.

Dans une autre observation appartenant au docteur J. Wishart de Washington, en consultation avec le docteur Stevens, on raconte l'histoire d'une négresse de trente-huit ans, chez laquelle une grossesse extra-utérine fut diagnostiquée. La gastrotomie ayant été pratiquée par ce motif, on trouva dans le ventre un fœtus dont le placenta et une partie des membranes étaient renfermés dans la trompe droite, et tellement fixés là qu'il fut très-difficile d'en faire l'extraction ; pourtant on y parvint, mais la malade mourut au bout du cinquième jour, par suite d'une péritonite.

CINQUIÈME ESPÈCE. *Grossesse tubaire.* — L'œuf dans ce cas est arrêté sur un des points compris entre l'ouverture externe de la trompe et la portion qui pénètre dans l'épaisseur même des parois utérines, et il s'y développe, de sorte que la trompe, en se distendant excessivement, vient seule à constituer le kyste.

Cette variété se rencontre dans les grossesses extra-utérines deux fois sur trois, c'est dire qu'elle est la plus commune de toutes, ce qui s'explique facilement par la disposition anatomique de la trompe ; en effet, nous voyons que l'ovule, pour arriver jusque dans l'utérus, doit parcourir un canal qui se rétrécit à mesure qu'il approche de cet organe, et où par conséquent cet obstacle ou un autre peut le retenir et l'obliger à se développer avant de parvenir dans la cavité utérine.

Dans presque toutes les publications et revues périodiques obstétricales on rencontre des exemples de cette espèce de grossesse. Velpeau fait mention d'une pièce anatomique résultant d'un kyste rencontré dans la trompe d'une femme qu'une grossesse tubaire à son état le plus complet enleva dans l'espace de six à dix heures.

Dans ces derniers temps on a pu lire, dans les *Archives générales de médecine*, dans l'*Union médicale*, dans diverses thèses et mémoires, plusieurs autres observations dans lesquelles l'existence de cette variété de grossesse extra-utérine est démontrée de la manière la plus claire. Dans tous les cas cités, la rupture du kyste fœtal a eu lieu, et, par suite d'hémorrhagie à un temps ou à un autre de la gestation, la mort de la femme.

Sixième espèce. *Grossesse tubo-utérine interstitielle.* — On trouve dans cette espèce cela de remarquable que l'ovule se développe dans la portion du canal tubaire qui se trouve dans le tissu propre de la matrice, sans communiquer néanmoins avec la cavité de celle-ci.

L'ancien et célèbre anatomiste Dionis parla le premier de ce mode de grossesse : On peut, dit-il, en traitant de son mécanisme, s'imaginer qu'un ovule, en se détachant de sa vésicule, court par la trompe jusqu'à l'extrémité où celle-ci pénètre dans l'utérus ; ne pouvant passer de là à la cavité de ce dernier, il s'y trouve arrêté et s'y développe, obligeant ainsi la substance utérine à se distendre, de manière qu'il se forme une poche capable de contenir l'embryon jusqu'au troisième mois, époque après laquelle elle se rompt par excès de plénitude.

Les exemples de l'espèce que nous traitons abondent dans la science ; entre autres le travail de Moreau sur cette matière fait foi d'un cas concernant une femme de vingt-huit ans, laquelle à sa sixième grossesse éprouva, à la suite d'un voyage, une douleur gravative dans l'estomac qui ne la quitta pas pendant dix jours, au bout desquels survinrent des vomissements qui l'enlevèrent après vingt jours. Elle n'avait jamais soupçonné qu'elle fût enceinte, ses règles n'avaient pas de fait subi d'altération, et aucun des maux qu'elle ressentait dans les grossesses antérieures n'était apparu. Quoi qu'il en soit, le jour de sa mort elle eut, vers midi, beaucoup de vomissements, et à cinq heures du soir elle expira au milieu de convulsions violentes.

L'autopsie faite, on trouva dans le ventre une grande quantité de sang ; l'utérus développé et plus volumineux à droite qu'à gauche présentait de ce côté un déchirement qui allait aboutir à un sac ou excavation formée dans la substance même de l'organe gestateur, où l'on voyait un embryon de six semaines. La cavité utérine était tapissée d'une membrane caduque, mais ne communiquait nullement avec le kyste qui renfermait le produit de la conception, et l'on remarquait même que l'orifice interne de la trompe droite était fermé, tandis que celui de la gauche était entièrement libre.

Il résulte de ce que nous avons dit jusqu'ici que la grossesse tubo-utérine interstitielle est une espèce de grossesse tubaire dans laquelle l'ovule se développe à l'extrémité utérine de la trompe, et le kyste est formé par des fibres intrinsèques de l'organe gestateur. C'est donc une variété qui peut être éliminée et comprise dans celle de la grossesse extra-utérine désignée sous le nom de *tubaire*.

SEPTIÈME ESPÈCE. *Grossesse utéro-interstitielle.* — Il est dit au sujet de cette grossesse que l'ovule, après être arrivé au point de la trompe qui pénètre dans le tissu propre de l'utérus, se fraye un passage dans l'épaisseur des parois du canal tubaire et va s'arrêter dans le centre des fibres utérines, en ne conservant aucun rapport avec les parois de la trompe, en sorte que le kyste fœtal est formé spécialement par la couche musculaire de l'utérus.

Cette variété ne doit pas être confondue avec la précédente, parce que le kyste ici n'est pas, comme dans l'autre, formé par les parois de la trompe. Cependant il est difficile de concevoir que l'ovule puisse pénétrer dans un tissu dense comme celui de l'utérus, ce qui a fait mettre en doute l'existence de cette espèce de grossesse anormale, laquelle, d'après le professeur Velpeau, n'est autre chose qu'une grossesse tubaire déviée.

Blainville découvrit dans le vagin des grenouilles, de chaque côté du méat urinaire, l'orifice externe d'un conduit qui suivait le long de la paroi du canal vulvo-utérin et du corps de l'utérus, et quittait celui-ci pour se diriger parallèlement au point correspondant au ligament large. Baudelocque, neveu du célèbre accoucheur du même nom, annonça qu'il avait constaté chez la femme l'existence de ce conduit; si ce fait est sûr, on peut expliquer cette espèce de grossesse. Dans tous les cas, il est hors de doute qu'on l'a rencontrée entre la trompe et le kyste. Lors donc que, par une disposition anatomique spéciale, l'ovule se trouvera placé dans le tissu utérin, il peut, en se rapprochant des fibres les plus externes, occasionner par son développement une saillie à la surface correspondante de l'utérus, ou bien il se rapprochera de la surface péritonéale, d'où quelquefois il n'est séparé que par une mince couche de tissu musculaire.

Parmi les observations qui confirment l'existence de cette espèce de grossesse on note celle que Dance rapporta à Breschet, une autre présentée par Carus, de Dresde, à l'Académie royale de médecine, en août 1835, et puis enfin celle qui fut communiquée par Pinel Grandchamp à la même Académie en 1852.

L'utérus, dans ce dernier cas, offrait à l'angle gauche une tumeur dans l'intérieur de laquelle était le produit de la conception; derrière cette tumeur passait la trompe correspondante, et on y voyait une rupture de petite dimension. Thomson, qui avait préparé la pièce anatomique avec beaucoup de soin, put passer par les deux tiers externes du conduit tubaire un fil métallique, et en mettant à nu le tiers interne il fit voir que la trompe communiquait avec le kyste par un orifice presque microscopique; quant au calibre de ce canal, il n'y avait rien de particulier à y noter. L'utérus était seulement plus amplifié, ses parois plus épaisses, et il contenait une membrane caduque complète qui était ouverte à la partie correspondant à l'orifice du col, mais il ne présentait aucune communication avec les orifices tubaires. Un *corps jaune* existait dans l'ovaire gauche.

HUITIÈME ESPÈCE. *Grossesse utéro-tubaire.* — L'ovule, dit-on, se développe là, comme dans la grossesse tubo-utérine interstitielle, dans le point de la trompe qui pénètre dans la substance utérine ; mais, au lieu de se fixer sur cette partie et de se développer hors de la cavité de l'utérus, le kyste peut se trouver partie dans la trompe et partie dans l'intérieur de l'organe gestateur.

Moreau, dans un mémoire sur la question, rapporte, à l'effet de justifier l'existence d'une pareille grossesse anormale, un fait qu'il eut occasion d'observer. Une femme, mère de quatre enfants, à sa cinquième grossesse présenta un développement particulier du ventre fort digne de remarque ; le côté droit seul était devenu volumineux, et un sillon notable le séparait du gauche ; la femme ne sentait les mouvements du fœtus que de ce côté, et ces mouvements éveillaient des douleurs qui s'étendaient jusqu'aux fausses côtes. Le travail se déclara et ne produisit aucun résultat pendant quatre jours ; alors on appela le docteur Fielitz, qui constata l'anomalie qui vient d'être indiquée, puis, en *introduisant la main dans l'utérus*, il rencontra dans le fond et à droite de la cavité de cet organe la tête du fœtus entièrement libre et facile à embrasser avec la main dans tous les sens, mais le cou était étreint par l'orifice utérin de la trompe, qui renfermait dans son intérieur les autres parties du produit de la génération. Le docteur Fielitz fit des tentatives pour l'extraction, mais comme les tractions exercées sur la tête du fœtus occasionnaient à la femme des douleurs très-fortes, il dut y renoncer ; alors il chercha à dilater avec le doigt l'orifice tubaire, et par là il s'échappa de la trompe un jet de liquide amniotique mêlé de méconium. Ayant obtenu la dilatation nécessaire, il passa un doigt en forme de crochet sous une des aisselles du fœtus et amena celui-ci dans l'utérus, où, en le saisissant par les pieds, il pratiqua la version et opéra l'extraction avec toute facilité. Le placenta qui était dans la cavité anormale fut extrait de même, et sitôt après la trompe fut saisie d'une telle contraction que le docteur Fielitz ne put plus faire entrer le doigt dans son orifice. L'hémorrhagie fut abondante, et bien que le fœtus fût né mort et que la femme eût un travail long et pénible, son rétablissement néanmoins s'est réalisé avec promptitude.

Une observation aussi extraordinaire ne peut être facilement admise, mais on ne peut s'empêcher d'être frappé d'un côté de la facilité avec laquelle le docteur Fielitz a pu introduire la main dans l'utérus, et d'un autre côté du résultat qu'il a obtenu. Il fallait que le col fût bien ramolli et dilaté ou qu'il fût très-dilatable pour que la main passât par là sans embarras, et que la cavité utérine fût vraiment bien spacieuse pour qu'on rencontrât, flottant *dans son fond et à droite,* la tête du produit de la conception, et qu'avec tout cela on pût pratiquer la version et les autres manœuvres sans la moindre peine.

On conçoit aisément qu'un ovule, en se développant dans la portion de la trompe qui pénètre dans la substance de l'utérus, puisse pénétrer dans la cavité de ce dernier, mais doit-on pour cela faire une division et établir une variété? En bonne logique il n'y a qu'une grossesse tubaire, pouvant se terminer bien ou mal ou donner lieu à la chute d'une partie du fœtus dans la cavité utérine, et si, par ce seul fait, on se croit en droit de créer une espèce à part, pourquoi ne ferait-on pas de même pour le cas où, dans la grossesse interstitielle, le kyste s'arrêterait et s'implanterait du côté de la cavité de l'utérus, et pourquoi aussi ne la distinguerait-on pas du cas où le même kyste approcherait de la surface du péritoine?

NEUVIÈME ESPÈCE. *Grossesse utéro-tubo-abdominale.* — On a voulu classer sous ce nom la grossesse où le fœtus était contenu dans la cavité abdominale; le cordon ombilical pénétrerait dans le canal tubaire et viendrait se terminer sur le placenta qui serait lui-même inséré dans la surface interne de l'organe gestateur.

Les quelques faits qui s'observent sont tellement incompréhensibles que beaucoup d'accoucheurs ont avec raison contesté l'existence de cette variété. Il est bien des phénomènes de la nature, il est vrai, qui échappent à notre explication, et celui de la grossesse dont il s'agit est probablement de ce nombre; mais comment est-il possible de concilier les connaissances que nous avons au sujet du développement de l'œuf avec le mécanisme de cette espèce de grossesse? Les notions acquises seraient donc inexactes? Puisque nous ne pouvons expliquer cette variété de grossesse d'une manière rationnelle et que notre intelligence ne peut la saisir, nous n'avons donc pas le courage de l'accepter, bien que quelques-uns aient voulu regarder comme prouvée l'existence d'un pareil fait par un très-petit nombre d'observations.

Voici une de ces observations que nous rapportons en peu de mots. Le chirurgien Patuna, appelé auprès d'une femme qui était en travail d'accouchement et prise d'hémorrhagie, l'ayant trouvée morte lorsqu'il arriva, eut à pratiquer sur elle l'opération césarienne. L'incision de la paroi du ventre était à peine faite qu'il se montra un fœtus ayant le dos tourné en avant, et l'extrémité céphalique en rapport avec le diaphragme. Tout bien examiné, Patuna observa que le cordon ombilical pénétrait dans la trompe droite à 2 centimètres de distance de l'utérus. Cette portion du canal tubaire présentait plus de volume que l'autre qui allait à l'ovaire, ce qui lui fit penser que le cordon devait se rendre par la première jusqu'à l'utérus. Le volume de cet organe dépassait celui d'une main fermée et sa forme était naturelle. On n'y voyait aucune déchirure ni cicatrice. La trompe, après avoir été divisée depuis le point dans lequel le cordon la pénétrait jusqu'à l'organe gestateur, ne laissa rien voir de particulier que son adhérence avec celui-là dans l'endroit où il l'avait perforée. Le placenta était dans l'intérieur de l'utérus et son adhérence avait lieu sur le fond de l'organe un peu à droite.

L'analyse de cette observation nous montre qu'il ne s'agissait très-probablement que d'une grossesse tubo-utérine interstitielle, dont le kyste s'était déchiré au commencement de son développement, l'embryon ayant pu par des causes spéciales vivre et grandir dans la cavité périto-néale. En tout cas, l'excessive petitesse de l'ouverture qui existait dans le conduit tubaire et sa réunion d'autre part à la circonférence du cordon devaient être évidemment un grand obstacle à l'entrée de la vésicule allantoïdienne et à la formation par celle-ci du placenta dans la cavité utérine.

L'observation consignée dans une gazette anglaise, *Medical inquiries by a society of physicians of London*, et relevée par Moreau dans son mé-moire sur les grossesses extra-utérines, ne prouve pas davantage l'exis-tence d'une grossesse utéro-tubo-abdominale.

C'est donc une grossesse que notre raison et nos lumières ne peuvent admettre d'aucune manière.

DIXIÈME ESPÈCE. *Grossesse abdominale.* — Dans l'espèce, l'ovule, en se détachant de sa vésicule, peut tomber sur une partie quelconque des organes contenus dans la concavité péritonéale et se développer là sans conserver néanmoins des rapports immédiats avec les organes générateurs.

Les observations sur la grossesse abdominale abondent dans la science, et quand on pense au procédé par lequel passe l'ovule et à la série de phénomènes qui ont lieu pour que celui-ci arrive jusque dans l'utérus, on est surpris de ne pas voir se renouveler plus fréquemment cette espèce de grossesse; ce qui tient peut-être, d'après Bianchi, à ce que l'ovule, en tombant dans la cavité péritonéale, subit une destruction avant de pouvoir se fixer sur un point, ou bien, selon l'opinion de quel-ques accoucheurs, à ce que le péritoine ne peut fournir les conditions voulues pour son développement. Quoi qu'il en soit, il est sûr que ce développement peut quelquefois avoir lieu et donner en résultat la gros-sesse abdominale, ainsi qu'en font foi plusieurs observations, entre autres une que Lesouef présenta à la Société anatomique en 1862, avec les pièces pathologiques d'un cas bien évident. Le kyste fœtal occupait la zone ombilicale et quelque peu le flanc gauche, et était largement déchiré à la partie postérieure : c'est par cette rupture que le fœtus était passé et tombé dans l'abdomen.

Dezeimeris a divisé cette variété en grossesse primitive et en grossesse secondaire. La grossesse abdominale primitive existe lorsque l'ovule se développe sur un point de la cavité péritonéale, et la secondaire lorsque l'ovule ayant grandi dans un autre endroit hors de cette cavité, vient se retrouver là. Cazeaux s'élève avec toute raison contre une pareille division, car pour lui la grossesse abdominale secondaire de Dezeimeris n'est tout bonnement qu'une grossesse ovarique tubaire ou interstitielle qui s'est terminée par la rupture du kyste primitif; or la présence du fœtus dans la cavité abdominale ne suffit pas pour constituer une distinction, et si cela était, pour être conséquent, on devrait également donner le même nom à la grossesse où le fœtus ayant pris naissance et s'étant formé dans l'utérus, aurait passé dans la cavité péritonéale par suite d'un déchirement des parois de l'organe, ce qui serait inadmissible.

De tout ce que nous avons dit au sujet des grossesses extra-utérines il ressort qu'il n'y a vraiment que six variétés à désigner comme il suit :

1° Ovarique, 2° sous-péritonéo-pelvienne, 3° tubo-ovarique, 4° tubaire, 5° utéro-interstitielle, 6° abdominale.

Les variétés tubo-abdominale, utéro-tubaire, tubo-utéro-interstitielle peuvent être confondues dans la variété de la grossesse tubaire, puisqu'elles ne s'en distinguent par aucun caractère spécial.

Passons maintenant à l'anatomie pathologique de ces différentes grossesses.

ARTICLE PREMIER.

ANATOMIE PATHOLOGIQUE.

A la dissection de l'œuf résultant d'une grossesse extra-utérine, on remarque qu'il est entièrement enveloppé par l'amnios et le chorion, et ces deux membranes à leur tour par une autre que l'on a regardée comme analogue à la caduque dans la grossesse ordinaire.

Cependant à l'Académie de médecine de Paris, quelques membres ont voulu soutenir que le chorion n'existait pas. Cette proposition hasardée fut, après discussion, réfutée comme de juste, puisqu'il ne pouvait pas y avoir d'allantoïde sans chorion, lequel alors était supposé être le résultat de l'expansion de celle-là; de même l'absence de l'allantoïde impliquait celle du placenta, à défaut duquel le développement embryonnaire n'était pas possible.

Les recherches modernes de M. Joulin ont montré définitivement que le chorion est constitué par le feuillet séreux du blastoderme, et que l'allantoïde, en s'étendant sur la surface interne de cette membrane, se transformait en placenta à la portion touchant à l'utérus et formait sur le reste, qui était à la face externe de l'amnios, un tissu vasculaire nommé *magma réticulé*.

De cette manière il est établi que le chorion ne vient pas de l'allantoïde; mais un point qui n'est pas encore bien éclairci, c'est s'il existe ou non dans les grossesses extra-utérines comme partie intégrante du kyste. De même que la membrane vitelline formant le premier chorion disparaît lorsque le feuillet séreux du blastoderme se couvre de dans l'irritation du rectum et de la vessie, et dans différents troubles digestifs et intellectuels.

Lorsque la chute de la matrice a lieu, la tête du fœtus, jusqu'alors située au niveau du détroit supérieur ou à sa proximité, descend, comme on l'a vu, jusqu'à l'excavation du bassin et atteint même parfois le plancher du canal pelvien où elle repose. Les organes contenus dans le bassin sont ainsi plus ou moins comprimés, et il s'ensuit une irritabilité qui réveille leur action fonctionnelle. Alors les besoins d'uriner et d'évacuer sont incessants et ne se réalisent pas toujours aisément, bien qu'il y ait des matières excrémentitielles ou des urines à évacuer; mais elles sont retenues par la compression que la tête fœtale a exercée, et même il n'est pas impossible qu'il survienne des incommodités telles que le ténesme vésical, la dysurie ou strangurie. D'autres fois les vaisseaux sanguins arrivent à être affectés, les veines hémorrhoïdales s'engorgent, il se forme des concrétions autour de l'anus, et les extrémités inférieures s'œdématient plus ou moins. Hâtons-nous d'avouer cependant que ces phénomènes n'ont de valeur pratique que dans des cas très-spéciaux et ne sont pas des signes caractéristiques de l'approche du travail. Quelques femmes, d'après notre observation, sont invariablement prises, dans les derniers jours de la gestation, de fréquentes envies d'uriner, de ténesme vésical et de gonflement des vaisseaux hémorrhoïdaux; et, dans d'autres cas, ces mêmes phénomènes se sont montrés longtemps avant le terme de la grossesse. Les nausées et les vomissements sont les incommodités les plus fréquentes, et le premier signe révélateur d'un travail qui est près de se déclarer; selon Ramsbotham, on doit y voir l'expression ou l'effet de la dilatation du col de l'utérus. Nous avouons que nous n'avons pas jusqu'ici trouvé le moindre rapport entre les deux phénomènes : aussi nous semble-t-il que les vomissements sont le résultat simple d'une action réflexe propagée de l'utérus sur l'estomac par l'intermédiaire de la moelle épinière.

Indépendamment des phénomènes indiqués, il est des signes particuliers aux facultés morales et sensoriales qui sont l'annonce d'un accouchement imminent. Presque tous les accoucheurs ont avancé qu'en général, à l'approche du travail, les femmes sont tristes, abattues, craintives et offrent l'expression d'une grande souffrance. Nous nous rangeons en partie à cette opinion : en effet, il suffit de s'arrêter un instant sur les signes qui se manifestent dans ces conditions pour être persuadé que la femme ne peut jamais être indifférente à de tels maux et aux incertitudes d'un acte plus ou moins délicat et dangereux, quelque émoussé que soit son sentiment et quelque grand que soit son désir de voir le fruit de son amour; mais il faut ajouter que les multipares sont plus sujettes à la crainte, et que les primipares, dès qu'il n'y a pas de souffrance physique ni d'exaltation nerveuse, restent calmes et pleines des plus riantes espérances.

§ 2.—Des signes qui indiquent la manifestation du travail de l'accouchement.

Les signes ou phénomènes qui indiquent le travail d'enfantement sont nombreux, mais comme ils suivent un ordre généralement assez régulier, on a songé à les réunir en groupes, à établir divers temps dans le travail, suivant le progrès qui se faisait. Chaque accoucheur ou du moins une grande partie d'entre eux ont admis une classification spéciale, divisant le travail tantôt en quatre, cinq, ou six temps. Quand on étudie l'accouchement, on observe que le travail a pour effet d'expulser le fœtus et l'arrière-faix, tout cela ayant été précédé de la dilatation de l'utérus. De cette manière nous pouvons, avec Denman et Desormeaux, diviser le travail de l'accouchement en trois périodes qui sont : le temps de la dilatation, le temps de l'expulsion fœtale et le temps de l'expulsion des placentas. Cette division, que tous les accoucheurs modernes, excepté Tyler Smith, ont adoptée, nous paraît trop rigoureuse et trop simple; mais, ainsi que Burns l'a fait, nous décrirons seulement les deux premiers temps, en réservant le troisième pour la délivrance proprement dite.

Premier temps. — Lorsque l'accouchement se déclare, la femme accuse des douleurs qui partent ordinairement des lombes et s'étendent aux pubis ou à la partie supérieure des cuisses. Au moment de la douleur, qui est de courte durée, l'utérus est dur, arrondi, et s'avance sur la ligne médiane. Si la femme est primipare, le col peut se trouver entr'ouvert dès les premières douleurs, et si elle est multipare, le bourrelet qui existait à cette partie s'efface généralement, en sorte que dans les deux cas le doigt peut être porté jusqu'aux membranes du fœtus. Le canal vulvo-vaginal est tout humide et donne issue à une quantité de mucosités qui tantôt sont simples et tantôt marquées de stries de sang. Tous ces phénomènes poursuivent peu à peu leur marche : les contractions utérines sont plus fréquentes et durent davantage; les lèvres du col au même instant de la contraction se tendent, se durcissent, deviennent plus minces et se rapprochent, mais dans l'intervalle elles sont molles, flasques et plus ouvertes qu'elles ne l'étaient d'abord; les membranes de l'œuf se relèvent, s'introduisent dans l'espace dilaté, et forment le plus souvent une poche ou une bourse qui se remplit de liquide et s'accroît à mesure que la dilatation augmente. Dans le moment des contractions il y a une grande pesanteur au périnée, quelquefois un léger frisson, la peau se colore, le pouls est tantôt dans l'état normal, tantôt dur et fréquent. Dans quelques cas, les nausées et les vomissements se déclarent, la bouche se sèche et la soif est plus ou moins intense. L'esprit est inquiet, irascible, et se tourmente pour le résultat du travail et la fin qu'il peut avoir. Dans l'intervalle des douleurs, ces phénomènes cessent en grande partie, le pouls redevient naturel, les nausées s'arrêtent et la peau reprend sa température primitive. Cependant de nouvelles contractions apparaissent, et le col, cédant peu à peu, s'allonge au bout d'un temps plus ou moins long, et est assez dilaté pour former avec le vagin un canal continu jusqu'à la cavité utérine. Durant cette période du travail, quand la femme n'a pas pris le lit et qu'elle marche dans la maison, elle cherche, au moment de la contraction, un meuble quelconque pour s'y appuyer, jusqu'à ceque la douleur ait diminué ou cessé tout à fait, ou bien, si elle est en conversation, elle interrompt brusquement la phrase et accuse une souffrance plus ou moins profonde. A mesure que la dilatation progresse, ces douleurs deviennent plus fortes, quelquefois il survient une horripilation ou frisson semblable à celui qui commence un accès de fièvre intermittente.

Second temps. — Une fois le col parvenu à sa complète dilatation, les contractions redoublent dans tous les sens et causent des douleurs plus intenses, l'agitation de la femme est plus grande, sa physionomie s'anime, ses yeux sont injectés et brillants : c'est parce qu'alors elle joint ess efforts à ceux de la nature pour mettre en action les muscles abdominaux. Quelquefois, en dépit de la fréquence et de l'intensité des douleurs, la femme, accablée par le travail, se laisse aller à un léger sommeil réparateur que l'on doit se garder de troubler.

Les contractions continuant, la poche des eaux de plus en plus volumineuse se rompt enfin, et il s'en échappe une quantité plus ou moins considérable de liquide. La tête, si c'est elle qui se présente, se rapproche aussitôt du col de l'utérus, s'introduit dans sa cavité et forme une espèce de bouchon qui s'oppose à la sortie du reste du liquide amniotique. Par le vide qui s'est ainsi fait dans l'organe gestateur, celui-ci demeure engourdi pendant quelques instants, mais les contractions ne tardent pas à revenir avec plus d'énergie et se succèdent alors sans intervalle. La femme sent quelquefois dans ce moment un tremblement général, et, cherchant instinctivement à aider l'utérus dans son action, elle saisit avec la main tout ce qu'elle rencontre et tâche avec les pieds de se faire un point d'appui; ensuite elle fait une profonde inspiration et contracte ainsi synergiquement les muscles du ventre et de tout le corps; sa face devenue toute rouge, ses yeux injectés et la circulation précipitée simulent, comme l'a bien dit le professeur Velpeau, les symptômes d'une vraie congestion cérébrale. Quand la contraction et la douleur cessent, tous ces phénomènes disparaissent également pour reparaître quelques instants après. Au retour de chaque contraction, il s'écoule une petite quantité de liquide amniotique; mais, aussitôt après, la partie du fœtus qui se présente, en fermant l'ouverture du col, met empêchement à la sortie des eaux, qui a lieu de nouveau lorsque la contraction finit, et le col retourne alors vers la cavité de l'utérus.

Au bout d'un temps variable, suivant que l'action utérine est énergique et l'espace offert par le bassin plus ou moins grand, la femme éprouve plus ou moins de douleur, et la partie qui se présente, poussée dans la direction de l'axe du canal pelvien, franchit le col de l'utérus, pénètre peu à peu dans le vagin et provoque, par la compression du rectum et du col de la vessie, des envies d'évacuer et d'uriner; puis elle parvient au détroit inférieur, repousse le coccyx un peu en arrière, fait baisser l'anus et saillir graduellement le périnée, de manière qu'elle distend et entr'ouvre les grandes lèvres. Si cependant la contraction utérine s'arrête, la tête se retire, le périnée revient sur lui-même et la vulve se ferme. Sous l'influence de nouvelles contractions, le périnée se distend de nouveau, la vulve s'ouvre, la tête se montre, et ainsi successivement jusqu'à ce qu'enfin cette partie, approchant des bosses pariétales des tubérosités ischiatiques, vainque la résistance et soit expulsée. Au moment où la tête franchit l'anneau vulvaire, la femme éprouve une souffrance atroce, dans laquelle, suivant Velpeau, il y a deux douleurs de violence inégale, pour lesquelles il semble que la nature ait réuni tout son pouvoir musculaire. La tête une fois dehors, la femme se sent soulagée, mais il faut encore de nouvelles contractions pour l'expulsion du reste du corps, après quoi se termine le second temps du travail parturitif.

Dans le cours de la description que nous venons de faire, il a été question de divers phénomènes qui requièrent une connaissance plus ample, vu leur importance pratique. Nous mentionnerons : 1° la contraction utérine; 2° la douleur; 3° la dilatation du col; 4° la formation de la poche des eaux, le déchirement des membranes et la sortie du liquide amniotique.

A. — **De la contraction utérine.** — La contraction utérine est un phénomène qui se révèle par la constriction de l'organe gestateur sur le corps qui est renfermé dans son intérieur.

Confondue avec la douleur qui sert souvent à en indiquer le caractère, l'intensité et l'énergie, la contraction de l'utérus, bien qu'étant la plupart du temps accompagnée d'exaltation de sensibilité, ne constitue pas moins un phénomène bien distinct, et dès lors elle mérite une description particulière.

Se développant aussitôt après la déclaration du travail, la contraction, loin d'être continue, ne se manifeste que de temps en temps et à des intervalles qui ne se rapportent pas absolument les uns avec les autres. Lente au début de l'accouchement, la contraction utérine se répète avec plus de fréquence lorsque le travail avance, et devient à la fin permanente dans son activité.

Il est de fait que lorsque la contraction utérine se déclare, on sent, dans le premier cas, par le toucher et en même temps en mettant la main sur le ventre, que l'utérus descend un peu dans l'excavation pelvienne, tandis que, dans le second cas, on sent l'organe gestateur se rétracter tellement, qu'au lieu de la tumeur flexible qu'il constituait, il offre sous la main une tumeur dont la densité et la dureté ressemblent à celles d'un corps fibreux, résistant et compact.

Non soumise à la volonté, la contraction utérine peut être très-intense

et prolongée chez quelques individus, peu forte et. presque passagère
chez d'autres.

Sous la dépendance de l'action des nerfs de la vie organique, les contractions peuvent se supprimer par une cause physique ou morale quelconque qui, par son action, interromprait ou modifierait l'influence nerveuse. C'est ainsi que quelquefois l'on voit les contractions utérines
s'arrêter tout à coup dans leur marche régulière, par suite d'un ébranlement moral ou d'une autre cause analogue. Le professeur Velpeau
nous apprend que l'entrée inattendue, dans la salle où était la femme en
couches, des élèves qui fréquentaient la clinique, avait en maints cas
empêché les contractions utérines, lors du travail de l'accouchement. Il
n'y a pas d'accoucheur qui n'ait observé que les contractions ont cessé
au moment où son assistance ayant été réclamée, il entre dans la pièce
ou dans l'endroit où la femme est en travail d'enfantement. La suspension, dans tous ces cas, est néanmoins momentanée, car l'influence du
sentiment moral produite par la présence du praticien une fois passée,
les choses reprennent leur cours régulier.

On s'est demandé quelles étaient les causes en vertu desquelles la
contraction utérine présentait le caractère intermittent. Quelques auteurs,
au nombre desquels on compte Velpeau et Cazeaux, ayant vu une analogie évidente entre le fonctionnement de l'utérus et celui d'autres organes de l'économie, disent que les contractions utérines ne sont pas
soumises à d'autres causes que celle en vertu de laquelle se produit une
intermittence dans les fonctions du cœur ou de tout autre organe musculaire. De même qu'il est nécessaire ici que l'organe prenne un certain
repos pour acquérir l'énergie voulue et entrer de nouveau en action, de
même aussi il faut, après l'épuisement résultant d'une contraction, que
l'organe gestateur ait un moment d'arrêt pour soutenir son activité. Cela
peut expliquer le phénomène en lui-même, mais non la cause à laquelle
il est soumis, et en attendant d'être quelque jour éclairé sur les faits,
nous avouons que jusqu'à présent on ignore la véritable origine de l'intermittence de la contraction utérine.

Entrant dans la question des effets produits par l'action contractile de
l'utérus sur la circulation chez la femme en couches, nous citerons les
observations que Hall a présentées, par suite des recherches auxquelles il
s'est livré dans le but louable de reconnaître les moindres particularités
qui accompagnent les contractions utérines. Il en résulte que la circulation maternelle devenait plus active sous cette influence et augmentait
graduellement de force à proportion que la contraction de l'utérus se
déclarait et prenait un caractère plus intense, et qu'au contraire elle diminuait d'activité à l'instant où la contraction s'affaiblissait et était plus
courte. De la sorte, si pendant la parturition les contractions sont régulières, les pulsations s'accroissent successivement jusqu'à les faire arriver
à leur maximum d'intensité, mais ensuite, lorsque les contractions
se révèlent moins fortement, elles diminuent; de cette manière, par le

caractère des battements on peut mesurer le degré, la nature, l'intensité et la régularité des contractions utérines.

Les remarques de cet auteur sont sans doute intéressantes sous plusieurs points de vue, mais malgré tout on ne sait si ces variations du
pouls se trouvent sous la dépendance des contractions utérines ou bien
du travail parturitif. La femme en travail d'enfant est plus ou moins
animée ou agitée, suivant la période de la parturition et son temps de
durée, et bien que dans ces circonstances les contractions soient faibles
et reviennent par intervalles éloignés et avec une certaine faiblesse, la circulation ne cesse pas pour cela d'être plus active, et même il n'est pas
rare qu'il se déclare un mouvement fébrile d'une certaine intensité.

Les observations de M. Hall ont conséquemment besoin, selon nous,
d'études nouvelles et plus approfondies que celles qui ont été faites jusqu'à ce jour.

B. — **De la douleur.** — La douleur, ce résultat immédiat et prompt
d'une impression défavorable reçue par une partie vivante quelconque
de notre corps, est un phénomène complexe dans ses manifestations, mais
qui est toujours marqué par une exaltation de sensibilité.

Vrai apanage des êtres vivants, la douleur se produit sous l'influence
d'une foule de causes et de l'acte fonctionnel qui est caractérisé par la
parturition.

Bien qu'elle soit un phénomène concomitant des contractions utérines,
la douleur peut, tout en ne se déclarant pas dans quelques circonstances,
ne pas s'opposer néanmoins à la marche et à l'arrivée à terme de l'accouchement.

Tout accessoire qu'elle est dans le grand acte de la parturition, la
douleur de la maternité se présente, comme la contraction utérine, sous
le type intermittent, et est plus ou moins fréquente et intense selon la
période de l'accouchement, la susceptibilité de la femme et bien d'autres
circonstances qui ne sont pas toujours en rapport avec les caractères
physiques ou les forces de celle-ci. Elle est peu prononcée ou nulle
quelquefois chez une femme forte et robuste, et d'autres fois intense
chez un sujet faible et lymphatique, et dans le plus grand nombre de
cas elle devient progressivement d'autant plus intense que l'acte de la
parturition avance vers sa fin. Les accoucheurs ont, à cause de cela, divisé
les douleurs de la maternité en quatre classes : *douleurs préliminaires,
préparatoires, expultrices* et *térébrantes* ou *atroces.* Les premières commencent avec le travail, les secondes se manifestent quand l'orifice du
col commence à se dilater, les troisièmes surviennent quand le fœtus
franchit l'ouverture vulvaire, et les dernières se manifestent au moment
de l'expulsion de la partie présentée.

Les *douleurs préliminaires,* signalées à peine par de légers picotements
ou par une exaltation insignifiante de sensibilité, précèdent quelquefois
de plusieurs jours l'accouchement et se fixent, à toute époque, dans la

région ombilicale; dans ces cas, la femme éprouve un frémissement ou une sorte de frisson qui la quitte dès que les douleurs cessent. La durée de ces douleurs n'est pas longue, et au moment où le travail se déclare elles sont remplacées par les douleurs préparatoires.

Les *douleurs préparatoires*, plus marquées que les autres, n'ont pas le même degré d'intensité pendant toute leur durée. D'un caractère peu aigu au début de la dilatation du col, elles se ravivent peu à peu et deviennent plus fréquentes, au point que la femme a de la peine à les supporter. Elles sont senties dans la direction d'une ligne se portant de la région ombilicale au centre du détroit et même à la face antérieure du sacrum. Les douleurs préparatoires sont, comme toutes les autres douleurs de la maternité, accompagnées de la contraction utérine et d'un gémissement ou cri commun; mais elles offrent cela de particulier que, pendant la période de leur apparition, la femme, surtout la primipare, est assez souvent sous le coup d'idées sinistres, ou éprouve un dérangement dans ses facultés intellectuelles. Son état lui inspire de l'inquiétude, elle commence à divaguer, et répète à tout moment que l'accouchement n'aura pas lieu. Si l'accoucheur n'observe pas d'irrégularité dans la marche du travail, il ne doit pas s'effrayer de ces phénomènes qui cessent aussitôt que le temps des douleurs préparatoires est passé.

Les *douleurs expultrices*, ainsi nommées par Barbout, parce qu'elles se manifestent pendant l'expulsion de la première partie du fœtus qui s'est présentée, s'accusent dans les mêmes points à peu près que les douleurs précédentes, mais plus fortement, avec plus d'intensité, de durée, et plus espacées. Pendant leur manifestation, la femme, qui jusque-là n'avait pris aucune part active à l'accouchement, est entraînée à participer au travail et à aider l'utérus par ses efforts, elle fait à chaque instant une forte inspiration, affermit la base de la poitrine et contracte fortement les muscles abdominaux. La douleur, dans ce moment, se traduit par un gémissement étouffé et presque sourd. Ensuite le fœtus franchit l'orifice vulvaire, et alors apparaissent des douleurs d'un autre caractère.

Les *douleurs térébrantes* consistent en une violente sensation à peu près comme celle qu'on peut s'imaginer si l'on voulait disjoindre ou rompre violemment les articulations du bassin et en concasser les parties; elle est annoncée par un cri suffoquant, mais qui dure peu.

Quand la douleur préparante ou préliminaire surprend la femme assise pendant la première partie du travail, sa face devient aussitôt colorée, elle se courbe et s'interrompt subitement dans sa conversation, et lorsque la femme est debout, elle marche dans la chambre avec les mains appuyées sur les reins, et au moment de la douleur elle se cramponne aux meubles, reste quelques instants le tronc fléchi sur la partie antérieure du bassin, puis abandonne cette attitude pour revenir au premier état. Elle cherche par là instinctivement à éviter ou à modérer la douleur, et en effet le changement déterminé ainsi dans la direction générale de l'organe la soulage en quelque sorte.

Les douleurs préparantes étant à leur fin, la femme sent la nécessité de chercher le lit ou le lieu où l'accouchement doit se faire.

Les douleurs peuvent changer de direction et se fixer ainsi quelquefois sur la région lombaire, à la jonction du sacrum avec la colonne vertébrale; dans ce point-là, elles incommodent extraordinairement et sont souvent l'indice d'un retard dans le travail, car dans ce cas les contractions utérines n'ont pas une direction régulière.

Les douleurs de reins qui se développent dès le début du travail, et plus fréquemment quand la dilatation du col a commencé, sont dues, suivant madame Lachapelle, à une grande roideur de l'orifice externe du col, et suivant le professeur Velpeau, à l'obliquité antérieure de l'utérus. Cette dernière cause nous paraît plus plausible; dans ce cas, on sait que la contraction devant se diriger du corps au col de l'organe gestateur, elle se brise une fois arrivée au promontoire sacré, car la direction de l'axe de l'utérus n'est plus la même.

Quoi qu'il en soit, les douleurs lombaires, considérées comme signe d'une marche irrégulière du travail, ont été combattues par différents moyens, entre autres les lavements opiacés et émollients, et la saignée; mais le plus sûr et le plus propre à les faire diminuer, pour nous, et qui tend à appuyer encore l'opinion que nous avons sur la cause de ces douleurs, est de soutenir la taille de la femme à l'aide du bras ou d'un drap.

Des jugements différents ont été portés à l'égard des causes spéciales auxquelles tiennent les douleurs de la maternité pendant la contraction utérine, et l'on ne s'est pas entendu relativement à leur origine ou à leur siége.

La lecture des ouvrages des anciens accoucheurs tels que Stein, Levret et autres, démontre que la douleur, pour eux, dépendait de la résistance offerte, pendant la contraction, par l'organe gestateur, au passage du produit de la conception.

Madame Boivin a révoqué en doute une semblable assertion, croyant que les douleurs qui se manifestent pendant l'enfantement sont le résultat des tractions exercées sur le col de l'utérus. C'est ce qu'avaient déjà dit auparavant Asdrubali, Hay et Bilon, mais cette opinion fut attaquée, à cause de son exclusivisme, par le professeur Velpeau : car, dit-il avec raison, s'il est vrai que le col de l'utérus jouit de plus de sensibilité parce qu'il reçoit une plus grande portion de nerfs, il est aussi hors de doute que, pendant la contraction, les douleurs se font sentir dans toute l'étendue de l'organe gestateur. Nous sommes en cela de l'avis du professeur Velpeau, mais nous ne saurions admettre avec lui que si les tractions étaient la cause unique des douleurs, celles-ci devraient cesser après la dilatation du col. Si, par ce phénomène, un plus large passage s'offrait au fœtus, l'argument contre madame Boivin serait très-fort; mais la dilatation du col n'est jamais en rapport avec le volume du corps qui doit y passer, et par conséquent cette partie est toujours sujette à une compression de celui-ci ; en outre, les contractions utérines, en produisant la dilatation, exercent encore, pour leur part, une traction sur les fibres qui entrent dans la structure du col. Qu'on ne pense pas que nous jugions l'opinion de cette accoucheuse la seule admissible, nous lui reprochons aussi d'être par trop exclusive ; mais nous pensons que les tractions qu'éprouve le col utérin de la part du fœtus, ou en vertu même des contractions utérines pendant la dilatation, peuvent encore être considérées comme cause des douleurs.

Là ne se bornent pas les opinions émises sur le sujet dont nous nous occupons. M. Girard, se basant sur les rapports qui existent entre l'utérus et les autres organes qui sont sous l'action des nerfs de la vie de nutrition, a cru que les douleurs dépendaient non pas de la contraction ni de l'organe gestateur, mais de la compression exercée par le fœtus sur les nerfs lombaires ou sacrés. Nous ne sommes pas loin d'admettre que les nerfs de l'intérieur du bassin puissent être pressés, pendant la propulsion du fœtus, au point de causer quelque douleur ; mais attribuer celle-ci exclusivement à ce fait nous paraît au moins plausible.

Dans les accouchements où les pieds ou les mains se présentent, il n'y a pas, comme l'a dit très-bien le professeur Velpeau, de compression de nerfs, et pourtant dans ce cas les femmes n'en éprouvent pas moins des douleurs assez pénibles.

M. Beau, comme M. Girard, assigne aux douleurs une place hors de l'organe gestateur, et il n'y voit d'autre cause qu'une névralgie ayant son siége dans les nerfs lombo-abdominaux. En effet, dit M. Beau, toutes les fois qu'on voudra chercher les points douloureux, on sera sûr de les rencontrer dans les parties qui correspondent à ces nerfs.

On conviendra cependant que cette névralgie ne présente pas le même degré d'intensité sur tous les points où elle peut se déclarer : ainsi tantôt c'est à la région iliaque, tantôt à la région hypogastrique et tantôt à la région vulvaire que la douleur sévit plus fortement.

Il se peut que les douleurs de la maternité résident dans les nerfs lombo-abdominaux, mais une telle opinion, nous l'avouons, n'est pas à la portée de notre compréhension ; dans tous les cas, si elle est exacte, il reste toujours à démontrer la cause qui influe sur le développement de la névralgie.

En définitive, nous croyons pouvoir rapporter les causes des douleurs de l'enfantement en partie à la compression qu'exerce dans ce moment sur la paroi de l'utérus le contenu de cet organe, et en partie, comme l'a dit madame Boivin, aux tractions que souffre le col utérin pendant la dilatation, et aussi à la compression éprouvée par les parties génitales externes, lors du passage du fœtus. Ainsi s'expliquent le caractère et l'intensité des douleurs : elles sont passagères quand elles se révèlent dans la première période et que les contractions tendent à la dilatation du col ;

elles sont plus fortes, au contraire, au moment où la partie fœtale pèse sur l'orifice du col et s'y introduit, et elles acquièrent bien plus d'accroissement encore par la grande distension qu'en franchissant l'orifice vulvaire le contenu de l'utérus exerce sur les parties voisines.

C. — De la dilatation du col de l'utérus. — Le col utérin ayant des caractères différents suivant qu'il s'agit d'une primipare ou d'une multipare, en s'approchant de la face antérieure du sacrum, après s'être considérablement raccourci, doit subir une dilatation ou s'ouvrir suffisamment pour donner passage au fœtus.

Considérée, avec toute raison, comme le plus important des phénomènes physiologiques de l'accouchement, la dilatation du col, étant subordonnée à la force, à la régularité et à l'intensité des contractions, s'opère d'autant plus rapidement que l'action de celles-ci est plus énergique, et qu'il se présente dans le centre du canal une partie fœtale résistante.

Lente et extrêmement tardive au début du travail, et plus accélérée quand celui-ci est avancé, la dilatation du col marche en général avec bien plus de lenteur chez les primipares que chez les multipares. Tandis que chez ces dernières la période de la dilatation demande, par rapport à la période de l'expulsion fœtale, un temps très-court, chez les premières la même période, par rapport à celle de l'expulsion, prend presque les trois quarts du temps qu'il faut pour la terminaison complète du travail.

Aussitôt donc que commence la dilatation, les lèvres du col de l'utérus deviennent plus minces chez la femme qui est pour la première fois enceinte que chez les autres ; mais, à mesure que le phénomène approche de son terme, elles s'épaississent et se transforment en un anneau arrondi, consistant, refoulé en avant par la partie fœtale qui s'est présentée au détroit supérieur. Le col se maintient pendant quelque temps dans cet état, puis, lorsqu'il a acquis la dilatation nécessaire pour recevoir une portion de la partie fœtale, il s'amincit de nouveau. Cette diminution d'épaisseur est moins prononcée à la lèvre antérieure qu'à la lèvre postérieure. Celle-ci est ainsi quelquefois mince comme une feuille de papier, tandis que la première se présente sous la forme d'un bourrelet épais situé derrière le pubis, entre celui-ci et la tête fœtale quand la présentation est céphalique. Il faut, dit le professeur Velpeau, pour déterminer dans ces circonstances la durée de l'accouchement, ne pas oublier de vérifier ce phénomène et d'examiner, dans tous les cas, la lèvre antérieure du col, et ensuite diagnostiquer le terme plus ou moins probable du travail de la parturition.

Sous l'influence de la dilatation, l'orifice du col prend différentes formes, suivant la situation de ce dernier par rapport au canal pelvien, et suivant bien d'autres circonstances relatives au mode de présentation fœtale, etc., etc. Ainsi, le col correspond-il au centre du bassin, l'orifice est circulaire ; dévie-t-il sur l'un des côtés ou s'élève-t-il vers la partie postérieure, la forme de l'orifice est ovalaire et même elliptique, si au lieu de la tête ce sont le tronc ou les fesses qui se présentent les premiers.

Toutefois ces conditions influent moins encore pour l'irrégularité de conformation de l'orifice, que la résistance inégale des lèvres du col.

La dilatation du col dans l'état physiologique ordinaire se manifeste sous l'action des contractions, et il n'y a pas grande divergence entre les accoucheurs au sujet de son mécanisme.

Composé pour la plus grande partie de fibres circulaires, le col est à cet égard dans des conditions opposées à celles qu'offre le corps de l'utérus, dans la composition duquel entrent principalement diverses couches de fibres obliques et longitudinales. Dès que les contractions s'établissent, ces dernières fibres devant se rétracter et agir sur le corps contenu dans la matrice, elles repoussent dehors, par ce moyen, les fibres circulaires du col, et vont en produisant ainsi peu à peu la dilatation de l'orifice de cette partie de l'organe gestateur. Dans la lutte engagée de cette manière entre les fibres du fond et du corps de l'utérus et les fibres horizontales du col, on remarque qu'en vertu de la résistance que celles-ci offraient au commencement, l'orifice s'élève et se met en contraction avec la partie qui se présente ou avec les membranes du fœtus.

La dilatation peut être menée à terme par l'action seule des contractions utérines; mais sans aucun doute elle s'accélérera davantage si la partie qui se présente est susceptible de passer dans l'orifice. Ainsi, si au début les contractions sont le principal agent de la dilatation, comme ensuite la poche des eaux se forme et l'introduction céphalique a lieu, toutes ces parties, agissant comme un coin, constitueront une des causes accessoires favorables à la rapidité de la dilatation.

Lorsque celle-ci marche seule, par l'effet des contractions, l'orifice, au moment où ces dernières se manifestent, subit une rétraction et son ouverture se fait avec lenteur ; mais aussitôt que la poche des eaux commence à se former, par la propriété que celle-ci a de résister, malgré sa compressibilité, à la rétraction de l'orifice du col, et par l'aide qu'elle prête à l'action de la contraction, la dilatation devient plus active ou plus rapide.

A la rupture de la poche, la tête, si c'est elle qui se présente, vient alors s'appliquer entre les bords de l'orifice, et jouant le même rôle, par la raison indiquée, elle doit favoriser la dilatation ou la mener à son dernier terme. C'est dans ces conditions que les lèvres du col, se trouvant entre la tête du fœtus et les parties circonvoisines, se présentent sous la forme d'un anneau épais dont la situation a été précédemment signalée.

La dilatation du col utérin offre des caractères tellement sensibles, que rien ne semble plus aisé que de la reconnaître et d'en établir ainsi le diagnostic; cependant, comme on rencontre quelquefois certaines difficultés, nous avons cru bien faire en parlant de cet objet, remplissant d'ailleurs par là une lacune qui existe dans les ouvrages des plus célèbres auteurs.

Lorsqu'un accoucheur est appelé auprès d'une femme en couches, il est rare qu'il arrive avant que le travail soit commencé et que la dilatation du col soit avancée. Si dans ces conditions on introduit le doigt par le canal vaginal, on sent, à peu de distance, une tumeur molle, flottante, s'avançant plus ou moins, qui est constituée par les membranes du fœtus, en un mot la poche des eaux. En dirigeant le doigt du centre à la circonférence de ce corps, on découvre un anneau élastique plus ou moins épais et dilaté qui représente le col de l'utérus. Si la poche des eaux est déjà rompue, il faut porter le doigt jusque dans le fond de l'un des culs-de-sac du vagin, et de là suivre par la surface externe du col jusqu'à en trouver l'orifice, par les dimensions duquel on juge du degré de dilatation. Règle générale, si c'est la tête qui se présente la première, sitôt après le déchirement de la poche des eaux, elle vient s'appliquer à l'orifice du col, de sorte qu'elle se trouve comprise dans sa circonférence et se confond avec lui; le meilleur moyen est alors de porter le doigt au centre de la tumeur qui en résulte, et de chercher l'anneau épais et élastique que forment dans ces conditions les lèvres du col.

D. — De la formation et de la rupture de la poche des eaux et de l'écoulement du liquide amniotique. — A mesure que le col utérin se dilate, il se présente entre ses lèvres une tumeur molle, flottante, de caractères variables, qui a pour nom *poche des eaux.*

Elle est formée par les membranes de l'œuf et par le liquide amniotique. D'abord située au niveau de l'orifice du col, elle se moule peu à peu à cette ouverture et descend ensuite dans l'intérieur du vagin, où elle a l'aspect d'une tumeur dont le volume et la forme sont subordonnés à certaines conditions spéciales.

Hémisphérique et aplatie quand le col offre une dilatation circulaire et que la tête se présente; allongée et ovalaire quand la dilatation est irrégulière par suite de la présentation d'une autre partie fœtale, la poche des eaux n'a jamais un volume bien notable ni une longueur considérable, à moins qu'il n'y ait une grande extensibilité des membranes ou qu'on n'ait affaire à des accouchements où la présentation n'est pas des plus favorables, ou qui, en l'étant, comporte néanmoins une complication dont il sera fait mention plus loin.

Quand on veut entrer dans la connaissance du mécanisme de la formation de la poche des eaux, la première idée qui se présente à l'esprit est que les membranes de l'œuf, dès qu'elles trouvent l'orifice du col quelque peu dilaté sous l'influence des contractions, sont distendues par le liquide qu'elles contiennent, et, poussées par le poids de celui-ci, elles deviennent pendantes et figurent la tumeur dont nous avons déjà signalé les caractères. Dans l'opinion de l'illustre Ant. Petit, pour que ce mécanisme s'établît à la formation des eaux, il fallait que les membranes de l'œuf jouissent d'une élasticité notable, ce que l'observation n'a pas confirmé. Dès lors il croit que la poche des eaux doit se former par un mécanisme tout différent, qui n'a cependant rien d'obscur ou d'incompréhensible. Sous l'influence des contractions utérines au moment où elles se manifestent, l'orifice du col subit une certaine dilatation dont l'effet se traduit par la diminution de longueur de ses lèvres ou par l'élévation du contour de son orifice. Par suite, les membranes enveloppantes du fœtus, qui jusqu'alors étaient soutenues par le col utérin, se découvrent aussitôt et apparaissent ainsi entre les lèvres de ce dernier pour constituer ce que l'on nomme la *poche des eaux* (fig. 40).

Si les membranes n'avaient pas quelque extensibilité, et ne pouvaient ainsi soutenir la colonne de liquide qui est poussée contre elles à la suite des contractions, et si la poche des eaux était formée seulement par la dénudation d'une certaine portion des membranes, son volume serait toujours petit et ne dépasserait guère le contour inférieur du col. Ainsi donc, bien que nous ne puissions admettre que les membranes enveloppantes du fœtus jouissent

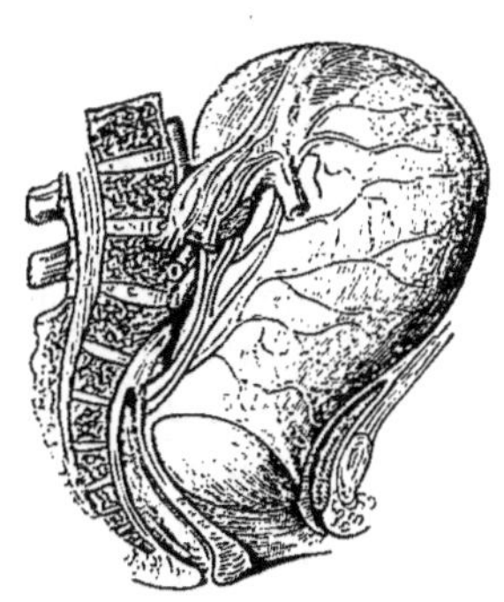

(FIG. 40.) — *Forme de la poche des eaux, la dilatation étant complète.*

d'autant d'élasticité que leur donnaient les anciens, cependant nous ne poussons pas, comme on le voit, notre conviction au point de nier absolument que cette propriété existe jusqu'à un certain point dans ces membranes.

Quand les membranes du fœtus sont dénudées par le mécanisme que nous avons indiqué, la poche des eaux est même susceptible d'acquérir, par cette extensibilité, un volume notable et des proportions très-grandes, si la partie en présentation est très-élevée et qu'entre elle et les membranes il y ait un espace pouvant permettre une accumulation considérable de liquide amniotique. On voit, d'après cela, qu'il n'est pas possible de préjuger, par la grosseur du volume de la poche, si la partie qui se présente est favorable ou défavorable; cependant, comme nous savons qu'aux présentations du crâne cette partie se rapproche presque toujours des membranes et ne laisse guère qu'un espace très-limité pour les eaux, toutes les fois que la poche a pris une forte propulsion, nous devons redouter une présentation peu favorable ou mauvaise.

La poche des eaux, peu saillante et formée au début, devient, lorsque les contractions se déclarent, tendue et résistante, augmente peu à peu et admet une plus grande quantité de liquide, jusqu'à ce qu'en perdant sa force et son extensibilité elle se rompe et livre passage aux eaux qui y étaient contenues.

La rupture n'a pas lieu indistinctement dans toutes les périodes de l'accouchement ni dans un même point des membranes fœtales. Dans le commencement du travail, comme la poche est à peine soutenue par le col et n'occupe guère qu'un espace très-réduit, la rupture n'a presque jamais lieu; mais après la dilatation complète de l'orifice, comme ce soutien lui manque, elle vient à supporter, à chaque contraction, l'impulsion du liquide amniotique, puis ne pouvant plus résister, elle se déchire dans un point qui correspond le plus souvent à l'orifice du col et donne issue aux eaux. Il faut avouer pourtant que les choses ne se passent pas toujours aussi régulièrement que nous venons de l'indiquer. Soit par défaut de résistance ou par une certaine friabilité, la poche des eaux peut quelquefois se rompre bien avant le commencement du travail, et lorsqu'à peine la dilatation du col permet l'introduction de la phalange du doigt. Dans ce cas, si la rupture se fait sur le point correspondant à la portion déjà dilatée du col, le liquide s'écoule presque entièrement au dehors, et l'accouchement ainsi se fait à sec, comme on dit vulgairement. Chailly Honoré n'y voit aucun inconvénient, cependant nous pensons que ce fait est peu favorable à l'expulsion du fœtus et qu'il retarde un peu la marche de la parturition.

Dans les cas de rupture prématurée, lors d'une présentation par la tête sans aucune complication, comme cette partie, par sa configuration, s'accommode aisément dans la cavité pelvienne, il ne s'épanche à l'extérieur que la petite portion de liquide qui est entre elle et les membranes. Mais s'il survient une complication avec une semblable présentation, ou si ce sont les fesses ou le tronc qui se présentent, à cause de leur forme, comme le canal du bassin n'est pas obturé par ces parties, le liquide est chassé presque en totalité, et l'accouchement entre dans les conditions que nous avons signalées tout à l'heure; mais alors la vie du fœtus se trouve compromise, parce que la rétraction prématurée à laquelle a été soumis l'utérus détermine sur le cordon une compression assez forte pour troubler la circulation fœtale et amener l'asphyxie.

Il est des circonstances où le déchirement de la poche, quoique hâtif, se fait dans un point si élevé, que l'écoulement se révèle à peine par un peu d'humidité dans les parties génitales ou dans le conduit du vagin. Dans ce cas, si la rupture augmente à mesure que l'accouchement s'avance, pourvu qu'elle ait lieu dans la circonférence du segment supérieur du bassin, il n'est pas rare que, lorsque le fœtus franchit l'orifice utérin, il entraîne avec lui toute cette portion des membranes dont il est coiffé. Le couronnement de la tête du fœtus, regardé par le vulgaire comme présage, pour le nouveau-né, d'un avenir riant et plein de bonheur, peut avoir lieu par un mécanisme différent, quand la terminaison de l'accouchement est déjà proche. Dans ces conditions, la poche a persisté intacte jusque-là, il arrive un moment alors où, sous l'action d'une forte contraction utérine, la tête approche de l'ouverture vulvaire du vagin, détermine une rupture circulaire dans les membranes et est chassée avec une portion de celles-ci.

Quand, après une dilatation suffisante du col, la rupture de la poche n'a pas lieu pour une cause quelconque, il y a diminution de contraction, et le travail de l'enfantement cesse tout à fait, parce qu'une masse telle que celle que présente un fœtus à terme dans des membranes intactes et contenant leurs eaux ne pourra jamais se frayer un chemin à travers le canal pelvien ou vaginal.

La science mentionne, il est vrai, beaucoup de faits relatifs à des naissances de ce genre; les fœtus étaient nés *coiffés*, suivant le langage ordinaire, mais il n'était question alors que de vrais avortements ou de fœtus d'une excessive petitesse et renfermés dans une minime quantité de liquide amniotique, ce qui n'a aucun rapport avec ce que nous venons de dire.

De tout ce qui précède on peut conclure que le temps qui s'écoule de la formation à la rupture de la poche des eaux est extrêmement variable : ainsi quelquefois ces phénomènes se manifestent en peu d'heures et d'autres fois dans un temps qui se prolonge plus ou moins.

ARTICLE III.

DES PHÉNOMÉNES MÉCANIQUES DU TRAVAIL DE L'ACCOUCHEMENT.

Avant de traiter des phénomènes mécaniques du travail, et pour rendre ceux-ci plus compréhensibles, il importe que nous entrions dans quelques considérations au sujet des présentations et des positions dont la connaissance est préalablement nécessaire.

§ 1er. — Des présentations et positions.

Dans les anciens traités de l'art obstétrical, ces mots de *présentation* et de *position* étaient pris comme synonymes et étaient confondus l'un avec l'autre. C'est seulement après les travaux de Baudelocque, de madame Lachapelle, de Nægele et de plusieurs autres, qu'on commença à distinguer ces deux expressions qui ont, en effet, deux sens bien différents. Ainsi nous donnerons le nom de *présentation* au fait brut et isolé caractérisé par la présence d'une partie importante du fœtus sur le détroit supérieur du bassin ou dans la cavité pelvienne; et celui de *position* au phénomène caractérisé par les rapports qui existent entre les divers diamètres du bassin et la partie fœtale qui se présente.

Chaque présentation se distingue donc par la partie fœtale qui apparaît au détroit supérieur, et la position, par les rapports que celle-là garde envers les diamètres du bassin; et comme le fœtus pouvait se présenter dans le détroit supérieur par plus d'une région et celle-ci se mettre en rapport avec plus d'un diamètre du bassin, Solayres, maître de Baudelocque, imagina de faire de ces présentations et positions une classification méthodique qui pût guider l'accoucheur dans le mécanisme employé par la nature pour amener l'expulsion du fœtus; mais cette classification n'était qu'ébauchée quand la mort vint ravir ce professeur à la science. Baudelocque, prenant ce travail pour point de départ, établit une division des différentes présentations et positions.

Ainsi le célèbre accoucheur de l'école de Paris, ayant divisé le fœtus en trois parties, a pris dans celles-ci diverses régions constituant chacune une présentation distincte. L'extrémité supérieure formée par la tête a été par lui divisée en deux régions, ou en *crâne* et *face*, et par conséquent en deux présentations. L'extrémité inférieure, constituée par les membres abdominaux et le pelvis, a été partagée en trois régions : les *fesses*, les *genoux* et les *pieds*, de là trois autres présentations. Le tronc a été divisé en seize régions constituant encore autant de présentations selon qu'apparaissaient au détroit supérieur l'occiput, la nuque, le dos, la région lombaire, la partie antérieure du cou, la face, la poitrine, l'abdomen, le devant du bassin, le devant des cuisses, le côté de la tête, le côté du cou, l'épaule, le côté de la poitrine, le côté des lombes, les hanches, etc.

Baudelocque fixa ainsi vingt et une présentations, mais il restait à établir les positions ou les rapports que ces régions conservaient à l'égard des divers diamètres du bassin. Dès lors il partagea celui-ci en deux moitiés, une antérieure, une postérieure, et, prenant l'occiput comme point de ralliement dans la présentation par le crâne, il indiqua pour celle-ci les six positions qui suivent : dans la première, la tête est en rapport avec la cavité cotyloïde gauche ; dans la seconde, avec la cavité cotyloïde droite ; dans la troisième, avec la symphyse pubienne ; dans la quatrième, avec la symphyse sacro-iliaque droite ; dans la cinquième, avec la gauche, et dans la sixième, avec l'angle sacro-vertébral.

Baudelocque, pour des causes inexpliquées, n'admettant pas que le menton, dans la présentation de la face, se mette en rapport avec les diamètres obliques extrêmes, n'a marqué dans cette présentation que quatre positions : celle où la face est en rapport avec la symphyse du pubis, ou avec l'angle sacro-vertébral, ou avec le côté droit du diamètre transverse, ou avec le gauche.

Dans la présentation par les pieds, le calcanéum étant pris comme point de ralliement, cet auteur indiqua quatre positions : dans deux, cette partie correspondait à chacune des extrémités antérieures des diamètres obliques ; dans une autre, à la symphyse pubienne, et dans la quatrième, à l'angle sacro-vertébral.

Dans les présentations des genoux, des fesses et des nombreuses régions du tronc, il indique comme points de reconnaissance, dans le premier cas, la face antérieure des tibias ; dans le second, le sacrum, et dans le troisième, la tête ; et il marque pour chacune d'elles quatre positions suivant que chacun de ces points se trouve en rapport avec les quatre extrêmes des diamètres sus-énoncés.

La classification de ce savant professeur, comportant le nombre prodigieux de 88 positions, a été jugée par ses successeurs comme inutile, fastidieuse pour l'étude, et l'on a dit que Baudelocque, en divisant le tronc et les extrémités en beaucoup de régions artificielles, a bien pu créer par là des positions fictives.

Alors d'autres praticiens songèrent à établir une division plus vraie, et bien qu'à ce sujet ils aient fait bien peu de chose, un progrès a toutefois été obtenu par les travaux de Gardien et de Capuron, car ils purent réduire à quatre les nombreuses régions dans lesquelles Baudelocque avait divisé le tronc.

Madame Lachapelle, n'ayant pas constaté dans la pratique la véracité de toutes ces classifications, qui selon elle constituaient plutôt une étude de cabinet qu'une énonciation de faits observés, se borna à diviser le fœtus en crâne, face, extrémité pelvienne et tronc, dont elle forma quatre présentations principales. Dans la présentation du crâne, elle admit, comme Baudelocque, six positions qui étaient nommées occipito-cotyloïdienne gauche et droite, occipito-sacro-iliaque droite et gauche, et enfin occipito-transverse gauche et droite, suivant que l'occiput correspondait ou se trouvait en rapport avec les extrémités des diamètres obliques et transverses. Dans la présentation par la face, le menton pris comme point de reconnaissance, elle admit à peine deux positions caractérisées par la présence du menton à droite ou à gauche du bassin et appelées alors mento-iliaque droite et gauche. Dans l'extrémité pelvienne, elle admettait quatre positions marquées par la présence des lombes à droite et à gauche, à la partie antérieure et à la partie postérieure du bassin, et nommées lombo-iliaque droite et gauche, lombo-pelvienne et lombo-sacrée. Dans le tronc, elle admit deux présentations secondaires suivant le côté qu'il offrait au détroit supérieur. La tête pouvant se trouver à droite ou à gauche du bassin, madame Lachapelle indiqua pour chacune de ces présentations deux positions appelées céphalo-iliaques droite et gauche.

Quand l'état des présentations et des positions fut ainsi réduit, il semblait qu'on ne pouvait rien désirer de plus, lorsque le professeur Nægele présenta une nouvelle classification dans laquelle on reconnut aussitôt un tel cachet de perfection qu'il n'y eut pas d'accoucheur qui ne se hâtât de l'adopter, tous les défauts de la classification de Baudelocque et l'insuffisance de celle de Lachapelle ressortaient dès lors, bien que cette dernière avouât dans son ouvrage qu'elle ne suivrait pas cette classification dans l'étude du mécanisme de l'accouchement.

Conduit par une observation plus rigoureuse que celle qui avait dirigé madame Lachapelle, le professeur Nægele, voyant que le fœtus contenu dans la matrice ne pouvait, à cause de sa configuration ovoïde, se présenter au détroit supérieur que par ses deux extrémités ou par le tronc, le divisa en trois régions et admit trois présentations capitales : la céphalique, la pelvienne et celle du tronc; mais, comme l'extrémité céphalique peut se trouver fléchie ou étendue, Nægele admit dans cette extrémité deux présentations caractérisées par la présence du crâne et de la face et désignées sous le nom de ces deux parties.

Les parties composant l'extrémité pelvienne se trouvent ou réunies ou séparées; ainsi les fesses, les genoux, les pieds, isolément ou tout en globe peuvent venir se présenter au détroit supérieur, mais comme en définitive la présentation n'est pas d'une autre nature, le professeur Nægele a réuni avec raison la série de présentations admises par Baudelocque dans l'extrémité inférieure du fœtus, et l'appela présentation de l'extrémité pelvienne. Madame Lachapelle admit deux de ces présentations, parce que le tronc a tantôt son plan latéral droit, tantôt le gauche tourné en bas.

Dans les présentations du tronc, comme nous aurons occasion de le voir, l'accouchement naturel n'est possible que lorsqu'il y a eu ou version ou évolution spontanée, et alors que le fœtus a le plan latéral gauche ou le droit tourné en bas; le mécanisme de l'accouchement ne souffre pas pour cela de modification, ce sont peut-être ces considérations qui ont porté Nægele à admettre seulement une présentation dans sa classification; mais comme, dans les cas où cette présentation a lieu, l'intervention de l'accoucheur est nécessaire, quelque bien conformé que soit le bassin, et comme il doit user de procédés différents selon que le fœtus a son plan latéral droit ou gauche en présence du détroit supérieur, les praticiens français ont conservé les deux présentations de madame Lachapelle et ont admis avec les trois précédentes deux présentations du tronc.

Ainsi l'on compte cinq présentations selon la partie qui apparaît la première au détroit abdominal : le crâne, la face, l'extrémité pelvienne, le plan latéral droit du tronc du fœtus, ou le gauche.

Chacune de ces régions se trouvant en rapport avec l'extrémité des diamètres du côté droit ou du côté gauche du bassin, le célèbre professeur de Heidelberg, après des observations, pensa alors devoir diviser le canal pelvien en deux parties latérales, et prenant comme point de ralliement l'occiput dans la présentation par le crâne, le menton dans celle de la face, le sacrum dans celle de l'extrémité pelvienne, et la tête dans celle du tronc, il admit pour chaque présentation deux positions selon que ces points se trouvent en rapport avec le côté gauche ou avec le côté droit du bassin.

Nous avons ainsi dans la présentation du crâne une première position appelée occipito-iliaque gauche et une autre nommée occipito-iliaque droite; dans la présentation de la face, une position mento-iliaque droite et une autre mento-iliaque gauche, qui est moins fréquente que la première; dans la présentation des plans latéraux droit et gauche du tronc, une première position céphalo-iliaque gauche et une autre céphalo-iliaque droite; et enfin, dans la présentation de l'extrémité pelvienne, il existe aussi deux positions, la sacro-iliaque gauche et la sacro-iliaque droite.

Quand le fœtus se présente par l'une de ces régions au centre du détroit supérieur, la présentation est dite franche; mais il faut avouer que ce fait n'a pas toujours lieu, et la pratique a démontré que la plupart de ces régions peuvent quelquefois se présenter inclinées.

Il faut, pour que la présentation du crâne soit franche, que le sommet de cette région corresponde exactement au centre de la cavité du bassin;

ainsi, comme elle est susceptible de s'incliner en avant, en arrière ou de côté, quatre variétés ont été admises dans cette présentation. La première variété, appelée *frontale*, est caractérisée par une demi-étendue de la tête et par la présence du front dans le centre du détroit supérieur. La seconde, appelé *occipitale*, est caractérisée par la flexion forcée de la tête sur la partie antérieure du fœtus et par la présence de l'occiput ou nuque dans le centre du même détroit. Les deux dernières, désignées sous le nom de *pariétales*, sont marquées par l'inclinaison de l'un ou de l'autre côté de la tête; dans ce cas, la région pariétale de la tête du fœtus se rencontre dans le détroit supérieur.

Le même nombre de variétés s'observe dans la présentation de la face; on les nomme *mento-cervicale*, *mento-frontale* et *malaires* : la première est celle dans laquelle, par suite d'une déviation, la face ne se présente pas entière dans le détroit supérieur et la région cervicale occupe le centre du canal pelvien; la seconde est caractérisée par la présence dans le centre du détroit supérieur de la face avec une partie de la région frontale; les deux dernières, nommées malaires, sont marquées par l'inclinaison et la présentation de la face dans le centre du détroit supérieur.

L'extrémité pelvienne étant susceptible de déviation, ne se présente pas toujours franchement dans le centre du détroit supérieur : ainsi tantôt elle peut offrir la région génitale, tantôt la région sacrée, et tantôt la région gauche ou droite des fesses, d'où dérivent quatre nouvelles variétés : *génitale, sacrée, iliaque droite* et *iliaque gauche*.

La présentation du tronc semble à première vue devoir comporter un grand nombre de variétés; mais, en examinant la forme de celui-ci et les circonstances particulières qui déterminent une semblable présentation, on ne trouve là encore que quatre variétés.

L'épaule est celle des régions qui, règle générale, va occuper le centre du détroit supérieur dans les présentations franches du tronc; mais elle peut se dévier, et faire place tantôt à la région cervicale, tantôt à la région cubitale, tantôt à la région dorsale et tantôt à la région abdominale. Dans la première variété, le cou va occuper le centre de la cavité du bassin; dans la seconde, le bras est appliqué sur la partie latérale du fœtus, et alors le coude occupe le détroit supérieur; dans la troisième, le fœtus s'est incliné et présente alors à ce détroit la région dorsale; dans la quatrième enfin, il y a eu une inclinaison inverse et le ventre occupe le centre du détroit supérieur.

Toutes les variétés dont il a été fait mention, n'imprimant pas de changement sensible dans le travail de l'accouchement, ne sauraient constituer autre chose que de simples anomalies des présentations.

De même que ces dernières, les positions peuvent offrir quelques variétés qu'il importe aussi de connaître.

Chacune des cinq présentations que nous avons indiquées admettent deux positions suivant que leurs points de repère sont en rapport avec la partie ou moitié latérale gauche ou droite du bassin; mais ces points se mettent tantôt en rapport avec l'extrémité antérieure du diamètre oblique, tantôt avec celle du diamètre transverse, et tantôt avec l'extrémité postérieure du diamètre oblique. On a établi pour chaque position trois variétés qui s'appellent gauche ou droite, selon la position de la partie qui se présente.

De la sorte, si dans un accouchement le crâne est venu se présenter dans le centre du détroit supérieur, et si l'occiput occupe le côté gauche du bassin et se trouve outre cela en rapport avec l'extrémité antérieure du diamètre oblique, la position qui a lieu dans ce cas est dite *occipito-iliaque gauche antérieure*. Si cette même partie correspond avec l'extrémité du diamètre transverse, la position prend le nom d'*occipito-iliaque gauche transversale*; elle prend celui d'*occipito-iliaque gauche postérieure* si elle se trouve en rapport avec l'extrémité postérieure du diamètre oblique.

Quand l'occiput est dans la seconde position, ou, en d'autres termes, tourné du côté droit, on a les mêmes variétés, et ainsi de suite pour toute position dans quelque présentation que ce soit. Le tableau ci-dessous fera saisir d'un coup d'œil l'ensemble de ces diverses positions.

1er GENRE. *Présentation du crâne.*	Occipito-iliaque gauche. — Antérieure, transverse, postérieure. — — droite. — — —	
2e GENRE. *Présentation de la face.*	Mento-iliaque droite. — — — — — gauche. — — —	
3e GENRE. *Présentation de l'extrémité du bassin.*	Sacro-iliaque gauche. — — — — — droite. — — —	
4e GENRE. *Présentation du plan latéral gauche du tronc.*	Céphalo-iliaque gauche. Céphalo-iliaque droite.	Chacune de ces positions est susceptible d'offrir les variétés marquées ci-dessus : ainsi la tête peut se trouver en rapport soit avec l'extrémité antérieure ou postérieure du diamètre oblique, soit avec l'extrémité du diamètre transverse.
5e GENRE. *Présentation du plan latéral droit du tronc.*	Céphalo-iliaque gauche. Céphalo-iliaque droite.	

§ 2. — Considérations sur les présentations et positions.

Il est étonnant qu'après la simplification apportée par les travaux de Nægele dans la classification des présentations et des positions fœtales, aucun auteur n'ait cherché à présenter une autre forme dans l'exposition des phénomènes mécaniques du travail. Quand on ouvre même un des traités modernes sur les accouchements et qu'on lit tout ce qui est écrit au sujet du mécanisme dans les diverses présentations et positions, on trouve tant de confusion dans les descriptions, que nous défions l'homme le plus favorisé de la mémoire de pouvoir, après cette lecture ou au bout de quelques jours, se rappeler assez clairement une seule de ces descriptions pour exposer le mécanisme d'une position donnée.

Il n'est rien dans l'art obstétrical qui fatigue plus l'esprit, qui rebute et qui donne plus de peine, pour très-peu de résultat, que l'étude de la description des phénomènes mécaniques du travail de l'accouchement. Cependant, si l'on réfléchit que le défaut d'une connaissance parfaite de cette partie de la science mettrait l'accoucheur dans un grand embarras, en une foule de cas où son intervention serait requise, on comprendra tout de suite l'utilité immense d'un travail qui, tout en conservant ce qu'il y a d'essentiel dans l'étude de ces phénomènes, chercherait néanmoins à abréger les nombreux détails dont ils sont surchargés, afin de les présenter sous un point de vue à la fois intelligible et facile.

Le profit à tirer d'un tel ouvrage serait non moins grand que celui que l'on a recueilli des travaux de simplification de l'illustre professeur de Heidelberg, relativement à la classification des présentations et des positions du fœtus au moment de l'accouchement.

Une des choses qui frappent le plus, dans l'étude de la description que les auteurs ont présentée des phénomènes mécaniques, c'est qu'on veut trop particulariser le mécanisme de chaque présentation et de chaque position.

Si une description analytique est exigée lors de l'observation de certains phénomènes pour la première fois, il n'en n'est pas de même quand la marche en est déjà connue et qu'après les avoir comparés, on peut se rendre parfaitement compte du rapprochement qu'ils offrent entre eux et des causes qui les déterminent.

Si donc, au lieu d'un procédé qui ne pouvait être admis et suivi que lorsque la science n'existait pas encore; si, au lieu d'une description analytique, nous faisons une description synthétique des phénomènes du mécanisme de l'accouchement, nous apercevons aussitôt, en envisageant ces phénomènes sous un seul point de vue, combien il est facile d'établir une loi générale et de poser cette proposition que *l'accouchement, quelle que soit la présentation fœtale, s'opérera absolument et toujours par le même mécanisme.*

Nous entrerons à ce sujet dans quelques considérations, et, par l'étude du mécanisme de l'accouchement dans toutes ses présentations, nous arriverons à démontrer que tous les accouchements en général sont soumis sans la moindre exception à cette loi.

Dans tout accouchement, quelle que soit la partie présentée, le mécanisme peut se décomposer en cinq temps.

Ces cinq temps n'offrent pas une marche successive et régulière, ou plutôt les mouvements du fœtus ne s'exécutent pas par succession, c'est-à-dire que l'un ne commence pas quand l'autre a fini, mais bien en même temps ou conjointement dans la majorité des cas.

Cette division n'a d'autre but que de faciliter l'étude des diverses évolutions que le fœtus exécute sous l'influence de causes toutes matérielles, pour venir au monde extérieur.

Analysons chacun de ces temps d'une manière générale :

Le premier temps, dans n'importe quel accouchement, consistera dans la diminution de la partie qui se présente.

Cette diminution se fera au moyen d'un certain nombre de procédés qui varieront suivant les présentations.

Dans tous les accouchements, le *deuxième temps* est caractérisé par *l'introduction plus ou moins considérable de la partie en présentation.*

Le *troisième temps* est marqué *par un mouvement de rotation, ou à pivot, selon Baudelocque, qui fait que la partie qui se présente se tourne de façon que, dans sa plus grande étendue, sa présentation s'opère dans le sens antéro-postérieur du bassin.*

Le *quatrième temps* est celui où a lieu *la sortie à travers l'ouverture vulvaire de la partie qui la première s'est offerte dans le détroit supérieur.*

Le *cinquième temps*, dans toute présentation, est caractérisé *par la sortie de la seconde partie fœtale précédée d'une nouvelle rotation* dont le but est, comme dans le troisième temps, d'amener la plus grande étendue de cette seconde partie dans le sens antéro-postérieur.

Somme toute, le premier temps consiste dans une diminution de la partie qui se présente ; le deuxième, dans l'introduction ou descente de cette partie ; le troisième, dans une rotation antérieure ; le quatrième, dans la sortie de la première partie fœtale ; le cinquième enfin, dans une rotation interne de la seconde partie en présentation, et externe de la première partie accompagnée de la délivrance totale du fœtus.

Ces simples remarques suffisent pour nous convaincre intimement qu'il n'est pas un seul accouchement, quelles qu'en soient la présentation et la position, dont le mode de s'effectuer ne soit parfaitement connu d'avance ; mais, pour montrer l'exactitude incontestable des principes ci-dessus énoncés, il nous faut passer en revue le mécanisme de l'accouchement dans les diverses présentations.

Mécanisme de l'accouchement dans la présentation du crâne.

Le mécanisme de l'accouchement dans la présentation du sommet peut se diviser en cinq temps : le premier consiste dans la flexion plus ou moins considérable de la tête sur la poitrine ; le deuxième, dans l'introduction ou descente de la tête ; le troisième, dans la rotation interne de l'occiput ; le quatrième, dans le redressement ou l'extension de la tête ; le cinquième enfin, dans un mouvement auquel Baudelocque a donné le nom de *mouvement de restitution*, Gerdy, celui de *mouvement de rotation extérieure*, et que nous trouvons plus exact d'appeler, avec M. Pajot, *mouvement de rotation interne du tronc et externe de la tête*, car c'est là ce qui a lieu. Ce n'est pas une chose extrêmement simple que l'exposition et l'étude de ces divers temps dans le mécanisme de l'accouchement à la présentation occipitale : aussi, pour rendre notre description méthodique et plus aisément compréhensible, nous présenterons à chaque temps trois questions à l'effet de démontrer en quoi consiste ce temps, quelles en sont les causes déterminantes et quel est le résultat qui en découle.

A. — Premier temps ou temps de flexion. — Aussitôt après que le travail est déclaré, la tête, qui touche au détroit supérieur, étant surprise par la contraction utérine, a une tendance à descendre; mais si elle rencontre un obstacle ou de la résistance des parties sur lesquelles elle est posée, elle éprouve un mouvement par suite duquel le menton vient s'appliquer fortement sur la poitrine, et la tête se recourbe autant que possible ou d'une manière outrée en avant, dans le sens de la flexion (fig. 41).

Les *causes* de cette flexion sont multiples. En premier lieu, on doit

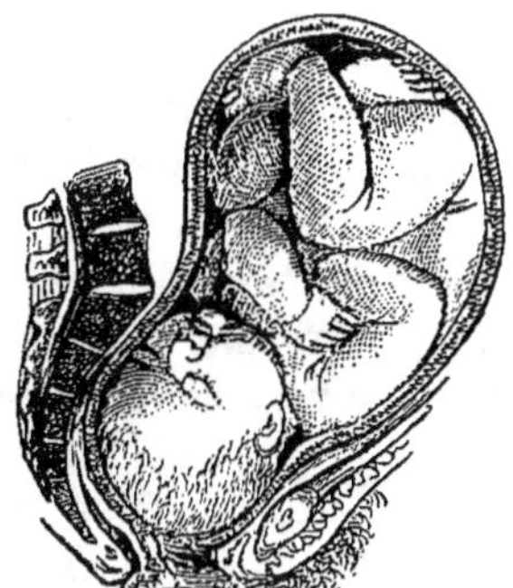

(FIG. 41.) — *Tête en position occipito-iliaque gauche antérieure.*

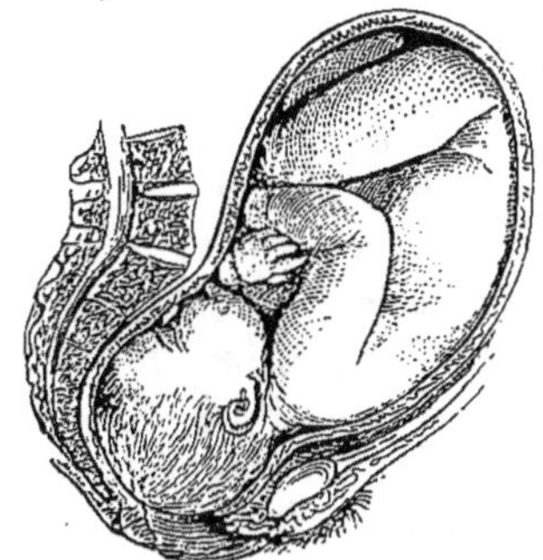

(FIG. 42.) — *Tête en position occipito-iliaque gauche antérieure, mais plus fortement fléchie.*

considérer l'attitude en demi-flexion du fœtus dans la matrice; en second lieu, le mode d'articulation de la colonne vertébrale avec la tête, qui fait que la partie antérieure offre une pesanteur plus grande que la portion postérieure. Ajoutons à cela la résistance que la tête éprouve dans le détroit supérieur et dans l'orifice de l'utérus qu'elle tend à franchir, et la contraction utérine qui, étant transmise par le rachis, refoule la tête contre ces parties et la contraint ainsi à se recourber. En vertu de ce mouvement de flexion, on obtient comme *résultat :* 1° la transformation d'une tige mobile ou flexible en corps ou tige solide et résistante, dont l'introduction est rendue facile par l'action des contractions utérines ; 2° le remplacement d'une partie volumineuse par une autre de moindre volume.

La tête se présente primitivement au centre du détroit supérieur, dans le sens du diamètre occipito-frontal, qui a 11 centimètres; mais, après le mouvement de flexion, ce dernier est substitué par le diamètre sous-occipito-bregmatique, dont l'étendue est de 9 centimètres.

Ainsi l'effet de la *flexion est de diminuer le volume de la partie en présentation*, donc la première proposition que nous avons établie est exacte.

B. — Second temps ou temps de progression, d'introduction ou de descente de la tête. — Ce temps consiste dans un mouvement de progression en vertu duquel la tête s'engage plus ou moins profondément dans l'excavation du bassin et parvient au détroit inférieur.

Les *causes* de cette descente céphalique existent d'une part dans les contractions utérines, et d'autre part dans l'exacte proportion ou rapport qui s'établit, à la suite de la flexion, entre le volume de la partie qui se présente et le conduit qu'elle doit parcourir.

Le *résultat* de ce temps est de porter et de placer la tête plus ou moins près de l'ouverture qu'elle doit franchir.

C. — Troisième temps ou temps de rotation. — Ce temps, l'un des plus curieux et des plus importants, devra toujours être présent à l'esprit de l'accoucheur dont l'intervention sera réclamée, et il devra le consulter avant de rien entreprendre.

Il consiste dans un mouvement de rotation par suite duquel la première partie fœtale qui se présente se place de manière que sa partie la plus étendue se trouve en rapport avec l'ouverture vulvaire, avec le diamètre antéro-postérieur du bassin.

Généralement ou 98 fois sur 100, quelle que soit la position, quand la délivrance se fait par l'extrémité céphalique, l'occiput vient, en vertu de ce mouvement, occuper ou la partie antérieure ou la partie postérieure de la symphyse pubienne, et ce n'est que par une bien rare exception qu'il se tient dans la cavité du sacrum ou qu'il va s'y placer.

Baudelocque et les accoucheurs de son époque se sont bien préoccupés des causes qui pouvaient déterminer cette rotation. Le bassin a été partagé par le même auteur en deux portions, antérieure et postérieure, chacune d'elles offrant deux plans. Ainsi toutes les fois que l'occiput occupait l'aire des plans antérieurs, il disait, d'après ces accoucheurs, qu'il devait se diriger en avant et se placer derrière la symphyse du pubis, et lorsque, par contre, il se trouvait dans l'aire des plans postérieurs, qu'il devait suivre la direction de la concavité du sacrum.

Naegele, dont le nom restera lié à tout ce qu'il y a de meilleur dans l'art des accouchements, montra, dans un mémoire publié par lui en 1829, que les plans inclinés de Baudelocque n'étaient absolument pour rien relativement au mouvement en question, car dans quelque position que soit la tête fœtale, l'occiput vient toujours se placer derrière la symphyse pubienne, et cette rotation n'a presque guère lieu que quand la tête se trouve sur le plancher du bassin, et alors elle est soustraite à l'action des plans inclinés. La théorie on plutôt la supposition des anciens fut ainsi complétement détruite; cependant Nægele n'a pas donné la cause de ce phénomène ni cherché à entrer dans l'étude des conditions qui pourraient le déterminer.

Le professeur P. Dubois, confirmant à son tour l'opinion du célèbre professeur de l'école de Heidelberg, se livra avec le plus grand soin à différentes recherches dans le but de découvrir les causes qui pouvaient produire cette rotation.

Ayant observé une femme qui était morte à la suite de couches, il lui ouvrit largement le ventre et l'utérus, et, après avoir placé un fœtus dans la position oblique postérieure ou dans la position occipito-iliaque droite postérieure, il lui imprima d'énergiques pressions, et vit qu'en franchissant l'ouverture vulvaire, l'occiput avait subi un mouvement de rotation qui l'avait placé à la partie antérieure correspondant au sommet de l'arcade pubienne. Après avoir par trois fois répété l'expérience, il observa qu'à la quatrième fois le fœtus avait passé la vulve sans exécuter ce mouvement.

Prenant alors un fœtus plus volumineux que le premier, il remarqua que la rotation avait encore eu lieu, et que ce phénomène se produisait toutes les fois que le canal et les parties par où devait passer la tête n'offraient pas une extrême dilatation. Ces résultats amenèrent le professeur P. Dubois à conclure que le mouvement de rotation était déterminé par une série de causes dépendant d'une part du volume, de la forme et de la mobilité des parties qui se présentent, et d'autre part de la contraction utérine, de la capacité, de la forme, de la résistance et de la lubrifaction du canal qu'elles doivent parcourir.

M. Cazeaux, dans son excellent Traité d'accouchements, dit qu'il ne sait si pour tous les esprits l'explication et les expériences du professeur P. Dubois rendront simple et intelligible la cause du mouvement de rotation; quant à lui, il y voit plutôt un détail et une confirmation qu'une explication du fait. Dans ces conditions, il tâche de voir, selon ses propres expressions, s'il n'est pas possible de préciser plus rigoureusement l'influence des divers éléments présentés par M. P. Dubois, et émet en conséquence une théorie que nous allons rapidement apprécier.

« Lorsque la tête du fœtus, dit Cazeaux, est placée dans la position occipito-iliaque droite postérieure, l'occiput, entraîné par la contraction utérine que lui transmet le rachis, descend dans la direction de l'axe du détroit supérieur, c'est-à-dire de haut en bas et d'avant en arrière, et continue à descendre jusqu'à ce *qu'il rencontre la résistance de la partie inférieure et latérale du bassin ou des parties molles du plancher périnéal. Là il est arrêté pour peu que cette résistance soit considérable,* et alors la direction dans laquelle chemine l'occiput doit nécessairement changer. Cette résistance, en effet, peut être représentée par une force de direction perpendiculaire à la surface heurtée, et qui serait appliquée à la tête du fœtus à son point de contact avec le plan postérieur de l'excavation. Ce point de contact est *évidemment*, dans le cas qui nous occupe, la partie latérale *droite* et *postérieure* de la tête, qui vient heurter contre un des points de la paroi postérieure de l'excavation du bassin.

« La tête du fœtus ou plutôt l'extrémité occipitale de cette tête est dès lors poussée par deux forces différentes dont l'une (c'est la contraction utérine) agit sur elle de haut en bas et d'avant en arrière, *et un peu de gauche à droite*, et l'autre (c'est la force de résistance représentée par la perpendiculaire à la surface heurtée) agit sur elle d'arrière en avant et *un peu de bas en haut*.

« En composant, ajoute Cazeaux, la force née de la résistance avec celle venue de l'utérus, et transmise par le rachis dans la direction de l'axe du détroit supérieur, on obtient par le parallélogramme une diagonale ou résultante de forces qui indique la direction du mouvement qui doit avoir lieu. »

Si les faits que M. Cazeaux rapporte étaient vrais, nous n'hésiterions pas à accueillir sa théorie; mais, d'après ses propres expressions et en consultant les lois que nous enseigne la physique, il nous paraît impossible de l'accepter.

D'abord il suffit de toucher une femme pour voir *évidemment* que, contrairement à l'opinion de M. Cazeaux, c'est la partie postérieure et gauche de la tête qui heurte plus immédiatement les parties latérales droites du bassin, et que dès lors la force de résistance présentée par la perpendiculaire à la surface qui éprouvait l'obstacle doit suivre une direction un peu oblique de droite à gauche. Ensuite, si la force contractile est dirigée de haut en bas et d'avant en arrière, ces deux forces doivent se rencontrer perpendiculairement l'une sur l'autre, de sorte que leur résultante ne sera pas la diagonale d'un parallélogramme construit sur cette force comme base. Si l'on admet que ces deux forces ne soient pas perpendiculaires l'une sur l'autre, la résultante ne serait pas un demi-cercle latéral, mais bien un demi-cercle qui aurait la même direction de la face antérieure du sacrum et du plancher périnéal distendu par la tête fœtale.

Il est possible que nous nous trompions, mais toujours est-il que M. Pajot, consulté sur notre argumentation, l'a jugée admissible, et qu'il trouve qu'en définitive la théorie de Cazeaux ne saurait expliquer le phénomène du mouvement de rotation.

Somme toute, ce que le professeur P. Dubois enseigne rend compte exactement du mouvement de rotation et explique parfaitement la rapidité avec laquelle il s'exécute quelquefois, ainsi que les différences qu'il présente d'après l'endroit où il se manifeste, d'après la déformation et même d'après son manque de résistance.

Le *résultat* du troisième temps est le passage de la partie la plus étendue de l'occiput par le plus grand diamètre, ou le diamètre longitudinal de la vulve. Le diamètre antéro-postérieur de la tête se place, en outre, dans les dimensions les plus favorables au détroit inférieur.

D. — **Quatrième temps ou temps d'extension.** — C'est celui où l'occiput, conduit par suite de la rotation au-dessous de l'arcade pubienne, subit de nouveau un autre mouvement en vertu duquel le menton s'écarte de la poitrine et l'occiput se porte en arrière jusqu'à toucher la partie postérieure de la colonne vertébrale (fig. 43).

Les *causes* d'où dérive le mouvement d'extension sont les contractions utérines et le point où se dirigent ces contractions.

Dans les présentations par l'extrémité céphalique proprement dite, quelle que soit la position, dit le professeur Dubois, *l'accouchement ne peut se terminer sans que l'occiput sorte le premier*.

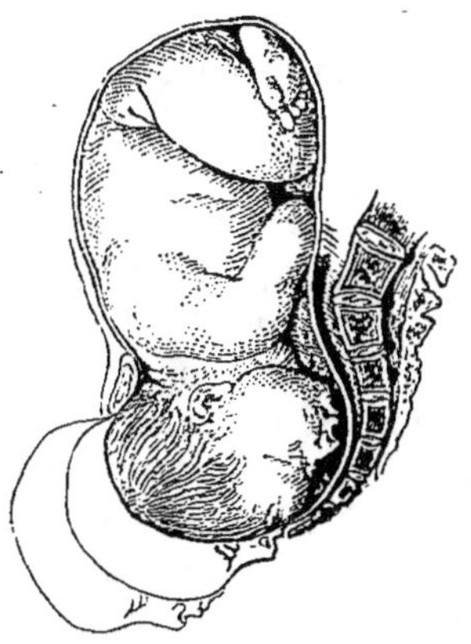

(FIG. 43.) — *Divers degrés des mouvements d'extension.*

Les contractions qui se transmettent par le rachis jusqu'à la nuque, celle-ci étant l'extrémité de la tige qui devait traverser le canal du bassin après avoir mené l'occiput sous l'arcade pubienne, continuent à agir sur le fœtus ; mais, comme cette partie se trouve immobile et à l'abri de leur action, elles deviennent plus énergiques et s'accumulent sur le menton, qui parcourt toute la face extérieure du sacrum et le canal représenté par le périnée, et vient franchir complétement l'ouverture vulvaire.

Pendant ce temps, on voit apparaître successivement devant la commissure inférieure le front, toute la face fœtale, et enfin le menton ; après quoi le périnée se rétracte et la tête se montre tout entière à l'extérieur.

Le *résultat de ce temps* est donc de faire sortir la première partie qui s'est présentée au détroit supérieur. Les diamètres qui paraissent à cette sortie sont : 1° le sous-occipito-bregmatique ; 2° le sous-occipito-frontal ; 3° le sous-occipito-mentonnier. En un mot, et pour ne pas surcharger la mémoire, il suffit de savoir que la sortie de la tête se fait par les diamètres *sous-occipitaux*.

E. — **Cinquième temps ou temps de rotation interne du tronc et externe de la tête.** — Le tronc ayant accompagné la descente de la tête lorsqu'elle franchit l'ouverture vulvaire, arrive au détroit inférieur, où il s'arrête par suite de la résistance que lui offre le plancher supérieur du périnée.

Il exécute de cette façon un mouvement rotateur interne accompagné par un autre mouvement pareil fait en dehors par la tête. Une des épaules vient ainsi se placer sous l'arcade pubienne, en même temps que l'autre se dirige en arrière contre la face antérieure du sacrum, qu'elle suit dans toute son étendue, jusqu'à ce qu'enfin la seconde partie du fœtus apparaisse.

Ce n'était cependant pas de cette manière que Baudelocque et les accoucheurs de son école considéraient les phénomènes qui se manifestaient pendant le cinquième temps. Imbus de l'idée que c'était uniquement la tête qui exécutait le mouvement de rotation dans le troisième temps, et voyant ensuite que celle-ci faisait extérieurement un mouvement de rotation par suite duquel l'occiput retournait toujours au point qu'il occupait primitivement, ils disaient alors que le mouvement de rotation qui s'observait au cinquième mois était produit par la tête, laquelle, ayant été tordue par la rotation du troisième temps, *se restituait* ou se mettait dans ses rapports normaux avec le tronc. Le cinquième temps avait ainsi reçu le nom de temps de *restitution*. C'est Gerdy le premier qui démontra l'entière fausseté de l'opinion du célèbre accoucheur de la Maternité de Paris. Le tronc, comme nous l'avons dit, poussé par les contractions utérines, descend en même temps que la tête dans l'excavation du bassin, et dès que cette dernière partie, mue par les différentes causes que nous avons étudiées, exécute le mouvement du troisième temps, il l'accompagne dans cette rotation, et ainsi les épaules prennent une position transversale dans le sens du diamètre bis-iliaque du bassin. Arrivées ensuite au détroit inférieur, elles rencontrent la résistance du périnée, et, en raison de l'impulsion qu'elles reçoivent des contractions de l'utérus, elles exécutent une rotation, de telle sorte qu'une d'elles vient se placer à l'extérieur sous l'arcade pubienne, tandis que l'autre se dirige à la partie postérieure du bassin. Le mouvement du tronc se traduit ainsi par une rotation de la tête qui est à l'extérieur : par ce moyen, l'occiput se place latéralement du côté de la face interne de la cuisse qu'il regardait primitivement, et en même temps le visage du fœtus se dirige au point diamétralement opposé ou à la face interne de l'autre cuisse.

Bien qu'il n'y ait, d'après ce qui vient d'être dit, aucune analogie entre les mouvements décrits et le temps de restitution de Baudelocque, Cazeaux a cependant dit, dans son Traité, que la tête non-seulement traduit extérieurement le mouvement de rotation des épaules, mais même il lui a semblé quelquefois qu'elle exécutait, avant cette rotation, un léger mouvement résultant d'une distension du cou, à la suite de laquelle l'occiput se dirige un peu à gauche et le front légèrement à droite. Nous n'avons par nous-même pu vérifier encore l'exactitude du fait; dans tous les cas, on ne peut guère voir là qu'une légère anomalie qui n'est pas tout à fait comparable avec le mouvement de restitution de Baudelocque ni avec la rotation interne du tronc et externe de la tête.

Les *causes* ne sont autres que celles énoncées pour la rotation au troisième temps.

Le *résultat du cinquième temps* est de faire sortir toute la seconde partie du fœtus.

Lorsque le mouvement de rotation s'exécute, une des épaules se présente sous l'arcade pubienne et y reste jusqu'à ce que l'autre ou celle qui est à la partie postérieure avec ce côté du tronc parcoure toute l'étendue de la concavité du sacrum et du périnée distendu, et se présente complétement dehors. Le tronc une fois débarrassé inférieurement de toute compression ou soutien, l'épaule supérieure se dégage de l'arcade pubienne et tombe sur la commissure inférieure de la vulve avec le reste du corps, en même temps les contractions utérines agissent sur les membres abdominaux et complètent l'expulsion de ces dernières parties. Ainsi s'explique le mode par lequel l'expulsion a lieu. Maintenant voyons comment nous pourrons diagnostiquer ou reconnaître chacun des temps dont nous avons parlé.

Tous les auteurs font la description des différents temps, mais ils omettent tous bien à tort d'indiquer les moyens de diagnostic.

Diagnostic du premier temps. — Le diagnostic de flexion n'offre pas de grandes difficultés.

Dès que l'on tente le toucher sur une femme dont le travail n'est pas avancé, aussitôt que l'on atteint la tumeur formée par la tête, c'est toujours la fontanelle antérieure ou losangique qui se rencontre en premier lieu : elle se reconnaît aisément par ses caractères propres.

Si après quelque temps ou même si à la première exploration cet espace membraneux est inaccessible au doigt, et si au contraire on rencontre la fontanelle postérieure ou triangulaire, ou bien la réunion des os indiquant sa position, il ne doit plus rester le moindre doute que la flexion de la tête a eu lieu.

En un mot, toutes les fois qu'au début du travail la fontanelle antérieure est accessible, la flexion ne s'est pas encore faite; si elle est au contraire inaccessible, c'est que la flexion s'est déjà réalisée.

Diagnostic du second temps. — Dans les cas ordinaires, rien n'est plus facile que de vérifier ce temps de la parturition. En effet, si au toucher le doigt peut pénétrer profondément, il est clair que la descente de la tête n'a pas encore eu lieu; si par contre la tête est atteinte à quelques centimètres de la vulve, on peut dire que l'introduction s'est déjà opérée. Dans les cas cependant où l'accouchement s'est prolongé, il arrive qu'au toucher on rencontre dans l'entrée de la vulve une tumeur qu'on peut aisément prendre pour la tête, tandis que celle-ci se trouve encore au niveau du détroit supérieur où elle s'est à peine fixée sans s'introduire. Quelquefois une déformation déterminée là par ce fait peut être assez considérable pour induire le praticien en erreur. Le célèbre accoucheur anglais Burns dit dans son Traité que lorsque la tête est ainsi arrêtée ou retenue dans le détroit supérieur, la portion qui est restée au-dessous des bosses pariétales se déforme tellement, qu'il se produit par le chevauchement des deux os de ce nom une saillie considérable assez accessible au doigt pour donner lieu de croire que la descente ou l'introduction de la tête s'est déjà accomplie.

Si l'on ajoute à ces accidents celui de la formation de la bosse sanguine qui apparaît en quelques heures par le défaut de compression de la tête inférieurement, et qui augmente d'instant en instant, rien n'est plus aisé que de se rendre compte des causes qui peuvent porter à des méprises. Quand nous fréquentions à Paris la clinique d'accouchements du professeur P. Dubois, le docteur X..., assistant une femme en travail, annonça, après l'avoir touchée, que l'accouchement ne devait pas se faire bien attendre, car il avait pensé avoir senti la tête du fœtus. Le professeur P. Dubois, qui venait de passer sa visite, entra par hasard dans la salle où se trouvait la femme, et eut l'idée de la toucher; l'examen fini, il se retourna et affirma à ses auditeurs que l'accouchement était irréalisable à cause d'un rétrécissement considérable du bassin qui devait certainement empêcher le passage de la tête par le détroit supérieur, et en effet, on dut recourir, pour sa terminaison, à la céphalotripsie.

Dans les difficultés de cet ordre, nous dit alors l'illustre professeur, le moyen de reconnaître la cause de toutes les circonstances est de parcourir le canal du bassin avec le doigt dans tous les sens et toutes les directions, et d'examiner très-soigneusement tout ce qu'on peut atteindre de la partie fœtale en présentation, au lieu de se contenter de toucher seulement la partie la plus saillante. Non-seulement on peut ainsi éviter l'erreur, mais même on a l'avantage de vérifier et de reconnaître souvent la cause de la difficulté ou de la prolongation de l'accouchement. Les cas où l'erreur peut avoir lieu sont heureusement fort rares, de sorte qu'à ces exceptions près, tout rentre généralement dans la règle ordinaire dont nous avons parlé dans le commencement de ce diagnostic.

Diagnostic du troisième temps. — Il est possible d'établir sans beaucoup de difficulté le diagnostic, ou de reconnaître que le mouvement de rotation s'est accompli. Dans tout accouchement par l'occiput, on sait que pour connaître la position il faut chercher les rapports que les différentes sutures et fontanelles gardent à l'égard des extrémités des diamètres du bassin.

Si, au début du travail, on s'est bien assuré de la position, comme on connaît ainsi tous les points où se trouvent dirigées les sutures et les fontanelles, rien ne sera plus aisé que de vérifier par le toucher les changements successifs et graduels de ces diverses parties, et de sentir dès lors toute modification dans la position de l'occiput, à moins que celui-ci n'occupe la position antérieure droite ou gauche, car alors la rotation s'opère sur une étendue si petite qu'il est souvent impossible de la suivre.

Diagnostic du quatrième temps. — Ce diagnostic est des plus faciles. Quand l'occiput est sous l'arcade pubienne, on voit, à chaque contraction utérine, la vulve s'entr'ouvrir et une portion de la tête se faire jour entre les grandes lèvres. Les contractions disparaissant aussitôt, celle-là remonte un peu et l'ouverture se referme. A la suite de ces tentatives de va-et-vient, la tête s'engage, et les diverses parties dont nous avons parlé plus haut se présentent alors successivement à l'extérieur.

Diagnostic du cinquième temps. — Après la sortie de la tête du fœtus, il n'y a plus la moindre difficulté à établir le diagnostic de la rotation interne du tronc. Au moment de l'expulsion, le toucher fait sentir, de chaque côté de la tête et plus ou moins profondément situés, deux prolongements que l'on reconnaît, pour peu qu'on examine attentivement, pour être formés par les épaules du fœtus. Un examen renouvelé quelques instants après fait aussitôt voir la tête exécuter un mouvement de rotation qui a pour résultat d'amener à la face interne de la cuisse, dans le sens latéral, l'occiput qui jusque-là correspondait au sommet de l'arcade pubienne. Indépendamment de ce mouvement qui traduit à l'extérieur la rotation du tronc, il s'opère un changement dans la direction des épaules, dont une est tournée vers la partie antérieure et inférieure de l'arcade pubienne.

Tels sont les caractères généraux des cinq temps dans le mécanisme de l'accouchement par la présentation de l'occiput; mais il est des cas où ils ne se manifestent pas avec la régularité et la perfection que nous avons tracées jusqu'ici, en un mot qui constituent des anomalies, et bien que le mécanisme de l'accouchement soit toujours le même, nous ne pourrions pas, sans rendre notre description incomplète, nous empêcher de faire quelques remarques sur les irrégularités ou anomalies de chaque temps en particulier.

Anomalies des cinq temps de l'accouchement par la présentation de l'occiput.

§ 1er. — Flexion.

Le temps de flexion pendant lequel la tête se courbe fortement en avant, de manière que le menton touche la partie supérieure de la paroi antérieure du thorax, est un phénomène qui, étant subordonné aux contractions précédemment étudiées, peut présenter quelques variétés ou anomalies tant sous le rapport de sa propre existence que sous celui du degré qu'il atteint. Par la flexion il s'établit un diamètre dont l'étendue est proportionnée au canal et à l'ouverture que la tête doit traverser.

Ainsi la flexion n'a pas lieu toutes les fois que la tête sera, par un volume moindre, dans des conditions propices pour passer, attendu que le périnée ne peut lui offrir qu'une résistance très-faible. Puisque la grosseur de la tête influe de cette manière sur la flexion, on conçoit que celle-ci sera d'autant plus sensible que le volume de celle-là sera plus grand, le périnée plus résistant, et que la nature se prêtera mieux pour favoriser la diminution.

La flexion présente encore quelques variétés quant au temps où elle doit s'accomplir. Le diamètre de la tête est-il en disproportion avec celui du détroit supérieur, le mouvement de flexion a lieu dans ce point même au moment où les contractions tendent par leur action sur le fœtus à en provoquer la descente ou l'introduction. La tête offre-t-elle un volume qui lui permette de passer aisément à travers le détroit supérieur, la flexion s'effectue soit lorsque cette partie repose déjà sur le plancher du bassin et rencontre la résistance du périnée, soit lorsque la descente a lieu, ce qui arrive, dans ce cas, avant la flexion.

§ 2. — Descente ou introduction.

Dans le second temps ou temps de descente et d'introduction, il n'y a à proprement dire que des *nuances*.

L'introduction de la tête dépendant surtout du volume relatif de celle-ci et de l'action plus ou moins intense des contractions utérines, il est évident que le résultat en sera d'autant plus marqué et prompt que les causes se développeront dans un sens plus favorable.

§ 3. — Rotation.

Les anomalies du troisième temps ne sont pas nombreuses; pourtant il y en a une qui mérite particulièrement l'attention minutieuse des accoucheurs.

L'occiput, quelque point qu'il occupe primitivement dans le bassin, doit exécuter un mouvement qui l'entraîne à la partie antérieure, sous ou derrière la symphyse pubienne. En vertu de certaines circonstances particulières qui se joignent aux différentes causes et dans l'appréciation desquelles nous sommes déjà entré, il peut arriver que cette partie, se trouvant à l'extrémité antérieure de l'un des diamètres obliques du bassin, continue à séjourner là jusqu'au moment où la tête est prête à franchir l'ouverture vulvaire ou jusqu'à ce que la sortie a lieu. De tels phénomènes ne se sont pas encore rencontrés dans notre pratique; mais toujours est-il que les ouvrages d'accouchements mentionnent des cas où il y a eu absence de mouvement de rotation, et d'autres où celui-ci ne s'est accompli qu'au moment où la tête franchissait l'ouverture de la vulve. Dans des conditions diverses, ce mouvement est tellement exagéré que l'occiput, se dégageant de l'extrémité antérieure du diamètre oblique qu'il occupait, parcourt toute la partie latérale droite du bassin et va s'adosser à la face postérieure de ce canal, ou bien alors le mouvement n'ayant pas lieu, l'occiput, qui se présentait dans une position oblique droite postérieure, au lieu de se porter en avant, se dirige au contraire vers la face antérieure du sacrum et conserve cette situation pendant le temps de la sortie de la tête.

Ces faits sont d'une rareté excessive et se présentent dans une proportion peu considérable; toutefois nous ne pouvons nous empêcher d'en parler, eu égard aux difficultés de l'accouchement dans ces conditions, pendant le quatrième temps, ou temps que nous nommons sortie de la première partie fœtale. ,

Il est encore une anomalie que nous ne devons pas laisser inaperçue. Quand, par une circonstance quelconque, l'occiput se présente au commencement du travail, dans une position postérieure, soumis aux forces ou conditions qui lui font exécuter la rotation, il parcourt toute la moitié latérale droite du bassin, et, au lieu de s'arrêter à la symphyse pubienne, il se porte encore jusqu'à l'extrémité antérieure du diamètre oblique gauche, et se maintient dans cette situation jusqu'au temps de l'expulsion de la tête. Dans certains cas, après cette rotation, l'occiput accomplit un second mouvement à là suite duquel il va se placer dans sa situation normale sous la symphyse du pubis.

Le mouvement de rotation peut enfin avoir lieu avant le second temps ou dans le moment de la flexion, de telle sorte que les trois temps du travail, comme le dit très-bien M. Cazeaux, s'opèrent ainsi simultanément.

§ 4. — Extension ou temps de sortie et expulsion de la première partie fœtale.

Après avoir exécuté le mouvement de rotation, l'occiput vient occuper exactement la partie antérieure médiane du bassin au-dessous de la symphyse pubienne; c'est alors que, par l'intermédiaire des causes que nous avons précédemment étudiées, a lieu le mouvement d'extension ou d'expulsion de la tête. Si même l'occiput s'est adossé à l'une des extrémités antérieures du diamètre oblique droit ou gauche, le temps de la sortie est à bien peu de différence près le même; mais si le mouvement de rotation de l'occiput est exagéré et que celui-ci soit porté par là à la partie postérieure du bassin, ou qu'il ait stationné dans ce point dès le début du travail, les choses prennent un cours particulier et l'expulsion s'accomplit par deux moyens différents des premiers cas.

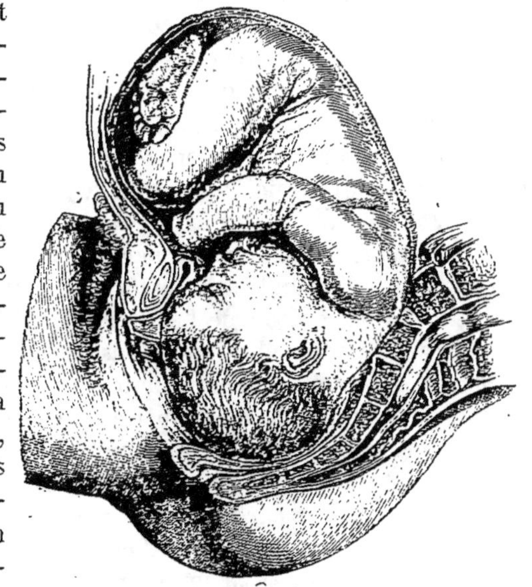

(FIG. 44.) — *Expulsion de la tête dans la position occipito-postérieure non fléchie.*

L'occiput, dans la position qu'offre la figure 44, lorsqu'il subit l'action des contractions utérines, s'engage petit à petit dans l'excavation pelvienne, et, après avoir parcouru toute la face antérieure du sacrum augmentée de la longueur entière du périnée, qui est alors énormément distendu, vient se présenter à l'extérieur adossé à la commissure postérieure de la vulve. Par la présence de l'occiput dans ce point, il s'opère un mouvement d'extension à la suite duquel la tête est chassée dehors, offrant soit le diamètre sous-occipito-bregmatique, soit le sous-occipito-frontal, soit le sous-occipito-mentonnier. Ce temps d'introduction et d'expulsion, on le conçoit, est extrêmement long et pénible. Quelques-uns des accoucheurs français les plus renommés ont dit que lorsque l'occiput se présentait dans cette position, l'accouchement ne pouvait jamais se réaliser par les seuls efforts de la nature, à moins que le fœtus ne fût extrêmement petit et le bassin d'une dimension relativement considérable. Il nous serait facile de réfuter cette assertion par les observations d'un grand nombre de praticiens, relatives à la terminaison naturelle de l'accouchement, lorsque l'occiput était tourné vers la partie postérieure du bassin; mais nous nous contenterons de dire, avec le professeur Velpeau, qu'on ne conçoit pas pourquoi il y aurait impossibilité à ce que l'organisme réalisât par ses propres forces, un tel accouchement, puisque dans ces cas Capuron conseillait et pratiquait parfaitement l'extraction de la tête avec le forceps, sans ramener l'occiput en avant et au-dessous de la symphyse pubienne.

Si, dans les conditions ordinaires et sous l'influence des contractions utérines, la terminaison de l'accouchement ne peut être mise en doute, il n'est pas moins vrai que dans le temps de l'introduction et de l'expulsion on rencontre quelques difficultés sur les causes desquelles les accoucheurs de tous temps sont entrés dans la plus minutieuse investigation. Les auteurs du dernier siècle, comme Smellie, Delamotte, Denman et autres, qui avaient observé que l'accouchement pouvait, dans ces cas, être mené à fin par les efforts de la nature, expliquaient le retard qui avait lieu dans sa réalisation par la longueur du trajet qu'avait à faire l'occiput pour se montrer à l'extérieur. Cette circonstance influe puissamment sur la lenteur de l'accouchement, mais elle ne donne pas la raison des difficultés observées dans ces cas.

Quand l'occiput est à la partie antérieure, la tige qui mesure le diamètre antéro-postérieur du détroit supérieur du bassin est représentée par le diamètre occipito-bregmatique, lequel, par son peu d'étendue, n'offre pas le moindre obstacle dans l'expulsion de la tête fœtale. Mais dès que l'occiput est placé sur la partie postérieure du bassin, la tige droite qui vient se mettre en rapport avec le diamètre antéro-postérieur des détroits du bassin est représentée par un immense diamètre s'étendant depuis la fontanelle antérieure jusqu'aux premières vertèbres dorsales. Dans l'état, comme il est impossible que cette tige, pour sortir, se courbe et s'adapte à la concavité de la paroi postérieure du bassin, il faut, comme disent les professeurs Velpeau et P. Dubois, pour que l'occiput soit expulsé, qu'une partie du tronc s'introduise en même temps dans l'excavation du bassin. Ensuite, comme la tête vient à chaque mouvement de descente tomber en angle droit sur les différents points de la paroi qu'elle doit parcourir, il est facile de s'imaginer les difficultés et le retard de l'accouchement dans de pareilles circonstances.

L'expulsion de la tête, quand l'occiput s'est placé franchement dans une position postérieure, ne se fait cependant pas toujours, suivant quelques auteurs, de la manière que nous venons de décrire.

Quand les contractions utérines pour déterminer l'expulsion de la tête, au lieu d'agir dans la direction de l'occiput, se portent, pour une cause quelconque, sur le plan antérieur du fœtus, la tête éprouve un mouvement d'extension, le menton s'écarte peu à peu de la face sternale de la poitrine, la tête ainsi renversée sur le dos vient franchir le sommet de l'arcade pubienne.

Dans ces conditions, la présentation de l'occiput se change en une présentation de la face ; cette transposition est, selon Velpeau, une des ressources puissantes de la nature pour amener l'expulsion de la tête toutes les fois que l'occiput repose sur la partie postérieure du bassin.

Cette transposition de présentation a été observée et admise par le professeur Velpeau et par quelques accoucheurs tels que Guillemot et Cazeaux; mais, malgré l'autorité scientifique qui l'appuie, nous ne pouvons croire qu'un tel fait puisse avoir lieu quand le volume de la tête fœtale est proportionné aux dimensions du canal pelvien. Si le mouvement qui doit porter le menton au-dessous de l'arcade du pubis se manifeste, comme disent les auteurs cités, quand la tête est déjà descendue à l'excavation du bassin, le diamètre occipito-mentonnier devrait nécessairement se mettre en rapport avec le diamètre antéro-postérieur de ce canal, alors l'enclavement de la tête aurait lieu et l'accouchement dans ce cas serait impossible par les moyens naturels. Le mouvement de transposition peut s'accomplir, mais seulement au-dessus du détroit supérieur et non dans l'intérieur du bassin, car il est impossible d'admettre qu'une fois arrivée là, la tête puisse s'élever de nouveau pour prendre une autre position; nous ne croyons donc l'assertion de Guillemot et Cazeaux acceptable qu'autant qu'il s'agirait de fœtus à têtes excessivement petites par rapport au canal qu'elles doivent traverser.

Somme toute, lorsque l'occiput est en rapport avec la partie postérieure du bassin, l'accouchement se terminera par le revirement signalé, si la tête se trouve dans ces dernières conditions.

§ 5.—Rotation intérieure du tronc et extérieure de la tête avec l'expulsion de la seconde partie fœtale.

Dans le cinquième temps, le mouvement n'est pas signalé par des anomalies bien importantes, quant à la terminaison naturelle de l'accouchement.

Quand l'expulsion de la tête a lieu, le tronc du fœtus exécute dans l'intérieur du bassin une seconde rotation et présente ainsi le diamètre bis-acromial dans le sens antéro-postérieur du détroit inférieur. L'effet de ce mouvement extérieur est, comme nous l'avons déjà dit, une rotation de la tête par suite de laquelle l'occiput se tourne du côté interne de la cuisse à laquelle il correspondait à l'origine, tandis que la face se dirige du côté interne de la cuisse opposée. Les choses en étant là, et les contractions utérines continuant à avoir lieu, les épaules puis le reste du corps sont expulsés. Mais, ainsi qu'au troisième temps, le mouvement de rotation que nous venons de rappeler peut être ou exagéré ou in-complet ou même ne pas s'accomplir du tout.

Dans quelques circonstances, on remarque qu'une des épaules étant déjà venue se placer au-dessous de la symphyse pubienne, la rotation continue à s'exécuter, et, faisant décrire un demi-cercle à cette épaule, la pousse vers la concavité du sacrum ; alors l'autre, qui se trouvait sur ce point, fait en sens opposé la même rotation et vient se placer à la partie antérieure. Dans d'autres cas, ou bien le mouvement s'opère sur une petite étendue, ainsi les épaules arrivent à peine à correspondre à l'une des extrémités antérieures des diamètres obliques ; ou bien il n'a pas lieu, alors les épaules sont expulsées transversalement, ainsi que nous eûmes occasion de l'observer une fois dans les salles de la Clinique d'accouchements de la Faculté de Paris.

Il n'est pas besoin de dire que le dos du fœtus se trouvera ou tourné vers la partie postérieure si l'occiput dans ce cas était dirigé vers la face concave du sacrum, ou vers la partie antérieure s'il correspondait déjà au plan antérieur et médian du bassin.

Des causes de la présentation et des positions de l'occiput. — Dans le chapitre consacré à la description de l'attitude et des positions du fœtus dans la matrice, nous sommes déjà entré dans les considérations voulues à l'égard des causes en vertu desquelles il conserve le plus souvent l'ovoïde crânien tourné vers le col. Si on se le rappelle, nous avons dit que la situation du fœtus la tête en bas, dans les derniers temps de la gros-sesse, était due à un acte vital, réflexe ou excito-moteur, qu'en raison de la configuration réciproque du corps fœtal et de la cavité de l'organe gestateur il était obligé d'exécuter pour se mettre à l'abri de l'agent excitant, c'est-à-dire du contact des parois utérines sur la surface de son tégument, et surtout de celui qui revêt la plante des pieds. Lors donc qu'au terme de la grossesse le fœtus se trouve dans l'attitude décrite, aussitôt que l'accouchement se déclare, il tend naturellement à sortir par l'extrémité céphalique, à moins de quelques incidents qui l'obligent, comme on le verra plus loin, à changer de situation et à venir présenter au détroit supérieur une autre partie.

La présentation par le crâne est, de toutes les présentations, celle qui s'observe avec le plus de fréquence, ainsi qu'on peut le voir par le tableau suivant dressé sur les données fournies par divers accoucheurs.

	TOTAL DES CAS.	NOMBRE DES PRÉSENT. DU CRANE.	NOMBRE DES PRÉSEN- TATIONS PELVIENNES.	NOMBRE DES PRÉSENT. DE LA FACE.	NOMBRE DES PRÉSENT. DU TRONC.
Lachapelle...	37.126	35.550	1.390		186
Boivin.......	20.517	19.810	611	74	96
Boer........	9.586	9.281	231	36	38
Clarke	10.387	10.094	245	44	48
Collins......	16.414	16.102	504	33	48
Proportions..		96 sur 100	1 sur 31	1 sur 249	1 sur 224

Dans une présentation du crâne, tantôt l'occiput est en rapport avec l'extrémité antérieure ou avec l'extrémité postérieure du diamètre oblique du bassin, et tantôt avec les extrémités du diamètre transverse. Il résulte de là que le fœtus offre trois positions gauches et trois droites, c'est-à-dire trois positions où l'occiput est tourné vers le côté gauche et trois où il se trouve en rapport avec le côté droit du canal pelvien.

De ces positions, la plus fréquente de toutes est celle dans laquelle l'occiput est tourné vers l'extrémité antérieure du diamètre oblique gauche, c'est la position occipito-iliaque gauche antérieure. En second lieu, pour la fréquence, Baudelocque, Siebold, Gardien et Desormeaux considéraient la position occipito-iliaque droite antérieure; mais Nægele et après lui Stoltz et le professeur Velpeau démontrèrent que ce fait reposait sur des observations insuffisantes et fausses: ainsi on constata parfaitement et il resta bien établi que la position occipito-iliaque droite postérieure était celle qui devait prendre le second rang comme fréquence dans les présentations de l'extrémité crânienne.

Les positions latérales ou correspondantes aux extrémités du diamètre transverse se classent parmi les plus rares de toutes; en effet, il faut, pour les observer, des circonstances exceptionnelles touchant l'attitude du fœtus, la grosseur de la tête, la forme du canal et des détroits du bassin, les contractions utérines, etc., etc.

Voici les proportions qui ont été trouvées par divers praticiens : pour la première position, Nægele a cité 69 cas sur 100, Halmagrand 74, Lachapelle 77, Boivin 80. Le docteur Barry, dans 335 présentations du crâne, en eut 256 dans lesquelles l'occiput regardait l'éminence iléo-pectinée gauche. La première position varie ainsi entre 69 et 80 pour 100.

Pour la seconde position (l'occipito-iliaque droite antérieure), madame Boivin a compté 19 pour 100, Lachapelle 21, Nægele 7. Comme l'on voit, la différence est très-grande entre ces nombres; ce qui s'explique par la raison déjà donnée plus haut. Nous dirons seulement, en concluant, que les proportions tirées par ce dernier auteur sont celles qui ont été le plus souvent confirmées par l'observation.

La troisième position (l'occipito-iliaque droite postérieure) est effectivement la plus fréquente, et Nægele l'a rencontrée dans la proportion de 29 pour 100, tandis que la position occipito-iliaque gauche postérieure n'a à peine offert que 3 pour 100. Dans 335 naissances, le professeur Simpson en a observé 256 de la première position, 1 de la seconde, 76 de la troisième et 2 de la quatrième (Churchill, page 195).

De tout ce qui précède on peut conclure que la fréquence de la position occipito-iliaque gauche antérieure est à la postérieure droite comme 1 est à 2, à l'occipito-iliaque droite antérieure comme 1 à 3, et à la postérieure gauche comme 1 à 4.

Les causes des positions fœtales sont, en général, subordonnées ou inhérentes à celles de la présentation. En effet, le fœtus ayant présenté au détroit supérieur son extrémité crânienne et l'occiput devant nécessairement se trouver en rapport plus ou moins rapproché avec une des extrémités des diamètres du bassin, il ressort de là une position qualifiée d'après le point de la partie à laquelle il répond. Ces faits n'ont ainsi rien de remarquable; mais une chose qu'il importerait de connaître, c'est la cause en vertu de laquelle l'occiput, dans la majorité des cas, se met en rapport avec le point extrême antérieur du diamètre oblique gauche. Solayres, qui le premier observa la fréquence de cette position, a supposé que l'occiput répondait à l'extrémité du diamètre oblique antérieur à cause de la distension du rectum provoquée par les matières fécales, par suite de laquelle le front subissait une inclinaison vers le côté droit. Dugès, partisan de la même opinion, observa deux cas où la position s'était trouvée être l'oblique droite antérieure par le fait d'une déviation du rectum vers le même côté.

Le professeur Velpeau, sans se prononcer contre ces idées, dit que le fait exige encore quelques investigations, car il ne serait pas impossible qu'il se liât à une obliquité naturelle de l'utérus et à la direction des efforts locomoteurs et respiratoires. Ainsi le plan dorsal du fœtus, se trouvant d'ordinaire appuyé sur la région inclinée de l'utérus, ne peut non plus tomber du côté droit sans réagir sur la tête de manière à la diriger à gauche. La réflexion de cet illustre auteur nous paraît on ne peut plus juste, et quoique les hommes les plus marquants de la science n'aient pas pensé de même, nous ne croyons pas devoir pour cela rejeter une telle opinion sans un examen préalable. La constipation constitue, il est vrai, un état habituel chez la femme enceinte, mais il peut arriver qu'elle ne se manifeste pas ou soit remplacée par une diarrhée; dès lors on ne peut pas dire que par sa seule présence le rectum puisse faire en sorte que l'occiput vienne correspondre avec l'extrémité antérieure du diamètre oblique gauche. Il faut donc que nous cherchions la cause d'un fait aussi constant dans des conditions plus persistantes ou plutôt dans des rapports anatomiques qui existent sûrement entre certaines dimensions du bassin et la tête fœtale.

Velpeau n'était pas loin de la vérité quand il disait que la cause de la première position pouvait résider dans les efforts des mouvements du fœtus ; seulement les explications qu'il donne à ce sujet sont un peu diffuses, et nous aurions voulu comprendre ce qu'il entend clairement par mouvements aspiratoires dans un fait de cette espèce. Malgré tout, nous pensons que le diamètre oblique étant le plus spacieux dans le bassin, le fœtus, dans la série de mouvements réflexes qu'il exécute par suite du contact gênant des parois utérines, doit placer aussi dans cette position le plus grand diamètre de son ovoïde crânien ; ainsi, comme l'organe gestateur se dirige en sens oblique de gauche à droite, le diamètre longitudinal du fœtus ne peut avoir que cette même direction, et, par conséquent, il y a rapport forcé de l'occiput avec l'extrémité antérieure du diamètre oblique gauche, par cela même que le plan dorsal du fœtus se trouve la plupart du temps tourné en avant.

La seconde position dépend également de la même cause, et l'on conçoit qu'il suffit, pour qu'elle ait lieu, que le plan dorsal regarde la partie postérieure.

La position occipito-cotyloïdienne droite antérieure, rare comparativement aux autres positions, peut se présenter quand la matrice, s'étant inclinée du côté gauche, oblige le fœtus à se placer dans la position de son grand diamètre.

En définitive, toutes les positions du sommet sont réglées, comme cela a lieu dans les présentations, par les mouvements réflexes ou excito-moteurs du fœtus, de sorte qu'en connaissant la direction de l'utérus, on peut soupçonner d'avance la position.

Diagnostic de la présentation et position du crâne. — Dans un sujet bien conformé, avant même que le travail se soit déclaré, il n'est pas rare que la tête s'engage dans l'excavation du bassin et descende jusque dans la partie inférieure de ce canal. Dans ces conditions, en portant le doigt par l'intérieur du conduit vulvo-utérin, on perçoit à peu de distance une tumeur parfaitement ronde, dure et résistante, et couverte presque toujours immédiatement par le segment inférieur de l'utérus dont les parois se sont assez amincies pour permettre de sentir les espaces membraneux ou les sutures des diverses pièces du crâne.

Dans quelques autres cas cependant, sans qu'il y ait vice de conformation du bassin, la tête peut rester dans une position élevée et séparée du col par une portion plus ou moins grande de liquide ; celle-ci n'étant pas ainsi à portée du doigt, le diagnostic n'est pas alors possible. Mais quand les contractions surviennent, le crâne ne tarde pas à descendre jusque dans l'excavation pelvienne et ainsi par les caractères signalés on peut aisément arriver à connaître le genre de présentation.

Le diagnostic n'a donc là rien d'embarrassant quand on a une certaine habitude, mais il faut acquérir cette habitude, sans quoi on s'exposerait à des erreurs désagréables en prenant dans quelques cas pour une présentation du sommet toute autre présentation, voire même celle des épaules, ce que nous avons vu plus d'une fois. Ainsi il est important de ne pas oublier que, dans la présentation du crâne, on rencontre au toucher une tumeur arrondie, parfaitement lisse et d'une consistance osseuse, mais ayant dans une partie de son étendue un petit espace membraneux auquel vont aboutir trois ou quatre sutures, selon qu'il s'agit de la fontanelle postérieure ou antérieure de la tête.

Une fois qu'à l'aide de l'un de ces caractères on aura reconnu la présentation, le diagnostic s'établit avec la plus grande facilité.

L'accoucheur devra avant tout, au moyen du doigt introduit par l'intérieur du vagin, chercher à découvrir dans une des régions de la tête la suture sagittale qui doit lui servir de guide; celle-ci trouvée, il en parcourra toute l'étendue, et par la direction de la fontanelle postérieure il reconnaîtra le point du détroit pelvien vers lequel l'occiput se trouve dirigé, et ainsi il aura les différentes positions. De la sorte, si l'on s'est assuré par l'examen que la suture sagittale est dans une direction oblique ayant la fontanelle postérieure à son extrémité antérieure gauche, il est clair qu'on a affaire à une position occipito-iliaque gauche antérieure. Est-ce la fontanelle antérieure qui se trouve, au lieu de l'autre, à cette extrémité de la suture sagittale, comme sa direction est opposée à celle de la première, nous avons alors la seconde position occipito-iliaque droite postérieure. Il en est de même pour toutes les autres positions de ce genre de présentation.

Pronostic des présentations et positions du crâne.

La présentation du crâne est excessivement favorable à la mère comme à l'enfant.

Hippocrate et les anciens observateurs ne regardaient comme naturel que l'accouchement par le crâne, et bien qu'aujourd'hui cette proposition ne soit acceptée par aucun accoucheur, toutefois, de tous les autres accouchements, celui dans lequel le fœtus se présente par le sommet est le plus favorable.

Conformée de façon à pouvoir s'adapter parfaitement au canal pelvien, et d'une consistance assez notable, la tête du fœtus a ainsi l'avantage d'être poussée plus aisément par les contractions utérines, et, à la faveur de son volume plus considérable, elle ouvre une voie facile pour le passage des autres parties. Ensuite, comme elle s'oppose à une rupture prématurée de la poche des eaux et à l'écoulement de tout le liquide amniotique, elle garantit ainsi le reste du corps d'un contact immédiat des parois de l'utérus, pouvant déterminer une compression fatale si le cordon a été exposé à une telle action.

Si le pronostic de la présentation du crâne est le meilleur que l'on puisse désirer, il ne s'ensuit pas que celui de ces positions soit toujours bon.

Le pronostic est très-favorable tant du côté de la femme que du côté du fœtus, dans les cas où l'occiput répond aux extrémités antérieures des diamètres du bassin, parce qu'alors la partie à franchir étant étroite, l'accouchement se fait plus rapidement.

Si l'occiput par contre est en rapport avec la partie postérieure du canal pelvien, il faut distinguer deux cas pour établir le pronostic. Nous avons déjà vu que dans les positions postérieures, le crâne parcourt le plus souvent les parties latérales du bassin, c'est-à-dire décrit un mouvement de rotation à la suite duquel il est entraîné au-dessous de la symphyse pubienne. On peut très-bien s'imaginer qu'un mouvement aussi étendu ne se réalise pas en général sans quelque longueur de temps, et alors déjà, par cette raison, l'accouchement est moins favorable que dans la position précédente; d'autant plus qu'une plus grande somme d'énergie dans les forces expultrices ou plutôt dans les contractions utérines est nécessairement exigée pour sa terminaison. Quelquefois, par défaut de ce mouvement de rotation, l'occiput peut rester dirigé vers l'un des points extrêmes postérieurs des diamètres du bassin, et quoique nous ayons déjà démontré, par l'observation de plusieurs praticiens, que Capuron n'était pas dans le vrai en disant que l'accouchement dans ces conditions n'avait pas lieu, néanmoins, comme la tête fœtale a, pour sortir, à vaincre bien des difficultés et des obstacles, nous croyons pouvoir dire que le pronostic, dans l'espèce, est peu favorable. Le fœtus étant plongé profondément dans le canal pelvien, sa tête exerce, en effet, dans ces cas, une pression assez énergique sur les parties circonvoisines pour déterminer souvent une forte rétention d'urine et des fistules vésico-vaginales ou stercorales. Indépendamment de cela, comme à l'expulsion de la tige représentant toute la partie postérieure de la tête il est nécessaire que le périnée se distende considérablement, il n'est pas rare alors qu'il éprouve une rupture dans son centre, et même une de ces vastes dilacérations partant de la commissure inférieure de la vulve jusqu'au sphincter de l'anus. Les inconvénients d'une telle position n'atteignent pas seulement la femme : contraint à fléchir fortement la tête sur le thorax, le fœtus demeure dans une situation d'autant plus dangereuse que l'accouchement est par sa nature excessivement long et pénible.

Comprimée circulairement par le canal pelvien, la tête du fœtus, dans les présentations du crâne, offre presque toujours à la région qui, après la rupture de la poche des eaux, répondait au centre du conduit, une tuméfaction ou bosse sanguine d'autant plus grosse que la tête a plus longtemps stationné à cet endroit. Ainsi comme de toutes les positions l'occipito-postérieure est celle où l'accouchement est plus tardif, on peut dès lors concevoir que c'est aussi dans ces cas que la bosse sanguine doit être plus proéminente ou plus volumineuse. Le *siége* de cette bosse occupant toujours la région où le crâne est exempt de compression, doit varier à l'infini selon la position de la tête fœtale au moment de l'accouchement. Ainsi ce siége est sur l'angle postérieur du pariétal droit, si le fœtus se présente ayant la tête dans une position occipito-iliaque gauche

antérieure. S'il a la tête dans la position occipito-iliaque droite antérieure, cette bosse se forme sur le même angle pariétal gauche. Si par
contre la tête est dans une position postérieure, la bosse a son siége sur
le sommet du crâne ou même dans la malaire antérieure quand l'occiput
est resté longtemps dans l'une de ces dernières positions.

Quoi qu'il en soit, la bosse sanguine de la tête du fœtus a un caractère
différent des autres bosses qui peuvent se former dans cette région, et
surtout du céphalématome, avec lequel elle a été confondue. La bosse
sanguine a une circonférence sans limites précises, une consistance pâteuse et une couleur rouge violacée de la peau; le céphalématome, au
contraire, présente de la fluctuation, la peau qui le recouvre est sans couleur et sa circonférence offre des marges dures, résistantes et osseuses
assez saillantes.

Nous devons ajouter que la bosse sanguine ne se manifeste pas quand
le fœtus est mort, soit avant, soit après l'accouchement, ce qui est important sous le point de vue médico-légal.

Mécanisme de l'accouchement par la présentation de la face.

Dans une présentation de la face au détroit supérieur, les différentes
positions sont indiquées par le menton selon qu'il se trouve en rapport
avec les extrémités des trois diamètres du côté droit ou du côté gauche
du bassin. Le mécanisme de l'accouchement dans ces conditions se réalise d'après la loi générale qui a été tracée ailleurs, et en autant de temps
que dans la présentation de l'occiput, peu importe le point que le menton
sera venu occuper dans le détroit supérieur.

Nous avons dans le premier temps un mouvement d'*extension;* dans le
deuxième, un mouvement d'*introduction* ou descente de la partie; dans
le troisième, un mouvement de *rotation;* dans le quatrième, par la sortie
de la première partie fœtale, il se fait un mouvement de *flexion;* et dans
le cinquième enfin, il s'exécute un mouvement *interne* du tronc, et
externe de la tête, lequel s'accompagne de l'expulsion totale du fœtus.

Nous suivrons dans notre exposition la marche précédemment suivie
quand il s'est agi du mécanisme de l'accouchement par la présentation
de l'occiput.

A. — **Premier temps ou temps d'extension.** — Le premier temps ou
temps d'extension consiste dans un mouvement par suite duquel le cou
du fœtus se distend ou s'allonge fortement en même temps que l'occiput
se dirige en arrière, de manière que la nuque s'applique sur le plan
dorsal et supérieur du thorax.

Causes. — Les causes de tous les mouvements du fœtus pendant
l'accouchement résident dans les conditions physiques représentées par les
contractions utérines, par la position de la partie qui se présente et par
les rapports que cette partie garde avec le canal qu'elle a à traverser.

Lorsque, par certaines circonstances qui seront appréciées ailleurs, le fœtus vient franchement se présenter par la face, dans le centre du détroit supérieur du bassin, comme à cause du diamètre qu'elle représente elle rencontre de forts obstacles pour passer à travers le canal pelvien, les contractions utérines, qui agissent alors dans la direction d'une ligne venant passer devant le front, font en sorte que cette partie exécute un mouvement en vertu duquel le menton s'écarte du thorax et l'occiput remonte et s'adosse sur la nuque.

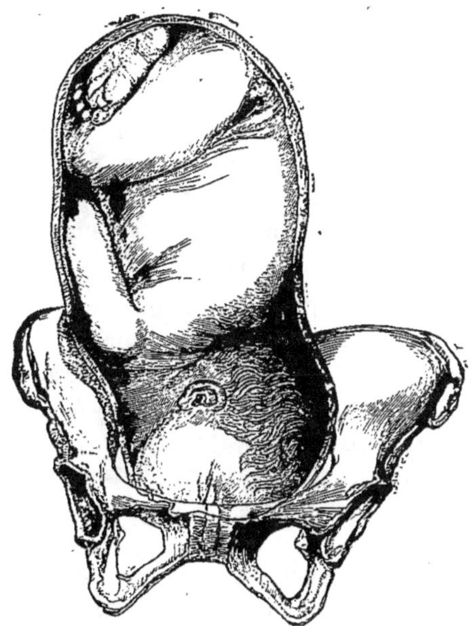

(FIG. 45.) — *Mécanisme de l'accouchement par la face.—Position mento-iliaque droite transversale après le mouvement d'extension.*

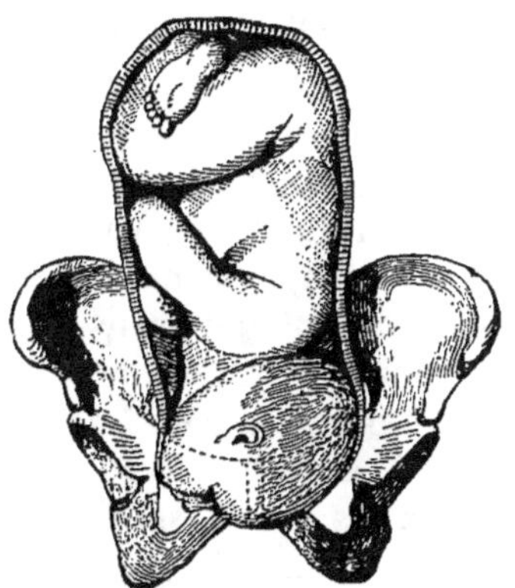

(FIG. 46.) — *Même position plus fortement engagée.*

Ainsi nous avons comme causes de ce mouvement, d'abord la résistance que la face éprouve pour passer dans la situation primitive par le canal pelvien, secondement les rapports défavorables qui se sont établis entre ces deux parties, et en troisième lieu enfin la contraction utérine.

Résultat. — La face se présentant au détroit supérieur, la partie qui doit traverser le canal pelvien est représentée dans ces circonstances par le diamètre mento-bregmatique; mais aussitôt que le mouvement d'extension s'accomplit, au lieu de ce diamètre, c'est le diamètre sous-mento-frontal qui se présente.

Le résultat consiste ainsi dans la substitution d'un diamètre de 11 centimètres d'étendue par un autre de 8 à 9, d'où il suit qu'il y a eu diminution dans le volume de la partie qui s'était présentée dans le détroit supérieur.

B. — **Second temps ou temps de progression.** — Le second temps est caractérisé par la descente ou l'introduction de la face à travers le *canal pelvien* dans une étendue comportant ordinairement la longueur du cou fœtal.

Causes. — Ce mouvement est déterminé par les contractions utérines et aussi par les proportions favorables existant entre la face et le canal qu'elle parcourt.

Résultat. — Il y a alors rapprochement plus ou moins considérable de la première partie fœtale en présentation, vers l'ouverture par où elle doit être expulsée.

C. — **Troisième temps ou temps de rotation interne.** — Lorsque le mouvement de progression est enrayé, un nouveau mouvement est exécuté par la tête du fœtus, de sorte que le menton, dans quelque position où il se trouvait à l'origine par rapport à la circonférence du canal pelvien, vient se placer au-dessous de la symphyse pubienne.

Causes. — Les causes qui produisent ce mouvement de rotation dans la présentation de la face sont les mêmes qui concourent pour la détermination du mouvement de rotation dans l'accouchement par l'occiput.

C'est en appréciant les conditions qui donnent en résultat le mouvement de rotation dans la présentation de la face, que nous pouvons reconnaître combien est équivoque et imaginaire la théorie physique présentée par M. Cazeaux pour l'expliquer dans tous les cas et présentations possibles.

Une des forces, si nos lecteurs se le rappellent, sur laquelle cet auteur a voulu construire son parallélogramme, était celle représentée par la résistance opposée à la descente de la tête par le périnée; or, comme il l'avoue lui-même, si dans les cas où le menton est en rapport avec un des plans de la moitié postérieure du bassin, le mouvement de descente ne se complète, ou la face n'arrive au plancher du canal pelvien que lorsque le mouvement de rotation a eu lieu, nous ne savons comment faire pour tracer une diagonale du moment où il y a absence d'une des forces principales agissant sur le corps qui doit accompagner ce mouvement. Comme cela arrive toujours lorsqu'on veut comprendre certains faits sous une loi qui ne peut les embrasser, M. Cazeaux, oubliant les principes par lui établis, quand il arrive à l'appréciation des causes qui produisent le mouvement de rotation dans la présentation de la face, fait diriger la contraction utérine obliquement sur un plan de résistance représenté on ne sait par quoi. La descente de la tête ne peut pas bien sûr s'effectuer dans ces conditions; mais, ainsi que l'a dit il y a longtemps madame Lachapelle et plusieurs autres accoucheurs depuis, tout l'obstacle est, comme on le verra dans un autre endroit de cet ouvrage, dans l'impossibilité absolue rencontrée par cette partie pour passer avec le thorax à travers le canal pelvien. C'est plutôt le tronc ou les épaules du fœtus qui

souffrent de la part du détroit supérieur un obstacle à leur descente dans
l'excavation du bassin, et comme, dans ces circonstances, leur position ne se trouve pas tout à fait en rapport avec la forme du canal, il est
on ne peut plus aisé à concevoir que les contractions utérines, agissant
sur elles pour les placer dans des conditions plus favorables, mènent les
choses à un tel point, par la ténacité de leur action, que la rotation de la
tête fœtale a lieu et que le menton se dirige en avant et derrière la symphyse. C'est dans la forme du canal et de la partie qui doit le traverser,
et dans leurs rapports respectifs, que nous rencontrons en résumé la raison de tous ces phénomènes.

Résultat. — Le résultat du mouvement de rotation est de faire mettre
le plus grand diamètre de la face en rapport avec le diamètre longitudinal de la vulve, et de rendre *possible et facile l'expulsion de la tête.*

D. — Quatrième temps ou temps de flexion. — Le quatrième temps
consiste dans un mouvement dont le résultat est de faire descendre le
menton et de l'appliquer sous la symphyse pubienne, pendant que l'occiput, s'arc-boutant contre cette partie, parcourt la face antérieure du sacrum et le plancher du bassin par la commissure de la vulve et va se présenter au dehors.

Causes. — Les causes en vertu desquelles
le mouvement de flexion de la tête s'opère
dans la présentation faciale ne diffèrent pas
de celles qui donnent lieu au mouvement
d'*extension* dans la présentation de l'occiput.

Dans ce dernier cas, comme nous l'avons
vu, la nuque une fois adossée contre la
symphyse du pubis, les contractions utérines qui poussaient la tête vers le rachis ne
pouvant faire cheminer l'occiput qui se
trouve sous cette partie, commencent alors à
agir avec plus d'énergie sur le menton, lequel
en décrivant un mouvement d'extension détermine l'expulsion de la tête. Dans la présentation dont nous parlons présentement, aus-

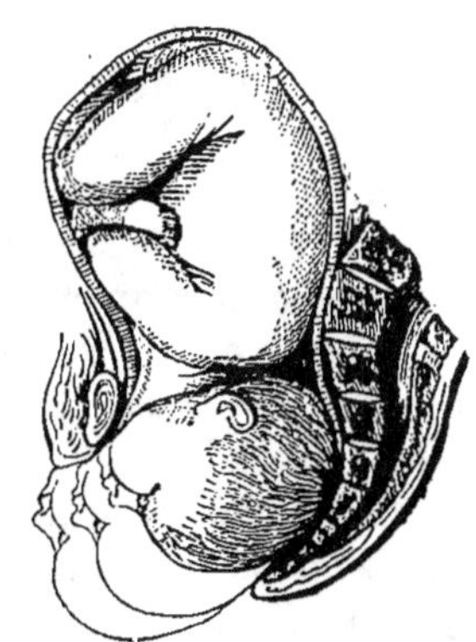

(FIG. 47.) — *Différents degrés
de dégagement de la tête.*

sitôt qu'a eu lieu le mouvement de rotation qui porte le menton vers
la partie antérieure médiane du bassin, les contractions utérines continuent d'agir dans la même direction et lui font parcourir la paroi postérieure du pubis et l'amènent finalement au-dessous de la symphyse.
De même que dans la présentation occipitale, le menton, de cette manière, se soustrait à l'action directe des contractions utérines, qui alors se
dirigent plus fortement vers le plan postérieur du fœtus et obligent l'occiput à exécuter un mouvement de flexion par suite duquel se réalise la
sortie de la tête, et ainsi se présentent au-devant de la commissure inférieure de la vulve les diamètres *sous-mentonniers,* ou, pour les désigner

par leurs noms spéciaux, les diamètres sous-mento-frontal, sous-mento-bregmatique et sous-mento-occipital.

Résultat. — Le résultat de la flexion est l'expulsion de la première partie qui s'est présentée.

E. — Cinquième temps ou temps de rotation interne du tronc et externe de la tête. — Après le mouvement de flexion ou d'expulsion de la tête, tout se passe, dans l'accouchement par la face, absolument de la même manière que dans le cinquième temps de la présentation du vertex. Comme l'occiput, le menton, par suite d'une rotation du tronc, se dirige toujours vers le point par lui occupé au premier temps, les épaules se placent dans le sens antéro-postérieur du bassin, et l'expulsion de la seconde ou dernière partie fœtale s'opère alors dans cette direction.

Les causes et les résultats sont encore les mêmes que dans le cinquième temps de la présentation par le vertex.

Diagnostic des cinq temps dans la présentation de la face.

Premier temps. — La présentation de la face étant reconnue, pour savoir si l'extension s'est accomplie, l'accoucheur doit avoir égard à la position de la bouche ou du menton et à celle des orbites. Ainsi que les fontanelles dans la présentation du vertex, ces deux parties, dans cette espèce, sont celles qui doivent lui servir de guide pour le diagnostic, Ainsi, dans une présentation faciale, la première partie de la tête que le doigt atteint, lorsqu'on touche la femme au commencement du travail, si le mouvement d'extension ne s'est pas encore opéré, c'est le *front* ou plutôt les *orbites*, et s'il s'est opéré, la bouche et le menton deviennent dans ce cas les parties les plus accessibles. Le diagnostic est donc extrêmement facile, puisqu'il suffit de pouvoir atteindre facilement avec le doigt la bouche ou le menton du fœtus.

Second temps. — Le diagnostic ici n'offre pas plus de difficulté que dans le second temps de la présentation crânienne. Il n'y a qu'à marquer les situations présentées par la face au moment où le travail s'est déclaré, ou quelques instants ou quelques heures après. Mais l'accoucheur aura soin de ne pas se laisser tromper par une autre cause possible, par exemple la déformation de la face occasionnée par une longue persistance dans le détroit supérieur ou dans l'excavation du bassin.

Troisième temps. — Le diagnostic de ce temps est très-important, surtout quand il arrive que le menton répond à un des points de la moitié postérieure du bassin; mais, somme toute, tout se borne ici encore à chercher la position de cette partie au début du travail, et à marquer subséquemment, par le moyen du toucher, les changements que, sous ce point de vue, elle réalise pour venir se placer au-dessous de la symphyse du pubis.

Quatrième temps. — On reconnaît, après que le mouvement de rotation a eu lieu, que ce temps a commencé par la forme en arc et la distension que le plancher pelvien prend, et par la présentation à l'ouverture vulvaire, qui alors se distend à chaque contraction utérine et s'entr'ouvre de plus en plus, du front, du bregma et de l'occiput du fœtus. L'expulsion totale de la tête ensuite vient terminer ce temps du travail de l'accouchement.

Cinquième temps. — Quant au diagnostic du cinquième temps, comme le mouvement extérieur de la tête est l'expression du mouvement interne des épaules, il suffit, pour l'établir, d'observer la position que le menton est allé occuper après l'expulsion du crâne, et d'examiner si la vulve commence à s'entr'ouvrir de nouveau, et si par la fente s'introduisent les diverses régions du corps qui forment la seconde partie fœtale à délivrer.

Dans la présentation de la face, les cinq temps ou mouvements que nous venons de décrire ne s'accomplissent pas toujours avec la même régularité; il y a donc, comme dans la présentation du vertex, des anomalies qu'il est très-important de connaître. C'est ce dont nous allons nous occuper.

Anomalies des cinq temps du travail de l'accouchement par la présentation de la face.

§ 1er. — Extension.

Dans le premier temps du travail de l'accouchement, lors de la présentation faciale, on peut constater des anomalies semblables à celles que nous avons rapportées dans le temps de la flexion par la présentation du vertex.

L'extension ayant pour but, comme la flexion dans ces derniers cas, de réduire le volume de la partie qui se présente, est tantôt très-longue à se manifester et tantôt peut même ne pas avoir lieu, et pour peu que la tête du fœtus ait une certaine grosseur, l'accouchement par ce moyen est susceptible de se prolonger trop et de devenir difficile ou le plus difficile, selon le docteur Tyler Smith, de tous les accouchements réguliers par la présentation de l'extrémité céphalique.

§ 2. — Deescent.

Le second temps, temps [de descente, n'offre guère que de faibles variétés eu égard au plus ou moins d'accélération avec laquelle il a lieu.

Dans la présentation du vertex, quel que soit le point où se dirige l'occiput, le second temps parvient à son accomplissement lorsqu'il y a dégagement forcé de la tête. Ici, au contraire, si le menton répond à un de points de la moitié postérieure du bassin, comme pour descendre jusqu'au plancher périnéal il faudrait ou que le cou du fœtus fût, par une excessive longueur, à même de mesurer toute l'étendue de la paroi antérieure du canal pelvien, ou que le tronc s'y introduisît en même temps, conditions absolument impossibles dans les circonstances ordinaires, il arrive, comme l'a dit M. Cazeaux, que le mouvement de descente reste incomplet et ne s'achève que lorsque la rotation a amené cette partie à l'un des points de la paroi antérieure du bassin au-dessous de la sym-physe du pubis.

Il n'est pas nécessaire d'ajouter que ce mouvement dépend de l'inten-sité et de la force des contractions de l'utérus.

§ 3. — Rotation.

Le mouvement de rotation dans la présentation faciale est sujet aux mêmes anomalies que nous avons signalées en traitant de la présentation crânienne, lorsque la tête doit exécuter le mouvement qui amène l'occiput en avant.

Or le mouvement éprouvé par le menton est tellement *exagéré* que de la partie postérieure du bassin qu'il occupe il parcourt toute la face correspondante latérale du canal pelvien pour venir enfin se placer à l'extrémité antérieure et gauche du diamètre oblique; quelquefois cé mouvement est *incomplet*, et, au lieu d'arriver au-dessous de la symphyse du pubis, il s'arrête à l'extrémité antérieure du diamètre oblique droit, et peut même ne pas aller au delà de l'extrémité droite du diamètre transverse; d'autres fois enfin, ce mouvement n'a pas lieu et le menton se fixe dans une position postérieure ou se tient en rapport avec une des extrémités des diamètres obliques postérieurs du bassin.

Tous ces phénomènes influent, comme on va le voir, dans l'expulsion de la tête fœtale.

§ 4. — Flexion ou expulsion de la première partie fœtale.

Si le mouvement de rotation a mis le menton en rapport avec une des extrémités des deux diamètres obliques gauche, et droit, la flexion, dans ce cas d'anomalie, n'éprouve pas de difficulté, et le dégagement de la première partie fœtale s'exécute presque aussi bien que si le menton se trouvait directement au-dessous de la symphyse pubienne. Mais quand le menton est seulement porté à l'une des extrémités du diamètre transverse, ou que la rotation n'a pas eu lieu de manière qu'il se trouve être en rapport direct avec un des points de la moitié postérieure du bassin, il est impossible, suivant quelques auteurs, que la flexion de la tête se complète, et alors l'expulsion de la première partie fœtale est irréalisable; selon d'autres, elle peut avoir lieu, mais seulement le mécanisme est différent de celui que nous avons étudié ailleurs. Smellie, Deventer et madame Lachapelle soutiennent que la terminaison de l'accouchement est absolument impossible quand le menton se trouve en rapport avec un des points du diamètre transverse du bassin ou de la moitié postérieure du canal pelvien, à moins que l'on n'ait affaire à un vrai avortement.

Madame Lachapelle dit que si l'on examine les choses avec attention, on voit que diverses conditions sont nécessaires pour une terminaison spontanée. Il faut que les clavicules et le sternum puissent rester sur l'angle sacro-vertébral pendant que le menton descend jusqu'au-devant du périnée, parce que jusqu'alors la tête entière remplirait l'excavation du bassin, et que le cou énormément distendu arrive à mesurer toute la longueur du sacrum, du coccyx et du périnée, c'est-à-dire une étendue de 22 centimètres, ou alors que le thorax tout entier plonge enfin dans l'excavation entre la tête et le sacrum et soit assez plat pour n'occuper que 5 centimètres et demi de cette excavation, de sorte que les 8 autres centimètres du diamètre antéro-postérieur reviendraient au diamètre sphéno-bregmatique de la tête.

Smellie, de son côté, a fait représenter dans la vingt-sixième figure de son livre un acccouchement sous de telles conditions, dans lequel le fœtus montrait un cou allongé, la partie du haut du thorax plongée dans le bassin et la tête écrasée par les tractions qui avaient été faites avec le forceps dans le but de réaliser le travail, lorsque le menton se trouvait sur la partie postérieure du bassin.

Malgré tous les faits et les raisonnements présentés pour les confirmer, Guillemot, les professeurs Velpeau et P. Dubois ont cru, d'après des cas observés par eux, que l'accouchement pouvait quelquefois, dans ces circonstances, se terminer sinon spontanément, mais par la conversion d'une présentation faciale par une du vertex.

Mais, d'après ce qu'on vient de lire de madame Lachapelle, peut-on admettre ces deux terminaisons de l'accouchement ?

1° *L'accouchement peut-il se terminer spontanément ?* Le professeur Velpeau, se basant sur les observations de Delamotte et d'autres auteurs, cherche à expliquer le fait ainsi : Si le bregma tourné en avant ou un peu de côté ne se place pas en position latérale, le front chemine en arrière du corps ou de la symphyse du pubis en même temps que le menton descend au-dessous de l'angle sacro-vertébral ou du muscle psoas. Toute la tête s'introduit ainsi au delà de la fontanelle antérieure vers le plan antérieur jusqu'à ce que la face ait amené avec elle la partie antérieure du cou en totalité et aussi le commencement du thorax : à partir de là, le diamètre occipito-mentonnier qui représente encore l'axe du détroit exécute un mouvement de levier de haut en bas et d'arrière en avant. Le menton, pénétrant de plus en plus dans le fond de l'excavation et étant après cela retenu par le thorax qui se trouve arrêté, force la suture sagittale à glisser derrière le pubis et le front à gagner la partie supérieure du détroit inférieur. Les bosses frontales, peu de temps après, vont s'étayer sur le périnée. La fontanelle postérieure descend à son tour et finit par se montrer au sommet de l'arcade. Enfin la tête est expulsée comme dans la position occipito-antérieure. Il suit de là que le plus grand diamètre qui peut venir se présenter aux plans des détroits est le diamètre occipito-frontal, et que par l'obliquité de la direction dans laquelle le dégagement se fait, la tête doit se présenter pour l'ordinaire sur une circonférence de 27 à 30 centimètres aux ouvertures offertes par le bassin.

Le professeur Guillemot donne une explication à peu près équivalente; mais, comme l'a très-bien pensé Cazeaux, ni l'une ni l'autre opinion ne peut être admise dans les conditions ordinaires, et les observations sur lesquelles ces auteurs ont fondé le mécanisme par eux formulé sont de la plus grande nullité, car elles portent sur des cas où les fœtus n'étaient pas parvenu sà un développement complet, ou étaient beaucoup trop petits eu égard au canal qui leur livrait passage.

Nous conformant à ce qu'en dit Cazeaux, nous croyons impossible que la face puisse, ainsi que l'a voulu le professeur Velpeau, forcément étendue comme elle est, s'engager dans l'excavation pelvienne, si la tige occipito-mentonnière comportant une longueur de 11 centimètres ne se trouve pas en rapport avec le diamètre antéro-postérieur du bassin, et ne peut cheminer librement par là sans produire l'enclavement de la tête. Ainsi, à notre avis, l'accouchement n'aura jamais une terminaison spontanée toutes les fois que le menton répondra à un des points de la moitié postérieure du bassin.

2° *L'accouchement peut-il être mené à fin par la conversion ou la transformation, dans l'intérieur du canal pelvien, d'une présentation de la face par une du vertex?* Guillemot, admettant la possibilité du fait, disait que les contractions utérines, lorsque le menton s'était introduit profondément dans l'excavation pelvienne, étaient impuissantes pour faire franchir à celui-ci la commissure antérieure de la vulve, en même temps que le thorax avec la tête franchissait l'aire du détroit supérieur ; de cette manière elles se dirigeaient sur l'occiput, qui, étant forcé de descendre jusqu'au-dessous de l'arcade du pubis, obligeait le menton à s'écarter du périnée et à remonter par la concavité du sacrum, jusqu'à ce qu'il s'appliquât sur la partie antérieure et supérieure du thorax.

Cazeaux rejette cette théorie, car, ainsi qu'il le dit fort bien, le menton, dans de pareilles circonstances, ne pourrait s'élever par la face du sacrum, sans que dans un moment donné le diamètre mentonnier se trouve en rapport avec le diamètre antéro-postérieur du bassin. Il présente alors, de son côté, une explication qui semble assez bien rendre compte des cas où la terminaison de l'accouchement a pu s'effectuer sans l'engagement simultané du thorax et de la tête.

Après l'extension complète de la tête, la face, dit Cazeaux, descendra dans l'excavation autant que le lui permettra la longueur du cou, et le menton arrivera par conséquent jusqu'au niveau de la grande échancrure sacro-sciatique, et cela d'autant que, dans ce mouvement progressif, il rencontrera une grande facilité dépendant de la forme de cette portion de l'os iliaque qui paraît être, dans ce point, taillé en cône. Arrivé ainsi dans la grande échancrure sciatique, le menton y trouvera des parties molles qu'il lui sera facile de déprimer. Cette dépression suffira pour accroître de 6 à 8 millimètres le diamètre oblique de l'excavation, pour permettre au diamètre occipito-mentonnier de le franchir et à la tête d'exécuter le mouvement de flexion qui conduira l'occiput sous la symphyse pubienne.

La doctrine de Cazeaux ne reposait pas, à ce qu'il paraît, sur l'observation; c'est à P. Dubois, ainsi que nous l'a dit M. Pajot, qu'il appartint de compléter et d'appuyer cette théorie par des faits qu'il eut l'occasion de remarquer. Ainsi, dans deux accouchements de cet ordre qui se sont présentés dans sa clinique, il put constater que le menton, après s'être introduit profondément dans l'excavation du bassin, était arrivé à atteindre la partie supérieure du grand ligament sacro-sciatique, dans l'échancrure duquel il avait pénétré alors, en facilitant ainsi le mouvement de levier de la tête à la suite duquel l'occiput est venu se présenter obliquement au-dessous de la symphyse pubienne.

En définitive, nous dirons que, dans les cas où le menton correspond au diamètre transverse ou à l'un des points de la moitié postérieure du bassin, la terminaison de l'accouchement n'est réalisable que lorsque cette partie pourra atteindre l'échancrure sacro-sciatique, et qu'il y aura alors la transmutation d'une présentation de la face par une du vertex.

§ 5. — Rotation interne du tronc et externe de la tête suivie de l'expulsion de la seconde
et dernière partie fœtale.

Les anomalies qui peuvent être observées dans le cinquième temps de l'accouchement par la face sont absolument identiques à celles dont nous avons parlé en traitant de la présentation du vertex. Nous n'avons donc rien à dire à ce sujet.

Des causes de la présentation et des positions faciales.

Dans le siècle dernier, les accoucheurs rapportaient la présentation de la face à l'obliquité de l'utérus; mais tous n'expliquaient pas de la même manière l'influence de cet état de l'organe gestateur. Deventer, partisan de ces idées, disait que l'axe de l'utérus ne se trouvant pas, en vertu de cette obliquité, en rapport avec l'axe du canal pelvien, aussitôt que les contractions commençaient, le fœtus qui avait la tête en flexion venait présenter l'occiput adossé contre la marge du détroit supérieur, d'où il résultait un mouvement qui le menait en arrière et plaçait le diamètre mento-frontal dans le centre du bassin. Baudelocque, en admettant encore l'obliquité utérine comme cause de la présentation faciale, faisait voir que, dans ces cas, l'occiput était toujours du côté de l'obliquité de l'utérus, et que, par conséquent, la direction des forces devant traverser la tête dans le sens du diamètre occipito-frontal ou un peu en avant du centre de son mouvement, l'obligeait à se retourner sur le dos et à présenter la face. Dès lors il est bien évident que, pour les accoucheurs du temps de Deventer, la présentation par cette partie était regardée comme un phénomène secondaire ou qui avait lieu en raison d'une déviation de la présentation crânienne.

Cependant, comme madame Lachapelle l'a observé dans deux autopsies, et ainsi que l'ont constaté ultérieurement tous les accoucheurs, la présentation de la face peut exister même avant la déclaration du travail, et dans ces circonstances Cazeaux dit que les cas où il y avait obliquité utérine étaient très-rares. L'opinion de ce professeur nous surprend, nous l'avouons. Nous croyons bien que ce biaisement utérin n'a pas existé dans la multitude de cas cités par lui; mais ces faits s'écartent trop, selon nous, de la règle générale, car nous savons que l'obliquité de l'utérus est un phénomène très-commun pendant la grossesse. Mais cela étant, comme on observe rarement les présentations par la face, nous sommes loin de vouloir rattacher ce genre de présentations à l'obliquité de l'organe gestateur.

Le fœtus, en exécutant les différents mouvements réflexes dans la cavité utérine, peut écarter le menton du thorax et conserver cette attitude jusqu'à la fin de la gestation, pourvu que l'utérus offre inférieurement une plus forte ampliation, et, dans ce cas, dit le professeur P. Dubois, si l'accouchement se déclare, il se fixe dans le détroit supérieur, et une présentation faciale a lieu.

Ainsi c'est encore dans la forme relative de l'utérus et du produit de la conception que nous rencontrons la cause de la présentation de la face, et comme il est rare que l'organe gestateur prenne une disposition qui permette à cette partie de s'accommoder convenablement, une telle présentation devient par là très-peu fréquente.

Dans 20,517 accouchements, comme on l'a vu ailleurs, madame Boivin observa seulement 74 présentations faciales, et tous les autres accoucheurs ont à peu près trouvé la même proportion, de sorte que ce genre de présentation est aux autres comme 1 à 277.

Dans une présentation donnée par la face, il y a autant de positions qu'il y a de points dans la direction desquels le menton peut se trouver placé dans le canal pelvien.

La plus fréquente de toutes ces positions, qui sont au nombre de six, est la position mento-iliaque droite postérieure. Ce fait, signalé d'abord par M. Pajot, et démontré par Chailly-Honoré, a reçu une pleine confirmation des auteurs modernes; d'après l'ordre dans lequel ont lieu les autres positions, il semble que la présentation de la face ne soit guère que le résultat de la conversion d'une présentation du crâne, et que la tête, en effet, ayant gardé la même attitude que dans cette dernière présentation, subit alors, par les causes que nous avons indi-

quées, un petit mouvement au moyen duquel le menton se dégage de la
partie supérieure du thorax, et se met en rapport avec l'extrémité postérieure du diamètre oblique gauche, ou en position mento-iliaque droite
postérieure, ou avec tout autre diamètre du canal pelvien, le nom de la
position changeant alors selon le point auquel cette partie répond. Ainsi,
après cette première position vient la position mento-iliaque gauche antérieure; en troisième lieu, la position mento-iliaque gauche postérieure;
en quatrième, la position mento-iliaque droite antérieure. Quant aux
positions mento-iliaques transversales, quoi qu'en ait dit madame Lachapelle, elles ont été si peu de fois observées qu'on ne peut dire laquelle
des deux, de la droite ou de la gauche, est plus fréquente.

Diagnostic. — Le diagnostic d'une présentation faciale n'offre pas
autant de facilité que celui d'une présentation du crâne, et il en est bien
peu qui peuvent se flatter de dire que jamais ils n'ont été victimes d'une
méprise dans les accouchements de cette nature.

Si le travail de l'accouchement est commencé et que les membranes
soient encore intactes, comme la face, lorsque c'est elle qui se présente, ne peut de suite descendre, à cause de sa configuration, vers
l'excavation pelvienne, l'accoucheur ne peut presque jamais arriver
à la toucher avec le doigt, ni guère reconnaître si la poche des eaux est
flasque, dépressible et plissée. En présence de ces caractères négatifs, le
praticien peut croire que c'est le crâne qui se présente, et doit se tenir en
garde pour procéder, aussitôt après le déchirement de la poche des eaux,
à un nouveau toucher; dans ce cas, il diagnostiquera la face s'il sent
l'excavation occupée par une tumeur inégale dans une partie de laquelle
il trouvera une surface luisante terminée par un bord dur que forment
les arcades des orbites; du milieu de cette surface partira une crête ou
saillie longitudinale formée par le nez, et à l'extrémité de laquelle se
trouveront deux orifices qui sont les ouvertures externes des fosses nasales; ensuite on devra rencontrer la bouche qui constitue une fente
transversale circonscrite par deux bords formés par les arcades dentaires, au-dessus desquels on trouvera une cavité occupée par un petit
corps mobile que l'on reconnaît de suite pour être la langue. Nous n'avons
jamais cru sentir la succion de notre doigt, quand nous pénétrions
dans la cavité de la bouche.

Tous les caractères que nous traçons là sont particuliers à la présentation faciale et ont une grande valeur quand on parvient à les obtenir,
ce qui n'arrive pas toujours. Quelquefois même, en pouvant voir la partie
qui se présente, il n'est pas possible de la reconnaître, et cela a lieu
quand l'accouchement s'est déjà déclaré et qu'il s'est écoulé quelque
temps depuis la rupture de la poche des eaux. Dans ces cas, si la face se
présente, on rencontre dans l'excavation du bassin deux petites tumeurs
d'une médiocre consistance, séparées par une fente ayant dans le milieu
une petite ouverture qui est le plus souvent circulaire. Rien n'est plus
rationnel que de prendre ces deux tumeurs pour les fesses, pour la fente

vaginale et l'ouverture anale, et cependant l'on n'a affaire qu'à une tumé
faction de la face et à un grossissement des joues, qui par leur rapprochement de la ligne médiane ont altéré tous les traits de cette partie de
manière à rendre la présentation méconnaissable. Alors on aura grand
soin de chercher à découvrir dans l'orifice ou la fente limitée par ces
deux tumeurs, les deux bords formés par les arcades alvéolaires. Celles-
ci une fois trouvées, l'erreur est évitée.

La présentation étant reconnue, il est aisé d'établir le diagnostic des
positions, il n'y a pour cela qu'à chercher à rencontrer les ouvertures des
fosses nasales et à voir la direction qu'elles offrent; on sait que celles-ci
sont toujours dirigées vers le menton.

Pronostic des présentations et positions faciales. — Les praticiens du
dernier siècle et même quelques-uns dans celui-ci ont dit et soutenu
que l'accouchement par la face n'était pas naturel et qu'on devait employer tous les moyens possibles pour modifier la présentation dans ce
cas. Les exemples qui leur tombaient sous les yeux de terminaisons spontanées et faciles, étaient regardés comme un prodige ou, suivant que le
voulaient Baudelocque et Stein, c'était l'effet d'une excessive ampleur du
bassin par rapport à la tête de l'enfant. Les choses en étaient demeurées
là, trop attaché qu'on était aux principes cartésiens, lorsque Boër, Deleurye et après eux madame Lachapelle firent voir que l'accouchement,
dans ces conditions, n'était pas moins facile et naturel que celui qui a
lieu par le crâne, ce qui fut bientôt confirmé par les praticiens les plus
marquants de ce siècle. Malgré ce que Capuron a dit à l'encontre de cette
assertion, il n'est plus permis de se ranger à son opinion, depuis que l'on
la connaissance des observations faites par Nægele en Allemagne, par
Stoltz en France et par Merriman en Angleterre.

Si, par le fait que le diamètre mento-frontal peut sans inconvénient se
trouver en parallèle avec tout autre diamètre du bassin, l'accouchement
par la présentation de la face est aussi naturel que celui qui s'opère par
le crâne, il ne s'ensuit pas cependant qu'il soit à beaucoup près aussi
favorable.

Comme, lorsque la face est placée sur le détroit supérieur, les forces
expulsives se propagent le long de la colonne vertébrale du fœtus, et se
dévient ainsi du centre du mouvement que cette partie doit exécuter, ou,
pour nous servir des expressions de Cazeaux, se transmettent par un
bras de levier brisé en angle droit, il en résulte que celle-ci éprouve un
ralentissement dans sa descente et que la dilatation du col utérin par
suite s'opère difficilement, alors l'accouchement est retardé. Le pronostic
ainsi est moins favorable que celui de la présentation crânienne. En outre,
le menton est presque toujours en rapport avec la symphyse sacro-
iliaque, tandis que pour que l'accouchement se fasse, il faut qu'il se
trouve au-dessous de la symphyse pubienne, alors il a une longue évolution à exécuter. Déjà pour ces causes on ne peut considérer la présen-

lation faciale comme très-favorable, et moins encore dans le cas où il n'y a pas eu de mouvement d'évolution.

Par ce que nous venons de dire, on voit que la position mento-iliaque droite postérieure, pour être fréquente, n'est pas cependant la plus favorable dans la présentation faciale, attendu qu'il peut y avoir absence du mouvement de rotation, et par là, comme nous l'avons vu, la presque impossibilité de l'accouchement.

Ce mouvement, avouons-le, se réalise néanmoins en général, mais même ainsi l'accouchement n'est pas de ceux qu'on peut dire favorables ; car, lors du mouvement d'engagement, le cou du fœtus, qui se trouve au-dessous de l'arcade du pubis, est exposé à une compression par suite de laquelle survient une congestion cérébrale quelquefois fatale à l'enfant.

En résumé, si, par les proportions de la partie qui se présente la première avec le canal par où elle doit passer, on peut regarder comme très-naturel l'accouchement par la face, il ne s'ensuit pas qu'il soit aussi favorable que l'accouchement par la présentation du crâne, non-seulement parce que la dilatation du col de l'utérus s'effectue lentement et difficilement, et que le fœtus peut considérablement souffrir au moment du dégagement, mais encore parce que les positions plus fréquentes sont celles où il doit y avoir un long mouvement de rotation, à défaut duquel le résultat des couches est bien peu favorable.

Mécanisme de l'accouchement par la présentation de l'extrémité pelvienne.

L'extrémité pelvienne, en se présentant dans le détroit supérieur, peut venir avec tous ses éléments à la fois ; quelquefois un membre abdominal, les deux même sont expulsés en même temps à travers le canal pelvien, soit doublés ou dédoublés, ou bien encore les membres se distendent en avant du plan antérieur du fœtus, et alors les fesses viennent se mettre en rapport avec l'une des extrémités du bassin (fig. 48).

Chacun des éléments composant l'extrémité pelvienne constituait pour les anciens une présentation distincte ; mais, comme l'ont démontré madame Lachapelle, les professeurs Nægele et Paul Dubois, il n'y a absolument rien de différent dans tous ces cas, quant au mécanisme, et bien que le pronostic varie un peu, il nous suffit de donner la description du procédé par lequel a lieu

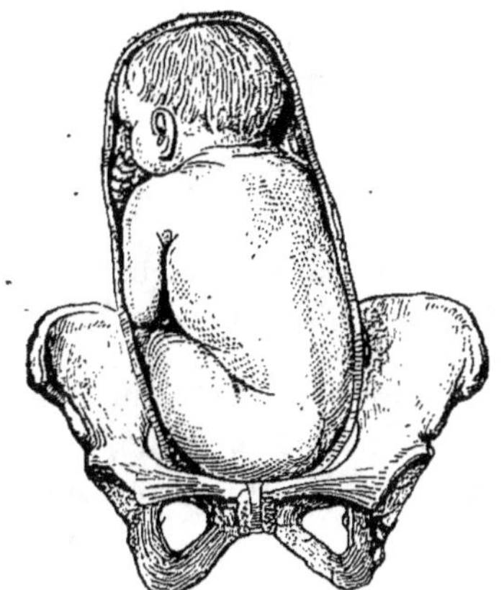

(FIG. 48.) — *Présentation du siége en position lombo-iliaque gauche antérieure.*

l'accouchement, lors de la présentation des fesses dans le détroit supérieur, pour faire saisir le mécanisme des cas où un pied ou un genou est
sorti avant que ces parties soient expulsées.

Comme nous l'avons vu, c'est le sacrum que l'on prend, dans une
vraie présentation de l'extrémité pelvienne, pour indiquer les rapports
avec les différents diamètres du bassin ainsi que les positions.

Dans toute position du fœtus à la présentation pelvienne, il y a encore
cinq temps à compter pour l'accouchement.

Le premier temps consiste dans la diminution de la première partie
qui se présente; le deuxième, dans l'engagement de cette partie; le troisième, dans une rotation intérieure de l'extrémité pelvienne; le quatrième,
dans le dégagement de la première partie fœtale, et le cinquième, dans
une rotation interne de la tête et externe du tronc suivie du dégagement
de la seconde et dernière partie fœtale.

A. — **Premier temps.** — **Flexion, amoindrissement des parties.** — Ce
temps consiste dans la diminution du volume de la partie qui se présente
dans le détroit supérieur. L'extrémité pelvienne se présentant avec des

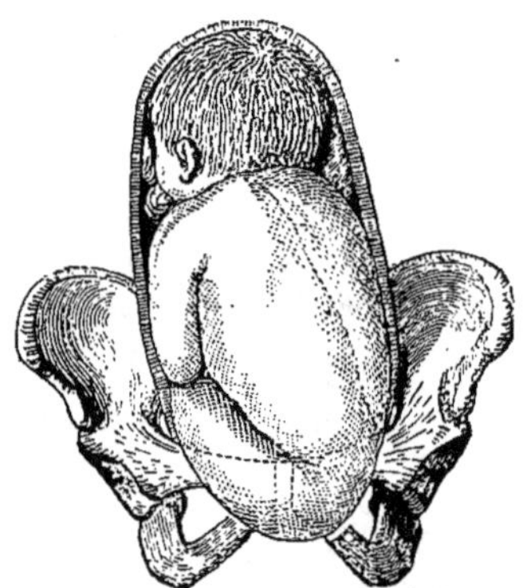

(FIG. 49.) — *Présentation pelvienne.*
Flexion et amoindrissement des
parties.

dimensions normales dans l'ouverture supérieure du canal pelvien, offrirait un volume beaucoup trop gros pour pouvoir se
frayer un passage à travers ce détroit, si
les contractions utérines, par leur action
sur le corps fœtal, n'avaient fait incliner
celui-ci en avant et réduit en même temps
la masse de la partie qui se présente par
l'application plus intime de ses éléments
entre eux (fig. 49).

Ce temps, dans le mécanisme de l'accouchement par la présentation franche de
l'extrémité pelvienne, a autant d'importance que la flexion ou l'extension dans
celle par le vertex ou par la face, et nous
sommes surpris, nous a dit M. le professeur Pajot, que les auteurs
l'aient omis dans leurs descriptions.

Causes. — C'est sous l'influence des contractions de l'utérus que se
produit ce phénomène, et ce qui y concourt surtout, c'est la position et
le défaut de proportions qui existent alors entre la partie présentée et le
canal par où elle doit passer.

Diagnostic. — Dans un accouchement par l'extrémité pelvienne, lorsque le premier temps n'a pas eu lieu, on rencontre les fesses très-haut
placées et au *même niveau*, sur le détroit supérieur; mais si par contre
la hanche ou la fesse correspondant à l'un des points antérieurs du bas-

sin est plus accessible au doigt que l'autre, on peut être sûr que ce temps du travail est accompli. Une circonstance propre à augmenter encore notre conviction, c'est l'impossibilité que nous trouvons dans ce cas à faire passer le doigt indicateur entre ces parties et la circonférence du détroit supérieur.

Résultat. — Le premier temps a pour but non-seulement d'amoindrir le volume de la partie qui se présente, mais aussi de faciliter l'introduction de cette partie par la formation d'une tige inflexible résultant de l'adhérence et de la compression entre eux des éléments de l'extrémité respective.

B. — **Second temps.** — **Engagement.** — Le second temps consiste dans un mouvement par suite duquel les fesses descendent plus ou moins profondément dans le canal pelvien jusqu'à arriver enfin au plancher péritonéal (fig. 49).

Causes. — Ce mouvement est produit par l'action des contractions utérines; et il est d'autant plus complet que ces contractions sont plus énergiques et que le col de l'utérus s'est grandement dilaté.

Diagnostic. — Quant au diagnostic, il s'établit par les mêmes moyens que ceux que nous avons indiqués en traitant du diagnostic du second temps de l'accouchement par les présentations du vertex ou de la face.

Résultat. — Le résultat de ce temps consiste en ce que la partie qui s'est présentée se rapproche de l'ouverture par où doit se faire son expulsion.

C. — **Troisième temps.** — **Rotation interne.** — Le troisième temps est caractérisé par un mouvement en vertu duquel le bassin du fœtus ou les fesses, dans quelque position qu'elles se soient conservées par rapport aux diamètres du bassin de la femme, viennent se mettre dans le sens antéro-postérieur du canal pelvien, de manière que l'un des trochanters regarde la symphyse du pubis tandis que l'autre se dirige vers la face antérieure du sacrum.

Notre proposition devra étonner ceux qui auront parcouru les travaux de quelques accoucheurs parmi lesquels figurent même les plus célèbres professeurs.

Lorsque le professeur Naegele traite, par exemple, du mécanisme de l'accouchement par la présentation de l'extrémité pelvienne, et qu'il parle des idées de quelques auteurs sur le mouvement de rotation qu'exécute le fœtus quand il se trouve dans une position oblique, il nie non-seulement le fait de la rotation, mais encore il ajoute que les accoucheurs qui se hasardent à décrire ce mouvement n'ont pas observé la nature et font un travail de cabinet dont la valeur est douteuse.

Baudelocque à son tour, sans nier comme le professeur de Heidelberg l'accomplissement de la rotation, dit que bien qu'elle ait quelquefois lieu, jamais les hanches ne seront amenées tout à fait dans une direction antéro-postérieure, comme l'a décrit Gardien et l'a indiqué Denman.

Nous ne rejetons pas la possibilité de l'expulsion des fesses dans une position oblique; cependant, d'après un accouchement que nous avons eu l'occasion de remarquer dans la salle de la clinique de la Faculté de Paris, et d'après l'observation de madame Lachapelle et de tous les praticiens modernes, nous ne pensons pas qu'un fait qui serait en contradiction avec celui que nous soutenons puisse constituer une preuve inébranlable et certaine. On ne pourrait tout au plus y voir qu'une exception à la règle générale.

Madame Lachapelle, dans le quatrième mémoire de son travail, avait déjà dit qu'à la rigueur les hanches et le reste du tronc fœtal pouvaient traverser dans quelque sens que ce soit les détroits du bassin; mais, selon elle, ces parties se placent généralement dans le sens antéro-postérieur du canal pelvien, de telle sorte que l'une des hanches se dirige vers le sacrum, ce qui a lieu avec celle qui se trouve la plus voisine de cet os, si la position primitive n'était pas entièrement transverse.

Causes. — Les causes concourant au mouvement de rotation sont absolument de la même nature que celles qui ont été signalées lorsqu'il a été parlé du mécanisme de l'accouchement par les présentations du vertex et de la face.

Par les mouvements que le corps du fœtus exécute pour traverser le canal pelvien, les fesses tendent nécessairement à se placer dans une direction antéro-postérieure, car c'est précisément là le diamètre le plus en harmonie avec le diamètre pubio-coccygien du bassin de la femme.

Diagnostic. — Le diagnostic n'offre guère de difficultés. Quand la rotation a eu lieu, le sillon qui est entre les deux tumeurs constituées par les fesses doit se trouver dirigé transversalement en rapport avec le canal pelvien de la femme, et, en prolongeant en même temps le doigt vers chacune des extrémités de ce sillon, on rencontrera d'un côté le coccyx regardant le haut du diamètre transverse, et de l'autre les parties génitales qui se dirigeront au bout opposé de ce même diamètre. Aussitôt à l'entrée de l'arcade pubienne on trouve une grosse tumeur formée par une des fesses, tandis qu'en faisant pénétrer le doigt plus au fond on en découvre une autre dirigée vers la face du sacrum, qui est constituée par la seconde fesse.

Résultat. — Le résultat de ce mouvement est de faire mettre le bassin fœtal dans une situation qui permet plus facilement son dégagement, c'est-à-dire en rapport avec les plus grands diamètres du détroit inférieur et de la vulve.

_D._ — Quatrième temps. — Expulsion de la première partie fœtale. —
Le quatrième temps consiste dans un mouvement par suite duquel les
esses et tout le tronc du fœtus à la face antérieure du sacrum parcourent, dans la position transverse où ils se trouvaient, le canal pelvien et
sont successivement poussés à l'extérieur. Le mécanisme de cette expulsion est le plus simple qu'on puisse concevoir. Après
que les fesses ou les hanches se sont placées dans
le sens antéro-postérieur du bassin, l'une d'elles,
celle qui se trouve au-dessous de l'arcade pubienne,
devient fixe, tandis que l'autre, qui regardait l'extrémité opposée, parcourt la concavité du sacrum
et la face supérieure du périnée pour venir se présenter au-dehors (fig. 50). Aussitôt le dégagement
de la fesse postérieure, celle qui se trouvait située
antérieurement se détache de l'arcade des pubis, et
sa sortie s'ensuit. C'est, comme le docteur Tyler
Smith le dit, un mouvement de flexion du bassin
sur le tronc du fœtus, analogue au mouvement de
flexion de la face et d'extension du vertex.

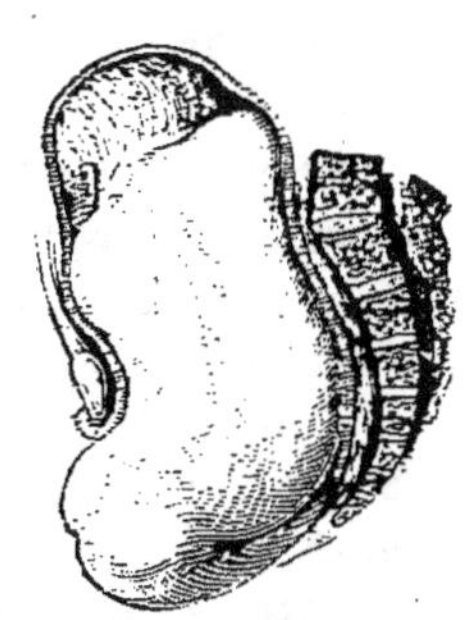

(Fig. 50). — _Dégagement
du siége._

Sous les contractions utérines le tronc descend, jusqu'à ce que les
épaules arrivant, celle qui était devant reste quelque temps dans cette
position, pendant que l'autre glisse sur la face concave du sacrum et
franchit la commissure postérieure de la vulve, après quoi la première
tombe par son propre poids, en laissant dans l'intérieur du bassin la tête
du fœtus.

L'utérus, fortement appliqué sur toutes les parties du fœtus qui peuvent se trouver sous son contact, ne permettant pas que les bras s'élèvent
aux côtés de la tête, l'expulsion de ceux-ci a lieu avec celle du tronc, à
moins qu'on n'ait exercé auparavant des tractions sur ce dernier.

Causes. — D'une part ce sont les contractions qui tendent à amener
l'expulsion du tronc fœtal, et de l'autre c'est l'exacte proportion qui s'est
établie entre ce dernier et le canal pelvien.

Diagnostic. — Il n'y a rien à dire sur ce diagnostic : car l'expulsion se
fait sous la vue de l'accoucheur, qui peut alors apprécier le phénomène.

Résultat. — La conséquence du mouvement du quatrième temps est la
sortie de la première partie fœtale qui s'était présentée dans le détroit
supérieur, et le rapprochement du détroit inférieur de la seconde partie
du fœtus ou de la tête.

**_E._ — Cinquième temps. — Rotation interne de la tête et externe du
tronc avec expulsion de la dernière partie fœtale.** — Ce temps est caractérisé par un mouvement qui fait que la tête, restée dans l'intérieur du

bassin, tourne autour du canal pelvien de manière que l'occiput ou la nuque se dirige en avant, derrière l'arcade pubienne, en même temps que la face avec le front tourne en arrière et se met en contact avec la face antérieure du sacrum.

Le tronc ou la partie qui se trouvait à l'extérieur participe naturellement de ce mouvement, et alors le dos du fœtus qui regardait le côté interne de l'une des cuisses de la femme se porte en avant et la face en arrière.

Une fois arrivé au-dessous de l'arcade pubienne, l'occiput, ne pouvant pas avancer ou franchir ainsi l'ouverture vulvaire, s'arrête dans |ce point et s'y appuie, alors les forces utérines agissant sur la tête donnent lieu à un mouvement d'extension en vertu duquel toute la face glisse par la paroi antérieure du sacrum et par la paroi supérieure du périnée distendu, et vient se présenter successivement depuis le menton jusqu'au bregma, en avant de la commissure postérieure de la vulve, complétant ainsi l'expulsion de la seconde partie fœtale par la sortie de l'occiput.

Les diamètres qui s'offrent dans cette expulsion sont les sous-occipitaux comme dans le mécanisme de l'accouchement par la présentation du vertex, à cette différence près qu'ici l'ordre est inverse : ainsi, au lieu des diamètres sous-occipito-bregmatique, sous-occipito-frontal et sous-occipito-mentonnier, nous avons au contraire le sous-occipito-mentonnier, le sous-occipito-frontal et le sous-occipito-bregmatique.

Causes. — Nous avons discuté assez longuement les causes qui déterminent le mouvement du crâne dans la présentation du vertex, pour pouvoir nous dispenser d'en parler davantage. La partie qui se présente, quelle qu'elle soit, cherche à se mettre dans les conditions qui lui facilitent l'expulsion, et ainsi les contractions utérines d'une part, et de l'autre les formes réciproques du crâne et du canal pelvien sont les seules et vraies causes du mouvement de rotation dans tous les temps; ainsi du dégagement des différentes parties fœtales.

Diagnostic. — Le diagnostic de ce temps est évident, et tout ce que nous en dirons, c'est que l'accoucheur ne doit pas omettre de tenir compte de l'existence ou de la réalisation du mouvement qui le constitue, parce qu'il influe sur les manœuvres qu'il se voit obligé de pratiquer à l'effet d'opérer l'extraction de la tête, lorsque l'occiput répond à un autre point différent de celui de l'arcade des pubis.

Résultat. — Comme conséquence de ce temps on a une plus grande exactitude de la proportion de la tête avec le canal pelvien, et en outre l'expulsion plus aisée de la seconde partie du fœtus.

Anomalies des cinq temps du travail de l'accouchement par la présentation
de l'extrémité pelvienne.

§ 1er. — Diminution de volume.

Dans le premier temps de l'accouchement par la présentation de l'extrémité pelvienne il n'y a aucune irrégularité à noter. Si la partie qui
se présente est trop petite relativement au canal qu'elle doit parcourir,
il peut à peine ne pas y avoir diminution de son volume, et alors vient
immédiatement le second temps ou d'introduction et de descente.

§ 2. — Descente.

Pendant la descente il n'y a pas non plus d'anomalie assez importante
pour qu'on en tienne compte. Les fesses n'éprouvent pas d'obstacle à
descendre, quels que soient la position ou le rapport de la partie qui se
présente avec le canal pelvien, seulement cette descente peut être plus
ou moins complète jusqu'au détroit périnéen, selon la force des contractions et le volume de la partie présentée.

§ 3. — Rotation.

Dans ce qui précède on a pu pressentir les anomalies que peut comporter le troisième temps de l'accouchement par la présentation de
l'extrémité pelvienne. On a vu que, selon les observations de nombre
d'accoucheurs, il était reconnu que les fesses devaient, règle générale,
exécuter un mouvement de rotation de façon à se placer dans le sens
antéro-postérieur du bassin de la mère. Ce mouvement pourrait cependant, d'après nous, ne pas avoir lieu, en sorte que l'expulsion de la première partie fœtale se ferait ou transversalement ou obliquement, sans
qu'il y ait rien de changé dans le mécanisme de l'accouchement, et selon
la position qu'elle offrirait eu égard au canal par où elle devait passer.

Il n'y a pas besoin d'ajouter que ce mouvement est susceptible de subir
les mêmes exagérations que nous avons notées dans le mouvement de
rotation des autres présentations, et qu'il ne peut plus exister lorsque
la partie se sera présentée dès le début dans le sens antéro-postérieur
du bassin.

§ 4. — Flexion du tronc ou expulsion de la première partie fœtale.

Dans le mouvement de ce temps il n'y a pas à noter d'irrégularités.
L'expulsion est plus retardée si, par la rotation, les fesses et les épaules
n'ont pas été portées dans la direction antéro-postérieure du bassin ; mais

à part ces cas, qui du reste n'influent en rien sur l'essence, du mécanisme, tout se comprend dans la règle générale que nous avons établie.

§ 5. — Rotation interne de la tête et externe du tronc suivie de l'expulsion de la seconde partie fœtale.

Pour que l'expulsion de la seconde partie fœtale se fasse avec la régularité que nous avons précédemment marquée, il est nécessaire que la tête exécute un mouvement de rotation dont l'effet est d'amener l'occiput au-dessous de l'arcade pubienne, si toutefois la position du fœtus dès le début du travail ne s'était déjà établie de façon à se trouver sous les rapports que nous avons indiqués. Mais si l'on excepte ces cas, quand le mouvement de rotation a été exagéré ou qu'il n'a pas eu lieu, et lorsque l'occiput se dirige vers la partie postérieure du bassin, l'expulsion s'opère par deux moyens, selon que la tête est ou non en état de flexion sur le thorax.

Dans le premier cas, *la tête étant en état de flexion* et déjà assez enfoncée, par l'effet des contractions utérines, dans le canal pelvien pour que l'occiput touche à la commissure postérieure de la vulve et que le front s'adosse sur la symphyse pubienne, la partie antérieure de l'ovoïde crânien, excitée à son tour par les contractions, est obligée de descendre petit à petit, de telle sorte qu'on voit successivement apparaître devant la commissure supérieure la partie la plus élevée du front, le bregma et enfin l'occiput, et ainsi s'achève le dégagement (fig. 51).

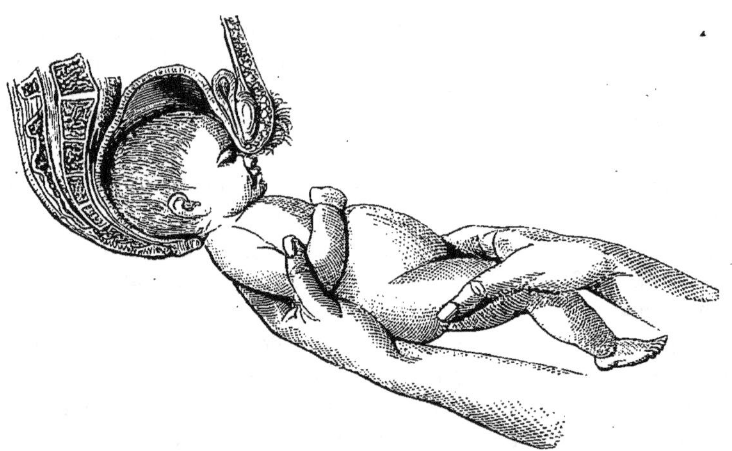

(FIG. 51.) — *Accouchement par le siège.* — *Dégagement de la tête, le menton glissant au-dessous du pubis, l'occiput restant en arrière.*

C'est une expulsion qui a lieu par les mêmes diamètres déjà signalés par nous, lorsqu'il s'est agi des cas où l'occiput regarde la partie antérieure, et elle se fait, comme le disait M. Pajot, *un dos tourné vers l'autre dos.*

Dans le second cas, ou lorsque la *tête est en état d'extension*, le dégagement de la seconde partie fœtale s'accomplit par les diamètres sous-mentonniers.

Dans ces conditions le menton est écarté du thorax et se fixe (fig. 52) dans cette position, derrière la symphyse pubienne, tandis que la partie postérieure du crâne, poussée par les contractions utérines, glisse sur la face concave du sacrum et du périnée, et franchit la commissure inférieure de la vulve au-devant de laquelle se montrent tour à tour les diamètres sous-mentonniers : sous-mento-occipital, sous-mento-bregmatique et sous-mento-frontal.

Le ventre du fœtus se rapproche du ventre de la mère et l'expulsion se fait, comme le professeur Pajot le dit, ventre sur ventre.

Il est indispensable de connaître parfaitement ces deux procédés, car leur utilité est très-grande dans la pratique,

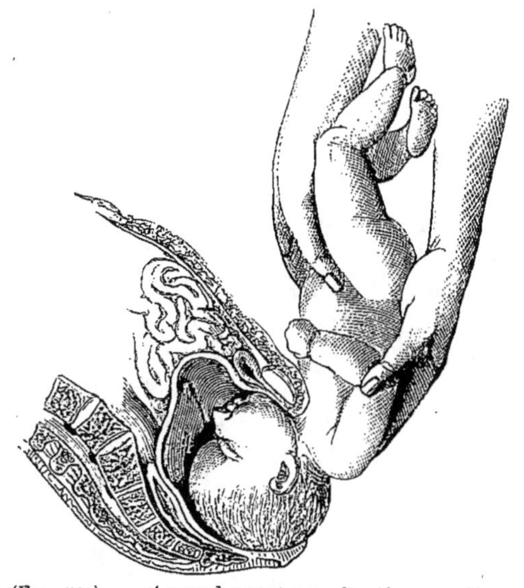

(FIG. 52.) — *Accouchement par le siége. — L'occiput étant en arrière et se dégageant à la commissure supérieure de la vulve pendant que le menton reste derrière le pubis.*

par exemple dans la version, car les manœuvres que l'on est obligé de faire sur le tronc fœtal peuvent amener un dédoublement du cou, qui est une cause de complication.

Causes des présentations et positions de l'extrémité pelvienne.

On ne sait, dit Cazeaux dans la dernière édition de son Traité d'accouchements, par quelles causes l'extrémité pelvienne vient se présenter dans le détroit supérieur; et en effet, si nous consultons les travaux de différents auteurs, nous voyons que chacun d'eux a sa manière de considérer cette présentation, sans indiquer toutefois les faits sur lesquels ils basent leurs suppositions. Ainsi Rœderer, après avoir parlé de l'ancienne théorie de la gravitation dans la présentation crânienne, ajoute que l'attitude naturelle du fœtus peut se modifier par plusieurs causes, entre autres la petite quantité de liquide amniotique, l'obliquité de l'utérus, les efforts prématurés et les violences externes.

En traitant de cet objet, le professeur P. Dubois dit, dans le second tome des Mémoires de l'Académie de médecine, que si les rapports ordinaires du fœtus avec l'organe gestateur dans la dernière période de la grossesse sont le résultat d'efforts propres, et ainsi spontanément déterminés, il doit également y avoir dans la présentation de l'extrémité pelvienne une cause et une sensation internes capables de la provoquer. Quelle est alors la nature de cette cause ou de cette sensation ? Dans la présentation de l'extrémité pelvienne, comme cette partie se tourne vers le segment plus petit de l'utérus, l'attitude du fœtus doit être pénible, en sorte que les mouvements spontanés qui le portent à présenter cette extrémité doivent être déterminés par un état de souffrance.

Madame Lachapelle, qui a de son côté cherché à entrer dans la connaissance des causes pouvant amener une telle présentation, a cru que le fœtus, jouissant de la faculté de changer d'attitude jusqu'au huitième mois de la gestation, pouvait, par un mouvement de la femme, être porté à diriger l'extrémité pelvienne du côté du col utérin et à y séjourner jusqu'au moment de la déclaration de l'accouchement.

On a émis bien d'autres idées au sujet de la présentation de l'extrémité pelvienne, mais toujours sans signaler le mécanisme et l'action des causes.

Le professeur Simpson, qui émet, comme nous l'avons vu précédemment, une théorie très-physiologique et rationnelle pour expliquer l'attitude du fœtus dans la matrice, n'a pas omis non plus de traiter des causes de la présentation de l'extrémité pelvienne, et croit pouvoir dire qu'un semblable phénomène doit être attribué d'abord à la déclaration hâtive du travail, alors que le fœtus n'a pas par conséquent pris son attitude naturelle ; ensuite à la mort de celui-ci, ou en d'autres termes à la perte de l'action vitale et réflexe qui l'oblige à s'adapter à la forme de l'utérus ; puis au changement de la conformation normale du fœtus et de son contenant, de manière que celui-là prenne par ses mouvements réflexes une position qui se conforme mieux avec le dernier ; et enfin aux violences qui peuvent être dirigées sur l'utérus, soit pendant la grossesse ou lors de l'accouchement.

Le professeur Simpson, dans un relevé fait par lui des cas où la présentation de l'extrémité a eu lieu, reconnut en effet que, dans les accouchements prématurés où le fœtus était mort, ce dernier se présentait par l'extrémité pelvienne une fois sur quatre, et, suivant les meilleurs recensements, quand l'accouchement est à terme et le fœtus vivant, l'extrémité du bassin ne se présente guère qu'une fois sur 34 ou 35 accouchements.

Les maladies qui doivent altérer la forme fœtale, telles que l'ascite, l'épine bifide, l'hydrocéphale, etc., agissent de la même manière sur l'utérus et donnent pour résultat la présentation de l'extrémité pelvienne. Dans 69 cas d'hydrocéphale intra-utérin rapportés par le docteur Thomas Keith, il a été observé, suivant le professeur Simpson, dix présentations de l'extrémité pelvienne ou une fois sur sept accouchements. Bien que les cas de monstruosités fœtales n'aient pas été appréciés sous le point de vue de l'histoire obstétricale, toutefois pour le professeur Simpson il ne peut y avoir aucun doute qu'elles influent dans les présentations vicieuses ; ainsi, sur 15 cas par lui réunis ou examinés dans lesquels se trouvaient deux fœtus collés par le ventre, il constate que pour 9 l'extrémité pelvienne s'était offerte la première dans le détroit supérieur.

Dans les cas où l'utérus est occupé par deux fœtus, bien que sa forme soit presque normale, il arrive qu'un des produits de la conception, une fois sur trois, se présente par l'extrémité pelvienne, si l'on s'en rapporte à l'observation du professeur Simpson, basée sur non moins de 808 cas relatés par divers auteurs.

Ainsi que les changements imprimés à la configuration du fœtus ont une influence notable sur la présentation, tout ce qui peut déterminer une modification dans la régularité de l'utérus exerce pareillement, suivant le professeur Simpson, la même influence.

L'utérus se développe, quand les choses suivent l'ordre naturel, de façon à acquérir une forme ovoïde ; mais si le placenta s'insère sur le col ou près de lui, au lieu de se fixer à la portion supérieure du corps, le segment inférieur prend une capacité plus grande, d'où il résulte une altération dans la forme de la cavité utérine, et par suite une présentation fœtale par l'extrémité pelvienne, fait confirmé par le même professeur Simpson qui, en 366 cas de ce genre, constate 39 présentations du bassin ou 1 sur 9 accouchements.

Si encore, par une implantation anormale du placenta, la viciation de conformation de l'utérus n'existe pas, cet organe gestateur peut prendre, selon John Meissner, Meckel et autres, une configuration anormale de manière à offrir une courbe ovale, c'est-à-dire une largeur plus grande qu'il ne présente quand son développement a été régulier. Alors, d'après l'observation du docteur Lecluyse, dans ce cas le fœtus, obligé dans ses mouvements réflexes à adapter son axe longitudinal à l'axe de l'utérus se présente avec son extrémité pelvienne dirigée par en bas.

Lorsque l'axe longitudinal du fœtus, une fois celui-ci complétement développé, est parallèle avec l'axe longitudinal de l'utérus, la possibilité de changer, au moyen d'un choc porté sur l'utérus, la position ou l'attitude est indiquée par le fait physique traduit par la différence de volume entre le long axe du fœtus et la latitude de l'utérus. Mais le produit de la conception étant petit et la quantité des eaux amniotiques considérable, il n'y a aucune difficulté à ce que, sous l'impression d'un choc reçu par l'utérus, il ne se déplace de telle sorte que la présentation céphalique se remplace par une autre de l'extrémité pelvienne. Le professeur Simpson tient du docteur Cokburn qu'une femme, après avoir eu sept accouchements dans lesquels les fœtus s'étaient présentés avec le crâne par en bas, sentit à la huitième grossesse, à la suite d'une chute qu'elle fit, que le fœtus s'était retourné dans la cavité utérine, et en effet la présentation se fit par les fesses, ce qui donne lieu à supposer que l'utérus avait acquis dans son développement une forme anormale.

En résumé, ce fait doit être lié, en cas d'une présentation de l'extrémité pelvienne, à l'une des causes que nous venons d'énumérer, et quoique celles-ci soient peu fréquentes, nous devons dire cependant que cette présentation est moins rare que celle de la face, car elle est observée une fois sur 34 à 35 accouchements.

Une présentation de l'extrémité pelvienne étant donnée, le sacrum, qui sert dans ce cas à indiquer les positions, peut se trouver en rapport soit avec un diamètre, soit avec un autre du bassin, d'où il résulte alors que la position la plus fréquente est la sacro-iliaque gauche antérieure.

Les causes de ces positions n'ont pas encore été étudiées, et comme nous ne voulons pas établir un jugement hypothétique à ce sujet, nous nous abstenons d'entrer dans aucune considération, en nous bornant à dire que la plus grande fréquence de la position sacro-iliaque gauche antérieure se rattache peut-être à la même cause qui détermine la position occipito-iliaque gauche antérieure dans la présentation crânienne.

Diagnostic de la présentation et des positions de l'extrémité pelvienne. —La grossesse une fois arrivée à son terme, on peut présumer une présentation de l'extrémité pelvienne, si l'utérus n'offre pas une forme régulière, si par le toucher on ne saisit pas dans le détroit ou l'excavation pelvienne la tumeur sphérique que nous avons indiquée à l'occasion du diagnostic de la présentation par l'extrémité crânienne, et si en même temps on n'entend pas les battements cardiaques du fœtus au-dessus de la région ombilicale de la femme.

L'irrégularité du ventre, donnée par Rœderer comme indice d'un accouchement de cet ordre, n'est plus aujourd'hui un fait bien significatif, car elle peut être due à des causes d'une autre nature, et ainsi il n'y a rien de certain que ce soit alors l'extrémité du bassin qui doive se présenter au détroit supérieur.

Lorsque le travail de l'accouchement a déjà commencé, dans le cas d'une pareille présentation, la poche des eaux, si l'on s'en rapporte aux anciens accoucheurs, acquiert un volume considérable et une forme allongée, et n'est pas aussi tendue que lorsqu'elle est dépendante de la présentation du crâne. Cette supposition est tout erronée, car pour peu qu'on veuille réfléchir, on s'assure que la tension de la poche amniotique résultant de l'afflux du liquide au moment de la contraction, avant que la rupture n'ait eu lieu, est aussi forte dans une présentation de l'extrémité pelvienne que dans toute autre présentation.

Les premières propositions sont vraies, car le volume de la poche dépendant de l'épanchement des eaux qui s'y portent, comme l'extrémité pelvienne, par la grosseur de sa masse, ne descend pas tout de suite dans l'excavation et n'obture pas ainsi l'aire du détroit supérieur, il en résulte en effet que la poche des eaux offre un gros volume et est même susceptible de s'allonger ; mais, d'après la cause à laquelle nous rapportons ce fait, on doit s'attendre à l'observer dans d'autres cas où il ne s'agit pas d'une présentation de l'extrémité pelvienne.

Par les mêmes raisons que nous venons d'exposer, après le déchirement de la poche, le liquide amniotique peut s'échapper presqu'en totalité et l'orifice de l'utérus revêtir, selon Stein, une forme ovalaire; mais sans nier ces caractères, nous dirons que la sortie presque complète des eaux de l'amnios est un phénomène constant, et quant à la forme signalée de l'orifice utérin, elle ne peut avoir lieu que s'il est occupé par l'extrémité pelvienne.

L'évacuation prompte du liquide coïncide avec l'élévation considérable des parties, et, comme on le comprend, avec une suspension momentanée des contractions utérines.

A la suite de la rupture de la poche des eaux, on observe aussi la sortie d'une certaine quantité de méconium; mais ce signe n'a pas une valeur absolue ici, puisque le fait se manifeste dans plusieurs autres circonstances, et même lors de la présentation crânienne, quand il y a coïncidence avec la mort du fœtus ou que celui-ci se trouve dans de mauvaises conditions sanitaires.

Toutefois les caractères que nous venons de tracer ne peuvent guère fournir de certitude quant à la partie en présentation : ainsi il est indispensable d'employer le toucher et de chercher, pour établir le diagnostic, les signes que nous fournit l'extrémité pelvienne.

En cas d'une présentation des fesses, on sent au détroit supérieur deux parties molles séparées par un sillon, le long duquel on glisse le doigt jusqu'à ce qu'on soit arrivé à une extrémité osseuse que l'on reconnaît pour être formée par le coccyx, à cause de la mobilité et de la forme triangulaire qu'elle offre; plus en avant se trouve l'anus, représenté par un petit orifice arrondi possédant un sphincter qui se contracte et empêche l'entrée du doigt.

Dans l'extrémité opposée à l'endroit où l'on sent le coccyx, on rencontre les organes externes de la génération, et par leurs caractères on peut reconnaître le sexe de l'enfant. Cependant l'accoucheur ne doit pas se presser de communiquer au père ce qu'il a rencontré, afin d'évite une méprise souvent désagréable aux parents.

Dans certains cas il n'est pas possible de reconnaître ces caractères, alors on ne perçoit, dans le centre du détroit supérieur, autre chose qu'une tumeur lisse sans aucune division; c'est ce qui se constate quelquefois à la suite d'une déviation sur le côté de l'extrémité pelvienne, en sorte qu'une seule des fesses se présente; mais le doute disparaît, si par la mollesse de la tumeur on peut sentir dans son centre la saillie du trochanter et immédiatement un peu plus haut la crête iliaque, le repli des aines ou la partie latérale du ventre.

Dès que l'on a reconnu le genre de la présentation, on établit le diagnostic de la position du fœtus; à cet effet, on doit chercher le sacrum ou le coccyx: alors le point opposé vers lequel la pointe de cet os se trouve dirigée indiquera les rapports existants avec les diamètres du canal pelvien.

Quand la présentation de l'extrémité pelvienne se fait par les pieds, rien n'est plus facile que d'en faire le diagnostic, car la conformation de ces membres a des caractères très-peu équivoques. Cependant si, au lieu des deux un seul pied se présente et s'il reste très-haut et au côté des fesses, cette présentation pourrait dès lors être confondue avec celle du tronc, et on pourrait prendre cette partie pour la main : aussi doit-on se rappeler que les orteils sont courts, disposés régulièrement en lignes parallèles, et qu'ils ont une partie fixe et large, qui leur sert d'appui, dont un des bords est plus épais que l'autre, tandis que les doigts sont longs, presque toujours pliés sur la paume de la main et soutenus par une petite partie mobile dont les bords ont une épaisseur égale : si l'on a égard à ces différences, il est très-difficile qu'on commette une erreur. Quelquefois les pieds se rapprochent de la face antérieure des jambes ou s'y appliquent, alors les orteils devenant inaccessibles, on peut croire sentir le coude au lieu du calcanéum, et confondre ainsi la présentation.

La forme de ces deux parties offre, en effet, la plus grande analogie : rien n'est plus facile que de se méprendre sur leurs saillies et de confondre les malléoles avec les tubérosités de l'humérus ; mais, en faisant bien attention, on distinguera la surface étroite, arrondie ou anguleuse qui représente l'avant-bras, d'avec la surface plate et large rencontrée immédiatement au-dessous de la protubérance du coude et qui dénote la plante des pieds.

Par la reconnaissance des parties dont il vient d'être question se trouve établi le diagnostic de la présentation ; reste celui de la position, qui n'est certes pas aisé, à moins que les deux pieds ne se présentent l'un à côté de l'autre ; dans ce cas, on n'a plus qu'à connaître la direction ou le point que regardent les calcanéums et à marquer les rapports du sacrum et du coccyx, ce qui n'est pas difficile, car cette partie du pied répond naturellement au dos du fœtus ; mais si l'on rencontre un seul pied ou les deux à la fois, disposés néanmoins de telle sorte que le calcanéum de l'un soit voisin des orteils de l'autre, et s'ils se trouvent ainsi en parfait croisement, le diagnostic est confus : avant tout il s'agit de se rendre compte si c'est le pied droit ou le gauche que l'on a senti par le toucher, et pour cela on doit avoir égard aux rapports que gardent le bord interne du pied et le calcanéum avec le canal du bassin. Ainsi le bord interne du pied est-il tourné du côté droit de la femme, le calcanéum se trouvant alors en rapport avec la symphyse pubienne, il est clair que le pied droit est celui qui se trouve dans le canal pelvien, et que le sacrum du fœtus répond ou est placé au côté gauche du bassin. Le bord interne du pied est-il tourné au côté gauche du bassin et le calcanéum en arrière, les orteils se trouvant, par conséquent, en rapport avec la symphyse du pubis, il est évident que c'est le pied gauche qui s'est montré, et que le sacrum du fœtus se trouve en rapport avec une extrémité quelconque

des diamètres du côté droit du bassin. Lorsqu'il y a présentation des
deux pieds, si ceux-ci ont leurs faces dorsales l'une devant l'autre, il n'est
plus douteux qu'ils sont croisés ; alors, pour reconnaître les pieds et marquer la position, il suffit de s'assurer de la direction que le calcanéum et
le bord interne de l'un d'eux conservent par rapport aux côtés du canal
pelvien. Si, au lieu des pieds et des fesses, les genoux venaient se présenter,
on s'en apercevrait sans difficulté par la résistance et la forme propre
à ces parties, jointes au volume et à la grosseur des membres qui leur
sont continus. Telles sont les données nécessaires pour arriver à établir
le diagnostic de ce cas.

On a pu quelquefois confondre les genoux avec les pieds ou avec les
coudes ; mais, dans le premier cas, la méprise cesse dès que l'on reconnaît
au toucher que le repli présenté offre une concavité et non la convexité
qui est propre au cou-de-pied, et, dans le second cas, la confusion pouvant
avoir lieu quand il ne se présente qu'un genou, il est aisé de distinguer
celui-ci du coude par la saillie de l'olécrâne et par les deux tubérosités
de l'humérus.

Pronostic de la présentation et position de l'extrémité pelvienne.

Depuis les temps les plus reculés il a existé entre les accoucheurs
une grande divergence au sujet du pronostic de la présentation de
l'extrémité pelvienne. Tandis que les uns, Osiander entre autres, le
considéraient comme le plus dangereux de tous les accouchements,
en raison, disaient-ils, non-seulement de la disproportion entre les
parties présentées et le canal pelvien, mais aussi de la propulsion du
sang au cerveau du fœtus, d'autres, sans nier que cet accouchement
offre quelque difficulté, soutenaient néanmoins que sa réalisation naturelle est aussi possible que celle de l'accouchement par la présentation
crânienne.

L'expérience et l'observation des accoucheurs modernes ont montré ce
qu'avait d'erroné un pronostic ainsi établi, puisqu'il n'était fait aucune
distinction pour ce qui regardait le fœtus et la mère, chacun de son côté,
ni quant aux genres et espèces de la présentation dont il s'agit.

Ainsi, si l'on s'en rapporte aux statistiques qui ont été faites et à ce
qui s'observe, on se convainc que cet accouchement est très-peu favorable au produit de la conception. Sur 804 cas où le fœtus a présenté
l'extrémité pelvienne, le professeur Velpeau en a compté seulement 581
où celui-ci était né dans de bonnes conditions de vie, tandis que sur
un nombre de 20,698 présentations par le crâne, à peine y a-t-il eu 668
fœtus mort-nés. Mais, dit le professeur P. Dubois, ces computations
n'expriment pas absolument la vérité, car on y comprend bien des cas
où la mort est survenue par suite d'accidents étrangers à la présentation ;
alors, si l'on fait abstraction de ces faits, on arrive à reconnaître que le

rapport entre la présentation par l'extrémité pelvienne et le nombre de fœtus morts est non de 1 sur 7, comme le voulait madame Lachapelle, mais de 1 sur 11. Quoi qu'il en soit, le pronostic relativement au fœtus est assez défavorable, surtout si la femme est primipare et a le périnée résistant. En effet, la tête; dans cette présentation, étant la dernière partie qui est expulsée, la difficulté qu'elle rencontrera augmentera en raison de la résistance du périnée.

Tous les praticiens ont observé que le fœtus, en naissant par l'extrémité pelvienne, peut présenter une figure vultueuse et avoir tous les signes d'une congestion cérébrale, fait que Osiander supposait dû à l'action de l'air froid sur le corps du fœtus lorsque la tête était encore dans l'utérus. Madame Lachapelle et Velpeau ne trouvaient rien de sérieux dans une pareille explication, et ont cru pour leur part devoir attribuer la congestion plutôt à une compression successive soufferte de bas en haut par les parties fœtales qui traversaient le canal pelvien avant la tête. Mais, comme l'a très-bien pensé Cazeaux le reflux des liquides est impossible : en premier lieu, parce que le col utérin n'est pas constamment contracté sur les parties qui passent dans sa cavité ; secondement, parce qu'étant donnée cette compression, elle serait même encore insuffisante pour presser les gros vaisseaux du tronc et des membres ; troisièmement, par la raison que ce serait contraire à toute loi physique que la partie comprimée reçût une plus grande portion de liquide.

D'après cela on a jugé avec toute raison, et la majorité des auteurs conviennent que la congestion du fœtus a pour cause un arrêt dans la circulation du cordon ombilical ou une vraie asphyxie. En effet, le dégagement du fœtus en se faisant des extrémités vers le tronc, il arrive un moment où le cordon du nombril vient de proche en proche à se trouver entre le tronc et le conduit du bassin, et entre ce dernier et le crâne ou la tête fœtale. Les parties d'où alors le cordon se rapproche peu à peu, étant aussi plus volumineuses, pressent sur cet organe de telle sorte que la circulation et l'hématose fœtale peuvent subir une interruption d'où il résulte un étouffement et par suite la mort de l'enfant, caractérisée anatomiquement par la congestion cérébrale.

Les dangers de la compression du cordon ne se bornent pas là; le décollement du placenta peut s'ensuivre, d'après Cazeaux, quand la tête n'a pas encore franchi l'utérus et que cet organe déjà presque vide se rétracte sur lui-même. Dans ces cas encore il y a empêchement de la circulation et hématose du sang fœtal, et par conséquent le produit de la conception meurt en cas de retard dans l'expulsion. Quand même ce détachement du placenta n'a pas lieu, il suffit, selon Van Huevel et d'après Cazeaux, que l'utérus s'applique sur la tête du fœtus un certain temps pour embarrasser la circulation utéro-placentaire et amener l'asphyxie de celui-ci.

Comme l'extrémité pelvienne est d'une forme irrégulière et d'une résistance médiocre, lorsqu'elle se présente, elle ne se met pas de suite en contact avec le col et ne peut ainsi concourir à la dilatation de ce dernier, que ce soient les fesses, les pieds ou les genoux qui se présentent; de manière que si le pronostic est sans aucun doute mauvais par rapport au fœtus, il s'en faut que ce soit de même en ce qui touche la femme, car bien que le premier temps devienne ainsi très-prolongé, elle ne se trouve pas, par ce fait, dans des conditions défavorables, surtout si la poche des eaux a pu se conserver intacte pendant une partie de cette période.

Lorsque la dilatation a lieu, si ce sont les fesses qui se présentent, l'accouchement est, d'après les anciens, impossible par les disproportions qui existent entre cette partie et le canal qu'elle doit traverser, et si elle n'a pas lieu, le moins qu'il arrive c'est un déchirement du col utérin ou un prolapsus de cet organe; mais, comme on le sait par l'observation, les fesses peuvent s'engager sans grande difficulté, et ensuite elles se conforment, par leur mollesse propre, au canal pelvien et distendent, comme dit madame Lachapelle, les parties molles aussi bien que si la tête se présentait.

Ces faits sont tous admis par les accoucheurs modernes, et quelques-uns pensent même que les fesses sont les éléments les plus favorables de la présentation par l'extrémité pelvienne. Quand on étudie les effets de la présentation du crâne, on voit effectivement que s'il y a quelque retard dans l'expulsion de cette partie fœtale, tout se compense par la rapidité et l'aisance avec lesquelles le reste du corps est expulsé de la cavité utérine. Les fesses étant, dans la présentation de l'extrémité pelvienne, les parties les plus volumineuses, doivent avoir cela d'avantageux, c'est qu'elles produisent une dilatation plus considérable du canal, et par suite l'expulsion des épaules et de la tête devient plus facile. Si nous n'hésitons pas ainsi à admettre que les accouchements par les fesses ne sont pas aussi désavantageux que les anciens voulaient le persuader, et que, dans la plupart des cas, non-seulement la nature est suffisante pour les terminer, mais même qu'ils se font quelquefois plus aisément que les accouchements par l'extrémité, il ne s'ensuit pas que de telles délivrances aient lieu avec la même facilité quand les pieds se présentent. Non que la vie coure par ce fait le moindre danger; mais c'est que le fœtus représentant dans ces conditions la forme d'un cône, et les parties étant d'autant plus volumineuses qu'elles s'élèvent davantage dans l'utérus, il en résulte que le volume de ce dernier devrait augmenter de plus en plus, ce qui est impossible, attendu qu'il est sujet à perdre, ainsi que tout muscle contractile, une partie de son énergie à mesure que l'expulsion du corps se fait et que la rétraction a lieu.

Dans ces conditions, dès que la tête est arrivée à la partie inférieure, les forces s'épuisent, et comme le canal n'est pas aussi dilaté qu'il le faut, l'expulsion de cette partie, soit spontanée, soit par les procédés artificiels, devient bien plus tardive que si la présentation avait lieu par les fesses. C'est donc sous ce point de vue que le pronostic de la présentation des pieds est moins favorable à la femme, et si les anciens n'ont pas été en désaccord à ce sujet et considéraient ces membres comme les parties les plus favorables de la présentation de l'extrémité pelvienne, c'est sans doute qu'ils ne voyaient aucun inconvénient ni difficulté à les saisir pour faire sur eux les tractions nécessaires à la sortie du fœtus.

A part les légers inconvénients que nous avons signalés, la présentation des pieds n'a pas au total un désavantage marqué sur la marche du travail, et peut se terminer par un accouchement simple, naturel et heureux.

Le pronostic, quant aux positions, est généralement très-favorable; mais il faut que le grand diamètre de l'extrémité pelvienne se mette en parallèle avec le diamètre pubio-coccygien; dès lors on comprend que le pronostic est d'autant plus avantageux que ce diamètre du fœtus est plus proche du diamètre antéro-postérieur du bassin, et qu'ainsi la rotation à exécuter par le produit de la conception pour se trouver dans ces conditions est moindre. Il y a cependant un fait dans le mécanisme de l'accouchement par l'extrémité pelvienne qui pourrait venir compliquer jusqu'à un certain point le pronostic que nous avons établi. Au cinquième temps de la présentation de cette partie, qui est caractérisé par le mouvement extérieur du tronc et intérieur de la tête, le dos fœtal, qui le plus souvent est tourné vers la partie antérieure, peut ainsi se trouver en regard de la partie postérieure, de telle sorte que l'occiput vient répondre au sacrum ou à la paroi postérieure du bassin; toutefois, il faut le dire, les complications qui en résultent ne sont pas insurmontables, et la délivrance peut encore avoir une terminaison favorable.

Du mécanisme de l'accouchement dans les présentations du tronc.

Le tronc, comme toute autre extrémité du fœtus, peut se présenter au détroit supérieur; et bien qu'il puisse sembler à première vue que l'accouchement, lors d'une semblable présentation, ne doit jamais se terminer spontanément, toutefois les observations de Schneider, qui l'un des premiers constata le fait en question, et de bien d'autres accoucheurs comme Denman, Burns, Douglas, madame Lachapelle, jointes à celles de quelques praticiens des temps modernes, ne permettent plus de douter de la possibilité d'une réalisation naturelle de ce phénomène. Il faut dire cependant que la parturition dans l'état ne saurait être regardée que comme exceptionnelle, ainsi qu'on va le voir, et qu'elle est de celles où l'intervention de l'accoucheur devient absolument nécessaire au moment où le travail se déclare.

Le fœtus se présentant par le tronc au détroit supérieur a tantôt le dos tourné vers la partie antérieure et l'épaule gauche vers le côté droit de la femme, et celle de droite vers le côté gauche ; tantôt le ventre se dirige vers la partie antérieure de l'utérus, et alors l'épaule droite est au côté droit de la mère et l'épaule gauche à son côté gauche.

Quand, dans ces conditions, les épaules répondent au centre de l'excavation, on dit la présentation franche. Si ces parties se dévient vers la face antérieure ou postérieure du détroit supérieur, toute autre région du tronc peut alors se présenter dans le centre du canal, et on a ainsi plusieurs variétés de la présentation en question.

Le travail s'étant déclaré et la poche des eaux déchirée, si l'une des épaules se présente dans le centre du conduit pelvien, il n'est pas rare de voir le bras dédoublé et la main correspondante pendre à la vulve, ou alors l'avant-bras fléchi sur le bras et le coude introduit dans le vagin.

La sortie du bras, dans ces circonstances, *ne peut ni ne doit influer sur le travail de la parturition, et il faut plutôt la considérer comme un phénomène qui aplanit les difficultés et le seul qui favorise la sortie spontanée du fœtus dans de pareilles présentations.*

Quelle que soit l'épaule ou la partie du tronc qui se montre dans le centre du canal du bassin, il y a deux moyens que la nature emploie pour déterminer le dégagement du produit de la conception.

Le premier procédé est désigné sous le nom de *version spontanée*, et le second sous celui d'*évolution* ou *expulsion spontanée*. Nous allons maintenant traiter du premier.

§ 1er. — De la version spontanée.

La version spontanée consiste dans la mutation ou changement d'une partie du tronc en une des extrémités fœtales. Ainsi on peut compter deux espèces de version spontanée : une podalique ou pelvienne et une céphalique ou crânienne.

La version spontanée n'est pas une forme d'accouchement dans la présentation du tronc, et à peine doit-on la considérer comme un fait de substitution d'une présentation défavorable en une autre, qui, sous tous les rapports, se prête beaucoup mieux à la sortie du fœtus. Ce phénomène ne peut nécessairement pas comporter de temps ou de périodes, et il se manifeste presque toujours avant la rupture de la poche des eaux, à moins de cas extraordinaires. Ainsi le professeur Velpeau, qui l'un des premiers chercha à se rendre compte du mécanisme de cette évolution spontanée, rapporte dans son ouvrage l'observation d'un cas où la version s'est réalisée plusieurs heures après la sortie du liquide amniotique. C'était une femme jeune, enceinte pour la seconde fois : elle entra au mois d'août 1825, à dix heures du matin, à l'hôpital de la Faculté de médecine de Paris. Au moment où on l'examina, le col de l'utérus était encore peu dilaté, mais le professeur Velpeau put, malgré cela, reconnaître une présentation de l'épaule gauche en seconde position. L'écoulement des eaux eut lieu à trois heures du soir, et comme la femme n'accusait pas des douleurs très-intenses ni très-fréquentes, il s'abstint de pratiquer l'opération de la version, dans le but de vérifier jusqu'à quel point étaient exactes les assertions de Denman, déjà confirmées par madame Lachapelle. Ainsi dans l'espace de temps qui s'écoula de trois heures à minuit, il observa que l'épaule avait été sensiblement rejetée vers la fosse iliaque gauche, de manière que la région temporale était près d'atteindre le centre de l'orifice utérin; alors l'énergie des contractions s'étant accrue, en une heure la tête s'introduisit dans l'excavation pelvienne et fut expulsée en position occipito-iliaque droite antérieure.

On peut tirer de là les données nécessaires pour la compréhension du mécanisme de la version pelvienne.

Ainsi, si les contractions, au lieu d'agir sur la tête, qui, dans ce cas, devait être sûrement en rapport avec le segment supérieur de l'utérus, s'étaient dirigées sur l'extrémité pelvienne, ce serait celle-ci qui se présenterait dans le centre du col, et c'est par elle que l'accouchement aurait eu lieu.

Nous ne croyons pas que, par cette observation, il y ait une conclusion à tirer à l'égard de la possibilité de la version spontanée après l'écoulement du liquide amniotique, et que si l'accouchement a pu avoir lieu, des circonstances particulières ont dû certainement l'accompagner, telles que le peu d'intensité et de fréquence des contractions et peut-être l'exiguïté du volume fœtal, — faits dont le savant professeur de Paris ne fait pas mention dans l'historique de ce cas, et auxquels cependant on doit avoir quelque égard, comme cela se conçoit, dans la solution d'une pareille question.

Nous rapporterons pour notre part un fait par nous observé en avril 1861. A trois heures de l'après-midi, on nous appela pour faire l'extraction du placenta à une femme de trente-six ans qui en était à son septième accouchement.

Arrivé auprès de cette femme, nous lui palpâmes tout d'abord le ventre, et le trouvant d'un volume assez considérable, nous portâmes plus loin notre examen, qui nous fit reconnaître l'existence d'un second fœtus dans la matrice. Sur nos demandes, nous fûmes informé que cette dame était enceinte de sept à huit mois, et que ce fut à la suite d'un exercice un peu prolongé que les douleurs l'avaient prise et que l'accouchement s'opéra.

Le fœtus mis au monde était petit, peu développé et du sexe féminin. Une fois que nous avons constaté la présence d'un second enfant, par la grosseur de l'utérus et par l'audition des bruits du cœur, nous cherchâmes à établir le diagnostic de la présentation et de la position : le tronc était en position céphalo-iliaque gauche, ayant le dos vers la partie antérieure.

L'utérus se trouvait presque inerte, et à peine la femme éprouvait-elle, à de longs intervalles, quelques faibles contractions de cet organe.

Nous retirâmes le doigt, et ayant fait part à la famille de la nature du cas et de la nécessité de l'opération de la version à laquelle elle consentit, nous retournâmes près de la femme, quelques minutes après, pour l'exécuter.

Notre main ayant été graissée, nous avons introduit le doigt jusqu'au col utérin, et fûmes tout surpris de sentir que l'épaule avait glissé vers le côté gauche et que le côté correspondant de la tête du fœtus se présentait dans le centre du bassin. Nous étions encore occupé à reconnaître la partie, lorsque nous sentîmes survenir tout à coup une contraction utérine et une transmutation complète de la présentation du tronc en une du crâne en première position.

A peine alors retirions-nous le doigt que nous vîmes l'expulsion de la tête avoir lieu et le part s'effectuer très-naturellement.

L'enfant était aussi du sexe féminin et n'offrait pas plus de développement que le premier.

Comme dans l'observation du professeur Velpeau, la version spontanée a eu lieu pour notre malade quelques heures après l'écoulement des eaux de l'amnios et après l'expulsion d'un premier fœtus ; mais le fait s'est produit en raison du petit volume du fruit de la conception et de la conformation qu'avait prise l'organe gestateur par la présence des deux enfants, comme on va le voir.

Depuis les temps les plus reculés, et même il y a encore bien peu d'années, les auteurs s'accordaient à dire qu'il serait bien difficile de signaler une cause par laquelle il soit possible d'expliquer d'une manière satisfaisante quantité de faits obstétricaux tels que ceux de l'attitude et de la position fœtale dans l'utérus, et notamment celui de la version spontanée. Quelques-uns de ces auteurs, Cazeaux entre autres, se bornaient à faire des considérations ou plutôt des suppositions à ce sujet qui ne pouvaient contenter un esprit quelque peu exigeant ; d'autres, comme M. Virey, ne s'y arrêtaient même pas : l'esprit humain, disaient-ils, devait être assez satisfait d'observer et d'apprécier le fait en question.

Nous sommes intimement convaincu que si ces auteurs avaient aujourd'hui à traiter ce sujet et faisaient l'application des données que la physiologie nous a fournies par les travaux de Marshall Hall et de Brown-Sequard, leur langage serait différent, et il serait bien facile de préciser exactement la cause de la version spontanée, ainsi que celle de toutes les présentations et positions du fœtus.

Il faut, pour que nous puissions entrer dans l'appréciation des causes qui peuvent donner en résultat le phénomène de la version spontanée, que nous disions succinctement quelles sont les conditions, d'après le professeur Simpson, en vertu desquelles le fœtus conserve sa position dans l'utérus, et comment il peut arriver qu'il la perde ou la change dans certaines conditions déterminées.

Dans l'article précédent, nous avons montré que le professeur Simpson, se réglant sur les données statistiques offertes par l'observation de tous les accoucheurs et par les faits déduits de la physiologie, avait établi divers préceptes sur les causes qui, dans les conditions normales, déterminent l'attitude et la position du fœtus au terme de la gestation.

Si donc, en nous guidant là-dessus, nous passons à l'étude des causes pouvant donner lieu au phénomène de la version spontanée, nous verrons qu'ici encore il n'y a pas de difficulté à indiquer toutes les influences en vertu desquelles ce phénomène peut se déclarer.

En effet, les observations de presque tous les auteurs qui ont eu occasion d'apprécier le phénomène curieux de la version spontanée, se rapportent à des cas où les fœtus étaient très-petits et la quantité de liquide amniotique régulière, ou bien à d'autres où ce liquide était trop abondant par rapport au volume du produit de la conception. Notons encore que la plupart du temps ce fait précède de beaucoup le déchirement de la poche des eaux, ou bien qu'il a lieu presque aussitôt après cette rupture et par conséquent avant que les contractions utérines n'aient amené l'engagement du fœtus dans le bassin ; il ne saurait alors y avoir aucune difficulté quant au changement de la partie qui se présente. Si le volume du fœtus est réduit ou la masse liquide plus considérable, les conditions qui font que le produit de la conception se maintient dans la cavité de l'utérus la tête dirigée vers le bas cessent également d'exister, puisque le fœtus, ayant toute liberté de mouvements et pouvant se retourner dans une direction ou une autre, n'est pas astreint à prendre une position fixe, par cela même que, dans ces circonstances, il se trouve garanti des causes qui le portent à accomplir la série de manœuvres réflexes ou excito-motrices dont nous avons déjà parlé.

Tous ces faits pris en considération, voici comment on peut expliquer le phénomène de la version spontanée.

Une présentation du tronc étant donnée, du moment où les contractions sont régulières, elles commencent tout d'abord par produire une réduction du volume de la partie qui vient s'offrir au centre du détroit supérieur du bassin ; mais si elles sont irrégulières et même partielles, comme la masse liquide ne reçoit pas partout une compression égale, elle s'accumule dans la poche qui peut se trouver pendante dans le vagin et abandonne l'extrémité pelvienne ou toute autre partie qui, d'après la disposition du corps du fœtus, se trouverait plus haut placée et sujette à l'action excitante des parois utérines.

Dès lors, cette extrémité, par la sensibilité dont elle est douée, provoque aussitôt la série de mouvements réflexes qui la mettent à l'abri de l'agent excitateur, ce que favorisent la petitesse du volume du fœtus et la présence plus ou moins considérable du liquide amniotique ; alors il peut arriver que l'enfant vienne présenter à l'orifice, au lieu du tronc, une autre partie de ses extrémités.

Si l'utérus est arrivé au terme de son développement, la configuration ovoïde ou piriforme qu'il offre aide le fœtus, à cause de sa forme particulière, à se placer la tête dirigée vers le bas ; mais si la délivrance s'est déclarée lorsque ce développement n'est pas complet, une autre extrémité quelconque peut s'offrir, puisque alors la forme de l'organe gestateur se rapproche de celle d'une sphère ou d'un globe.

Donc les causes qui font que tantôt c'est l'extrémité pelvienne qui descend, tantôt l'extrémité céphalique, résident plutôt dans la forme de la cavité utérine et dans la direction des mouvements excito-moteurs effectués par le fœtus, que dans ces irrégularités des contractions, comme le pense Cazeaux.

Les contractions partiélles ou irregulières de l'utérus concourent seulement à séparer le liquide amniotique du corps fœtal; mais dans aucun cas elles ne déterminent l'abaissement et l'engagement de l'une des extrémités du fœtus, sauf quand elles s'exercent sur l'ovoïde entier représenté par le produit de la conception. Si celui-ci était soumis à cette contraction partielle de la matrice, il serait, nous le croyons, plus naturel qu'il cherchât un point de la paroi de cet organe diamétralement opposé à celui sur lequel agit la contraction, plutôt que le centre du canal pelvien, où il ne peut y avoir rien qui le retienne.

Nos suppositions sont d'autant plus certaines que, si l'on observe avec plus de fréquence une présentation du tronc dans les accouchements avant terme, et ainsi avant que l'organe gestateur n'ait pris la forme ovoïde, lorsque la version spontanée a lieu, c'est le plus souvent par l'extrémité pelvienne, car la configuration de la cavité utérine se trouve plus en rapport dans ces conditions avec la forme du fœtus avant que la tête ne soit tournée en bas.

En résumé, la version spontanée se réalise sous l'action des causes que nous indiquons, et si celles-ci se trouvaient réunies dans tous les cas de présentation du tronc, nous pensons, avec pleine conviction, que nous aurions plus d'occasions d'observer ce phénomène.

§ 2. — De l'évolution spontanée.

L'évolution spontanée est un mode particulier de terminaison du part, consistant dans une succession de mouvements en vertu desquels l'épaule ou le tronc, après s'être présenté dans le centre du détroit supérieur, parcourt le canal du bassin et vient se montrer à l'extérieur, sans qu'il y ait eu substitution de la partie qui s'était alors présentée.

Le mécanisme de l'évolution spontanée, comme dans tout genre d'accouchement, peut être très-naturellement décomposé en cinq temps.

Dans le premier a lieu la diminution du volume de la partie qui se présente. Dans le second, l'introduction de celle-ci dans l'intérieur de l'excavation pelvienne. Dans le troisième, le mouvement de rotation par suite duquel le plus grand diamètre du tronc se place dans le bassin en sens antéro-postérieur. Dans le quatrième, l'expulsion de toute la partie fœtale qui s'est présentée au détroit supérieur. Dans le cinquième, qui est tout à fait identique au cinquième temps du mécanisme dans la présentation pelvienne, le mouvement de rotation interne de la partie qui s'est conservée dans le bassin et externe de celle qui pend dans la vulve, suivi de l'expulsion du reste du fœtus.

A. — Premier temps ou diminution de la partie qui se présente. — Le premier temps du mécanisme de l'accouchement par la présentation du tronc, dans le cas où il y a évolution spontanée, consiste dans un mouvement en vertu duquel le fœtus, correspondant par son plan latéral à son grand axe, cherche à se rapprocher entre lui de manière à appliquer fortement la tête sur l'épaule opposée à celle qui répond au détroit supérieur du bassin.

Lorsque ce temps ou mouvement de flexion latérale a lieu, si l'on pouvait observer l'attitude prise par l'enfant dans l'utérus, on rencontrerait son extrémité pelvienne correspondant à cet organe, tandis que la région latérale se trouverait adossée au cercle saillant qui constitue le détroit supérieur (fig. 53).

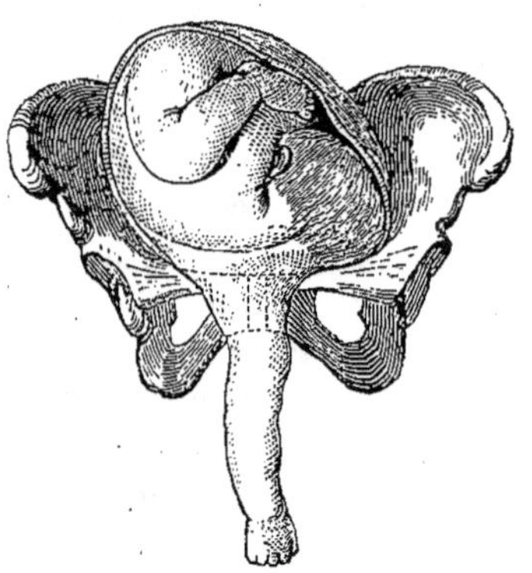

(FIG. 53.) — *Première présentation de l'épaule droite, pendant le mouvement de descente.*

Causes. — Cette flexion ou diminution du volume de la partie qui se présente est due d'un côté aux contractions utérines, et d'un autre à la résistance qu'elle éprouve pour traverser le détroit supérieur du bassin et l'orifice de l'organe gestateur.

Diagnostic. — Le diagnostic de ce temps se fonde entièrement sur les notions qui sont requises au sujet de la présentation.

Une présentation du tronc étant diagnostiquée, si l'on rencontre l'épaule au-dessus du détroit supérieur et qu'au moyen de mouvements d'ascension imprimés par le doigt introduit dans le vagin, on puisse éloigner cette partie dans l'intervalle des contractions, il est clair que le premier temps n'a pas eu lieu. Mais si, en faisant cet examen, on trouve l'épaule fixée au détroit supérieur, et immobile, l'accomplissement de ce temps de flexion latérale ne peut plus dès lors être mis en doute.

Résultat. — Le volume de la partie présentée au détroit supérieur est diminué, en sorte que son introduction dans la cavité pelvienne devient plus facile ou possible.

B. — Second temps ou temps d'introduction. — Le second temps du mécanisme de l'accouchement par la présentation du tronc est caractérisé par un mouvement qui fait que l'épaule, quelle que soit sa position, s'engage peu à peu dans l'excavation du bassin jusqu'à ce que la tête, arrivant près du détroit supérieur, vienne en empêcher la descente.

Causes. — On les trouve d'abord dans la force des contractions utérines, dans la direction où elles s'exercent, puis dans les proportions que peut offrir le canal par rapport au corps qui doit le franchir.

Diagnostic. — La tumeur produite par la partie en présentation jusqu'alors située à une hauteur difficilement accessible par le doigt, est sentie, lorsqu'a lieu le mouvement de descente, dans l'excavation pelvienne contre le détroit supérieur. Le diagnostic est donc excessivement facile, et, à moins d'une déformation survenue à la partie fœtale par suite de la prolongation de l'accouchement, il n'y a pas à vrai dire d'obstacles sérieux à la reconnaissance de ce temps.

Résultat. — Le résultat de l'introduction du fœtus consiste dans le rapprochement du tronc ou de l'épaule de l'ouverture par où il doit être chassé.

C. — **Troisième temps ou temps de rotation.** — Le troisième temps consiste dans un mouvement en vertu duquel le tronc du fœtus, quelle que soit la position qu'il ait primitivement, vient se placer de telle façon que son plus grand diamètre se trouve être en rapport avec le diamètre antéro-postérieur du bassin. L'épaule, pendant que ce temps s'effectue, se porte au-dessous de la symphyse des pubis et le corps descend plus ou moins dans l'intérieur de l'excavation, tandis que la tête se tient immobile au-dessus du détroit supérieur correspondant à cette partie.

Causes. — Dans un bassin à l'état naturel et revêtu de toutes ses parties molles, c'est toujours le diamètre antéro-postérieur du détroit inférieur qui offre une plus grande capacité, et lorsque le second temps des mouvements du fœtus a été exécuté, la partie la plus étendue de celui-ci doit être naturellement entraînée par les forces propulsives de l'utérus qui correspondra avec ce diamètre.

Diagnostic. —Le bras ayant été expulsé avant ce mouvement, la rotation peut être appréciée non-seulement par la manœuvre que ce membre accomplit pour accompagner le tronc fœtal, mais encore par les rapports où il se place à l'égard de l'arcade du pubis, ou alors, même quand ce prolapsus n'aurait pas eu lieu, on établit le diagnostic par la disposition qu'affecte la concavité axillaire, la partie latérale du tronc répondant par conséquent au diamètre pubio-coccygien du détroit inférieur du bassin, ou au diamètre antéro-postérieur de l'excavation.

Résultat. — L'expulsion devient plus aisée par les rapports qui s'établissent entre la partie présentée et le canal qui doit être parcouru par le corps fœtal.

D.—Quatrième temps ou temps d'expulsion de la partie qui s'est présentée au détroit supérieur. — Le quatrième temps se distingue par une évolution à la suite de laquelle la tête une fois fixée au-dessus de la symphyse pubienne, le tronc parcourt toute la face concave du sacrum pour venir se présenter à l'extérieur, l'extrémité céphalique restant dans l'intérieur, accompagnée soit des deux bras ou d'un seul, quand préalablement l'un des deux est sorti, ce qui est très-fréquent dans l'espèce.

Lorsque l'expulsion de cette partie a lieu, c'est la portion la plus proéminente de l'épaule qui se présente tout d'abord à la commissure inférieure de la vulve dilatée, puis l'aisselle, ensuite les parties latérales de la cavité thoracique et du ventre, et enfin les fesses et les extrémités pelviennes. Pendant la durée de cette phase, la face supérieure de la clavicule et de l'acromion s'étaye sous l'arcade de la symphyse pubienne et empêche la tête de remonter, quoi qu'en aient dit Denman et ensuite madame Lachapelle.

Pour saisir le mécanisme de cette expulsion, le professeur Velpeau, dans son *Traité de l'art des accouchements*, page 265, dit qu'on n'a qu'à se figurer une tige élastique et flexible, dont l'une des extrémités serait fixée sur l'un des côtés de l'excavation ou des détroits, tandis qu'on ferait avec effort cheminer l'autre par le côté opposé du canal pelvien. Cette tige, dès lors, fixe et immobile par une de ses pointes, ne peut plier sous la puissance qui soutient l'autre extrémité et venir offrir à la vulve sa portion convexe, de telle sorte que son expulsion se fasse complétement par cette partie. Il est de fait que le tronc du fœtus et la flexibilité du rachis simulent fort bien cette tige, car d'un côté la tête et l'épaule forment l'extrémité fixe, et le pelvis l'extrémité mobile, puisqu'il doit subir l'impulsion, pendant que les portions intermédiaires se déroulent et vont au-devant de la vulve.

Causes. — Ce temps est sous l'influence d'une part des contractions musculaires de la paroi ventrale, et d'une autre des contractions de l'utérus, la tête de l'enfant est ainsi soutenue au-dessous de la symphyse pubienne, de manière que l'extrémité pelvienne longe la surface concave du sacrum et du périnée distendue, pour venir passer à l'ouverture vulvaire.

Diagnostic. — Ici, les évolutions exécutées par le fœtus tendent à faire saillir la partie qui se présente presque à l'extérieur, en sorte qu'il n'y a à indiquer aucun moyen pour l'établissement du diagnostic.

La vulve, dans ce cas, s'entr'ouvre peu à peu, et à mesure que le phénomène de l'expulsion se manifeste, on voit tour à tour s'engager par là les différentes parties du fœtus mentionnées plus haut.

Résultat. — Le temps que nous étudions offre comme résultat l'expulsion du tronc fœtal entier, et ainsi cessent les entraves qui accompagnent cette présentation.

E. — Cinquième temps ou temps d'expulsion de la dernière partie fœtale qui se présente. — Ce temps consiste dans un mouvement de rotation externe du tronc et interne de la tête, par suite duquel l'occiput ou la nuque du fœtus se dirige ou tourne en avant, derrière l'arcade pubienne, en même temps que la face et le front, tournés en arrière, se mettent en contact avec la partie antérieure du sacrum. Le tronc, qui est déjà à l'extérieur, participe naturellement de ce mouvement, et alors le dos du fœtus, qui regardait le côté interne d'une des cuisses de la femme, est amené en avant et le plan abdominal en arrière. L'occiput, arrivé au-dessous de la symphyse pubienne, ne pouvant pas avancer et franchir ainsi la fente vulvaire, reste fixe dans cette partie ou y prend un point d'appui; ainsi les forces utérines portant sur la tête, provoquent un mouvement de flexion en vertu duquel la face fœtale glisse par la concavité du sacrum et par la surface interne du périnée distendu, et vient successivement se présenter, depuis le menton jusqu'au bregma, en avant de la commissure inférieure de la vulve, et l'expulsion totale de la seconde partie du fœtus s'ensuit.

On a dans ce cas les diamètres sous-occipito-mentonnier, sous-occipito-frontal et sous-occipito-bregmatique.

Causes. — Quelle que soit la partie qui se présente au canal pelvien, si le volume n'est pas petit ou qu'il y ait toute facilité pour son passage, elle tend toujours à se mettre dans les conditions qui permettent plus aisément son dégagement; ainsi, d'un côté, les contractions utérines, et de l'autre les formes réciproques du crâne et du conduit pelvien sont, malgré toute argumentation théorique contraire, les seules vraies causes qui déterminent les mouvements du fœtus et l'expulsion de ses diverses parties.

Diagnostic. — Le diagnostic de ce temps est évident; la seule chose que nous en dirons c'est que l'accoucheur ne doit pas négliger de tenir compte de sa réalisation, car cela importe beaucoup pour les manœuvres qu'il serait appelé à pratiquer pour arriver à l'extraction céphalique dans le cas où l'occiput correspondra à la partie antérieure du sacrum.

Résultat. — Comme conséquence de ce temps, on observe non-seulement que la tête se place dans de meilleurs rapports avec le canal, mais aussi qu'elle facilite davantage l'expulsion de la seconde partie fœtale.

Des causes des présentations du tronc.

Le défaut de notions positives sur les véritables causes des présentations du crâne fœtal a fait que presque tous les accoucheurs, en parlant des causes des autres présentations et surtout de celles du tronc, n'ont guère mentionné que certaines circonstances, sans entrer dans aucune généralisation du mécanisme et de l'action de ces causes.

Le professeur P. Dubois, en traitant des causes des présentations du tronc fœtal, fait remarquer que si les rapports ordinaires du fœtus dans la matrice, pendant la dernière période de la grossesse, sont le résultat de ses propres efforts, et conséquemment d'une détermination spontanée, il doit y avoir une cause ou une sensation interne qui la provoque. Quelle sera, dit-il, la nature de cette cause ou de cette sensation ? La situation anormale du fœtus, dans laquelle l'extrémité pelvienne répond à la petite extrémité de l'œuf, ne peut qu'être pénible et gênante pour le fœtus; ainsi les mouvements spontanés par lesquels il cherche à changer d'attitude doivent être classés parmi ceux qui émanent d'un état de souffrance.

Le docteur Denman, en traitant de cette matière, dit qu'on ne sait trop si l'on doit ou non exclure les accidents des causes communes de ces présentations et chercher les causes réelles dans quelques circonstances intrinsèques telles que le mode dont l'ovule sort de l'ovaire et tombe dans l'utérus, quelques particularités dans la forme de la cavité utérine, de l'abdomen et du bassin, la quantité du liquide amniotique à une certaine période de la grossesse, la circonvolution du cordon autour des fesses ou de la partie inférieure du fœtus, ou peut-être l'insertion du cordon à telle partie de l'abdomen du fœtus.

Ce que nous savons, dit le docteur Clark, sur la cause du travail irrégulier est bien peu de chose : peut-être cela dépend-il d'une particularité de forme, soit dans l'utérus ou dans le bassin. On veut l'attribuer à des accidents; mais les naissances anormales paraissent être dues plus vraisemblablement à une forme particulière des parties.

Il n'est pas aisé, dit le docteur Spence, d'établir la cause des différentes situations des enfants dans la matrice : tandis que, chez quelques femmes, cela peut être dû à une trop grande inactivité pendant la grossesse, chez d'autres ce sera l'effet d'une violence extérieure ou d'un emploi exagéré de force. Le défaut d'une quantité suffisante de liquide amniotique ou bien encore l'entortillement du cordon ombilical autour de l'enfant peuvent y donner lieu.

Les causes de la présentation du tronc, d'après Chailly, ne peuvent pas être bien appréciées; mais on croit généralement que l'exiguïté du volume et la mobilité du fœtus y concourent conjointement avec l'obliquité de la matrice.

Pour Cazeaux, ces circonstances, jointes aux déformations du canal pelvien, sont regardées en général comme causes prédisposantes; et comme causes déterminantes, cet auteur signale les commotions violentes, les cahots longuement répétés produits par les voyages en voiture, par les exercices à cheval, chutes, etc.

Le docteur Rigby, en discutant cette question, observe que le long diamètre du fœtus est le plus souvent parallèle avec l'utérus, et il demande pourquoi cela a lieu. Cela ne dépend-il pas en grande partie de la forme et des dimensions de cet organe? Si l'utérus est assez distendu par le liquide amniotique et conserve sa forme ovale, il est rarement possible que le fœtus puisse se présenter par une autre région que par l'extrémité céphalique ou par l'extrémité podalique.

On ne peut douter que les premières contractions utérines survenues au début du travail ne se prêtent à régulariser la position du fœtus.

Nous pouvons établir que les présentations du tronc se manifestent par une distension de l'organe gestateur, occasionnée par l'abondance de liquide amniotique ou par une altération de sa forme produite par une action irrégulière des premières douleurs du travail. L'insertion de l'arrière-faix sur un côté de l'utérus, l'irrégularité de forme ou l'inclinaison du canal pelvien, l'obliquité utérine, le raccourcissement du cordon ombilical, les ébranlements violents et la pluralité des fœtus n'exercent pas la moindre influence quant à la détermination de la position fœtale.

C'est sans doute parce qu'il y avait un tel désaccord dans les opinions que le professeur Churchill, en parlant des présentations du tronc, a dit avec esprit : *I think all the explanations as yet offered are insufficient.*

Mais pour peu qu'on prenne en considération les travaux du docteur Simpson, pour ce qui a trait aux causes qui provoquent les présentations naturelles ou du crâne, on voit qu'il est possible d'indiquer avec quelque assurance les causes des présentations du tronc.

Nous croyons avoir déjà bien établi que les présentations fœtales étaient réglées d'une part par certaines conditions de l'organe gestateur, et d'une autre par les besoins qu'a le fœtus d'accommoder sa forme à celle de ce dernier. Cependant, avant d'aller plus loin, nous pensons devoir faire savoir quelles sont les conditions qui obligent le fœtus à se maintenir dans l'utérus la tête en bas, et quelles sont les causes qui l'entraînent à changer de position. Quand nous avons parlé de l'attitude du fœtus dans la matrice, nous guidant sur les données statistiques fournies par les observations du professeur P. Dubois et d'autres, et surtout sur les faits déduits de la physiologie, nous avons établi : 1º que le produit de la conception n'a l'extrémité céphalique tournée vers le col utérin qu'à partir du sixième mois; 2º que cette position est due à un acte tout vital dépendant d'une série de mouvements réflexes ou excito-moteurs; 3º que la forme de la matrice, le sixième mois de la gestation passé, contribue à maintenir le fœtus la tête dans la direction du col, position qui le met à l'abri de l'agent par lequel il est porté à exécuter ces mêmes mouvements ; 4° que le liquide amniotique s'interpose entre le fœtus et les parois utérines, de manière qu'elles n'en excitent pas la surface cutanée et surtout les pieds, qui, d'après les épreuves de Marshall Hall, Muller, Unzer et Hunter, sont les parties les plus irritables du fœtus et conséquemment les plus susceptibles de recevoir l'impression par suite de laquelle il a accompli les divers mouvements qui le placent dans la position respective ; 5° que ce même liquide, à cause de sa pesanteur spécifique, peut s'accumuler en plus grande masse dans toute autre partie de l'utérus, et exposer le fœtus au contact des parois utérines, et faire aussi qu'il se place dans une position telle qu'il se trouve à l'abri des excitations que ces parois déterminent sur la surface externe de son corps.

Si, en nous guidant sur ces proportions qui se basent sur des données statistiques et sur des études physiologiques, nous voulons rechercher les causes pouvant déterminer les présentations du tronc, nous verrons, comme le professeur Simpson, qu'elles tiennent au dérangement ou à l'absence d'une des conditions indiquées plus haut ; en sorte que nous pouvons attribuer le phénomène en question : 1° à la déclaration prématurée du part ou au travail qui se manifeste avant que la position naturelle du fœtus soit établie ; 2° à la mort dans l'utérus du produit de la conception, ou en d'autres termes au manque de mouvements réflexes ; 3° à l'altération de la forme normale de l'enfant ou de l'utérus ; 4° enfin au résultat de causes physiques venant agir sur le fœtus ou sur la partie qui se présente à la dernière période de la gestation ou au début du travail.

Les statistiques du professeur P. Dubois et d'autres accoucheurs nous ont fait déjà voir que c'est à partir du sixième mois que le fœtus se présente généralement la tête en rapport avec le col de l'utérus, d'où l'on conclut naturellement que les autres présentations doivent être plus fréquentes dans les accouchements qui se déclarent avant cette époque. En effet, sur un nombre de 1087 accouchements prématurés, observés par Collins, Hardy et Clintock, Dubois, Hoffmann et Ramsbotham, il y eut 762 présentations céphaliques, 279 de l'extrémité pelvienne et 46 du tronc, ce qui équivaut à 70 pour 100 dans la première, à 1 sur 4 dans la seconde et à 1 sur 23 dans la troisième ; or, quand l'accouchement se fait à terme, on compte 96 sur 100 dans la première, 1 sur 31 dans la seconde et 1 sur 224 dans la troisième. Ainsi on observe : 1° que tandis que les présentations de la tête offrent 96 pour 100 dans les accouchements à terme, elles n'en donnent que 70 pour 100 dans les accouchements prématurés ; 2° que les présentations pelviennes sont presque huit fois plus fréquentes dans les accouchements prématurés que dans le travail à terme ; 3° enfin que les présentations du tronc sont presque dix fois plus fréquentes dans les accouchements hâtifs que dans les accouchement à terme.

D'où nous croyons bien évidente l'influence qu'ont sur les présentations du tronc les accouchements qui se déclarent prématurément.

La persistance ou la conservation de la vie du fœtus est une des conditions essentielles pour que sa présentation se maintienne plus favorable dans les cas normaux; si donc le produit de la conception vient à périr dans l'utérus, il arrive nécessairement une circonstance qui doit beaucoup agir sur les présentations du tronc.

Sur 669 cas de mort du fœtus dans l'utérus, observés par les docteurs Collins, Hardy et Clintock, et rassemblés, par le docteur Simpson, on remarque 553 présentations de la tête, 104 de l'extrémité pelvienne et 12 du tronc; ainsi 82 pour 100 dans les premières, 1 sur 6 dans les secondes et 1 sur 55 dans les troisièmes, par quoi l'on peut conclure avec ce professeur : 1° que les présentations céphaliques ont été 16 pour 100 moins fréquentes que dans les accouchements où le fœtus reste vivant; 2° que les présentations pelviennes ont été 5 fois plus fréquentes que dans les conditions opposées; et 3° enfin que les présentations du tronc ont eu 4 fois plus de fréquence dans les cas de mort du fœtus.

Les altérations de forme du produit de la conception, provenant soit de certaines affections de celui-ci, comme l'hydrocéphalie, l'ascite, l'épine bifide, etc., soit de la présence de plus d'un fœtus, ne doivent pas être étrangères aux présentations du tronc ; car le produit de la conception cherche, comme on l'a vu, après les excitations causées par le contact des parois utérines, à adapter sa forme à celle de l'organe gestateur, et si celle-là est altérée il doit plus fréquemment s'ensuivre d'autres présentations. La science n'offre pas des cas bien nombreux où l'on ait noté les présentations en vertu d'anomalies dans le développement organique du fœtus, mais sur 69 cas d'hydrocéphalie réunis par le docteur Thomas Keith, il y a eu une présentation du tronc, lorsque c'est un fait connu qu'ordinairement il n'apparaît guère qu'une de ces présentations sur 224 accouchements. Dans la grossesse gémellaire, etc., l'organe gestateur acquiert généralement un grand développement, les fœtus sont petits, et ont toujours les extrémités disposées en sens inverse les unes des autres et en rapport avec la forme de l'utérus; mais l'accouchement une fois déclaré, et l'un d'eux étant expulsé, l'autre peut se mouvoir à l'aise et se présenter par le tronc, ce que nous avons observé dans un cas qui sera rapporté plus loin. De cette manière on peut admettre que la grossesse multiple exerce de l'influence sur les présentations du tronc, et en effet, sur 1,615 accouchements de jumeaux observés par les docteurs Clarke, Collins, Hardy et Clintock, Ramsbotham, Simpson et Reid, il y eut 1,084 présentations de la tête, 498 de l'extrémité pelvienne, et 33 du tronc, d'où il suit qu'il s'est trouvé 67 présentations céphaliques sur 100, chiffre beaucoup au-dessous de la proportion dans les cas ordinaires, qui est de 96 pour 100, et que les présentations de l'extrémité pelvienne ont été de 1 sur 3 et celles du tronc de 1 sur 49, quand dans les conditions générales elle se produit 1 fois sur 224.

Il semble alors que les altérations de forme de l'utérus produites soit par un excès de liquide amniotique, par des contractions spasmodiques et aux derniers temps de la gestation, par des tumeurs développées sur ses parois, par l'insertion du placenta sur le col, par le rétrécissement du bassin, ou bien enfin par l'irrégularité de son développement, doivent augmenter la proportion des causes de présentation du tronc ou bien sont autant de causes. Nous n'avons sous la main aucune donnée statistique pour prouver l'influence que l'excès du liquide amniotique exerce sur le nombre de ces présentations, mais on comprend que le surcroît de capacité qu'offre dans ces conditions la cavité utérine permette au fœtus de se mouvoir librement et de se présenter aisément dès lors par le tronc, surtout si, comme cela a presque toujours lieu, son volume est peu notable. Les mouvements passifs du fœtus, selon le docteur Busch, se réalisent, quand il y a surabondance de liquide amniotique, avec une extrême facilité, et c'est alors que les présentations anormales sont plus communes.

Les contractions spasmodiques des parois utérines doivent aussi produire le même résultat, car sous leur influence l'organe gestateur change de forme, de telle sorte que le fœtus peut se présenter en travers et offrir l'épaule. Le professeur Naegele cite une femme qui éprouvait des contractions spasmodiques et qui eut cinq accouchements successifs dans lesquels le fœtus présentait l'épaule; au sixième accouchement, lorsque les spasmes utérins apparurent, il recommanda l'usage journalier d'un lavement avec 12 gouttes de laudanum pendant que les attaques se manifestaient, et sous l'influence de ce moyen les contractions cessèrent rapidement; l'accouchement se déclarant ensuite en temps convenable, le fœtus s'est présenté par le crâne et fut expulsé vivant. Les maladies organiques de l'utérus, tumeurs fibreuses et autres prédisposent à la stérilité; pourtant, si la femme vient à concevoir, elles peuvent produire une altération dans la forme de la cavité de l'organe, et être cause des présentations du tronc fœtal, comme l'ont noté les docteurs Beatty, Ashwell et Simpson.

Nous n'avons pas, à vrai dire, un nombre de faits suffisant pour indiquer avec exactitude l'action qu'exercent les maladies organiques des parois de l'utérus sur les présentations de l'épaule ou du tronc; mais heureusement il n'en est pas de même quant aux cas d'implantation de l'arrière-faix sur le col de l'utérus. — 310 présentations crâniennes, 39 de l'extrémité pelvienne et 17 de l'épaule furent constatées sur 366 cas de ce genre par madame Lachapelle, Collins et Ramsbotham père et fils; il s'ensuit que sur 21 accouchements il y en a eu 1, tandis que la proportion est communément de 1 à 224, ou plutôt les présentations du tronc, comme dit le professeur Simpson, ont été dix fois plus fréquentes que dans les accouchements ordinaires. Il suffit, pour s'expliquer cette fréquence, de penser que la cavité utérine, par le fait de l'insertion du placenta sur son segment inférieur ou sur son col, doit perdre sa forme ovoïde ou diminuer de volume dans le sens vertical, de manière que le fœtus est susceptible de présenter le tronc pour s'accommoder à la forme altérée de l'organe gestateur.

Quand le bassin est fortement rétréci, non-seulement l'utérus éprouve assez de difficulté à s'étendre ou à se développer inférieurement, mais encore, par le rapprochement des côtes du canal pelvien, l'extension du ventre est diminuée et l'utérus est obligé de se développer en avant et latéralement, en sorte que sa forme, au lieu d'être ovoïde, devient plutôt globulaire. Il peut arriver par là que le fœtus prenne dans ses mouvements réflexes une position surnaturelle, de manière à venir se présenter par le tronc. Ce fait a été observé dans de semblables conditions par plusieurs praticiens, et Ramsbotham observe que le docteur Barlow est d'opinion que les présentations anormales sont plus fréquentes dans les cas de retrécissement du bassin que dans les cas où cette partie du squelette est bien conformée. Sur 44 cas où le rétrécissement a été de nature à exiger l'opération césarienne, on a remarqué que la proportion des présentations du tronc a été de 1 à 7, lorsque ordinairement on en compte 1 sur 224.

De même que plusieurs des circonstances rapportées précédemment amènent une altération dans la forme de l'utérus, il arrive aussi quelquefois que cet organe, s'étant développé irrégulièrement, présente une configuration anormale, en sorte que le fœtus peut se conserver dans une position transversale et venir, au moment de l'accouchement, se présenter par l'épaule. Le professeur Simpson rapporte qu'au troisième accouchement d'une dame dont le fœtus se présentait comme dans les deux premiers par le tronc, l'utérus fut examiné avant la délivrance par le docteur Lecluyse, qui le trouva plus large vers les côtés que dans le sens vertical, et ayant une forme qui tenait plus de l'ellipse que de la poire, de manière à gagner en largeur ce qu'il avait perdu en longueur. Ainsi le fœtus, pour accommoder sa forme à celle de l'organe gestateur, avait dû se placer en travers et présenter le tronc.

Les ébranlements physiques portés sur l'utérus, provenant de chutes ou d'autres causes, pourront rarement modifier l'attitude ou la position du fœtus, si la grossesse est assez avancée et le produit de la conception suffisamment développé; mais si celui-ci est petit, ou la quantité du liquide amniotique considérable, il est possible alors que, sous cette influence, il change de situation et se présente par l'épaule. En tous cas il faut certaines conditions qui confirment les règles établies plus haut.

De la discussion dans laquelle nous sommes entré jusqu'ici on peut conclure que les présentations du fœtus sont plutôt régies par des lois physiologiques que mécaniques, et par rapport aux présentations du tronc ou de l'épaule, nous ne devons chercher que dans les conditions indiquées les causes qui les déterminent.

Diagnostic des présentations et positions du tronc.

La forme générale du ventre et de l'organe gestateur, pas plus que l'auscultation, ne peuvent faire soupçonner que le fœtus se présente par le tronc. Il est vrai que l'utérus, comme nous l'avons vu en traitant des causes de cette présentation, n'offre pas, dans un grand nombre de cas, la configuration que l'on observe à l'occasion d'une présentation des fesses ou du crâne ; mais il y a à remarquer ceci que, sous l'influence des contractions utérines, l'extrémité pelvienne du fœtus s'élève, de sorte que par la simple inspection du ventre on peut supposer qu'il s'agit d'une présentation du crâne. L'auscultation ne fournit, en effet, aucune base pour le diagnostic de la présentation en question, car le point où l'on entend les bruits du cœur du fœtus est le même que celui dans lequel se font percevoir ces bruits dans la présentation crânienne.

Quand la dilatation ne s'effectue pas, on peut par le toucher reconnaître que l'excavation ou le détroit supérieur du bassin ne sont pas occupés par une tumeur ayant les caractères propres à la tête, et il n'en résulterait aucun tort à la réputation de l'accoucheur s'il exprimait des craintes que le fœtus se présentât par le tronc ; mais on ne doit pas passer outre, car, malgré tout, la tête pourrait être restée, par une cause quelconque, au-dessus du détroit supérieur et venir ensuite s'introduire dans le canal pelvien, comme aussi il serait possible qu'il s'agît de la présentation de l'extrémité pelvienne qui, comme on le sait, reste pendant un certain temps du travail assez élevée dans le bassin.

La dilatation du col de l'utérus marche, dans la présentation du tronc, avec une extrême lenteur, mais on ne peut tirer de ce signe aucune induction, car on observe la même chose dans la présentation de l'extrémité pelvienne ainsi que dans toute autre présentation dans laquelle la partie se tient séparée du col par une certaine quantité de liquide amniotique.

La poche des eaux et le col utérin prennent, selon Stein, Ducoudrai et Plenck, dans les présentations du tronc, certaines dispositions qui sont un des caractères favorables de cette présentation, avant que la partie soit accessible au doigt. Ainsi, quand le tronc se présente, la poche des eaux acquiert du volume et revêt la forme cylindrique ou elliptique : ainsi l'orifice utérin n'est pas arrondi pendant la dilatation, mais il devient elliptique, et son diamètre est moins considérable sur les côtés que d'avant en arrière ; mais, comme nous le savons, toutes ces dispositions ne caractérisent pas absolument cette présentation, car on peut les remarquer dans des conditions différentes.

Quelquefois, quand la poche des eaux est encore intacte, on peut sentir une partie mobile constituée par un membre du fœtus, et dès lors, bien qu'on puisse très-probablement avoir affaire à une présentation de l'épaule, cependant on doit se garder de rien décider à ce sujet, quand surtout le membre flottant est immédiatement suivi d'une surface volumineuse, car il serait possible qu'on confondît la présentation avec une de la tête suivie de procidence du bras, ou avec une de l'extrémité pelvienne avec le pied, vu la parfaite analogie qu'il y a entre elles. Comme le dit madame Lachapelle, il ne suffirait même pas, dans ces conditions, d'atteindre avec le doigt cette surface volumineuse, pour être certain de ne pas se tromper, car on pourrait prendre l'espace intercostal pour une suture de la tête.

D'après ce que nous avons dit, on conçoit que la présentation du tronc ne peut se diagnostiquer quand la poche des eaux se trouve intacte, mais bien lorsqu'il y a eu rupture des membranes, parce que le toucher permet alors de reconnaître les caractères des parties qui se présentent.

L'épaule est, dans la présentation, la partie qui vient se montrer au centre du détroit supérieur ; mais quelquefois cette partie n'occupe que le milieu de ce détroit, et quelquefois elle s'élève un peu, de façon que le coude et le côté du thorax peuvent seuls être atteints. Etudions donc tout d'abord les caractères de ces deux parties.

Ce qui représente l'épaule, c'est une tumeur arrondie ayant dans son centre une saillie osseuse formée par l'acromion, d'où partent deux bords plus ou moins proéminents constitués par la clavicule et l'épine de l'omoplate, dont un est en avant et un en arrière de cette tumeur.

Immédiatement au-dessus du pont formé par la clavicule, on rencontre aisément une série de saillies et de dépressions parallèles formées par les côtes et les espaces intercostaux, et, vers l'un des côtés de la partie qui correspond à l'épine de l'omoplate, une surface plane terminée par un angle assez aigu et mobile appartenant à cet os. Un peu au-dessus de la partie la plus inférieure de la tumeur scapulaire on peut rencontrer une séparation aboutissant à un espace que l'on reconnaît facilement pour la cavité axillaire.

Lorsque la présentation du tronc est représentée par le coude, on découvre au canal pelvien ou au centre du détroit supérieur une tumeur inégale ayant à sa partie le plus en relief trois saillies très-près les unes des autres, dont la plus centrale est formée par l'olécrâne et les deux autres par les tubérosités de l'humérus. En portant le doigt vers la partie diamétralement opposée à ces trois saillies, on rejoint un repli plus circulaire et très-convexe formé par l'articulation du bras avec l'avant-bras. Il suffit de prêter un peu d'attention pour distinguer la présentation du coude de celle d'un pied : on sent, dans la première, une surface étroite, arrondie ou anguleuse qui caractérise l'avant-bras, tandis qu'au-dessous et immédiatement après la saillie indiquée, on rencontre une surface plate et large que l'on reconnaît pour la plante du pied. On ne confondra pas davantage le premier de ces membres avec une main, car les orteils sont courts et disposés régulièrement en lignes parallèles, ayant une partie fixe et large qui leur sert d'appui, un bord plus épais que l'autre ;

tandis que les doigts de la main sont non-seulement longs, mais presque toujours recourbés sur la face palmaire et soutenus par une partie petite, mobile, dont les bords offrent une épaisseur semblable.

Une fois la présentation bien connue, il faut établir le diagnostic des positions : dès lors on doit savoir quelle est l'épaule en présentation, de quel côté se trouve la tête, et vers quelle partie se dirige le dos.

Le diagnostic de la position se fonde ainsi sur trois éléments; mais que ce soit l'épaule ou le coude qui se présente, il suffit qu'on reconnaisse deux de ces éléments pour avoir le troisième et en établir le diagnostic.

Lorsque, dans une présentation du tronc, la main du praticien peut être introduite, rien n'est plus facile que de reconnaître de quel côté se trouve la tête et vers quel côté se tourne le dos; mais cette introduction ne pouvant pas se faire, il faut qu'il se rappelle les caractères qui sont fournis par ces parties et qu'il en tire les données nécessaires pour le diagnostic.

L'accoucheur, ayant reconnu qu'il s'agit d'une présentation de l'épaule, doit introduire le doigt, et si, par exemple, il rencontre l'acromion à gauche et à la partie opposée l'espace ou le creux axillaire, il peut conclure que la tête se trouve de ce même côté; mais le diagnostic n'est pas ainsi complet, et alors il faut qu'il ait en vue la situation du dos du fœtus pour savoir par là quelle est l'épaule qui se présente. Dans ces circonstances il doit chercher l'omoplate ou mieux la clavicule, et dès qu'il rencontre celle-ci en rapport avec la partie postérieure du bassin, par la combinaison de ce signe avec les deux précédents, il connaîtra immédiatement l'épaule et conséquemment la position.

Si par les caractères que nous avons indiqués on reconnaît encore que la tête se trouve à gauche, mais que l'omoplate répond à la partie postérieure du canal pelvien, il est clair que c'est l'épaule gauche qui se présente et que le fœtus se trouve dans la position céphalo-iliaque gauche avec le dos en arrière. Par ces données il est aisé de reconnaître les autres positions et d'agir en conséquence.

Lorsque, au lieu de l'épaule, c'est le coude qui se présente, on doit de la même manière chercher à connaître de quel côté se trouve la tête, vers quel endroit est dirigé le dos du fœtus, quel est le coude qui se présente au canal pelvien.

Ici encore l'omoplate et la clavicule servent à indiquer le rapport du dos fœtal avec le bassin; mais, pour savoir la place où se trouve la tête, l'accoucheur devra toujours avoir à l'esprit que le coude est en direction opposée à la tête, et alors, s'il le rencontre dirigé vers la droite, c'est que la tête est au côté gauche et *vice versa*.

Il est bien rare que, dans les présentations du tronc, on ne voie pas une main pendante à travers les organes extérieurs de la génération; l'accoucheur alors ne doit pas hésiter un moment à introduire le doigt, et par la direction du creux de l'aisselle, et par celle de l'omoplate chercher à savoir de quel côté est la tête du fœtus et vers quel endroit le dos se trouve dirigé; mais, malgré cela, il y a un procédé simple par le moyen duquel on peut connaître la main qui pend dans le canal et de quel côté se trouvent la tête et le dos du fœtus. En effet, comme dans l'état naturel le bras est dirigé de telle sorte que la paume de la main regarde en dedans et le pouce en avant, on prend la main du fœtus doucement et on la place dans la situation que nous avons indiquée, et si, par exemple, la face palmaire est tournée vers le côté droit et le pouce vers le clitoris, il est clair que la tête se trouve à gauche et le dos en arrière, et que c'est, par conséquent, l'épaule gauche du fœtus qui est venue se présenter. Si, au contraire, la paume de la main regarde à droite, mais que le pouce soit tourné vers le coccyx, il s'ensuit que la tête est située du côté gauche de la femme et le dos en avant, mais que c'est l'épaule droite qui se trouve dans le canal du bassin ou dans le détroit supérieur.

Par ces moyens on peut très-bien établir le diagnostic d'une position du tronc, et il faut avouer que c'est extrêmement simple et facile, avec un peu de réflexion, dans les cas où la main pend à l'extérieur. La rotation de l'avant-bras, portée au point de changer complétement la direction de la main, ne peut se réaliser qu'avec le mouvement forcé, et si l'accoucheur ne soutient pas ce mouvement, ce membre cherchera à prendre sa situation normale et rendra l'erreur impossible.

Pronostic des présentations et positions du tronc. — Abandonnée aux seules ressources de la nature, la présentation du tronc ne peut être suivie de l'accouchement spontané qu'après un travail assez prolongé pour compromettre toujours la vie du fœtus et quelquefois celle de la femme.

Sur 30 cas d'évolution spontanée, Denman a observé qu'à peine trois produits avaient été expulsés vivants, et que pour que cela eût lieu, ajoute-t-il, il a fallu que les fœtus fussent peu développés.

Dans presque tous les accouchements par le tronc où l'évolution spontanée s'est accomplie, madame Lachapelle n'avait jamais vu un seul cas où le fœtus eût été délivré vivant.

Quand l'accouchement se termine par la version spontanée, le pronostic devient moins grave, mais encore faut-il, pour que cela ait lieu, que le fœtus se trouve dans certaines conditions qui se montrent rarement.

La femme peut, comme le fœtus, souffrir un travail très-pénible et être victime d'accidents graves et même mourir rapidement sous l'influence d'une rupture de l'utérus, comme l'ont observé Guillemau et Fabrice de Hilden. Dans les cas même où la femme peut survivre à tant de souffrances, madame Lachapelle dit que ce n'est pas sans de grands dégâts des organes sexuels externes, consistant dans le déchirement de la

vulve, du col de l'utérus et du vagin, comme elle le montre dans plusieurs de ses observations.

D'après ce qui précède, on conçoit que l'art doive venir en aide à la
nature dans les cas de présentations du tronc; et alors le pronostic,
lorsque cela a lieu, est plus favorable, mais la vie du fœtus n'est pas
exempte de dangers.

Le pronostic quant aux positions n'offre pas de grandes différences,
parce que toutes elles présentent de pareilles difficultés à la terminaison
naturelle de l'accouchement; mais celles dans lesquelles le fœtus a le
dos tourné en arrière ou en rapport avec la partie postérieure du bassin
sont moins favorables à cause des entraves rencontrées par l'accoucheur
pour atteindre avec la main les pieds du fœtus et pratiquer la version.

DE LA PUERPÉRALITÉ.

Nous désignons par le mot *puerpéralité* l'état particulier de la femme à partir de l'expulsion du fœtus et des annexes jusqu'à l'instant où l'utérus reprend ses conditions normales.

Pour nous, l'état puerpéral se renferme dans ces limites précises, aussi sommes-nous bien surpris que MM. Jacquemier et Blot aient voulu y comprendre tout à la fois la fécondation et la gestation. Il est facile de saisir le défaut de rapport entre ces deux états. En effet, en considérant les conditions où la femme se trouve placée dans ces périodes de la vie générative, on voit qu'avant l'accouchement, l'utérus, dans lequel réside le produit de la conception, devient un véritable centre d'action et exerce sur l'organisme une influence tellement grande que les paroles de Van Helmont, *propter solum uterum mûlier est id quod est*, n'y sauraient être mieux appliquées; ces causes disparaissant ensuite, l'hypertrophie survenue avec la gestation donne lieu à l'atrophie progressive et à une diminution considérable dans tous les phénomènes vitaux qui s'y sont déclarés.

A ces faits déjà bien suffisants pour démontrer un abîme immense entre la gestation et la puerpéralité, il faut ajouter qu'il est certaines maladies de nature infectieuse qui déciment grand nombre de femmes accouchées, tandis qu'elles épargnent celles qui sont en état de grossesse. Le professeur P. Dubois a, il est vrai, constaté, pendant une longue pratique, deux cas de femmes enceintes atteintes de fièvre puerpérale; mais ces faits sont trop exceptionnels pour infirmer la valeur de notre assertion.

Par suite des raisons que nous venons d'émettre, on ne saurait comprendre la gestation, et moins encore la fécondation, dans la puerpéralité; mais comme le professeur Pajot le dit fort bien, « l'erreur aussi bien que la vérité a sa logique »; c'est ainsi que nous voyons plusieurs auteurs, pour être conséquents avec leurs principes, faire rentrer la menstruation dans la puerpéralité.

Si tous les phénomènes génitaux devaient être compris dans l'état puerpéral, pourquoi alors n'y classerait-on pas aussi la copulation? Convenons cependant qu'entre la menstruation et la puerpéralité il existe plus de points d'analogie et de contact qu'entre cette dernière et la gestation.

Après l'expulsion du placenta, il reste dans l'utérus, comme nous le dé-
montrons plus loin, une solution de continuité plus ou moins vaste où se
passent une série de phénomènes devant amener la cicatrisation. Sous la
manifestation de la menstruation, les capillaires qui parcourent la couche
épithéliale de la muqueuse se rompent, et il en résulte une série de petites solutions de continuité qui doivent se cicatriser; en outre, la menstruation, comme la puerpéralité, est parfois accompagnée de coliques
utérines et d'autres phénomènes généraux très-sensibles. Somme toute,
nous maintenons notre opinion quant à l'état bien distinct de la menstruation et de la puerpéralité.

Il est bien certain, quoi qu'il en soit, qu'après l'expulsion du fœtus et
des annexes, l'appareil de la reproduction devient le siége d'un ensemble de modifications et de phénomènes d'une importance extraordinaire. Nous allons entrer, pour bien faire comprendre ces faits, dans une
appréciation succincte de l'état où se présente l'organe gestateur aussitôt
après l'expulsion du produit de la conception.

CHAPITRE PREMIER.

DES PHÉNOMÈNES QUI SE MANIFESTENT DANS L'APPAREIL DE LA REPRODUCTION APRÈS L'EXPULSION DU PRODUIT DE LA CONCEPTION.

Les forces réagissant sur le placenta et produisant son décollement ont
par cela même déterminé la rupture et la dilacération sur une grande
étendue des nombreux vaisseaux qui, de la face interne de l'utérus, vont
rejoindre la substance placentaire. Les vaisseaux, aussitôt après ce phénomène, rejettent une certaine quantité de sang, et il pourrait en résulter une hémorrhagie mortelle si la nature, dans sa prévoyance, n'avait
développé avec la grossesse la propriété rétractile de la fibre utérine. En
vertu de cette rétraction, non-seulement les lèvres des vaisseaux s'appliquent les unes contre les autres, de manière à arrêter ou à faire disparaître l'écoulement sanguin, mais encore il ne reste plus, à l'endroit où
a eu lieu le décollement du placenta, qu'une surface traumatique ou une
véritable solution de continuité d'une étendue plus ou moins vaste, pour
la cicatrisation de laquelle les forces de la nature devront être employées.

L'utérus, délivré du corps qu'il renfermait, tend, ainsi que tous les
autres organes et les parties influencées par la gestation, à revenir à ses
conditions normales ou à revêtir les mêmes caractères qu'il présentait
auparavant.

Le premier phénomène à constater, aussitôt après la sortie du produit
de la conception, est une rétraction du tissu utérin diminuant en tous
sens l'étendue de l'organe gestateur, dont les parois acquièrent un peu
plus d'épaisseur. Cette diminution ne se faisant cependant que graduel-

lement, ce n'est qu'au bout de quelque temps que l'organe revient à ses dimensions primitives.

Le fond de l'utérus, après l'accouchement, descend et vient se placer au niveau du nombril et quelquefois un peu au-dessus; en descendant tous les jours, cet organe finit par atteindre, après une semaine ou plus, le niveau du pubis. Il est des femmes chez lesquelles cependant le fond de l'utérus ne se présente encore pendant cette période qu'au-dessus du niveau du pubis, tandis que d'autres sont dans des conditions telles que ce n'est pas sans difficulté qu'on peut, à travers les parois du ventre, rencontrer le fond de l'organe. Six semaines après, l'utérus a atteint son volume normal, s'il n'est survenu aucune maladie puerpérale, car dans cet état, même après plusieurs jours, il conserve non-seulement un volume notable, mais encore il ne manifeste son action rétractile qu'après être revenu à ses conditions physiologiques. La diminution du volume de l'utérus, comme nous avons déjà eu l'occasion de le dire, ne dépend pas seulement de la rétractilité qui se produit dans cet organe, les micrographes modernes y ont reconnu, en outre, une série de phénomènes atrophiques qui méritent d'être connus. Il est de fait que pendant la gestation, l'utérus offre le type le plus exact de l'hypertrophie, et qu'après l'accouchement il présente l'expression la plus parfaite de l'atrophie. Ainsi que l'a démontré le professeur Robin, les éléments constitutifs de l'hypertrophie, qui sont les fibro-cellules, les granulations graisseuses et la matière amorphe, se perdent en grande partie par une véritable absorption, et le reste s'atrophie en tous sens sans cependant jamais changer de nature. Il est à remarquer que ces deux genres de phénomènes n'ont pas lieu de la même manière dans les éléments voisins de la muqueuse et de la surface péritonéale de l'utérus : dans la première partie, les fibro-cellules s'atrophient et se transforment partiellement en granulations graisseuses qui finissent par disparaître, et dans la dernière partie, relativement aux éléments qui avoisinent la surface péritonéale de l'utérus, les granulations graisseuses et les fibro-cellules diminuent en nombre et en volume.

Quant à la matière amorphe, elle se perd par l'absorption.

Les modifications ou les phénomènes qui se passent à la surface interne de l'utérus ne sont pas moins importants et curieux que ceux que nous venons d'étudier sur la couche moyenne de cet organe : ainsi, avant l'accouchement même et à partir du quatrième mois, déjà la muqueuse de l'utérus tend à se former au-dessous de la caduque. Quand après la délivrance on a l'occasion d'ouvrir et d'examiner l'organe gestateur, on trouve alors cette membrane sous la forme d'une couche de tissu mou, luisant, de 1 à 2 millimètres d'épaisseur et d'une couleur rouge due au sang qui baigne la surface intérieure de l'utérus.

Ce tissu constitue une membrane friable, irrégulièrement velue, lorsqu'on l'étudie sous l'eau; elle adhère à la couche de tissu musculaire, dont elle ne peut que difficilement se séparer. A la partie qui répond au placenta se trouve, d'après ce qu'a constaté le professeur Robin, une surface saillante, rugueuse, occupée par une couche de sérotine sur laquelle existent des orifices vasculaires bouchés par des caillots fibrineux foncés ou rougeâtres. Cette surface, qui est réduite après l'accouchement à une largeur de 6 à 8 centimètres, diminue peu à peu de diamètre, et, de circulaire qu'elle était, elle devient un ovale irrégulier, avec des contours sinueux; son plus grand diamètre est dirigé dans le sens de la longueur de l'utérus.

En suivant, d'après le même professeur, par le moyen de la dissection, avec des ciseaux, ces caillots dans la profondeur de la surface que nous indiquons, on atteint aussitôt les sinus de la couche musculaire de l'utérus, où les vaisseaux sont plus volumineux qu'en aucune autre partie du corps.

Il en résulte que les anastomoses nombreuses de ces larges vaisseaux, après qu'ils sont ouverts, donnent un aspect aréolaire à cette surface dont les saillies sont dues principalement aux caillots sanguins qui remplissent et distendent plus ou moins les sinus vasculaires. Ces caillots sont éliminés pendant la période des lochies, et alors, à la fin de la puerpéralité, il reste une surface égale, régulière et présentant le même aspect que le reste de la cavité de l'utérus.

Nous ne pouvons conséquemment admettre que l'inégalité et l'épaisseur de la surface correspondant au placenta soient dues, comme le veut le professeur Velpeau, à une tuméfaction de cette même surface, pas plus que nous ne partageons l'opinion de Jacquemier et Cazeaux, qui donnent pour cause à ce phénomène une hernie ou une sortie vers la cavité de l'utérus du plan musculaire de cet organe.

La muqueuse qui revêt le col utérin n'offre rien d'anormal, car elle n'est pas éliminée et restaurée après l'accouchement, comme on le sait : seulement on remarque que la muqueuse, unie au niveau de l'orifice supérieur du col à la muqueuse de la cavité utérine, présente sur ce point une couleur plus grisâtre et un contour plus ondulé pendant les premières semaines qui suivent l'accouchement. Il va sans dire que lorsque l'utérus est revenu à ses conditions normales, on ne remarque aucune différence entre ces deux portions de la muqueuse respective, tout se confondant alors sous un seul et même aspect. En définitive, la muqueuse utérine, molle et friable après l'accouchement, se condense, perfectionne son organisation et se trouve enfin entièrement reconstituée à la sixième semaine.

Le col de l'utérus, qui s'efface à la fin de la gestation, se présente après l'accouchement presque entièrement reformé. Le tissu, dans ces conditions, est mou et spongieux, ensuite il acquiert une certaine consistance, et rentre au bout de quelque temps dans son état primitif.

Les déchirements du col, déterminés par l'expulsion du fœtus, diminuent d'étendue ou de grandeur à la suite du rejet des liquides qui avaient pénétré par infiltration et de la rétraction du tissu de cette partie de l'organe gestateur. L'orifice interne se rétracte après l'accouchement, mais il est susceptible, dans ces conditions, de se dilater, soit naturellement pour donner issue au placenta, soit artificiellement au moyen de la main ou d'un instrument introduit dans l'utérus; la rétractilité musculaire qui s'empare de ce dernier organe rend pourtant assez peu facile cette dilatation, car l'orifice interne du col se ferme en partie, et il faut quelque effort même pour y introduire deux doigts et atteindre la cavité utérine. Cet état de l'orifice cervico-utérin n'empêche pas l'expulsion à l'extérieur du sang répandu dans la cavité de l'utérus, ni la sortie du placenta quelques heures après l'accouchement. L'orifice externe se présente plus large que l'orifice interne, et même après que la femme est sortie de l'état puerpéral, il reste ouvert de manière à donner à la cavité du col la forme conique avec sa partie la plus large dirigée vers le bas. Lorsque le col se retrouve dans ses dispositions naturelles, si la femme n'est pas multipare, il a *presque* la même grandeur ou la même longueur qu'avant l'accouchement; à peine observe-t-on, suivant Cazeaux, un peu de ramollissement dans la portion corticale de la partie inférieure. Les lèvres du col sont, comme nous l'avons déjà dit, rugueuses et le plus souvent inégales, car tantôt la lèvre antérieure est plus petite que la postérieure, et tantôt celle-ci est moins grande que l'antérieure.

Les modifications histologiques par lesquelles passe le feuillet du péritoine qui revêt extérieurement l'utérus sont restées jusqu'ici insuffisamment étudiées; il y a cependant toute probabilité que plusieurs des phénomènes d'absorption que nous avons observés lors du retour du tissu utérin à son état primitif ont lieu ici; toujours est-il que ce feuillet se replie sur lui-même, et les ligaments larges comme les ronds présentent le même aspect qu'auparavant.

La rétraction du vagin a lieu après l'accouchement, et, au bout de cinq ou six semaines, cette partie se retrouve comme avant l'expulsion du fœtus, avec tous ses replis et ses colonnes. Les grandes lèvres, détendues pendant les couches, reviennent sur elles-mêmes de la même manière, à la suite de l'expulsion et de la délivrance, et toutes les dilacérations survenues disparaissent, d'où un complet rétablissement.

Les parois du ventre, distendues par le développement de l'utérus, paraissent flasques et molles après l'accouchement; mais peu à peu elles reviennent sur elles-mêmes, et si la femme n'est pas lymphatique, à fibre molle, et n'a pas eu beaucoup d'enfants, elles deviennent encore tendues et résistantes. Dans le cas contraire, la rétraction est peu prononcée, le ventre devient volumineux et tombe, ce qui est désagréable.

Les phénomènes qui se manifestent à l'expulsion du fœtus ne se bornent pas seulement à ceux dont il a été question jusqu'ici.

La rétraction de l'utérus, nous l'avons dit, suit immédiatement l'accouchement; mais cette rétraction, dans la majeure partie des cas, est accompagnée de douleurs auxquelles on a donné le nom de *tranchées utérines.* En outre, il s'établit à travers les organes sexuels l'écoulement d'un liquide connu sous le nom de *lochies*, puis il survient une réaction mammaire que l'on appelle *fièvre de lait.* Nous allons passer à présent à l'étude de ces phénomènes.

ARTICLE PREMIER.

DES TRANCHÉES UTÉRINES.

La contractilité qui s'était manifestée dans l'organe gestateur, et sous l'influence de laquelle l'accouchement avait eu lieu, cesse de s'exercer avec l'énergie et la régularité que nous avons signalées, après l'expulsion du fœtus et de ses annexes; mais elle ne perd pas entièrement son action, et dans quelques cas elle est encore accompagnée de douleurs dont le résultat constitue le phénomène désigné sous le nom de *tranchées utérines.*

Ces tranchées sont un des phénomènes importants de la puerpéralité, il est donc nécessaire de bien l'étudier. L'accoucheur qui méconnaîtrait ces véritables caractères pourrait être induit, dans un cas de cette nature, à supposer chez la femme une affection grave toute autre et à employer des moyens énergiques, ce qui s'est déjà vu. Les tranchées utérines, plus fréquentes et plus intenses chez les multipares et chez les femmes accouchées promptement que chez les femmes dans une condition opposée et chez les primipares, sont intermittentes et séparées par des intervalles irréguliers.

Lorsqu'elles se manifestent, on observe, en appliquant la main sur le ventre de la femme, que l'utérus entre en contraction, devient dur et consistant; au même instant, il s'échappe par les parties génitales une certaine quantité de liquide tantôt sanguin, tantôt séro-sanguinolent; mais si fortes que soient les tranchées, le pouls reste calme et naturel: cela est très-important à noter pour ne pas confondre ces tranchées avec tout autre trouble puerpéral.

Les tranchées utérines paraissant aussitôt après les couches, peuvent durer six jours et plus; mais ce n'est que pendant les dix-huit heures qui suivent l'accouchement qu'elles peuvent devenir intenses et être accompagnées de douleurs assez fortes pour exiger l'emploi de certains moyens. Ces tranchées, après leur apparition, peuvent ne pas revenir pendant plus d'un jour; mais elles reviennent dès l'instant où la femme donne son sein à l'enfant, et cela presque toujours avec une extrême violence.

C'est là un fait qu'on a voulu expliquer par la supposition d'une sympathie existant entre l'organe gestateur et les mamelles; mais cette sympathie ne donne pas la raison des faits.

Les tranchées utérines dépendent évidemment de la contraction de l'organe gestateur; d'autres en ont attribué la cause à la présence dans l'utérus d'une partie des membranes de l'œuf, ou bien à la formation dans la cavité de cet organe d'un caillot sanguin.

Il est hors de doute que lorsque cela a lieu, l'utérus se resserre et rejette au dehors les corps qu'il renferme, et qu'il y a alors des coliques; mais il ne faut pas rigoureusement conclure que, dans tous les cas, les coliques sont provoquées par la présence de ces corps. Nous avons plus d'une fois constaté des cas de fortes coliques utérines sans qu'il y eût dans l'utérus le moindre corps étranger, et pour peu qu'on étudie attentivement les incidents qui accompagnent ce phénomène, on sera porté à admettre l'existence d'autres causes non encore connues. Nous pouvons certifier par nos propres observations qu'il y a des femmes fatalement prédisposées aux tranchées utérines et qui en éprouvent à chacune de leurs couches, malgré tous les soins et toutes les précautions possibles.

Nous savons déjà que les multipares souffrent plus et sont plus sujettes à ces coliques que les primipares. Les partisans de Cazeaux s'appuient sur la contractilité énergique qui, dans le premier cas, doit s'exercer sur l'utérus afin de provoquer le rejet des liquides infiltrés dans les mailles de son tissu, pour admettre que le phénomène en question a pour cause la présence de caillots sanguins dans cet organe; ce tissu serait, selon eux, plus spongieux chez les multipares ou d'une texture plus aréolaire que chez les primipares. Nous n'avons pas encore fait d'étude comparative entre l'utérus d'une multipare et celui d'une primipare, et si nous n'avons pas de raison pour repousser cette explication, personne n'en a non plus pour l'accueillir, car il n'a été fourni aucune preuve à ce sujet.

Les tranchées utérines n'ont pas d'influence fâcheuse sur la marche de la puerpéralité; cependant, lorsqu'elles sont intenses et fréquentes, elles peuvent, par l'excitation où elles mettent la femme, donner lieu à un léger mouvement fébrile et constituer, d'après le professeur P. Dubois, un élément pour l'explosion d'un accident inflammatoire grave de l'organe gestateur.

Lors donc que les tranchées prennent un tel caractère ou deviennent très-incommodes, l'accoucheur devra de suite intervenir.

On se rappellera que nous avons présenté diverses raisons qui nous portaient à croire que les coliques utérines ne sont pas toujours déterminées par la présence d'un caillot sanguin dans l'intérieur de l'utérus; mais il faut dire que nous n'avons jamais prétendu nier que ces corps pussent les provoquer; donc, quand l'accoucheur est appelé à soigner une femme dans un pareil état, il ne devra pas négliger d'examiner tout d'abord si la souffrance provient soit de la présence d'un caillot sanguin, soit de quelques portions de membrane de l'œuf; dans ce cas, il convient de chercher à rendre plus active la rétractilité de l'utérus à l'aide du seigle ergoté, surtout si cet organe est flasque ou comme inerte; en même temps on n'oubliera pas de stimuler la rétractilité utérine au moyen de frictions sur les parois du ventre; on donnera un petit lavement avec 12 ou 20 gouttes de laudanum; ce dernier moyen opère promptement et merveilleusement : ainsi quelquefois le liquide est à peine introduit dans le rectum que la femme se trouve déjà délivrée de ses coliques. Quand il y a quelque caillot sanguin, il se peut qu'avec le premier lavement on n'obtienne pas l'effet désiré; alors, après une demi-heure, on en administre un second; si, deux heures après, les souffrances ne sont pas passées, il faut répéter le lavement; dans ce cas, il est bon, pour aider l'action du lavement, d'appliquer sur le ventre de la femme un cataplasme émollient d'une température modérée ou seulement égale à celle du corps de la malade. Cazeaux rappelle un autre moyen recommandé par Dewees : une cuillerée toutes les heures d'une émulsion de 180 grammes dans laquelle il entre 4 grammes de camphre; quand la malade ne peut la supporter, on joint cette dernière substance à la dose de 0,50 centigrammes à un sirop quelconque, ou dans du pain azyme, et on l'administre dans la même proportion et de la manière déjà indiquée. Cazeaux conseille la saignée à la femme, si elle présente des indices évidents de pléthore générale; mais il ne cite aucun exemple à l'appui de l'opportunité de ce moyen que, sans proscrire absolument, nous croyons ne devoir être employé qu'avec réserve.

ARTICLE II.

DES LOCHIES.

On nomme *lochies* les liquides qui sont chassés par les organes de la génération depuis la délivrance jusqu'au moment où l'utérus est revenu à sa consistance et à son volume normaux.

Les lochies se divisent en — lochies sanguines, — lochies séro-sanguinolentes, — et lochies lactescentes ou purulentes.

Par l'expulsion du placenta et après le jet de sang qui suit la délivrance, il s'établit, à travers l'ouverture vulvaire, l'écoulement d'un liquide sanguin qui peut durer de 24 à 48 heures. A la fin de cette période se produit le mouvement fébrile appelé *fièvre de lait;* à ce moment, ou bien l'écoulement cesse tout à fait, ou bien il continue, mais en moins grande quantité. Après ou pendant la fièvre de lait, le liquide évacué par les organes sexuels change sa couleur rouge en une teinte plus claire, ou se mêle avec une certaine partie de sérosité; alors on voit les linges de la femme tachés en rouge pâle. Les choses en restent là jusqu'au sixième ou huitième jour. Lorsque l'écoulement présente cette couleur pâle, les lochies sont dites séro-sanguinolentes. A peu près à la fin de cette période, les lochies perdent leur premier aspect ou caractère et se transforment en un liquide purement séreux, d'une nuance un peu plus blanchâtre; lors de cette seconde modification il arrive cependant quelquefois que le liquide prend une teinte jaunâtre tirant sur le vert, ce qui peut faire confondre les lochies avec l'écoulement blennorrhagique: sous ces caractères, elles se rangent dans la catégorie des lochies lactescentes ou purulentes.

Les lochies ne suivent pas toujours le même ordre et la même régularité : il n'est pas rare qu'elles se présentent pendant dix, douze ou quinze jours sous le caractère muco-purulent, puis qu'elles tournent rapidement à l'état sanguinolent, dans lequel elles demeurent pendant plusieurs jours.

Lorsqu'il n'existe pas en même temps une complication de phénomènes graves, ou bien quand la cause ne vient pas d'un écart de régime ou d'un exercice intempestif, on ne devra pas s'en inquiéter; et dans ce cas il suffit que la nouvelle accouchée se remette au lit et prenne du repos.

Quelquefois pourtant ce caractère des lochies dénote une altération grave dans la vitalité de l'organe gestateur; mais alors il se présente simultanément un cortége de phénomènes propres aux affections de l'utérus.

Il est hors de doute que les lochies dérivent de l'utérus; mais tandis que quelques auteurs supposent que l'écoulement provient d'une transsudation, à travers les vaisseaux utérins, de sang, ou de sang et de sérosité, ou bien de sérosité seulement, d'autres, avec plus de justesse, voyant dans l'utérus, après l'accouchement, le résultat d'un traumatisme ou une surface transformée en une vaste plaie, par le décollement du placenta, comparent les lochies aux phénomènes qui ont lieu dans les solutions de continuité extérieures. En effet, le phénomène initial observé dans ce cas est un écoulement de sang durant quelques heures, puis il y a une exsudation séro-sanguinolente, et enfin une exsudation séro-purulente; ici aussi les premières lochies s'échappent par les ouvertures des vaisseaux utérins rompus par suite du décollement du placenta, et sont formées d'un liquide sanguin. Après douze ou vingt-quatre heures commence à s'opérer, à la surface à laquelle adhérait le placenta, l'exsudation d'une quantité de sérosité mêlée au sang, c'est alors que les lochies sont dites séro-sanguinolentes. A la fin du temps marqué, la surface résultant du décollement du placenta se modifie, le sang cesse alors de couler, et c'est de là qu'est excrété ce liquide blanchâtre constituant les lochies lactescentes ou purulentes.

Tous les auteurs paraissent admettre que la composition des lochies se trouve assez nettement indiquée par la couleur sous laquelle celles-ci se présentent; pourtant, pour avancer une semblable proposition, ils ne se sont pas fondés sur un examen microscopique de ces matières.

Nous croyons devoir rapporter ici le résultat d'une analyse du professeur Robin. Une discussion s'étant élevée à l'Académie de médecine de Paris, en 1858, au sujet de la fièvre puerpérale, M. Pajot voulut pousser plus loin les investigations sur la nature de cet écoulement: il prit les lochies de 30 femmes dont l'accouchement avait eu lieu pendant l'intervalle d'une à sept heures, et, les ayant mises sur des lames de verre, les envoya à cet histologiste distingué ; celui-ci soumit au microscope la matière émise par les femmes dont l'accouchement s'était réalisé peu d'instants avant; — il y trouva du mucus, des globules sanguins et quelques globules de pus. Dans la matière fournie par une autre série de femmes qui étaient accouchées depuis deux heures, il découvrit les mêmes éléments, mais avec augmentation de globules sanguins et purulents.

Enfin, dans les lochies d'une troisième série de femmes délivrées sept heures auparavant, l'existence des mêmes éléments fut encore constatée, mais les globules purulents étaient en plus grande quantité encore.

La présence de globules purulents dans les lochies est un fait très-important, et bien que MM. Tarnier et Vulpian, dans les recherches auxquelles à leur tour ils se sont livrés ultérieurement, n'aient pas rencontré dans le liquide les éléments précédemment énoncés, et que dès lors on puisse soupçonner que la matière soumise à l'analyse de M. Robin provînt de femmes dans des conditions physiques exceptionnelles, il n'est pas moins bien avéré et établi que la matière des lochies est susceptible de renfermer les éléments du pus. Quoi qu'il en soit, les lochies n'ont pas une durée égale et ne se produisent pas en même quantité chez toutes les femmes ; comme tous les écoulements, elles se présentent d'une manière très-diverse et sont subordonnées, sous ce point de vue, à l'influence de beaucoup de causes qu'il convient de signaler.

Ainsi, chez les femmes lymphatiques, de constitution faible, à fibre molle, ou qui suivent un régime excitant et n'allaitent pas, la sécrétion des lochies est plus abondante et plus prolongée que chez celles qui se trouvent dans des conditions opposées. Indépendamment de cela, on a observé que les femmes qui se trouvent ou non dans les conditions que nous signalons, mais qui ont des règles abondantes ou qui sont affectées de leucorrhée, ont également les lochies en abondance et les perdent pendant un laps de temps assez long.

Quelques auteurs font observer que, lorsque la rétraction utérine n'est pas assez prononcée, les lochies sanguinolentes sont plus considérables; car, dans de pareils cas, l'utérus étant demeuré engorgé de liquides, les laisse couler en plus grande quantité; mais cette explication n'est pas rationnelle et ne répond pas non plus à l'observation. Nous voulons admettre la proposition inverse, qui est la vraie : c'est que la rétraction de l'utérus, lorsqu'elle est peu prononcée, rend les lochies sanguines moins abondantes et prolonge la durée de l'écoulement, car l'utérus n'a pas assez de force ou d'énergie pour déterminer l'expulsion des liquides remplissant les vaisseaux qui parcourent sa substance, effet qui n'a lieu que peu à peu. Lorsque la rétraction est forte, les lochies sanguines sont

plus abondantes par la raison que les vaisseaux sont fortement comprimés et rejettent en une fois le sang qui n'est pas porté par les veines
dans la circulation générale, et, dans ce cas, la durée de l'écoulement est
courte.

En général, les lochies se manifestent chez toutes les femmes, mais il
y a beaucoup d'exemples où elles ne consistent qu'en quelques gouttes de
sang, après quoi tout est fini. Dans les conditions ordinaires, les lochies
cessent à la fin du 20ᵉ ou 30ᵉ jour après l'accouchement; cependant on
les a vues se prolonger jusqu'à la sixième semaine, sans qu'elles indi-
quassent l'existence d'une maladie des organes internes de la génération. Toutefois, lorsque l'écoulement des lochies se prolonge au delà
de ce temps et reste sanguinolent, il faut y faire attention, car le plus
souvent c'est un signe de lésion de l'utérus ou d'une de ces inflammations
péri-utérines et ovariennes qui devront être combattues sans retard pour
que l'écoulement disparaisse. Quelquefois pourtant la persistance des
lochies se lie à une ulcération du col utérin, à l'excitation générale de
l'organisme, à la constipation et même à un état de faiblesse organique.
De toute manière il est convenable, dans les cas de cette nature, d'examiner la femme avec le spéculum, et quand on constate une ulcération
du col de l'utérus sans autre lésion, on devra cautériser avec le nitrate
d'argent, jusqu'à ce que la maladie disparaisse; mais lorsqu'il n'y a
pas d'ulcération et que le pouls est plein, qu'il existe de la chaleur à la
peau et un certain mouvement fébrile, on devra recourir aux moyens
antiphlogistiques et à la saignée du bras. Si la persistance des lochies
se lie à une constipation du ventre, l'huile de ricin à dose purgative est
le meilleur remède à employer. Lorsque après un examen minutieux on
n'aura reconnu l'existence d'aucune lésion, et que la femme est dans un
état de débilité générale, on devra préférablement recourir aux toniques :
parmi ceux-ci, le quinquina et les préparations ferrugineuses jouissent
d'une grande réputation.

Dans quelques cas, les lochies, qui avaient cessé d'être sanguines, persistent avec le caractère lactescent au delà du temps ordinaire. Cet état
peut, comme le précédent, émaner des causes déjà indiquées: ainsi, lorsqu'il a lieu, il convient d'examiner attentivement les organes générateurs et d'appliquer les moyens ordonnés pour les cas de lésions organiques.

Les lochies ont l'odeur des sécrétions provenant des vastes solutions
de continuité, réunie à celle qu'exhalent les organes sexuels; mais quelquefois elles se présentent avec une odeur infecte et nauséabonde, et
acquièrent en même temps une couleur rouge sale semblable à celle du
chocolat ou à celle du lavage de la viande crue: bien qu'il soit certain
que ces causes peuvent se produire sous l'influence de la putréfaction
d'un caillot sanguin ou d'une portion du placenta restant dans l'utérus,
nous avons pourtant observé parfois que, même en l'absence d'un corps

quelconque de cette nature ou d'une lésion organique, les lochies peu-vent avoir cette odeur en dépit de tous les soins de propreté.

Le professeur Pajot, pendant que nous fréquentions à Paris la Clinique d'accouchements, appela l'attention des élèves sur ce fait lorsque la fièvre puerpérale paraissait dans les salles : ainsi il est très-probable que ce phénomène se développe sous l'influence d'une mauvaise constitution médicale. Lors donc que les lochies présentent les caractères et l'odeur indiqués, il faut rechercher les causes auxquelles ces phénomènes sont liés, et si l'on reconnaît qu'elles sont déterminées par une inflammation simple ou granuleuse de l'utérus et du vagin, ou par un cancer utérin, ou par un état de débilité générale, indépendamment des moyens propres à chacun de ces états, on devra recourir aux injections antiseptiques et astringentes, telles que l'infusion de camomille, le sulfate de zinc, le tannin avec la glycérine, et même à la cautérisation actuelle ou avec le nitrate d'argent, en tenant compte de la nature du mal, de sa persis-tance, etc.

Les lochies, dans leur nature, offrent des variations et des perversions; on a observé aussi parfois qu'elles ne paraissent pas du tout ou bien que leur cours se suspend rapidement. Ce fait est souvent l'indice d'une affection grave qui a envahi l'organe gestateur, et alors on devra, concur-remment avec les moyens indiqués par la nature de la lésion existante, employer les agents qui peuvent rétablir le cours ordinaire de l'écoule-ment, tels que les injections émollientes ou légèrement détersives dans le vagin et même dans la cavité utérine.

Nous savons déjà que les lochies peuvent s'arrêter pendant la fièvre de lait et alors, dans ces cas ou même quand la suspension s'établit sans la manifestation d'un phénomène anormal quelconque, il n'y a rien à employer, car on pourrait troubler un résultat très-naturel de l'orga-nisme.

ARTICLE III.

DE LA FIÈVRE DE LAIT.

On donne le nom de *fièvre de lait* à la réaction fébrile qui s'opère chez les femmes accouchées sous l'action de l'établissement de la sécrétion laiteuse.

La fièvre de lait se produit généralement douze heures après la déli-vrance, mais il n'est pas rare que ce phénomène ait lieu après 24 ou 36 heures, et quelquefois même au bout de 3, 4 et 5 jours.

La fièvre de lait présente trois stades ou périodes : la première est caractérisée par un frisson quelquefois passager et à peine perceptible, d'autres fois très-intense et excessivement incommode.

Ce frisson dure un temps variable et cesse pour donner lieu à une réaction fébrile avec une élévation de la température du corps et une augmentation dans le nombre des pulsations. A cette réaction fébrile, caractérisant la seconde période, succède au bout de quelques heures une transpiration quelquefois peu prononcée, et quelquefois assez abondante pour faire mouiller plusieurs chemises dans un court espace de temps.

Mais, avant que la fièvre ne se déclare, la nouvelle accouchée commence à sentir une légère céphalalgie accompagnée de sécheresse de bouche, de soif et d'un état saburral des premières voies.

La langue se couvre d'une couche de matière blanchâtre qui cause à la femme la sensation d'un corps amer plus ou moins désagréable.

Les glandes mammaires, déjà bien développées sous l'influence de la gestation, à l'époque de la fièvre de lait, commencent à se tuméfier de manière à devenir dures et prennent un volume considérable.

Le mamelon devient plus gonflé, érectile et douloureux, et les veines superficielles des seins, ayant pris plus de corps, se dessinent sous la peau. La tuméfaction ne se borne pas seulement aux glandes mammaires : les ganglions lymphatiques axillaires grossissent, deviennent sensibles et empêchent quelquefois la femme de rapprocher ses bras des côtés du thorax. Toute la sphère des glandes mammaires participe donc de l'accroissement de vitalité que nous avons signalé et entre dans une activité fonctionnelle assez marquée. De cette façon, les mamelons, qui, pendant la gestation et presque au terme de cet état, donnaient à peine issue à un liquide blanchâtre et aqueux, commencent, sous l'action des causes que nous avons décrites, à fournir un liquide blanc jaunâtre et épais appelé *colostrum*, qui bientôt change de couleur en devenant blanc, et présente, aussitôt après la réaction fébrile, la composition et les caractères propres du lait. Aussitôt que cette sécrétion s'établit, la réaction fébrile, après s'être manifestée et avoir parcouru ses périodes, disparaît en même temps que la céphalalgie, la soif et tous les autres effets qui se sont traduits par la tuméfaction des vaisseaux et ganglions lymphatiques. Les seins conservent cependant le volume qu'ils avaient acquis et deviennent quelquefois même plus gros; dans ces conditions, ils ne sont pas douloureux à la pression et ne deviennent pas non plus le siége de la chaleur et de la rougeur qu'ils présentaient pendant la réaction fébrile.

La fièvre de lait n'agit pas de même sur toutes les femmes, ni dans tous les accouchements sur la même femme.

Les femmes robustes, de constitution forte, habituées aux aliments stimulants, ont la fièvre de lait plus intense que celles qui sont dans des conditions opposées ou qui sont débiles et de faible constitution. Les femmes qui vivent à la campagne ont une fièvre de lait moins intense que celles qui habitent la ville et font constamment usage de corsets.

Quelquefois la femme, dans un accouchement, est prise d'une fièvre de lait assez intense, tandis que dans un autre à peine sentira-t-elle une réaction fébrile insignifiante ; il peut même arriver que la sécrétion du lait s'établisse sans que la réaction se déclare.

La fièvre de lait n'a pas lieu lorsqu'il se manifeste à la suite de l'accouchement quelque affection puerpérale, et si, dans ces conditions, la sécrétion laiteuse se développe, on peut espérer que le mal sera conjuré et que les choses rentreront dans leur état physiologique.

La fièvre de lait peut disparaître avec le premier accès, mais quelquefois elle revient le jour suivant et prend le caractère d'une fièvre intermittente ; d'autres fois, après avoir à deux reprises ou plus présenté ce type, elle revêt le caractère de fièvre continue.

Lorsque la fièvre de lait revêt le type intermittent, on peut avec avantage administrer le sulfate de quinine. Dans les cas où elle se présente sous le caractère continu, il faut voir, avant tout, si cet état se lie à une affection interne imminente de quelque organe et surtout de l'appareil génital.

Les accoucheurs, en pareil cas, prêtent bien attention à l'état du pouls, et lorsque celui-ci donne plus de cent battements par minute, ils disent qu'on peut hardiment avancer qu'il existe dans une partie quelconque de l'organisme un travail morbide. M. le docteur Feijó nous a assuré que, pendant sa longue pratique, il n'avait pas trouvé que cette règle fût fixe : ainsi, chez quelques femmes, il notait que l'artère radiale battait plus de cent fois à la minute sans que rien indiquât cependant qu'un travail morbide quelconque s'opérait. Quoi qu'il en soit, toujours est-il certain que le pouls doit être, de la part de l'accoucheur, l'objet d'une attention sérieuse, et toutes les fois qu'il observe que l'artère radiale donne plus de 100 battements dans une minute, il faut qu'il tâche de voir si cet état est ou non lié à un travail morbide de l'appareil sexuel ou d'une autre partie de l'organisme.

Il semble à première vue très-aisé d'indiquer la cause de la fièvre de lait, mais il n'en est pas ainsi, et, pour beaucoup d'accoucheurs, c'est une question qui n'est pas résolue.

Le professeur Cruveilhier, en comparant l'état de l'utérus après la parturition avec l'état traumatique résultant d'une solution de continuité, croit que la fièvre de lait ne dépend pas de la réaction mammaire, mais bien des conditions traumatiques de l'utérus, provoquées par la parturition.

La majorité des accoucheurs français admettent cependant que la fièvre de lait est l'expression du travail qui s'établit dans les mamelles, et ils disent qu'ainsi qu'un engorgement inflammatoire quelconque détermine une réaction fébrile, de même l'engorgement des seins produit un trouble dans la circulation, d'où résulte la fièvre chez les femmes accouchées.

De son côté, notre maître le docteur Feijó objecte que si la fièvre de lait était déterminée par l'engorgement des glandes mammaires, elle devrait persister, puisque l'engorgement qui a commencé avec la gestation continue après l'accouchement, à la suite de la fièvre de lait, et même avec l'établissement de la sécrétion mammaire. Il croit ainsi que la fièvre de lait dépend d'une irritation des vaisseaux et des ganglions lymphatiques, provoquée par l'afflux de liquides qui s'y dirigent quand les glandes doivent entrer dans leur nouvelle fonction. L'opinion de M. le docteur Feijó se base entièrement sur le caractère que revêt la fièvre de lait et sur l'analogie des symptômes qu'il a toujours observés entre cette fièvre et celle qui est déterminée par une lymphangite. L'irritation des lymphatiques sur une partie du corps détermine un frisson auquel succède une réaction fébrile se terminant par l'exhalation d'une quantité plus ou moins abondante de sueur. Cet accès n'est pas suivi d'un autre, si l'irritation est combattue, mais il peut se répéter, si les conditions des vaisseaux lymphatiques persistent dans le même état. La fièvre de lait a le type des fièvres dues, ainsi que nous venons de le voir, aux lymphangites; donc pour notre professeur elle est déterminée par l'irritation des vaisseaux et ganglions lymphatiques des seins et de l'aisselle. Ainsi que dans les lymphangites érysipélateuses, l'irritation peut durer, et alors la fièvre prend, dit-il, un type intermittent; et si, règle générale, la fièvre ne se déclare qu'avec un accès, c'est parce que l'irritation des vaisseaux lymphatiques disparaît avec l'écoulement du lait ou avec la dérivation déterminée par l'établissement de la sécrétion laiteuse. En considérant que la sécrétion du lait peut avoir lieu sans que la réaction fébrile se manifeste, et que cette réaction est d'autant plus intense que l'excitation et la tuméfaction des ganglions lymphatiques qui reçoivent les vaisseaux des seins sont plus prononcées, nous trouvons très-juste l'opinion de notre illustre professeur.

Quoi qu'il en soit, aussitôt que le mouvement fébrile cesse, les glandes mammaires rentrent dans leur nouvelle fonction et s'emplissent, ainsi que les canaux galactophores, du liquide qui doit être fourni au nouveau-né. La quantité de lait qui est sécrétée par les glandes mammaires n'est pas toujours la même, et quand la femme, par une circonstance quelconque, ne nourrit pas, les seins se dégorgent généralement au bout d'un certain temps et reviennent à l'état où ils se trouvaient avant la gestation.

Quelquefois cependant l'engorgement dure, les glandes mammaires continuent le travail de la sécrétion lactée, et le lait, retenu dans les conduits respectifs, excite et irrite le tissu circonvoisin des seins, d'où peut résulter une inflammation qui se termine presque toujours par la suppuration.

Dans de pareilles conditions, quand les seins n'auront pas de tendance à se dégorger, il faut faire en sorte que la sécrétion du lait ne continue pas : on a conseillé divers moyens dont quelques-uns ont déjà été essayés par nous avec profit.

Si les seins contiennent assez de lait, il convient de retirer ce liquide à l'aide de ventouses ou au moyen de la succion faite avec la bouche, et ensuite d'appliquer quelques compresses chaudes ou des cataplasmes émollients. Concurremment avec ces moyens, on peut employer les sudorifiques et les purgatifs, qui agiront comme moyens dérivatifs. Si la douleur causée par l'engorgement est intense et intolérable, on devra faire usage de frictions à l'extérieur avec la pommade de belladone, et prendre intérieurement de la teinture de belladone, dont nous savons que quelques praticiens ont tiré de bons résultats. Dans les cas dont il s'agit, on peut recourir aux ventouses sèches appliquées sur les côtés du thorax, moyen que Neuter recommande comme lactifuge. Le petit-lait de Weiss, composé comme on sait de séné, de sulfate de soude; de fleurs de tilleul et de sureau mêlés au petit-lait clarifié, a été plus d'une fois employé par nous avec assez de succès pour que nous puissions le recommander avec confiance.

Van Swieten a vu une galactorrhée céder à l'usage d'une forte infusion de sauge prise à la dose de 60 grammes, de trois en trois heures.

Enfin, si malgré tout cela l'inflammation s'est établie, on doit la combattre par les moyens ordinaires, et lorsqu'elle vient se terminer par la suppuration, il convient de donner issue au pus sans tarder, et comme toujours, n'oublions pas de rappeler que l'incision devra être faite un peu grande.

CHAPITRE II.

DES SOINS A DONNER PAR L'ACCOUCHEUR A LA FEMME PENDANT L'ACCOUCHEMENT.

Lorsqu'un accoucheur est appelé pour prêter les secours de son art, il convient qu'il s'informe si la femme qui se trouve en mal d'enfant demeure près ou loin de chez lui et à quelle heure s'est déclaré le travail.

Si la femme réside près de la maison de l'accoucheur, et s'il n'a pas dû s'écouler beaucoup de temps depuis que le part a commencé, le médecin peut se dispenser d'emporter sa boîte d'instruments obstétricaux; mais si la malade demeure loin de l'accoucheur et que le travail date de quelques heures, il est indispensable que ce dernier emporte avec lui non pas seulement le forceps, mais tous les instruments nécessaires, tels que le forceps, le perforateur du crâne, le céphalotribe, et, en outre, deux flacons, l'un contenant du seigle ergoté nouvellement pulvérisé, et l'autre quelques grammes de perchlorure de fer liquide.

En arrivant chez la femme, l'accoucheur doit se garder de se présenter à l'improviste, c'est-à-dire avant de s'être fait annoncer par une personne assistante; la femme une fois prévenue, l'accoucheur entrera dans la chambre où elle se trouve sans y apporter aucune espèce d'instruments; il parlera d'abord de choses banales, ensuite il lui demandera à quelle époque elle présume que remonte sa grossesse, si elle a déjà eu des accouchements et s'ils ont été naturels, gagnant ainsi la confiance de la femme, si par des soins antérieurs elle ne lui était déjà acquise.

L'accoucheur devra alors procéder à l'examen et reconnaître par ce moyen : 1° si la femme est bien enceinte; 2° si la grossesse est à terme; 3° si le travail s'est bien déclaré et si c'en est un véritable; 4° si la poche des eaux s'est rompue; 5° quelle est la partie qui se présente et sa position; 6° enfin, le temps ou le degré de progrès du travail de l'enfantement.

On comprend difficilement qu'une femme se disant en mal d'enfant puisse avoir le moindre doute sur son état; dès lors il semble absurde que le praticien doive aller constater si elle est enceinte ou non : l'expérience a néanmoins dicté ces précautions, car il est tels phénomènes trompeurs qui font naître cette croyance chez la femme, lorsque quelquefois il n'en est rien. Le devoir de l'accoucheur est donc de se garder d'une erreur possible, dont il peut craindre avec raison de porter la charge conjointement avec la femme.

Nous rapportons à l'appui quelques faits entre autres cités par le docteur Feijó dans ses leçons. Une femme se disait en mal d'enfant; ce professeur, appelé, se munit de son forceps, et à son arrivée chez cette femme il trouva à côté d'elle une accoucheuse qui lui disait que les douleurs commençaient à se manifester, tandis que la prétendue grossesse n'était autre qu'une métro-péritonite, et que l'utérus était complétement vide.

Dans un autre cas, il constata qu'au lieu de grossesse la femme avait une hydropisie ascite et quelques douleurs utérines fortes causées par les difficultés de la menstruation.

L'accoucheur qui, par trop de confiance dans le dire de la femme ou de la personne qui l'assiste, quelle qu'elle soit, négligerait de procéder à un examen, pourrait très-bien se perdre de réputation et se compromettre aux yeux de la famille. De sorte qu'il ne saurait trop mettre à contribution les signes qui marquent l'état de grossesse, et une fois qu'il a établi son diagnostic, il reconnaîtra si la gestation est à terme.

Au diagnostic de cette seconde partie le praticien devra s'assurer si la tumeur formée par l'utérus avait déjà été plus élevée qu'il ne la trouve dans le moment, ou si elle a éprouvé ce que vulgairement on nomme la chute du ventre; il examinera en même temps au toucher si le col de l'utérus est effacé ou élevé sur la face concave du sacrum, et s'il a les lèvres amincies et entr'ouvertes.

Le premier et le deuxième points étant résolus, on passera à l'examen du troisième, pour savoir s'il y a travail d'enfantement.

On voit dans les annales de la science plus d'un exemple de médecins ou de soi-disant accoucheuses qui, après avoir assuré à la femme que le travail était déclaré, attendaient pendant un laps de temps de huit, dix et quinze jours, que l'enfantement eût lieu.

Quelquefois on obtient de ces individus l'assurance que le travail de l'enfantement s'est manifesté; mais par une cause quelconque, ce travail, qui est faux, n'est pas interrompu dans sa marche par les moyens propres, et malheureusement alors il tourne en un véritable travail; l'accouchement devient ensuite scabreux par la grande difficulté à dilater le col qui n'était pas encore effacé; le fœtus alors, n'étant pas à terme, sera d'autant moins viable.

Beaucoup de femmes sont souvent attaquées, à la dernière quinzaine de leur gestation, de douleurs qu'elles peuvent prendre pour le mal d'enfant; dans ce cas, elles requièrent l'assistance d'une personne. Si c'est un accoucheur qui est appelé, il devra vérifier si les douleurs sont fausses ou véritables. Or les fausses douleurs sont presque toujours la suite d'un spasme des organes voisins de l'utérus et des intestins; donc elles n'ont ni durée ni régularité dans leur marche; comme elles sont presque toujours fixées sur un point, elles sont susceptibles d'une certaine intermittence, mais les périodes s'éloignent au lieu de se rapprocher. Dans certains cas, ces fausses douleurs offrent quelque régularité et sont accompagnées d'une contractilité des parois abdominales, de manière à simuler exactement la contraction de l'utérus; mais là, comme dans tous les cas de même nature, ces douleurs ne partent pas, comme les véritables, de la région ombilicale, pour se terminer au périnée, aux parties de la génération ou au sacrum, et quand même l'accoucheur ne pourrait savoir par la femme elle-même la direction des douleurs qu'elle éprouve, il est de toute nécessité qu'il reconnaisse au toucher l'état dans lequel se trouvait le col utérin sous l'influence douloureuse. Dans le vrai travail, quand la douleur ou la contraction survient, le col utérin se tend, les lèvres s'amincissent, s'entr'ouvrent légèrement, et la portion des membranes devant former la poche des eaux tend à s'insinuer entre elles. Dans le faux travail, le col de l'utérus, au moment de la douleur, n'entre pas en contraction, les membranes non plus ne cherchent pas à s'insinuer entre les lèvres de cette partie de l'organe gestateur. Donc, quand le praticien reconnaîtra que les douleurs ne sont pas vraies, il devra employer tous les moyens pour qu'elles se terminent par celles qui peuvent porter le travail à sa fin.

Les indications qui restent à donner dépendent des causes d'où ces douleurs dérivent. Lorsque l'accoucheur s'aperçoit que celles-ci sont dues à un état congestif des organes voisins de l'utérus, il convient de recourir aux moyens tendant à faire cesser cet état, au nombre desquels il faut placer les émissions sanguines locales, les bains émollients, les cataplasmes laudanisés, etc.

Lorsque tous les phénomènes qui s'observent sont produits par un spasme des parois du ventre ou même de l'utérus, on devra employer des clystères dans lesquels on ajoutera 15 à 20 gouttes de laudanum;

et si avec le premier on n'obtient pas de succès, avec le second ou le troisième tout disparaîtra comme par enchantement.

L'état des intestins devra aussi fixer l'attention du praticien, et, en cas de constipation, pour faire disparaître les fausses douleurs, il faut employer un léger purgatif ou un lavement laxatif.

Quand, par le caractère et la direction de la douleur ainsi que de la contraction et par les phénomènes qui se manifestent, l'accoucheur aura reconnu que la femme se trouve effectivement en travail, il faut qu'il examine l'état des parties qui sont le siége de la parturition, pour juger le temps probable qu'il faudra pour que celle-ci s'effectue.

Dans le même moment où l'accoucheur pratique le toucher pour apprécier le caractère et la direction de la contraction, il peut examiner l'état de la vulve et la capacité de son ouverture, la résistance qu'offre le périnée, et, introduisant plus profondément le doigt, il mesurera la capacité du bassin, procédant à un examen minutieux et rapide de sa conformation. En ce cas, il devra voir s'il existe quelque tumeur et quelle en est la nature, ainsi que les moyens à employer pour la déplacer.

Quand il aura été constaté que les parties sont bien conformées et qu'on établira, d'après l'état de la dilatation du col et de l'espèce de présentation, le temps probable de l'accouchement, l'opérateur s'assurera si la rupture de la poche des eaux a eu lieu ou non.

Il est assez difficile de connaître si la poche des eaux a subi ou non son entière rupture ; cependant il est essentiel que l'accoucheur acquière à ce sujet une certitude absolue, parce que, en cas d'une présentation de l'épaule, les manœuvres à pratiquer seront d'autant plus faciles que le temps écoulé depuis sa rupture sera moins long. Lorsque c'est le crâne qui se présente, cette partie quelquefois s'applique immédiatement sur les membranes de l'œuf, et, bien que la poche des eaux se trouve encore intacte, on sent néanmoins la tête sans interposition d'aucune partie ; mais le doute n'existera que quelques instants, car si l'accoucheur touche la femme durant la contraction, il sentira de suite qu'une certaine quantité de liquide ne tardera pas à affluer pour former la poche des eaux qui alors est tendue, lisse et polie.

Aussitôt que la contraction cesse, ces caractères disparaissent et cette poche devient ridée et molle.

Pendant la contraction, les os chevauchent les uns sur les autres, le cuir chevelu se fronce, les liquides affluent de ce côté et constituent la tumeur sanguine avec laquelle généralement les nouveau-nés se présentent ; mais il faut avoir soin de ne pas confondre la tumeur formée par l'eau de l'amnios avec cette tumeur du crâne, attendu que celle-ci se ride pendant la contraction, tandis que celle de l'eau amniotique devient lisse et tendue, ou contrairement la tumeur formée par les liquides du cuir chevelu devient égale dans l'intervalle de la contraction, tandis que la tumeur formée par le liquide amniotique devient molle et ridée. Un simple examen avant, pendant et après la contraction est donc suffisant pour savoir, d'après les caractères indiqués, s'il y a ou non rupture de la poche des eaux. Ce point une fois vérifié, le praticien s'occupera tout de suite du diagnostic de la présentation, et ne devra pas quitter la femme sans l'avoir établi. Lorsque la poche des eaux n'est pas rompue et que la partie se présentant n'est pas accessible au doigt, l'accoucheur s'abstiendra d'employer tout moyen et de rompre cette poche; il ne devra pas non plus abandonner la femme.

Le diagnostic de la présentation repose sur les caractères que nous avons tracés à l'occasion du mécanisme de l'accouchement, on peut donc généralement l'établir sans difficulté; mais si par hasard il est impossible d'atteindre la partie, il faut attendre la présentation, et, suivant ce qu'elle est, agir conformément aux préceptes que nous indiquerons en traitant de la dystocie.

Quand l'accoucheur n'a pas touché la partie ou bien qu'il n'a pu reconnaître la présentation, il se gardera de rompre la poche des eaux, car quoiqu'il s'agisse d'une présentation du crâne, il faut penser que la tête n'est pas fixée et n'occupe pas assez l'aire du détroit; l'eau amniotique peut donc s'échapper; l'utérus s'appliquant alors sur le fœtus gêne la circulation du cordon et du placenta, si toutefois il ne résulte pas de ce contact un état contractile spasmodique de l'organe gestateur.

La poche des eaux, comme nous savons, agit sur le col comme un coin et favorise ainsi la dilatation; mais si la rupture a lieu, lors même qu'il n'y aurait aucun des inconvénients que nous signalons, au moins l'accouchement deviendrait plus long, parce que le col se dilaterait plus lentement. Les inconvénients qui sont la suite de la rupture précoce ne se bornent pas là : dans un cas, par exemple, de présentation par l'épaule, l'utérus, s'unissant dans un contact spasmodique au corps du fœtus, s'oppose à ce que l'accoucheur puisse introduire la main dans sa cavité et pratiquer la version; pour prévenir cela, il est important que ce ne soit pas une personne étrangère à la profession qui fasse la rupture.

La rupture artificielle est toujours mauvaise quand il n'y a pas dilatation suffisante du col et avant la reconnaissance de la présentation; il y aurait alors danger pour l'accouchée et pour le produit de la conception.

L'état où se trouve le fœtus est un point important qu'on ne devra pas manquer de vérifier. Si par hasard le fœtus est venu mort, l'accoucheur devra en aviser les personnes que cela intéresse, pour éviter de leur part une imputation de maladresse ou d'action tardive ou intempestive. Aussi, dans notre clinique, est-ce là une des premières choses dont nous nous occupons, et nous faisons part de suite aux personnes présentes du résultat de notre examen, en faisant cependant toutes réserves selon le genre de manœuvres à pratiquer ou la plus ou moins grande difficulté que nous devons rencontrer à la terminaison de l'accouchement. En général, il est aisé de reconnaître si le fœtus est en vie ou non : on a recours à l'auscultation du cœur fœtal. Il est des cas toutefois où il est impossible de rien entendre, lors même que le fœtus est en vie; alors l'accoucheur, s'aidant des renseignements de la femme au sujet des mouvements actifs qu'elle ressent, peut employer le toucher et acquérir par là les notions importantes qu'il lui faut. A la présentation par le crâne, si court que soit le travail parturitif, le fœtus étant vivant, on voit bientôt se former sur le crâne une tumeur ou bosse sanguine plus ou moins proéminente, tandis que cela n'arrive pas quand le produit de la gestation a cessé de vivre avant la rupture de la poche des eaux.

Dans ce cas, on sent la peau du crâne se froncer, mais la tumeur ou l'éminence qui en résulte est molle, flasque et sans consistance.

Il est difficile d'établir le diagnostic lorsqu'à la suite d'un travail long, le fœtus mort, après la rupture de la poche des eaux, peut présenter la bosse sanguine; mais l'observation a démontré qu'alors la tumeur perd sa consistance, et après la contraction utérine, au lieu d'être unie et égale, comme lorsque le fœtus est vivant, elle est au contraire molle et inégale, en même temps que le chevauchement des os du crâne est plus prononcé et persiste durant l'intervalle de la contraction. Quand le fœtus est en vie, et après la déterminaison du chevauchement par la contraction, celui-ci cesse en partie, et même n'est pas aussi marqué que quand le fœtus est mort.

Outre ce qui vient d'être rapporté, on devra observer aussi que dans ce dernier cas les os du crâne deviennent plus mobiles, frottent les uns contre les autres, de manière à produire une crépitation, et même, ajoute M. le docteur Feijó, d'après une observation par lui faite, la tête du fœtus, dans les cas dont nous parlons, ne présente pas un certain mouvement de latéralité qui s'observe quand le fœtus est vivant. Ayant égard à tous ces faits, le praticien, s'il n'est pas parvenu à entendre ces battements du cœur, peut présumer, avec grande probabilité, la mort du fœtus. A la présentation par la face on devra par le toucher examiner les lèvres et porter le doigt dans la bouche du fœtus, et si l'on ne sent pas un mouvement volontaire de la langue, on peut présumer que le fœtus ne vit pas.

Dans le cas où le produit de l'utérus se présente par les fesses, s'il se trouve bien vivant, on sent, en portant le doigt dans l'anus, une forte contraction des sphincters; si, au contraire, le doigt peut avancer profondément sans rencontrer de résistance, c'est signe que le fœtus a cessé de vivre. Le détachement de l'épiderme fournit aussi une preuve de la non-viabilité : si la mort n'est survenue que quelques heures avant, on sent que la peau se décolle avec facilité des parties voisines de l'anus ainsi que des organes sexuels externes.

Quand la présentation se fait par l'épaule ou par le tronc, du moment où l'on peut facilement enlever l'épiderme de cette partie et où l'on ne voit pas de tuméfaction après la rupture de la poche des eaux, on peut présumer la mort et même en être certaine.

Il y a des accoucheurs qui donnent une grande importance à l'expulsion du méconium; mais ce fait peut avoir lieu sans que le fœtus ait pour cela cessé de vivre, lorsqu'il se présente soit par les fesses, soit par une partie quelconque du tronc, ou bien qu'il éprouve un obstacle à sa circulation. L'altération de l'eau amniotique n'a pas de valeur : ainsi il ne suffit pas que ce liquide soit fétide pour faire conclure que le fœtus est mort. On peut pourtant reconnaître que le produit de la conception n'a plus de vie, lorsqu'il y a procidence et flétrissure du cordon ombilical, en même temps que, dans les intervalles des contractions, on ne sent pas les pulsations des artères qui entrent dans sa composition. Ces pulsations peuvent parfois ne pas être senties, ce qui a lieu, à l'état viable du fœtus, durant la contraction ; mais celle-ci cessant, la sensation n'en doit être que plus facile.

Lors donc que le temps de la parturition est arrivé, l'accoucheur fera coucher la femme dans la partie la plus convenable de la maison, et si faire se peut, dans une chambre qui recevra le jour par une fenêtre ou deux, ni trop chaude ni trop froide; car la température élevée peut prédisposer aux maladies inflammatoires des organes générateurs et aux hémorrhagies qui suivent l'enfantement, de même que la température trop basse expose aux inflammations des organes respiratoires. La chambre de l'accouchée devra être aussi spacieuse et aérée que possible, et on aura soin d'éloigner toutes espèces d'odeurs.

Il y a néanmoins bien des gens qui peuvent à peine disposer d'une seule pièce privée de jour, souvent mal aérée et dans de mauvaises conditions hygiéniques. Dans ces circonstances, le rôle de l'accoucheur est de chercher à faire placer la femme dans les conditions les moins défavorables à sa santé.

Au moment de l'accouchement, il y a des femmes qui désirent être entourées de tous leurs parents, et d'autres qui ne peuvent souffrir personne auprès d'elles. Nous ne pouvons admettre que l'accouchée ait trop de monde près d'elle, et non plus qu'elle reste sans compagnie.

Parmi les personnes présentes, il y en a qui sont plus dans l'intimité de l'accouchée ou qui montrent plus de zèle et de sollicitude; on devra donc, sur l'assentiment de la femme, en choisir deux ou trois pour rester auprès d'elle. Il n'est pas nécessaire qu'il y en ait davantage pour l'assister; il y aura de plus une servante pour apporter l'eau et tout le nécessaire, et un aide pour donner les instruments dans le cas d'une opération.

Il y a des femmes qui, par pudeur, par respect ou par une autre cause, ne peuvent souffrir la présence du mari; d'autres, par contre, la sollicitent et veulent l'avoir à leur côté. L'accoucheur doit être préparé à tout cela, il ne peut donc s'opposer à la présence du mari, si c'est le désir de la femme.

Dans la pièce où reste la femme, il doit se trouver une table où l'accoucheur posera sur un plateau le fil pour la ligature du cordon, des ciseaux, un flacon avec du chloroforme, un autre avec du seigle ergoté, et une bande pour passer autour du ventre.

En France, les accoucheurs placent habituellement la femme sur un lit appelé lit de misère ou petit lit : c'est un lit étroit sans barre, sur lequel on étend un matelas, et sur ce matelas un autre plié en tiers, de manière à former un plan incliné et à ce que la femme pose sa tête sur la partie la plus élevée.

La femme qu'on accouche est couchée sur le dos, elle conserve ses jambes élevées sur les cuisses et celles-ci sur le bassin; les pieds reposent sur une chaise placée à l'extrémité du lit ou bien sur une barre qui y est posée.

En Allemagne, les accoucheurs mettent les femmes sur une chaise qui a une ouverture en forme de fer à cheval et un ressort au moyen duquel le dossier peut être penché; la femme reste ainsi couchée sur le dos ou sur le côté.

La femme à accoucher reste assise sur les côtés de l'ouverture du siége, de telle sorte que le périnée se trouve libre de toute compression.

En Angleterre, les femmes accouchent sur le décubitus latéral gauche, les cuisses écartées au moyen d'un traversin et reposant sur le bassin.

L'accoucheur en France se place au côté de la femme; en Allemagne devant, et en Angleterre derrière, en face du périnée.

Élève de l'école française, nous suivons les habitudes de ses accoucheurs et nous trouvons même qu'elles sont excellentes et d'un grand avantage.

La position suivant l'usage anglais est gênante et pénible, et celle des Allemands a des inconvénients : elle prédispose les femmes à la syncope qui peut se terminer quelquefois par la mort. Chez quelques familles brésiliennes, on a l'habitude de faire asseoir la femme, pour la délivrer, sur une chaise sans dossier, mais ressemblant en tout aux chaises allemandes. Une dame en travail d'enfantement fut placée sur un de ces bancs et y demeura durant plusieurs heures jusqu'à ce que la tête du fœtus fût expulsée, le tronc étant encore dans l'utérus, lorsqu'on nous fit appeler. A notre arrivée, nous trouvâmes le fœtus déjà asphyxié, nous en fîmes alors l'extraction sans difficulté, et après avoir vainement cherché à le rappeler à la vie, nous recommandâmes qu'on plaçât sans tarder la dame au lit; mais on ne fit aucun cas de notre recommandation, et deux minutes étaient à peine écoulées quand on accourut nous appeler dans la pièce contiguë pour cette dame qui était en défaillance; en nous approchant d'elle, nous la trouvâmes froide et déjà sans vie. N'ayant rien vu à l'examen qui nous induisît à croire à une mort par hémorrhagie ou par rupture de l'utérus, nous avons conclu que la mort avait été positivement déterminée par une syncope, comme un grand nombre d'auteurs l'ont observé. La tumeur formée par l'utérus, quand elle est considérable, exerce sur les vaisseaux abdominaux une certaine compression d'où résultent les œdèmes que les femmes présentent généralement dans ces conditions. L'utérus, une fois débarrassé du produit de la conception, n'a plus d'action sur les vaisseaux; alors le sang affluant aux parties inférieures, quelquefois considérablement et avec rapidité quand rien ne le modère, il peut se faire que le cerveau en manque, et de là il résulte une syncope mortelle.

La station ou la position verticale peut provoquer ou du moins favoriser cet accident, c'est là, croyons-nous, la cause de la mort de cette dame.

Ainsi nous croyons la pratique des accoucheurs français, quant à la manière de placer les femmes, préférable à celle des accoucheurs anglais et plus encore à celle des Allemands.

Lorsque la présentation du fœtus est favorable et que la femme en est au premier temps du travail, l'accoucheur peut se dispenser de rester auprès d'elle trop longtemps, car il pourrait offenser la pudeur de la femme et quelquefois la gêner beaucoup dans l'accomplissement de ses besoins naturels.

Donc le praticien examinera l'état du col et estimera le temps qu'il faudra pour la dilatation, après quoi il convient qu'il quitte l'appartement et se tienne dans la pièce voisine, ou bien il se retirera pour vaquer à quelque occupation urgente de sa profession.

Pendant que dure cet accouchement, on peut permettre à la femme de se promener ou de se coucher dans la position qu'elle voudra, mais pas sur l'abdomen, de crainte d'une compression sur l'utérus qui peut être extrêmement préjudiciable. Il est très-pénible pour les femmes, quand elles sont prises de ces douleurs, de conserver la même position, alors elles cherchent toutes sortes de soulagements et éprouvent le besoin de changer souvent de place ou de se jeter sur le lit.

Lorsque la femme est dans le second temps du travail, l'accoucheur ne doit en aucune manière la quitter. Elle sera couchée et se tiendra dans le lit jusqu'à ce que l'enfantement ait lieu; cependant il se présente des cas où l'expulsion est retardée et où les contractions se ralentissent par trop; alors l'accoucheur peut consentir à ce que la femme se lève et fasse quelques tours dans l'appartement: ces promenades sont quelquefois d'une grande efficacité, mais il faut bien se garder d'en faire abus. Le docteur Feijó nous a raconté que les commères, soit par l'effet de l'observation ou par les rapports qu'elles se font réciproquement, appréciant les avantages de ce moyen, obligent les femmes à des promenades constantes jusqu'à ce qu'elles n'aient plus la force de marcher, alors elles leur font poser les bras sur deux aides qui les portent ainsi au milieu des plus grandes tortures.

Presque toujours la rupture de la poche des eaux a lieu au commencement ou au milieu du second temps du travail; mais il n'est pas rare qu'elle ait lieu au premier temps et même avant, comme il peut arriver ssi qu'elle se conserve intacte même après la dilatation complète du col.

Dans le premier cas, l'accoucheur fera coucher la femme dans une position telle que le liquide ne puisse couler à l'extérieur, et l'y maintiendra; dans le second cas, il devra rompre artificiellement la poche des eaux. A cet effet, il introduira le doigt dans le vagin, pendant l'intervalle d'une contraction, et, posant l'extrémité unguéale sur les membranes de l'œuf, aussitôt que la douleur se déclarera et deviendra intense, il opérera avec l'ongle le déchirement. Lorsque la densité des membranes offre de la résistance, il emploiera un bec de plume ou une tige de baleine à pointe aiguë. Ce qui est important, c'est qu'il fasse l'opération durant la contraction utérine, car la couche liquide qui s'interpose entre la partie présentée et les membranes empêche qu'il ne blesse le fœtus et ne pénètre même dans une des fontanelles, si cette partie est le crâne.

Généralement, lorsque le col est entièrement dilaté, on devra opérer artificiellement la rupture de la poche; il est des cas cependant où le déchirement peut se pratiquer dans la dilatation.

En effet, quand on aura constaté une grande quantité d'eau amniotique dans l'utérus, et que le fœtus, par sa petitesse, n'aura pu fixer une de ses parties dans le milieu du détroit du bassin, ou qu'il changera à tout moment de présentation, on devra, encore même qu'il n'y aurait qu'un peu de dilatation, perforer les membranes et attendre ensuite la terminaison de l'accouchement dans un cas donné de présentation par le crâne.

Les inconvénients résultant de la rupture prématurée de la poche sont peu de chose auprès du danger que courraient la femme et le fœtus, si l'accoucheur, resté d'abord dans l'inaction, voyait ensuite dans le détroit une épaule et même l'extrémité pelvienne.

La femme primipare peut, au moment de la rupture de la poche, s'effrayer au bruit causé par l'écoulement des eaux de l'amnios; de cette émotion résulte parfois une cessation complète des contractions utérines et conséquemment du travail; l'accoucheur devra donc prévenir la femme de ce fait et lui indiquer ce qu'elle doit faire.

Les primipares, de même que les multipares, deviennent souvent si agitées, si impatientes, et se placent dans des positions telles qu'elles peuvent non-seulement se nuire à elles-mêmes, mais encore qu'elles compromettent le produit de la conception. Dans ce cas, l'accoucheur tâchera, par des moyens persuasifs ou en exagérant les inconvénients de tels procédés, de contenir la femme et de lui donner des conseils pour la manière dont il convient qu'elle se conduise.

Les primipares, en outre, ignorant le plus souvent la marche du travail, se livrent, pour activer l'accouchement, à des efforts violents : l'accoucheur, dans ce cas, devra représenter à la femme l'inutilité de l'épuisement de ses forces qu'elle devra réserver pour d'autres moments où elles seront nécessaires.

Quand la partie, et notamment la tête du fœtus, à sa présentation, repose sur le rectum, les femmes ont des envies immodérées et illusoires d'évacuer, tellement que les multipares elles-mêmes, qui savent que ce désir n'est pas réel, cherchent néanmoins à se lever pour satisfaire ce besoin. L'accoucheur ne devra pas y consentir, s'il veut s'épargner le désagrément de voir l'expulsion se faire trop rapidement, et le fœtus aller donner de la tête sur le plancher, ce qui pourrait entraîner en même temps qu'une traction forte du placenta, le décollement prématuré de cet organe et l'extra-version de l'utérus.

Lorsqu'il y a résistance de la part de la femme à ce sujet, l'accoucheur la convaincra que cette envie est tout illusoire; néanmoins il peut lui dire de satisfaire ce besoin sur le lit où elle repose.

Il y a des femmes qui sont tourmentées de fortes douleurs répondant à la région lombaire, dont nous avons déjà signalé les causes; comme elles ne produisent aucun bien sur l'accouchement, on devra les combattre afin d'en soulager la femme, comme elle en manifeste le désir.

Dans ce cas, tous les accoucheurs conseillent comme un bon moyen d'élever les hanches de la femme par un traversin posé sous elle ou par un drap plié dont les bouts, tenus par deux aides, devront être tenus très-haut au premier indice de la douleur.

Lorsque ce moyen ne réussit pas, on emploie concurremment les frictions opiacées sur l'abdomen et la région lombaire, les lavements émollients, et la saignée si la femme est sanguine, forte et robuste.

Quand la tête du fœtus repose déjà sur le plancher du bassin, les femmes éprouvent parfois des douleurs dans les jambes et des crampes intenses. Lorsque l'accouchement ne touche pas encore à sa fin, ces accidents, donnant lieu chez la femme à la contraction des muscles, peuvent être combattus par les fomentations laudanisées et par les frictions sèches avec la brosse ou la main.

Pendant le travail, quelques femmes sont prises d'un ou de plusieurs frissons se répétant avec une intensité diverse, par intervalles variables aussi. Ces frissons ont été regardés par Dewees comme indice d'une dilatation rapide du col utérin; mais il a été observé que ces deux faits n'avaient entre eux aucun rapport, les frissons pouvant survenir avant et après la dilatation de l'utérus.

Du reste, cet accident n'a absolument aucune importance, et quand la femme éprouve des frissons forts, l'accoucheur fera ajouter des couvertures à son lit, et si bon lui semble, il lui donnera à prendre une infusion aromatique quelconque.

Il est nécessaire que la femme soit touchée à diverses reprises, mais l'accoucheur ne devra pas abuser de ce mode d'examen. Si la poche des eaux ne s'est pas déchirée avant le travail ou au début de la première période, on doit toucher, afin de vérifier l'état du col et de reconnaître que tout va bien et que le travail commence; après cela on ne touchera que lorsque la poche sera rompue ou qu'elle sera près de l'être. Lorsqu'il n'y aura rien qui indique un embarras dans la marche du travail, on pratiquera encore le toucher pour apprécier le progrès de ce travail, et s'il va bien on n'y reviendra plus. Nous posons ce fait qu'on ne doit pas toucher une femme plus de 3 à 5 fois; nous ne saurions donc trop proscrire les pratiques anciennes suivies encore de nos jours par divers accoucheurs et

par presque toutes les matrones, comme inutiles et dangereuses en certains cas. Les anciens accoucheurs avaient, en effet, l'habitude de toucher
fréquemment, et quand la tête de l'enfant cherchait à dilater la vulve, ils
introduisaient deux doigts dans le vagin pour séparer l'anneau vulvaire
et aider au progrès de la dilatation. Ces manœuvres non-seulement étaient
en pure perte, mais encore la permanence des doigts ou le toucher répété
causait une excitation dans les organes sexuels et les prédisposait à l'irritation et à l'inflammation.

Dès le moment où la vulve commence à se dilater et dès que la tête de
l'enfant apparaît, l'accoucheur doit diriger son attention sur le périnée
et le soutenir.

Alors, passant le bras sous la cuisse droite de la femme, il appliquera la paume de la main contre le périnée, de manière que le bord
radial de celle-ci, dirigé en haut, dépasse un peu la commissure postérieure
de la vulve, tandis que le pouce appuiera sur la partie interne de la
cuisse correspondante et que les autres doigts reposeront sur la face
interne de la cuisse opposée. Dans cette position, l'accoucheur, à chaque
contraction, empêchera, au moyen de la main, que la tête ne franchisse
brusquement le périnée et n'y détermine un déchirement d'autant plus
grand que cette partie sera moins dilatable.

Quand la tête franchit la vulve, les matières fécales existant encore
dans le rectum sont en même temps chassées au dehors et salissent ainsi la
main de l'accoucheur. Pour obvier à cet inconvénient et aussi pour épargner à la femme la pudeur que, d'après l'avis de quelques praticiens, un
pareil fait pourrait alarmer, ces mêmes accoucheurs recommandaient
que l'on revêtît la main d'une compresse, dès qu'on aurait à soutenir le
périnée; mais, outre que la femme dans l'état n'a pas conscience de l'évacuation, la main à nu peut beaucoup mieux agir, augmenter et diminuer
la pression, selon le plus ou moins de résistance du périnée; quant à la
souillure à laquelle on est exposé, ce n'est qu'un léger accident.

Régime pendant le travail.

La question du vêtement de la femme en couches ne devra certainement pas être indifférente pour l'accoucheur.

Chez nous, la grande majorité des dames, et notamment les dames
appartenant à des familles aisées, apprêtent pendant leur grossesse le
linge qu'elles doivent porter au moment de l'enfantement : c'est ordinairement un bonnet, une chemise et une camisole. Cet habillement ainsi
composé suffit. On devra bien défendre à la femme de garder des vêtements serrés sur aucune partie du corps ou avec des cordons : les jarre-
tières, bracelets et colliers seront mis de côté, et la femme ne conservera
rien qui puisse la gêner dans le libre exercice de ses actes et fonctions.

Les femmes dans leur grossesse sont habituellement sujettes à la
constipation du ventre; il convient donc, au moment des couches, de

débarrasser le rectum des matières qu'il contient. La présence de ces matières, surtout lorsqu'elles abondent au point de former dans l'excavation du bassin une grosse tumeur, s'oppose non-seulement à la descente de la tête où de la partie par laquelle le fœtus se présente, mais encore elle est cause que les efforts d'expulsion deviennent plus vifs et donnent lieu à un engorgement des veines hémorrhoïdaires et à l'inflammation de l'intestin.

On administrera donc, aussitôt le travail commencé, une purgation d'huile de ricin, si la femme n'a pas évacué; si elle a évacué, il ne faut pas moins lui donner un clystère purgatif afin de laver les intestins et de provoquer la sortie du reste des matières.

Ceci fait, si la femme est forte et robuste, elle peut rester sans prendre d'aliment pendant le travail; si, au contraire, elle est faible, on peut lui permettre quelques bouillons, mais en petite quantité, et si cela provoque des vomissements on les suspendra, en y substituant des boissons mucilagineuses de racine de guimauve ou de mauve, ou des boissons aromatiques telles que l'infusion de tilleul, de feuilles d'oranger ou de fleurs de violettes.

Si la femme désire un peu de vin, on doit, selon sa position, lui permettre d'en prendre, mais mêlé avec de l'eau et adouci avec du sucre ou un sirop agréable; on devra lui en donner peu, car il peut être mal accueilli par l'estomac et provoquer les vomissements. Si l'accouchée n'a pas de répugnance et le supporte bien, on peut lui faire prendre une limonade quelconque, mais on ne doit pas consentir à ce qu'elle fasse usage d'aliments solides de quelque espèce que ce soit.

Nous savons qu'il y a des dames qui, à l'apparition des douleurs, font aussitôt apprêter un plat de l'aliment qu'elles aiment le mieux, et qu'elles le dévorent avec un appétit d'autant plus grand qu'elles seront privées de ce mets pendant quelque temps après l'accouchement. L'accoucheur devra s'y opposer, surtout si cela se fait en sa présence, parce qu'alors les vomissements non-seulement altèrent le cours du travail,, mais peuvent amener une inflammation de l'estomac qui compliquerait les phénomènes puerpéraux.

La vessie devra se trouver à peu près vide, et pour cela il faut tâcher de faire uriner la femme aussitôt que le travail commence. L'accouchement peut cependant arriver sans que cette précaution ait été prise; si la tête se trouve déjà à l'excavation du bassin et que la pression exercée par elle sur l'urèthre rende impossible l'issue de l'urine, le praticien fera le cathétérisme.

Nous employons d'habitude à cet effet une bougie en gomme élastique, et dans le cas où la tête se trouve appliquée sur l'urèthre de manière à empêcher son entrée, nous faisons coucher la femme, et avec les deux doigts de la main gauche dans le vagin, au moyen d'un mouvement ascensionnel, nous tâchons d'élever cette partie du fœtus, ou bien nous l'éloignons du canal jusqu'à ce que nous puissions pratiquer le cathétérisme.

Quelques accoucheurs conseillent de recourir à une algalie d'homme, laquelle s'adapte mieux, par sa courbure plus marquée, à la modification de rapports de l'urèthre ; mais nous pensons que la bougie de gomme élastique pourra être manœuvrée plus aisément.

Lorsqu'on n'a pas soin de faire uriner la femme naturellement ou à l'aide du cathétérisme de l'urèthre, la vessie se distend, forme une tumeur palpable à travers les parois du ventre, et devient tellement sensible par la pression de l'utérus et des muscles abdominaux, que la femme peut ne pas contracter ces muscles et chercher par tous les moyens à étouffer la contraction utérine. Lorsque le réservoir urinaire se trouve même très-tendu, les parois en deviennent minces et peuvent, par une contraction de l'utérus, se rompre, comme l'a observé le professeur Ramsbotham. A part cet accident si horrible, la trop grande tension de la vessie peut amener, avec d'autres accidents, la paralysie de cet organe.

Toutes ces considérations justifient suffisamment la règle que nous donnions au sujet des soins que l'accoucheur devra prendre, pour que la vessie ne reste pas trop chargée d'urine.

CHAPITRE III.

DES SOINS A DONNER AU FŒTUS PENDANT L'ACCOUCHEMENT.

Lors même que l'enfantement est spontané et se fait naturellement, il est nécessaire que l'accoucheur n'abandonne pas le fœtus.

Les soins qu'il a à donner varient, selon que c'est le crâne, la face ou l'extrémité pelvienne qui se présentent.

Dans la présentation du crâne ou mieux du sinciput, quand la tête a été expulsée, on devra reconnaître si le cordon a fait un ou plusieurs tours sur le cou du fœtus ; on tirera alors avec les deux doigts de la main droite l'extrémité placentaire du cordon, et on cherchera à défaire l'un après l'autre tous ces tours. Si par ce moyen on n'obtient rien et que le fœtus présente des phénomènes d'asphyxie, on passera les deux doigts de la main gauche entre les tours du cordon et la nuque ; puis, faisant glisser des ciseaux obtus, l'accoucheur fera la section du cordon et stimulera l'utérus par des frictions sur les parois du ventre, de façon à contraindre l'organe gestateur à se contracter et à expulser le reste du corps ; quand cela n'a pas lieu, il devient nécessaire de pratiquer de suite l'extraction. Lorsque la tête du fœtus est dehors, il arrive parfois que l'utérus se refuse d'entrer en contraction et d'expulser le reste du fœtus : ce fait ne tient qu'au défaut d'une prompte rétractilité ; alors il n'y a pas autre chose à faire qu'à soutenir la tête du fœtus, et en attendant que la contraction revienne en déterminer la sortie, l'accoucheur aura soin d'empêcher que les liquides rejetés en même temps n'amènent l'asphyxie ; cependant, lorsqu'il se sera écoulé un temps suffisant sans que l'expulsion se fasse, il devra lever la tête du fœtus, et cherchera à atteindre avec le doigt de la main droite l'épaule qui se trouve en bas, et avec le doigt de la main gauche l'épaule qui se trouve en haut, et en tirant sur la cavité axillaire il terminera aussitôt l'accouchement, en ayant soin que l'utérus rapidement vidé ne tombe pas dans l'inertie.

En général, lorsque la tête et les épaules sont dehors, le reste du corps sort presque naturellement ; mais quelquefois il arrive qu'après l'expulsion de ces parties, l'utérus ne se contracte pas, et la sortie ne peut s'achever. L'accoucheur, prenant alors le fœtus par les deux épaules, en fera l'extraction. Dans la présentation dont il s'agit, on voit parfois le crâne rester arrêté, après être arrivé au détroit inférieur et s'être même présenté à l'ouverture vulvaire.

Dans d'autres cas, l'accouchement est retardé malgré la force des contractions utérines, et la tête, qui à chaque effort de l'utérus semble avancer, recule aussitôt que l'action de cet organe cesse.

Quelques accoucheurs pensent devoir attribuer ce phénomène au raccourcissement congénial du cordon ou à la diminution de sa longueur, lorsque cette circonstance se produit par quelques tours que le cordon a faits autour du cou ; ils conseillent alors de tâcher de mettre fin à l'accouchement en se servant du forceps.

Il est certain qu'un raccourcissement congénial ou accidentel peut empêcher la terminaison naturelle des couches ; mais nous ne pouvons convenir que le forceps termine l'accouchement sans de graves dangers, car la même cause qui met obstacle à la sortie de la tête n'a pas encore disparu, et à moins qu'on ne veuille produire la rupture du cordon ou amener avec le fœtus le placenta et même la face interne de l'utérus, on n'obtiendra rien par le forceps. Ainsi donc nous pensons qu'indépendamment d'un raccourcissement du cordon, la tête du fœtus peut, à chaque contraction, descendre un peu, et remonter quand la contraction cesse, et que le cordon soit ou ne soit pas enroulé autour du cou, nous avons pour habitude d'attendre quelque temps pour voir si l'accouchement a une fin spontanée ; mais au bout de cinq ou huit heures, s'il ne s'effectue pas, nous employons le forceps.

Nous avons déjà dit que, quelle que fût la position du crâne, la tête, dans la majorité des cas, exécutait un mouvement en vertu duquel l'occiput devait venir se placer sous l'arcade pubienne, et en même temps nous avons dit que ce mouvement pouvait ne pas se réaliser, de manière que l'occiput, après s'être tourné vers un des points postérieurs du bassin, s'y conservât durant l'accouchement. Quelques praticiens, dans ce cas, ont conseillé de porter le doigt indicateur et le médius de la main droite comme de la main gauche sur les côtés de la tête du fœtus, et tandis que, les doigts de la main droite appliqués sur la partie postérieure du pariétal, on cherchera à exercer une pression sur cette partie du crâne du fœtus, avec les doigts de l'autre main appliqués sur la partie antérieure du pariétal ou du frontal, on dirigera ce dernier du côté de l'extrémité postérieure du bassin, de manière que, par ce moyen, la rotation de la tête ait lieu. Cette règle n'a été d'aucun résultat dans la main de quelques accoucheurs, et lors même qu'elle aurait pu être suivie, si les épaules s'étaient déjà introduites avec la tête dans le détroit, il arriverait que le mouvement, étant seulement communiqué à cette partie, pourrait souvent, à cause d'une rotation aussi considérable, entraîner la mort du fœtus. Ainsi, lorsqu'à la présentation du crâne l'occiput reste en rapport avec l'extrémité postérieure de l'un des diamètres du bassin, et que l'accouchement se prolonge plus de cinq à huit heures, l'accoucheur devra employer le forceps pour extraire le fœtus d'après les règles que nous indiquerons en temps et lieu.

Il est indubitable que l'accouchement peut se terminer naturellement ou spontanément, lorsque la partie qui se présente est la face; mais aussi il est plus long, plus difficile et plus dangereux pour la femme et le fruit de sa conception que l'enfantement par la présentation du crâne.

De cette manière, quand la face se trouve encore au-dessus du détroit supérieur, l'accoucheur devra chercher à convertir cette présentation en une présentation du crâne; mais cette manœuvre peut être impossible si, lorsqu'il a été appelé, cette partie se trouvait déjà introduite dans le détroit supérieur ou dans l'excavation : dans ce cas, il devra, si le menton est tourné du côté de la partie antérieure du bassin, attendre la terminaison spontanée de l'enfantement; autrement il aura recours à une des opérations dont il sera question plus loin.

Lors même que cette présentation a lieu sous des conditions favorables, aussitôt que la tête doit être expulsée, il faut faire la plus grande attention au fœtus, car le cou peut se trouver serré par quelques tours de cordon, et étant dirigé et placé en bas de la commissure antérieure de la vulve, il y éprouve, dans ses vaisseaux, une forte compression d'où peut résulter l'asphyxie.

Dans les cas de ce genre, le praticien devra dérouler les tours du cordon et en pratiquer la section, si c'est possible; il mettra ainsi un terme à la compression, soit en aidant l'expulsion de l'occiput, soit en éloignant du cou les parties qui portent sur lui.

Quand le fœtus se présente par l'extrémité pelvienne, on doit s'attendre à la terminaison naturelle de la parturition; il faut se garder alors d'exercer, à l'expulsion, aucune traction sur les parties. Pourtant si le travail devient lent et que le fœtus soit déjà sorti en partie, l'accoucheur l'enveloppera d'une serviette et en activera la complète expulsion, seulement pendant chaque contraction, en ayant soin de faire modérément quelques tractions sur les membres pelviens.

Les fesses une fois expulsées, on cherchera dans l'abdomen, avec le doigt, le point d'insertion du cordon, et on en tirera l'extrémité placentaire, de manière à faire une anse qu'on laissera dehors.

Quelquefois les épaules, à l'arrivée à l'excavation, y stationnent si longtemps qu'on croit que l'expulsion est tout à fait arrêtée.

Si l'accoucheur, en prenant l'anse du cordon, qui dans cette présentation doit toujours rester à l'extérieur, constate le battement régulier des artères, il ne convient pas qu'il fasse l'extraction du reste du fœtus, par la raison que l'expulsion peut s'effectuer spontanément peu de temps après, sans que les bras s'étendent et s'élèvent aux côtés de la tête, circonstance qui rendrait nécessaire l'extraction artificielle, toujours bien désagréable. Cependant si les pulsations de l'artère sont régulières et filiformes, l'accoucheur devra se presser de terminer l'accouchement, parce que la vie du fœtus se trouve dans ce cas en danger imminent.

Les difficultés signalées peuvent exister seulement quand la tête est restée dans l'excavation du bassin, et alors, après avoir porté son attention sur le cordon et l'avoir soustrait à la compression, on doit attendre que l'utérus expulse au dehors le reste du corps du fœtus.

Quand pourtant cela n'a pas lieu, et qu'on reconnaît que le cordon est froid et que les pulsations artérielles en sont fréquentes, faibles et irrégulières, et que de plus on sent que le fœtus dilate brusquement le thorax et fait des efforts d'inspiration, on doit, sans perte de temps, porter le doigt indicateur et le médius de la main droite sur l'occiput, et pareillement ceux de la main gauche sur la mâchoire inférieure ou aux côtés du nez, pour faire exécuter, par ce moyen, à la tête, le mouvement d'extension ou de flexion, selon les positions et les conditions de l'occiput, et la faire ainsi sortir. Dans le cas où ce moyen ne réussit pas, il faut recourir au forceps.

L'extraction de la tête par la main, ainsi que par le forceps, est plus praticable, plus prompte et plus sûre que les moyens indiqués par Cazeaux, lesquels consistent dans l'introduction d'une sonde ou tube par la bouche du fœtus afin de porter l'air dans ses poumons. En somme, lors d'une présentation pelvienne, c'est surtout sur l'état du cordon que doit se porter l'attention de l'accoucheur, et, pour ne pas le laisser exposé à une compression, il doit en tirer dehors une grande partie et la placer à l'un des côtés du périnée; cependant, si la longueur totale en était tellement minime qu'il pût en résulter une difficulté à la descente du fœtus ou la possibilité d'une rupture à une de ses extrémités, il faut en opérer la section, lier l'extrémité placentaire, et ensuite procéder à l'extraction immédiate du fœtus.

Quel que soit le mode de présentation, si le cordon ombilical éprouve une compression telle que la circulation utéro-placentaire puisse être interrompue, le fœtus rejette une certaine quantité de méconium, lequel, survenant au moment de la rupture de la poche et étant mêlé avec l'eau de l'amnios, ne doit inspirer aucune crainte. Pendant la vie intra-utérine et aux derniers temps de la gestation, le cordon peut être comprimé ; la circulation fœtale étant alors interrompue, il peut se déclarer une asphyxie pouvant causer au fœtus une congestion à la tête et produire une paralysie momentanée des intestins et l'expulsion du méconium dans le liquide amniotique; mais comme, en général, cette compression est de

courte durée, le fœtus ne tarde pas à entrer dans ses conditions normales.

A la présentation par les fesses, on remarque, même après la rupture
de la poche des eaux, l'expulsion d'une certaine quantité de méconium ;
mais ce fait peut avoir lieu sans que pour cela le fœtus, comme nous
avons eu l'occasion de le dire déjà, soit mort.

Dans d'autres cas de présentation, où cependant ces mêmes faits ne
se réalisent pas, si le fœtus, après l'écoulement amniotique, rend une
certaine quantité de méconium, on peut être sûr que sa vie est menacée
par une asphyxie ; alors l'accoucheur recourra aux moyens convenables
et terminera promptement l'accouchement.

CHAPITRE IV.

DES SOINS A DONNER AUX FEMMES APRÈS L'ACCOUCHEMENT.

En général, après la sortie du fœtus, au bout de peu d'instants, l'utérus
détermine par sa rétractilité la rupture des ligaments qui retenaient le
placenta ou délivre sur la surface interne, et produit l'expulsion de cet
organe, des membranes de l'œuf et de quelques caillots. Dans ces conditions, quand bien même la délivrance n'aurait pas eu lieu, l'accoucheur
fera mettre la femme dans une position horizontale, et, après avoir passé
par-dessous ses fesses un drap plié afin de la laisser à sec et à l'abri du
contact des liquides expulsés, il fera rapprocher les cuisses et prescrira
le repos pour donner des soins au nouveau-né. Lorsque l'expulsion du
placenta ne suit pas immédiatement celle du fœtus ou n'a lieu que pendant que l'accoucheur donne ses soins au nouveau-né, il faut avant toute
chose songer à en opérer l'extraction ou plutôt à en favoriser l'expulsion.
Prenant alors la portion du cordon qui pend extérieurement, il l'enveloppera d'un linge, et, en la tenant le plus près possible des organes sexuels,
il la tirera dans la direction de l'axe du détroit supérieur, non d'une manière continue, mais intermittente, de façon à donner le temps au placenta de s'ajuster à la forme du canal par où il doit passer. Aussitôt
que l'on sentira l'organe décollé et appliqué sur le col, on laissera le
cordon, et avec les bouts réunis de tous les doigts de la main droite, on
saisira la partie centrale de sa surface externe, et au moyen de légères
tractions combinées avec des mouvements en spirale, on le fera sortir.
Mais les choses ne se présentent pas toujours aussi favorablement : ainsi
l'expulsion du placenta devient quelquefois plus compliquée. Avant
d'aborder ce sujet, nous devons rappeler qu'il faut procéder à la traction
sur le cordon avec beaucoup de prudence, et qu'on peut en même temps
faire des frictions sur le ventre pour activer la rétractilité utérine, et
lorsqu'on n'obtient pas de suite le résultat désiré, on doit s'abstenir
d'user d'autre moyen avant de connaître la cause des obstacles. Après

la sortie du placenta, on lavera les parties sexuelles ainsi que tous les endroits ensanglantés avec une éponge imbibée d'eau et de vin tièdes, et après l'avoir essuyée on habillera l'accouchée et on la transportera au lit qu'elle doit occuper. Le linge qu'elle mettra ne doit pas être entièrement froid, car cela pourrait lui causer quelque indisposition, et le déplacement sera fait de manière qu'aucune partie de son corps ne soit exposée à l'air. Pour passer la femme du lit de douleur à celui qu'elle doit occuper, l'accoucheur fera approcher le premier lit du second, de manière que le chevet soit disposé en sens contraire, et, se plaçant entre, il passera un bras par-dessous les épaules et un autre sous les genoux de la femme; elle passera alors ses bras autour du cou de l'accoucheur, qui la retirera de ce lit pour la déposer doucement sur celui qu'elle doit occuper. Outre les matelas et les draps du lit, on mettra sous les fesses de la femme un ou plusieurs draps pliés de manière que les extrémités arrivent presque au bord du lit, afin qu'on puisse les ôter sans difficulté pour les changer quand ils seront mouillés par les liquides qui s'écoulent des organes sexuels. Toutes les fois qu'on pourra, on garnira la place sur laquelle reposent les fesses d'une toile cirée ou autre étoffe imperméable, pour empêcher les liquides de traverser les matelas.

Les femmes sont prises, après l'enfantement, d'un frisson intense; mais lorsque le pouls se conservera calme, il ne faudra pas y faire attention; on devra tout au plus les couvrir d'un drap ou d'une couverture supplémentaire et leur donner quelque boisson ou bouillon chaud.

Les femmes, aussitôt dans le lit, désirent avoir un bandage appliqué autour du ventre; elles attachent à cela une grande importance en ce qu'elles pensent par là faire revenir le ventre à son état normal et faire disparaître les vergetures que le développement de l'utérus y a produites avec la distension, lesquelles sont cependant indélébiles.

Il n'y a pas d'inconvénient, lorsque cela peut faire plaisir à la femme, de condescendre à ce préjugé ou à ce caprice; d'autant plus que nous ne faisons ainsi que nous conformer à des indications qui ne sont pas sans importance.

La compression avec un bandage a peu d'influence sur l'état des parois du ventre, pourtant elle peut être de quelque avantage pour empêcher un afflux considérable de sang (cause quelquefois d'un accident grave) vers les vaisseaux du bassin, qui, par l'évacuation du contenu de l'utérus, cessent d'éprouver la compression à laquelle ils étaient habitués. Il est nécessaire que le bandage ait la largeur du ventre, car dans le cas contraire il n'agira que comme une ceinture et n'en sera que plus préjudiciable; il faut aussi qu'il n'exerce qu'une légère compression pour ne pas gêner la nouvelle accouchée.

Chez nous, les femmes qui n'allaitent pas leur enfant n'ont pas l'habitude de comprimer avec un bandage les seins, afin qu'ils n'augmentent pas de volume pendant la fièvre de lait et qu'ils ne deviennent après cela flasques et mous; mais si elles voulaient adopter cette funeste coutume.

l'accoucheur doit le leur défendre formellement, parce que ce bandage écrase et déforme les seins, provoque leur engorgement et gêne la respiration.

A la suite de l'accouchement, la femme tombe dans un état de prostration; il y en a aussi qui sentent le besoin de rester tranquilles et de se livrer au sommeil. Quelques accoucheurs prétendent qu'on ne doit pas laisser la femme s'endormir pendant la première heure qui suit l'accouchement, parce que si, dans cet état, il survient une hémorrhagie interne ou externe ou un autre accident, elle ne sera pas à même d'aviser l'accoucheur pour être secourue. Il serait cruel d'obliger pour cela la femme à veiller lorsqu'elle a passé déjà une ou deux nuits sans dormir. S'il n'y avait que la femme qui pût avertir le médecin, ce serait compréhensible, mais celui-ci a des signes certains par lesquels il peut se guider : ainsi par le toucher du pouls, l'état de la physionomie, l'examen du liquide qui a coulé hors des organes sexuels, il est en mesure d'apprécier l'existence d'une hémorrhagie ou d'un autre accident quelconque pouvant être fatal. On permettra donc à la femme de dormir, mais il est bon que pendant une demi-heure au moins on se tienne près d'elle pour lui porter les secours en cas de besoin; s'il doit s'absenter, l'accoucheur préposera quelqu'un d'intelligent qui puisse le remplacer. Lorsque pourtant la femme n'éprouve pas de sommeil et qu'elle est fatiguée ou épuisée, on pourra lui donner un bouillon ou de l'eau de riz, mais en petite quantité; on y ajoutera une cuillerée de sucre et quelques gouttes d'eau de fleurs d'oranger.

Il est d'usage parmi nos femmes de prendre, peu d'heures après l'accouchement ou le lendemain, un purgatif d'huile de ricin, soi-disant pour laver les intestins. Nous ne savons sur quoi s'appuient quelques accoucheuses pour adopter une semblable pratique; quant à nous, nous la désapprouvons, parce qu'elle entraîne, entre autres accidents graves, la suspension de la réaction mammaire, laquelle est un obstacle à l'allaitement.

La constipation qui existe pendant la gestation peut persister après les couches, mais elle ne doit être combattue qu'après la cessation de la fièvre de lait, quand même l'accouchement n'aurait pas été accompagné d'évacuations de matières fécales. Les remèdes à y opposer sont l'huile de ricin, les sels neutres et les lavements composés d'eau tiède, sucre et huile d'amandes. Dans la chambre de l'accouchée, on ne devra souffrir ni bonnes ni mauvaises odeurs; on fera donc enlever sur-le-champ les urines, les excréments et le linge sali pendant l'accouchement.

La nourriture de la nouvelle accouchée, pendant les premiers jours jusqu'à la disparition de la fièvre de lait, consistera en bouillons de poulet avec des tartines de pain, et ensuite en substances plus nutritives telles que crème de riz préparée avec la poule, le poulet rôti, etc. ; à partir du sixième jour elle pourra manger du mouton rôti, de la soupe, jusqu'au quinzième jour, où elle reprendra son ancien régime alimentaire. Un préjugé populaire veut que la femme garde la diète trente jours lorsqu'elle met au monde une fille, et quarante jours lorsque c'est un garçon : l'accoucheur combattra cette fausse croyance chez la femme, mais toujours en sauve-gardant sa réputation.

L'accoucheur qui soignera la femme pendant la puerpéralité prêtera son attention aux phénomènes propres à cet état, et fera un examen mi-nutieux au sujet de la rétractilité de l'utérus et de l'écoulement des lo-chies. Dès le premier jour on changera le linge de la femme à mesure qu'il sera mouillé, ou au moins deux fois en vingt-quatre heures. Les or-ganes sexuels seront en même temps nettoyés, et on fera prendre à la femme, pendant les premiers jours, une position déclive, pour aider à la sortie de quelque caillot sanguin qui pourrait se trouver dans le vagin.

On devra observer tous ces détails et les varier selon la nature du tra-vail de l'accouchement.

L'excrétion des urines est aussi un phénomène à considérer, et lorsque, comme parfois cela arrive, la vessie est devenue inerte, l'accoucheur fera uriner la femme spontanément; en cas de non-réussite, il pratiquera le cathétérisme autant de fois qu'il sera nécessaire.

La femme, sous aucun prétexte, ne doit se lever de son lit que le dou-zième jour et quelquefois même pas avant un ou deux mois, selon la difficulté ou les complications de l'accouchement, et encore on devra lui défendre de marcher et surtout d'aller en wagon ou en voiture.

CHAPITRE V.

DES SOINS A DONNER AU FŒTUS APRÈS L'ACCOUCHEMENT.

L'homme, qui réalise l'œuvre la plus parfaite du Créateur, est aussi l'être le plus chétif et le plus faible qui existe quand il vient au monde. Si dans ces conditions il était privé des soins de l'homme de l'art, de la sollicitude et des caresses maternelles, il est presque certain que son existence ultérieure serait impossible et que son entrée dans le monde n'aurait lieu que pour payer un tribut à la mort. Le fœtus doit donc être l'objet des plus grands soins, et ces soins varient selon qu'il jouit de la santé ou qu'il se présente dans un état morbide ou de faiblesse.

ARTICLE PREMIER.

DES SOINS A DONNER AU FŒTUS LORSQU'IL SE TROUVE EN PARFAIT ÉTAT DE SANTÉ.

Le fœtus se trouve uni à la femme par le cordon ombilical, et pour l'en séparer il est nécessaire de faire la section du cordon. Après avoir enlevé un peu le fœtus, l'accoucheur, placé de côté pour éviter d'être sali, fera la section du cordon à quatre travers de doigt de distance des parois abdominales du nouveau-né. Soutenant aussitôt avec l'indicateur

et le pouce de la main droite, pour ne pas laisser couler le sang, l'extrémité appartenant au fœtus, il passera les autres doigts de cette même
main par dessous les fesses et la main gauche sous les épaules et la
nuque du fœtus, lequel ainsi retiré est déposé sur une table ou dans les
plis de la robe d'une personne qui se trouvera près du lit. Après cela on
nouera le cordon et on examinera si le nouveau-né n'a pas quelque vice
de conformation.

Avant de faire la ligature du cordon, laquelle n'offre aucune difficulté,
il est convenable que l'accoucheur examine si, comme cela s'est déjà vu,
le cordon loge quelque anse de l'intestin ou de l'épiploon, pour en faire
préalablement la reclusion ou la porter dans la cavité du ventre. Que cet
accident ait ou non lieu, l'accoucheur donnera à soutenir à quelqu'un
d'adroit le bout sectionné du cordon, et, prenant un fil de ligature convenablement ciré et pas trop gros, il fera à la plus grande distance possible
du point d'insertion du cordon un nœud assez serré pour oblitérer les
vaisseaux et produire la section des tuniques internes, comme dans les
ligatures ordinaires.

Si au premier nœud on s'aperçoit que les vaisseaux donnent issue au
sang, en retournant du côté opposé les bouts du fil, on fera un second et
même un troisième nœud, si on le juge convenable. Il vaut pourtant
mieux, et même c'est plus sûr, faire la ligature un peu plus bas avec
un autre fil. Quelquefois le fœtus présente un de ces cordons qu'on
appelle gras : une forte constriction peut être exercée alors. Pendant
ce temps, l'écoulement de sang par les vaisseaux continue et peut, en
augmentant, constituer une hémorrhagie. Indépendamment de cela,
même lorsque le fil est serré de telle sorte que la ligature rompe les tuniques vasculaires, les liquides infiltrés dans le cordon s'altéreraient, et en se
répandant sur la peau du ventre du fœtus, l'irriteraient et amèneraient en
même temps d'autres inconvénients. Ainsi, quand on trouvera un de ces
cordons gras, on devra d'abord le faire dégorger en le pressant, et donner
issue aux liquides par de petites ponctions, en ne touchant pas les vaisseaux, et aussitôt la ligature pratiquée on procédera comme dans les
cas où les vaisseaux sont compris avec les tissus circonvoisins, ou bien
on fera la constriction graduellement, de manière que les tuniques vasculaires puissent être rompues ou rapprochées intimement les unes
des autres.

Quand le fœtus, lors de son expulsion, est lié à la femme par l'intermédiaire du cordon, on observe que les vaisseaux de ce cordon, à mesure
que l'utérus commence à rompre les adhérences placentaires, cessent peu
à peu de battre jusqu'à ce qu'on finisse par ne plus y sentir qu'un faible
mouvement ondulatoire.

Quelques accoucheurs, se guidant sur ces phénomènes, ont conseillé de
ne pas couper le cordon, à moins qu'il n'y ait affaiblissement pulsatoire
des vaisseaux et commencement de décollement du placenta ; mais comme
ce décollement ne vient pas toujours après l'expulsion du fœtus, la pra-

tique d'un tel précepte nécessiterait la présence trop prolongée de l'accoucheur auprès du nouveau-né, une heure ou plus peut-être, et aurait le grand inconvénient de déplaire et de gêner excessivement la femme, par la raison que ses parties se trouveraient exposées à la vue et en contact avec le fœtus.

Quand l'accoucheur aura constaté le parfait état de santé du nouveauné, il peut lier le cordon avant de le couper ; mais alors il convient que la ligature soit passée à environ six travers de doigt de distance du ventre du fœtus, parce qu'en cas de besoin il pourra retirer cette ligature et en passer une autre plus bas.

Plusieurs accoucheurs passent une autre ligature à l'extrémité du cordon tenant au placenta : ils prétendent par là empêcher une hémorrhagie qui mettrait la vie de l'accouchée en danger. Dans l'état d'absence de communication directe entre les vaisseaux du placenta et les vaisseaux maternels, ce procédé est absolument inutile, parce que l'hémorrhagie par les vaisseaux du cordon devient dans ce cas impossible. Le professeur P. Dubois recommande cette ligature, se fondant sur ce que le placenta conserve tout le sang dans ses conduits et devient par là si lourd que le décollement en est facile.

Le professeur P. Dubois aurait pleinement raison si, après la section du cordon, il y avait expulsion de sang par l'extrémité du placenta ; mais à la plus légère observation on constate à peine un écoulement de quelques gouttes, ce n'est donc pas cela qui influe sur le décollement placentaire.

Au cas pourtant d'un accouchement de jumeaux, quand il sera resté encore un fœtus dans la matrice, la ligature de cette partie du cordon devient rigoureusement indispensable, car il peut se déclarer par l'extrémité du cordon une hémorrhagie, phénomène pouvant être sans effet sur la nouvelle accouchée, mais exerçant une grande influence sur le fœtus lorsqu'il est encore dans la cavité utérine, de sorte que si l'on ne pratique pas la ligature en question, la mort de celui-ci peut s'ensuivre.

Règle générale, quand il y a deux fœtus il y a aussi deux placentas, mais quelquefois il n'y en a qu'un pour les deux fœtus ; dans ce cas, le cordon de chacun d'eux ayant une origine unique et commune, établit la communication entre leurs vaisseaux respectifs, d'où il résulte qu'à la section du cordon, tout le sang qui vient du cœur de l'autre fœtus sort par l'extrémité coupée et donne lieu à l'inanition et à la mort de ce dernier. Après la ligature, l'accoucheur lavera et habillera le nouveau-né. On aura soin que l'eau soit à une température au-dessus de 28 degrés ; pour détacher du corps de l'enfant les mucosités et la substance cérumineuse qui le couvrent, l'eau seule ne suffit pas ; il faut donc que l'accoucheur, avant de le baigner enduise le corps d'un peu d'huile ou d'un jaune d'œuf de manière à former un composé s'émulsionnant facilement dans l'eau ; dans cet état, il joindra un peu de vin à l'eau et lavera parfaitement le fœtus, puis il l'essuiera avec un linge tiède, et le plaçant sur ses genoux ou sur la robe d'une personne, il pansera le cordon ombilical et habillera le nouveau-né. Pour le pansement, l'accoucheur prendra une compresse carrée, il fera dans son centre une ouverture, et la divisant de ce point jusqu'à l'un de ses côtés, il introduira la racine du cordon dans cette ouverture centrale ; avec les deux bouts divisés qui sont tournés vers le haut il enveloppera l'extrémité du cordon et appliquera le tout au côté gauche du ventre du nouveau-né. Une ligature large de trois à quatre travers de doigt, suffisante pour faire deux tours autour du corps du fœtus, devra être appliquée sur le cordon pour soutenir l'appareil qui l'enveloppe et le garantir des tractions qu'il pourrait subir avec les changements fréquents de linge du fœtus.

Le vêtement des enfants n'est pas le même dans tous les pays.

En France, on se sert de trois bonnets : un de laine, un de coton et un de mousseline qu'on pose dans ce même ordre ; ensuite d'une chemise de mousseline fendue par devant, du maillot, de la serviette, de la bande. Pour habiller l'enfant on le retourne, ensuite on lui passe la chemise et le maillot à la partie antérieure, et sur celui-ci on passe la bande dont les bouts sont fixés par une épingle, puis on dispose entre les jambes du nouveau-né les trois pointes du maillot. Voilà comment se termine cette façon compliquée d'emmailloter un enfant. En Angleterre, l'appareil est plus simple, il ne se compose guère que d'un bonnet de flanelle, d'un torchon et d'une grande camisole de laine. Chez nous, on suit le système français, seulement on ne met qu'un bonnet à l'enfant.

Il peut arriver quelquefois que l'enfant vienne au monde avec une imperforation de l'anus et avec le prépuce adhérent à son extrémité, de manière à empêcher la sortie des urines. Il peut arriver aussi que, malgré l'ouverture anale, le rectum présente un rétrécissement qui est un obstacle à la sortie des excréments du fœtus ; l'accoucheur devra donc observer si la rétention de méconium coïncide avec le vice que nous indiquons ; et dans ce cas comme dans l'autre, il emploiera sans retard les moyens que l'art prescrit.

Règle générale : le fœtus rejette par l'anus, deux ou trois heures après sa naissance, la matière verdâtre que nous connaissons déjà sous le nom de méconium ; cependant, comme l'évacuation peut retarder de deux ou trois jours, il faut, par les moyens propres, réveiller l'action intestinale.

Pour activer cette évacuation, on fait usage ordinairement du sirop de chicorée simple ou composé ; avec la manne ou un peu d'huile d'amandes douces, on peut aussi obtenir le même effet, pourvu qu'on emploie ces remèdes avec mesure, afin d'éviter une irritation des intestins qui pourrait empirer l'état de l'enfant. Il est vrai que la femme a, dans son premier lait, les éléments nécessaires pour provoquer l'action péristaltique de l'intestin du fœtus et produire la sortie du méconium ; mais assez souvent elle ne nourrit pas et confie son enfant aux mains d'une nourrice dont le lait ne renferme pas les qualités nécessaires pour produire le résultat désiré.

ARTICLE II.

DES SOINS A DONNER QUAND LE FŒTUS SE TROUVE EN ÉTAT DE FAIBLESSE OU DE MORT APPARENTE.

Les anciens désignaient sous les noms d'apoplexie et d'asphyxie l'état du fœtus, quand à sa naissance il ne peut respirer ; mais, comme l'a montré le professeur P. Dubois, l'état qui caractérise l'apoplexie et l'asphyxie des adultes ne saurait être comparé à celui du nouveau-né. D'accord avec Nægele, il pense donc qu'il convient mieux de donner à cet état la qualification spéciale de *mort apparente*.

La mort apparente, d'après Cazeaux, est un état caractérisé par l'abolition temporaire des actes de la vie animale, dans lequel persistent cependant, avec les pulsations du cœur surtout, les actes de la vie organique ; et, selon le professeur P. Dubois, elle serait caractérisée par un état dans lequel on n'observerait aucun signe de vie ni de mort : cette manière de voir est peu logique, si on entend par la mort la cessation de tout signe de vie.

Pour nous, l'état de mort apparente est celui où le fœtus, après son expulsion, privé encore de la respiration, ne fait pas entendre de cris. Nous ne voulons pas parler, bien entendu, du fœtus en tant que monstruosité ou ne se trouvant pas à son entier développement. Il arrive parfois que le nouveau-né se présente dans l'état de faiblesse et de mort apparente, ce n'est alors que lorsqu'il sera revenu à la vie qu'on devra lui donner les soins indiqués au chapitre précédent.

La mort apparente se présente sous deux formes : sous la première, le fœtus est véritablement en état d'apoplexie ; une rougeur intense couvre tout le corps, les parties supérieures du tronc sont violettes, la face boursoufflée, les yeux saillants, la peau chaude, la langue collée au voile du palais ; les battements du cœur presque toujours faibles et peu perceptibles, et le cordon ombilical engorgé de sang. Sous la seconde forme, le corps du fœtus se présente pâle et exsangue ; la chair est flasque, la bouche et les paupières s'entr'ouvrent et le cordon offre à peine quelques pulsations qui devront de plus en plus s'affaiblir et disparaître, si l'on ne porte pas promptement des secours.

Avant d'entrer dans l'étude des causes des phénomènes qui caractérisent la mort apparente, voyons comment s'établit la respiration dans le cas où le fœtus est venu au monde en parfait état de santé.

Après les investigations de Marshall Hall, on a reconnu que les impressions reçues par les organes peuvent se transmettre par les nerfs du sentiment et parviennent au sensorium, tantôt en sensation donnant en résultat une série de mouvements volontaires, et tantôt ne se transformant pas en sensation, mais aussitôt suivies de l'excitation des nerfs moteurs, d'où il résulte une série de mouvements auxquels il a donné le nom de *réflexes*, par cette raison que la volonté n'y a aucune part.

Le fœtus, sortant des conditions spéciales où il se trouvait, reçoit l'impression de l'air extérieur, une fois hors du ventre maternel. Cette impression, à ce que croit Marshall Hall, guidé en cela par ses expériences, étant portée par les nerfs superficiels et surtout par le trijumeau au bulbe rachidien, centre régulateur de la respiration selon l'avis de tous les physiologistes, il résulte de là une action réflexe en vertu de laquelle se meuvent les muscles présidant à cette même respiration, laquelle, commencée par ce moyen, continue à s'exercer; mais l'impression change d'origine et est alors transmise au bulbe ou moelle allongée par les nerfs pneumogastriques, qui sont consécutivement irrités par l'air qui remplit les poumons. L'illustre physiologiste a encore établi que l'excitation qui obligeait par une action réflexe la moelle allongée à mettre en mouvement les muscles respiratoires, pouvait émaner du contact exercé sur elle par le sang veineux ou par celui qui aurait déjà subi l'action de l'oxygène. Donc si, par un motif quelconque, la sensibilité des nerfs cutanés ou du nerf trifacial est tellement obtuse que ceux-ci ne puissent transmettre au bulbe l'impression qu'exerce sur eux l'air dans les conditions ordinaires, la respiration ne peut pas s'établir; mais l'action réflexe de la moelle allongée peut encore s'exercer sous l'influence excitatrice que produit sur elle le sang veineux.

En attendant, comme cela arrive d'habitude, cette condition toute pathologique doit être d'une durée peu longue et produire même un résultat malfaisant, et en employant les moyens propres on ne fait pas rentrer les choses à leur état normal.

L'insensibilité de la surface cutanée du corps du fœtus et le manque d'action de la moelle allongée sont donc les conditions qui en provoquent et déterminent la mort apparente; mais les causes de cet état de choses sont nombreuses, et les investigations faites à ce propos indiquent qu'elles ont leur origine dans une lésion de la respiration ou dans une lésion de la circulation, ou finalement dans une lésion de l'innervation.

Lésions de la respiration.

L'hématose du sang fœtal s'établissant par l'intermédiaire du cordon ombilical et du placenta, toutes les fois qu'il y aura un obstacle dans le passage et la circulation du sang par ces parties, la respiration du fœtus devra nécessairement en souffrir; lors donc que le cordon est situé, pendant l'accouchement, entre le bassin de la femme et le corps ou la tête du fœtus, ou qu'il s'entortille autour du cou de celui-ci, il peut survenir une interruption dans sa circulation et dans son hématose, et même dans la circulation des vaisseaux cérébraux du fœtus, lorsqu'il y a une compression assez forte. De pareils effets ont encore lieu quand le placenta subit un décollement prématuré ou hâtif et interrompt les relations nécessaires au fœtus dans l'organe gestateur; et même il se produit une forte rétraction utérine contre la tête lorsque cette partie est à peine retenue, dans les cas de présentation par l'extrémité pelvienne, d'où résulte une diminution dans la circulation de l'utérus; le sang maternel ne pouvant plus alors fournir à celui du fœtus les éléments respiratoires.

Quelquefois aucune de ces causes ne se manifeste; mais le fœtus, à sa naissance, a la bouche, le nez et les voies de la respiration tellement remplis de mucosités, que l'entrée de l'air dans les poumons se trouve interceptée comme dans les cas de submersion. Cela constitue un état de véritable asphyxie; le fœtus présente alors les parties du haut du tronc violacées ou colorées d'un rouge foncé, la face boursouflée, les yeux semblant sortir de leurs orbites. Sur quelques parties du corps on remarque des taches ecchymotiques; les membres sont sans mouvement, et on entend avec difficulté les pulsations du cœur.

Sous l'influence de ces mêmes causes, le fœtus peut présenter la seconde forme de mort apparente : alors le corps est extraordinairement pâle et comme exsangue; il peut encore faire quelques mouvements avec ses membres, mais dans une proportion limitée, et bientôt la mort vient terminer ce cortége de symptômes. MM. Jacquemier et Pajot croient que lorsque le fœtus se présente dans de pareilles conditions, c'est que l'interruption de l'hématose a été instantanée et complète. Cazeaux, d'un autre côté, pense que ce phénomène peut se manifester à la suite d'une congestion cérébrale, et que le fait peut, par conséquent, avoir lieu lorsque l'hématose ne se réalise pas avant quelque temps et a souffert une interruption continue et prolongée.

Ces opinions étant toutes deux fondées sur l'observation, peuvent être admises. En tout cas, quand le fœtus est dans un état de mort apparente et qu'il présente une couleur pâle et cadavérique, il y a moins de probabilité de le ranimer que lorsqu'il se présente avec le corps violet, congestionné et encore chaud.

Lésions de la circulation.

Les lésions provenant seulement de la circulation sont très-rares et s'observent lors de la rupture du cordon ou de la substance placentaire. Dans ces cas, une hémorrhagie a lieu, et si elle est abondante et que le fœtus se trouve encore dans l'utérus, la mort en est la conséquence; mais lorsqu'elle se déclare peu de moments avant l'accouchement ou qu'elle a pu être arrêtée, le fœtus présente un état de mort apparente, alors il est tombé en syncope à cause de l'absence d'excitation éprouvée par le cerveau à la suite de la perte de sang; de cette manière les nerfs cutanés ne paralysent, l'air n'a plus sur eux aucune action, et la moelle allongée elle-même n'est plus en état de réagir sur les muscles thoraciques et de provoquer ainsi la respiration. Le fœtus, sous une semblable influence, est

décoloré, d'une pâleur mortelle et dans les conditions déjà indiquées à
la seconde forme de mort apparente.

Lésions de l'innervation.

Pendant son séjour dans la matrice, le fœtus, n'ayant presque pas
besoin de ses fonctions nutritives pour vivre, peut se passer du système cérébro-spinal ou du concours de l'appareil qui préside aux
fonctions de relation ou aux fonctions respiratoires des poumons. Ainsi
que cela se voit chez les monstres acéphales, les lésions de cet appareil
ne déterminent aucun trouble dans les fonctions de la nutrition, qui sont
excitées ou mises en exercice par le seul système ganglionnaire ou du
grand sympathique; mais, après la naissance du fœtus, toute cause ayant
empêché le développement organique de l'appareil cérébro-spinal et pouvant en troubler les fonctions, le place dans un état de souffrance et, par
conséquent, dans des conditions de vie très-difficiles.

Ainsi une commotion sur la masse encéphalique, donnant lieu à la difficulté de respiration et à l'état de mort apparente, peut être le résultat d'une forte compression à laquelle aurait été soumise la tête du
fœtus, lorsque cette compression dépend de la difficulté opposée au
passage par un bassin étroit; elle peut aussi résulter de l'application du
forceps ou du levier, ou bien d'un écoulement sanguin produit à la surface ou à l'intérieur du cerveau.

Cependant les lésions qui s'observent au cerveau ne sont pas aussi
graves que celles de la moelle allongée, et le fœtus, même après une
lésion notable, peut encore respirer, tandis qu'une lésion profonde de la
moelle entraîne la mort du fœtus ou au moins une mort apparente.

La moelle est malheureusement celle des parties du système cérébro-
spinal la plus sujette aux lésions et aux causes déjà signalées; il faut
ajouter celle du mouvement de rotation exercé par la tête sur le tronc,
mouvement qui peut être exagéré.

On n'aura pas de peine à saisir cette influence de la moelle allongée,
sachant déjà, par ce qui a été précédemment établi, que la première
respiration est l'effet des excitations transmises au bulbe par les nerfs de
la surface cutanée du fœtus excitée à son tour par l'air ambiant.

Traitement. — Malgré les nombreuses causes pouvant entraîner l'état
de mort apparente du fœtus, il faut toutefois avouer qu'il y a, dans la
totalité des cas, une telle ressemblance dans l'effet qu'elles produisent,
qu'il est impossible d'en tirer des indications bien sûres pour l'emploi
d'un moyen plus rationnel et plus convenable.

Cet effet, tel que la pâleur du fœtus par exemple, indique, selon l'opinion
des praticiens, un ébranlement plus profond des sources de la vie que
dans d'autres cas; mais, nous le répétons, on ne peut rien conclure de

ce phénomène, quant à son origine et quant au traitement qu'il convient d'employer préférablement. Il s'ensuit que les faits doivent tous être traités comme s'ils étaient identiques.

L'expérience démontre que, dans beaucoup de cas, on a pu rappeler à la vie des fœtus en état de mort apparente; le praticien ne devra donc jamais perdre espoir de ranimer le nouveau-né ayant passé une heure ou deux sans respirer ou en état de mort apparente.

A défaut de moyens pour reconnaître la cause de la mort apparente, on se guidera sur les phénomènes extérieurs et on suivra les indications que nous allons donner.

Si la face est boursouflée, violacée ou congestionnée, on fera couler par l'extrémité du cordon ombilical environ trois ou quatre cuillerées de sang.

Cette saignée, quoique d'un grand avantage, ne suffit pas, il faut donc l'employer concurremment avec d'autres moyens.

Quelquefois, à la naissance du fœtus, on constate l'absence de sang dans le cordon; alors on doit, pour provoquer la saignée, presser le cordon : lorsqu'il n'y a pas émission suffisante de sang, on mettra l'enfant dans un bain à la température de 35 degrés au plus, puis on fera des flagellations sur la plante des pieds, sur la paume des mains et sur les fesses. Ces moyens peuvent provoquer la première respiration; à défaut de réussite, on en essayera d'autres.

Les titillations de la luette et des fosses nasales, par exemple, ont eu du succès dans certains cas. A cet effet, une fois la section du cordon opérée et la bouche débarrassée de ses mucosités, l'accoucheur introduira les barbes d'une plume d'oie dans ces cavités, et exercera alternativement des titillations au fond du gosier et sur les fosses nasales. Quelques accoucheurs conseillent, comme un excellent moyen, de faire respirer au fœtus du sel ammoniac. On pourra employer cet agent, qui est sans inconvénient, lorsque avec la plume d'oie on n'a pu provoquer l'excitation nécessaire.

Il n'est pas toujours possible de faire respirer le fœtus par ces moyens, alors on le tournera d'un côté et de l'autre sur son thorax, et surtout on fera quelques succions sur les seins avec la bouche, ce qui a donné parfois des résultats inattendus.

Comme de l'impression de l'air sur la surface du corps résulte le stimulus nécessaire pour amener la première inspiration, quelques praticiens ont conseillé de fortes aspersions d'eau froide sur le corps, moyen d'autant plus énergique qu'il est employé après un bain d'eau tiède.

Marshall Hall, selon Tyler Smith, conseille aussi d'envelopper le fœtus, en le retirant du bain tiède, dans de la flanelle et dans un drap chaud, puis de le placer près d'un fourneau portatif dont la chaleur soit assez prononcée, et de l'y tenir quelque temps.

Le même auteur est partisan de la méthode qui consiste à mettre le fœtus à plat ventre sur une table et à rouler le thorax contre elle, de façon à imprimer sur cette cage osseuse des mouvements alternatifs d'élévation et d'abaissement. Le premier moyen nous paraît devoir donner de meilleurs résultats que celui-ci, néanmoins nous lui préférons une forte succion des seins, ou bien des douches d'eau froide portant énergiquement sur le thorax.

Lorsqu'à diverses reprises on aura usé de ces moyens pendant un certain laps de temps sans avoir pu établir la respiration, on fera l'insufflation de l'air dans le poumon, ce qui se pratique bouche à bouche ou au moyen de la canule laryngienne de Chaussier.

Nous adoptons préférablement la canule de Chaussier, le premier procédé n'atteignant qu'imparfaitement le but en ce qu'on ne peut faire passer au poumon la quantité ou la qualité d'air suffisante.

L'introduction de ce tube dans le larynx n'est pas toujours très-facile; on ne devra donc pas s'écarter des règles que nous donnons sur la manière de l'employer.

On commence par poser le nouveau-né sur une table, le thorax plus élevé que le bassin, et la tête inclinée en arrière, et, après avoir retiré avec le doigt ou avec les barbes d'une plume les mucosités qui obstruent la bouche et les narines, on introduit l'indicateur de la main gauche jusqu'à la base de l'épiglotte; prenant ensuite la canule, on la dirige du côté de ce doigt en la faisant entrer jusqu'au niveau de l'ouverture du larynx. Là, par un léger mouvement latéral imprimé à l'instrument, on en conduit la pointe vers l'épiglotte qu'on doit lever, puis on la fait pénétrer dans la glotte. Ce dernier temps de l'opération exige une certaine attention, car la canule peut glisser et aller dans l'œsophage; dans ce cas, on s'aperçoit bien à la première insufflation que le tube n'a pas suivi le vrai chemin, parce que la poitrine ne se dilate pas. Le tube une fois introduit dans le larynx, on rapproche les lèvres du fœtus et on ferme les narines avec les autres doigts pour empêcher l'air de refluer au dehors, puis on commence l'insufflation.

Les insufflations seront faites avec ténacité, *par saccades* et non avec continuité, pendant un temps plus ou moins long : de cette manière les vésicules pulmonaires ne se distendent pas avant que l'air ait été expulsé de la poitrine. Au bout de quelques insufflations, on exerce une certaine pression sur la partie thoracique antérieure, qui a pour but d'aider l'expiration ou de la rendre, comme dit Cazeaux, plus complète.

La canule dans le larynx se remplit de suite de mucosités, il faut donc de temps en temps la sortir pour l'essuyer.

Il ne faudra pas suspendre les insufflations dès que la circulation cardiaque commencera à se ranimer; mais on pourra cesser lorsque l'action des muscles inspirateurs aura été assez éveillée.

Quand on n'aura obtenu aucun effet salutaire de tous les moyens qui ont été indiqués, on pourra en dernier cas recourir à l'électricité. Cet agent n'a guère répondu aux espérances de quelques praticiens, et l'observation a même démontré que s'il est énergique pour certains cas d'asphyxie dans lesquels la respiration s'est déjà produite, il est presque inerte pour les cas où la respiration ne s'est pas encore faite.

Lorsque le fœtus se présente pâle et décoloré, comme dans la seconde hypothèse indiquée au commencement de l'article II, on aura recours aux mêmes moyens, à l'exception de la saignée du cordon ombilical. Il y a des praticiens qui désapprouvent même dans ce cas la section du cordon, se fondant sur ce que le sang, par les contractions du cœur, ayant afflué en grande partie dans le placenta, il peut arriver que le fœtus meure par inanition ou exsangue.

Cette supposition n'est appuyée sur rien absolument. Le fœtus, nous l'avons vu, peut se présenter décoloré, quelque temps après la congestion, et si, comme nous le pensons, il n'existe pas de communication entre les vaisseaux du fœtus et ceux de la mère, nous ne concevons pas la nécessité de laisser intact le cordon. Si l'absence de couleur a pour cause une hémorrhagie du placenta ou du cordon, nous ne voyons pas de raison pour ne pas couper et séparer ce dernier, si l'on peut par là porter au fœtus les secours qu'il réclame, et si cette absence émane d'une déversion des vaisseaux du fœtus dans le placenta ; en laissant le cordon intact, l'effet ira encore plus loin.

De cette manière nous conseillons, dans tous les cas possibles, la section du cordon ombilical, d'autant plus que le placenta, comme dit Cazeaux, se trouve presque toujours détaché en partie, le fœtus ne pouvant alors obtenir aucune ressource du côté de la mère.

Le fœtus qu'on soustrait à l'état de mort apparente doit être l'objet des plus grands soins ; il doit être gardé bien à l'abri et enveloppé dans des linges de laine, notamment s'il est faible et peu animé.

Sa nourriture aussi exige beaucoup d'attention ; il est bon que la nourrice qui devra l'allaiter fournisse le lait avec facilité, et lorsqu'il y aura accumulation de mucosités dans le larynx, il convient d'en provoquer l'expulsion en faisant vomir.

Les mêmes soins seront donnés au fœtus qui viendra au monde en état de faiblesse, soit que cela provienne d'une des causes signalées, soit que cela résulte d'une expulsion prématurée.

TROISIÈME PARTIE

PATHOLOGIE OBSTÉTRICALE.

Les fonctions qui assurent la reproduction de l'espèce s'accomplissent en général normalement, et quand un phénomène de nature réflexe ou sympathique est plus prononcé et préoccupe la femme, il n'exerce pas pour cela une influence malfaisante.

Dans d'autres conditions, qui ne sont heureusement pas très-fréquentes, aussitôt qu'a lieu la fécondation et que la grossesse s'établit, les divers phénomènes qui se développent sous l'influence de cet état revêtent un caractère pathologique ; sous ce point de vue, les troubles des fonctions organiques effrayent et sont quelquefois de nature à mettre en danger la vie de la femme, et en outre à provoquer l'expulsion du fœtus non viable ou même viable, mais avant que la grossesse soit arrivée à son terme.

Les dangers ne paraissent pas, dans toutes les circonstances, pendant la gestation. Celle-ci a pu suivre son cours naturel et a atteint son terme sans accident ; mais une fois l'accouchement déclaré, il surgit une foule de causes qui peuvent en rendre l'accomplissement impossible par les forces seules de la nature, ou qui en troublent la marche et opposent des obstacles de toute sorte à une terminaison heureuse.

Ce simple énoncé fait aisément concevoir combien est importante, longue et difficile, la pathologie obstétricale ; c'est, en effet, là que l'homme de l'art doit apporter et mettre en pratique les connaissances qu'il a acquises dans les autres parties de la médecine et dans l'étude des phénomènes normaux mis en action par la nature, dans le but de mener à fin le plus admirable de ses résultats.

Des questions majeures et graves s'agitent dans cette branche de la science, tantôt à propos d'un accident se révélant pendant la grossesse ou pouvant par son existence empêcher que l'issue de l'accouchement soit exempte de beaucoup de dangers pour la femme, et tantôt à l'occasion d'un accident survenant à l'instant même où doit se réaliser l'expulsion du produit de la conception. Ceux qui, par conséquent, ne regardent pas l'obstétrique comme une science importante et exigeant les études les plus profondes, ne se sont pas donné la peine d'y penser attentivement.

Pour connaître parfaitement bien la pathologie obstétricale, il faudrait savoir quelles sont les maladies qui peuvent attaquer le fœtus pendant la vie intra-utérine ; à défaut cependant de notions complètes, les matières connues suffisent pour donner à cette science un rang important.

La pathologie obstétricale sera divisée en trois sections : la première aura trait aux maladies de la grossesse; la seconde traitera de la dysto-cie ou des accidents de l'accouchement et de toutes les causes qui le modifient, le troublent et entravent sa terminaison naturelle, ainsi que des moyens propres à les détruire; dans la troisième enfin nous entre-rons dans l'étude de la délivrance et des principaux accidents de ce der-nier acte de la parturition.

SECTION PREMIÈRE.

MALADIES DE LA GROSSESSE.

La grossesse présente une série d'accidents caractérisés le plus sou-vent par une exaltation des phénomènes qui se développent sous son empire, tantôt par des embarras plus ou moins graves causés par les dérangements de l'organe gestateur, et tantôt par une interruption à la suite de laquelle le fœtus est expulsé dans un temps antérieur ou pro-che de la viabilité.

Nous admettons donc trois classes d'accidents : 1° ceux qui surviennent sous l'empire de la gestation; 2° ceux qui sont amenés par les déran-gements de l'utérus ; et 3° les accidents propres à l'état de grossesse.

CHAPITRE PREMIER.

DES ACCIDENTS QUI SE DÉVELOPPENT SOUS L'EMPIRE DE LA GROSSESSE.

Les progrès de la pathologie utérine font voir qu'indépendamment de la grossesse, les affections de l'organe gestateur entraînent un déran-gement notable de toutes les fonctions et notamment de celles de la nu-trition et de l'innervation. Il a été observé et prouvé que ces dérangements se déclarent même pendant les fonctions préparatoires : ainsi il y a des femmes dont la menstruation ne s'établit pas sans être accompagnée d'une série de phénomènes semblables à ceux qui se manifestent dans la grossesse et que l'on attribue à la sympathie existant entre l'utérus et tout le reste de l'organisme.

Il faut avouer que la grossesse peut ne pas déterminer d'accidents, et que certaines femmes grosses sont quelquefois, au contraire, plus robustes et plus fortes qu'auparavant.

Ces faits ne sont pas trop communs, ainsi ils ne sauraient devenir une règle sous ce point de vue, mais ils prouvent qu'il y a une grande diver-

sité de conditions relativement à la fréquence et à l'intensité des phénomènes déterminés par la grossesse.

C'est presque toujours pendant les trois premiers mois de la gestation
que ces phénomènes se convertissent en accidents plus ou moins graves
pour la femme; pourtant il n'est pas très-rare qu'ils se produisent vers la
dernière moitié de la grossesse, et alors ils revêtent la gravité et les caractères présentés auparavant.

Comme, dans les premiers mois de la gestation, on n'a pas trouvé un
rapport entre le développement de l'utérus et les phénomènes qui se
manifestent, on a prétendu que ceux-ci dépendent des sympathies qui
unissent l'utérus aux différents appareils organiques. On a attribué les
troubles qui se produisent à un temps plus avancé de la gestation, et
lorsque l'utérus a envahi une grande partie de la cavité abdominale jusqu'à la région épigastrique, à la compression exercée par cet organe sur
les principaux viscères du ventre et du thorax.

Beau et Cazeaux, sans rejeter absolument ces doctrines dont sont
partisans tous les praticiens, ont dit que ces sympathies et ces embarras
mécaniques ne donnaient pas le mot des phénomènes observés; d'après
eux, ce serait la gestation qui pervertit les fonctions nutritives, et cette
perversion donnerait lieu à une altération du sang traduite par la diminution des globules d'un côté et par l'augmentation de sa sérosité de
l'autre; c'est donc sous l'influence de cette altération que se produiraient
les troubles observés.

Les mêmes auteurs sont d'avis que cette dyspepsie peut exister lors
même qu'il n'y aurait pas de manifestation extérieure de cette perversion et que celle-ci n'est pas accompagnée de phénomènes sensibles.
Cette dyspepsie, quoique *latente*, peut aussi bien produire les effets observés que lorsqu'elle se déclare franchement.

Cet état pathologique, quoique dérivant des phénomènes les plus extravagants produits, il est vrai, sous l'influence de la chlorose ou de l'hydroémie, ne peut par lui-même déterminer les effets que nous observons pendant la gestation. Il est possible que, dans cet état, les dérangements qui
se produisent chez une femme chlorotique soient plus développés par
les altérations que subit la nutrition; pourtant, sans la diminution des
globules sanguins, la grossesse peut déterminer de grandes modifications
dans les appareils organiques et beaucoup de phénomènes bizarres et
intenses. Dans plusieurs de ces cas de manifestation de phénomènes
morbides, il n'est pas de meilleur moyen à opposer que les saignées;
mais lorsque ces phénomènes sont, comme le veulent Beau et Cazeaux,
causés par la chlorose, l'emploi de ce moyen, au sujet duquel nous ne
saurions assez recommander la sobriété pendant la gestation, serait peu
rationnel et même d'un effet pernicieux.

On pourra dire que les saignées sont employées pour la pléthore générale et pour l'irritation de l'utérus ou pour une irritation causée par cet
organe sur d'autres parties, mais cet argument n'est pas valable dan ce

cas, puisqu'on conseille l'emploi du même moyen même dans l'absence de ces complications; nous n'approuvons pas davantage l'emploi des toniques et des ferrugineux pour combattre une grande partie des accidents qui se développent avec la grossesse. Ce n'est pas que nous donnions peu de valeur à ces agents thérapeutiques; dans les grandes villes, où la majorité des femmes sont chlorotiques, cette maladie peut exister avec la grossesse, et dans ce cas les ferrugineux et leurs succédanés seront d'un grand avantage.

Il est vrai que, d'après la théorie de Beau, admise et développée par Cazeaux, on fait une distinction entre les phénomènes se présentant au début et ceux de la dernière moitié de la grossesse, et comme ces derniers sont produits par la chlorose, c'est contre eux qu'ils conseillent l'emploi des reconstituants.

En premier lieu, nous ferons observer que les accidents semblables à ceux de cet état ou pouvant en provenir sont rares; ensuite il n'est pas démontré que la diminution des globules sanguins puisse être attribuée à la grossesse elle-même plutôt qu'à une autre cause.

Nous ne voulons pas réprouver l'emploi des reconstituants pour les maladies de la grossesse, pourtant nous combattons l'idée que tous les états pathologiques observés pendant la gestation soient causés par la chlorose.

Nous allons passer en revue les accidents que nous n'avons étudiés que partiellement en traitant des modifications qui s'observaient sur les fonctions organiques; notre but, en revenant sur cette étude, est de les considérer sous un point de vue plus particulier et plus en rapport avec les indications à suivre ou avec les moyens qu'il convient d'employer pour les combattre.

En suivant l'ordre précédemment adopté, nous analyserons les accidents qui se produisent dans la digestion, dans la circulation, dans la respiration, dans les sécrétions et les excrétions, dans la locomotion et dans l'innervation.

ARTICLE PREMIER.

ACCIDENTS DE LA DIGESTION.

§ 1er. — Anorexie.

L'anorexie seule, ou lorsqu'elle est portée au point où l'on ne sent qu'une aversion tenace pour les aliments qu'auparavant on prenait avec appétit, est un accident très-fréquent chez les femmes enceintes, accident qui persiste ou se manifeste pendant les trois premiers mois, mais qui peut cependant durer tout le temps de la gestation.

L'anorexie reconnaît pour causes un spasme de l'estomac, ou l'état saburral des premières et secondes voies, ou la pléthore, ou la débilité de l'estomac.

Quand l'anorexie provient d'un spasme de l'estomac ou des viscères du bas-ventre, la langue est nette ou très-légèrement blanche et la bouche ne sent aucune amertume. Quand cet accident est causé par la pléthore, les mêmes signes sont aussi observés; alors c'est que la femme est sanguine et qu'elle a le pouls plein ou développé.

L'anorexie a pour cause, au contraire, un état saburral des premières et des secondes voies, lorsque avec l'exaltation de la sensibilité épigastrique on observe une céphalalgie orbitaire; la langue alors est couverte de saburre et la bouche amère, pâteuse et plus sale le matin à jeun.

L'anorexie est due probablement à une faiblesse gastrique ou intestinale, lorsque la perte de l'appétit parue avant la gestation persiste après cet état et est accompagnée de développement de gaz dans l'estomac ou dans les gros intestins.

Les indications doivent nécessairement varier suivant la cause.

Dans le premier cas, celui de spasme de l'estomac ou des viscères du bas-ventre, on devra, préférablement à d'autres moyens, recourir aux bains, aux fomentations émollientes et aux lavements antispasmodiques. En cas de répugnance pour les substances animales, on prescrira l'usage des aliments végétaux pris avec modération, afin que les fonctions digestives ne deviennent pas languissantes. Parmi les antispasmodiques on donnera la préférence à l'infusion de tilleul ou de feuilles d'oranger, avec deux ou trois grammes de liqueur anodine d'Hoffmann.

Lorsque l'anorexie dépend d'un état pléthorique général ou local, on emploiera les saignées en les proportionnant aux forces et aux dispositions de la femme, mais on ne devra recourir à ce moyen que dans des conditions très-particulières et lorsque les antiphlogistiques et les diluants n'auront pas produit l'effet désiré.

Quand l'accident est dû à l'état saburral des premières et des secondes voies, on recourra pour le premier cas aux vomitifs, en choisissant pour cela le poaya ou ipécacuanha, et pour le second cas aux purgatifs. Les vomitifs ne devront être employés que dans les cas extrêmes, car par les efforts qu'ils font faire ils peuvent provoquer les fausses couches. Lorsque l'embarras stomacal est simplement muqueux, les infusions aromatiques et le vin suffisent pour le dissiper. Les purgatifs auxquels on aura préférablement recours sont la rhubarbe et les sels neutres, parce qu'ils provoquent les évacuations bilieuses et les sécrétions muqueuses de l'estomac et du duodénum, les parois intestinales étant ainsi débarrassées de l'action excitante de la saburre. Les purgatifs résineux et cathartiques devront être repoussés comme agissant sur les gros intestins et comme pouvant amener l'avortement par les ténesmes qu'ils provoquent.

Les toniques et les amers tels que le vin de quinquina, de gentiane et l'eau anglaise sont d'un grand avantage contre la faiblesse de l'estomac lorsque les digestions sont accompagnées d'infiltration de gaz.

§ 2. — Pica ou malacie.

Le pica ou malacie n'est autre chose que l'anorexie dans laquelle, à côté de la répugnance pour les aliments ordinaires, la femme a des appétits extravagants qui la portent à manger des choses bizarres et même impropres à la digestion.

Les causes qui donnent lieu à cette dépravation et qui éveillent dans l'estomac cette propension pour des substances toutes spéciales ne sont pas connues au juste, et bien que Mauriceau et d'autres aient jugé qu'un accident semblable devait dépendre d'un état pléthorique, on ne saurait nier cependant qu'il se manifeste aussi chez les femmes anémiques ou cachectiques. Nous n'admettons pas non plus qu'un tel état puisse être dépendant de la perturbation de l'élément réparateur de l'économie liée à la grossesse, car la malacie diminue peu à peu, à proportion que cet état s'avance, ce qui n'aurait pas lieu si les choses se passaient comme nous l'avons dit.

Dans ces circonstances, tout porte à croire, ce que Gardien admet du reste, que le pica ou malacie est dû à l'excitabilité particulière de l'estomac déterminée par la gestation, ce qui provoque le désordre des fonctions gastriques.

Pour la cure de cette affection on ne saurait compter sur les moyens thérapeutiques connus, qui n'ont aucune action sur elle : ainsi il faut recourir à une médecine toute rationnelle, c'est-à-dire que si l'envie se porte sur des substances simples, il n'y aura pas à s'y opposer, et même, si les désirs s'étendent à des substances qui paraissent impropres à la nutrition, il faudra les modérer, sans en faire une proscription absolue, à moins que ces substances ne puissent être nuisibles. Lorsqu'on reconnaît que l'éréthisme de l'organe gestateur n'est pas étranger à l'existence de cette affection, on devra recourir aux antispasmodiques, aux bains et aux fomentations émollientes.

Quand la malacie se présente chez une femme débile, anémique ou chlorotique, le quinquina, le fer et tous les reconstituants sont d'un grand avantage, et, en cas d'embarras gastrique ou intestinal, on administrera, avant le traitement, un léger laxatif, comme nous l'avons indiqué à l'anorexie.

Indépendamment de l'affection que nous venons d'analyser, les femmes enceintes sont très-fréquemment prises de gastralgie, de coliques des intestins et de pyrosis, affections qui paraissent dans les premiers temps de la grossesse et cessent ensuite complétement jusqu'à la fin de cet état; mais dans certains cas elles persistent, et même dans d'autres elles se manifestent aux derniers mois de la grossesse. Quand elles sont modérées, elles cèdent facilement à l'exercice et aux boissons légèrement antispasmodiques et narcotiques ; mais ces moyens peuvent ne pas avoir de succès, alors l'usage des boissons légèrement stimulantes, celui des toniques et des reconstituants tels que le fer, l'eau de rhubarbe et l'eau anglaise, produisent un excellent résultat. Lorsque par la gastralgie et l'entéralgie il se développe des gaz, l'application de linges chauds sur la région de l'épigastre, les frictions et une boisson stimulante sont d'un effet aussi prompt que certain. On peut employer aussi la magnésie et les alcalins, comme le bicarbonate de soude et les pastilles de Vichy ; mais on n'en obtient pas toujours les mêmes résultats qu'avec les breuvages stimulants. Malgré cela, on ne doit pas faire négliger l'emploi de la magnésie, qui est un des moyens les plus efficaces dans la pyrosis ou dans les éructations.

§ 3. — Nausées et vomissements.

Les nausées et les vomissements sont très-fréquents pendant la grossesse, et un grand nombre de femmes qui ont eu déjà des enfants acquièrent, à leur apparition, la conviction qu'elles se trouvent enceintes.

Les nausées se manifestent dès le premier mois de la gestation et se prolongent jusqu'au quatrième mois ; elles se terminent presque toujours par les vomissements, lesquels paraissent quelquefois pendant le cours de la grossesse et ne cessent de se manifester qu'après les couches ; dans d'autres cas, après leur apparition aux premiers mois de la grossesse, ils cessent et ne reparaissent qu'aux derniers mois.

Les vomissements se révèlent presque toujours le matin au réveil ; alors les matières sont formées de mucosités filantes, blanchâtres ou transparentes, qui sont verdâtres ou bilieuses lorsqu'elles ont été amenées par des efforts considérables ; parfois ces vomissements ont lieu après tous les repas, et d'autres fois seulement après un seul ; alors tantôt ils sont intenses au point de faire rejeter tous les aliments, et tantôt moins considérables. Dans quelques cas, les vomissements sont amenés par un mouvement que la femme fait, et dans d'autres par l'idée même de l'alimentation qu'elle doit prendre. Dans des circonstances opposées, la femme, après avoir vomi les aliments, se met à table et mange avec appétit, comme si elle n'avait rien éprouvé.

Il faut que l'on sache qu'il y a des femmes à l'état de grossesse qui n'ont pas la moindre envie de vomir, et qui passent même tout le temps de la gestation sans être prises de cet accident. A leurs premières grossesses, certaines femmes n'ont pas de vomissements, mais en sont tourmentées aux subséquentes. Les primipares en sont plus souvent affectées que les multipares, mais quelquefois aussi le contraire a lieu, ce n'est pas une règle fixe.

Les vomissements ont lieu parfois avec une extrême facilité ; mais, dans certains cas, ce n'est qu'après beaucoup de nausées et d'efforts infructueux que la femme parvient à rejeter une petite partie des matières contenues dans l'estomac. A ces moments on remarque chez elle une grande anxiété et une grande souffrance, il peut lui survenir même une douleur à l'épigastre et aussi dans tout l'abdomen, s'accompagnant de contractions utérines suivies de fausses couches. Malgré cela, la femme est peu affectée dans sa nutrition ; mais il peut arriver que les vomissements soient fréquents et intenses, qu'elle ne puisse rien conserver dans l'estomac : dans ces circonstances, la femme maigrit, s'épuise peu à peu et la mort peut survenir. Cette fâcheuse terminaison n'a lieu heureusement qu'après une série de phénomènes exceptionnels caractérisés, d'après le professeur Chomel, par de fréquents vomissements bilieux, par la puanteur de l'haleine, par la fièvre, par le délire ou par un coma.

Le professeur P. Dubois a divisé la manifestation de ces phénomènes en trois périodes. D'abord il survient un profond dégoût pour toute nourriture, et les boissons comme les aliments sont à chaque instant rejetés, ou en partie ou en totalité. Quelques jours après, la nutrition s'altère, la femme est abattue, maigrit et ses traits sont décomposés : c'est la première période. Puis, outre ces phénomènes, on observe certaine fréquence du pouls, soif intense, acidité et mauvaise haleine, signes qui se révèlent, au rapport du professeur Chomel, avec une telle intensité qu'on peut les sentir aussitôt qu'on entre chez la femme ; cet état, formant la seconde période, persiste pendant quelques jours et se termine par la troisième période, dans laquelle les vomissements cessent, mais alors la femme est attaquée de douleurs névralgiques et de délire continu, lequel finit par la faire tomber dans un coma profond et par amener la mort.

Les causes influant sur les vomissements observés pendant la gestation ne sont pas précisément connues. La plupart des auteurs sont d'avis que cet accident est dû aux sympathies qui existent entre l'utérus et l'estomac, mais il ne disent pas en quoi consistent ces sympathies.

On a observé qu'en dehors de la gestation, le coït ou l'approche des règles peut quelquefois provoquer les vomissements, ainsi on ne saurait nier l'existence de ces sympathies ; mais cette circonstance seule ne peut pas plus donner la raison de cet accident qu'en indiquer les causes.

Il y a pourtant des auteurs qui croient à ces rapports ou sympathies et qui soutiennent que les vomissements émanent de la difficulté avec laquelle l'utérus se dilate, et que c'est pour cette raison que les primipares sont plus fréquemment prises de vomissements, attendu que la distension de l'utérus chez elles se fait plus difficilement que chez les multipares. Ce développement de l'utérus produit sans effort, étant un phénomène tout physiologique, ne saurait être d'aucun poids dans ce cas ; et pour ce qui a rapport à la fréquence des vomissements chez les primipares, les praticiens n'ignorent pas qu'à ce sujet il peut arriver justement le contraire : ainsi, tandis que la première et la seconde couches se passent sans la moindre nausée, les subséquentes peuvent amener des vomissements opiniâtres.

D'après Dance, les vomissements se rapporteraient à l'inflammation de l'utérus, des membranes de l'œuf et du placenta ; nous ignorons jusqu'à quel point cette proposition peut être juste : ces maladies sont trop peu communes pour qu'on puisse positivement leur attribuer la cause de l'accident dont il est question.

Le professeur Bennett pense que les vomissements, lorsqu'ils sont rebelles, ont pour cause les ulcérations du col de l'utérus ; mais si cette opinion a un fondement, elle n'est pas toujours appuyée sur l'observation directe. Il n'y a pas longtemps encore que nous avons soigné une dame souffrant d'une ulcération granuleuse du col utérin, et cependant cette personne étant devenue enceinte, n'a pas été prise de vomissements.

D'après le professeur Chomel, les vomissements rebelles dépendraient d'un ramollissement de l'estomac ou de la dégénérescence du foie ; mais eu égard à leur cours et à la terminaison favorable qu'ils offrent d'un moment à l'autre, il paraîtrait que ces vomissements ne se trouvent pas précisément sous l'influence de ces causes. Ces maladies peuvent, il est vrai, coexister parfois avec les vomissements, mais la simple coïncidence et le rôle de cause déterminante sont deux choses distinctes. On pourra penser avec Burns que les vomissements ne dépendent pas seulement de la gestation, quand ils ont une terminaison fatale, mais on ne tirera pas de là la conséquence que les altérations observées par Chomel soient la cause de cet accident.

Nous avons établi que la gestation peut donner lieu aux vomissements ; mais, acceptant à ce sujet les idées de Burns, nous admettons aussi que ces mêmes vomissements, par suite des altérations qu'ils déterminent dans la nutrition, peuvent entraîner beaucoup de maladies et produire même la mort de la femme. Nous ne saurions cependant nous accorder avec le professeur Chomel en ce qu'il considère comme cause ce qui pour nous est évidemment un effet.

Les altérations causées quelquefois par la gestation sur l'économie, coïncidant avec le développement en plus grande quantité d'albumine, ont déterminé quelques praticiens à voir dans la présence de cet élément organique la cause des vomissements ; mais cet élément n'existe pas d'une manière si stable que les vomissements, et même l'albuminurie étant plus fréquente sur la fin de la gestation, c'est précisément alors que ces vomissements cessent ou ne se révèlent plus. La conséquence tirée par ces praticiens ne saurait donc être admise. D'ailleurs, quand bien même ces vomissements se développeraient au terme de la grossesse, il n'y aurait pas moins apparence que la cause se trouverait dans la compression que l'utérus, à son développement, exerce sur l'estomac, attendu que ce qui s'observe ici n'est pas ce qui a lieu aux premiers mois de la grossesse.

Quand les vomissements ne causent pas d'embarras à la nutrition, ils n'offrent pas de gravité et même ils ne constituent pas une incommodité sérieuse ; mais lorsqu'ils sont rebelles et donnent pour résultat l'expulsion

de tous les aliments et par suite une grande perturbation dans les fonctions réparatrices, le pronostic n'en est pas des plus favorables.

Ces troubles s'étendent quelquefois jusqu'à l'utérus, qui alors est susceptible d'entrer en action et de produire, par suite de sa congestion et
de la rupture des vaisseaux utéro-placentaires, l'expulsion de l'œuf. Dans
des cas semblables, les souffrances disparaissent, lors même que les vomissements auraient été rebelles; et bien que, par ce moyen, la terminaison n'ait pas été selon le désir de la femme, en considérant néanmoins que
la mort peut survenir à la suite des vomissements, il ne sera désagréable
à personne de voir que tout s'est terminé par l'expulsion du fœtus,
quoique celui-ci n'ait pas atteint le terme de son développement. Cette
expulsion, nous devons l'avouer, n'a cependant pas toujours lieu, et
lorsque les vomissements ne s'arrêtent pas, ils peuvent déterminer la
mort de la patiente.

En présence de tous ces phénomènes, un fait digne de remarque, c'est
que l'utérus reste souvent calme, et qu'en dépit des vomissements violents,
le fœtus ne souffre en rien; quand cela a lieu, ce n'est qu'indirectement
ou par suite de l'état d'inanition dans lequel la femme finit par tomber.

Il peut arriver que la femme étant grosse ait des vomissements sans
que ceux-ci dépendent de la gestation, et qu'ils n'aient d'autre cause que
l'inflammation de l'estomac. Les exemples sont nombreux dans la science
où l'on a pris pour symptôme de gastrite les vomissements de la grossesse, quoiqu'il y ait eu aussi maints exemples contraires.

Il découle de là la nécessité d'indiquer les moyens par lesquels toute
erreur peut être évitée.

Les vomissements dans le temps de la grossesse ne s'accompagnent
pas de rougeur de la langue, et même il n'y a, dans les cas simples, ni
fièvre, ni douleur à l'épigastre. En outre, la marche de ces vomissements est différente de celle des vomissements liés à la gastrite ou à toute
autre affection de l'estomac, et n'exerce pas, comme cette dernière, d'influence pernicieuse sur l'économie.

Faire une exposition méthodique des moyens qu'il convient d'employer contre les vomissements ayant rapport à la gestation est une tâche
impossible. Ces vomissements, inconnus dans leur nature intime, cèdent
souvent aux moyens les plus simples, et d'autres fois les moyens dont
on a déjà obtenu des effets et les nouveaux qu'on emploie sont sans
action. Il faut donc connaître tous les médicaments qui ont été prescrits,
parce que souvent on est obligé d'en essayer beaucoup successivement
avant d'en rencontrer un qui produise le résultat désiré.

Dans les cas simples, c'est-à-dire dans ceux où les femmes vomissent
le matin à leur réveil, il n'y a presque rien à faire; pourtant le médecin,
quand il est consulté, peut, pour les contenter, ordonner une infusion
aromatique soit de fleurs de tilleul, de feuilles d'oranger ou même de
café, ou bien alors une eau gazeuse comme l'eau de Seltz ou l'eau de
Vichy, dont on connaît les propriétés sur les irritations stomacales.

Lorsque les vomissements se renouvellent dans le jour et après les repas ordinaires, si les moyens indiqués n'ont pas eu de réussite, on en essayera d'autres. Ordinairement, quand les vomissements ne paraissent pas le matin à jeun, ils surviennent ou après le déjeuner ou après le dîner. Dans ce cas, d'accord avec les praticiens, nous conseillons à la femme, lorsque le vomissement survient après le déjeuner, de prendre le repas de cette heure le plus léger possible, et de remettre à une autre heure un repas plus réconfortant, si elle n'aime pas mieux attendre le dîner. Si par contre ces vomissements ont lieu après le dîner, nous conseillons à la femme de mieux souper ou de mieux déjeuner. Lorsque en dépit de toutes ces mesures préventives, les vomissements continuent, il faudra recourir aux préparations opiacées, parmi lesquelles nous signalons l'élixir opiacé de Mundle comme étant celle dont nous avons tiré les meilleurs résultats. Nous n'avons pas encore eu l'occasion de traiter un cas de vomissements rebelles ou qui eût la marche décrite par les professeurs P. Dubois et Chomel; mais, au rapport de notre maître M. le docteur Feijó, l'emploi de cet élixir aurait donné un résultat magnifique dans un cas de vomissements où, vu l'état auquel se trouvait réduite la femme, il ne voyait d'autre moyen de salut que dans un accouchement prématuré ou dans un avortement. Sur les conseils de ce maître et praticien illustre, nous avons cependant employé, dans plusieurs autres cas, l'élixir de Mundle, dont nous avons pu constater les merveilleux effets. Nous administrons cette préparation à la dose de six à huit gouttes dans un demi-verre à madère d'eau fraîche, le matin au réveil ou dans le jour quand il survient des nausées. Elle calme la douleur de l'estomac et fait cesser par là les vomissements; toutefois, comme ce n'est pas un moyen curatif, il faut en faire usage tous les jours et toutes les fois que les vomissements sont sur le point de se déclarer.

Les inhalations de chloroforme sont préconisées par le professeur Simpson, qui, à l'appui de son opinion, cite un cas où la femme n'a pu recouvrer la vie qu'après s'être soumise à l'action de cet agent.

L'extrait gommeux d'opium sous la forme de pilules à la dose de 25 milligrammes peut aussi être conseillé avant le repas comme un bon moyen.

Parmi les narcotiques, on a également préconisé la belladone comme pouvant, dans quelques cas, calmer les vomissements. Bretonneau, pensant que la rigidité du col utérin pouvait quelquefois donner lieu aux vomissements, a constaté ce résultat en employant la belladone en fomentations sur le ventre d'une femme enceinte qu'il a ainsi sauvée dans un cas grave. Cazeaux, à son tour, a employé le même moyen; mais, au lieu de l'appliquer en fomentations sur le ventre, il a porté l'extrait de cette substance au col de l'utérus directement, et a obtenu ainsi un résultat excellent.

Les narcotiques sont sans doute les moyens les plus profitables dans ces cas; mais quelquefois ils ne suffisent pas : on peut alors employer les antispasmodiques, les antiphlogistiques et encore d'autres médicaments, dans les conditions plus loin indiquées.

Les effets avantageux des antispasmodiques ont surtout été préconisés par Gardien, et, pour ces cas, il a conseillé l'usage de pilules composées avec 30 centigrammes d'asa fœtida, 10 de camphre et 30 d'azotate de potasse.

Pour les vomissements des premiers mois, Dehaen conseillait la potion qui porte son nom et l'eau de menthe ou le sirop associé au jus de limon et à l'élixir d'Hoffmann, donnés à la dose d'une cuillerée d'heure en heure. Ces médicaments étaient prescrits surtout dans les cas où il y avait faiblesse de l'estomac, et Christien, pour en obtenir un meilleur effet, y faisait joindre la racine de columbo à la dose de 30 centigrammes ou bien le carbonate de potasse ou la magnésie. La racine de columbo répétée souvent dans le jour est, au dire de Gardien, un puissant antivomitif; mais nous ne savons s'il est meilleur que la potion de Rivière dont l'emploi est très-recommandé dans des cas semblables.

Si la femme est sanguine et qu'il survienne, au troisième ou quatrième mois de la gestation, des vomissements accompagnés de douleurs hypogastriques avec menaces d'avortement, on pourra recourir à la saignée ou aux sangsues sur la région épigastrique. Les observations de Mauriceau, de Smellie, de Puzos et de Lorentz font ressortir l'avantage de ce moyen spoliatif. Pourtant Cazeaux dit n'avoir jamais obtenu du mieux avec l'application des sangsues, et alors il conseille l'usage des fomentations laudanisées ou des cataplasmes de la même nature. Dans quelques cas il a fait appliquer un vésicatoire sur la région épigastrique, dans la plaie duquel il fait tomber 1 centigramme ou 2 d'hydrochlorate ou d'acétate de morphine. Lorsque les vomissements sont accompagnés de saburre des premières voies et de maux de tête, on peut ordonner un vomitif ou un purgatif. On devra toutefois avoir la plus grande précaution en employant ces moyens, car les conséquences peuvent en être quelquefois funestes, et après tout il faut se rappeler que le but qu'on se propose n'est autre que de combattre une complication des vomissements.

Dans les cas où les vomitifs sont indiqués, on devra préférablement employer la poaya ou ipécacuanha, car l'action de ce remède, comme dit Gardien, est plus instantanée et se dissipe plus facilement que celle du tartre stibié.

Dans les cas où les vomissements sont accompagnés d'aigreur d'estomac, on peut employer la magnésie et les alcalins, comme les solutions de potasse, de soude, ou les eaux de Vichy, etc.

Mauriceau a pu faire cesser les vomissements liés à la grossesse par le moyen de l'application d'une grande ventouse sur la région de l'épigastre, et Sydenham, conseillait l'application sur la même partie d'un emplâtre de thériaque.

L'acide hydrocyanique à la dose de 2 à 3 gouttes dans une potion mucilagineuse a été préconisé par Walther et autres, et il en est même qui conseillent les vins et les alcooliques jusqu'au point de déterminer l'ivresse. C'est par le moyen du vin de Champagne que le professeur Moreau a pu faire cesser les vomissements rebelles d'une dame déjà réduite à la dernière extrémité. Beaucoup d'autres faits encore où les alcooliques ont été favorables furent rapportés par le professeur Rayer à Cazeaux.

Nous ne devons pas clore la thérapeutique déjà bien longue des vomissements sans parler des agents mercuriels que quelques praticiens, se basant sur nous ne savons quelle doctrine, emploient pour combattre les vomissements : ainsi Stackler, au moyen de l'oxyde noir de mercure à la dose de 5 centigrammes, a réussi à calmer les vomissements dans deux cas.

D'un autre côté, M. Bagot a grandement vanté le calomel, et il rapporte dans la *Gazette hebdomadaire* de 1861 qu'avec cette substance, administrée à doses réfractées, il a pu sauver quelques femmes mortellement tourmentées de vomissements rebelles. N'oublions pas de dire toutefois que la cure s'est obtenue après que la salivation a été établie.

En supposant que les vomissements soient dépendants de l'inflammation ou de la suractivité morbide du système utérin, Dance, au rapport de Cazeaux, recourait en conséquence aux antiphlogistiques qu'il appliquait au voisinage de l'organe gestateur; mais les idées de Dance, comme nous l'avons déjà dit, ne sont pas exactes, et nous ne devons pas, par conséquent, généraliser une médication qui ne peut convenir qu'en certaines conditions.

Quand, en dépit des moyens que nous avons indiqués et de tous ceux qui sont conseillés, les vomissements deviennent incessants et réduisent la femme à un état de maigreur et de faiblesse tel que sa vie peut être en danger, on conseille l'accouchement prématuré ou l'avortement.

Tous les accoucheurs reconnaissent qu'il n'est nullement irrationnel de recourir au premier moyen, attendu qu'on obtient par lui le salut non-seulement de la femme, mais encore de l'enfant, et qu'on les préserve ainsi du danger imminent auquel ils seraient exposés s'ils restaient livrés aux seules ressources de la nature. Pourtant, quand la gestation n'a pas atteint l'époque de la viabilité du fœtus, les opinions sont partagées à ce sujet, et tandis que les uns recommandent de provoquer l'avortement, les autres jugent ce moyen irrationnel et injustifiable.

Nous regrettons de n'avoir pu par nous-même observer une série de cas de vomissements rebelles, afin d'exposer à ce sujet notre opinion avec franchise et d'indiquer ce que nous croyons plus utile; mais, à défaut, nous argumenterons sur les raisons présentées par les autres praticiens, et nous verrons de quel côté est la vérité.

Ils combattent l'avortement provoqué : 1° parce que celui-ci ne garantit pas avec certitude et sûreté la femme des dangers qu'elle court pour sa vie; 2° parce qu'on sacrifie la vie du fœtus; et 3° parce que les vomissements peuvent disparaître d'un moment à l'autre rapidement.

Quant à la première objection, s'il est exact que l'avortement provoqué ne garantit pas avec certitude et sûreté la vie de la femme, nous ignorons quelle est la raison qui peut faire que l'accouchement prématuré la garantisse ; ce serait, par conséquent, une opération rationnelle dans l'opinion de ceux qui combattent l'avortement provoqué.

Nous concevons que l'accouchement prématuré et l'avortement dans un cas de vomissements rebelles offrent toujours plus de dangers que dans un cas de rétrécissement du bassin, parce que là les dangers de l'opération se réunissent à ceux qui sont produits par la maladie (vomissement); mais nous ne saurions découvrir la cause qui fait dire à Cazeaux que l'accouchement prématuré lui paraît pleinement justifié, tandis que l'avortement est une opération irrationnelle.

Quant au sacrifice qu'on fait de la vie du fœtus, nous ne pensons pas qu'elle peut être mise en parallèle avec la vie de la mère. L'opération de l'avortement est réclamée sinon par une maladie véritablement mortelle, du moins par un état de danger imminent, et nous croyons que, dans l'incertitude où l'on doit toujours être au sujet de la terminaison de la maladie, il n'y a aucun motif juste pour laisser mourir une mère de famille seulement parce qu'on craint de sacrifier la vie d'un être qui ne compte pour rien encore dans le monde, c'est-à-dire qui n'y est encore uni par aucun lien important.

Il reste toujours à savoir pourtant si le sacrifice du fœtus donne lieu comme compensation au salut de la vie de la femme. La réponse est très-difficile, mais s'il y avait certitude en toutes choses, quel besoin y aurait-il de discuter ?

Nous ne contestons pas que Mauriceau, Delamotte, Desormeaux et Burns n'aient pas vu un cas de vomissement rebelle avoir une issue mortelle, et que même ce fait n'ait pas eu lieu de leur temps ; mais on ne saurait voir là un argument, d'autant plus que tout le monde admet la possibilité d'une telle terminaison.

Toujours est-il qu'en présence d'un accident funeste on ne peut rester inactif, et s'il en est qui peuvent dire que la vie de la femme doit être sacrifiée, tous n'auront pas la même impassibilité dans la pratique.

Les vomissements peuvent s'arrêter brusquement et la femme peut se rétablir au moment où l'accoucheur s'y attend le moins, mais un pareil résultat est-il toujours sûr ? Nous ne voulons pas dire qu'au moindre revers l'avortement soit provoqué par un cas de vomissements rebelles ; mais nous ne croyons pas non plus que cette opération doive être bannie de la pratique.

L'accoucheur sera chargé d'apprécier le moment où elle doit être faite, mais il ne pourra pas se dispenser de prendre auparavant l'avis d'autres collègues.

Les cas où cette opération a été déjà pratiquée avec succès sont assez nombreux, et si Cazeaux, parmi celles qui se sont faites sous ses yeux, a eu le malheur d'en voir se terminer fatalement, c'est parce que les femmes étaient dans des conditions exceptionnelles et nullement à cause des ressources qu'offre l'opération en elle-même.

Cazeaux ne nie pas que les opérations ont été faites très-tard; mais un peu plus loin il dit que le problème est difficile, et, pour se justifier, il demande : quand l'opération sera-t-elle opportune, et où l'accoucheur prudent établira-t-il la limite de l'expectation? Pour nous, ce moment sera établi quand les moyens rationnels et conseillés n'auront pas réussi et que l'on verra que les vomissements ne cessent pas.

Il est possible, comme dans toutes les opérations, que les faits suivis d'insuccès ne soient pas connus en totalité; mais il ne s'ensuit pas que l'opérateur doive reculer devant un cas qui résiste aux moyens conseillés et puisse mettre en grand danger la vie de la femme.

§ 4. — Diarrhée et constipation.

La diarrhée est un accident fréquent ou qui se produit souvent pendant la gestation. Ce flux intestinal paraît dû à peine à l'accélération du mouvement péristaltique des intestins, mais d'autres fois il peut être dû aussi à l'augmentation de la sécrétion de mucosités intestinales et même à l'irritation des follicules et de la membrane muqueuse des mêmes intestins.

Les rapports existant entre ces phénomènes et la gestation sont inconnus; mais, pour dissimuler cette ignorance, on a supposé qu'ils tenaient aux sympathies entre l'utérus et les organes de l'économie.

Quand la diarrhée est peu prononcée, les soins sont presque nuls, on pourra toutefois faire prendre à la femme, pour satisfaire à son désir, l'infusion gommée de Sydenham; mais lorsqu'elle est liée à un état saburral traduit par la perte de l'appétit, un mauvais état de la langue, des douleurs de tête et la sensibilité de l'épigastre, il est convenable d'administrer les vomitifs et les purgatifs salins; pourtant on ne devra employer ces moyens qu'avec modération et avec beaucoup de soin, sous peine d'amener l'avortement, ce qui arrive, comme déjà nous l'avons dit, quand la diarrhée est portée à l'excès : *Mulieri utero gerenti alvum si multum profluat, abortionis periculum.*

Pour les diarrhées inflammatoires on usera des émollients mucilagineux pris tant à l'intérieur qu'en lavements. L'emploi de l'opium et de la poaya, et ensuite celui du sous-nitrate de bismuth uni aux antispasmodiques, peuvent donner un bon résultat.

. La constipation du ventre est un accident encore plus fréquent que la diarrhée, et, comme celle-ci, elle se manifeste sous l'empire de la gestation. Cet accident a lieu au commencement comme à la fin de la grossesse, et on ne sait au juste par quoi il est causé. Quand la grossesse est avancée, on a dit que la constipation est due à la compression exercée par l'utérus sur les intestins, compression qui produit dans le côlon transverse la rétention des matières fécales. Cazeaux a dit qu'il n'était pas éloigné de croire que, dans quelques cas, la constipation puisse être due à un commencement de chlorose; mais nous ne savons jusqu'à quel point c'est admissible.

La constipation souvent peut durer pendant huit jours, et il faut qu'on prête à cet accident une attention spéciale, car, sous son influence, l'avortement ainsi que d'autres phénomènes peuvent se produire.

Les femmes se sentant constipées doivent faire usage de l'infusion ou du bouillon de pruneaux, et, à défaut de résultat, elles recourront sans retard aux lavements purgatifs et même à un laxatif comme le sulfate de soude, le citrate de magnésie, etc. Les laxatifs seront d'autant plus recommandés qu'il se manifestera avec la constipation des vertiges, des douleurs de tête et de mauvaises digestions.

ARTICLE II.

ACCIDENTS DE LA CIRCULATION.

§ 1er. — Altérations du sang. — Pléthore et hydroémie.

La pléthore est un accident qui peut parfois se produire sous l'influence de la grossesse; elle se développe à différentes reprises à dater de l'instant de la gestation; il semble ainsi qu'elle est due à la surabondance de sang contenu dans l'organisme de la femme, lors de la suppression des menstrues; mais, dans d'autres cas, elle a lieu aux derniers mois de la grossesse et dépend d'un afflux sanguin vers les parties supérieures, lequel s'établit par suite de la gêne de la circulation déterminée sur les artères iliaques et d'autres vaisseaux abdominaux par le globe utérin.

Dans n'importe quel cas, il y a accroissement de force et de fréquence des pulsations, les femmes sont prises alors de vertiges, de douleurs de tête, de convulsions et même de congestions du cerveau, du thorax et du ventre.

La pléthore, lorsqu'elle est portée à l'excès, dans cette dernière circonstance surtout, donne lieu à des congestions utérines et par suite à l'avortement.

Quelques auteurs soutiennent que les femmes enceintes ne sont pas affectées de la pléthore : ainsi, au lieu de la polyémie, il existe toujours une hydroémie ou diminution des globules sanguins.

Nous ne contestons pas que quelques femmes enceintes et même que la plupart éprouvent cette diminution des globules sanguins ; mais on ne peut mettre en doute que la pléthore se manifeste quelquefois, car à côté des phénomènes que nous indiquons on remarque l'absence du bruit de souffle caractéristique de l'hydroémie. Le simple fait que les perturbations de la grossesse sont identiques à celles de la chlorose ou de l'hydroémie, ne donne ni lieu ni raison de dire que la gestation rend les femmes chlorotiques, et que s'il y a pléthore elle n'est que séreuse et ne provient pas d'augmentation de globules sanguins. En outre, si les perturbations digestives et tous les autres accidents étaient effectivement liés à l'hydroémie et celle-ci causée par la grossesse, nous ne savons pourquoi elles devraient disparaître pendant que la chlorose augmenterait.

Il ressort péremptoirement des recherches de MM. Andral et Gavarret que le sang de quelques femmes enceintes subit une altération en vertu de laquelle les globules diminuent et déterminent l'affection appelée hydroémie.

Ces recherches, dont nous ne contestons pas l'exactitude, démontrent pour nous que le sang éprouve quelquefois ces altérations, mais nullement que celles-ci soient déterminées par la gestation. Pour résoudre le problème, il fallait prouver qu'avant la grossesse le sang avait sa composition normale, et qu'après cet état il commençait à présenter les modifications indiquées.

Dans les grandes villes, il est bien rare que la femme ne soit pas chlorotique; et pour conclure que par elle-même la grossesse engendre cette affection et que tous les phénomènes morbides de la gestation soient dus à l'hydroémie, il fallait que l'on pût résoudre les faits comme nous l'avons fait voir ci-dessus.

Lors donc qu'on reconnaîtra l'existence de la pléthore, on devra recourir aux émissions sanguines, car contre cette affection il n'y a pas de moyen plus certain et meilleur que les saignées générales ou locales. Pourtant, lorsqu'à côté des dérangements des fonctions digestives on aura, par l'auscultation des vaisseaux du cou, constaté l'existence du bruit de souffle carotidien, quand bien même la femme accusera des douleurs de tête, des vertiges, etc., on devra recourir aux toniques et aux ferrugineux; car, sous l'action de tels moyens, tous ces phénomènes disparaissent ou diminuent d'intensité.

§ 2. — Œdème.

Quelquefois, sous l'influence de la grossesse, le tissu cellulaire, en se présentant infiltré de sérosité, donne lieu à un résultat auquel on donne le nom d'*œdème*. Cette affection se borne souvent aux pieds et s'étend à peine aux malléoles ; mais quelquefois elle va jusqu'aux jambes, envahit les cuisses, et peut, comme il y a déjà eu des exemples, s'étendre au tronc, de là au cou et à la face, et se répandre enfin par tout le corps.

L'œdème se manifeste presque toujours après le troisième mois de la gestation et augmente à proportion que celle-ci avance et approche de son terme.

L'œdème, qui dans d'autres cas est assez considérable pour rendre la marche pénible et même impossible, est souvent peu intense. Lorsque son volume est gros, les membres infiltrés deviennent le siége d'une tension douloureuse, de fourmillement et de chaleur ardente presque insup-portable. Lorsque l'œdème est peu prononcé et limité aux pieds et aux jambes, il diminue par la position horizontale de ces parties; mais quand il arrive au tronc ou qu'il est considérable, il n'y a pas de position qui puisse l'amoindrir ou le rendre moins pénible.

Cette affection est indubitablement causée par la compression que le globe utérin exerce sur la veine cave inférieure et sur les vaisseaux qui conduisent la lymphe des membres abdominaux au canal thoracique; mais, indépendamment de cette cause locale, on a reconnu que l'œdème est subordonné à diverses causes générales traduites par la diminution de l'albumine du sang ou par l'hydroémie.

Toutes ces causes combinées entre elles produisent l'œdème, mais il est nécessaire pour cela qu'elles agissent d'une manière sûre ou qu'elles ne soient pas peu prononcées. Conséquemment, si la diminution de l'al-bumine ou si l'hydroémie ne sont pas intenses, la pression exercée par l'utérus sur les vaisseaux dont nous parlons ne suffira pas pour engen-drer l'œdème, et *vice versa*. Il est tellement vrai que les causes générales exercent une grande influence sur l'œdème, que ce ne sont pas les femmes ayant l'utérus extrêmement distendu par des liquides, ni celles qui se trouvent enceintes de jumeaux, qui en souffrent le plus fréquem-ment. L'œdème tient également à une lésion des organes de la circu-lation et doit augmenter d'intensité si la grossesse se déclare; mais cette espèce d'œdème, très-fréquente du reste, ne doit pas être traitée ici.

Cette affection se manifestant sous l'influence de la gestation est sus-ceptible de légères oscillations, c'est-à-dire qu'elle peut diminuer un peu pour augmenter ensuite; mais généralement elle est permanente dans toute la durée de la grossesse. En effet, on compte fort peu de cas où l'œdème a disparu pendant cet état; toujours est-il certain que l'in-filtration séreuse du tissu cellulaire cesse immédiatement après l'ac-couchement.

L'œdème par lui-même n'est pas une affection grave, mais, dans un grand nombre de cas, il indique un appauvrissement de sang; or il faut de suite s'occuper de réparer les forces de la femme, car la diminution de l'albumine se trouve quelquefois liée à l'œdème, et cette affection est une cause prédisposante de l'éclampsie, des congestions séreuses des centres nerveux et des organes respiratoires. Il faut donc, dès le début de l'affection, employer des moyens sinon pour combattre l'œdème radi-calement, au moins pour en atténuer les effets ultérieurs.

Les anciens conseillaient les saignées pour cette affection, mais ce moyen, très-justement abandonné aujourd'hui, est remplacé par les toni-ques et les ferrugineux. L'administration des diurétiques et des laxatifs ayant l'avantage de diminuer notablement l'œdème, nous avons employé, en vue des indications fournies par la maladie, la formule suivante, dont nous avons, dans plusieurs cas, tiré d'excellents résultats : fève de Saint-Ignace en poudre ou en graines, lactate de fer ou fer porphyrisé

0,15 centigr., rhubarbe 0,20, huile de menthe poivrée 0,30. On en fera des paquets pour prendre pendant longtemps, un le matin et un le soir.

On emploiera encore concurremment les frictions sèches ou les bains de feuilles de chêne avec du vin rouge, et, dans le cas où la tumeur est considérable, il conviendra d'user des scarifications ou des vésicatoires posés selon le conseil de Levret, entre les cuisses et les grandes lèvres. Cazeaux assure avoir tiré un bon résultat de l'application, sur les membres œdématiés, de compresses trempées dans l'eau froide et répétées souvent.

§ 3. — Varices et hémorrhoïdes.

Sous l'influence de la gestation, les veines des membres sont sujettes à se dilater de manière à donner lieu aux varices. Cette dilatation peut se borner aux veines du ventre; mais, dans certains cas, elle a lieu sur les veines de la vulve et même du vagin.

Les varices des membres constituent une affection sans gravité, mais sont en quelque sorte gênantes; alors, pour les faire diminuer et pour empêcher une rupture de ces veines, on doit pratiquer la compression au moyen d'un bandage ou par l'intermédiaire des bas élastiques. Les anciens employaient dans cette affection les saignées, mais ce moyen n'offre pas de résultat avantageux.

La compression exercée par la matrice sur l'intestin rectum, la constipation, qui est souvent causée ou par elle ou par la grossesse, font que les veines de cette partie se congestionnent et produisent des hémorrhoïdes.

Cette affection, très-commune pendant la gestation, peut souvent acquérir un tel degré que la femme ne peut se tenir sur les pieds, ni marcher, ni s'asseoir.

Les hémorrhoïdes saignent quelquefois avec facilité : ce phénomène, regardé par les uns comme insignifiant, ne nous semble pas tel à nous-même, car il affaiblit la femme et peut amener un mauvais résultat.

Quand les hémorrhoïdes sont dues à la constipation du ventre, le moyen auquel on devra recourir avant tout autre, ce sont les purgatifs. Pour calmer les douleurs qu'elles causent souvent, il est convenable d'employer les bains, les cataplasmes et les lavages avec des substances émollientes sédatives et légèrement astringentes, comme l'eau végéto-minérale. Lorsqu'elles continuent à incommoder, on peut faire des fomentations avec l'onguent populéum ou avec le baume tranquille, et appliquer des suppositoires de beurre de cacao, d'extrait de belladone et d'acétate de plomb. Quand les varices du rectum sont très-douloureuses et accompagnées de fatigue, de douleurs des membres et des lombes, ou de fièvre et de congestion à la tête, on peut recourir aux saignées générales, qui sont préférables aux sangsues posées sur les tumeurs, lesquelles n'apportent ni soulagement ni guérison. M. Gendrin, lorsqu'il

craignait que l'irritation causée par les hémorrhoïdes ne se propageât
à l'utérus pour donner lieu à l'avortement, recourait aux compresses
d'eau froide appliquées autour du bassin, et, dans le cas d'une hémorrhagie imminente, il faisait asseoir la femme dans un bain à la température de 15 degrés centigrades. Cazeaux, de son côté, a employé
avec succès les lavements d'eau froide.

ARTICLE III.

ACCIDENTS DE LA RESPIRATION.

§ unique. — Dyspnée, toux et palpitations.

Les accidents de la respiration qui se développent le plus souvent
sous l'empire de la grossesse sont la dyspnée, la toux et les palpitations.
La dyspnée ne fait son apparition qu'aux derniers mois de la gestation
et se rencontre plus fréquemment chez les femmes à thorax étroit et de
mauvaise complexion générale. Elle se produit par la répulsion que l'utérus, à l'état de développement, exerce médiatement sur les poumons, ou
alors par un engorgement de ces organes.

Dans le premier cas, la cause n'en peut pas être facilement détruite
ou plutôt elle ne peut l'être qu'après les couches; mais, pour obvier aux
indispositions que la femme éprouve, on devra recommander à celle-ci de
prendre une alimentation peu abondante et de s'abstenir de l'usage de
substances flatulentes.

Dans le second cas, si la dyspnée est due à l'engorgement pulmonaire
établi ou accidentellement ou par l'action de la compression subie par les
poumons, il convient d'employer la saignée et d'imposer à la femme un
régime un peu sévère.

La toux se développe pareillement sous l'influence de la grossesse, elle
est ou nerveuse ou symptomatique de l'engorgement survenant aux poumons, par suite de la compression qu'y exerce le globe utérin. La toux
qui se déclare pendant la gestation est dangereuse en ce que l'ébranlement
qu'elle excite peut se propager à l'utérus et faire que celui-ci, en se
contractant, expulse le produit de la conception. Les dangers sont plus
grands encore lorsque la toux est due à la congestion pulmonaire accompagnée de crachements de sang et d'hémoptysie. Quand la toux est
purement nerveuse, la diète, les pédiluves et les antispasmodiques peuvent
être employés avec succès; mais lorsqu'elle est symptomatique de la
congestion ou de l'irritation des poumons, une légère saignée, suivie de
l'emploi des calmants et des diaphorétiques, comme le laurier-cerise, les
poudres de Dower, etc., est d'un prompt effet.

Indépendamment des accidents que nous venons de passer en revue,
on observe quelquefois chez les femmes qui sont sous l'influence de la
grossesse des palpitations sévissant d'une façon plus ou moins forte ou

incommode. Cet accident, dans certains cas, est de nature nerveuse et ressemble beaucoup aux palpitations survenant chez les femmes chloro-anémiques; mais, dans d'autres cas, il paraît dépendre surtout de la grossesse avancée et d'un plus grand afflux sanguin vers la partie supérieure et vers l'organe central de la circulation : cet afflux se trouve sous l'influence de la pression exercée par l'utérus sur les artères iliaques et autres vaisseaux de l'abdomen, et alors les palpitations deviennent plus fortes lorsque la femme est couchée sur le dos que lorsqu'elle est debout, puisque alors le cœur est aussi plus gêné.

Aux palpitations du premier ordre les meilleurs moyens à opposer sont les toniques ferrugineux et les antispasmodiques; mais pour les autres, à moins d'une contre-indication, on peut recourir aux sédatifs et même en quelques cas à la saignée, dont les bons effets ont toujours été préconisés en dépit du raisonnement théorique de quelques auteurs modernes.

ARTICLE IV.

ACCIDENTS DES SÉCRÉTIONS.

§ 1er. — Salivation.

Chez quelques femmes on constate pendant la grossesse un accroissement extraordinaire de salivation, mais ce ptyalisme n'a pas d'époque ni de durée fixe : ainsi il peut cesser dans les deux premiers mois, comme il peut aussi se prolonger tout le temps de la gestation, et même quelque temps après l'accouchement, ce qui a été observé par Brachet.

Le ptyalisme se dissipe par lui-même sans déranger la santé d'une manière sérieuse; pourtant les femmes en sont quelquefois assez incommodées, alors on peut conseiller l'infusion de mélisse, de camomille ou de menthe poivrée, ou bien encore quelques cuillerées d'une eau aromatique.

§ 2. — Dysurie et incontinence des urines.

La dysurie et l'incontinence des urines, quoique étant des infirmités d'une nature opposée, ne se manifestent pas moins assez fréquemment chez les femmes enceintes.

La suppression des urines est généralement produite par la compression exercée par l'utérus gravide sur le col de la vessie, elle peut tout aussi bien survenir au début ou à la fin de la gestation que pendant les couches. Au début de la gestation, la rétention d'urine est due, en général, à l'antéversion ou à la rétroversion de l'utérus; tandis que la rétention ayant lieu à une époque avancée de la grossesse, peut provenir ou de l'obliquité ou de la descente de l'utérus dans l'excavation du bassin.

Si parfois la rétention survient pendant l'accouchement, c'est qu'elle est causée par la compression exercée par la partie présentée, qui est communément la tête, sur le col de l'utérus.

La rétention n'est pas complète pour l'ordinaire ; dans ce cas, on ne remarque qu'une bien faible émission de liquide. Cependant il est des circonstances où cette rétention peut être complète, ce qui donne lieu à l'ischurie : dans cet état, la vessie étant trop développée, peut former une tumeur d'un volume notable et être le siége d'une inflammation dont la gravité est d'autant plus grande alors que le col, qui participe du même accident, ne permet pas l'introduction de l'algalie. Dans ce cas, le cathétérisme devient indispensable, mais cette opération quelquefois est rendue difficile par une pression trop forte du col de la vessie, qui empêche le passage de la bougie la plus fine.

Cet embarras peut toutefois être écarté par la seule introduction des doigts de la main gauche dans le vagin, de manière à élever un peu la tumeur utérine et à ce que celle-ci se dirige vers la partie antérieure du sacrum. Quelquefois cette manœuvre suffit, et sans l'aide de la sonde la femme parvient à rendre les urines ; il est bon alors qu'on l'instruise à ce sujet pour qu'elle puisse elle-même employer ce moyen toutes les fois qu'elle aura envie d'uriner. Lorsque la rétention a pour cause l'obliquité de l'utérus, on peut la combattre en soutenant avec une ceinture large l'abdomen et en contraignant par là l'organe gestateur à reprendre sa position normale.

La rétention d'urine peut ne pas avoir lieu dans quelques cas, mais l'expulsion du liquide est accompagnée de douleur et de très-grandes démangeaisons.

Le catarrhe vésical est presque toujours la cause de cet accident, car on trouve dans les urines des flocons blanchâtres et de l'humeur purulente : ainsi, pour combattre ces complications, il convient d'employer les bains, les frictions et les injections émollientes, indépendamment d'autres moyens indiqués suivant la nature du mal.

Outre la rétention de l'urine et l'accident dont il vient d'être question, les femmes enceintes peuvent, au contraire, éprouver une véritable incontinence des urines. Cet accident n'a lieu que dans les trois derniers mois ; mais quelquefois il survient plus tôt et peut être dû à l'atonie du col de la vessie par suite de la compression excessive qu'il aurait subie dès le début de la grossesse.

Il n'y a aucun moyen qui puisse suspendre l'incontinence lorsqu'elle se présente aux derniers mois, il est donc nécessaire d'attendre que les couches aient lieu ; lorsque pourtant elle est due à l'atonie du col vésical, on peut employer les toniques et les injections des eaux thermales, comme l'eau de Baréges, etc.

§ 3. — Albuminurie et urémie.

La présence de l'albumine dans les urines des femmes grosses fut pour la première fois signalée par Rayer, puis par un grand nombre d'observateurs parmi lesquels on compte MM. Lever, Cahen, S. Cooper et Blot.

Parmi les questions qui se rattachent à ce sujet, celle qui a le plus occupé l'attention des investigateurs, c'est la question des causes qui concourent à l'apparition de l'albumine dans les urines.

Les opinions ne s'accordent pas. Dans la maladie décrite par Bright et qui est aujourd'hui connue sous le nom de *néphrite granuleuse*, les urines des malades sont chargées d'albumine, et dans ces conditions, comme pareil phénomène s'observe dans la grossesse, il était convenable de rechercher si, dans ce cas, l'apparition de l'albumine se rattachait à la maladie de Bright ou si c'était une affection survenue sous l'influence de la grossesse et sans rapport précis avec la néphrite granuleuse.

Rayer, d'après les recherches qu'il a faites à ce sujet, est demeuré convaincu que l'albuminurie se développant dans la grossesse tire son origine de la néphrite granuleuse; de plus, il a découvert que la cause de cette maladie se trouve dans la compression qu'exerce l'utérus, à son développement, sur la veine rénale, compression qui entraîne l'hyperémie des reins et ensuite leur inflammation.

M. Blot est d'avis que l'albuminurie n'est pas toujours due à la néphrite granuleuse, mais bien à une congestion active ou passive des reins, car les urines des femmes enceintes peuvent varier dans leur aspect et dans leur composition, ce qui n'a pas lieu dans la maladie de Bright.

Lors de la discussion suscitée à propos de cette question, Cazeaux, MM. Depaul, Devilliers et Regnauld ont conclu que la grossesse, lorsqu'elle modifie les principes solides du sang, de manière que le chiffre de l'albumine soit diminué, développe l'albuminurie, qui, étant de cette façon une maladie générale, vient ensuite se localiser dans les reins et donne lieu à l'inflammation de cet organe.

M. Mialhe explique le passage de l'albumine dans les urines par un excès d'eau qui existerait dans le sang, par un obstacle qu'éprouverait la circulation du système aortique inférieur, et enfin par l'altération des reins. En sorte que l'apparition de l'albumine tiendrait à un concours de circonstances, et de ces circonstances, la plus marquante, c'est la néphrite, puisque dans cette affection toute l'économie éprouve une modification telle que l'assimilation de l'albumine ne devient plus possible; cet élément est alors éliminé par les reins.

Nous analyserons en temps et lieu les causes de l'éclampsie, et à côté de l'opinion de quelques autres praticiens nous exposerons nos propres idées sur la question; quoi qu'il en soit, l'albuminurie peut donner lieu à des symptômes de grande gravité tels que l'éclampsie, la céphalalgie, les douleurs lombaires, la pleurodynie, les paralysies, les hémiplégies, l'amaurose et les hémorrhagies ; mais heureusement ces phénomènes ne sont ni constants ni certains : l'effet le plus fréquent de l'albuminurie est l'infiltration générale ou anasarque.

Ce symptôme peut même quelquefois ne pas se manifester, comme dans la maladie de Bright, sans qu'on en puisse induire que la femme n'est pas affectée d'albuminurie.

C'est presque toujours aux derniers mois de la gestation que l'albuminurie se développe ou apparaît généralement; mais dans certains cas cette maladie peut se révéler plus tôt. L'albuminurie une fois déclarée accompagne presque toujours la grossesse jusqu'à son terme; à cette époque, tantôt elle augmente, tantôt elle diminue, et il s'est présenté des cas, suivant quelques auteurs, où elle disparaît pour quelques instants pour reparaître ensuite. Quelquefois elle cesse avec l'accouchement, mais d'autres fois elle persiste même après l'expulsion du fœtus; on compte des cas où elle s'est établie d'une manière permanente et où elle a conduit maintes femmes au tombeau, soit par son influence pernicieuse sur les phénomènes de la puerpéralité, soit par les altérations générales qu'elle a produites sur la nutrition. Cazeaux cite la statistique d'Imbert Gourbeyre, dans laquelle cet auteur fait voir que sur 65 femmes qui ont été affectées d'albuminurie, 21 sont mortes pendant la grossesse et la puerpéralité, 6 à la fin du troisième ou quatrième mois après les couches, sans compter 5 qui ont continué longtemps encore après l'expulsion à sentir les effets de la maladie. On peut dès lors conclure que le pronostic de l'albuminurie est toujours très-sérieux, d'autant plus que, dans l'opinion de quelques auteurs, cette affection est souvent la cause de l'avortement et de l'hémorrhagie.

De nombreux moyens ont été conseillés contre l'albuminurie; mais il n'est pas à notre connaissance qu'ils aient donné de bons résultats.

Il n'y a pas même au sujet de cette maladie une indication générale; ce que le praticien peut donc faire de mieux, c'est de se régler sur les symptômes.

Si la maladie est seulement caractérisée par la présence de l'albumine sans symptômes de congestion rénale, nous pensons qu'on pourra employer les ferrugineux et les toniques, sinon pour la combattre, du moins pour modifier les conditions où elle place la femme. Lorsque au contraire la congestion des reins et l'infiltration partielle ou générale se manifestent, il convient de recourir aux ventouses, aux sangsues, aux diurétiques et même à l'acide nitrique à la dose de 8 à 10 gouttes pour 150 grammes de véhicule.

Si ces moyens ne donnent pas de résultat, on peut revenir aux toniques et varier ainsi la médication jusqu'à ce que la terminaison de l'accouchement puisse faire cesser cette terrible infirmité.

§ 4. — Leucorrhée.

La leucorrhée n'est pas très-rare dans la grossesse, mais elle ne paraît guère qu'aux quatre derniers mois de la gestation.

L'écoulement qui constitue la leucorrhée est souvent abondant, lactescent ou d'une couleur jaune-verdâtre d'autant plus prononcée que le caractère de l'affection est plus aigu. Dans d'autres cas, à peine est-il caractérisé par un liquide muqueux qui persiste ainsi jusqu'à la fin.

Cet accident se rattache presque toujours à l'inflammation des follicules de la muqueuse vaginale et du col, ce qui fait que ces parties se présentent sous un aspect granuleux, d'où le nom de *vaginite granuleuse* donné à l'inflammation. Il n'est pas rare cependant que la leucorrhée provienne de la métrite du col ou d'ulcérations primitives ou consécutives de cette partie de l'utérus. Quoi qu'il en soit, la leucorrhée, quoique n'étant pas un symptôme d'affection grave, est pourtant un mal gênant, très-rebelle, et qui donne lieu, lorsqu'il est abondant, non-seulement à des excoriations par l'épanchement du liquide sur les grandes lèvres, mais encore à une grande débilité, à la dyspepsie et aux gastralgies.

En général, la leucorrhée qui se lie à la grossesse ne cesse qu'après les couches; le praticien devra néanmoins en atténuer quelques-uns des effets et en modérer, si faire se peut, la nature. A cet effet, il conseillera l'usage répété de bains, les injections émollientes ou astringentes, et enfin les toniques et les ferrugineux. Parmi les injections, celles qui nous ont le mieux réussi sont les injections dans lesquelles entrent le sulfate d'albumine et de potasse, le sous-nitrate de bismuth, la glycérine avec le tannin.

§ 5. — Hydrorrhée.

Parfois, sous l'influence de la grossesse, il se fait, à travers les organes externes de la génération, un écoulement de liquide séreux, autrefois désigné par le nom de *fausses eaux*, et qui a depuis été appelé par Nægele et par les accoucheurs allemands, *hydrorrhée*.

Le liquide qui caractérise cet écoulement est tantôt peu abondant et tantôt en quantité assez considérable; son odeur est celle des annexes du fœtus; dans certains cas, il est incolore, et dans d'autres légèrement citrin ou bien sanguinolent. L'hydrorrhée n'a été observée que dans la dernière moitié de la gestation; elle se révèle tantôt par un seul jet de liquide, tantôt par plusieurs se répétant à des époques plus ou moins rapprochées; elle n'est précédée d'aucun phénomène appréciable, et souvent c'est lors du sommeil ou pendant le repos le plus complet que l'écoulement se déclare, la femme ne s'en apercevant que lorsqu'elle se sent mouillée : il n'y a donc de douleur ni avant ni après la sortie du liquide, bien que cependant il soit quelquefois arrivé que, sous l'influence de cet accident, se déclarent des contractions utérines qui peuvent être continues et donner lieu à l'avortement, si la femme ne garde pas le repos et si le praticien peu expérimenté, croyant voir dans ce fait des ruptures des membranes, ne cherche à activer encore les contractions utérines.

L'hydrorrhée se distingue de l'écoulement du liquide amniotique dû à la rupture des membranes de l'œuf, d'abord en ce qu'elle ne donne pas lieu aux contractions utérines et en ce que le col n'offre pas non plus les modifications survenant lorsque l'accouchement se déclare; en second lieu, parce que l'écoulement hydrorrhéique est plus abondant que la masse totale du liquide amniotique, et parce que l'utérus conserve le volume, la consistance et l'élasticité propres à la grossesse qui n'a souffert aucune perturbation.

L'origine et le siège de l'hydrorrhée ont été attribués par les uns à un liquide situé entre l'amnios et le chorion, lequel s'échapperait à la suite de la rupture de cette membrane. D'autres veulent rapporter l'accident à la rupture d'une hydatide située dans la cavité du col. Baudelocque, de son côté, attribue cet effet à l'exhalation, à travers les membranes, du liquide amniotique. Mauriceau et Capuron veulent y voir le résultat d'une rupture des membranes sur un point éloigné de l'orifice utérin, par laquelle se ferait l'expulsion du liquide amniotique, sans apporter ou éveiller les contractions de l'utérus.

L'hydrorrhée ne saurait avoir pour cause l'accumulation d'un liquide entre le chorion et l'amnios, s'échappant par une rupture de la première membrane, parce que celle-ci ne se prête pas spontanément à un tel accident et ne peut même reproduire le liquide une fois qu'il a été chassé. D'un autre côté, l'examen des parties et des annexes de l'œuf ne permet pas qu'on fasse dépendre cet effet de la rupture d'hydatides. Il n'y a pas non plus de raison pour dire que l'hydrorrhée est due à l'exhalation du liquide amniotique, pas plus qu'elle soit constituée par ce même liquide extravasé par un déchirement des membranes de l'œuf, attendu qu'il ne s'est jamais vu de rupture de cette espèce, et que, dans certains cas, on a remarqué que l'hydrorrhée fournit une quantité de liquide plus grande que celle qui est contenue dans l'amnios.

Ainsi nous préférons admettre avec Nægele que l'écoulement dont il s'agit est produit par le gonflement partiel de la face interne de l'utérus et des membranes, d'où il résulte une exhalation séreuse qui, en s'accumulant en plus ou moins grande quantité sur un point de ces surfaces, décollerait successivement les membranes respectives et viendrait se produire à l'extérieur autant de fois et aussi longtemps que persisterait la cause originelle de l'exhalation.

Quoi qu'il en soit, l'hydrorrhée est un accident peu grave exigeant rarement des soins; néanmoins, si l'écoulement est abondant et réitéré, on doit conseiller le repos, et s'il s'accompagne de phénomènes pléthoriques, il convient de pratiquer une saignée, comme Nægele le conseille, et de donner des boissons délayantes et diaphorétiques. Lorsque la femme est d'une constitution faible et d'un tempérament lymphatique, elle doit faire usage des toniques et des ferrugineux.

§ 6. — Ascite.

L'épanchement séreux péritonéal, connu sous le nom d'*ascite*, est une affection qui se développe ou se manifeste quelquefois dans le cours de la gestation. L'influence qu'elle a sur cet état et les moyens thérapeutiques qu'elle exige nous obligent à entrer à ce sujet dans quelques considérations.

L'ascite a lieu parfois sans autre altération des fonctions sécrétoires ; mais, dans certains cas, elle est accompagnée de l'hydropisie amniotique, de l'hydrorrhée, et le plus souvent de l'hydropisie du tissu cellulaire que nous avons traitée sous le titre d'*œdème*.

On a presque toujours l'occasion d'observer l'ascite entre le cinquième et le sixième mois de la grossesse, mais il arrive aussi que cette affection se déclare aux premiers temps de la gestation et même à la fin, ce qui est cependant fort rare.

Lorsque l'ascite se manifeste aux premiers temps de la grossesse, le ventre acquiert de suite un volume considérable, de telle manière qu'au cinquième mois déjà il peut acquérir la même grosseur qu'il a au terme de la gestation.

Quand l'œdème des membres inférieurs apparaît en même temps que cette affection, ce qui est très-commun, la femme commence à souffrir extraordinairement et à sentir l'impossibilité de marcher et de se livrer à ses occupations ; quand les deux cas progressent conjointement, la femme a un aspect presque hideux : la face est bouffie, les parois abdominales tellement infiltrées que la peau qui les recouvre paraît affectée d'éléphantiasis ; la cicatrice ombilicale s'élève, forme une tumeur à surface luisante, transparente, d'une forme arrondie et de la grosseur d'un œuf de poule ; l'anneau de l'ombilic se dilate de façon à permettre facilement l'entrée du doigt indicateur ; les grandes lèvres, envahies par l'infiltration, augmentent de volume, deviennent épaisses et sujettes à l'attrition, et s'excorient quelquefois par leur face interne.

Si l'épanchement du péritoine est très-abondant, le diaphragme est refoulé par en haut, et comme les organes contenus dans le thorax ne peuvent plus fonctionner facilement, il en résulte une dyspnée plus ou moins intense, en vertu de laquelle la femme est contrainte de vivre assise et de subir tous les inconvénients d'une hématose imparfaite. Les syncopes n'en sont que plus imminentes, et outre les étourdissements et les maux de tête, la femme éprouve de la soif et a de l'inappétence pour tout aliment.

Il est difficile, quand l'ascite est arrivée à un haut degré, de distinguer au moyen du palper la tumeur utérine et de reconnaître la hauteur à laquelle elle s'est élevée ; on n'entend pas non plus facilement les battements du cœur du fœtus; et en général les mouvements que celui-ci exécute ne sont perçus que par la femme. Dans les cas de grossesse compliquée d'ascite, on ne sent pas la fluctuation du liquide contenu dans le péritoine; dans toute l'étendue des parois du ventre; à l'hypogastre et aux régions iliaques, cette fluctuation est peu perceptible, mais elle est plus sensible aux hypochondres et au flanc gauche répondant aux fausses côtes.

L'ascite est toujours une affection grave et compliquée, quand surtout elle survient aux premiers temps de la grossesse; au dernier mois, on peut encore espérer que la gestation arrivera à terme, et que par l'accouchement disparaîtra l'épanchement péritonéal; mais quand elle se développe dès les premiers temps de la gestation, la paracentèse devient presque toujours nécessaire, néanmoins cette opération ne réussit pas toujours à mener la grossesse à terme, surtout si l'ascite coïncide, comme cela n'est pas rare, avec une hydropisie amniotique.

Nous devons être, à cause de cela, très-réservés dans le pronostic que nous aurons à formuler, d'autant plus que la vie du fœtus est presque toujours compromise; et souvent en même temps la vie de la femme elle-même.

Comme pour l'ascite ordinaire, on a employé contre l'ascite compliquant la grossesse, la saignée générale, les purgatifs et les diurétiques; mais les effets obtenus par ces moyens ont été presque nuls : on ne peut, du reste, y compter, car ils pourraient en certains cas entraver la marche de la gestation.

Donc c'est presque toujours dans la paracentèse, c'est-à-dire dans l'extraction du liquide épanché dans la cavité péritonéale, que l'on doit chercher le moyen de faire cesser les maux déterminés par l'ascite; mais comme la présence de la tumeur utérine ne permet pas impunément la pratique de cette opération sur l'endroit choisi, on a cherché d'autres points pour la ponction.

Comme la fluctuation était plus prononcée dans l'hypochondre gauche, Scarpa porta une fois l'instrument dans la partie de cette région qui est entre le sommet du côté externe du muscle droit et le bord des fausses côtes, et donna issue ainsi au liquide péritonéal. Au bout de deux jours, la femme opérée avorta, mais elle eut le bonheur de guérir.

George Langstaff, au rapport de Cazeaux, fit une incision de deux pouces au-dessous du nombril, découvrit le péritoine, et y introduisit un trocart de grosseur moyenne, mais à une petite profondeur, pour ne pas blesser l'utérus. Il était sorti déjà par la canule de l'instrument dix livres de liquide lorsque le jet fut interrompu par l'utérus qui vint se placer contre l'ouverture de la canule et qui détermina une douleur si forte que l'opérateur fut obligé de retirer l'instrument. Comme la malade ne pouvait pas supporter de pression, on introduisit dans l'ouverture du ventre une sonde de gomme élastique d'un calibre régulier, de façon qu'elle se trouvât entre le péritoine et la face antérieure de l'utérus. Huit heures après l'opération survint une péritonite; trois jours après, la femme avorta, mais au bout de trois semaines elle était rétablie.

Dans un cas de la même affection, Ollivier (d'Angers) fit avec une lancette une ponction dans la tumeur formée par le nombril et donna d'une seule fois issue à 16 livres de sérosité. Tout le temps que l'endroit piqué resta ouvert, la sérosité continua à couler, ce qui dura douze jours; mais aussitôt la plaie fermée, le liquide s'est de nouveau accumulé abondamment, de telle sorte que l'opérateur fut obligé de faire une nouvelle ponction au bout de vingt-quatre jours, ce qui procura, comme la première fois, du soulagement à la malade. Cette seconde opération fit rendre 8 livres de sérosité; douze jours après, l'accouchement se déclara et la femme donna le jour à un enfant faible, mais vivant, la cure ayant été complète au bout de quinze jours.

Des trois procédés, c'est celui-ci qui paraît être le plus convenable pour les cas de cette espèce; pourtant il ne pourrait plus être employé si l'ascite se compliquait d'une exomphale ou hernie ombilicale: c'est au procédé de Scarpa alors qu'il faudrait recourir. On devra toujours éviter l'introduction d'un corps étranger dans la cavité péritonéale, car la péritonite peut, comme cela paraît déjà être arrivé à des accoucheurs, se généraliser et provoquer ainsi la mort de la malade. Dans le procédé d'Ollivier (d'Angers), ce que nous redoutons seulement, c'est que la petite incision faite avec la lancette ne se transforme en un trajet fistuleux pouvant amener de fatales conséquences; l'exécution en est très-facile cependant, et elle peut être répétée autant de fois que se renouvellera l'épanchement péritonéal. Ces opérations, dans la majorité des cas, ne guérissent pas l'affection sous l'influence de laquelle l'ascite s'est développée, et peuvent, si elles sont trop répétées, affaiblir tellement la femme qu'il n'y ait d'autre ressource que de provoquer l'accouchement prématuré pour la sauver d'un danger imminent.

Les choses heureusement en arrivent rarement là, surtout quand l'ascite s'est développée aux derniers mois de la gestation sans être accompagnée de l'hydropisie amniotique. Dans le cas contraire, l'extraction du liquide péritonéal ne sera pas suffisante. Il nous semble alors que l'unique remède est l'accouchement prématuré artificiel.

Il est inutile de dire qu'on ne doit recourir que dans les cas extrêmes à cette opération, et à défaut d'un moyen capable de soulager l'état de la malade.

§ 7. — Hydropisie de l'amnios.

L'hydropisie de l'amnios est une affection du fœtus, qui serait mieux placée dans le chapitre que nous consacrons à l'analyse des maladies propres à la grossesse que dans cette partie qui est, comme on sait, affectée aux maladies développées sous l'influence de cet état; mais l'hydropisie amniotique a des rapports si grands avec la maladie dont il vient d'être question, que nous ne croyons pas devoir en séparer l'étude.

Le liquide amniotique est susceptible d'être sécrété en grande abondance et de s'élever alors à des proportions extraordinaires; ainsi, dans les conditions normales, il ne dépasse guère 1 kilogramme, mais dans des cas exceptionnels il peut atteindre 2 ou 4 kilogrammes et même 20 et 25, comme il y en a déjà eu des exemples dans les annales de la science. Le ventre, dans l'hydramnios, acquiert déjà au septième mois un volume aussi considérable qu'à l'époque du terme de la grossesse. Lorsque l'accumulation du liquide continue, les mêmes embarras notés à l'occasion de l'ascite se produisent dans les fonctions des organes thoraciques : ainsi la femme est également sujette ici aux syncopes et même à l'asphyxie, à défaut de secours donnés à temps. Ces effets peuvent même se manifester quand l'utérus a à peine le volume qu'il présente à la grossesse à terme ; mais, comme Scarpa l'a fait observer, l'organe gestateur, dans ce dernier état, se développe graduellement, tandis que les mêmes circonstances n'ont pas lieu dans l'hydramnios, et de cette manière l'utérus refoule brusquement les viscères et le diaphragme sur la cavité thoracique. On ne connaît pas avec certitude les causes de l'hydropisie de l'amnios, et bien que quelques observateurs aient pensé que cette affection est le résultat de l'inflammation de l'amnios et qu'ils affirment l'existence de ce phénomène pour avoir vu la membrane en question injectée et ayant la face interne couverte de lymphe organique, d'autres observateurs n'ont absolument rien trouvé et la font dépendre d'une maladie de l'œuf, sans pourtant savoir expliquer la cause de son apparition.

Il paraît, d'après ce que plusieurs auteurs assurent, qu'en certains cas, quelques conditions particulières aux parents ont donné lieu à cette affection ; c'est de cette manière, par exemple, qu'ils la jugent liée à des maladies syphilitiques du père ou à une cause moins appréciable qui diminue l'action de l'utérus sans produire directement l'avortement. Quoi qu'il en soit, l'observation a démontré que l'hydropisie de l'amnios est plus fréquente dans les grossesses de jumeaux et ne survient pas, en général, avant le cinquième mois.

L'hydramnios coïncide avec l'ascite ou en est accompagné, mais quelquefois il se manifeste seul ; alors, pour qu'il ne soit pas confondu avec cette dernière maladie, il est indispensable d'en établir le diagnostic différentiel.

Dans l'ascite, la fluctuation est manifeste, et non-seulement il est peu facile, mais encore il est souvent impossible de rencontrer le fond de l'utérus ; les urines sont rares, la soif vive, les membres inférieurs et même le corps entier peuvent être œdématiés ; tout cela constitue enfin une grave altération de la santé chez la femme. Dans l'hydramnios, au contraire, la fluctuation n'est pas claire, le volume de l'utérus peut être perçu, la santé de la femme est moins altérée, les urines sont presque normales et il y a peu d'infiltration dans les membres abdominaux.

Quand la quantité de liquide augmente considérablement, la grossesse arrive rarement à son terme; c'est ce qui fait la fréquence de l'avortement, dans l'hydramnios, et même quand le fœtus est resté dans la matrice jusqu'au terme de la gestation, il naît faible, languissant, et ne peut être élevé qu'avec difficulté; dans la majorité des cas, il meurt de suite après les couches ou avant le commencement du travail, et lorsque le fait a lieu aux premiers temps, le produit de l'utérus peut se dissoudre et disparaître; mais il n'en est pas de même quant aux membranes de l'œuf et au liquide; on peut alors, par l'examen de ces parties, savoir si la femme était affectée de l'hydramnios ou de l'hydrométrie. Les signes propres de la gestation peuvent être reconnus et appréciés par le diagnostic. En résumé, dans les cas d'hydramnios, la vie du fœtus se trouve presque toujours compromise, soit parce qu'il tombe le plus souvent en déliquium, soit parce qu'il est expulsé avant d'avoir atteint l'époque de la viabilité ou dans un état où la vie ne peut continuer.

Le pronostic à l'égard de la femme n'est pas grave, bien qu'il ait été rapporté quelques cas de mort; ainsi, le fait remarqué le plus généralement est l'expulsion prématurée du fœtus; comme aussi il peut arriver, ce qu'Ingléby a eu l'occasion de constater une fois, que, malgré la rupture de la poche des eaux et l'évacuation abondante du liquide de l'amnios, la grossesse se maintienne et arrive à terme. Dans le fait observé par cet auteur, il est vrai que les membranes se sont rompues dans la circonférence du placenta et ont donné issue, pendant plusieurs jours, à une grande quantité de liquide amniotique, mais la gestation est arrivée à terme et s'est terminée par l'expulsion d'un fœtus dans de bonnes conditions.

Cet exemple constitue cependant une exception bien rare, car presque toujours on observe que le fœtus, lors même qu'il n'a pas été expulsé prématurément ou avant la viabilité, apporte en naissant une hydrocéphalie ou une ascite. C'est donc sur le produit de la conception que l'hydramnios sévit le plus fortement, et tout paraît indiquer que cette affection est le symptôme de beaucoup de maladies de l'œuf, ou, selon l'expression de Burns, le symptôme d'une conception monstrueuse.

Les moyens thérapeutiques comme les toniques, les bains froids, les aliments secs, la saignée de temps en temps et l'usage des laxatifs peuvent, d'après Burns, donner quelques résultats; mais, en général, leur action sur l'hydramnios est très-limitée, ainsi que celle des diurétiques. Lorsqu'on présumera que la maladie prend son origine dans des antécédents syphilitiques des parents, il faut soumettre la femme aux préparations mercurielles, mais dirigées avec prudence. Si la distension produisait un grand embarras, on retirerait le liquide par l'orifice utérin en faisant alors la ponction des membranes de l'œuf. Il convient que cette opération soit pratiquée à quelque distance du col utérin, et si l'orifice n'est pas dilaté, il faudra le dilater avec l'éponge préparée avant de rompre les membranes. Dans les cas que nous indiquons, ou lorsque l'orifice utérin se trouve complétement fermé, on a conseillé de faire l'extraction du liquide au moyen d'une ponction pratiquée au point d'élection de la paracentèse. Quelques auteurs se montrent partisans de cette méthode, mais nous ne voyons pas d'utilité à ponctionner l'utérus quand on peut perforer les membranes à travers l'orifice utérin.

ARTICLE V.

ACCIDENTS DE LA LOCOMOTION.

§ 1er. — Relâchement des symphyses du bassin.

Tous les accoucheurs et observateurs admettent aujourd'hui que les symphyses du bassin subissent, sous l'influence de la grossesse, un certain ramollissement, assez souvent sans conséquence notable, mais qui, en certains cas, peut être porté au point de produire entre les articulations respectives et surtout entre les pubis une séparation qui va parfois jusqu'à 3 centimètres.

Arrivées à ce point, les choses peuvent être considérées comme l'expression d'un état véritablement morbide et doivent éveiller l'attention des praticiens. Dans les cas de ce genre, indépendamment d'une douleur sourde apparaissant aux points qui répondent à toutes les articulations du bassin, la femme éprouve de la difficulté à se mouvoir, à marcher et à se tenir debout : à la moindre tentative qu'elle fait pour cela, les douleurs deviennent atroces, et il lui semble quelquefois que les os se détruisent et que les membres abdominaux sont près d'entrer dans le tronc ; quand cette affection date de longtemps ou a déjà paru dans d'autres grossesses, ces phénomènes sont encore accompagnés d'une espèce de crépitation ou d'attrition entre les surfaces articulaires, laquelle se remarque lorsqu'on imprime quelques mouvements aux membres abdominaux.

Dans de pareils cas, les mouvements volontaires sont impossibles, les parties respectives sont tuméfiées à l'extérieur et tellement sensibles que le toucher seul suffit pour réveiller des douleurs aiguës.

Il est probable que là on n'a pas seulement affaire à un relâchement considérable des ligaments articulaires, et qu'il existe une séparation des os accompagnée d'hypersécrétion de synovie, comme l'a pensé Lenoir, et comme Morgagni a eu l'occasion de l'observer dans un cas où il pratiqua l'autopsie. Le relâchement avec séparation des articulations du bassin non-seulement incommode la femme, mais encore il doit, en général, embarrasser le travail de l'accouchement, parce que les douleurs réveillées par les mouvements des articulations à ce moment sont si fortes que les femmes se voient obligées de suspendre jusqu'à un certain point les contractions utérines, à moins cependant qu'il n'y ait pas de vice de conformation du bassin ou de disproportion entre le volume de la tête du fœtus et le canal par où elle doit passer.

Quelquefois l'affection dont nous parlons ne disparaît qu'au bout d'un temps excessivement long; d'autres fois la femme la garde toute sa vie, et, dans des cas heureusement rares, elle peut se terminer par l'inflammation, par la suppuration et par la nécrose des surfaces articulaires, résultats toujours déplorables.

Les causes du ramollissement des ligaments du bassin avec séparation des surfaces articulaires ne sont pas connues d'une manière positive; quant au mécanisme, quelques-uns supposent que les cartilages injectés des liquides qui y affluent par des causes spéciales se gonflent comme une éponge ou comme tout autre corps de la même nature et refoulent les surfaces de manière à produire cette séparation.

Quoi qu'il en soit, quand cette tendance s'observe, la femme devra être condamnée au repos le plus absolu; lorsque les douleurs seront intenses et qu'il y aura propension à l'inflammation, on devra employer les bains tièdes et les antiphlogistiques, comme les saignées locales souvent répétées au moyen de sangsues. L'application de compresses imbibées de vin chaud, d'infusion de roses, de décoction de tannin et de quinquina, de solution de sulfate d'alumine ou de solution d'acétate de plomb est conseillée pour favoriser la consolidation et la rétraction des cartilages interarticulaires. En outre, on devra aider l'action de ces moyens par la compression méthodique faite avec le bandage de corps ou à l'aide d'un appareil approprié. Si la femme est faible, on lui imposera un régime tonique dans lequel entreront les viandes rôties et les vins généreux pris purs ou mêlés d'eaux ferrugineuses; l'usage des diurétiques, des bains froids de mer ou d'eau de Barèges est excellent.

On a conseillé aussi l'iodure de potassium à la dose de 50 centigrammes à 2 grammes par jour. Enfin, quand même l'accouchement se terminerait, on doit continuer l'usage de ces moyens pendant tout le temps qu'il sera nécessaire pour rétablir la femme le mieux possible et la garantir des mêmes accidents pour l'avenir.

§ 2. — Inflammation des symphyses du bassin.

L'inflammation des symphyses du bassin est un phénomène excessivement rare, cependant on cite des cas où, sous l'influence de la grossesse, elle s'est déclarée.

La maladie débute par des douleurs au niveau des articulations respectives; ces douleurs, d'un caractère tantôt pongitif, tantôt lancinant et tantôt gravatif, augmentent par la pression, lorsque la femme marche ou se met sur ses pieds. Il est des cas où le travail morbide augmente tellement qu'il peut se terminer par la suppuration et donner lieu à la mort, fait constaté déjà deux fois.

En général, l'inflammation des symphyses s'accompagne de réaction fébrile, tantôt modérée et tantôt assez marquée. Dans le premier cas, on devra seulement imposer le repos et la diète, et appliquer des compresses imbibées de liquides résolutifs. Quand, au contraire, l'inflammation sera intense et accompagnée de réaction fébrile, on devra, indépendamment de ces moyens, recourir aux sangsues et à la saignée générale, si l'état de la femme le permet ; autrement, les moyens résolutifs réunis aux narcotiques en applications externes et internes, peuvent amener la guérison.

ARTICLE VI.

ACCIDENTS DE L'INNERVATION.

§ 1er. — Altérations des facultés sensoriales affectives et intellectuelles.

Les facultés sensoriales affectives et intellectuelles sont quelquefois influencées par la grossesse, et les causes intimes de ces altérations si singulières sont moins connues que celles des perturbations des autres systèmes organiques.

A l'occasion des modifications des fonctions digestives, nous avons déjà parlé des perturbations de la grossesse ; on a vu alors les divers accidents qui, avec la gestation, peuvent s'observer sur cette faculté.

Les journaux scientifiques ont donné l'historique de cas assez communs où la vision peut se pervertir et même s'abolir tout à fait, soit par une cataracte, soit par le développement de l'état connu sous le nom d'*amblyopie amaurotique*. Dans quelques circonstances cependant, la grossesse, au lieu d'exercer une si mauvaise influence sur la vision, peut lui apporter une grande amélioration. Ainsi Cazeaux rapporte qu'une dame qui dès son enfance était obligée de porter des lunettes, tant elle avait la vue mauvaise, éprouva du mieux sous ce rapport lorsqu'elle conçut.

L'audition également peut s'altérer en devenant plus ou moins sensible et même en disparaissant complétement.

Les phénomènes les plus extravagants peuvent se produire par une perturbation prononcée des facultés affectives et intellectuelles : ainsi on voit quelquefois les femmes se prendre, à propos d'objets qui leur étaient extrêmement chers auparavant, d'une aversion irrésistible, de manière à les éviter et à s'en séparer pendant tout le temps de la grossesse. D'autres fois, ces sentiments s'exagèrent dans un sens contraire, l'amour s'accroît chez elles et est suivi d'une jalousie illimitée avec toutes ses conséquences désagréables, comme nous l'avons déjà observé. En certains cas, il y a perversion des facultés intellectuelles, d'où résulte la monomanie ou une véritable aliénation mentale à ses divers degrés.

Heureusement, toutes ces altérations s'évanouissent à l'approche du terme de la grossesse ou à l'accouchement ; mais d'autres fois elles persistent, et malheureusement nous ne disposons pas de grands moyens pour les combattre. L'accoucheur devra, par conséquent, examiner les causes de ces perturbations, et d'après elles établir le traitement symptomatique, en n'oubliant pas avant tout que la grossesse modifie grandement l'état du sang et produit des altérations pour lesquelles les toniques reconstituants sont les meilleurs moyens.

§ 2. — Vertiges, étourdissements et syncopes.

Les vertiges, les étourdissements et les syncopes sont des symptômes de maladies, mais ils dépendent notamment d'une grande susceptibilité nerveuse et attaquent plus ou moins les femmes enceintes.

Personne n'ignore les accidents que nous avons réunis sous ce titre; mais, pour en tracer les indications curatives, il faut prêter une grande attention aux signes sous lesquels ils se présentent. Ainsi, si ces accidents sont dus à la pléthore, il convient de mettre la femme à un régime sévère et d'employer la saignée; cependant les cas de cette nature sont, il faut l'avouer, excessivement rares, et ils ont, au contraire, comme causes efficientes la mobilité nerveuse, la faiblesse de constitution et une vive affection morale se manifestant par la contrariété, par la colère ou par la joie. Dans quelques cas même, cette prédisposition est si prononcée que les mouvements du fœtus suffisent pour causer un évanouissement momentané, comme cela a déjà été observé une fois par Gardien.

Pour les accidents déterminés par les causes de cette deuxième catégorie, on devra employer les toniques unis aux antispasmodiques tels que la valériane et le quinquina. Lorsque la femme est atteinte d'une syncope, il convient, après l'avoir couchée horizontalement, de faire une aspersion d'eau froide sur la figure, d'approcher des narines de l'ammoniaque ou de l'acide acétique, et pour prévenir la reproduction des accès, on conseille encore les toniques et les antispasmodiques.

L'écorce d'orange et la cannelle ont été très-préconisées par Van Swieten, et Boerhaave, dans le même but, employait un vin composé avec 2 onces d'écorces d'orange, 2 onces d'écorces de limon, 3 ou 4 gros de cannelle et 3 livres de vin d'Espagne, qui était donné à la malade, au moment de son coucher, à la dose de 2 onces. Chambon, pour les vertiges purement nerveux, a employé avec succès l'infusion de sommités de fleurs de pêcher, à la dose d'une tasse le matin et une autre le soir.

§ 3. — Prurit vulvaire et cutané.

Le prurit vulvaire se montre fréquemment chez les femmes enceintes et les gêne beaucoup. Il apparaît presque toujours à la dernière moitié de la grossesse; et dans les cas observés par nous-même les organes génitaux externes et surtout les grandes lèvres étaient rouges, tuméfiés et un peu excoriés. Les auteurs ont même constaté des cas où le prurit était si fort que les femmes en avaient presque des mouvements convulsifs.

Cazeaux rapporte qu'une jeune femme, qui voulait cacher son état de grossesse, souffrait tellement de cet accident qu'elle n'a pu le dissimuler à la famille, et que l'attrition s'était répétée tant de fois qu'à l'examen qu'il fit, il trouva la face interne des grandes et des petites lèvres tuméfiée et enflammée, et la petite lèvre droite avec le double de sa longueur normale.

Les bains émollients, les bains d'eau de Barèges, les lavages fréquents avec ce même liquide, avec l'eau végéto-minérale ou avec la solution de borax à la dose de 1 gramme pour 30 grammes d'eau suffisent dans les cas ordinaires.

Si le prurit augmente par la marche, il faut recommander le repos ou faire mettre alors entre les lèvres de la vulve une compresse fine, imbibée d'huile d'amandes douces ou d'une solution de borax. Quelquefois le prurit est intense et rebelle et produit une certaine réaction générale; au lieu de ces moyens qui sont alors inefficaces, Désormeaux conseille les sangsues à la vulve. Dans tous les cas que nous avons nous-même observés, l'accident a cédé à l'emploi du moyen suivant, conseillé par Meigs : borate de soude 15 grammes, sulfate de morphine 30 centigrammes, eau de roses distillée 250 grammes en lotions locales que l'on fait au moyen d'un linge ou d'une éponge, après avoir préalablement lavé les parties malades à l'eau de savon et les avoir parfaitement essuyées.

Le docteur Maslieurat publia une observation curieuse d'une dame chez laquelle le prurit, outre les parties génitales, avait envahi toute la surface du corps, de telle sorte que, dans 8 grossesses, les couches s'étaient faites prématurément; ce prurit résista aux bains simples et alcalins, aux frictions ammoniacales et camphrées le long de l'épine dorsale, aux préparations opiacées, au bismuth, à la valériane, à la jusquiame et à la belladone; on n'employa pas l'eau sulfureuse, la solution de nitrate d'argent et les sangsues à la vulve.

Après tant de tentatives infructueuses, pourtant il parvint avec l'eau froide à calmer, à la dernière grossesse, les souffrances de la malade; mais là encore l'accouchement fut prématuré, et dans le nombre des couches un seul fœtus survécut. Le docteur Maslieurat dit, en concluant, que si la femme eût eu une nouvelle grossesse accompagnée du même accident, il eût employé les vésicatoires.

Cazeaux, dans trois cas de prurit général, s'est bien trouvé des bains alcalins.

Les femmes enceintes sont quelquefois attaquées de douleurs ayant leur siége tantôt aux parois de l'abdomen, tantôt à la région inguinale, tantôt à la région lombaire et tantôt à l'organe gestateur même.

Les douleurs qui siégent aux parois abdominales sont généralement circonscrites dans un petit espace, mais ne sont ni fixes ni continues; elles varient en intensité, augmentent sous la pression, apparaissent quelquefois dès la conception et quelque temps même après les couches; d'autres fois elles se manifestent et disparaissent aussitôt. Certains auteurs attribuent la cause de ces douleurs à la distension que subissent, sous l'influence de la grossesse, les parois abdominales, et d'autres les font dépendre d'une névralgie des plexus lombo-abdominaux et sacrés. Eu égard au caractère des douleurs et à d'autres particularités qui les accompagnent, il semble que la dernière de ces opinions est celle qui doit être acceptée. Quoi qu'il en soit, les moyens pour combattre ou du moins pour atténuer ces douleurs sont les bains et les fomentations calmantes opiacées.

Les douleurs inguino-lombaires se manifestent surtout aux derniers mois de la grossesse et méritent de la part du praticien une attention spéciale, car elles peuvent, dit Cazeaux, lorsqu'elles sont négligées, être le prélude de l'avortement ou de l'accouchement prématuré. On ne connaît pas exactement les causes de ces accidents, et tandis que les uns les font dépendre de l'engorgement des ligaments ronds, de la rétraction de ces cordons ou des ligaments larges et de la compression des nerfs lombaires, les autres les attribuent à l'engorgement des vaisseaux pelviens ou utérins et même à la congestion locale ou à une irritabilité spéciale de l'organe gestateur. Ces dernières causes sont invoquées quand les douleurs en question se déclarent au début de la gestation, époque à laquelle le retrait des ligaments de l'utérus ne saurait avoir lieu. En présence de ces douleurs, l'accoucheur devra tâcher de se rendre compte des conditions dont elles s'accompagnent : ainsi, lorsqu'il constatera un engorgement des vaisseaux pelviens, il devra recourir à la saignée, et au cas contraire, qui est plus commun, il se bornera à prescrire des bains, des fomentations narcotiques et quelques médicaments antispasmodiques tels que les pilules de Méglin. Lorsque par l'exercice, les relations sexuelles et les promenades en voiture, ces douleurs s'aggraveront, il sera convenable d'en proscrire l'usage et de conseiller dans ce cas le repos complet. Quand il semblera qu'elles sont développées par le poids qu'exerce la tumeur utérine sur la région lombaire ou inguinale, on peut avec profit conseiller l'usage d'une large ceinture ou d'un corset capable de soutenir le ventre.

Il est des femmes qui sont tourmentées pendant leur grossesse, et surtout sur les derniers mois, par des crampes le long des jambes, dont l'origine a été attribuée par les accoucheurs à la compression qu'exerce l'utérus sur les nerfs sacrés. Cependant le docteur Tyler ayant remarqué que la femme éprouve ces crampes le plus souvent quand elle est couchée ou assise, c'est-à-dire lorsque la compression des nerfs sacrés ne peut avoir lieu, a pensé alors qu'elles dépendaient d'une irritation ou d'un embarras du gros intestin ou même de l'utérus. Le traitement conseillé par cet accoucheur consiste donc à prescrire les moyens qui puissent entretenir la liberté du ventre et modérer l'irritabilité utérine, ce qui s'obtient par les bains et les remèdes opiacés.

Il est possible que ces crampes se lient aux causes indiquées par le docteur Tyler Smith, ou qu'elles en dépendent; toutefois il est certain qu'on n'en obtient pas pour cela la cessation chez quelques femmes, quand même elles emploient les moyens tendant à entretenir la liberté du ventre et à apaiser l'irritabilité de l'utérus. Aussi il n'y a pas de moyen curatif pour un semblable mal, mais on peut toujours engager la femme, lorsqu'elle le sentira, à contracter autant que possible les muscles antagonistes de ceux qui sont affectés : ainsi, par exemple, si ce sont les muscles fléchisseurs de la cuisse qui se contractent, il convient d'étendre tout le membre; et si ce sont les jumeaux, on fléchira le pied sur la jambe. Un moyen encore qui nous a réussi, c'est de comprimer fortement, avec la main, les muscles affectés de crampes.

Les douleurs utérines se présentent sous des formes différentes, selon les conditions qui paraissent en favoriser le développement. Sans parler de celles qui se déclarent lors de l'inflammation de l'utérus, on observe parfois que, sous l'impression des mouvements actifs du fœtus, la femme accuse des douleurs utérines assez intenses pour amener une réaction sur tout l'organisme et déterminer en certains cas des mouvements nerveux et convulsifs. Ces douleurs semblent, en général, être subordonnées à une sensibilité exagérée de l'utérus et des muscles abdominaux, et proviennent, suivant Burns, d'un état morbide des nerfs qui s'y répartissent. D'après l'opinion du même auteur, la grossesse chez les malades n'atteint presque jamais son terme, et après l'accouchement elles sont plus exposées aux syncopes avec ou sans hémorrhagies.

Le traitement consiste dans la saignée, dans les laxatifs et dans les médicaments opiacés administrés à l'intérieur ou en frictions.

Dans d'autres circonstances, les douleurs de l'utérus ne dépendent pas de la sensibilité morbide de l'organe gestateur, mais paraissent plutôt se lier à un spasme partiel ou général de l'utérus ; elles peuvent alors être le prélude d'un avortement, et la contraction qui siége toujours dans le corps de l'utérus peut se communiquer à tout l'organe et produire la dilatation du col avec tous les autres phénomènes qui l'accompagnent.

Il convient donc d'apporter la plus grande attention à ces douleurs et de recourir aux moyens qui peuvent les soulager ou les faire cesser.

Quand elles sont partielles ou bornées, nous n'avons guère à employer que les fomentations émollientes, calmantes ou narcotiques; mais lorsqu'elles sont générales, le repos, les lavements laudanisés, les bains et la saignée, si le pouls de la femme est plein et dur, sont les moyens sur lesquels nous pouvons compter comme étant les plus efficaces. Indépendamment des affections traitées jusqu'ici, il peut s'en présenter bien d'autres sous l'influence de la grossesse, telles que l'éclampsie, la rupture de l'utérus et le thrombus vulvaire; mais comme elles se déclarent aussi lors de l'accouchement, nous renvoyons à l'article *Dystocie*.

CHAPITRE II.

DES ACCIDENTS PRODUITS PAR LES DÉVIATIONS UTÉRINES.

ARTICLE PREMIER.

PROLAPSUS DE L'UTÉRUS.

Nous avons déjà dit que lorsque la grossesse se déclare, l'utérus augmentait de poids et pouvait être mieux senti dans la cavité pelvienne; il est donc inutile d'ajouter que plus cette cavité est spacieuse et que plus les tissus du vagin sont relâchés, plus la position qu'il prend est basse.

La gestation par elle-même favorise la descente de l'utérus. Pendant la gestation, comme dans toute autre occasion, le prolapsus peut être ou partiel ou complet, c'est-à-dire qu'il peut y avoir procidence ou chute de l'organe gestateur. Dans le premier cas, l'utérus descend de manière que les lèvres du col soient visibles extérieurement; dans le deuxième cas, l'organe paraît hors des parties génitales et pend entre les cuisses. Ce déplacement peut être la suite instantanée de la fécondation, ou encore la procidence complète peut avoir lieu comme condition plus grave d'un prolapsus préexistant. La guérison spontanée de l'accident en question est la terminaison ordinaire, puisqu'à proportion du progrès de la grossesse, l'utérus s'élève au-dessus du détroit supérieur; cependant il y a eu plus d'un cas où le déplacement de l'utérus a continué à persister même après les couches.

Les symptômes résultant du prolapsus utérin varient selon la capacité du bassin, mais généralement la femme se plaint d'un grand malaise, de douleurs expultrices, de poids à la région lombaire et à la région inguinale, gênant plus ou moins la sortie des urines, et enfin d'une forte constipation. En certains cas, l'irritation du rectum et de la vessie peut s'étendre à l'utérus et produire des contractions prématurées et l'avortement. Pour le prolapsus simple, il n'y a d'autre traitement à recommander à la femme que celui de se tenir quelque temps couchée sur le dos, et à avoir soin que les fonctions de la vessie et du rectum s'exécutent parfaitement. En cas d'impossibilité d'uriner, le cathétérisme de la vessie devient indispensable, car la distension excessive de cet organe peut, ainsi que l'a observé Ramsbotham dans un cas, amener une conséquence fatale. Il y a des praticiens qui conseillent l'usage des pessaires, mais nous n'avons pas encore vu un seul cas où l'introduction dans le vagin d'un pareil instrument, pendant la grossesse, ait donné moins d'incommodité que l'état qu'il était appelé à améliorer.

A la chute complète, l'utérus doit être remis avec tout le soin possible dans l'intérieur du bassin. Pour éviter la descente de cet organe, il conviendrait que la femme gardât le lit quelques semaines, et dans le cas où il ne serait pas possible d'obtenir le repos de la femme pendant le temps nécessaire, on devrait, une fois la réduction de l'organe effectuée, faire passer une petite serviette sur le périnée et la vulve, de façon à empêcher la sortie de l'utérus.

L'usage des bains salés froids ou tièdes est toujours d'un grand avantage, et lorsqu'il y aura un écoulement blanc, on devra employer les injections astringentes le matin et le soir. Quelquefois l'utérus se trouve tellement adhérent aux viscères attenants, que la réduction en devient impraticable; il est nécessaire alors de soutenir la tumeur utérine au moyen d'un bandage périnéal et de faire tenir la femme couchée. Cependant, même après l'accouchement, il faut qu'elle ne quitte le lit qu'au bout d'un certain temps, car le repos, pendant l'état puerpéral, pourra la guérir radicalement, tandis que si l'on néglige cette précaution, le relâchement des ligaments et des parois vaginales augmentera en même temps que le prolapsus de l'utérus.

ARTICLE II.

ANTÉVERSION DE L'UTÉRUS.

L'antéversion de l'utérus est un accident bien rare, de sorte que beaucoup d'accoucheurs ayant une longue pratique nient la possibilité de son existence.

Bien que, d'après nos observations, il ne se soit jamais présenté de cas d'antéversion utérine bien caractérisée, on ne peut pourtant nier qu'elle ait quelquefois lieu sous l'influence de la grossesse.

Il se rencontre, en effet, des cas où l'inclinaison normale de l'utérus en avant est augmentée de manière que l'irritabilité de la vessie puisse apparaître au début de la gestation; quoique, dans ce cas, le repos absolu pendant un ou deux jours suffise pour atténuer les symptômes et faire revenir l'utérus à sa position, cependant il ne nous semble pas difficile de comprendre que des causes puissantes apparaissent et augmentent ce commencement de déplacement, et pour notre part nous n'hésitons pas à admettre les idées des auteurs qui ont eu l'occasion d'en rencontrer des exemples.

L'utérus dans l'antéversion a le fond dirigé en avant sur le bassin, tandis que le col se trouve tourné en haut et en arrière sur le sacrum.

Les causes de cet accident sont probablement les chutes, les efforts occasionnés par le vomissement, l'ascension et la descente d'escaliers, et le soulèvement d'objets lourds. Les signes par lesquels le diagnostic peut en être établi sont ceux-ci : le col de l'utérus est élevé sur le sacrum de façon à ne pouvoir être atteint avec le doigt, tandis que le fond se présente sous la forme d'une tumeur globulaire sur la partie antérieure du vagin et derrière la symphyse du pubis. Les veines de la partie supérieure du conduit vaginal sont gonflées et distendues; le passage de l'urine peut devenir difficile, et même la rétention complète peut avoir lieu par suite de la pression du fond de l'utérus sur le méat urinaire et le col de la vessie.

Quoique le rectum souffre moins que cet organe, il peut néanmoins survenir une constipation du ventre et des ténesmes. La douleur a son siège aux régions lombaire et hypogastrique, et la malade peut être tourmentée par un sentiment constant de plénitude de la cavité pelvienne ou éprouver des paroxysmes intenses de douleurs expultrices.

La réduction de l'utérus dans l'antéversion doit être faite soigneusement avec une persévérance modérée, car tous efforts dans ce but peuvent déterminer l'avortement. Pour pratiquer la réduction, on doit avant tout provoquer l'évacuation des urines et des excréments; ensuite la femme peut être soumise au chloroforme, ce qui est très-avantageux : l'accoucheur introduit alors deux doigts dans le vagin et, en les appliquant sur le fond de l'utérus, il relève cette partie de l'organe au moyen d'une légère pression. La réduction obtenue, la malade doit garder le lit quelques jours, et bien qu'en beaucoup de cas l'utérus, à mesure que la grossesse avance, retourne à sa position normale, nous ne devons pas moins tâcher de soulager la femme de ses douleurs et de ses maux par le moyen déjà indiqué, à condition cependant que l'opération sera faite sans compromettre la vie du fœtus.

ARTICLE III.

RÉTROVERSION DE L'UTÉRUS.

L'utérus, dans la rétroversion, abandonne sa position naturelle de telle manière que le fond s'applique sur la concavité de la face antérieure du sacrum, tandis que le col est porté en haut et en avant derrière la symphyse du pubis.

Cette déviation utérine s'observe rarement chez les primipares et peut survenir en tout temps de la grossesse, mais plus fréquemment les trois ou quatre premiers mois.

Les premiers qui ont fait, en France, une description de cet accident sont d'abord Desgranges en 1715, et ensuite Grégoire en 1746. En 1754, William Hunter présenta une observation à ce sujet et appela ainsi l'attention des praticiens anglais sur cette maladie.

La rétroversion peut se déclarer graduellement ou spontanément. Dans le premier cas, elle est généralement due à la diminution du diamètre antéro-postérieur du bassin par suite de la saillie considérable du promontoire sacré contre lequel l'utérus vient, à son développement, se heurter, de manière qu'au lieu de franchir le détroit supérieur, cet organe tient son fond dirigé vers la concavité du sacrum. Cet état occasionne peu ou presque pas de gêne, tant que l'utérus n'a pas acquis les dimensions suffisantes pour comprimer la vessie et le rectum; mais il n'en est plus ainsi dans des circonstances opposées. Dans ce cas même, la rétroversion peut être due à l'accumulation de matières fécales dans la courbure sigmoïde du côlon et dans la partie supérieure du rectum.

Lorsque la déviation utérine a lieu spontanément, elle a généralement pour cause un effort violent employé pour la défécation ou pour l'évacuation des matières contenues dans l'estomac ou bien des tentatives faites pour soulever un fardeau, etc. Plusieurs auteurs sont d'opinion que la vessie distendue par l'urine peut graduellement refouler à l'arrière le fond de l'utérus ou bien produire le même effet très-rapidement sous l'impression d'efforts violents dans l'émission de l'urine; mais il nous semble que les rapports de la vessie avec la paroi antérieure du ventre sont bien suffisants pour empêcher l'utérus de subir ce déplacement. La rétention d'urine, dans ce cas, est la conséquence et non la cause de l'affection.

Dans la rétroversion, il existe un symptôme qui mérite d'attirer notre attention. La pression exercée par l'utérus dévié sur le col de la vessie empêche d'abord partiellement et ensuite d'une manière complète la sortie de l'urine, d'où résulte la rétention avec désirs incessants et efforts fréquents sans émission d'urines.

La pression sur le rectum détermine aussi, mais à un degré moindre, des désirs d'évacuation et de nombreuses tentatives de défécation.

Si l'on n'a pas soin de débarrasser la vessie, elle se distend énormément, l'urine se décompose et produit tous les symptômes dangereux de l'urémie, ou bien les tuniques de l'organe s'enflamment, s'ulcèrent et, se déchirant mécaniquement, laissent le liquide s'échapper dans la cavité péritonéale, d'où résulte une péritonite mortelle. La femme peut cependant périr d'un empoisonnement du sang, causé par l'absorption de l'urine décomposée avant que la vessie ait eu le temps de se rompre, ou bien après l'émission de l'urine lorsque celle-ci a été provoquée trop tard et alors que l'économie se trouvait déjà profondément affectée. Dans beaucoup de cas, il y a pendant le jour une expulsion d'urine peu abondante, qui peut tout au plus faire retarder le temps de la rupture; mais cela ne doit pas tromper le praticien ni l'empêcher de pratiquer le cathétérisme, car quelquefois on extrait encore de la vessie une grande quantité d'urine.

Le diagnostic de la maladie est, en général, peu difficile. Par le simple fait qu'une femme ne peut uriner et a des envies constantes d'aller à la selle, le praticien ne doit pas se croire tenu à un examen physique minutieux, car à la vue seule on reconnaît l'augmentation de grosseur du ventre, et si la rétention date de quelques jours, on sentira la fluctuation.

Lorsqu'on aura à faire l'examen, en introduisant le doigt dans le vagin on rencontrera dans ce canal un obstacle produit par un corps globulaire qui emplit toute la cavité pelvienne, mais plus sur la partie postérieure que sur l'antérieure ; on peut ne pas atteindre de suite le col de l'utérus, mais le praticien devra persister et porter le doigt dans toutes les directions pour découvrir absolument cette partie de l'organe gestateur élevée au-dessus du pubis. En cas de doute sur l'accroissement du ventre et sur la nature du cas, on introduira une bougie dans la vessie pour en extraire l'urine et examiner avec soin la tumeur qui occupe le canal pelvien. La rétroversion utérine ne doit pas être confondue avec le prolapsus ni avec l'antéflexion, parce que dans le prolapsus le col est toujours accessible et se trouve au centre du canal vaginal, et dans l'antéflexion le corps de l'organe forme avec le col une courbe plus ou moins aiguë dirigée vers les symphyses du pubis.

Le pronostic de la rétroversion est toujours grave, surtout après une déviation utérine prolongée, à la suite de laquelle le sang aurait déjà été vicié par l'urine, tandis que la constipation et la rétention d'urine ne sont pas par elles-mêmes des causes toujours dangereuses, quoiqu'elles servent à augmenter mécaniquement l'affection : résultat s'expliquant, du reste, facilement en ce que la vessie ne peut pas s'élever sans entraîner avec elle le col utérin, et comme le fond de l'utérus comprime le rectum, les matières fécales s'accumulent au-dessus du point obturé, d'où il suit que cette partie de l'organe est plus refoulée en bas. En outre, quand la femme demande les conseils d'un accoucheur, elle se trouve déjà très-affaiblie, et la maladie est avancée par les efforts auxquels elle s'est livrée pour accomplir ses fonctions.

Dans le traitement de la rétroversion, la première chose à faire est de vider la vessie pour éloigner non-seulement le risque d'une rupture de l'organe, mais même pour obvier au danger imminent de l'urémie. Le cathétérisme se fera avec une algalie d'homme ou avec une sonde de gomme élastique, à cause de l'augmentation de la longueur de l'urèthre par suite de l'élévation de la vessie ; s'il y a possibilité d'administrer des lavements, on se servira d'un tube que l'on poussera jusqu'au-dessus de l'obstruction, car il est évident que sans l'évacuation des excréments on ne peut compter sur une réduction facile de l'utérus. Ces moyens quelquefois suffisent pour ramener la matrice à sa position normale ; pourtant, pour arriver à ce résultat, dans la majorité des cas, il est encore nécessaire de diriger le fond de cet organe par en haut. Avant de pratiquer l'opération, on devra administrer le chloroforme, car non-seulement il serait cruel d'infliger à une pauvre femme, qui souffre déjà beaucoup, des douleurs inutiles, mais encore on préviendra par cet agent anesthésique les efforts expulsifs que, dans l'usage de sa raison la malade ne manquerait pas de faire.

L'anesthésie de la femme obtenue, et celle-ci couchée sur le dos, le praticien introduira la main dans le vagin, puis, appliquant la surface palmaire du bout des doigts sur la tumeur, il comprimera le corps et le fond de l'utérus en haut et en avant dans la direction de la concavité sacrée. Le docteur Ramsbotham, dans un cas difficile, en même temps qu'avec la main introduite dans le vagin, il cherchait à réduire l'utérus, avec une grosse sonde passée par le rectum il remplissait cet intestin d'eau et cherchait par ce moyen à reporter l'organe à sa position normale.

Evrat, pour faciliter la réduction, introduisait dans le rectum un cylindre mince de vingt-deux à vingt-sept centimètres de long, dont le bout était garni de charpie enduite de cérat, et il refoulait ainsi le fond de l'utérus de bas en haut. Amussat, au lieu de cet instrument, se servait de deux doigts de la main, et quand ceux-ci n'atteignaient pas le fond de l'utérus, il introduisait le pouce dans le vagin pour lever le périnée et faciliter l'opération.

La réduction s'obtient quelquefois dans une seule séance, mais communément les tentatives doivent être répétées plusieurs fois, et n'oublions pas que, dans toutes, il faut pratiquer le cathétérisme de la vessie, quand il devra s'écouler plusieurs heures entre les opérations. Pour rendre plus facile la réduction, quelques praticiens anglais conseillent de faire mettre la femme sur les genoux et sur les coudes ou dans une position telle que l'utérus se trouve allégé du poids des intestins ; cette attitude est gênante et a surtout l'inconvénient de ne pas permettre d'administrer le chloroforme.

Quoi qu'il en soit, une fois la réduction obtenue, la malade devra se tenir couchée plusieurs jours, et si les tuniques vésicales ont perdu la tonicité, on doit pratiquer de huit en huit heures le cathétérisme de la vessie, jusqu'à ce que les choses rentrent dans l'état ordinaire.

Malheureusement il arrive parfois que la réduction est impossible : dans ce cas, peut-on rester inactif et laisser la femme livrée à ses horribles souffrances? Hunter conseillait de perforer les parois utérines et les membranes du fœtus, de manière à diminuer le volume de l'organe gestateur par l'évacuation du liquide amniotique, et il rapporte un cas où, à la faveur de son conseil, cette opération fut exécutée à travers le rectum avec un résultat heureux.

Cependant il nous semble que ce procédé doit être très-rarement nécessaire, car avec de la patience on peut introduire un stylet ou sonde utérine, perforer les membranes et chercher à faire l'extraction du liquide amniotique. En cas de non-réussite, il sera en général possible de réveiller les contractions utérines au moyen du seigle ergoté combiné avec l'emploi du galvanisme.

Le docteur Henry Bond, de Philadelphie, inventa un instrument pour la réduction de l'utérus, instrument qui aurait réussi au docteur Meigs dans un cas qui avait résisté à tous les autres moyens. Ne nous étant jamais servi de cet instrument, il serait maladroit de le condamner; mais il faut rappeler que, lorsque par le moyen d'efforts intelligents et persévérants on n'a pu obtenir la réduction de l'utérus, il y a certitude qu'en général il s'est établi des adhérences anormales entre cet organe et les parties adjacentes. La rupture des fausses membranes amènerait, outre l'hémorrhagie, l'inflammation aiguë de l'utérus et des tissus mous du bassin, accidents plus dangereux que la rupture des membranes de l'œuf avec la sonde utérine et même que la ponction de l'utérus, conseillée par Hunter.

Il est impossible que la grossesse puisse arriver à terme quand la rétroversion a lieu; néanmoins on trouve dans les annales scientifiques deux cas extraordinaires rapportés, l'un par le docteur Jackson et l'autre par le docteur Samuel Merrimann; dans tous les deux, les femmes ont été près de six jours en travail d'enfantement et ont souffert extraordinairement, mais l'utérus a fini par revenir à sa position naturelle; l'expulsion des fœtus a eu lieu, mais ils sont nés morts et même en état de putréfaction, et malgré cela pourtant les femmes se sont rétablies.

CHAPITRE III.

DES ACCIDENTS PROPRES A LA GROSSESSE.

Sous ce titre, nous comprendrons les accidents qui peuvent interrompre la marche de la gestation et déterminer l'expulsion du produit de la conception avant la viabilité. Ces accidents caractérisent le fait ou le phénomène connu sous le nom d'*avortement;* c'est ce dont il va être question dans ce chapitre.

De l'avortement.

En obstétrique, on donne le nom d'*avortement* à l'expulsion du produit de la conception avant que celui-ci ait atteint l'époque de la viabilité.

On entend par *viabilité* cet état de l'organisation fœtale qui permet au produit de l'utérus de parcourir dans le monde les phases de son développement et de sa croissance; mais seulement quand le fœtus est arrivé au septième mois viable.

L'avortement, tel qu'il se trouve défini, se distingue de l'accouchement prématuré, parce que dans ce dernier cas l'expulsion du fœtus a lieu après l'époque de la viabilité.

L'avortement est vulgairement connu sous le nom de *faussses couches,* et se distingue en *ovulaire* quand il se produit aux premiers quinze jours de la gestation, en *embryonnaire* quand il se manifeste entre le premier et le troisième mois, et en *fœtal* quand il a lieu entre le troisième et le septième mois.

Velpeau le divise en spontané et en accidentel. On appelle avortement *spontané* celui qui a lieu sans une cause externe appréciable, et *accidentel* celui qui s'opère sous l'influence d'un accident.

Il n'y a pas, sous le point de vue pratique, grande utilité à ces deux divisions que nous donnons, car, accidentel ou spontané, l'avortement peut offrir la même gravité, présenter les mêmes symptômes et demander le même traitement; et si, lorsqu'il a lieu au début de la grossesse, il peut passer inaperçu, il ne s'ensuit pas pour cela qu'il y ait, à tous égards, grande différence entre l'avortement embryonnaire et l'avortement fœtal. En tout cas, comme objet purement spéculatif, nous admettons plutôt la première division, car elle a au moins l'avantage d'indiquer les conditions où se trouve le produit utérin et de faire en sorte que l'accoucheur puisse se prémunir à l'égard de phénomènes qui, ainsi que nous l'allons voir, ont lieu à l'apparition de l'avortement aux premiers temps de la gestation.

L'avortement a été regardé par quelques auteurs comme un accident très-fréquent et par d'autres comme un phénomène excessivement rare. La question n'est pas si simple qu'elle paraît; et pour que nous puissions résoudre le problème il faut le considérer sous beaucoup de points de vue. Ainsi nous tâcherons en premier lieu de savoir 1° si l'avortement est bien fréquent; 2° s'il est ou non plus fréquent que l'accouchement; 3° s'il y a un temps où l'avortement est plus fréquent; 4° s'il y a dans cette époque une période où l'avortement est fréquent; et enfin 5° nous dirons quelques mots de la fréquence de l'avortement par rapport au sexe du fœtus.

PREMIÈRE QUESTION : *L'avortement est-il en réalité un accident fréquent?* — Pour donner une solution immédiate à cette question, il est nécessaire que nous entrions dans quelques considérations. Le docteur Whitehead rapporte que, sur 2000 femmes enceintes qui ont été soumises à son observation au Lying Hospital de Manchester, 1222 ont avorté. Comme résultat spécial, ce docteur a trouvé que des 2000 femmes il y en avait 37 sur 100 qui n'avaient pas atteint l'âge de trente ans. Parmi les femmes qui se trouvaient entre la trentième et la quarante-cinquième année, l'avortement fut dans la proportion de 90 pour 100; d'où il suit que l'accident est d'autant plus fréquent que l'âge où la femme conçoit est plus avancé.

Si nous comparons les chiffres de madame Lachapelle avec ce résultat, on verra que les opinions sont bien contradictoires. En effet, dans son ouvrage sur les accouchements, cette illustre sage-femme a montré que sur 21,960 grossesses elle n'avait observé que 116 avortements. Disons de suite que la statistique du docteur Whitehead n'est peut-être que l'effet du hasard, mais ce qui est sûr et ce que tous ont unanimement reconnu, c'est que l'opinion de madame Lachapelle n'est pas l'expression de ce qui s'observe à ce sujet et qu'elle a été victime d'une erreur. Quand nous traiterons de la fréquence sous le rapport de l'époque, nous verrons que cet accident est plus fréquent aux trois premiers mois de gestation, et comme il ne détermine pas de grands maux, les femmes rarement entrent à l'hôpital. De cette façon, disent Dugès et Velpeau, ainsi que tous les accoucheurs, il n'est pas surprenant que madame Lachapelle ait supposé que l'avortement était un accident très-peu fréquent, attendu qu'elle vivait à l'hospice de la Maternité, où entraient les femmes qui n'avortaient qu'au quatrième ou cinquième mois de la gestation.

Il paraît avéré par ces faits que l'avortement est un accident très-fréquent et a lieu plus souvent qu'on ne le pense généralement.

SECONDE QUESTION : *L'avortement est-il plus fréquent que l'accouchement?* — Cette question se trouve implicitement dans celle que nous venons de résoudre. Ainsi, pour le docteur Whitehead, il semble que l'avortement est plus fréquent que l'accouchement, et si cette opinion est admise, dans notre pays où il y a peut-être deux millions de femmes qui sont dans le cas de concevoir, l'avortement doit être énorme. Cette opinion n'est cependant pas partagée par tous les auteurs, et tandis que quelques-uns pensent que l'avortement est à l'accouchement comme 1 est à 3, d'autres croient que celui-ci est à celui-là comme 42 est à 35.

TROISIÈME QUESTION : *Y a-t-il une époque où l'avortement est fréquent?* — Tous les accoucheurs ont admis que l'avortement est un accident plus fréquent dans les quatre premiers mois qu'en tout autre temps de la gestation; et Mauriceau, dans son 141e aphorisme, dit qu'il y a dix fois plus d'avortements dans ces mois que dans tous les autres réunis. Madame Lachapelle a cependant soutenu une opinion contraire, et a cherché à montrer que l'avortement était plus fréquent à compter du sixième mois. Cet avis de madame Lachapelle, basé sur les observations qu'elle avait faites étant accoucheuse à l'hospice de la Maternité à Paris, ne peut être adopté, par la raison que les femmes qui font attention à l'avortement des premiers mois sont rares, et presque jamais, comme d'autres accoucheurs l'ont vérifié, elles ne vont à l'hôpital pour y être soignées. Dès lors il n'est pas étonnant que madame Lachapelle avance cette proposition; nous ne devons pas cependant l'accepter, car elle n'exprime pas la vérité des faits généralement observés.

Si tous les accoucheurs sont d'accord en ce que l'avortement est plus fréquent aux quatre premiers mois de la grossesse, il n'en est pas ainsi à l'égard de l'explication de la cause qui amène ce résultat. William Hunter a attribué la plus grande fréquence de cet accident aux premiers temps de la gestation, à la circonstance que le chorion et la caduque étaient faiblement unis et par conséquent susceptibles de se séparer sous l'influence du moindre ébranlement. Baudelocque, de son côté, explique l'origine de l'avortement par l'extrême sensibilité et la rigidité des fibres utérines, lesquelles étaient violemment irritées et entraient en contraction aussitôt qu'elles se distendaient. Gardien rapporte l'accident aux efforts employés par la nature pour amener les règles : le sang qui afflue vers l'organe gestateur, d'après lui, doit exercer une impression d'autant plus vive que les vaisseaux sont en état de sentir plus fortement le stimulus qu'ils reçoivent. En outre, l'embryon ne se trouve à l'origine de la grossesse que faiblement adhérent à l'utérus, par conséquent cette union peut être détruite avec la plus grande facilité. Cazeaux attribue la fréquence de l'avortement, comme Hunter, à la faible union du chorion et de la caduque, mais il ajoute que leur séparation a lieu par suite de la rupture des vaisseaux de cette dernière membrane et alors en vertu des écoulements sanguins qui se font entre ces deux membranes de l'œuf.

QUATRIÈME QUESTION : *Existe-t-il une période dans cette époque où l'accouchement soit plus fréquent ?* — Bien qu'il ne nous ait pas été donné d'avoir un hôpital où nous eussions pu étudier cette matière, dont la solution est très-importante sous le rapport de la prophylaxie de l'avortement, nous sommes néanmoins induit à croire, par nos observations personnelles, qu'il existe en effet une période de la gestation où l'avortement est plus fréquent, et cette période répond exactement au temps où la femme devait avoir des menstrues. Quoique nous pensions que la grossesse suspende les fonctions ovariennes et concentre toute l'activité de ces organes à la formation du *corpus luteum* et à la cicatrisation du follicule de Graaf, nous croyons pourtant que, sans que l'évolution de la vésicule ovarienne ait lieu, l'utérus peut encore, par l'habitude de ses fonctions cataméniales, être le siége, aux temps marqués pour ce phénomène, d'un éréthisme en vertu duquel la congestion augmente et peut se terminer par un épanchement sanguin assez prononcé, et produire la séparation des liens qui unissaient l'ovule qui se développe à l'organe gestateur.

Que ce soit là ou ailleurs la cause du fait en question, il est sûr néanmoins que l'avortement, suivant nos propres observations et celles d'autres praticiens comme Klein, se déclare presque toujours aux approches ou dans le temps où l'écoulement cataménial s'établit; il suffit donc que ce fait reçoive la sanction de l'expérience pour pouvoir empêcher souvent la production de l'avortement.

Indépendamment de ces questions, on a cherché à savoir si l'avortement se manifeste plus souvent quand la femme porte dans son sein un produit du sexe féminin ou quand elle porte, au contraire, un produit du sexe masculin. Le vulgaire croit que l'avortement a plus souvent lieu lorsque le fœtus est du sexe masculin que du sexe féminin. Les investigations faites par plusieurs accoucheurs semblent conduire à un résultat tout à fait différent : ainsi ils pensent que l'avortement se produit plus fréquemment quand la femme est grosse d'un fœtus du sexe féminin que lorsqu'elle porte dans le sein un fœtus du sexe masculin.

Dans l'étude de l'avortement nous avons à passer en revue les causes sous l'influence desquelles il a lieu, les symptômes qu'il présente, son diagnostic et son pronostic, et finalement ses complications, ses terminaisons et son traitement.

ARTICLE PREMIER.

CAUSES DE L'AVORTEMENT.

Les causes de l'avortement étant nombreuses, les auteurs ont dû, pour pouvoir les étudier méthodiquement, les classer en diverses sortes. De toutes les divisions, la plus complète pour nous est celle de Velpeau : ainsi, à quelques modifications près, nous distinguerons les causes de l'avortement en *prédisposantes, accidentelles*, *spéciales*, et *efficientes* ou déterminantes. Les causes prédisposantes peuvent avoir leur origine 1° chez la femme ; 2° chez le fœtus et ses annexes ; 3° chez le père. Les causes prédisposantes ayant leur origine chez la femme elle-même peuvent dépendre d'un vice général et local : le premier dépend de la constitution de la femme ou d'un état morbide ; le second se rattache à l'état des parties dures ou aux parties molles qui sont le siége de la parturition.

Les causes prédisposantes regardant le fœtus et ses annexes peuvent devoir leur origine soit à une maladie du fœtus, soit à une maladie des membranes de l'œuf, soit à une maladie de la vésicule ombilicale ou à une maladie du cordon ombilical, ou bien encore à une maladie du placenta.

Les causes prédisposantes se rapportant au père peuvent être produites soit par la constitution de celui-ci ou par un état morbide spécial.

Les causes accidentelles ou spéciales peuvent dériver soit de l'action directe, soit de l'action indirecte portant ou sur le produit de la conception ou sur l'organe qui le renferme.

Quant aux causes efficientes, elles sont toutes directes. Nous pouvons donc dresser le tableau suivant :

		Vice général.	Constitution. État morbide.
	1° De la femme.		
		Vice local.	Des parties dures. Des parties molles.
1re CATÉGORIE. *Causes* *prédisposantes.*			Maladies du fœtus. Des membranes.
	2° De l'œuf.		De la vésicule ombilicale. Du cordon ombilical. Du placenta.
	3° Du mari.		Constitution. État morbide.

2ᵐᵉ CATÉGORIE. *Causes* { Directes.
accidentelles . . . { Indirectes.

3ᵐᵉ CATÉGORIE. *Causes* { Directes.
spéciales. . . . . { Indirectes.

4ᵐᵉ CATÉGORIE. *Causes* {
efficientes. . . . . { Toutes directes.

§ 1ᵉʳ. — Des causes prédisposantes de l'avortement.

A. — Des causes prédisposantes générales qui se lient à la femme et dépendent de la constitution ou d'un état morbide de celle-ci. —
I. — Ces causes se révèlent sous diverses formes et ont quelquefois une action très-marquée sur l'expulsion du produit de l'utérus. Dans ce nombre il faut compter la constitution ou le tempérament excessivement pléthorique ou très-nerveux ou très-faible. Ces faits, qui ont été vérifiés depuis le temps d'Hippocrate, ne peuvent être révoqués en doute. Il y a un autre fait cependant qui peut servir de critérium au praticien pour apprécier toute l'influence qu'exercent les causes dont nous venons de parler. Les femmes qui sont de tempérament pléthorique et qui sont, en outre, abondamment réglées, et ont par conséquent ce qu'on nomme le molimen hémorrhagique, sont, toutes choses égales d'ailleurs, plus prédisposées à l'avortement que celles qui se trouvent dans d'autres conditions.

La misère et la nourriture insuffisante affaiblissent la constitution et prédisposent ainsi les femmes à l'avortement. Les impressions morales fortes, produites par la terreur, par la tristesse ou par la colère peuvent être autant de causes qui disposent à l'expulsion prématurée du fœtus.

La vie excessivement agitée ou trop oisive ou trop reposée peut amener le même résultat. Les excitations vénériennes ou le coït répété fréquemment, sans influence, d'après Dionis, sur l'avortement, constituent, pour Mauriceau, une cause très-prédisposante à cet accident. Bien que le professeur Velpeau ne partage pas cette opinion, nous ne sommes pas moins de l'avis de Mauriceau, que le coït immodéré peut disposer à l'avortement, surtout si cet accident a déjà eu lieu auparavant.

Certaines conditions atmosphériques peuvent encore exercer de l'influence dans ce sens. Ainsi plusieurs auteurs ont cité des faits relatifs à des femmes qui ont avorté sans autre raison qu'une température ou trop basse ou trop élevée.

L'habitation sur les montagnes très-élevées y donne lieu quelquefois aussi, et, dans certains cas, l'accident peut être favorisé par des conditions atmosphériques différentes, comme on le voit par ce fait rapporté par le professeur Moreau. Une femme demeurant à Paris, fut grosse par diverses fois et accoucha toujours sans difficulté; pourtant, ayant fait un voyage à la Méditerranée, elle y conçut et y avorta peu de mois après. De retour à Paris, elle devint de nouveau enceinte et accoucha naturellement; mais, ayant fait un autre voyage à la Méditerranée et étant devenue encore grosse, elle avorta de nouveau.

Le vulgaire croit généralement que les femmes enceintes sont exemptes de toutes maladies, voire même de celles qui revêtent la forme épidémique; malheureusement ce n'est qu'un préjugé, car, outre les maladies inhérentes à l'état de grossesse, les femmes peuvent être affectées aussi des maladies ordinaires.

De toutes les maladies qui prédisposent à l'avortement, celles qui ont le plus d'influence sont sans contredit les maladies épidémiques. Les pneumonies, les bronchites, la fièvre typhoïde et les inflammations des articulations, quoique pouvant aussi amener cet accident, n'y prédisposent cependant pas d'une manière aussi évidente. Il n'est pas besoin non plus que les maladies se présentent sous un caractère aigu, car les affections chroniques ont aussi une influence sur l'expulsion du fœtus; de toutes les affections, c'est la syphilis qui paraît avoir le plus d'action, car non-seulement elle détériore l'organisme, mais elle peut produire la mort du fœtus et provoquer sa sortie prématurée.

II. — Les causes prédisposantes locales, dépendantes de la femme, peuvent être déterminées par un état particulier du bassin ou des parties molles contenues dans le conduit pelvien. Au dire de Cazeaux, les vices de conformation du bassin sont une des causes qui prédisposent le plus à l'avortement : cette proposition est trop absolue pour que nous la passions sous silence. Cazeaux a fait, ce nous semble, une petite confusion entre l'avortement et l'accouchement prématuré : que les vices de conformation disposent à ce dernier accident, nous en convenons; mais que le même fait ait lieu d'une façon aussi absolue quant à l'avortement, c'est ce que nous ne saurions admettre.

Un bassin rétréci offre encore généralement de l'espace suffisant pour le développement du fœtus, mais l'accouchement peut rarement arriver à terme quand les femmes sont petites, parce que la cavité abdominale étant peu considérable, il en résulte que le fœtus ne pouvant atteindre son développement, il est expulsé, mais déjà à l'époque de la viabilité. On a dit que, dans les cas où le rétrécissement du bassin siége aux deux détroits de cette partie du squelette, de manière que ceux-ci offrent une aire très-petite, avec une excavation du reste considérable, il exerce une influence très-grande sur l'avortement; car le produit de la conception après son développement dans l'excavation, ne trouvant plus d'espace ou ne pouvant s'élever, comprime alors les parties et réagit sur l'utérus, qui aussitôt entre en action et détermine son expulsion. Tout cela peut avoir lieu, mais nous ne croyons pas le fait très-général, et la preuve c'est qu'on observe constamment l'emploi de la céphalotripsie dans les cas de rétrécissement du bassin, quand la grossesse a déjà passé une certaine époque ou est arrivée à son terme. Donc si les angusties pelviennes prédisposaient à l'avortement, cette opération serait moins fréquente et la vie de la femme courrait par conséquent moins de risques.

Nous sommes persuadé, d'après cela, que les rétrécissements du bassin n'exercent pas, en général, une grande influence sur l'avortement, mais nous ne voulons pas dire par là qu'ils ne soient pour rien dans la manifestation de cet accident, car il faudrait que nous eussions fait une étude approfondie du sujet et élaboré les éléments que cette question exige pour sa solution.

Les maladies de l'utérus, du col et des annexes des organes sexuels de la génération prédisposent plutôt à la stérilité qu'à l'avortement; cependant si, dans la grossesse, les maladies envahissent ces organes, il se produit par là une cause prédisposant beaucoup à l'avortement. Si la fécondation a pu même avoir lieu lorsque ces organes se trouvaient dans des conditions morbides, il naît de là beaucoup de causes prédisposantes à l'expulsion prématurée du fœtus. Ainsi l'inflammation aiguë ou chronique de l'utérus et des organes annexes; les déviations, comme les antéversions, rétroversions de l'utérus, etc.; les productions pathologiques ou organiques, comme les tumeurs fibreuses, intra et péri-utérines, les kystes de l'ovaire, les adhérences et difformités des organes externes de la génération, constituent autant de causes qui prédisposent à l'avortement.

Il y a des femmes qui deviennent grosses à la première fois et avortent aussitôt au second mois. Redevenues enceintes, l'avortement a lieu au troisième mois, et ainsi de suite jusqu'au cinquième ou sixième avortement : ce n'est qu'après cela qu'elles arrivent au terme. Dans des cas de cette nature, Cazeaux a cru à l'irritabilité utérine. Madame Lachapelle faisait déjà intervenir comme cause de l'avortement cette irritabilité; d'autres auteurs attribuaient le fait à la rigidité des fibres utérines, et madame Boivin a mentionné le fait qu'ayant à faire l'autopsie dans ces conditions, elle vit que l'utérus avait contracté des adhérences avec d'autres organes.

Nous ne savons quelle est la véritable cause d'un phénomène si curieux, il est certain qu'il existe : que d'autres tâchent de trouver, parmi ces causes, celle qui peut le mieux l'expliquer.

La constipation peut, quand elle est forte (c'est-à-dire lorsqu'il y a tumeur dans le rectum formée par les excréments et que la défécation se fait avec beaucoup d'efforts), être rangée comme cause prédisposante de l'avortement, par l'irritation qu'elle peut déterminer sur l'utérus, laquelle donne lieu, par une action réflexe, à la contraction de cet organe.

La diarrhée prédispose peut-être plus à l'avortement que la constipation, et toutes les tumeurs développées dans le rectum et même dans le ventre agissent dans le même sens, diminuent la cavité de celui-ci et s'opposent au développement de l'utérus.

L'émission constante des urines n'agit pas sur l'avortement, mais il n'en est pas de même quand cette fonction ne se fait pas, car la vessie se distend énormément de façon à former une tumeur plus ou moins volumineuse entre le pubis ou les parois du ventre et l'organe gestateur. Les cas de ce genre sont rares ; du reste, en ayant soin de faire le cathétérisme de la vessie, on les fait disparaître, et la grossesse peut de cette manière suivre son cours ; cependant, en cas d'inflammation de la vessie, il peut se produire une tendance à l'avortement, soit par l'excitation communiquée à l'utérus, soit par une action réflexe sur les nerfs qui se distribuent à cet organe.

B. — Des causes prédisposantes qui se lient à l'œuf. — I. — La vitalité ou même l'état de santé de l'embryon agit beaucoup sur la grossesse : ainsi, à défaut de ces conditions, il survient une cause qui peut amener l'avortement, cause qui peut-être est la plus puissante de toutes celles que nous avons analysées. Il est vrai que l'on compte dans la science maints faits relatifs à des femmes qui ont pu conserver dans leur sein un fœtus dont la vie était depuis longtemps éteinte ; mais ces faits sont exceptionnels, et, en général, on peut s'attendre à l'avortement dès qu'apparaît une cause produisant l'altération de la santé ou la mort du fœtus. Le fœtus peut être atteint de toutes les maladies observées pendant la vie extra-utérine, mais tant qu'il est dans le sein maternel une grande partie de ces affections échappent à notre observation ; dans l'état peu avancé de la science à ce sujet, nous ne sommes pas à même, par le défaut de notions suffisantes, d'en faire le diagnostic et d'obvier aux inconvénients qu'elles produisent. Néanmoins nous devons consigner ici que les maladies de toute nature de l'embryon, lorsqu'elles peuvent en gêner le développement ou en causer la mort, agissent comme de puissantes causes prédisposantes de l'avortement, et c'est un cas, nous devons l'avouer malheureusement, qu'il est rarement en notre pouvoir d'empêcher.

La présence de deux fœtus ou d'un plus grand nombre dans l'utérus constitue également une des causes prédisposantes en question, soit par le développement excessif que l'organe doit acquérir, soit par la mort qui peut en résulter pour l'un des fœtus, ce qui excite quelquefois l'organe gestateur à entrer en action et à déterminer l'expulsion des deux produits de la conception.

II. — Les causes tendant à produire l'avortement peuvent émaner de certaines altérations de la vésicule ombilicale ; mais, ainsi qu'il arrive pour l'embryon, on ne peut connaître ces altérations qu'après l'avortement, il n'y a rien à opposer non plus à ce résultat. Parmi les lésions ou les altérations de la vésicule ombilicale pouvant agir comme causes prédisposantes de l'avortement, on remarque l'inflammation et les dégénérescences des parois qui la constituent. Le contenu de la vésicule en question, servant dans les premiers temps de nutrition à l'embryon, peut éprouver une altération qui la rende impropre à son office, et constitue ainsi une cause de mort du produit de la conception, et par conséquent l'avortement.

III. — Les altérations du cordon ombilical peuvent être cause prédisposante de l'avortement. Ces altérations, inconnues quand l'embryon se trouve encore dans le sein maternel, se traduisent à l'expulsion de l'œuf par des inflammations, des ruptures, des oblitérations de ses vaisseaux et par un état œdémateux très-marqué. Là, quoique l'avortement soit encore dû à un état apoplectique de tout l'œuf, on remarque effectivement que le cordon a pris un volume énorme et se présente excessivement œdématié.

La longueur excessive du cordon, donnant lieu à des nœuds et à l'entortillement autour d'une des parties du corps du fœtus, a été regardée par quelques auteurs comme cause prédisposante de l'avortement; mais il faut avouer que cette cause doit bien rarement expliquer l'accident qui nous occupe; car le resserrement ne pourra, en général, être tel qu'il puisse interrompre le cours du sang et donner la mort au fœtus.

Le raccourcissement du cordon, d'un autre côté, peut également amener le même résultat, soit par la rupture d'une de ses extrémités, soit par le décollement du placenta.

IV. — Les altérations de l'organe de l'hématose fœtale prédisposent grandement à l'avortement. On peut dire que, sur 100 cas d'un pareil accident, 99 sont dus aux altérations du placenta. Nonobstant il n'y a dans ces conditions que des ressources bien bornées pour prévenir l'accident de l'avortement.

On peut reconnaître les altérations du délivre par une inflammation, par diverses dégénérescences et surtout par des écoulements sanguins auxquels le professeur Cruveilhier donna il y a vingt ans le nom d'*apoplexie placentaire.*

Le placenta ou délivre, comme nous savons, est essentiellement composé d'une trame vasculaire et des ramifications du chorion. La trame est formée de vaisseaux qui partent du fœtus et vont aboutir à la matrice, et par des vaisseaux partant de cet organe pour aller se rejoindre au placenta; ce sont les vaisseaux connus sous le nom d'utéro-placentaires. Il peut résulter une hémorrhagie à la rupture de ces vaisseaux; alors le sang se coagule ou s'infiltre dans le tissu propre du placenta, et passe par diverses transformations qui se lient cependant à trois types distincts.

Le premier se présente sous la forme d'une plaque ou lame de couleur jaunâtre, située entre l'utérus et le placenta, dont l'épaisseur diminue

considérablement dans ces cas. Ici le sang a, en vertu de l'hémorrhagie,
envahi le tissu propre du placenta, et s'est accumulé en partie sur presque toute la surface de cet organe, donnant par son organisation ultérieure naissance à ce produit. Sa couleur, qui était rougeâtre à l'origine,
ne présente que plus tard celle que nous avons indiquée. Cette plaque
comprime plus ou moins les vaisseaux placentaires et peut empêcher
les fonctions inhérentes à cet organe.

Le second se présente sous la forme d'un noyau arrondi plus ou
moins gros, qui peut être unique ou multiple et occupe presque toujours la face utérine du placenta. Ainsi que l'autre, il est le résultat d'une
extravasation sanguine; il peut acquérir une structure fibrineuse à l'extérieur, et conserver néanmoins dans son intérieur un caillot de sang plus
ou moins petit.

Le troisième a la même forme de noyau, mais de la périphérie de celui-
ci partent des racines qui envahissent le placenta en tous sens.

D'après les recherches auxquelles s'est livré le docteur Robert Barnes
au sujet de la composition histologique de ces produits, ils seraient
constitués par un tissu graisseux. Ces altérations, qui ont été décrites
par le même sous le nom de dégénérescence graisseuse du placenta,
sont, comme on le sait déjà, le résultat de l'organisation du sang provenant d'une hémorrhagie ou de la transformation de la lymphe plastique dans les maladies inflammatoires du placenta, lesquelles agissent
matériellement sur les fonctions nutritives de l'organe respectif et, en
détruisant la communication entre les conduits sanguins de la mère et
du fœtus provoquent l'expulsion de l'œuf, ou alors les plaques et les
noyaux agissent comme corps étrangers, même dans l'état de vie du
fœtus, et excitent les contractions utérines sous lesquelles se produit
l'avortement.

A l'égard des causes et de l'origine de la dégénérescence placentaire,
le docteur Barnes dit qu'elles se trouvent liées à une force germinale
imparfaite; comme l'œuf tire les éléments du système vasculaire de
la femme, toute imperfection dans les éléments qui lui sont fournis
par la nutrition doit contribuer à la maladie du placenta.

Dans ces hypothèses, il serait convenable, pour prévenir l'avortement,
qu'on recourût de suite aux moyens pouvant relever et rétablir la santé
de la femme.

Parfois les altérations ne se bornent pas au placenta : l'œuf tout entier
peut être malade, il résulte alors des produits pathologiques qui agissent
comme corps étrangers et provoquent un peu plus tôt ou un peu plus
tard les contractions utérines.

L'implantation du placenta sur l'orifice interne du col peut encore être
une cause prédisposante de la fausse couche. Dans ce cas, les liens qui
unissaient le placenta à l'utérus se rompent par le développement de cet
organe, il en résulte un trouble dans la circulation du fœtus et même la
mort de celui-ci, l'organe gestateur se contracte alors et l'expulse; toute-

fois cette cause donne plus souvent lieu à l'enfantement prématuré qu'à la fausse couche.

V. — Le chorion et l'amnios sont sujets à diverses affections, et deviennent épais, opaques et couverts de rugosités à l'intérieur. Dans l'état, la mort du fœtus peut arriver, et devenir ultérieurement cause prédisposante de l'avortement.

C. — Des causes prédisposantes provenant du père. — L'influence exercée par le père sur le produit de l'utérus est si manifeste qu'il n'y a pas besoin de le démontrer. Bien des maladies du père se transmettent ainsi par voie héréditaire au fruit de la génération, et il en est, comme la syphilis, qui peuvent donner lieu à des affections consécutives, à la mort du fœtus et par conséquent à une cause prédisposante de la fausse couche de source paternelle. Les maladies du père ne sont cependant pas les seules causes qui ont de l'action sur l'enfant et qui ont une prédisposition directe : il est reconnu que l'homme vieux et cachectique peut donner le jour à des enfants cachectiques, quoique la mère soit saine, robuste et bien constituée. Souvent l'expulsion se fait prématurément, et il y a toute raison de croire, dans ce cas, que le germe masculin n'était pas doué de la force nécessaire pour imprimer au germe féminin un développement tel que l'organisation complète en eût lieu et qu'il en résultât un fœtus viable. Dans les mêmes assertions nous pouvons placer un père jeune, mais débile : le germe s'y trouve dans les mêmes conditions que celui de l'individu vieux, et le produit formé dans l'un comme dans l'autre cas meurt ou ne vit dans la matrice que d'une vie languissante; alors, aussitôt que les contractions viennent, il est expulsé. Somme toute, les maladies du mari qui sont dans le cas d'influencer le développement du produit utérin opèrent comme agents prédisposants de l'avortement, de même que l'âge avancé ou trop jeune du père.

§ 2. — Des causes accidentelles.

A. — Des causes accidentelles directes. — Les chutes, les contusions, les grands ébranlements physiques et les fortes émotions sont des causes qui peuvent donner lieu à l'avortement chez la femme qui s'y trouve déjà prédisposée. Les annales scientifiques font foi, en effet, de maints cas de fausses couches qui ont eu pour cause un ou plusieurs de ces accidents. Ainsi Peu rapporte qu'une femme ayant heurté du ventre l'angle d'une table, donna naissance, au bout de sept jours, à un fœtus dont le crâne avait été divisé jusqu'au cou en deux parties égales. Les observations de ce genre ne sont pas rares : il n'y a pas longtemps que la femme d'un de nos amis et collègues, ayant éprouvé la secousse d'une roue de la voiture dans laquelle elle se promenait, sentit immédiatement des douleurs utérines qui se sont terminées par la sortie d'un embryon de deux mois.

On raconte même que l'action de s'étirer, l'odeur de la mèche d'une chandelle récemment éteinte ou celle du gaz acide carbonique ont pu par elles seules déterminer l'avortement. Le professeur Velpeau ne croit pas beaucoup à l'influence qu'à cet égard peut produire un coup porté au ventre d'une femme; mais il y a déjà eu tant de faits pareils, qu'on ne peut révoquer en doute l'existence du phénomène.

Nous ne saurions dire si tous les accidents dont il a été question produisent le décollement en masse du délivre et par là l'avortement; mais nous pensons que sous l'impression d'un choc, d'un coup ou d'une grande catastrophe, il se produit un ébranlement moral en vertu duquel la circulation se ralentit, se concentre et s'accompagne d'une réaction en raison directe de l'ébranlement éprouvé, après quoi il peut résulter une rupture des vaisseaux placentaires et de là l'avortement, quand la rupture est suivie d'une extravasation plus grande de sang et d'un trouble dans la circulation fœtale : ces ruptures d'ailleurs ne doivent pas surprendre dès l'instant où l'on sait que plusieurs des vaisseaux inter-utéro-placentaires sont très-friables. Il est cependant à noter que, malgré les plus grands accidents et les plus fortes commotions, les fausses couches n'ont quelquefois pas lieu. Mauriceau rapporte qu'une femme qui en était à son septième mois de grossesse se précipita du balcon d'un étage en bas et n'avorta pas, malgré de graves blessures et quoiqu'elle se fracturât un bras et se démît le poignet. Le docteur Henry Davies raconte de son côté un pareil accident arrivé aussi à une femme grosse, d'où résulta la fracture des deux cuisses, dont elle guérit sans avoir avorté. Il existe beaucoup de faits comme ceux-là qui ont fourni l'occasion à Delamotte de dire qu'il y a des femmes dont le fœtus est rivé dans l'utérus, et qu'il n'est rien qui les fasse avorter.

B. — **Des causes accidentelles indirectes.** — Tous les accidents morbides dont nous avons parlé à propos des causes prédisposantes dépendantes de la femme trouvent très-bien leur place ici. Il y a une distinction pourtant que nous croyons devoir établir, c'est celle qui consiste à appeler ces accidents *cause prédisposante* quand ils auront une action plus lente, et *cause accidentelle indirecte* lorsque l'action sera comme instantanée, c'est-à-dire qu'il n'y aura pas d'intervalle entre la cause et l'effet. Parmi ces causes, nous comptons donc les maladies inflammatoires aiguës telles que la pneumonie, la scarlatine, la rougeole, la variole; les maladies miasmatiques telles que les fièvres intermittentes, la fièvre typhoïde, la fièvre jaune, le choléra-morbus, et les diverses névroses comme l'hystérie, l'épilepsie, etc. Ces causes engendrent l'avortement, tantôt en provoquant une hémorrhagie de l'utérus, tantôt en excitant directement l'action contractile de l'organe et tantôt en altérant les conditions nutritives du fœtus. Leurs effets ne sont cependant pas évidents dans tous les cas, et la grossesse n'est pas arrêtée dans son cours et peut arriver à terme.

§ 3. — Des causes spéciales.

A. — Des causes spéciales directes. — Les causes spéciales directes comprennent les moyens qui agissent directement sur le col utérin et sur le fœtus et les membranes adjacentes, de façon à donner lieu à l'évacuation de l'eau de l'amnios et par suite aux contractions de l'utérus.

Ces moyens consistent dans les douches utérines, dans l'application de l'éponge préparée et d'autres appareils dans la cavité du col, et enfin dans la perforation des membranes qui enveloppent l'embryon et dans l'évacuation d'une partie du liquide de l'amnios.

Ces moyens, doués d'une action efficace, ont été employés pour provoquer l'avortement et l'accouchement prématuré dans des cas certains et déterminés, comme nous le ferons voir en temps opportun; mais il faut dire qu'ils ont souvent servi, dans les mains criminelles, comme instruments pour expulser le fruit d'un amour illicite ou pour produire un avortement tout à fait inutile.

B. — Des causes spéciales indirectes. — Il y a d'autres causes spéciales qui se portent sur l'organe gestateur, mais qui n'agissent qu'après être passées dans la circulation générale ou après avoir produit un ébranlement dans toute l'économie. Parmi les premiers moyens sont les substances connues sous le nom d'emménagogues, la sabine, la rue et le seigle ergoté; et parmi les autres on compte les saignées générales, les sangsues à la vulve, les émétiques, les sinapismes, les pédiluves sinapisés et les purgations drastiques; tous ces moyens ont une action très-peu évidente, et on trouve dans les annales de la science maintes observations où, malgré leur emploi, l'avortement n'a pas eu lieu. Cela ne veut pas dire que leur emploi n'amène pas l'expulsion du produit de la génération : ils peuvent opérer et provoquer l'avortement, s'il y a prédisposition chez la femme.

§ 4. — Des causes efficientes.

Ces causes sont celles qui déterminent la sortie du fœtus dans l'accouchement naturel et à terme. Elles prennent leur source dans la contractilité utérine qui en est l'origine constituante.

Comme résultat de ces causes on a observé que lors de l'avortement l'œuf peut sortir entier, ou l'embryon peut être expulsé simultanément avec tous ses accessoires, sans que la rupture des membranes ait eu lieu. L'expulsion du fœtus a lieu presque spontanément, surtout quand l'avortement se produit aux premiers mois; les contractions utérines réveillées ainsi par une des causes déjà étudiées, il y a dilatation du col, et l'œuf est expulsé aussitôt qu'il rencontre un passage suffisant.

ARTICLE II.

SYMPTOMES DE L'AVORTEMENT.

Les symptômes de l'avortement sont divisés en précurseurs, — préparatoires — et définitifs.

Les symptômes précurseurs consistent d'abord dans un malaise général, dans l'abattement, le manque d'appétit et les frissons; puis en un poids au bas-ventre, en douleurs lombaires, le tout suivi quelquefois de vomissements. Ces symptômes ne sont pourtant pas constants ni ne paraissent pas toujours dans l'ordre où nous les indiquons : ainsi ils varient et peuvent même se présenter sous d'autres formes, selon la cause de l'avortement et le temps où il doit se réaliser. Quand la grossesse est de deux mois et que l'avortement doit avoir lieu à la suite d'une maladie grave de la femme ou de la mort du fœtus, l'expulsion de celui-ci peut se faire sans être précédée de phénomènes particuliers. Dans d'autres circonstances, si la grossesse est plus avancée, l'avortement peut se produire après la manifestation de quelques-uns des symptômes sus-indiqués et être précédé en outre de quelque flaccidité des glandes mammaires, de sensation de refroidissement du ventre et de syncope.

Les symptômes préparatoires consistent dans l'apparition d'un écoulement sanguin, dans les contractions utérines et dans la dilatation du col utérin. L'écoulement, suivant notre observation, est dans la majorité des cas le symptôme qui se présente en premier lieu; il est quelquefois peu abondant et ressemble à celui des menstrues, et d'autres fois, notamment lorsque la grossesse se trouve encore au début, il est très-abondant et constitue une véritable hémorrhagie.

Ce phénomène s'explique par les rapports vasculaires différents existant entre l'œuf et l'utérus. Dans les premiers temps de la gestation, l'œuf se trouve uni à l'organe générateur par l'intermédiaire de la caduque, et la vascularisation est trop riche pour qu'en cas de rupture sur un point il n'en résulte aussitôt une perte sanguine notable. A une époque plus avancée de la grossesse, l'œuf est uni à l'utérus au moyen du placenta, et la séparation seule de cet organe ne détermine pas, en général, un écoulement sanguin très-considérable. Ces faits souffrent néanmoins beaucoup d'exceptions : ainsi il peut arriver que l'avortement, tout en ne devant se faire qu'à un temps peu avancé de la gestation, donne lieu à un écoulement sanguin peu notable, tandis qu'à une époque plus avancée il entraîne une hémorrhagie abondante capable de mettre en danger la vie de la femme.

Si l'embryon ou le fœtus doit être expulsé quelque temps après sa mort, l'écoulement sanguin sera quelquefois ou presque toujours considérable, car la circulation placentaire a cessé et les vaisseaux afférents, s'oblitérant en partie, ne fournissent pas, par leur rupture, du sang en quantité notable. Dans tous les cas, l'écoulement sanguin est un phénomène très-constant de l'avortement, et son apparition chez une femme grosse doit préoccuper le chirurgien, qui emploiera sans perte de temps tous les moyens tendant à le faire cesser sans inconvénient.

Pendant que l'écoulement sanguin se déclare, et quelquefois même avant, les douleurs de reins, que la femme avait au commencement, deviennent plus profondes et se convertissent en douleurs utérines accompagnées de contractions qui se dirigent du nombril à l'excavation du bassin et qui ont leur siége dans l'organe gestateur. Ces douleurs, qui ont tous les caractères de celles qui se manifestent à l'accouchement, sont ainsi intermittentes et deviennent plus fortes à proportion que la grossesse s'avance et que l'accouchement est près de se réaliser; quelquefois néanmoins elles ne paraissent pas, ou sont sourdes et sans sensation douloureuse, ce qui a très-rarement lieu dans un accouchement à terme.

Dans certaines circonstances, la contraction utérine est le premier phénomène qui révèle l'imminence de l'avortement, qui peut avoir lieu d'une manière si spontanée que l'accoucheur n'ait le temps d'employer aucun moyen pour suspendre l'expulsion du produit de la conception. Quoi qu'il en soit, après un temps le plus souvent long et d'autres fois très-court, la dilatation du col a lieu, et alors au toucher on observe que l'orifice de cette partie de l'utérus commence à recevoir les membranes de l'œuf, en donnant lieu à la formation plus ou moins prononcée de la poche des eaux.

Immédiatement après les symptômes préparatoires ou au bout d'un temps excessivement long, se manifestent les symptômes définitifs, caractérisés par la rupture de la poche de l'amnios, par l'épanchement de l'eau de cette membrane et par l'expulsion du fœtus et de ses annexes. La rupture de la poche et l'écoulement du liquide amniotique sont quelquefois, comme dans l'accouchement à terme, les premiers phénomènes qui se manifestent; nous leur donnons le nom de symptômes définitifs, parce qu'à leur apparition l'avortement est inévitable. Il est vrai que Manoury, Lassource et d'autres accoucheurs ont cité des cas où même après la production de pareils phénomènes, l'avortement n'a pas eu lieu.

Quelquefois aussi l'avortement se réalise, quoique la rupture de la poche n'ait pas eu lieu; ce fait n'est pas très-rare, surtout aux trois premiers mois de la grossesse, et si le décollement complet des parties accessoires de l'œuf s'est fait. En juillet 1863, nous fûmes appelé pour donner des soins à une dame qui se trouvait, il y avait déjà huit jours, sous l'influence d'une petite hémorrhagie utérine qui précisément était augmentée à ce moment-là. Après l'interrogatoire convenable, nous commençâmes l'examen, et constatâmes tout d'abord, par le toucher, une dilatation de la cavité du col, grande comme une pièce d'un franc, laquelle cavité était occupée par un corps que nous reconnûmes être celui d'un œuf d'un mois et demi parfaitement intact que nous avons extrait et conservé dans notre cabinet.

Lorsque le col a acquis la dilatation convenable et que l'œuf entier ne peut passer, la poche des eaux se rompt par les contractions, et le fœtus est expulsé. Cette expulsion se fait, en général, avec lenteur; elle peut exiger ainsi plusieurs jours, et même, d'après des cas cités par les auteurs, ne se faire qu'après 1, 2, 3 ou 4 semaines et aussi au bout de quelques mois.

Dans le cas rapporté plus haut, l'expulsion eut lieu au bout du huitième jour, et, dans un autre cas d'avortement observé conjointement avec notre illustre maître et ami M. le docteur Bonifacio de Abreu, l'expulsion se réalisa après quatre longs jours de souffrances pour notre malade.

Quand l'expulsion tarde beaucoup, si les membranes restent intactes et que le fœtus soit mort, en quelque état d'avancement que se trouve la grossesse, tous les phénomènes de la puerpéralité, moins l'écoulement des lochies, se déclarent après quelques heures, sans qu'il se passe, d'après l'opinion de plusieurs auteurs, de phénomènes d'un caractère anormal.

On cite, à l'appui de cela, maints faits relatifs à des fœtus qui ont pu, bien que morts, être retenus sans inconvénient dans l'utérus pendant un espace de plusieurs jours et même de quelques mois.

Lorsque cependant la mort du fœtus a eu lieu avant ou est advenue après la rupture de la poche, et que le produit utérin n'a pas, malgré cela, été expulsé, il en résulte la putréfaction du corps et des phénomènes évidents d'infection générale, une fièvre grave, l'écoulement d'un liquide fétide par les parties génitales, et la vie de la malade se trouve en danger, si l'on n'y avise par une expulsion prompte du contenu de l'utérus.

A l'égard des cas que nous avons cités un peu plus haut, certains auteurs sont d'avis néanmoins que le séjour du fœtus mort dans le sein de sa mère cause à celle-ci de la tristesse, de l'abattement; ses yeux deviennent creux et enfoncés, son haleine fétide, elle est atteinte de douleurs épigastriques, de céphalalgies, de syncopes et d'une réaction fébrile caractérisée par la fréquence et l'irrégularité du pouls; mais l'observation a fait reconnaître que ces faits ne sont pas l'expression de la vérité, et que le fœtus, quand il n'a pas de communication avec l'extérieur, est entièrement inoffensif, car il est ainsi à l'abri de la putréfaction, et passe à peine par une transformation particulière en vertu de laquelle la grossesse se dissout pour ainsi dire dans l'eau de l'amnios, si toutefois elle n'était pas déjà avancée; dans ce cas, c'est-à-dire si elle date de quelques mois, le produit de la matrice est macéré, sec, comme s'il avait été conservé dans l'alcool.

Pendant tout le temps de l'avortement, l'écoulement sanguin persiste, en général plus ou moins abondamment; mais, dans la majorité des cas, si

le fœtus était mort, il est, par les raisons expliquées précédemment, très-
peu prononcé.

Avec l'expulsion du produit de la conception a lieu aussi l'expulsion
des annexes ; mais quelquefois cela peut ne pas arriver : ainsi le placenta
et les membranes de l'œuf peuvent se conserver dans l'organe plus ou
moins longtemps.

Dans ce cas, le travail de l'avortement peut continuer avec des alternatives de diminution, de suspension et de recrudescence de l'hémorrhagie
jusqu'à ce que la délivrance ait lieu ; ou bien l'écoulement sanguin cesse,
et les annexes, continuant à vivre, ne sont expulsées que plus tard.
Lorsque l'expulsion placentaire se fait tardivement ou lentement, l'hémorrhagie peut être assez abondante, à moins que les annexes ne sortent en état de décomposition avancée, ou qu'en raison de la putréfaction
de ces parties il n'apparaisse des symptômes d'infection putride et autres
accidents qui déterminent en peu de temps la mort de la femme.

<h3 style="text-align:center">ARTICLE III.</h3>

DIAGNOSTIC.

C'est par les signes que nous avons étudiés précédemment que nous
pouvons établir le diagnostic de l'avortement ; mais ces signes se présentent quelquefois d'une manière si peu prononcée, qu'on éprouve les plus
grandes difficultés. D'un autre côté, s'ils ont un caractère à ne laisser
dans notre esprit aucun doute sur l'existence de l'avortement, le diagnostic n'aura plus pour la femme et le fœtus une grande importance,
parce que la connaissance n'a pas été acquise à temps pour pouvoir
empêcher l'expulsion du produit de la conception.

Malgré cela, nous ne devons pas nous dispenser d'indiquer les moyens
qui peuvent, dans un grand nombre de cas, nous porter à un diagnostic
sinon sûr, du moins présumable de l'accident en question.

L'avortement peut avoir lieu aux premiers temps de la gestation, où
tous les symptômes de grossesse sont équivoques ; ou bien à une époque
où l'on ne peut avoir de doute sur son existence. Dans le premier cas,
comme déjà nous l'avons dit, le diagnostic de l'avortement est très-difficile, car les signes qu'on observe peuvent être confondus avec ceux de la
menstruation et avec ceux de l'irritation utérine. Dans le second cas, la résolution du problème n'offre pas tant de difficulté ; mais il faut beaucoup
de tact dans l'appréciation, parce que, comme nous le verrons, il peut
se manifester quelques phénomènes qui se confondent avec ceux de
l'avortement et qui soient dus cependant à d'autres causes.

Il y a pourtant beaucoup de cas où l'on n'a d'autre signe que l'écoulement sanguin : il ne se développe pas de douleur bien prononcée,
il n'y a pas de contraction appréciable par le toucher ni par la femme ;
le sang ne se présente pas sous la forme indiquée par madame Lacha-

pelle, la grossesse est douteuse, et alors comment savoir si nous avons
à traiter l'avortement ou une menstruation difficile ? Là, en effet, l'accoucheur se trouve réduit aux simples conjectures. Si la femme, sans
cause appréciable, a cessé pendant un ou deux mois d'avoir ses règles;
si l'écoulement actuel est plus abondant, s'il n'offre pas de régularité
et s'il n'est pas accompagné des mêmes phénomènes qui se présentaient
par suite de l'éruption des règles, nous devons conclure, suivant le
professeur P. Dubois, que nous avons affaire plutôt à l'avortement qu'à
la menstruation.

Quand nous n'avons pas assisté au travail de l'avortement, il peut
arriver, malgré la réalisation de l'expulsion du fœtus, que l'hémorrhagie
continue avec tous les autres phénomènes qui paraissent à l'occasion
d'un avortement. Dans ces conditions, l'embarras peut être grand, parce
que nous ignorons non-seulement le fait de l'expulsion de l'embryon,
mais encore l'existence de la grossesse. Après les recherches dans
lesquelles nous entrerons pour former au moins un jugement probable
sur l'existence de la gestation, nous devons procéder à un examen
rigoureux des parties qui ont été expulsées, et à défaut nous passerons
en revue l'état du col utérin : s'il se présente, d'après le professeur
P. Dubois, en forme d'entonnoir ou plus large du bas que du haut, ou
qu'on ne sente pas de limite entre lui et le corps de l'utérus, il est
probable que l'avortement a été fait complétement dans le premier cas,
et incomplétement dans le second où la forme est cylindrique. Ces
signes sont certainement très-faillibles, et le diagnostic ne peut être
quelquefois confirmé qu'après quelques jours et lorsque s'établit
l'écoulement des lochies ou de matières en état de putréfaction, dont
l'odeur est bien caractéristique ou a quelque chose de spécial dans la
puerpéralité.

Dans quelques circonstances, la femme dont la grossesse est douteuse
a une hémorrhagie, et dès qu'on la touche on trouve la cavité du col
utérin occupée par un corps qu'on peut prendre pour un œuf ou un caillot sanguin.

Dans ce cas, nous croyons qu'on peut arriver à établir le diagnostic,
en ayant en vue les caractères suivants : si c'est un caillot, il se rompra
facilement, il s'écrasera sous la pression du doigt et donnera la sensation d'un corps organisé. Si, malgré tout, il nous reste encore du doute
et si l'écoulement sanguin est abondant, nous devons, si c'est possible,
sortir avec les doigts le corps existant dans la cavité du col pour l'examiner : c'est ainsi que nous nous y sommes pris dans le cas cité précédemment.

L'irritation utérine se confond quelquefois avec les phénomènes
primitifs ou précurseurs de l'avortement; mais là l'erreur est sans
conséquence, parce que les moyens diffèrent peu pour les deux cas,
surtout si l'on a la certitude de l'état de grossesse.

Lorsque la gestation n'est pas à son début, le diagnostic de l'avortement n'offre pas généralement les difficultés signalées; mais, comme nous l'avons dit, il peut se manifester des phénomènes qui aient beaucoup d'apparence avec les signes précurseurs et même avec les signes définitifs de l'avortement, bien qu'ils ne soient pas dus à la production de cet accident. Parmi ces phénomènes, l'écoulement subit, à travers les parties génitales, d'une portion de liquide, est un de ceux qui donnent lieu à une méprise de ce genre, car il n'est rien de si naturel et de si facile que de l'attribuer à la rupture de la poche de l'amnios; circonstance qui rend l'avortement inévitable, quoi qu'on en ait pu dire anciennement. L'écoulement en question se nomme *hydrorrhée* : nous avons donné les caractères de cet accident en traitant ce sujet; on a vu alors les points par lesquels il se distingue de l'écoulement du liquide amniotique.

Quelques affections fébriles aiguës donnent lieu à des symptômes qui peuvent se confondre avec les phénomènes précurseurs de l'avortement. Quand les phénomènes qui se présentent sont dépendants de cet accident, la mort du fœtus peut presque toujours avoir lieu, en même temps qu'un écoulement sanguin, des douleurs et des contractions utérines.

Si l'hémorrhagie ne se manifeste pas à l'extérieur, on peut présumer qu'elle a lieu à l'intérieur, lorsque l'utérus prend un développement insolite appréciable, soit par le palper du ventre, soit par le toucher vaginal, ou quand la femme sent des douleurs lombaires, un poids dans le plancher du bassin, des coliques sourdes, de la faiblesse et des syncopes.

ARTICLE IV.

TERMINAISONS.

Si nous nous attachons strictement à la définition que nous avons donnée du phénomène accidentel connu sous le nom d'avortement, il semble qu'il ne peut avoir d'autre terminaison que l'expulsion du produit de la conception; mais il faut penser qu'il peut se présenter, indépendamment de l'acte final et de ses conséquences, ainsi que nous l'avons vu, une série de phénomènes propres ou caractéristiques de l'avortement, lesquels cependant étant combattus, n'amèneront pas l'expulsion de l'œuf ou de l'embryon. Ainsi nous commettrions une faute si nous ne parlions de la terminaison générale que peut avoir l'avortement non-seulement comme accident initial, mais encore après s'être réalisé.

Si quelqu'un juge que nous allons à l'encontre de la logique parce que nous traitons de la terminaison de l'accident, qu'il veuille bien supposer que la terminaison dont nous parlons se rapporte aux symptômes et non à l'acte en lui-même.

La terminaison du travail de l'avortement varie selon les causes qui ont agi, l'époque où se trouve la grossesse, les symptômes qui se présentent et les moyens qui ont pu être employés.

Quand la gestation se trouve aux premiers mois, et quand la manifestation de l'avortement est sous la dépendance d'une cause violente, elle peut se terminer rapidement par l'expulsion complète de l'œuf. Dans d'autres cas, la même terminaison peut avoir lieu sans cause violente; mais, en général, même à une époque peu avancée de la grossesse, l'avortement ne se termine qu'au bout de quelques jours, et l'expulsion de l'œuf peut avoir eu lieu sans celle des annexes. Dans quelques circonstances, si l'embryon est vivant, et si l'on est arrivé à temps pour employer les moyens convenables, l'avortement peut ne pas se terminer par l'expulsion de l'embryon et de ses annexes, et tout sera susceptible de rentrer dans l'ordre naturel. Quand pourtant les choses sont dans des conditions opposées, ou quand le placenta est décollé, tout effort est généralement en pure perte et l'expulsion du produit de la conception se réalisera dans un temps plus ou moins long.

Les symptômes que la femme présente influent grandement sur la terminaison que l'avortement peut avoir. Si l'hémorrhagie est peu considérable, les douleurs et les contractions le sont aussi, et l'avortement peut être évité si l'on emploie les moyens convenables. Pourtant, quand le col commence à céder ou à se dilater, si déjà il y a eu rupture des membranes et sortie du liquide, l'avortement est inévitable. Quelques observateurs ont avancé, comme nous l'avons déjà dit, que dans ces conditions même on peut empêcher que l'avortement se réalise; mais il est probable que dans les cas cités par eux il y avait eu erreur quant à l'origine du liquide expulsé, car on conçoit difficilement que le contact du fœtus sur la surface interne de l'utérus soit tellement indifférente que la gestation puisse continuer.

Quand la grossesse est avancée, les mêmes phénomènes peuvent avoir une influence sur sa terminaison; mais là, comme l'utérus est plus développé, sa susceptibilité semble quelquefois se prononcer davantage; de cette façon, l'avortement étant provoqué, se termine plus sûrement. Parfois même il arrive que les signes ont disparu pour un temps plus ou moins long; pourtant, par la persistance de la cause ou par les circonstances particulières où la femme se trouvait, l'avortement se déclare de nouveau et a toujours lieu. Il est possible, dans ce cas, que, sous la manifestation des symptômes de la première invasion, il y ait eu un décollement placentaire pouvant avoir tellement fait souffrir le fœtus que celui-ci vienne à mourir au bout de quelque temps et soit expulsé.

Si dans beaucoup de cas, surtout lorsque la grossesse est à ses trois premiers mois, l'avortement se termine par l'expulsion de l'œuf et de ses annexes, dans d'autres cas, la sortie de l'œuf seulement peut avoir lieu, le placenta et le reste des annexes restant dans l'utérus, terminaison qui s'observe le plus souvent entre le quatrième et le cinquième mois de la gestation. Là, si l'utérus a acquis plus d'énergie et de force contractile pour pouvoir amener l'expulsion du fœtus, il n'est pas assez fort cependant pour rompre les adhérences intimes existant entre le placenta et l'organe gestateur; le cordon ombilical n'a pas assez de résistance et la dilatation du col utérin n'est pas suffisante pour qu'au moins les annexes puissent être extraites artificiellement.

Quelquefois, si le col a été assez dilaté par l'expulsion de l'embryon, en revenant de suite sur lui-même, les choses demeurent comme au cas précédent. Le placenta et les annexes peuvent alors se conserver dans l'utérus plus ou moins longtemps, et donner lieu à des accidents variables dans leurs conséquences, ainsi que nous allons le voir. Dans certains cas où les annexes sont retenues dans l'utérus, rien d'anormal ne paraît être survenu dans les premiers jours, la femme jouissant au contraire d'une bonne santé et ayant repris ses occupations journalières. Au bout d'un certain temps cependant, les douleurs qui s'étaient manifestées à l'occasion de l'avortement reparaissent : il se déclare une hémorrhagie tantôt peu abondante et tantôt considérable, jusqu'à ce que les contractions aidant, le col utérin se dilate et livre passage au placenta et aux autres parties de l'œuf. Ce travail est ordinairement long et plein de dangers, car la dilatation se fait avec difficulté, et sur ces entrefaites le placenta, qui est ou totalement ou en partie décollé, irrite l'organe et entretient l'hémorrhagie. D'autres fois, malgré ce décollement et les efforts employés, le placenta n'est pas expulsé, il entre alors en décomposition, est absorbé en partie par l'utérus, et il en résulte une fièvre intense avec les accidents d'une infection putride, d'autant plus grave que le col, pouvant se trouver fermé, ne permet pas au praticien de sortir les parties putréfiées, de quelque manière qu'il s'y prenne. Dans des cas plus heureux, le délivre, retenu dans la cavité utérine, sans entrer en décomposition, est absorbé et, comme cela a déjà été observé, n'entraîne ainsi pas le moindre accident; dans d'autres cas où cette favorable et bien rare terminaison n'a pas lieu, il passe par différentes transformations et se convertit en un produit spécial connu sous le nom de *mole charnue*.

ARTICLE V.

PRONOSTIC.

La question du pronostic n'a pas reçu de tous les auteurs une solution uniforme, et tandis que les uns la résolvent dans un sens favorable, d'autres laissent l'esprit indécis, ou alors la jugent sous un point de vue qui n'a rien de flatteur. Nous ne sommes pas éloigné de croire que la cause de cette divergence consiste en ce que la question n'a pas été envisagée sous toutes ses faces, et, bien que les auteurs n'omettent pas de dire que le jugement du praticien doit varier selon le temps ou la cause de l'avortement, on s'aperçoit néanmoins que leur attention est toujours préoccupée par la comparaison de la gravité de cet accident avec celle de l'accouchement naturel. Ainsi donc, nous envisagerons la question du pronostic sous différents points de vue, et nous examinerons s'il est absolument grave, quelles sont les circonstances qui peuvent modifier notre sentiment à ce sujet, et enfin si la gravité en est plus grande que celle de l'enfantement.

Il existe chez le vulgaire une croyance, que d'illustres accoucheurs partagent du reste, c'est que l'avortement est un accident dangereux. Cependant ce jugement ne paraît pas être en rapport avec l'observation habituelle. Tous les praticiens, depuis Mauriceau, admettent la fréquence excessive des avortements aux trois premiers mois; ces avortements seraient si peu dangereux que les femmes ne se donneraient pas même pour malades; pourtant, s'il s'agit du pronostic, ils ne peuvent s'empêcher de le dire défavorable. La contradiction est manifeste, car ou l'avortement ne donne pas le résultat que tous avouent, ou alors la gravité qu'il offre est de peu d'importance.

Nous avons vu à la Clinique d'accouchements de la Faculté de Paris une femme chez laquelle, pour cause d'un vice de conformation du bassin, on avait, pour la quatrième fois, provoqué l'avortement, et là pourtant où cet accident est, d'après l'avis du professeur Velpeau, plus grave que l'avortement spontané, rien n'a pu donner lieu à un jugement défavorable même en cas d'avortement provoqué. Nous ne prétendons pas avancer que l'avortement est toujours un accident peu important, puisque nous avons eu soin d'indiquer toutes les terminaisons de cet accident et que nous n'avons pas nié qu'il pouvait même survenir des cas où la mort de la femme en fût la conséquence; cependant, avouons que ces cas sont rares et que l'avortement par lui-même ne constitue pas généralement un accident qui mette en danger la vie de la femme.

On a dit que le pronostic doit varier selon les causes qui ont produit l'avortement; ainsi, lorsque l'accident a été provoqué par des médicaments internes, par des violences, par des manœuvres à l'extérieur ou qu'il est survenu dans le cours d'une inflammation aiguë ou d'une fièvre éruptive, il est plus grave que dans les circonstances opposées. Nous ne ferons pas d'objection à ce propos, et nous concevons parfaitement la gravité que peut avoir le dérangement ou la perturbation d'une fonction comme la grossesse.

Nous ne savons s'il est exact que le premier avortement laisse, comme on l'a avancé, une disposition incontestable et souvent invincible à des avortements subséquents, et habitue en quelque sorte l'utérus à se débarrasser des corps qui commencent à le distendre. Ce qui a été observé par nous jusqu'ici ne confirme pas du moins cette règle, mais malgré cela nous ne mettons pas le fait en doute; nous dirons seulement que cette tendance peut dépendre de conditions générales ou locales, et que le premier avortement n'a pas d'influence sur les avortements ultérieurs, de même que ces derniers ne sont pas déterminés par les causes qui ont provoqué le premier. C'est ainsi que dans les cas de rigidité anormale de l'utérus, ou lorsque cet organe est peu extensible et trop dense pour se développer à proportion des besoins de l'œuf, on observe beaucoup d'avortements successifs, sans qu'il puisse être dit que le premier a été cause des autres.

Le pronostic quant au fœtus est toujours défavorable. S'il peut y avoir un cas où le fœtus a survécu à son expulsion, il est, d'un autre côté, des milliers de faits où le contraire a lieu. L'exception que l'on rencontre là ne saurait donc que confirmer la règle générale.

Enfin l'avortement sera-t-il plus dangereux ou moins dangereux que l'accouchement à terme? Voilà le dernier point du pronostic à examiner. La grande majorité des auteurs a avancé que l'avortement est plus grave que l'accouchement; mais, pour juger si cette opinion est acceptable, il faut en premier lieu faire l'exposition des accidents se manifestant à l'occasion de l'un et de l'autre, et en second lieu peser les conséquences de ces accidents ou les comparer entre elles, afin de décider de quel côté est l'avantage réel.

L'accouchement, dit M. le professeur Pajot, est la terminaison d'une fonction naturelle, et l'avortement est un accident; mais l'accouchement entraîne de plus grandes douleurs et laisse la femme dans les conditions d'une puerpéralité plus complète et d'un traumatisme chirurgical plus dangereux, ce qui ne s'observe pas sur une aussi large échelle dans l'avortement, surtout dans les premiers mois. A l'accouchement on peut observer des complications dépendant du fœtus, et à l'avortement ces complications sont à peu près nulles, puisque dans certains cas on conseille de provoquer cet accident en prévision de l'impossibilité de l'accouchement. L'hémorrhagie, quoique étant plus commune dans l'avortement que dans l'accouchement, n'est pas aussi considérable dans le premier que dans le second. L'accouchement devenu difficile exige, pour sa terminaison, certains moyens qui ne sont pas sans dangers, tandis que dans l'avortement l'intervention chirurgicale est très-rare et moins grave, bien que la délivrance dans ce cas soit plus compliquée que dans l'autre. La grossesse modifie d'autant plus profondément l'économie de la femme qu'elle est plus près de son terme : ainsi les accidents puerpéraux prennent dans l'accouchement un caractère plus sérieux que dans l'avortement.

Si l'on compare les accidents dans l'avortement avec ceux qui peuvent se produire dans l'accouchement, on peut dire que la femme court moins de dangers dans le premier que dans le second.

Cette opinion semble être implicitement partagée par les mêmes auteurs qui la repoussent; car, tout en admettant que l'avortement est plus dangereux que l'accouchement, ils ajoutent néanmoins que l'avortement est d'autant plus dangereux qu'il se déclare à une époque plus avancée de la grossesse. Cazeaux a voulu échapper à la contradiction dans laquelle d'autres étaient tombés, et présenta quelques restrictions; mais la conclusion logique qu'on peut en tirer, c'est qu'en effet l'avortement est moins dangereux que l'accouchement même à terme.

ARTICLE VI.

TRAITEMENT.

La thérapeutique de l'avortement renferme un grand nombre de moyens dont l'emploi variera selon les indications. Dans tel cas donné, tous nos efforts doivent être dirigés dans le but de prévenir l'accident en question, et dans tel autre cas nous devons avoir en vue de favoriser l'avortement lorsqu'il ne peut être évité, et de combattre les complications et les phénomènes les plus saillants qui apparaissent.

De cette façon, il y a un traitement prophylactique et un traitement curatif.

§ 1er. — Traitement prophylactique.

Le traitement prophylactique est extrêmement important, car il peut, étant bien employé, empêcher la reproduction ou la manifestation de beaucoup d'avortements. Il varie suivant la cause qui tend à provoquer ou qui provoque l'apparition de l'avortement, et il est évident que la connaissance de cette cause est une condition essentielle du succès du traitement.

Lorsque c'est la mauvaise constitution qui prédispose à l'avortement, soit qu'elle se traduise par le tempérament lymphatique ou par des maladies antérieures, soit qu'elle dépende du tempérament très-sanguin local ou général, soit qu'elle doive son origine à la diathèse syphilitique ou à une autre altération de l'organisme ou des principes vitaux, le traitement à instituer éprouve des modifications dans chacun de ces cas, et exige, pour être mis en pratique, beaucoup de tact chez l'accoucheur. Dans les cas où comme cause prédisposante nous rencontrons une femme à fibres molles affectée de leucorrhée, mal menstruée, avec tous les attributs du tempérament lymphatique, et sujette dans ses grossesses à l'avortement, nous devons comme moyen préventif conseiller l'alimentation tonique, l'usage des ferrugineux et des amers, l'exercice modéré, et même, d'après le docteur Whitehead, les bains froids, soit dans l'intervalle de la gestation ou pendant la gestation. Si la femme de ce tempérament est très-nerveuse et irritable, il convient, dans le cas d'une nouvelle grossesse, de prescrire la tranquillité d'esprit et le repos du corps, afin d'éviter un ébranlement moral ou un choc qui peut agir comme cause excitante de l'avortement.

Nous ignorons l'effet ou l'action de la poudre de cannelle comme moyen préventif de l'avortement dépendant de la cause que nous traitons; mais, d'après Cazeaux, elle aurait été préconisée, et Sauter conseille particulièrement la sabine en poudre, assurant qu'avec l'emploi de cette substance donnée à la dose de 18 grains (95 grammes) trois fois par jour, on peut corriger cette mauvaise prédisposition et empêcher beaucoup d'avortements. Le docteur Metsch, qui paraît s'être servi de ce moyen, dit que lorsque l'avortement dépend d'un surcroît d'irritabilité et de contractilité du système utérin, la sabine isolément n'a pas d'effet, il administre alors le seigle ergoté dans l'infusion de cette substance. D'une manière comme d'une autre, il ne faut employer ces substances actives qu'avec la plus grande précaution, car s'il s'agit d'une maladie importante et même de la pléthore locale ou générale, l'usage en est contre-indiqué. Un des meilleurs agents pour les cas d'avortements répétés, survenant chez les femmes faibles et irritables qui n'ont pas de congestion vasculaire ni de maladie spécifique, est, suivant le docteur Tanner, l'asa fœtida. Cet agent fut primitivement conseillé par le docteur Laferla dans la *Revue médico-chirurgicale* de 1847, et donna de bons résultats entre les mains de divers praticiens anglais qui l'ont successivement employé. Le docteur Tanner administre 0,25 de l'extrait tous les soirs au coucher, et il conseille à la femme d'en prendre 12 à 20 grammes avant la période de la grossesse. On doit pourtant suspendre pour quelques jours l'usage de cette substance, lorsqu'elle produit, comme cela arrive parfois, la dyspepsie ou la gastralgie.

Dans le cas où la cause prédisposante est dans le tempérament sanguin, dans l'état pléthorique local ou général, et si la femme est abondamment réglée et sujette, dans la grossesse, à l'hémorrhagie, ou si elle éprouve de la pesanteur et des douleurs utérines, nous devons conseiller comme moyen préventif l'usage d'aliments peu succulents, et lorsque la fécondation aura eu lieu, de garder à chaque époque cataméniale, pendant quelques jours, le repos complet du corps et la plus grande tranquillité possible d'esprit. Bien que, dans certains cas, les petites saignées souvent répétées pendant les premiers mois de la grossesse aient réussi dans les mains de beaucoup d'accoucheurs, nous devons pourtant rappeler que c'est un moyen spoliatif et qui ne doit être employé qu'à défaut d'autres moyens plus doux et d'une action moins profonde, tels que les délayants, le citrate d'ammoniaque et la digitale combinée avec le nitrate de potasse.

Dans les cas où la femme est lymphatique ou quand le tempérament sanguin prédomine, si, malgré les moyens que nous conseillons, l'avortement se répète plusieurs fois de suite, il est convenable de laisser l'organe gestateur en repos : ainsi on interdira les rapports conjugaux, surtout si l'état de grossesse se trouve à l'époque correspondante à l'apparition des règles. L'influence du molimen cataménial se produit très-fortement chez quelques femmes pendant la gestation même et aux premiers mois : on devra alors avoir grand soin d'éviter l'hémorrhagie, et par conséquent l'avortement, si cette influence est en action.

On devra également défendre l'usage des corsets, par la raison qu'ils entravent la circulation thoracique et abdominale, ce qui donne lieu à une congestion vers l'utérus, d'où résulterait l'avortement.

Lorsque l'accident en question est occasionné par le vice syphilitique, il faut soumettre la femme aux préparations mercurielles et aux autres moyens conseillés en pareils cas.

Si la prédisposition émane du développement ou de l'apparition d'une affection éruptive ou bien aiguë ou chronique, le traitement variera selon la nature de la maladie ; dans ce cas, plus les soins seront prompts et efficaces, plus sûrement on empêchera l'avortement.

Lorsque, par l'historique et les symptômes ou par l'examen des faits, on reconnaîtra que les avortements sont dus à une congestion ou hémorrhagie placentaire, de petites doses de sels alcalins tels que le chlorate et le nitrate de potasse, et le bicarbonate de soude, peuvent avoir beaucoup de succès, ainsi que l'ont constaté le docteur Stevens et le professeur Simpson. Dans l'opinion de cet auteur, le type de la respiration fœtale ressemble à celui des poissons : de même que le sang de ces animaux est envoyé aux vaisseaux des branchies pour être purifié par l'oxygène de l'eau où ils nagent, de même aussi le sang du fœtus est envoyé aux cotylédons placentaires pour être exposé à l'action de l'oxygène contenu dans le sang maternel. De cette façon, dit le professeur Simpson, comme les sels en question, et surtout le chlorate de potasse, contiennent, sur 8 atomes, 6 d'oxygène, nous pouvons par ce moyen rendre le sang maternel plus oxygéné, de manière que le fœtus puisse acquérir les principes qui lui manquaient par la séparation ou la perte de la fonction d'une portion de placenta, pendant le temps nécessaire pour atteindre l'époque de la viabilité.

On a aussi conseillé dans ces cas les saignées aux époques cataméniales, si la femme est pléthorique, et les toniques dans les conditions contraires ; mais, comme nous l'avons déjà dit, le premier moyen ne devra être employé que dans des circonstances très-exceptionnelles et à la suite d'insuccès d'autres médicaments. Les ferrugineux sont souvent excellents et préviennent beaucoup d'affections du placenta, comme la dégénérescence graisseuse, dont il faut presque toujours chercher l'origine dans la faiblesse de la circulation fœtale. Dans ces cas et dans ceux où le fœtus a péri par une raison quelconque, dans diverses grossesses et à un temps fixé, on peut, d'après le docteur Tanner, adopter, comme traitement préventif d'un nouvel avortement, l'accouchement prématuré au septième ou huitième mois de la gestation.

Ce docteur rapporte qu'il est parvenu, dans un cas de ce genre, à faire accoucher d'un enfant qui est devenu très-vigoureux et bien portant, une dame qui avait eu déjà beaucoup d'avortements.

§ 2. — Traitement curatif.

Les cas où le traitement curatif peut être appliqué ou prescrit se divisent en trois catégories. Dans la première nous comprenons les cas où les phénomènes de l'avortement se déclarent sans que celui-ci se soit réalisé. Dans la seconde sont compris les cas où ces phénomènes se sont manifestés au point que l'avortement est rendu inévitable ou s'est opéré en partie. Dans la troisième enfin nous renfermons les cas où l'expulsion du produit de l'utérus s'est effectuée, mais où les annexes ont ou n'ont pas été expulsées.

C'est ainsi que les choses se présentent à l'observation; nous ne pensons pas avoir fait, par conséquent, une division artificielle ou arbitraire.

Dans un cas quelconque où l'accoucheur sera appelé pour donner ses soins à une femme chez laquelle, malgré les moyens préventifs, il se présente des signes d'avortement, il devra entrer dans un examen minutieux, et s'il reconnaît que le fœtus est vivant, que les membranes sont intactes et que le col n'est pas grandement dilaté, que l'hémorrhagie non plus n'est pas trop abondante, il peut espérer suspendre l'avortement : les indications à ce sujet consistent à faire cesser l'écoulement et les contractions utérines.

Les moyens dont nous pouvons disposer se divisent en généraux et locaux. Les moyens généraux consistent : 1° dans le repos horizontal; 2° dans certaines précautions communes aux hémorrhagies utérines, comme l'évacuation des excréments et des urines ; 3° dans l'emploi de boissons acidules; 4° enfin dans la saignée générale.

Le repos du corps dans le décubitus horizontal doit être conseillé et mis invariablement en pratique toutes les fois qu'il s'agit d'un avortement.

La femme sera couchée sur un lit, le bassin tenu élevé au moyen d'un traversin dur, afin qu'il ne soit pas déprimé par le poids du tronc. Le thorax devra être mis à l'abri de l'air extérieur, mais il suffira que le ventre soit couvert d'un drap de toile fine. S'il existe de l'urine dans la vessie, on devra tenter tous les efforts naturels pour l'en expulser, et par ces mêmes efforts ou par les lavements il faudra aussi débarrasser le rectum des matières fécales. Les breuvages acidules ou les limonades seront employés sans crainte. Dans le même cas se trouvent les astringents, tels que l'acide gallique, le sulfate de zinc, l'acétate de plomb; mais, de ces moyens, c'est le premier qui nous a le mieux réussi. La saignée, conseillée par un grand nombre d'accoucheurs dans les cas d'hémorrhagie utérine, est également un moyen général pouvant donner des succès contre l'avortement; mais elle ne sera pratiquée que chez la femme robuste, pléthorique et à pouls plein, dur et fréquent. En cas contraire, on devra recourir plutôt aux ferrugineux ou au sulfate de fer ammoniacal, dont l'effet est très-vanté par les praticiens anglais.

Les moyens locaux consistent : 1° dans les lavements laudanisés; 2° dans les compresses froides sur le ventre; 3° dans les sangsues aux aines, à l'anus et à la vulve, et dans les révulsifs; 4° dans le tamponnement du vagin.

Les préparations d'opium, surtout le laudanum donné même en lavements, sont d'un effet merveilleux dans les cas dont il s'agit. On devra auparavant administrer un premier lavement d'eau tiède, dans le but de laver l'intestin et de le décharger des matières stercorales, puis on administrera 20 gouttes de laudanum par quart de lavement. Nous ne devons pas craindre d'être trop prodigues dans l'emploi de ce moyen : ainsi, lorsque au premier lavement les contractions utérines n'auront pas disparu au bout d'une heure, il faudra en donner un autre avec 15 ou 20 gouttes de la même substance, et ainsi successivement jusqu'à ce qu'on ait administré de 100 à 120 gouttes de laudanum dans les vingt-quatre heures, ou bien jusqu'à ce que la femme présente des phénomènes de narcotisme. Dans cet état, on doit suspendre l'usage du médicament, et l'on combattra par quelques verres de limonade la somnolence, la pesanteur de tête et l'engourdissement général.

L'application sur le ventre de compresses imbibées d'eau froide ou d'une mixture réfrigérante sont d'un grand avantage dans les avortements, pour calmer les contractions et pour modérer ou arrêter l'hémorrhagie, mais il y a cependant certaines indications à suivre. Tout d'abord on évitera soigneusement que les compresses ne soient outre mesure imprégnées de liquide de manière à mouiller le lit de la femme; on devra donc en exprimer toute l'eau, de façon qu'elles produisent seulement l'impression générale d'un corps froid. En second lieu, il faudra garnir la femme de linges qu'on changera à mesure qu'ils seront froids. Enfin les compresses seront appliquées de cinq en cinq minutes ou à des intervalles moins longs, afin que la réaction ne s'établisse pas, et qu'il ne se produise pas d'alternatives de froid et de chaleur; mais on ne devra pas en prolonger l'usage pendant un temps trop considérable, quand même on n'en tirerait pas de résultat.

Lorsque les phénomènes de l'avortement s'accompagnent de douleurs utérines et inguinales, de turgescence des vaisseaux hémorrhoïdaux, d'un état inflammatoire ou congestif de l'utérus, des ovaires ou des intestins, les émissions sanguines locales par les sangsues appliquées à l'hypogastre, à l'anus, à la vulve, aux régions inguinales ou au niveau des gouttières sacrées, sont, d'après Gendrin (qui paraît avoir bien étudié ces indications), d'un avantage incontestable.

Il convient pourtant que ces émissions sanguines ne soient pas en disproportion avec l'intensité des accidents locaux et l'état général ; Cazeaux, qui les admet et les conseille, dit que, dans les cas de douleurs vives à l'utérus, il trouve plus convenable, si on n'a pas recouru à la saignée générale, qu'on fasse préférablement l'application des sangsues sur un point écarté de l'utérus, sur le côté des seins et aux aisselles, ce qui a été aussi conseillé par Gendrin, quand la réaction utérine dépendait de l'intensité de l'inflammation et des douleurs mammaires.

Les moyens révulsifs tels que les ventouses sèches et les sinapismes appliqués sur le côté des seins ou entre les épaules, les frictions irritantes sur ces parties ou sur une autre des régions supérieures du tronc, donnent souvent de beaux résultats pour les hémorrhagies provenant de l'avortement, lorsque la pléthore utérine paraît être la cause de cet accident et que, par une circonstance quelconque, il n'est pas possible de recourir aux moyens spoliatifs généraux ou locaux.

Il est un moyen dont nous pouvons faire usage quand l'avortement a lieu, surtout à une époque avancée de la grossesse, et qu'il est accompagné d'une hémorrhagie contre laquelle nous avons en vain employé tous les moyens et que nous voulons encore suspendre, ou quand nous voulons sauver la vie de la femme des dangers qui l'entourent; ce moyen, c'est le tamponnement du vagin : il est un des plus puissants qui soient à notre connaissance contre les hémorrhagies graves; mais il faut l'appliquer d'une manière régulière, car autrement il y a toute probabilité qu'il sera toujours inefficace ou même excessivement dangereux.

Le tamponnement en question peut être fait de quatre manières différentes. Dans la première, on dispose une grande quantité de mèches de charpie bien sèche ou enduite de cérat, on fait coucher la femme de manière que les fesses soient sur le bord du lit, on introduit le spéculum jusqu'au col de l'utérus, et on fait immédiatement quelques injections à l'eau froide pour débarrasser le vagin des caillots sanguins; alors, avec une pince appropriée, on saisit chacune des mèches de charpie (qui seront attachées par un fil long afin d'en rendre l'extraction ultérieure plus facile) et on les applique contre le col, s'il est fermé, ou bien dans la cavité même si elle est dilatée, de manière que le vagin soit littéralement obturé. A proportion qu'on appliquera les uns après les autres ces tampons de charpie, on retirera le spéculum, et si le conduit vaginal ne se trouve pas bien bourré, on peut, au moyen du doigt ou de la pince, introduire encore d'autre charpie; ceci fini, on soutient le tout par un bandage en forme de T.

L'autre procédé consiste en ce que, avant d'introduire les mèches, on garnit le vagin d'une espèce de chemise ou sac qu'on emplit de charpie de la même manière que nous venons d'indiquer. Pourtant, comme le vagin est plus large à ses extrémités qu'au centre, il en résulte que lorsqu'on veut ôter le tampon, on ne peut le faire avec facilité et sans réveiller des souffrances chez la femme, ce qui nous fait préférer la première manière.

Dans le troisième procédé, on prend, d'après la recommandation de Dewees, une éponge fine assez grande, et, après l'avoir imbibée de vinaigre, on en remplit le canal du vagin depuis l'ouverture vulvaire jusqu'au col de l'utérus. Le sang, s'infiltrant dans les pores de l'éponge et se coagulant ensuite, forme avec elle un bouchon qui ferme hermétiquement le vagin, et elle peut être laissée sans inconvénient pendant quelques heures. Quoi qu'en dise Dewees, nous pensons que le tampon appliqué de cette manière doit être difficile à extraire et qu'il entraîne à sa suite de grandes souffrances.

A défaut de charpie et d'éponge, on emploie le tampon dit d'*urgence*, que l'on forme d'un morceau de toile ou de batiste usée, ou à la rigueur d'une autre étoffe ; on la mouille dans une solution de perchlorure de fer, ou bien on l'enduit d'une substance grasse, et lorsqu'on en a introduit un bout jusqu'au col de l'utérus, on opère de même pour les autres parties jusqu'à ce que le vagin soit tout à fait bouché.

On doit observer que le tampon, ayant deux modes différents d'action, ne peut être indifféremment appliqué dans tous les cas.

Le tampon a une action mécanique par suite de laquelle la sortie du sang est empêchée et se coagule ; mais il a, en outre, une action mécanico-physiologique se traduisant quelquefois par l'irritation utérine, par l'excitation des contractions et l'expulsion du produit contenu dans l'utérus. On conçoit, d'après cela, que le tampon, comme nous l'avons déjà laissé prévoir, n'est pas un moyen auquel on doive recourir dans les cas où l'on vise à arrêter le travail de l'avortement, mais qu'il est plutôt approprié aux cas où cet accident doit être accéléré, à cause de l'hémorrhagie qui s'était manifestée. Pourtant si l'avortement, quoique pouvant être évité, est néanmoins accompagné d'une grande hémorrhagie résistant aux moyens indiqués, il est convenable d'employer le tampon, car quelquefois l'action physiologique ne se manifeste pas et l'avortement peut se suspendre ; mais si l'avortement a eu lieu, notre but ne sera pas moins atteint, car nous sauvons la femme.

En résumé, quand les phénomènes de l'avortement se manifesteront de façon qu'on puisse concevoir l'espoir de suspendre cet accident, nous devons faire coucher la femme sur le décubitus horizontal ; on provoquera la défécation par un lavement, on videra la vessie ; alors, si la femme est sanguine, forte et pléthorique, on pratiquera une saignée générale ; mais si elle est dans d'autres conditions, nous conseillons l'usage des boissons acidulés et les lavements laudanisés.

Lorsque l'avortement est accompagné de douleurs utérines ou qu'il est la conséquence de l'action sympathique des glandes mammaires sur l'organe gestateur, on fera poser des sangsues sur l'hypogastre ou sur les côtés des mamelles ou dans les aisselles. Dans les cas où ces moyens ne sont pas indiqués et où, malgré les lavements laudanisés, les contractions continuent et l'hémorrhagie ne diminue pas, il convient, outre les limonades et le repos, de faire les applications de compresses mouillées dans l'eau froide sur les parties précédemment indiquées. Si l'hémorrhagie est considérable et rebelle à ces moyens, nous appliquerons le tampon vaginal, que nous aurons soin d'ôter dès que les contractions diminueront sous l'influence des lavements laudanisés et des compresses froides, et que tout indiquera que l'hémorrhagie a diminué ou cessé.

Le traitement curatif pour les cas où l'avortement est inévitable ou a déjà eu lieu en grande partie, consiste à combattre les phénomènes ou les complications qui se manifestent et à accélérer l'expulsion du produit de la conception sans néanmoins déterminer de mal immédiat ou consécutif.

Si, dans un avortement de cette nature, l'hémorrhagie est insignifiante, on prescrira le repos sur le lit, les boissons fraîches, et on attendra, s'il n'y a pas d'autre complication, que la nature se charge elle-même de l'expulsion du produit de la conception. Si l'hémorrhagie est abondante et les contractions faibles, on doit ordonner le repos sur le décubitus horizontal, les boissons acidules, et surtout le seigle ergoté récemment pulvérisé. Quand l'hémorrhagie sera grave, on pourra alors faire usage du tampon; par ce moyen nous retardons la sortie du fœtus, mais l'essentiel est de suspendre l'hémorrhagie, car l'expulsion se fera et peut-être même plus facilement.

Il advient parfois que l'œuf s'est détaché en tout ou en partie; mais lorsqu'une partie est retenue dans l'utérus et une autre partie dans le col, qui n'est pas assez dilaté pour lui livrer passage, il entretient une hémorrhagie qui peut durer quelques jours.

Si, à l'examen, que nous ne devons jamais omettre, nous trouvons l'œuf dans le col, et que nous puissions le saisir avec les deux doigts, il convient de l'extraire par ce moyen, mais avec grand soin, pour qu'il n'en reste pas une partie dans la cavité de l'utérus, dont le col a peu de dilatation. Si les phénomènes de l'avortement se présentent avec ces mêmes complications à une époque avancée de la grossesse, et que le col soit suffisamment dilaté, on peut, dans la présentation céphalique, employer le forceps.

Le traitement curatif, comme nous l'avons déjà dit, embrasse encore tous les cas où les annexes restent dans l'utérus. Les moyens à employer varient selon les phénomènes qui se présentent. Lorsque l'expulsion de l'embryon ou du fœtus est récente, s'il n'y a pas d'hémorrhagie, on peut attendre une ou deux heures que l'utérus rejette ces parties.

Dans les cas opposés, on devra, si c'est possible, introduire dans l'utérus les doigts indicateur et médius, et, en tenant avec eux la partie du placenta déjà décollée, on en fait l'extraction.

Si au moyen des doigts on ne peut atteindre le placenta, il convient d'introduire dans l'utérus une pince à *faux germe* et de saisir la masse placentaire que l'on extrait de cette façon. Mais ces sortes de pinces écrasent les annexes et n'en rapportent qu'une partie. Le professeur Pajot, ainsi qu'il nous l'a communiqué dans une de ses leçons, n'ayant pu, au moyen de ces pinces à *faux germe*, faire l'extraction du placenta dans un cas d'avortement, a fait faire un petit instrument ou curette avec lequel il est parfaitement parvenu au but.

Cette curette se compose d'un tube ovale renfermant une tige en acier portant à son extrémité un bouton servant à imprimer à cette tige un mouvement de va-et-vient qui communique à une curette placée à l'autre extrémité un mouvement d'inclinaison plus ou moins prononcé à la volonté de l'opérateur, à l'aide d'un ressort en acier placé derrière la curette. On peut la démonter et y substituer une autre curette d'une dimension variable suivant les besoins.

Le tube est muni de deux ailettes servant à le maintenir pendant l'opération.

En cas de non-réussite par ces moyens, on peut employer le galvanisme, en appliquant le pôle positif sur la partie supérieure de l'épine dorsale et le pôle négatif dans l'intérieur du col de l'utérus, à travers un tube en verre. A défaut de résultat, on attendra l'expulsion et on combattra les phénomènes d'infection qui peuvent se manifester.

Après un avortement, la femme devra observer les mêmes règles hygiéniques et prendre les mêmes précautions qu'à l'accouchement naturel. Elle ne retournera qu'après quelques jours à ses occupations usuelles ou quand sa santé sera tout à fait rétablie.

CHAPITRE IV.

DE LA GROSSESSE EXTRA-UTÉRINE.

Soumis à l'action du germe masculin, l'ovule fécondé, au lieu de tomber dans la cavité utérine, se développe quelquefois dans une autre partie quelconque du voisinage, et constitue ainsi la grossesse à laquelle on a donné le nom de *grossesse anormale, mauvaise* ou *extra-utérine*.

L'ovule peut se développer dans une foule d'endroits, dès lors les espèces de grossesses extra-utérines sont variées.

Dezeimeris a divisé ce genre de grossesse en dix variétés, à savoir : la grossesse ovarique, la grossesse sous-péritonéo-pelvienne, la grossesse tubo-ovarique, la grossesse tubo-abdominale, la grossesse tubaire, la grossesse tubo-utérine interstitielle, la grossesse utéro-interstitielle, la grossesse utéro-tubaire, la grossesse utéro-tubo-abdominale et la grossesse abdominale.

Ces variétés furent réduites par le professeur Tyler Smith à cinq, qui sont : 1° la grossesse ovarique, 2° la grossesse tubo-ovarique, 3° la grossesse tubaire, 4° la grossesse abdominale, 5° la grossesse interstitielle ou pariétale.

Aucun cas de grossesse extra-utérine n'ayant été observé par nous, nous n'avons pas à formuler de jugement à ce sujet : aussi nous bornerons-nous à exposer la division de Dezeimeris, en faisant sur chacune des espèces par lui admises les réflexions qui nous paraîtront justes et propres à les faire accueillir ou rejeter.

PREMIÈRE ESPÈCE. *Grossesse ovarique.* — Dans cette variété, l'ovule, sitôt qu'il est fécondé, commence à se développer soit dans l'intérieur du follicule qui le contient, soit dans la surface même de l'ovaire, sur la vésicule qui s'est rompue. Dans le premier cas, la grossesse reçoit le nom d'*ovarique interne*, et dans le second d'*ovarique externe* ou, si l'on veut, d'*ovo-abdominale*, puisque l'œuf se développe en partie dans l'ovaire et dans l'abdomen. Cette dernière espèce est généralement acceptée, et l'on en trouve maints exemples très-authentiques dans les annales de la science. Pour ce qui est de la première, le professeur Velpeau la regarde comme inadmissible, du moment où il faut que la rupture de la vésicule de Graaf précède la fécondation; dès lors, pense-t-il, comment concevoir la possibilité d'un pareil fait lorsque la vésicule est restée intacte et qu'il n'y a pas eu, par conséquent, le contact voulu des deux germes? Cette remarque est d'une grande valeur et doit venir à l'esprit de quiconque est au fait des connaissances actuelles sur la fécondation. Boehmer a pu rapporter, en 1752, une observation d'après laquelle une tunique externe, ou kyste fœtal, était constituée par la membrane de l'ovaire même, appelée aujourd'hui portion ovigène, et par la tunique péritonéale, qui, selon les recherches modernes, se trouve réduite dans les ovaires à une simple couche d'épithélium pavimenteux; mais toujours est-il qu'on ne peut découvrir le mécanisme en vertu duquel on soit porté à admettre que l'ovule s'est développé dans la substance de cette glande : la pièce pathologique d'un kyste fœtal de l'ovaire gauche, présentée par le professeur Richet, en 1857, à la Société de chirurgie de Paris, ni l'observation communiquée le 2 mai de la même année par le professeur Alquié à l'Institut de France ne nous éclairent pas davantage à ce sujet. Il est très-probable que les kystes en question n'étaient autres que des productions dermoïdes qui peuvent, selon le professeur Lebert, se développer dans les ovaires et simuler ainsi une grossesse ovarique interne, et cela d'autant plus facilement que l'on trouve dans cette partie des fractions d'embryon telles que dents, os et poils.

DEUXIÈME ESPÈCE. *Grossesse sous-péritonéo-pelvienne.* — Là, l'ovule fécondé ayant quitté sa vésicule, au lieu d'entrer dans la trompe, se glisse entre les deux feuillets du ligament large correspondant, pour aller se fixer au-dessous du péritoine, dans le conduit pelvien. M. Jacquemier n'approuve pas trop le nom sous lequel on a désigné cette variété de grossesse, puisque la grossesse ovarienne est sous-péritonéale; mais il nous semble que le mot *pelvienne* qui y a été accolé évite toute méprise à ce sujet.

On ne peut s'empêcher d'avouer qu'il est extrêmement peu aisé de donner la raison du mécanisme de la formation de la grossesse sous-péritonéo-pelvienne, puisque l'ovule se fixe au bord adhérent des ovaires; on ne peut non plus comprendre de quelle autre manière il peut se développer entre les feuillets des ligaments larges. Dès lors nous pensons, comme le docteur Bernutz, que cette sorte de grossesse n'est autre chose qu'un mode de terminaison de la grossesse tubaire, dans lequel le kyste fœtal se rompt par le bord adhérent des trompes, et, tout en gardant les enveloppes de l'œuf intactes, il continue à se développer entre les feuillets des ligaments larges.

Quoi qu'il en soit, on ne peut révoquer en doute l'existence de la grossesse sous-péritonéo-pelvienne, et, qui plus est, Dezeimeris assure qu'elle n'est pas rare et que peut-être elle est la seule pour laquelle, en vertu de la position occupée par l'œuf, on puisse employer les moyens chirurgicaux à l'effet d'opérer l'extraction du fœtus sans pénétrer dans le péritoine.

Bien des cas de grossesse de ce genre ont été relatés, et même les *Archives générales de médecine*, sur le rapport de Voillemier, font foi, selon Cazeaux, d'un fait qui s'est passé en 1837, à la clinique d'accouchements de la Faculté de Paris, pouvant être rangé dans cette variété de grossesse extra-utérine. On peut voir également, par la thèse de M. Lesouef, qu'en 1862 il fut présenté à la Société de biologie, par M. Decori, une observation accompagnée de pièces anatomiques ayant trait à un cas où les vaisseaux hypogastriques passaient derrière et aux côtés de la tumeur formée par le kyste fœtal, sans séparation aucune de replis du péritoine. Ce qui est surtout étonnant dans la grossesse sous-péritonéo-pelvienne, c'est, à en croire Dezeimeris, que le kyste peut acquérir un grand développement, tout en ne pénétrant pas dans l'intérieur de la cavité péritonéale, car l'observation a démontré que les ligaments larges suivent la croissance du produit de la conception et forment comme une barrière qui s'oppose à son entrée dans la cavité abdominale.

Baudelocque lui-même a consigné dans son *Traité d'accouchements* une observation qui se rapporte à la variété que nous étudions.

TROISIÈME ESPÈCE. *Grossesse tubo-ovarique.* — Dans ce genre de grossesse, l'ovule est retenu dans la portion la plus large de la trompe, et il s'y développe ; mais soit effet de l'inflammation survenue à la suite de la fécondation ou autrement, le pavillon de la trompe adhère à la tunique externe de l'ovaire, de telle sorte que le kyste paraît être constitué tant par cet organe que par la trompe. C'est, en un mot, une grossesse tubaire dans laquelle l'ovaire correspondant entre dans la formation du kyste. Deux observations sont citées, à l'appui de cette variété de grossesse, par l'auteur auquel nous empruntons cette classification : la première fut faite sur une femme de trente-deux ans, mère de cinq enfants, qui, dans le deuxième mois de sa sixième grossesse, avait reçu un coup sur la région hypogastrique, d'où il résulta une inflammation des viscères qui occupent cette partie, et des douleurs permanentes dans le bas-ventre, accompagnées de métrorrhagie, qui finirent par occasionner la mort de la patiente. L'autopsie faite, le ventre offrit un fœtus de six semaines, enveloppé de toutes ses membranes et baignant dans une grande masse de sang dont partie était fluide et partie coagulée. Au côté gauche de l'utérus, qui était en complète antéversion, se montrait une tumeur, cause de ce déplacement organique, constituée par l'ovaire, la trompe et le ligament large qui était considérablement épais et modifié dans sa structure. Le pavillon de la trompe s'unissait intimement à la tunique ovarienne, de manière à former conjointement un kyste qui, ayant été excessivement distendu par le contenu, se rompit à la fin, ce qui expliqua les phénomènes susmentionnés. Dans le milieu de l'ovaire, le corps jaune se détachait entièrement des parties circonvoisines.

L'autre observation, qui a été extraite des *OEuvres anatomiques* de Duverney, a rapport à une femme âgée de vingt-cinq ans, qui fut suppliciée peu de temps après la conception, et sur laquelle l'autopsie fit constater à Buissières ce qui suit : la trompe du côté droit présentait une grande dilatation à son extrémité externe, et s'attachait tellement à l'ovaire qu'il a fallu, pour l'en séparer, déchirer les adhérences; une fois celles-ci détruites, on vit s'échapper un liquide limpide et onctueux qui enveloppait un œuf de la grosseur d'une noisette, lequel sortait aux trois quarts de l'ovaire à travers une fente qui y existait, et tenait par l'extrémité à un pédicule assez dur et parsemé de vaisseaux sanguins.

Il existe encore dans les annales scientifiques une observation citée par le chirurgien Reiss, où le kyste formé par l'ovaire et la trompe gauche avait éprouvé une rupture du côté de ce dernier organe, par lequel était passé et tombé dans le ventre un embryon de trois à quatre mois.

QUATRIÈME ESPÈCE. *Grossesse tubo-abdominale.* — Dans cette variété de grossesse, l'ovule fécondé, retenu près du pavillon et à l'entrée de la trompe, à cause de l'oblitération de ce canal ou pour une autre raison, peut se développer sur ce point, mais se présente libre par une partie de sa surface dans la cavité du ventre. L'œuf, suspendu à l'extrémité externe de la trompe, se trouve dans un kyste qui est formé en partie par les parois de ce conduit, énormément dilatées. Dezeimeris rapporte, entre autres, l'observation d'un cas relatif à une femme de vingt-six ans, morte à la suite d'une métrorrhagie violente et de douleurs permanentes au côté gauche du bas-ventre, sur laquelle l'autopsie fit constater que la trompe correspondante, assez dilatée, contenait le placenta dans son intérieur, tandis que l'embryon de deux mois s'était développé dans la cavité abdominale.

Dans une autre observation appartenant au docteur J. Wishart de Washington, en consultation avec le docteur Stevens, on raconte l'histoire d'une négresse de trente-huit ans, chez laquelle une grossesse extra-utérine fut diagnostiquée. La gastrotomie ayant été pratiquée par ce motif, on trouva dans le ventre un fœtus dont le placenta et une partie des membranes étaient renfermés dans la trompe droite, et tellement fixés là qu'il fut très-difficile d'en faire l'extraction; pourtant on y parvint, mais la malade mourut au bout du cinquième jour, par suite d'une péritonite.

CINQUIÈME ESPÈCE. *Grossesse tubaire.* — L'œuf, dans ce cas, est arrêté sur un des points compris entre l'ouverture externe de la trompe et la portion qui pénètre dans l'épaisseur même des parois utérines, et il s'y développe, de sorte que la trompe, en se distendant excessivement, vient seule à constituer le kyste.

Cette variété se rencontre dans les grossesses extra-utérines deux fois sur trois, c'est dire qu'elle est la plus commune de toutes, ce qui s'explique facilement par la disposition anatomique de la trompe; en effet, nous voyons que l'ovule, pour arriver jusque dans l'utérus, doit parcourir un canal qui se rétrécit à mesure qu'il approche de cet organe, et où par conséquent cet obstacle où un autre peut le retenir et l'obliger à se développer avant de parvenir dans la cavité utérine.

Dans presque toutes les publications et revues périodiques obstétricales on rencontre des exemples de cette espèce de grossesse. Velpeau fait mention d'une pièce anatomique résultant d'un kyste rencontré dans la trompe d'une femme qu'une grossesse tubaire à son état le plus complet enleva dans l'espace de six à dix heures.

Dans ces derniers temps on a pu lire dans les *Archives générales de médecine*, dans l'*Union médicale*, dans diverses thèses et mémoires, plusieurs autres observations dans lesquelles l'existence de cette variété de grossesse extra-utérine est démontrée de la manière la plus claire. Dans tous les cas cités, la rupture du kyste fœtal a eu lieu, et, par suite d'hémorrhagie à un temps ou à un autre de la gestation, la mort de la femme

Sixième espèce. *Grossesse tubo-utérine interstitielle.* — On trouve dans cette espèce cela de remarquable que l'ovule se développe dans la portion du canal tubaire qui se trouve dans le tissu propre de la matrice, sans communiquer néanmoins avec la cavité de celle-ci.

L'ancien et célèbre anatomiste Dionis parla le premier de ce mode de grossesse. On peut, dit-il en traitant de son mécanisme, s'imaginer qu'un ovule, en se détachant de sa vésicule, court par la trompe jusqu'à l'extrémité où celle-ci pénètre dans l'utérus; ne pouvant passer de là à la cavité de ce dernier, il s'y trouve arrêté et s'y développe, obligeant ainsi la substance utérine à se distendre, de manière qu'il se forme une poche capable de contenir l'embryon jusqu'au troisième mois, époque après laquelle elle se rompt par excès de plénitude.

Les exemples de l'espèce que nous traitons abondent dans la science; entre autres le travail de Moreau sur cette matière fait foi d'un cas concernant une femme de vingt-huit ans, laquelle, à sa sixième grossesse, éprouva, à la suite d'un voyage, une douleur gravative dans l'estomac, qui ne la quitta pas pendant dix jours au bout desquels survinrent des vomissements qui l'enlevèrent après vingt jours. Elle n'avait jamais soupçonné qu'elle fût enceinte, ses règles n'avaient pas de fait subi d'altération, et aucun des maux qu'elle ressentait dans les grossesses antérieures n'était apparu. Quoi qu'il en soit, le jour de sa mort elle eut, vers midi, beaucoup de vomissements, et à cinq heures du soir elle expira au milieu de convulsions violentes.

L'autopsie faite, on trouva dans le ventre une grande quantité de sang;

l'utérus, développé et plus volumineux à droite qu'à gauche, présentait de ce côté un déchirement qui allait aboutir à un sac ou excavation formée dans la substance même de l'organe gestateur, où l'on voyait un embryon de six semaines. La cavité utérine était tapissée d'une membrane caduque, mais ne communiquait nullement avec le kyste qui renfermait le produit de la conception, et l'on remarquait même que l'orifice interne de la trompe droite était fermé, tandis que celui de la gauche était entièrement libre.

Il résulte de ce que nous avons dit jusqu'ici que la grossesse tubo-utérine interstitielle est une espèce de grossesse tubaire dans laquelle l'ovule se développe à l'extrémité utérine de la trompe, et le kyste est formé par des fibres intrinsèques de l'organe gestateur. C'est donc une variété qui peut être éliminée et comprise dans celle de la grossesse extra-utérine désignée sous le nom de *tubaire*.

SEPTIÈME ESPÈCE. *Grossesse utéro-interstitielle.* — Il est dit, au sujet de cette grossesse, que l'ovule, après être arrivé au point de la trompe qui pénètre dans le tissu propre de l'utérus, se fraye un passage dans l'épaisseur des parois du canal tubaire et va s'arrêter dans le centre des fibres utérines, en ne conservant aucun rapport avec les parois de la trompe, en sorte que le kyste fœtal est formé spécialement par la couche musculaire de l'utérus.

Cette variété ne doit pas être confondue avec la précédente, parce que le kyste ici n'est pas, comme dans l'autre, formé par les parois de la trompe. Cependant il est difficile de concevoir que l'ovule puisse pénétrer dans un tissu dense comme celui de l'utérus, ce qui a fait mettre en doute l'existence de cette espèce de grossesse anormale, laquelle, d'après le professeur Velpeau, n'est autre chose qu'une grossesse tubaire déviée.

Blainville découvrit dans le vagin des grenouilles, de chaque côté du méat urinaire, l'orifice externe d'un conduit qui suivait le long de la paroi du canal vulvo-utérin et du corps de l'utérus, et quittait celui-ci pour se diriger parallèlement au point correspondant au ligament large. Baudelocque, neveu du célèbre accoucheur du même nom, annonça qu'il avait constaté chez la femme l'existence de ce conduit; si ce fait est sûr, on peut expliquer cette espèce de grossesse. Dans tous les cas, il est hors de doute qu'on l'a rencontrée entre la trompe et le kyste. Lors donc que, par une disposition anatomique spéciale, l'ovule se trouvera placé dans le tissu utérin, il peut, en se rapprochant des fibres les plus externes, occasionner par son développement une saillie à la surface correspondante de l'utérus, ou bien il se rapprochera de la surface péritonéale, d'où quelquefois il n'est séparé que par une mince couche de tissu musculaire.

Parmi les observations qui confirment l'existence de cette espèce de grossesse, on note celle que Dance rapporta à Breschet, une autre présentée par Carus, de Dresde, à l'Académie royale de médecine, en août

1835, et puis enfin celle qui fut communiquée par Pinel Grandchamp à la même Académie en 1852.

L'utérus, dans ce dernier cas, offrait à l'angle gauche une tumeur dans l'intérieur de laquelle était le produit de la conception ; derrière cette tumeur passait la trompe correspondante, et on y voyait une rupture de petite dimension. Thomson, qui avait préparé la pièce anatomique avec beaucoup de soin, put passer par les deux tiers externes du conduit tubaire un fil métallique, et en mettant à nu le tiers interne il fit voir que la trompe communiquait avec le kyste par un orifice presque microscopique ; quant au calibre de ce canal, il n'y avait rien de particulier à y noter. L'utérus était seulement plus amplifié, ses parois plus épaisses, et il contenait une membrane caduque complète qui était ouverte à la partie correspondant à l'orifice du col, mais il ne présentait aucune communication avec les orifices tubaires. Un *corps jaune* existait dans l'ovaire gauche.

HUITIÈME ESPÈCE. *Grossesse utéro-tubaire.* — L'ovule, dit-on, se développe là, comme dans la grossesse tubo-utérine interstitielle, dans le point de la trompe qui pénètre dans la substance utérine ; mais, au lieu de se fixer sur cette partie et de se développer hors de la cavité de l'utérus, le kyste peut se trouver partie dans la trompe et partie dans l'intérieur de l'organe gestateur.

Moreau, dans un mémoire sur la question, rapporte, à l'effet de justifier l'existence d'une pareille grossesse anormale, un fait qu'il eut occasion d'observer. Une femme, mère de quatre enfants, à sa cinquième grossesse présenta un développement particulier du ventre fort digne de remarque ; le côté droit seul était devenu volumineux, et un sillon notable le séparait du gauche ; la femme ne sentait les mouvements du fœtus que de ce côté, et ces mouvements éveillaient des douleurs qui s'étendaient jusqu'aux fausses côtes. Le travail se déclara et ne produisit aucun résultat pendant quatre jours ; alors on appela le docteur Fielitz, qui constata l'anomalie qui vient d'être indiquée, puis, en *introduisant la main dans l'utérus*, il rencontra dans le fond et à droite de la cavité de cet organe la tête du fœtus entièrement libre et facile à embrasser avec la main dans tous les sens, mais le cou était étreint par l'orifice utérin de la trompe, qui renfermait dans son intérieur les autres parties du produit de la génération. Le docteur Fielitz fit des tentatives pour l'extraction, mais comme les tractions exercées sur la tête du fœtus occasionnaient à la femme des douleurs très-fortes, il dut y renoncer ; alors il chercha à dilater avec le doigt l'orifice tubaire, et par là il s'échappa de la trompe un jet de liquide amniotique mêlé de méconium. Ayant obtenu la dilatation nécessaire, il passa un doigt en forme de crochet sous une des aisselles du fœtus et amena celui-ci dans l'utérus, où, en le saisissant par les pieds, il pratiqua la version et opéra l'extraction avec toute facilité. Le placenta, qui était dans la cavité anormale, fut extrait de même, et sitôt après la trompe fut saisie d'une telle contraction que le docteur Fielitz ne put plus faire entrer le doigt dans son orifice. L'hémorrhagie fut abondante, et bien que le fœtus fût né mort et que la femme eût un travail long et pénible, son rétablissement néanmoins s'est réalisé avec promptitude.

Une observation aussi extraordinaire ne peut être facilement admise, mais on ne peut s'empêcher d'être frappé d'un côté de la facilité avec laquelle le docteur Fielitz a pu introduire la main dans l'utérus, et d'un autre côté du résultat qu'il a obtenu. Il fallait que le col fût bien ramolli et dilaté ou qu'il fût très-dilatable pour que la main passât par là sans embarras, et que la cavité utérine fût vraiment bien spacieuse pour qu'on rencontrât, flottant *dans son fond et à droite*, la tête du produit de la conception, et qu'avec tout cela on pût pratiquer la version et les autres manœuvres sans la moindre peine.

On conçoit aisément qu'un ovule, en se développant dans la portion de la trompe qui pénètre dans la substance de l'utérus, puisse pénétrer dans la cavité de ce dernier, mais doit-on pour cela faire une division et établir une variété ? En bonne logique, il n'y a qu'une grossesse tubaire, pouvant se terminer bien ou mal ou donner lieu à la chute d'une partie du fœtus dans la cavité utérine, et si, par ce seul fait, on se croit en droit de créer une espèce à part, pourquoi ne ferait-on pas de même pour le cas où, dans la grossesse interstitielle, le kyste s'arrêterait et s'implanterait du côté de la cavité de l'utérus, et pourquoi aussi ne la distinguerait-on pas du cas où le même kyste approcherait de la surface du péritoine ?

NEUVIÈME ESPÈCE. *Grossesse utéro-tubo-abdominale.* — On a voulu classer sous ce nom la grossesse où le fœtus était contenu dans la cavité abdominale; le cordon ombilical pénétrerait dans le canal tubaire et viendrait se terminer sur le placenta, qui serait lui-même inséré dans la surface interne de l'organe gestateur.

Les quelques faits qui s'observent sont tellement incompréhensibles que beaucoup d'accoucheurs ont avec raison contesté l'existence de cette variété. Il est bien des phénomènes de la nature, il est vrai, qui échappent à notre explication, et celui de la grossesse dont il s'agit est probablement de ce nombre; mais comment est-il possible de concilier les connaissances que nous avons au sujet du développement de l'œuf avec le mécanisme de cette espèce de grossesse? Les notions acquises seraient donc inexactes ? Puisque nous ne pouvons expliquer cette variété de grossesse d'une manière rationnelle, et que notre intelligence ne peut la saisir, nous n'avons donc pas le courage de l'accepter, bien que quelques-uns aient voulu regarder comme prouvée l'existence d'un pareil fait par un très-petit nombre d'observations.

Voici une de ces observations que nous rapportons en peu de mots. Le chirurgien Patuna, appelé auprès d'une femme qui était en travail d'accouchement et prise d'hémorrhagie, l'ayant trouvée morte lorsqu'il

arriva, eut à pratiquer sur elle l'opération césarienne. L'incision de la
paroi du ventre était à peine faite qu'il se montra un fœtus ayant le
dos tourné en avant, et l'extrémité céphalique en rapport avec le diaphragme. Tout bien examiné, Patuna observa que le cordon ombilical
pénétrait dans la trompe droite à 2 centimètres de distance de l'utérus.
Cette portion du canal tubaire présentait plus de volume que l'autre
qui allait à l'ovaire, ce qui lui fit penser que le cordon devait se rendre
par la première jusqu'à l'utérus. Le volume de cet organe dépassait
celui d'une main fermée, et sa forme était naturelle. On n'y voyait aucune
déchirure ni cicatrice. La trompe, après avoir été divisée depuis le point
dans lequel le cordon la pénétrait jusqu'à l'organe gestateur, ne laissa
rien voir de particulier que son adhérence avec celui-là dans l'endroit où
il l'avait perforée. Le placenta était dans l'intérieur de l'utérus et son
adhérence avait lieu sur le fond de l'organe un peu à droite.

L'analyse de cette observation nous montre qu'il ne s'agissait très-
probablement que d'une grossesse tubo-utérine interstitielle, dont le
kyste s'était déchiré au commencement de son développement, l'embryon
ayant pu par des causes spéciales vivre et grandir dans la cavité péritonéale. En tout cas, l'excessive petitesse de l'ouverture qui existait dans
le conduit tubaire, et sa réunion, d'autre part, à la circonférence du
cordon devaient être évidemment un grand obstacle à l'entrée de la
vésicule allantoïdienne et à la formation par celle-ci du placenta dans la
cavité utérine.

L'observation consignée dans une gazette anglaise, *Medical inquiries
by a society of physicians of London*, et relevée par Moreau dans son mémoire sur les grossesses extra-utérines, ne prouve pas davantage l'existence d'une grossesse utéro-tubo-abdominale.

C'est donc une grossesse que notre raison et nos lumières ne peuvent
admettre d'aucune manière.

DIXIÈME ESPÈCE. *Grossesse abdominale*. — Dans l'espèce, l'ovule, en se
détachant de sa vésicule, peut tomber sur une partie quelconque des
organes contenus dans la cavité péritonéale et s'y développer sans
conserver néanmoins des rapports immédiats avec les organes générateurs.

Les observations sur la grossesse abdominale abondent dans la science,
et quand on pense au procédé par lequel passe l'ovule et à la série de
phénomènes qui ont lieu pour que celui-ci arrive jusque dans l'utérus,
on est surpris de ne pas voir se renouveler plus fréquemment cette
espèce de grossesse : ce qui tient peut-être, d'après Bianchi, à ce que
l'ovule, en tombant dans la cavité péritonéale, subit une destruction
avant de pouvoir se fixer sur un point, ou bien, selon l'opinion de quelques accoucheurs, à ce que le péritoine ne peut fournir les conditions
voulues pour son développement. Quoi qu'il en soit, il est sûr que ce
développement peut quelquefois avoir lieu et donner en résultat la gros-

sesse abdominale, ainsi qu'en font foi plusieurs observations, entre autres une que Lesouef présenta à la Société anatomique en 1862, avec les pièces pathologiques d'un cas bien évident. Le kyste fœtal occupait la zone ombilicale et quelque peu le flanc gauche, et était largement déchiré à la partie postérieure : c'est par cette rupture que le fœtus était passé et tombé dans l'abdomen.

Dezeimeris a divisé cette variété en grossesse primitive et en grossesse secondaire. La grossesse abdominale primitive existe lorsque l'ovule se développe sur un point de la cavité péritonéale, et la secondaire lorsque l'ovule, ayant grandi dans un autre endroit hors de cette cavité, vient se retrouver là. Cazeaux s'élève avec toute raison contre une pareille division, car pour lui la grossesse abdominale secondaire de Dezeimeris n'est tout simplement qu'une grossesse ovarique tubaire ou interstitielle qui s'est terminée par la rupture du kyste primitif; or la présence du fœtus dans la cavité abdominale ne suffit pas pour constituer une distinction, et si cela était, pour être conséquent, on devrait également donner le même nom à la grossesse où le fœtus, ayant pris naissance et s'étant formé dans l'utérus, aurait passé dans la cavité péritonéale par suite d'un déchirement des parois de l'organe, ce qui serait inadmissible.

De tout ce que nous avons dit au sujet des grossesses extra-utérines il ressort qu'il n'y a vraiment que six variétés à désigner comme il suit :

1° Ovarique, 2° sous-péritonéo-pelvienne, 3° tubo-ovarique, 4° tubaire, 5° utéro-interstitielle, 6° abdominale.

Les variétés tubo-abdominale, utéro-tubaire, tubo-utéro-interstitielle peuvent être confondues dans la variété de la grossesse tubaire, puisqu'elles ne s'en distinguent par aucun caractère spécial.

Passons maintenant à l'anatomie pathologique de ces différentes grossesses.

ARTICLE PREMIER.

ANATOMIE PATHOLOGIQUE.

A la dissection de l'œuf résultant d'une grossesse extra-utérine on remarque qu'il est entièrement enveloppé par l'amnios et le chorion, et ces deux membranes, à leur tour, par une autre que l'on a regardée comme analogue à la caduque dans la grossesse ordinaire.

Cependant, à l'Académie de médecine de Paris, quelques membres ont voulu soutenir que le chorion n'existait pas. Cette proposition hasardée fut, après discussion, réfutée comme de juste, puisqu'il ne pouvait pas y avoir d'allantoïde sans chorion, lequel alors était supposé être le résultat de l'expansion de celle-là; de même l'absence de l'allantoïde impliquait celle du placenta, à défaut duquel le développement embryonnaire n'était pas possible.

Les recherches modernes de M. Joulin ont montré définitivement que le chorion est constitué par le feuillet séreux du blastoderme, et que l'allantoïde, en s'étendant sur la surface interne de cette membrane, se transformait en placenta à la portion touchant à l'utérus et formait sur le reste, qui était à la face externe de l'amnios, un tissu vasculaire nommé *magma réticulé*.

De cette manière, il est établi que le chorion ne vient pas de l'allantoïde; mais un point qui n'est pas encore bien éclairci, c'est s'il existe ou non dans les grossesses extra-utérines comme partie intégrante du kyste. De même que la membrane vitelline formant le premier chorion disparaît lorsque le feuillet séreux du blastoderme se couvre de villosités, il est possible aussi que cette membrane, après l'expansion de la vésicule allantoïdienne sur sa surface interne, disparaisse complétement, comme cela arrive, suivant M. Joulin, pour la portion par où s'introduisent les vaisseaux allantoïdiens qui vont constituer le placenta, ou que cette membrane rende l'amnios tellement adhérent que sa séparation ne puisse s'obtenir. C'est là l'opinion vers laquelle nous penchons, car nous sommes certain que les cas de doute à ce sujet peuvent être élucidés par le moyen du microscope. Quoi qu'il en soit, toujours est-il constaté que sur la surface de l'amnios ou du chorion il existe une couche de tissu blanchâtre qui est considérée comme semblable à la caduque dans la grossesse normale, et qu'indépendamment de cette espèce de membrane il y a d'autres enveloppes formant les parois du kyste, selon l'espèce de grossesse extra-utérine et les phénomènes qui se manifestent à l'entour du kyste quand il est rompu. De telle sorte que si l'on a affaire à une grossesse tubaire, le kyste se présente pourvu non-seulement des trois membranes dont il vient d'être parlé, mais encore d'une enveloppe formée par les parois des trompes, et si la grossesse est ovarique, les parois du kyste peuvent être formées, comme on l'a observé, par les ovaires. Dans la grossesse abdominale, la tumeur n'est constituée, suivant Cazeaux, que par les deux membranes embryonnaires : la membrane qui ressemble à la caduque n'existe pas. Voici, dit-il, comment Dezeimeris explique cette dernière circonstance : « Quand l'ovule fécondé s'égare, après sa sortie de l'ovaire, dans la cavité abdominale, on conçoit facilement, comme son corps est peu volumineux, souple et fragile, qu'il ne provoque presque pas d'excitation sur le point où il s'arrête, et que le champ de cette excitation se circonscrit dans les limites du contact du corpuscule étranger; c'est-à-dire qu'il ne peut causer une inflammation aiguë des adhérences, ni par conséquent d'exsudation plastique capable de former un kyste autour de lui. Or, si ces désordres n'ont pas été produits, les organes voisins ne seront pas blessés du développement subséquent de l'ovule auquel ils s'habituent peu à peu : celui-ci ayant pris droit de domicile, vivra, grandira, présentant aux surfaces unies et polies qui le touchent une surface également lisse et polie, humectée à leurs dépens, et il n'aura pas besoin d'autre enveloppe protectrice ; le kyste alors ne se formera pas. Mais qu'un œuf déjà volumineux vienne à se rompre soudain, et que son contenu, d'abord placé comme lui dans la trompe ou l'ovaire, se trouve transporté au milieu de la cavité péritonéale, le produit de la conception constitue dans ce cas un corps étranger qui doit blesser les organes abdominaux, les irriter et appeler tout à l'entour une inflammation aiguë dont le résultat est l'exsudation d'une lymphe plastique qui, en se coagulant, formera un kyste et isolera complétement le corps étranger. »

Dans une grossesse tubaire et ovarique, lorsque, comme dans le dernier cas de grossesse abdominale, le kyste vient à se rompre et à rejeter son contenu, ce corps étranger détermine au milieu des parties où il a été lancé une inflammation dont le produit plastique pourra s'organiser et donner lieu à la formation d'un autre kyste qui contiendra l'embryon. Les mêmes phénomènes se manifesteront néanmoins plus rarement s'il n'y a qu'une partie du contenu du premier kyste expulsée, mais ces deux kystes communiqueront entre eux, quoique le second n'ait pas les mêmes membranes que l'on voit sur la portion qui renfermait primitivement tout le fœtus. « Le professeur P. Dubois a, selon Cazeaux, cité un cas où le kyste qui contenait le fœtus se formait d'une membrane dont l'aspect et la structure différaient sur tous les points de son étendue. Le kyste, dans la plupart des cas, était à sa surface interne d'une couleur un peu brune provenant sans doute de l'imbibition du liquide avec lequel il avait été en contact : au toucher et à la vue on constatait tous les caractères de la muqueuse de l'intestin grêle ou des membranes accidentelles qui tapissent les trajets fistuleux. Aux points voisins de la circonférence du placenta et dans la plus grande partie de sa surface même, le kyste était plus lisse, plus poli, et offrait l'apparence ordinaire de l'amnios; il était simple et épais d'un demi-millimètre environ à la partie qui présentait l'aspect un peu brun et villeux dont il a été parlé; tandis qu'il était, au contraire, formé de deux feuillets (chorion et amnios) là où sa surface était lisse et polie. »

Lorsqu'on fait l'examen anatomique du kyste à l'époque où a lieu son élimination, on remarque qu'il présente des perforations qui le mettent en communication avec les organes ou parties dans lesquels se sont transportés les produits de la tumeur. Ses parois sont sillonnées de vaisseaux qui quelquefois prennent un volume considérable, ainsi qu'on le voit sur les figures de l'*Anatomie pathologique* du professeur Cruveilhier. Dans ces circonstances, il n'est pas étonnant que des hémorrhagies se déclarent rapidement et soient telles que tous les efforts employés deviennent inutiles, chose d'autant plus possible que le kyste, étant constitué par les trompes ou ovaires, est susceptible de mobilité dans la cavité abdominale, malgré de larges adhérences avec les organes contenus dans cette cavité.

En ouvrant le kyste, on voit le fœtus tantôt en parfait état de conservation, comme dans une grossesse normale, tantôt plus développé même que dans une grossesse utérine à terme, d'autres fois réduit à de petits fragments putrilagineux, ou encore momifié et transformé en une masse osseuse et crétacée. Dans quelques cas même on a extrait le fœtus vivant par le moyen de la gastrotomie.

Le placenta est ordinairement en rapport avec le volume et le développement du fœtus, mais généralement il est moins épais et moins volumineux que dans la grossesse utérine, et peut, comme le fœtus, devenir lardacé et corné, ce qui arrive presque toujours par le manque de vaisseaux dans les endroits où il s'insère. Ainsi que le kyste, la membrane en question peut s'insérer dans les parois abdominales et dans un viscère quelconque occupant la cavité péritonéale.

Les modifications subies par les parties qui avoisinent le kyste et par les organes génitaux internes sont encore intéressantes et dignes de remarque. Autour du kyste, et surtout dans le point correspondant à l'insertion placentaire, de gros vaisseaux sillonnent les parties qui acquièrent ainsi une grande vitalité. L'appareil de la génération participe non moins de ces mouvements organiques : l'utérus prend de l'accroissement, son tissu devient plus mou, plus spongieux et plus vasculaire; la muqueuse passe dans les premiers temps par un processus d'hypertrophie, puis, comme l'absence de l'œuf dans l'utérus la prive de toute action fonctionnelle, elle s'atrophie et revient à son ancien état.

ARTICLE II.

CAUSES.

On ne connaît pas d'une manière précise les causes qui peuvent favoriser ou déterminer les grossesses extra-utérines.

On a observé que les femmes non mariées ou veuves qui veulent passer pour honnêtes, tout en ayant des rapports avec des hommes, sont plus sujettes à cet accident que les femmes mariées, parce que, ainsi que le disait Astruc, la terreur et la honte dont celles-là peuvent être prises au moment d'un acte illicite ont une grande part dans la production de ces grossesses. Ainsi une forte émotion morale pendant le rapprochement sexuel peut être cause de la gestation extra-utérine, ce que confirment les observations qui ont, selon Velpeau, été faites par Baudelocque, Bellivier et Lallemant : sur trois femmes, la conception extra-utérine fut motivée chez l'une par la terreur qui s'empara d'elle, et chez les deux autres par un bruit inattendu qui leur fit craindre qu'elles ne fussent surprises en flagrant délit. Cazeaux juge toutes ces causes inadmissibles, parce que ce n'est pas au moment même de l'imprégnation que l'ovule abandonne l'ovaire, mais bien plusieurs jours après ou plusieurs jours avant.

Cependant, si nous en croyons les expériences de M. Coste, l'imprégnation ou la fécondation a lieu aussitôt après la rupture de la vésicule ovarienne, et il faut, pour le passage de l'ovule aux trompes, que ces dernières soient adossées aux ovaires : ainsi il n'est pas étonnant que la fécondation s'étant établie dans un coït antérieur, la terreur dont la femme est saisie lors de l'acte charnel illicite fasse cesser l'éréthisme des organes sexuels, de telle sorte qu'aussitôt après la fécondation de l'ovule, les trompes puissent s'écarter des ovaires et empêcher par là celui-ci de se greffer dans le réservoir qui lui est destiné. Nous ne prétendons pas dire que cette cause donne le mot de toutes les grossesses extra-utérines, mais nous pensons qu'elle peut avoir une influence réelle dans quelques cas, c'est-à-dire que sa manifestation n'est pas indifférente dans certaines gestations de cette espèce. Nous convenons que les coups et les violences sur le bas-ventre peuvent, en déterminant une inflammation dans le voisinage des organes génitaux, donner lieu à la grossesse extra-utérine. Dezeimeris et Jackson, chacun de leur côté, ont cité à l'appui de l'influence de cette cause une observation, et nous ne voyons pas de raison pour ne pas admettre les faits rapportés par eux.

Toujours est-il que les causes principales des grossesses extra-utérines se trouvent dans l'absence des conditions qui permettent à l'ovule de passer aux trompes et de là à l'utérus. Ainsi les déviations du canal tubaire, l'excès ou le défaut de longueur de la trompe, la paralysie, le spasme de ses fibres musculeuses, l'engorgement et les ulcérations de sa membrane muqueuse, l'endurcissement de son pavillon, la diminution de calibre de son orifice interne, toutes les altérations et anomalies signalées par divers auteurs, sont, suivant Cazeaux, les causes les plus fréquentes de l'accident qui nous occupe. Dans deux cas publiés par ce professeur dans le *Bulletin de la Société anatomique*, la trompe était oblitérée entre le point où l'œuf s'était fixé et l'orifice interne de ce canal, et dans son *Traité d'accouchements* le même professeur rapporte une observation du même genre communiquée par Mayer à Breschet, et d'autres de Schmidt, de Ménière, de Gaide, de Raynaud. Smellie, au rapport du docteur Moreau, cite une observation du docteur Fern, dans laquelle il est assuré qu'il y avait une oblitération ou tout au moins une diminution de calibre dans la trompe droite.

La grossesse extra-utérine peut dépendre de toutes ces altérations, néanmoins celles-ci, avouons-le, non-seulement ne sauraient l'expliquer dans la généralité, mais encore il n'est souvent rien qui la démontre d'une manière évidente. Les amis des progrès de l'art obstétrical ont donc encore un champ bien étendu à explorer à ce sujet.

ARTICLE III.

SYMPTÔMES.

Les signes des gestations extra-utérines sont à peu de chose près lesmêmes que ceux des grossesses normales. En effet, les picotements, les douleurs, le gonflement des mamelles et les vomissements sont autant de phénomènes qui se manifestent dans les unes comme dans les autres. Les règles sont supprimées, et quand quelquefois un écoulement séro-sanguin ou sanguinolent se révèle, il est sans signification dans l'espèce. Par suite de la grossesse extra-utérine, aussitôt après la conception, il peut survenir une douleur fixe, constante et circonscrite dans le bassin et dans la région ombilicale, phénomène que Cazeaux a personnellement observé et rapporté à la Société anatomique de Paris; mais ce signe pouvant être observé dans une grossesse normale, n'a rien par lui-même de spécifique. On a constaté que le développement de l'utérus dans la grossesse extra-utérine était quelquefois presque nul, et que le volume de cet organe, au bout d'un temps égal (six ou sept mois), était moindre que dans la grossesse normale. Velpeau dit avoir remarqué cependant nombre de cas où l'utérus s'était sensiblement accru, cette augmentation se faisait remarquer d'autant plus que l'ovule a été plus intimement en connexité avec l'organe, et s'est arrêté ou développé dans le point où la trompe pénètre dans le tissu utérin. Deux cas de grossesse tubaire, avec développement notable de la matrice, sont cités encore par Simmons et Bertrandi. Toujours est-il qu'il ne s'observe rien de particulier quant à l'utérus, si la grossesse n'est pas avancée; car l'organe gestateur, au bout de quelques mois, n'atteint pas évidemment le développement ordinaire, et dans certaines circonstances il dévie de sa position naturelle, de telle sorte que son col se trouve dirigé en avant et très-haut derrière le pubis. Cette déviation, qui peut être produite par une tumeur ou par le kyste fœtal qui s'est développé à la partie postérieure du petit bassin, ne constitue pas néanmoins un signe de l'existence d'une grossesse extra-utérine.

Le col de l'utérus, dans quelques-unes de ces grossesses, peut se présenter sans changements dans sa forme ni dans sa consistance; mais dans d'autres cas il peut aussi offrir une partie des modifications que nous avons remarquées dans la grossesse normale.

Le ventre quelquefois a pris un développement irrégulier, et d'autres fois tout se passe comme si l'embryon occupait son domicile naturel.

Quand le fœtus est vivant et que la grossesse s'avance, on sent comme dans la grossesse normale les mouvements, les battements du cœur et les divers bruits fournis par l'auscultation. Si l'on en croit Gardien, dans la plupart des cas de grossesse extra-utérine les mouvements du fœtus seraient encore plus sensibles que dans ceux de la gestation ordinaire; mais, dans l'opinion des auteurs en général, ce signe et les phénomènes qu'on a lus plus haut n'ont rien de spécial dans la grossesse qui nous occupe.

La répercussion ou *ballottement*, par les caractères notables qu'elle offre, lors de la présence du fœtus dans la matrice, devrait, ce nous semble, présenter quelques modifications dans le cas où l'ovule est hors de sa place; nous n'avons pas eu l'occasion de vérifier ce point;

mais, d'après Velpeau, ce signe n'offre, quand il est perçu, rien de particulier.

Les grossesses extra-utérines entraînent néanmoins la formation d'une tumeur dont le siége varie selon le point sur lequel l'ovule s'est greffé. Cette tumeur a quelquefois beaucoup d'affinités avec l'utérus, de manière qu'elle ne peut être un signe distinctif d'une grossesse et de l'*utérus*, surtout dans les premiers temps. Le diagnostic, dans ce cas, est très-difficile, parce qu'indépendamment de l'obscurité dont les caractères d'une gestation sont enveloppés, la tumeur ne peut pas toujours être trouvée et convenablement étudiée; néanmoins, quand celle-ci est accessible, il est possible, par les commémoratifs et par les rapports qu'elle a avec l'organe gestateur, de reconnaître qu'elle a pour cause la grossesse extra-utérine. Quelquefois on la confond avec un kyste séreux, ou bien avec une tumeur sanguine, un corps fibreux ou un cancer qui se seraient formés dans le voisinage des organes génitaux; mais une exploration attentive et l'étude des signes propres à l'existence de la gestation conduiront par exclusion à l'établissement du diagnostic.

Le doute devient d'autant plus rare dans la grossesse dont il s'agit, qu'une fois les mouvements fœtaux et les bruits cardiaques sentis, nous aurons reconnu que l'utérus, malgré le développement acquis par lui, ne garde aucun rapport avec la tumeur que nous aurions rencontrée, et que, nonobstant l'existence bien manifeste d'une grossesse, il y a une nouvelle fécondation naturelle, ou le développement d'un ovule dans la cavité utérine.

Enfin c'est par l'étude attentive de la tumeur qui se trouvera dans le bassin ou dans la cavité péritonéale que nous pourrons nous éclairer jusqu'à un certain point sur la nature de la grossesse ou reconnaître un état morbide, et encore les praticiens les plus distingués n'y réussissent pas toujours, le résultat final seul leur donnant connaissance de ce qui existe.

On doit tâcher, lorsqu'une grossesse utérine existe, de recourir à tous les moyens possibles pour savoir quelle en est la variété. Nous ne devons pas nous dissimuler les difficultés énormes et presque insurmontables qui se rencontrent ici, puisque, le scalpel à la main et avec la pièce anatomique sous les yeux, nous ne pouvons pas toutes les fois préciser le siége du kyste, encore moins cela est-il possible quand les conditions changent.

Cependant, les auteurs ont dit que dans la grossesse abdominale le fœtus semble être placé plus à la surface, et que dès lors ses mouvements se perçoivent mieux et sont plus douloureux pour la femme que dans d'autres cas, en sorte qu'à travers les parois abdominales on peut distinguer ses diverses parties constitutives.

Dans la grossesse ovarique, le kyste, dit-on, se présente à plus de distance de l'utérus, dont la mobilité est plus grande que lorsque le développement ovulaire s'est fait dans la trompe. Dans ces deux espèces et dans les grossesses interstitielles, l'organe gestateur acquiert plus de lourdeur que dans l'abdominale, à moins qu'ici le placenta ne soit inséré dans le fond de cet organe.

Les signes, on le voit, sont bien fugaces, mais ils le sont cependant moins ici que dans les autres variétés que nous avons décrites. C'est au tact de l'accoucheur, à l'étude du développement des caractères de la tumeur qu'il faut laisser en grande partie le diagnostic de la grossesse sous-péritonéo-pelvienne, ainsi que la distinction entre cette espèce et la gestation abdominale, dans laquelle l'ovule s'est développé dans le fond du sac recto-vaginal, ou dans tout autre endroit du péritoine dans le voisinage de la cavité du bassin.

ARTICLE IV.

MARCHE, DURÉE ET TERMINAISON.

La marche des grossesses extra-utérines doit présenter, selon l'espèce ou l'endroit de la fixation de l'ovule, des irrégularités telles qu'il est impossible d'établir sur cet objet aucune règle invariable s'appliquant à la diversité des cas qui peuvent se présenter à l'observation. Dans cette espèce, comme dans la normale, ont lieu les phénomènes ovologiques, et le fœtus se développe dans le point où il s'est arrêté.

Au bout de quelques mois ou d'un temps plus ou moins long, et par conséquent avant ou après le terme d'une grossesse intra-utérine, surviennent des douleurs semblables à celles de l'enfantement, qui durent deux, trois jours et davantage, et disparaissent pour se répéter encore à de nombreuses reprises. Ces douleurs sont occasionnées, suivant Cazeaux, plus probablement par les contractions de l'utérus que par les contractions du kyste, où, sauf dans les cas de grossesses tubaires et interstitielles, on n'aperçoit pas la moindre trace de fibre musculaire pouvant les produire. Elles servent, selon le même auteur, à déterminer l'expulsion des matières muqueuses et albumineuses que renferme l'organe gestateur.

Pendant le cours de ces gestations, il peut survenir aussi des douleurs fixes et constantes, motivées soit par la compression qu'exerce le kyste sur les parties voisines et par le trouble apporté dans les fonctions de ces parties, soit par l'inflammation de la tumeur fœtale et de quelque organe qui y répond.

La durée des grossesses extra-utérines dépendant des phénomènes qui se passent dans le kyste et de la résistance offerte par celui-ci, n'a rien de régulier.

En général, elle ne se prolonge pas au delà du quatrième ou du cinquième mois, car souvent le kyste [se rompt par son trop-plein; mais d'autres fois les enveloppes du fœtus ayant pu résister à l'ampleur de celui-ci, ou le produit de la conception ayant péri, cette durée peut être de plusieurs mois ou de quelques années.

La statistique contenue dans le mémoire du docteur Campbell sur la grossesse extra-utérine nous fournit 75 cas, dont 2 de 3 mois, 1 de 4, 1 de 5, 2 de 9, 3 de 15, 2 de 16, 2 de 17, 7 de 18, 5 d'un an, 8 de 2 ans, 7 de 3 ans, 4 de 4 ans, 1 de 5 ans, 2 de 6 ans, 3 de 7 ans, 1 de 9 ans, 3 de 10 ans, 2 de 11 ans, 1 de 13 ans, 2 de 14 ans, 1 de 16 ans, 1 de 21, 1 de 22, 2 de 26, 1 de 28, 1 de 31, 1 de 32, 1 de 33, 2 de 35, 1 de 48, 1 de 50 ans, 1 de 52 ans, 1 de 55 ans, 1 de 56 ans.

S'il n'y a pas eu erreur dans la vérification de ces faits, ils dénotent, comme dit Churchill, le pouvoir qu'a l'organe pour s'adapter aux circonstances les plus diverses qui se puissent imaginer.

Nous avons déjà dit que les grossesses se terminent ordinairement par la rupture du kyste, mais qu'en d'autres circonstances celui-ci pouvait se prêter à la croissance du fœtus et le garder pendant un temps plus ou moins long ; nous allons avoir occasion de parler des différents procédés en vertu desquels le fœtus peut être expulsé. Les phénomènes qui se manifestent alors devront être soigneusement étudiés, car les résultats qu'ils peuvent offrir ne sont nullement semblables.

1° La terminaison de la grossesse extra-utérine par la rupture du kyste s'accompagne d'une série de phénomènes graves que Cazeaux divise en primitifs et consécutifs. Défaillances, syncopes, convulsions, douleurs violentes, affaissement de la tumeur existante, concentration et fréquence du pouls et sueur froide : tels sont les symptômes qui caractérisent les phénomènes primitifs assez souvent suivis de la mort au bout de quelques heures. Ces phénomènes sont l'indice extérieur d'une hémorrhagie et d'une péritonite ; mais quand l'hémorrhagie n'a pas été très-abondante ou qu'on a pu l'arrêter, une fois que la femme a résisté à la violence de l'inflammation péritonéale, il est possible qu'elle recouvre assez la santé pour concevoir et mettre au monde d'autres enfants. Ce sont là les phénomènes consécutifs. Dans les cas où ils ont lieu, le fœtus détermine quelquefois la formation d'un nouveau kyste, ou il éprouve ces transformations différentes qui lui permettent de vivre dans le milieu des tissus en état de matière graisseuse, ossiforme ou de momie.

La rupture du kyste n'a pas lieu à la même époque dans toutes les variétés. Selon Dezeimeris, elle a lieu, dans la grossesse interstitielle, le plus souvent avant la fin du second mois ; dans la grossesse tubaire, avant la fin du quatrième mois ; dans l'ovarique, un peu plus tard, et dans l'abdominale, le neuvième mois.

2° Dans le second cas, lorsque le kyste continue à rester intact, il peut produire par lui-même sur la santé de la femme des troubles capables d'entraîner sa mort, sans que la tumeur fœtale ni les parties circonvoisines présentent néanmoins de lésions appréciables. Dans d'autres circonstances, cette terminaison n'a pas lieu immédiatement, mais la présence du kyste occasionne beaucoup de maux et, sans même produire de vives douleurs, elle peut déterminer une inflammation adhésive en vertu de laquelle se forment des adhérences qui fixent la tumeur aux parties avoisinantes et empêchent un épanchement dans le péritoine. Dans certains de ces cas, l'extraction du contenu du kyste est praticable; mais quelquefois l'inflammation, ne se bornant pas à ces parties, se propage sur toutes les couches organiques qui séparent le produit de la conception de l'extérieur; par suite la peau se lève, s'amincit, se rubéfie, puis se perfore pour donner issue au fœtus et au contenu de la tumeur.

Les régions dans lesquelles s'établit cette inflammation éliminatrice varient selon la variété ou l'espèce de grossesse extra-utérine.

Dans les gestations anormales qui ne sont pas sous-péritonéo-pelviennes ou tubaires, l'ulcération et l'ouverture éliminatoire ont leur siége dans la région de l'ombilic. Dans le mémoire de Dezeimeris, on trouve l'observation suivante appartenant au docteur Wees de Forn. Une Polonaise, âgée de vingt-huit ans, se trouve grosse pour la dixième fois; arrive l'époque normale; elle sent des douleurs, suivies de l'écoulement de liquide en quantité ordinaire, qui cessèrent cependant, mais qui furent suivies d'une sensation de déchirement interne et de la cessation des mouvements fœtaux. Aucun écoulement de sang n'eut lieu par les parties génitales, et à la suite de divers accidents la tumeur restée dans le ventre devint douloureuse dans la région ombilicale, s'enflamma, s'ouvrit, et par cette fente sortirent successivement des liquides purulents et les parties fœtales.

Lorsque le kyste est en rapport avec l'estomac, un phénomène d'inflammation identique peut s'établir; celui-ci alors se perfore et donne accès aux fragments du fœtus, qui sont ensuite rejetés par les vomissements. Dans certains cas, au lieu d'affecter la région ombilicale ou les parois de l'estomac, l'ulcération attaque une autre partie du ventre, soit la vessie, le vagin ou le rectum.

Dans toutes les grossesses extra-utérines, l'élimination kystique peut se faire à travers ces parties, mais cela n'a lieu notamment que dans les cas de gestation sous-péritonéo-pelvienne, où la position particulière du fœtus l'y expose.

Quelquefois le travail éliminatoire peut s'opérer par des ouvertures multiples situées dans les régions hypogastriques et ombilicales, ou dans la vessie, le vagin et le rectum.

Par ses efforts, la nature parvient, dans quelques circonstances, à se débarrasser de tout le contenu du kyste qui reste vide, se rétracte et se cicatrise, le cordon étant remplacé par une masse fibreuse plus ou moins résistante; mais cette heureuse terminaison n'a pas toujours lieu, le pus et les parties que renferme le kyste se trouvent quelquefois dans un point si déclive, que sa sortie devient très-difficile; on ne peut faire une contre-ouverture, alors tout y est retenu, la fistule devient inépuisable, et tôt ou tard la mort peut survenir.

Voilà tout ce que nous avions à dire sur les terminaisons des grossesses extra-utérines; voyons maintenant quels sont les moyens à employer dans de semblables conditions.

ARTICLE V.

TRAITEMENT.

On a vu, par l'étude des phénomènes, de la marche et de la terminaison des grossesses extra-utérines, qu'il est impossible de formuler une règle générale de traitement pouvant s'appliquer à l'ensemble des cas qui se présentent à l'observation. Or, pour pouvoir fixer ou remplir les indications, il convient de diviser les faits en différentes catégories et de considérer: 1° quand une grossesse extra-utérine une fois reconnue marchera sans symptômes notables; 2° quand la grossesse sera suivie des phénomènes de travail d'enfantement, sans la rupture préalable du kyste; 3° quand la grossesse sera suivie de la rupture du kyste; 4° quand le kyste se sera déchiré sans qu'il y ait eu d'effort de la nature pour l'élimination du fœtus; 5° quand nous apercevons une tendance manifeste pour cette élimination; 6° quand celle-ci aura lieu ou se sera faite en grande partie.

Dans un cas de grossesse anormale, lorsqu'on n'aura remarqué aucun phénomène ou accident particulier, on devra recourir aux moyens qui peuvent mettre arrêt au développement fœtal et délivrer la femme des périls auxquels elle est exposée à tout moment. Un des moyens proposés pour empêcher les inconvénients qui émanent du développement du kyste est l'ablation de celui-ci par la gastrotomie. Il existe de belles statistiques en faveur de cette opération, avec les moyens mis en pratique pour opérer la réunion immédiate de la solution de continuité des parois ventrales; mais, malgré tout, nous ne saurions la conseiller dans ce cas particulier, à moins qu'il n'apparaisse des douleurs intenses et qu'il n'y ait tout motif à faire supposer la rupture imminente du kyste et des adhérences étendues de ce dernier avec les organes que renferme le ventre.

Pour de pareils cas, les accoucheurs ont préconisé le galvanisme ou l'électro-puncture et les saignées proportionnées aux forces de la femme. On pourrait aussi provoquer, suivant Cazeaux, la mort du fœtus et prévenir la congestion ou l'afflux sanguin au côté où l'ovule s'est fixé. Nous ne contestons pas les avantages qu'on peut tirer des saignées dans certaines affections; mais nous reculons devant l'extraction du sang toutes les fois que nous n'avons pas pleine certitude d'obtenir un résultat positif et efficace, et, à moins qu'un phénomène important ne le commande, nous croyons devoir nous en abstenir tout à fait, dans la crainte d'affaiblir beaucoup trop la femme.

Lorsque la grossesse est avancée ou à son neuvième mois et s'accompagne de phénomènes particuliers au travail d'enfantement dans lequel le déchirement du kyste peut avoir lieu, nous devons tout d'abord tâcher de combattre les contractions, en recourant, à cet effet, à l'opium administré à haute dose sous forme de lavements. Ce moyen est peut-être le plus efficace; néanmoins, si son action venait à s'épuiser et qu'il ne fût plus possible de s'en servir, lorsque les douleurs continueraient et que le kyste serait sur le point de se rompre, il n'y aurait plus à hésiter entre la rupture de ce dernier et la gastrotomie. Si la tête du fœtus fait saillie du côté du vagin ou du rectum, on remplace cette opération par la section vaginale ou rectale. Si besoin est, dans ces cas, on extrait le produit de la conception par le forceps ou par la version.

Quand les phénomènes qui sont survenus ont été calmés sous l'influence du repos, de la saignée et surtout de l'opium en lavement, sans l'emploi des opérations susindiquées, le cas rentre dans la première catégorie, et tous les moyens qui y ont été conseillés seront ici suivis et mis en pratique.

Si la rupture du kyste a eu lieu, les moyens à employer devront tendre à modérer l'hémorrhagie et les phénomènes inflammatoires qui doivent se manifester. La femme, dans ces conditions, sera placée sur le lit en décubitus horizontal, on passera sur son ventre un bandage, et l'on y appliquera des compresses mouillées dans l'eau froide ou glacée. On se gardera bien de pratiquer la gastrotomie, car on ne ferait par là qu'accélérer la mort de la femme, et, comme dit Gerdy, mieux vaut la laisser mourir que de la tuer.

Les dangers immenses et les effets incertains de toute tentative opératoire, quand les phénomènes primitifs dépendant de l'hémorrhagie et de la péritonite ont été enrayés, nous imposent cependant le devoir de ne faire que suivre la marche de la tumeur et de surveiller les phénomènes que présente la nature.

Si nous avons affaire à un cas où sans la rupture ou après celle-ci, le kyste existait depuis nombre d'années sans que les efforts de la nature eussent pu en amener l'élimination, les règles ne diffèrent pas de celles qui ont été précédemment indiquées. Les observations que l'on a présentées paraissent néanmoins établir des exceptions. On peut espérer sauver la femme toutes les fois que la tumeur sera accessible par le vagin ou par le rectum. On rapporte que dans un cas où la tête du fœtus était enclavée dans le détroit supérieur et pouvait être facilement sentie à travers la partie supérieure et postérieure de la paroi du vagin, le professeur P. Dubois résolut, d'accord avec quelques collègues, d'inciser librement la paroi vaginale jusqu'au kyste pour extraire le fœtus, si cela était nécessaire, au moyen du forceps; mais l'incision une fois faite, il découvrit une adhérence intime entre les parois du kyste et la tête de l'enfant, ce qui l'obligea à renoncer à l'opération commencée, qui pourtant ne fut pas sans utilité, parce qu'au bout de quelques jours eut lieu le rejet d'une masse putride formée de toutes les parties molles du fœtus. Subséquemment les os détachés du squelette furent extraits par le

moyen de pinces et d'injections répétées. Les parois du kyste se rétrac-
tèrent graduellement, et la femme, au bout de deux mois, se trouva
complétement guérie. La grossesse avait 22 mois de durée.

Si primitivement ou après la disparition des accidents liés à la rupture
du kyste, on s'aperçoit d'un travail tendant à éliminer le contenu de la
tumeur, on favorisera cette tendance en appliquant sur les parties dans
lesquelles s'est établie l'inflammation éliminatrice des cataplasmes
émollients ou des injections de même nature, si cet état morbide existait au rectum ou au vagin. Si l'examen des parties fait reconnaître la
présence d'un abcès sous-cutané, il ne faudra pas trop se hâter de le dilater,
et peut-être conviendra-t-il d'attendre son ouverture spontanée. Cependant
quand la tumeur cause de trop fortes douleurs et met la vie de la femme
en danger, il est convenable de pratiquer, selon le point où se décla-
reront les phénomènes indiqués, ou le débridement de la tumeur, ou la
gastrotomie, ou la section rectale et vaginale, ou enfin la cystotomie,
lorsque par le cathétérisme on aura constaté que les parties du fœtus se
trouvent dans la vessie.

Enfin notre conduite sera réglée de la même manière lorsque après
le déchirement spontané du kyste ou la dilatation de l'abcès, l'élimination du contenu de la tumeur se fera difficilement, soit par défaut de rapport entre le fœtus et l'ouverture extérieure, soit à cause du point où le
kyste a déposé son contenu. Dans tous ces cas-là, nous devons nous guider
sur les indications, et il est clair que nous devrons nous abstenir de moyens
téméraires qui ne doivent certainement apporter que des complications
fatales.

SECTION DEUXIÈME.

DE LA DYSTOCIE.

La dystocie est la partie de la science obstétricale qui s'occupe des
accouchements difficiles, dangereux et impossibles, et des moyens auxquels nous devons recourir eu égard aux indications.

Ces difficultés, ces dangers et ces obstacles à l'expulsion naturelle du
produit de la conception dépendent ou de la femme ou du fœtus et de
ses annexes.

Les obstacles dépendant de la femme peuvent être dus à des causes
qui préexistaient à la conception ou qui se sont développées pendant cet
état, ou à d'autres se liant au manque et à la faiblesse de l'action utérine,
ou finalement à des causes accidentelles ou imprévues.

Les obstacles dépendant du fœtus et de ses annexes ont leur origine
soit dans une présentation ou position vicieuse, ou dans un excès de vo-

lume du fœtus, ou dans la chute, le prolapsus et la petitesse du cordon ombilical, ou dans une maladie du produit de la conception.

Nous diviserons donc cette partie sous trois grands titres : le premier contiendra l'étude des obstacles dépendant de la mère; le second aura trait aux obstacles qui dépendent du fœtus; et le troisième renfermera la description des méthodes opératoires à employer pour mener les accouchements à fin.

TITRE PREMIER.

Des accouchements laborieux, dangereux ou impossibles par des obstacles dépendant de la femme.

Les accouchements qui sont dans ces cas proviennent, comme nous l'avons dit, d'obstacles préexistants à la grossesse ou qui se sont développés dans le cours de cet état, ou d'autres qui se lient à l'action expulsive de l'utérus, ou alors d'obstacles tout accidentels et non prévus.

Les obstacles du premier ordre ont pour cause des vices de conformation du bassin, des tumeurs survenues dans ces parties, ou des vices de conformation de la vulve et du vagin, ou de certains états du col et du corps de l'utérus.

Ceux du deuxième ordre ont pour origine soit la faiblesse d'action des forces expultrices, soit l'excès d'action de ces mêmes forces.

Ceux du troisième ordre prennent naissance soit dans l'hémorrhagie utérine, soit dans l'éclampsie ou dans la rupture de l'utérus.

Nous diviserons ainsi ce titre en neuf chapitres : le premier aura trait aux vices de conformation du bassin; le second, aux tumeurs développées dans l'intérieur de cette partie; le troisième, aux vices de conformation de la vulve et du vagin; le quatrième, aux obstacles dépendant de certains états du col et du corps de l'utérus; le cinquième, à la lenteur excessive du travail; le sixième, à la promptitude de cet acte; le septième, à l'hémorrhagie utérine; le huitième, à l'éclampsie; le neuvième enfin, à la rupture de l'utérus.

CHAPITRE PREMIER.

DES VICES DE CONFORMATION DU BASSIN.

Les vices de conformation du bassin, dit madame Lachapelle, sont une des sources les plus abondantes et les mieux connues des difficultés que la nature éprouve souvent dans l'exercice des fonctions puerpérales.

Le mécanisme de ces difficultés et leur cause devront être parfaitement compris par l'accoucheur, de là découle la nécessité de traiter avec toute l'attention possible cet objet délicat et en même temps épineux.

On dit le bassin vicié ou mal conformé quand le conduit pelvien s'écarte des dimensions et de la direction normales, de manière à rendre l'accouchement dangereux, difficile ou impossible. Cette définition incontestablement vague ne donne pas le type exact d'un bassin mal conformé; mais par la description suivante on pourra se faire une idée de ce qu'on doit entendre par vice de conformation du bassin.

ARTICLE PREMIER.

CLASSIFICATION ET DESCRIPTION.

Les vices de conformation du bassin ont été connus et appréciés par quelques accoucheurs anciens; mais ce n'est qu'au commencement de ce siècle qu'on s'est occupé de les classer.

Le professeur Baudelocque a divisé les bassins viciés dans leur conformation en bassins viciés par excès d'amplitude et en bassins viciés par défaut d'amplitude. Cette seconde classe a été subdivisée en bassins viciés par un rétrécissement absolu, et en bassins viciés par un rétrécissement relatif.

L'étude des vices de conformation du bassin démontre la justesse de ce classement dans sa généralité, mais elle dévoile quelques défauts dans ses subdivisions, car le rétrécissement absolu et le relatif ne peuvent donner une idée des conditions où se trouvent les bassins. Le professeur P. Dubois a donné, dans sa thèse de concours, une autre classification qui est sous quelques rapports supérieure à celle du professeur Baudelocque. De même que celui-ci, il admet que les bassins peuvent être viciés par excès ou défaut d'amplitude, mais il subdivise cette dernière classe en bassins rétrécis avec perfection de formes, et en bassins rétrécis par déformation des os qui entrent dans leur constitution.

D'après le professeur Pajot, les vices de conformation des deux dernières classes n'offrent pas le même degré de fréquence et sont entre eux comme 1 est à 100 : ainsi les bassins viciés par déformation des os sont excessivement plus fréquents que les bassins viciés avec perfection des formes. Les professeurs Nægele et Velpeau n'émettent pas une opinion contraire, mais ils disent néanmoins que les bassins rétrécis avec perfection de formes sont plus communs qu'on ne le pense généralement.

Nous décrirons en autant d'autres paragraphes les particularités qu'offrent ces trois classes de bassins viciés dans leur conformation, et nous marquerons leur influence sur la femme dans toutes les conditions possibles, et surtout dans le cours du travail de la parturition.

§ 1er. — Du bassin vicié par excès d'amplitude.

(Pelvis æquabiliter justo major, de Nægele.)

Les vices de conformation se traduisant par excès d'amplitude peuvent donner des proportions bien considérables du bassin. Giles de la Tourette a décrit un bassin de ce genre où le diamètre antéro-postérieur du détroit supérieur avait 15 centimètres, et le transverse 1 et demi ; les deux diamètres du détroit inférieur, 5 centimètres, et la distance entre les crêtes iliaques 34 centimètres. Barnes rapporte qu'il possède un bassin excessivement vaste, mais il n'est certes pas égal à celui que nous venons de mentionner. Le professeur Morphy en conserve un de la même grandeur.

Les bassins ainsi viciés sont assez fréquents, et quand même nous pourrions supposer qu'ils seraient favorables à la grossesse et à l'accouchement, l'observation a montré que leur existence ne donne pas moins lieu à des inconvénients et à des accidents pour la femme, soit à l'état de vacuité de l'utérus, soit pendant la grossesse et l'accouchement ou bien pendant la puerpéralité.

Dans un bassin de cette catégorie, l'utérus, quoique se trouvant à l'état de vacuité, peut plus facilement subir une chute, une antéro-version ou une rétroversion ; mais, comme le docteur Picard l'a démontré dans son travail sur les flexions utérines, il faut, pour la reproduction de ces accidents, le concours d'autres circonstances, et cependant le vice de conformation que nous étudions ne représente que le rôle de cause prédisposante.

Lorsque l'utérus trouve un espace plus ample pour son développement aux premiers mois de la gestation surtout après plusieurs accouchements, il reste plus de temps dans la cavité pelvienne, il peut subir les inclinaisons dont il a été question, et, en pesant sur les organes qui sont en rapport avec lui, il peut être un obstacle à l'évacuation des urines et des excréments et embarrasser la circulation des membres inférieurs, d'où résulteront l'œdème et autres accidents fâcheux. Si tous ces accidents peuvent disparaître au milieu de la grossesse, il n'est pas plus rare qu'ils se reproduisent à la fin de la gestation ; car la tête du fœtus plongera facilement dans le bassin et pèsera sur les mêmes parties, comme primitivement le faisait l'organe gestateur en totalité.

Quand, à l'accouchement, les contractions sont énergiques et aidées par les efforts de la femme, l'utérus peut, en grande partie, être amené hors de la vulve, ainsi que l'a plusieurs fois observé Levret, et l'expulsion du fœtus peut avoir lieu rapidement, avec déchirement du col et rupture plus ou moins vaste du périnée.

Cette promptitude dans la terminaison de l'accouchement peut avoir lieu encore lorsque la femme est debout ; le fœtus tombant sur le sol, peut entraîner la rupture du cordon ou l'inversion de l'utérus, si ce n'est l'inertie, accompagnée d'une hémorrhagie plus ou moins forte.

En résumé, un bassin trop ample peut, selon quelques praticiens, concourir à la promptitude et à la facilité de l'accouchement, de façon à amener de graves accidents. Néanmoins, d'après madame Lachapelle, les désavantages d'un bassin trop vaste sont plus imaginaires que réels, et quant à nous, nous sommes également d'avis qu'il n'est rien moins nécessaire qu'un ensemble de circonstances pour que de pareils accidents aient lieu.

Toujours est-il que lorsque la femme aura le bassin vicié par trop d'amplitude, on devra lui faire garder la position horizontale; pendant le travail de l'accouchement, elle ne devra faire aucun effort pour aider la contraction, et si le segment inférieur de l'utérus se présente à l'ouverture vulvaire, l'accoucheur soutiendra avec les doigts les bords de l'orifice du col, et avec la paume de la main le périnée, jusqu'à ce que la tête et les épaules du fœtus soient dehors. Nous pensons qu'à l'aide de ces précautions on peut éviter les accidents de l'expulsion rapide du fœtus; nous ne savons donc pas pourquoi Cazeaux conseille dans ce cas le forceps.

Aux chutes et déviations que l'utérus peut subir pendant la gestation ou avant, pendant ou après l'accouchement, nous opposerons les moyens déjà indiqués à l'article spécial.

Enfin, quels que soient les accidents qui ont pour cause un bassin vicié par excès d'amplitude, ils sont en général moins graves, et plus faciles à prévenir, que lorsqu'ils résultent, ainsi que nous allons le voir, d'un bassin vicié par un rétrécissement.

§ 2. — Des bassins rétrécis avec perfection de formes.

(Étroitesse-absolue, de Baudelocque; pelvis œquabiliter justo minor, de Nægelé.)

Les auteurs anciens admettaient que le bassin pouvait également être rétréci et présenter la perfection dans ses formes; mais ils ajoutaient qu'il était rare que ce rétrécissement existât dans toutes les parties du bassin, et G. W. Stein avançait même qu'il était plus rare de voir un bassin simplement très-étroit descendre au-dessous des proportions normales, que d'en rencontrer un très-ample qui ne s'élevât pas au-dessus de ces mêmes proportions.

Les choses en étaient là quand Nægele présenta sur ce sujet remarquable son travail qui attira l'attention des praticiens sur les bassins rétrécis avec perfection de formes, et montra l'influence qu'ils pouvaient exercer lors du travail de la parturition. A l'appui de sa proposition, il exposa quatre exemples de bassins rétrécis en tous sens, et dans lesquels les dimensions étaient de 27 millimètres inférieures à celles d'un bassin normal. Aucun de ces bassins ne présentait de signes de rachitisme ou d'autre affection; l'ossification en était complète et la forme semblable à celle d'un bassin ordinaire propre au sexe, mais réduit dans ses diamètres.

Ils appartenaient à des femmes dont trois étaient d'une taille au-dessus de la moyenne, et qui dans leur ensemble indiquaient une bonne conformation; la quatrième seule était naine avec 3 pieds 1/2 de taille, mais en général bien conformée. Chez toutes, l'accouchement a été très-dangereux : ainsi on a dû appliquer le forceps à la première, et ce n'est qu'avec de grandes difficultés que l'on a extrait le fœtus ; chez la seconde, il y eut rupture de l'utérus et du vagin avant l'accouchement; chez la troisième, on a en vain cherché à introduire le forceps, on fut donc obligé, pour extraire le fœtus, de pratiquer la céphalotripsie; et chez la quatrième on provoqua l'accouchement prématuré et l'on a extrait très-difficilement le fœtus; mais, en définitive, aucune n'échappa à la mort. Le bassin de la dernière présentait les dimensions suivantes : le diamètre antéro-postérieur du détroit supérieur avait 8 centimètres, le transverse 9 1/2 ; l'antéro-postérieur de l'excavation 8 1/2 et le transverse 8; le transverse du détroit inférieur avait 8 centimètres, et la hauteur de la symphyse pubienne 2 et 1/4.

Dans un cinquième cas, relatif à une naine idiote de 21 ans, Nægele a dit que le bassin ressemblait par la forme, la grandeur et l'articulation des os, à celui d'un enfant de 7 à 8 ans; par ce motif, il a cru pouvoir diviser en deux variétés cette espèce de rétrécissement : l'une où le bassin, sous le rapport des caractères physiques des os, ressemble à un bassin normal; l'autre dans laquelle, sous des rapports identiques, le bassin est pareil à celui d'un enfant; le volume seul, la forme du canal et les divers diamètres présentent, dans ces deux variétés, les rapports d'étendue que nous avons notés précédemment et leur donnent les caractères qui les distinguent du bassin normal et de celui qui appartient à l'enfance.

Après les travaux de Nægele sur cette espèce de rétrécissement, Lichet, de Lyon, a eu l'occasion d'observer trois cas de bassins rétrécis dans tous leurs diamètres, ou avec perfection de formes, dans lesquels l'accouchement a eu des conséquences funestes.

Le professeur P. Dubois a, de son côté, observé un cas de rétrécissement de cette sorte, où, pour terminer l'accouchement d'une naine, il a fallu à la première fois pratiquer la céphalotripsie, et à la seconde provoquer l'accouchement prématuré.

Par ce que nous avons déjà dit on doit comprendre les indications qu'offre cette classe de rétrécissements du bassin; mais nous reviendrons en temps et lieu sur la question.

§ 3. — Des bassins rétrécis par déformation des os.

(*Étroitesse relative, de Baudelocque.*)

Les bassins viciés par déformation des os se divisent en quatre genres et se traduisent, selon le professeur P. Dubois, ou par l'aplatissement de l'avant à l'arrière, ou par une dépression antérieure ou latérale, ou par une compression latérale, ou enfin par la combinaison de toutes les déformations. Les rétrécissements pelviens peuvent donc affecter les diamètres antéro-postérieurs, les diamètres obliques et les diamètres transversés, tant du détroit supérieur et inférieur, que de l'excavation du bassin.

A. — Les rétrécissements des diamètres antéro-postérieurs ou avec aplatissement du devant à l'arrière sont plus communs au détroit supérieur qu'au détroit inférieur, et présentent cinq variétés.

Dans la première variété, le rétrécissement est caractérisé par une projection du sacrum en avant, d'où il résulte une saillie plus ou moins notable de l'angle sacro-vertébral.

Dans ce cas, le diamètre antéro-postérieur du détroit supérieur diminue en étendue, l'excavation pelvienne conserve sa capacité, et le diamètre antéro-postérieur du détroit inférieur, par une espèce d'antagonisme qu'il garde par rapport au détroit supérieur, augmente d'étendue.

Dans la seconde variété, on ne remarque pas de projection du sacrum, mais cet os a perdu sa concavité et peut même présenter dans la partie antérieure une convexité, d'où il résulte alors que le rétrécissement, non-seulement affecte le diamètre antéro-postérieur du détroit supérieur, mais encore celui de l'excavation pelvienne.

Dans la troisième variété, en même temps que la concavité du sacrum est plus exagérée, l'angle vertébral, comme le coccyx, se projette en avant et détermine ainsi un rétrécissement du diamètre antéro-postérieur des deux détroits du bassin (fig. 54).

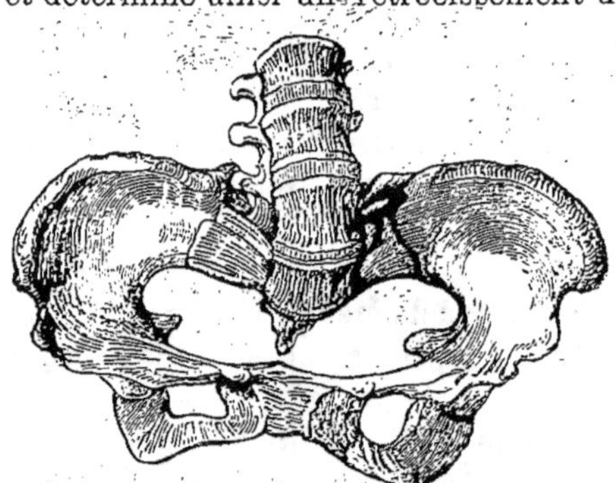

Dans des cas de cet ordre, il se produit une augmentation dans l'excavation pelvienne; mais dans d'autres cette excavation reste à l'état normal.

Dans la quatrième variété, le sacrum ou la paroi postérieure du bassin a sa direction et sa forme anormales, mais la symphyse pubienne ou plutôt la paroi antérieure tantôt a une grande hauteur, alors les branches descendantes du pubis gardent une configuration semblable à celle du bassin de l'homme; tantôt cette symphyse offre une direction inclinée de haut en bas, et d'avant en arrière, ou bien une direction inclinée de haut en bas et d'arrière en avant. Dans le premier cas, le rétrécissement existe au détroit inférieur, et dans le second au détroit supérieur.

(FIG. 54). — *Bassin dont le rétrécissement du diamètre sacro-pubien est produit par la saillie trop prononcée de l'angle sacro-vertébral.*

Dans la cinquième variété, la déformation peut partir du sacrum comme de la symphyse pubienne, ou plutôt résulter du rapproche-

ment de ces parties, ce qui fait que le bassin peut prendre (fig. 55)
la configuration d'un 8. Le rétré-
cissement a lieu dans tous les diamètres antéro-postérieurs du canal
pelvien.

Dans un cas d'opération césarienne
pratiquée depuis peu par l'illustre
professeur d'accouchements M. le
docteur Feijó, le bassin paraît avoir
présenté ce vice de conformation

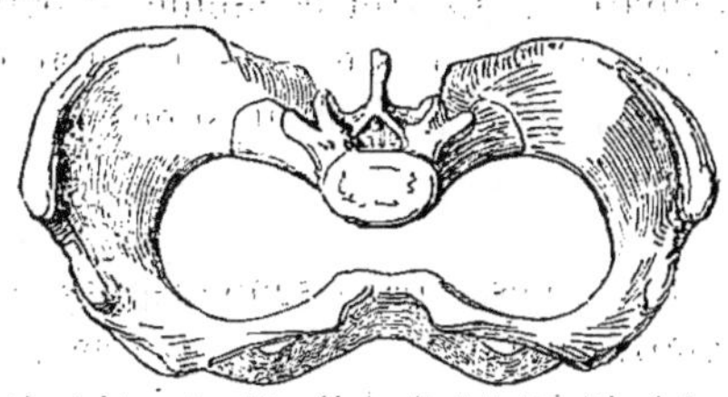

(FIG. 55). — *Bassin en 8 de chiffre, forme
du détroit supérieur.*

ce qu'il y a de sûr néanmoins, c'est que le diamètre antéro-postérieur
avait approximativement 5 centimètres.

B. — Les rétrécissements des diamètres obliques résultant d'une compression antéro-latérale présentent trois variétés.

Dans la première variété, l'os iliaque, à la jonction des trois pièces qui
le constituent dans l'enfance, proémine sur le canal pelvien, tantôt à un
degré où sa concavité disparaît à peine, tantôt d'une manière si prononcée qu'il prend la forme d'un S renversé, de façon que sa courbure
se trouve dirigée du côté du sacrum.

Dans la seconde variété, la dépression des parois antéro-latérales s'étend
symétriquement aux deux côtés
du bassin, de manière que le
détroit supérieur peut prendre
la forme d'un cœur de carte à
jouer, ou changer sa forme ovale
en se présentant avec son diamètre antéro-postérieur plus
long que le transverse. Néanmoins l'étendue qu'acquiert dans
ce cas le diamètre antéro-postérieur est sans influence quant
au passage de la tête du fœtus, puisque les deux parois

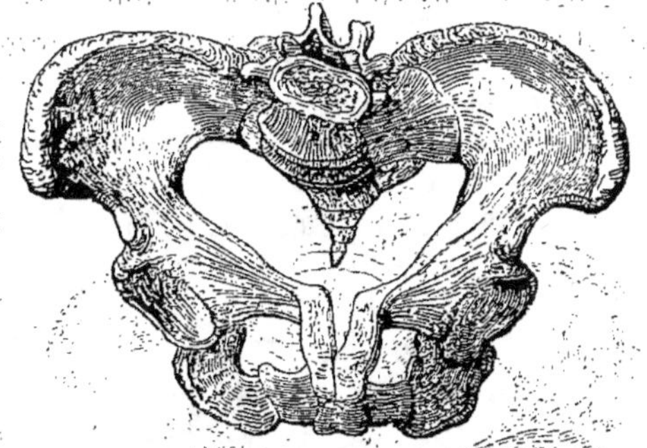

(FIG. 56). — *Bassin avec enfoncement des parois
latérales des deux côtés.*

latérales se sont rapprochées de manière à présenter une fente d'une
étendue de quelques millimètres. Quelquefois la dépression antéro-latérale
est plus notable d'un côté que de l'autre, et le bassin prend une forme
plus régulière ou n'offre pas la symétrie que nous indiquons; mais ce
qu'il y a de sûr, c'est que, dans un cas comme dans l'autre, tous les
diamètres obliques perdent surtout au détroit supérieur une grande
partie de leur étendue, car la région cotyloïde rentre davantage dans le
conduit pelvien que les tubérosités ischiatiques.

Dans la troisième variété se trouve compris le bassin oblique ovalaire de Nægele. Cet observateur publia un excellent mémoire où il
décrit avec beaucoup de soin et minutieusement non moins de trente-

trois bassins présentant ce vice de conformation. Ceux qui désireront étudier à fond cette matière pourront recourir à l'excellente traduction faite par le docteur Danyau, à Paris. Il est absolument impossible de suivre le professeur de Heidelberg dans sa laborieuse dissertation ; ainsi nous nous bornerons à passer en revue les caractères généraux de ce vice de conformation, nous réservant de nous occuper de son diagnostic et de son influence sur l'accouchement à l'article approprié.

Les caractères généraux du bassin oblique ovalaire sont les suivants : 1° ankylose ou plutôt fusion du sacrum avec l'un ou l'autre os iliaque ; 2° développement imparfait de la moitié latérale du sacrum qui se trouve réunie par la fusion de l'os iliaque voisin ; 3° rétrécissement de l'os iliaque et diminution de largeur de l'échancrure ischiatique du côté où existe l'ankylose ; 4° courbure ou projection de tout le sacrum du côté ankylosé, et déviation de la surface antérieure de cet os du même côté ; 5° déplacement de la symphyse du pubis du côté opposé à celui où a lieu la fusion sacro-iliaque ; 6° diminution de l'excavation de la surface interne de la moitié latérale du bassin correspondant au côté de la fusion ; 7° diminution de la courbure de la moitié postérieure de la ligne iléopectinée du côté opposé à l'ankylose, et augmentation de courbure de sa moitié antérieure ; 8° augmentation du diamètre oblique qui s'étend de l'ankylose à la partie interne de la cavité cotyloïde du côté opposé, et diminution de l'autre diamètre oblique ; 9° diminution plus considérable de la distance qui va du promontoire sacré du côté ankylosé à la cavité cotyloïde, que celle qui s'observe du côté opposé ; 10° égale différence de la distance du promontoire sacré à l'épine ischiatique d'un côté et de l'autre ; 11° convergence des parois inférieures du bassin, rapprochement des épines ischiatiques et rétrécissement de l'arcade pubienne ; 12° enfin une ligne verticale jetée sur la partie moyenne du diamètre sacro-pubienne ne correspond pas à la ligne moyenne du corps, mais elle se dévie de manière à former un angle obtus du côté ankylosé et un angle aigu du côté opposé.

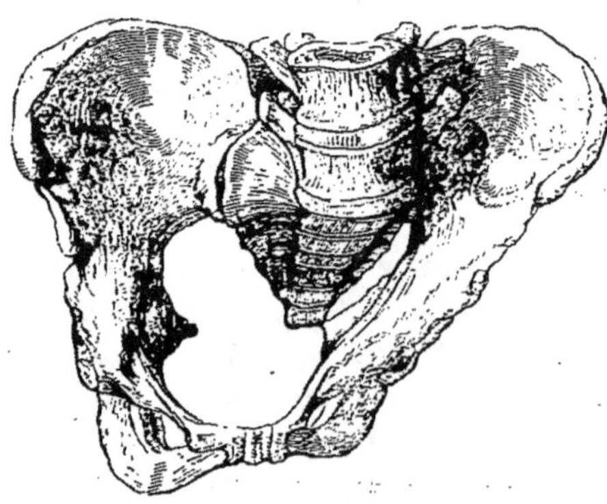

Pénétré de ces caractères, l'esprit peut aisément se faire une idée du bassin oblique ovalaire (fig. 57) ; mais nous devons dire, pour compléter la description, que l'ankylose ou fusion

(FIG. 57). — *Bassin oblique ovalaire à un degré très-prononcé.*

du sacrum avec l'os iliaque a plus souvent lieu du côté droit que du côté gauche, et que ces bassins, sous le rapport de l'ostéologie, sont absolument semblables à un bassin normal : il n'y a pas de trace de vice rachitique ou d'autre affection, et les sujets ne présentent pas le plus souvent de signe extérieur, ou dans la conformation générale, qui indique l'existence d'un semblable rétrécissement.

Dans l'opinion de Cazeaux, l'ankylose de la symphyse sacro-iliaque ne forme pas, comme Nægele l'a voulu, un caractère essentiel ou distinctif du bassin oblique ovalaire; car on trouve un grand nombre de bassins de cet ordre sans ankylose. Ce qui est positif, c'est que les bassins obliques ovalaires sont extraordinairement défavorables au travail de l'accouchement, et dans les nombreux cas rapportés par Nægele, à l'exception d'un seul, la mort de la mère et du fœtus a toujours été la conséquence de ce vice de conformation.

C. — Les rétrécissements des diamètres transverses dépendant d'une compression latérale, rares au détroit supérieur, sont fréquents d'ailleurs au détroit inférieur, et offrent deux variétés bien distinctes.

Dans la première variété, le bassin se présente avec les tubérosités ischiatiques et les branches de l'arcade pubienne plus ou moins rapprochées, de manière à ressembler par la conformation à un bassin du sexe masculin. Ce rétrécissement se présente tantôt au détroit supérieur et tantôt à l'inférieur; mais au détroit inférieur il est plus prononcé et un peu plus fréquent, à moins qu'il ne soit produit par une luxation congéniale de la tête du fémur, circonstance qui, selon Cazeaux, ferait diminuer le diamètre transverse du détroit supérieur, en même temps que celui du détroit inférieur augmenterait.

Dans la deuxième variété, le bassin est moins développé ou moins courbé d'un côté que de l'autre, ce qui fait que le sacrum se rapproche du côté rétréci, et les diamètres transverses des deux détroits deviennent moindres.

D. — Les rétrécissements résultant de la combinaison de plusieurs des déformations que nous avons traitées donnent aux bassins les formes les plus variées qui se puissent imaginer; on ne peut donc les soumettre à une description méthodique.

ARTICLE II.

ÉTIOLOGIE DES VICES DE CONFORMATION DU BASSIN ET MÉCANISME DE LA PRODUCTION.

L'étude des circonstances sous l'influence desquelles ont lieu les vices de conformation du bassin nous permet de rattacher les déformations que nous traitons à un ramollissement des os, ce qui caractérise le rachitisme et l'ostéo-malacie, ou à une déviation des lois présidant au développement du bassin dans l'espèce humaine, ou bien une à déformation des parties du squelette qui se trouvent en rapport avec lui.

§ 1er. — De l'influence du rachitisme et de l'ostéo-malacie sur les déformations du bassin.

Les vices de conformation du bassin les plus importants sont peut-être ceux qui dépendent du rachitisme ou de l'ostéo-malacie. Dans la première de ces maladies, la déformation se montre pendant l'enfance ou à une période précédant la puberté; et dans la deuxième, elle se manifeste à l'âge adulte. Les effets produits par chacune de ces affections sont en quelque sorte différents; mais, dans l'une comme dans l'autre, le ramollissement des os en est la conséquence. Ce phénomène par lui seul ne vicierait pas le bassin si celui-ci ne se trouvait sous l'influence du poids du corps et de l'action musculaire.

Deux forces opèrent constamment sur le bassin, et tant qu'il y aura perfection mécanique dans sa structure, il y résistera. Une de ces forces est représentée par l'action des muscles s'insérant dans le bassin, et l'autre est représentée par le poids du tronc et par la résistance des fémurs : la tendance du premier étant de déprimer le sacrum en dedans et en dessous, et celle des derniers, de porter la cavité cotyloïde en dedans, en haut et en arrière.

Un examen attentif des effets de ces forces sur le bassin, relativement aux circonstances où il se trouve, fera trouver les raisons pouvant suffisamment expliquer la cause des modifications dans sa forme.

Il est à observer toutefois que ces forces n'agissent pas de la même manière sur le bassin de l'adulte et sur celui de l'enfant : dans le premier, la ligne qui passe par le centre de gravité tombera dans le bassin, et dans l'autre, à cause de la rectitude de l'épine vertébrale, elle tombera à côté et en avant. Dans un cas, si le bassin cède, l'épine et les fémurs comprimeront dans la direction de l'axe du conduit pelvien; dans un autre cas, le poids de l'épine tombera dans la direction d'une ligne passant devant la même cavité, et le poids des fémurs dans la direction d'une ligne passant par la partie postérieure du conduit afférent. De la sorte, quand la ligne de gravité passe par le centre de la cavité, les os iliaques éprouvent une compression en dedans; mais quand elle passera par la partie postérieure, ces os seront portés en dehors et le sacrum en avant : ainsi le ramollissement d'un bassin dans l'adolescence acquerra un vice de conformation où les diamètres obliques seront diminués, et celui d'un bassin rachitique, un vice caractérisé par la diminution des diamètres antéro-postérieurs. Cependant si, comme souvent, l'épine de l'enfant présente une courbure postérieure très-prononcée, la pression du tronc et des fémurs aura lieu comme chez l'adulte, et le bassin prendra alors la forme de viciation qui s'y observe.

Nous n'avons jusqu'ici étudié que les effets résultant de la pression du tronc et des extrémités inférieures; pourtant, si nous dirigeons notre attention sur les forces musculaires, nous verrons que leurs effets ne sont pas moins notables.

Il y a deux ordres de muscles en rapport avec le bassin, dont l'un a pour objet de fixer cette partie du squelette dans une position, et l'autre de maintenir le corps dans l'attitude verticale. Le premier est formé par les muscles s'étendant à la partie antérieure et postérieure, entre le bassin et les fémurs, et le second est composé des muscles dorsaux et abdominaux.

Les muscles fixant le bassin à l'extrémité inférieure concourent puissamment à la déformation de la partie où ils sont insérés : ceux qui se trouvent dans la région postérieure produisent manifestement un effet plus grand, quand le corps est en position verticale et que le bassin devient centre de mouvement, que lorsque le corps est penché en avant et se meut moins sur le bassin; et ceux qui sont situés à la partie antérieure n'ont pas d'effets aussi marqués sur le bassin des adultes, parce qu'ils se contre-balancent par les forces portant la cavité cotyloïde et les branches ischio-pubiennes au centre du canal.

Les muscles fixant le corps dans la position verticale sont représentés, comme nous l'avons dit, par les dorsaux à la partie postérieure, et par les abdominaux à la partie antérieure. Les premiers tendent à porter le sacrum vers l'épine, et augmentent ainsi la projection de l'angle sacro-vertébral; les seconds rendent les os iliaques plus verticaux et plus irré-guliers de forme. L'action de ces muscles explique le caractère de quel-ques vices de conformation du bassin de l'adulte, et leur influence sur le bassin des enfants est modifiée par l'altération de la position du corps. Dans ce cas, le poids du tronc fait que les fémurs se séparent l'un de l'autre, et les muscles qui passent des fémurs au bassin entraînent en dehors la partie dans laquelle ils prennent insertion, de sorte que les branches ischio-pubiennes et les tubérosités ischiatiques se séparent davantage, et même le coccyx peut être porté en arrière; mais le pro-montoire sacré se courbera en avant et donnera au bassin un vice de conformation caractérisé par la diminution plus ou moins forte du dia-mètre antéro-postérieur du détroit supérieur.

En même temps que toutes ces forces contribuent à la déformation du bassin, le rachitisme par lui-même, selon les recherches de Guérin, nuit au développement des os et empêche qu'ils ne subissent une réduction peut-être de moitié de leur étendue, surtout ceux qui occupent une po-sition inférieure eu égard au squelette. Le défaut de développement des os affectés de rachitisme, joint à la réduction qui s'observe, concourt, avec les forces qui agissent sur eux, à la production de beaucoup de rétrécissements décrits à l'article précédent. Néanmoins ils ne sont pas tous manifestés sous l'influence des causes qui entraînent le ramollisse-ment des os; ainsi nous compléterons notre étude quand nous traite-rons des autres moyens pouvant encore concourir à la détermination des vices de conformation du bassin.

§ 2. — De l'influence exercée par la déviation des lois qui président au développement du bassin, sur les vices de sa conformation.

L'étude des causes des déformations pelviennes caractérisées par l'irrégularité du développement, telle que l'est particulièrement le bassin oblique ovalaire de Nægele, a attiré l'attention de beaucoup d'accoucheurs distingués.

Ce vice de conformation du bassin a été expliqué de plusieurs manières, mais toutes présentent beaucoup de rapports avec les lois réelles ou supposées d'après lesquelles se développe le bassin normal.

Selon les professeurs P. Dubois et Gavarret, le développement des parties latérales du bassin dépend de la pression en forme de coin que le sacrum exerce sur les os iliaques. Quand une ankylose s'établit sur une symphyse sacro-iliaque ou sur toutes les deux, la pression du sacrum est annihilée, et au lieu de présenter une courbure, les parties latérales du bassin accusent une forme presque droite. Si l'ankylose s'est établie seulement d'un côté, le développement s'interrompt ou s'arrête du côté affecté, tandis que l'autre côté, en se développant normalement, donne en résultat un bassin oblique ovalaire. Lorsque pourtant l'ankylose est double, les deux côtés du bassin se rétrécissent, et la déformation, au lieu d'être oblique, est symétrique.

Cazeaux, ayant noté que certains bassins offraient tous les caractères des bassins obliques ovalaires, à la différence près qu'il n'y existait pas d'ankylose de la symphyse sacro-iliaque, pense à son tour qu'on ne peut invoquer l'ankylose comme cause de la déformation, et alors il établit que les bassins obliques ovalaires sans ankylose sont produits par les causes générales qui déterminent la saillie du promontoire sacré et l'aplatissement d'une des parois antéro-latérales du bassin, et que l'ankylose est peut-être le résultat d'une inflammation survenue dans l'enfance ou d'une courbure de la colonne vertébrale.

Les bassins obliques ovalaires ne dépendent, selon Nægele, ni du rachitisme, ni de l'ostéo-malacie; néanmoins, pour que l'action musculaire et notamment le poids du tronc sur le sacrum, et la pression du fémur sur les iliaques puissent produire une semblable déformation, il faut que les os ne soient pas dans leur état parfait; par conséquent, la première proposition de Cazeaux laisse encore du doute dans notre esprit quant à l'identité qu'il peut y avoir entre les bassins obliques ovalaires sans ankylose et ceux qui présentent cette déformation. En effet, si une partie ou l'autre du squelette ne peut se déformer que par le défaut d'équilibre dans la direction des forces qui agissent sur elle — soit qu'il y ait ou non ramollissement préalable des os, ou bien à cause d'une déviation dans les lois qui président à son développement, alors que tout rapport de contiguïté des os disparaît, ainsi qu'on le voit dans l'ankylose, — il est clair qu'en l'absence de rachitisme ou d'une autre maladie des os et sans qu'il y ait, par conséquent, défaut d'équilibre dans les forces agissant sur le bassin ni d'ankylose, cette partie du squelette ne peut prendre une conformation vicieuse; si pourtant aux bassins obliques sans ankylose on trouve des signes de rachitisme, on devra déjà par ce caractère les distinguer des bassins obliques ovalaires de Naegele.

De cette manière nous croyons que l'ankylose doit précéder la déformation des os, et que la première condition dont dépendent les rétrécissements ovalaires se trouve dans cet accident. A la description du bassin normal nous avons appelé l'attention sur l'importance de ses articulations et sur l'influence de l'union des diverses pièces composant les os iliaques sur le développement du bassin. Lors donc qu'une articulation s'ankylose sur une partie quelconque du corps, avant le développement complet des os entrant dans sa composition, il est impossible qu'elle acquière la grandeur qu'elle devait atteindre dans les conditions ordinaires. Ces faits s'observent tous les jours à l'articulation coxo-fémorale et huméro-cubitale, quand dans l'enfance il y a eu une ankylose par suite de coxalgie ou de maladie des os respectifs. Quant à l'articulation sacro-iliaque, si le premier os s'unit par un de ses côtés avec le second, la portion correspondante ne prendra pas l'accroissement convenable, pas plus que la portion de l'os iliaque qui s'y est unie. Ces deux os dans le voisinage de l'ankylose ont la grandeur propre à l'enfance, tandis que la portion restante croît et peut acquérir un développement plus grand que celui qui s'observe à l'adolescence, et l'étendue de déformation augmentera à proportion que la période de la vie où l'ankylose se sera établie aura été plus ancienne. La déformation oblique ovalaire dépend alors de la combinaison d'une portion du bassin de l'enfant avec la portion du bassin de l'adulte, et cette combinaison se fait parfaitement par les causes mécaniques admises par le professeur P. Dubois et par l'action musculaire.

Toutes ces considérations nous portent à admettre encore que les rapports de développement et de croissance des os avec l'union de ses surfaces articulaires sont peut-être les causes qui donnent lieu aux bassins viciés par excès d'ampleur et par un rétrécissement s'accompagnant de la perfection de formes.

Depuis l'enfance jusqu'à la puberté, il y a, indépendamment des symphyses sacro-iliaques et pubienne, les articulations de l'os iliaque avec l'ischion et le pubis. Si l'union d'une surface quelconque articulaire influe sur leur croissance et sur celle de l'os voisin, il doit en être de même de l'union des articulations de l'os iliaque à l'ischion et au pubis. Nous avons eu soin de faire voir aussi le défaut de développement, qui était d'autant plus notable que l'union avait lieu au commencement de la vie; et maintenant, comme corollaire de cette proposition, il nous semble qu'on peut admettre sans répugnance que lorsque les os, dans des circonstances données, ne s'unissent pas à la période marquée, ils doivent d'autant plus se développer. Ceci admis, nous croyons que la consolida-

tion de l'espace cartilagineux ayant son siége d'un côté et de l'autre,
entre l'iliaque et l'ischion et le pubis, peut produire, lorsqu'elle a lieu
de bonne heure, le rétrécissement du bassin avec perfection de formes; et
quand, au contraire, elle survient tard, elle produira la viciation du bassin
par excès d'ampleur.

Qu'on doive ou non rapporter à ces causes la formation de ces deux
espèces de viciation, ce qui est sûr pour nous, c'est que ce n'est jamais
par caprice que la nature fait les choses, comme le voudrait Cazeaux,
et que tout a sa raison d'être dans les lois présidant au développement
organique.

§ 3. — De l'influence qu'exerce sur les vices de conformation du bassin la déformation préalable des parties osseuses qui y touchent.

Il y a quelques vices de conformation du bassin qui ne sont produits
que par la déformation préalable des parties du squelette qui s'y rattachent.

Il est des déformations pouvant être cause quelquefois de ces vices de
conformation, qui se traduisent par une inflexion de la colonne vertébrale, par une luxation congéniale ou accidentelle du fémur, ou encore
par une lésion des membres inférieurs.

A. — L'inflexion de la colonne vertébrale par elle-même n'exerce pas
trop d'influence sur la production des vices de conformation en question; mais il en est autrement lorsqu'elle s'accompagne de l'inflexion ou
courbure des jambes.

M. Bouvier, après des recherches à ce sujet, a remarqué que, sur 69
femmes offrant une déformation de la colonne vertébrale, il y en avait
57 qui ne présentaient pas d'altérations aux membres inférieurs et dont
le bassin n'était même pas mal conformé; mais sur les 12 autres qui
présentaient la courbure de ces mêmes parties, le bassin était plus
ou moins altéré dans sa forme. Ces observations néanmoins ne sont
pas modernes, car il y a longtemps que Boër disait déjà : *Inter feminas
gibbosas multo sunt plures quarum pelvis sine vitio est, quàm quibus ob de-
formitatum partus inde molestus fiat.* Malgré tout, les recherches modernes ont démontré que lorsque les inclinaisons de l'épine dorsale surviennent dans l'enfance, sans rachitisme ou courbure des membres inférieurs,
elles déterminent une mauvaise conformation du bassin, tandis que de
pareils vices sont rares quand l'inclinaison de l'épine date d'une époque
postérieure à la puberté.

Il n'y a rien d'extraordinaire dans ces phénomènes. Dans l'enfance,
l'ossification n'est pas complète, et la matière organique y prédomine
tellement que le bassin cède aux forces qui agissent sur lui; ou se moule
avec plus de facilité que celui de l'adulte, dans lequel cependant l'organisation est complète et où il n'existe pas de vice organique de nature à

changer les rapports de composition des os. Néanmoins on conçoit très-bien que le poids du corps agisse, par l'inflexion de la colonne vertébrale, d'une manière vicieuse sur le bassin, et finisse par déterminer avec le temps, si résistants que soient les os, une viciation pouvant être plus ou moins marquée dans sa forme; mais cela est rare et l'accoucheur ne peut alors y trouver qu'un faible intérêt.

B. — A la suite des belles recherches de Sédillot, de Bouvier, de Lenoir, de Barwell, et des cas rapportés par madame Lachapelle et Herbiniau, peut-on ne pas reconnaître que quelquefois les luxations congéniales ou accidentelles non réduites ont une action manifeste sur la conformation du bassin? Les viciations résultant de ces affections présentent pourtant quelques caractères spéciaux bien faciles à saisir, si nous avons égard au mécanisme de la production. Dans la luxation congéniale ou accidentelle non réduite de l'articulation coxo-fémorale, la tête du fémur, portée sur un point de la fosse iliaque externe, y forme une cavité plus profonde que la cavité naturelle; alors, comme elle exerce une compression sur les os iliaques, elle en redresse davantage la face externe, qui est ainsi dirigée en dedans et à la partie moyenne répondant à la nouvelle articulation. Tandis que toute la partie constituant la fosse iliaque passe par de telles modifications, et que par suite le détroit supérieur se trouve rétréci dans son diamètre transverse, la portion formant la tubérosité ischiatique, sa branche ascendante et la partie inférieure de la colonne sacro-coccygienne sont portées de dehors en dedans, en vertu de la tension où, par le déplacement de la tête du fémur, viennent se trouver les muscles qui les environnent.

C'est ainsi que les muscles carré, jumeaux et obturateurs internes portent en dehors les ischions, en même temps que, dans le premier cas, les fibres les plus inférieures de l'obturateur interne, celles des adducteurs et la partie interne de la capsule articulaire produisent un effet pareil sur la branche correspondante de l'arcade pelvienne et sur la partie inférieure de la colonne sacro-coccygienne; dans le second cas, cet effet est produit par la distension des ligaments sacro-sciatiques.

De tous ces changements ou modifications il résulte que, par suite de la projection en dehors des tubérosités sciatiques, le diamètre transverse du détroit inférieur, en opposition à celui du détroit supérieur, acquiert une augmentation d'étendue; mais, en vue de la projection du coccyx en avant, le diamètre pubio-coccygien diminue d'étendue.

Si la luxation est unique, les modifications observées ont seulement lieu d'un côté; mais si elle est double, la viciation dans la conformation du bassin s'établit des deux côtés, et serait, d'après Lenoir, plus marquée au premier qu'au second cas, et exercerait aussi plus d'action sur l'accouchement que lorsque la viciation aurait été déterminée par une double luxation. Cette proposition ne se trouve pourtant pas en harmonie avec les investigations faites à ce sujet par le professeur Sédillot; il paraît, en effet, plus rationnel d'admettre que si une luxation peut déterminer un vice de conformation amenant des difficultés à l'accouchement, bien plus grandes seront ces difficultés quand les viciations seront déterminées par une double luxation.

Dans un bassin déformé par suite d'une double luxation coxo-fémorale en haut et en dehors, les mesures prises par le professeur Sédillot ont donné les résultats suivants :

Grand bassin : d'une épine iliaque antéro-supérieure à l'autre, 20 et 1/2 centimètres; du milieu d'une crête iliaque à l'autre, 21 et 1/2.

Détroit supérieur : diamètre sacro-pubien, 10 et 1/2 ; diamètre transverse, 11, et diamètre oblique, 10 1/2.

Détroit inférieur : diamètre pubio-coccygien, 9 centimètres; diamètre transverse, 13 1/2; et diamètre oblique, 12.

Base de l'arcade pubienne au niveau du bord inférieur des trous ovalaires, 10 1/2 centimètres; sommet de l'arcade pubienne, 4.

Excavation : hauteur de la paroi postérieure, 12 1/2; hauteur de la paroi antérieure, 3 ; épaisseur de la symphyse du pubis, 1 1/4; profondeur de la concavité sacrée, 3 ; distance du sommet d'une tubérosité ischiatique à celui du côté opposé, 13 1/2.

La déformation, dans ce cas, ne paraît pas indiquer que l'accouchement ne se fût pas réalisé par les efforts de la nature, mais il ne s'ensuit pas pour cela qu'il eût eu lieu sans difficultés. En confirmation du fait, on trouve dans l'ouvrage de madame Lachapelle l'observation d'une femme qui a eu un accouchement long et pénible par suite d'un rétrécissement ou déformation du bassin causée par une amputation de la cuisse, et si cette opération peut déterminer ultérieurement un vice de conformation capable de gêner, comme nous venons de le voir, le travail de l'accouchement, il n'y a pas de raison pour nier qu'il puisse en arriver de même après une luxation spontanée ou accidentelle non réduite.

Ainsi que les luxations, les fractures des os iliaques, l'ankylose de l'articulation coxo-fémorale et l'inégalité de la longueur des membres abdominaux peuvent entraîner un vice de conformation du bassin. De l'inégalité de la longueur du membre résultant de l'amputation de la cuisse il est résulté, comme nous venons de l'indiquer, une déformation du bassin, en vertu de laquelle l'accouchement est devenu laborieux et pénible.

Le docteur Barlow s'est vu obligé de pratiquer l'opération césarienne par suite d'un rétrécissement provenant de la fracture d'un os iliaque, et le professeur Feijó, en 1856, se trouva en présence d'un cas de rétrécissement résultant de la même cause et où la même opération devint nécessaire.

Le docteur Lever rapporte l'observation d'un cas où l'os iliaque présentait une projection vers la cavité pelvienne de plus d'un pouce d'épaisseur, résultat de la fracture de la partie correspondant à la cavité cotyloïde.

L'ankylose de l'articulation coxo-fémorale survenue dans l'enfance détermine la suspension du développement de l'os iliaque et une viciation plus ou moins marquée de la forme du bassin. Dans tous ces cas, la déformation pelvienne a lieu probablement par le même mécanisme qui la produit, quand apparaît une luxation congéniale ou accidentelle non réduite.

ARTICLE III.

DIAGNOSTIC.

Les éléments pour le diagnostic des vices de conformation pelvienne se déduisent de l'étude des signes commémoratifs de l'individu et de l'examen externe et interne de son bassin.

§ 1er. — Éléments déduits des signes commémoratifs.

Les éléments déduits des signes commémoratifs des sujets n'ont ni la même valeur ni la même importance que ceux qui dérivent de l'examen externe et interne du bassin ; cependant nous devons en faire cas quand nous aurons à nous prononcer sur la bonne ou mauvaise conformation du bassin d'une femme.

Dans l'article qui précède nous avons laissé voir que si par hasard tous les vices de conformation du bassin ne dépendaient pas du rachitisme ou de l'ostéo-malacie, ces affections n'en avaient pas moins une grande influence sur les déformations ou rétrécissements qui s'observaient sur cette partie. Nous avons ajouté aussi que la première de ces maladies est propre à l'enfance, et la seconde à l'âge adulte ; de sorte que si les déformations pelviennes datent de cette époque de la vie et ne sont pas accompagnées de la luxation congéniale ou accidentelle de l'articulation coxo-fémorale et des autres accidents de la même espèce, on peut attribuer leur point de départ au rachitisme, et, s'ils remontent à la seconde époque, à l'ostéo-malacie. D'après les recherches de J. Guérin, le rachitisme marche de bas en haut et produit dans ce sens toutes les déformations ; comme, indépendamment de cela, l'état de ramollissement dans lequel se trouvaient primitivement les os des membres inférieurs ne permet pas à l'enfant de s'appuyer sur eux, il en résulte que la marche n'a lieu qu'à une époque plus ou moins avancée de la vie. De cette sorte, si par les signes commémoratifs on a reconnu que l'enfant a commencé à marcher seulement à un âge avancé, que les déformations apparentes du système osseux progressant de bas en haut ont passé des membres abdominaux à la colonne vertébrale, il est presque sûr qu'il a été affecté de rachitisme, et dès lors, comme cette affection a une influence si notable sur la production des déformations pelviennes, le bassin peut avoir subi un rétrécissement. Pourtant, lorsque les déformations n'ont pas eu la marche indiquée et qu'elles ne se sont pas non plus développées dans l'enfance, il est possible qu'elles dépendent de l'ostéo-malacie, et que le bassin, par cette cause, soit également vicié. Alors, dans le diagnostic des vices de conformation du bassin, il faut rechercher l'époque où le sujet a commencé à marcher, et entrer dans un examen général des membres abdominaux et de la colonne vertébrale; à la constatation d'une déviation ou déformation, on s'informera auprès des personnes avec lesquelles il a vécu depuis l'enfance, de la marche qu'a présentée la maladie; et s'il y a claudication, si elle dépend de l'inégalité de longueur des membres, d'une luxation congéniale ou accidentelle non réduite, de l'ankylose de l'articulation coxo-fémorale, ou bien d'une ancienne fracture ayant eu pour siége un des os iliaques.

Par l'étude des causes on peut donc recueillir beaucoup d'éléments et former un jugement présomptif sur l'existence ou sur la non-existence d'un rétrécissement. Cependant il faut dire que le rachitisme ne produit pas nécessairement un rétrécissement du bassin, et que les flexions des membres inférieurs, lorsqu'elles s'accompagnent de l'égalité de longueur de ces membres, n'expriment pas toujours extérieurement un vice de conformation.

Quelques accoucheurs ont cherché à établir le diagnostic non-seulement des rétrécissements, mais de leur espèce, par le sens des flexions que présentent la colonne vertébrale et les membres abdominaux; de sorte que lorsqu'on rencontre, suivant Hall, une inflexion latérale de la colonne lombaire, on peut dire que le rétrécissement le plus grand du bassin répond au côté vers lequel s'inclinent les vertèbres lombaires, et que lorsque les fémurs ont la courbure en avant, le bassin se trouve rétréci dans son diamètre transverse; quand ils l'ont en dehors, le rétrécissement est dans le diamètre antéro-postérieur, et lorsqu'un membre s'incline en dehors et un autre en avant, le rétrécissement est dans le diamètre transverse.

Le professeur Weber, en Allemagne, a cherché à démontrer qu'entre la tête et le bassin il y avait beaucoup de rapports, de manière que la mauvaise conformation de l'une de ces parties amenait celle de l'autre, et que les diamètres occipito-frontal, bi-pariétal et fronto-mastoïdien représentant les diamètres sacro-pubien, bis-iliaque et oblique au détroit supérieur, la diminution des premiers entraînait celle de ces derniers.

M. J. Guérin a cherché aussi à démontrer que la réduction des diamètres du bassin des femmes rachitiques était proportionnée à la réduction des dimensions de ses parties constitutives, et intermédiaire au degré de réduction du fémur et de l'humérus, de sorte que la réduction subie par ces os étant connue, on pouvait exactement résoudre non-seulement le problème de la viciation du bassin, mais aussi celui de l'action du rachitisme sur le développement des os pelviens.

Tous ces moyens peuvent constituer une vérité, mais ils n'ont pas été admis dans la pratique et n'offrent pas de précision, ainsi qu'on l'a constaté dans quelques cas : aussi ne servent-ils pas comme vrais élé-

ments du diagnostic des vices de conformation du bassin. Néanmoins
on devra en tenir compte dans la solution du problème, car il y a sûrement chez l'individu rachitique un certain côté indiquant bien un rapport
entre la viciation de certaines parties du squelette et celle du bassin.

§ 2. — Des éléments déduits de l'examen externe et interne du bassin.

Les éléments déduits de l'examen externe et interne sont d'une grande
importance et les seuls qui peuvent faire résoudre avec une certaine
précision la question du diagnostic des vices de conformation du
bassin.

L'examen externe et interne du bassin, connu aussi sous la désignation de pelvimétrie externe et interne, a été institué dans le but d'obtenir les dimensions exactes de cette partie du squelette de la femme;
et pour plus de précision on a inventé plusieurs instruments désignés
par le nom de *pelvimètres*, dont quelques-uns sont spécialement destinés
à l'examen externe et d'autres à l'examen interne. Parmi les premiers
on compte comme plus important le compas d'épaisseur de Baudelocque,
et parmi les autres il en existe beaucoup dont nous parlerons en temps
opportun.

Le compas que nous venons de citer est composé de deux tiges
métalliques courbes en demi-cercle, terminées sur une partie par deux
boutons lenticulaires pour être appliqués à l'extrémité des lignes dont
on veut mesurer l'étendue, et sur une autre par un manche formé de
deux pièces parallèles mais
articulées à leur extrémité inférieure. A la jonction du
manche aux tiges courbes il
existe une échelle graduée qui
est placée transversalement,
de façon à indiquer exactement
le degré d'écartement des deux
boutons lenticulaires (fig. 58).

Cet instrument a été ima-
giné pour mesurer extérieurement le bassin et pour indiquer,
déduction faite de l'épaisseur
des parties extérieures du ca-

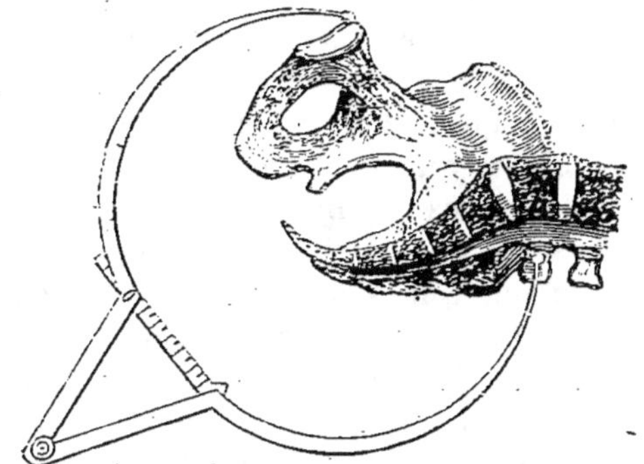

(FIG. 58). — *Pelvimètre de Baudelocque appliqué
à la mensuration du diamètre antéro-supérieur.*

nal, l'étendue de la plus grande partie de ses diamètres, et par conséquent le degré de diminution que ceux-ci peuvent avoir subi. De
cette manière, quand on aura à mesurer l'étendue du diamètre antéro-
postérieur du détroit supérieur, on appliquera un des boutons lenticulaires sur l'apophyse épineuse de la première vertèbre sacrée et l'autre
sur le sommet de la symphyse du pubis; si le bassin est bien conformé,
l'échelle devra marquer 19 centimètres, dont on ôtera 6 et demi pour

le sacrum et 1 et demi pour la symphyse; le reste, qui est 11 centimètres, représentera l'étendue du diamètre sacro-pubien. Pour mesurer
la longueur de l'un des diamètres obliques, on applique un bouton len-
ticulaire sur le grand trochanter et l'autre sur la symphyse sacro-iliaque
du côté opposé, et si l'échelle marque un diamètre de 27 centimètres,
sa longueur est à l'état normal; mais si elle baisse, il est réduit dans la
même proportion. Lorsqu'on veut mesurer l'étendue du diamètre
transverse, on pose les deux boutons sur les crêtes iliaques; quand
l'échelle marque une distance de 54 centimètres, comme le diamètre
transverse est supposé être le quart de cette distance, il s'ensuit que
l'étendue est normale. Ainsi toute diminution sur les mesures représentera une diminution équivalente sur les diamètres, dont on cherche
l'étendue. Cela serait vrai si les os du bassin avaient la même épaisseur,
la même conformation et la même direction. En cherchant l'étendue du
diamètre antéro-postérieur, on doit, selon Baudelocque, retrancher de
la mesure indiquée sur l'échelle, 6 centimètres et demi de l'épaisseur
du sacrum, et 1 et demi de l'épaisseur de la symphyse du pubis; mais,
d'après l'observation de plusieurs praticiens, le sacrum, sous l'influence
du rachitisme, n'a quelquefois guère que 5, 4 et 3 centimètres d'épaisseur, sans que néanmoins il existe de rapport entre cette diminution
et le degré de rétrécissement du bassin. A la mesure du diamètre
transverse il n'y a absolument rien de précis entre l'étendue obtenue
au moyen du compas et celle qu'il a naturellement, vu que les trochanters sont plus ou moins écartés, suivant la direction et la longueur
peu constante du col du fémur. Cela a lieu également au sujet de la
mesure du diamètre transverse, où les crêtes iliaques peuvent se trouver
plus ou moins rapprochées ou écartées; cependant il ne s'ensuit pas
qu'il existe un vice ou un rétrécissement de ce diamètre.

D'après ce que nous venons de dire, il est évident que l'instrument de
Baudelocque est un moyen peu fidèle pour l'examen exact des vices de
conformation du bassin, attendu qu'il ne donne que des résultats approxi-
matifs : aussi, dans une question aussi délicate, ne sera-ce pas sur ces
données que nous formerons notre jugement, surtout dans un cas de
grossesse où l'on constaterait un vice de conformation du bassin. Pourtant, lorsqu'il s'agira de connaître la conformation du bassin d'une vierge,
le compas en question pourra être très-utile, car ce résultat, tout approximatif qu'il est, suffit néanmoins pour permettre de statuer relativement
à cette partie du squelette.

Les accoucheurs, ne se fiant pas trop au mesurage du bassin en dehors, ont préférablement recouru à la pelvimétrie interne, et ont à cet
effet inventé beaucoup d'instruments dont quelques-uns servent également à mesurer le bassin dans les deux circonstances.

C'est Coutouly qui le premier a présenté un instrument au moyen
duquel on obtient les dimensions internes du bassin : il ressemble beaucoup à celui dont se servent les cordonniers pour mesurer la longueur

du pied. Cet instrument est composé de deux règles en fer glissant l'une sur l'autre, et se terminant par deux branches verticales qui se mettent en contact, quand il est fermé. Pour mesurer le bassin, on introduit le pelvimètre dans le vagin, jusqu'à ce que la branche verticale ou terminale se trouve en contact avec le promontoire sacré, alors on tire dehors la règle supérieure de manière à faire toucher la branche verticale à la face postérieure ou interne de la symphyse pubienne. On saura par l'échelle tracée sur une des règles le degré d'écartement des extrémités droites et la mesure du diamètre sacro-pubien, le seul qu'on peut mesurer à l'aide du pelvimètre.

L'instrument de Coutouly, qui a été pendant longtemps en usage, a dû être délaissé, pour le diagnostic des rétrécissements pelviens, surtout après l'apparition du compas d'épaisseur de Baudelocque, parce qu'on a observé que son entrée était difficile et demandait une distension notable et douloureuse du vagin, et qu'il ne donnait pas la mesure exacte de l'étendue du diamètre antéro-postérieur, ou que la branche s'appliquant sur le promontoire sacré se déviait facilement.

Madame Boivin a cependant, dans le but d'obvier aux inconvénients de l'instrument de Coutouly, imaginé une mesure à laquelle elle donna le nom d'*intro-pelvimètre*, qui n'est autre chose qu'une combinaison du compas de Baudelocque et du pelvimètre de Coutouly. Cet instrument, à l'usage de la pelvimétrie interne, peut dans certains cas servir à la pelvimétrie externe; mais la branche qui doit être appliquée au promontoire sacré est introduite par le rectum, en quoi madame Boivin trouve de l'avantage quand il s'agira de mesurer le bassin d'une femme vierge, et elle pense, en outre, que son instrument possède une forme et une ampleur s'accommodant aux contours et aux dimensions des parties : en effet, les branches verticales, au lieu d'être perpendiculaires à la tige, sont un peu courbes et forment avec celle-ci un angle de 125 degrés, et l'articulation des branches a lieu latéralement; malgré toutes ces modifications cependant, les accoucheurs qui ont voulu employer ce pelvimètre n'ont jamais trouvé de commodité dans son usage. L'introduction par le rectum jusqu'à l'angle sacro-vertébral n'est pas sûre, et de plus elle est difficile et désagréable à une femme, et surtout à une vierge; ensuite il n'y a pas de certitude, comme cela arrive avec l'instrument de Coutouly, que la branche tienne là et reste fixe jusqu'à l'achèvement de l'examen.

Indépendamment des deux pelvimètres précités, il y a celui de Stein, celui de Wallenbergh et les deux de Van Huevel.

Le pelvimètre de Stein a la forme d'une sonde courbe de métal. Pour l'appliquer, on cherche avec le doigt indicateur dans le vagin l'angle sacro-vertébral, on y glisse l'instrument jusqu'à ce que sa partie courbe ait touché le sommet du promontoire; alors, élevant le corps de la tige vers la symphyse pubienne, on examine le nombre de centimètres qu'il marque, lequel, déduction faite d'un centimètre pour l'obliquité qu'il a fallu donner au pelvimètre, indique la mesure exacte du diamètre sacro-pubien.

Cet instrument, comme les précédents, est sujet à dévier du point où il a été placé, et ne donne pas d'aussi bons résultats que ceux qu'on peut obtenir au moyen du doigt, ainsi que nous le verrons plus loin.

L'instrument que Wallenbergh, de la Haye, a fait connaître en 1831, se compose, suivant la description du professeur P. Dubois, de trois pelvimètres, dont deux sont destinés à mesurer le petit diamètre du détroit supérieur, et l'autre le diamètre transverse, etc., etc. Cet instrument, d'un mécanisme très-compliqué du reste, n'a pas été admis, d'autant plus que les pelvimètres plus récemment inventés par Van Hueyel ont montré sur celui-là une supériorité incontestable. Nous nous dispenserons donc d'entrer dans la description détaillée de l'instrument de Wallenbergh pour nous occuper de ces derniers pelvimètres, dont nous allons donner une idée et montrer les avantages sur ceux cités précédemment.

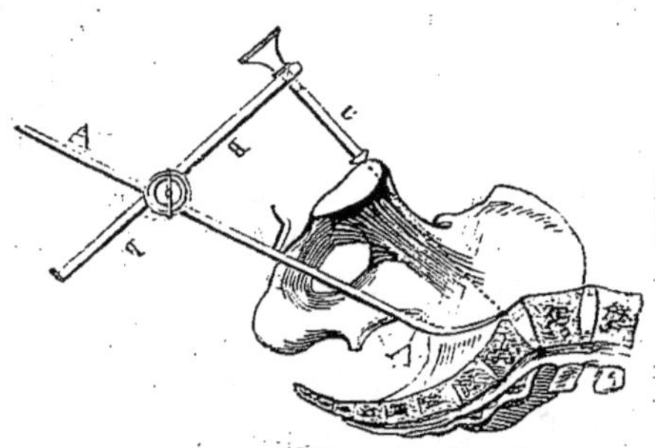

(Fig. 59). — *Mensuration du diamètre sacro-pubien avec le pelvimètre de Van Huevel.*

Le premier pelvimètre inventé par le professeur Van Huevel, se compose de la tige AA (fig. 59), destinée à être introduite dans le vagin, et de la tige BB, unie à la précédente par une enchâssure articulaire en forme de compas, dont les branches s'allongent, diminuent en étendue et tournent dans tous les sens. Dans l'enchâssure il existe en même temps un tournevis, lequel étant fermé, relie les tiges entre elles. La tige AA est courbe et aplatie comme une spatule à l'une de ses extrémités, et présente dans la moitié de sa longueur un crochet obtus ouvert sur l'autre extrémité. La tige BB est traversée en haut, et perpendiculairement à son étendue, par une longue vis C, qui recule et avance selon les mouvements qu'on imprime.

Le second pelvimètre de l'illustre accoucheur de Bruxelles constitue une espèce de compas d'épaisseur, formé, comme le premier, de deux branches, dont l'une fixe en forme de spatule obtuse A (fig. 60), présentant dans le milieu un anneau en forme de crochet, et plus bas un arc de cercle gradué se terminant par une articulation avec une partie de l'autre branche.

Celle-ci mobile, et courbe à sa partie supérieure, possède une longue vis à pointe obtuse C, et se termine par une gaîne qui pénètre dans le point où passe l'arc gradué à la portion qui est en bas et qui s'articule avec la branche en forme de spatule. Un tournevis existant au point indiqué sert à rendre fixes ces deux parties de la branche B, soit qu'on veuille que celle-ci devienne plus longue par l'écartement de la gaîne, soit qu'on veuille la rendre plus courte par une introduction limitée.

Pour faire servir l'un ou l'autre de ces pelvimètres de Van Huevel, au mesurage des diamètres du détroit supérieur, on fait coucher la femme les jambes et les cuisses fléchies de manière que le bassin se trouve sur le bord du lit, et après avoir marqué dehors, à l'encre, la peau correspondante au diamètre transverse du bord supérieur du pubis, et les éminences iléo-pectinées droite et gauche du côté externe de l'artère crurale, on introduit dans le vagin l'indicateur ou les deux premiers doigts de la main gauche, et en touchant du bout l'angle sacro-vertébral, on conduit avec l'autre main la courbure de la tige A le long et au-dessous de ces doigts jusqu'au promontoire sacré, où la main gauche introduite dans l'anneau le maintient avec sûreté. Cela fait, la main droite quitte cette branche, et en approchant ou plaçant la vis de la branche B sur la marque à l'encre correspondante au bord supérieur du pubis, on serre celle-là modérément, en même temps qu'on élève vers le sommet de l'arcade pubienne la branche in-

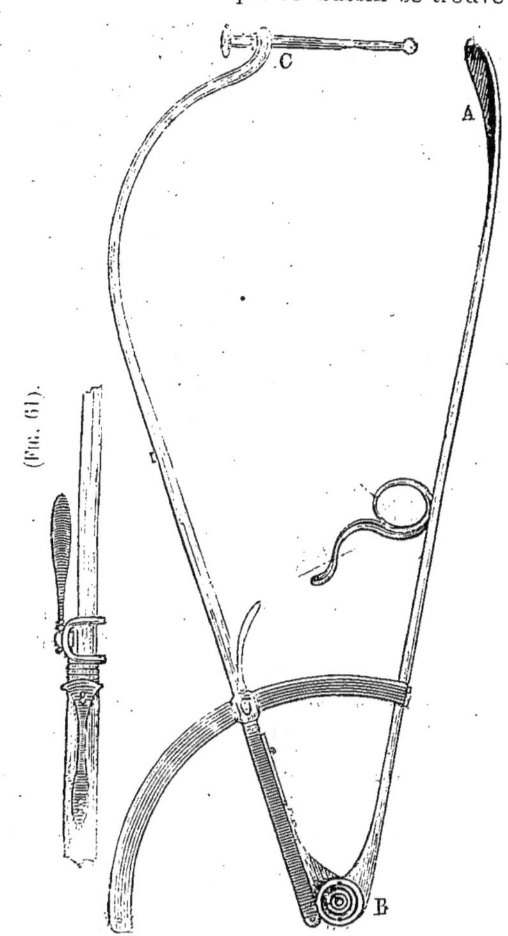

(FIG. 60.) — *Pelvimètre de Van Huevel.*

terne qui a été introduite en premier lieu. Après cette manœuvre, on retire avec soin l'instrument du vagin, et on mesure la distance de l'extrémité de la vis à la pointe de la branche interne; mais, comme

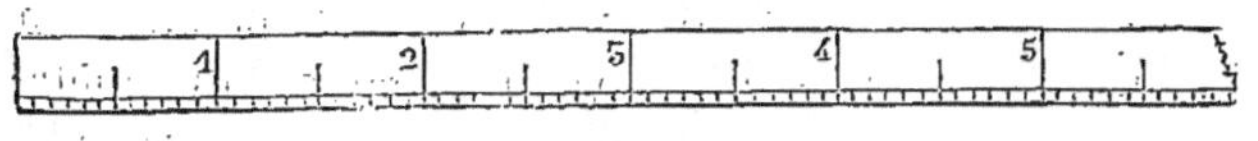

FIG. 62.

l'épaisseur de la symphyse du pubis se trouve comprise dans cette mesure, il faut la déduire : pour cela on applique la branche interne avec la concavité en avant contre la partie postérieure de la symphyse, et la vis de la branche externe sur la même tache de la peau, et en défalquant cette étendue de la première qu'on a obtenue, on trouve exactement la mesure de la longueur du diamètre sacro-pubien.

Il faut avoir soin, en retirant l'instrument, après ce dernier mesurage, de dévisser préalablement la tige externe, afin qu'on en marque la mesure trouvée.

Pour mesurer les diamètres obliques, on devra s'y prendre de la manière que nous avons indiquée ci-dessus : on introduira donc l'indicateur et le médius dans le vagin, en dirigeant la pulpe jusqu'au promontoire sacré ou à la symphyse sacro-iliaque ; on porte alors avec l'autre main la tige vaginale contre ce point, où, après l'avoir appliquée, on la soutient avec le pouce introduit dans l'anneau ; puis on met, au moyen de la vis, la tige externe en contact avec la tache correspondante à la ligne iléo-pectinée, mais cela de façon que les parties molles ne soient pas trop comprimées ; on retire ensuite l'instrument avec soin, et on marque l'étendue qu'il y a entre l'extrémité de la spatule et la vis. On porte alors cette même tige, par le moyen déjà indiqué, à la partie qui correspond à la cavité cotyloïde dans la limite du détroit supérieur ; le bouton de la vis se place sur la tache de l'éminence iléo-pectinée, en ayant soin de ne pas déprimer les parties molles avec plus de force que la première fois ; on sort de nouveau l'instrument, soit naturellement, soit après en avoir séparé la branche externe, et après l'avoir placée au lieu primitif on prend la distance de l'extrémité de la spatule à la vis, dont on déduit la première mesure, et le reste représentera l'étendue du diamètre oblique.

Le procédé à suivre pour mesurer le diamètre transverse n'est pas différent : on marque au dehors avec de l'encre l'extrémité correspondant à ce diamètre ; on introduit les deux doigts de la main gauche dans le vagin contre la partie latérale gauche du détroit supérieur ; la branche vaginale du pelvimètre est alors portée contre cette partie où elle est soutenue extérieurement par le pouce de la main gauche introduit dans l'anneau respectif ; on passe la branche externe par dessous la fesse opposée, on comprime doucement, sur la marque faite dehors, contre ces parties, et en retirant l'instrument on mesure la distance entre les extrémités respectives ; puis, en introduisant la branche vaginale avec la concavité contre le côté droit du diamètre transverse, et en la soutenant là par les doigts de la main droite, on applique alors avec l'autre main le bouton de la vis de la branche externe contre la marque faite à l'encre, et, après avoir retiré l'instrument tel qu'il se trouve, ou après en avoir séparé chaque branche, on mesure encore la distance marquée qui est déduite de celle obtenue à la première application, la différence restant indiquant l'étendue du diamètre dont on a cherché la mesure.

Pour mesurer l'étendue des diamètres du détroit inférieur, on devra employer le même procédé ; mais, comme cela se comprend, il faut

marquer dehors les points correspondant à ces diamètres, ainsi que nous
l'avons fait à la mesure des diamètres du détroit supérieur.

Les deux pelvimètres dont il vient d'être question peuvent être
transformés en un compas d'épaisseur du genre de celui de Baudelocque, et servir pour la pelvimétrie externe ; il sera seulement nécessaire, quant au premier, d'augmenter l'extrémité de la tige vaginale
d'une autre pièce qui l'accompagne, afin que, en l'appliquant, elle puisse
atteindre l'apophyse épineuse de la dernière vertèbre lombaire.

Les pelvimètres de Van Huevel donnent d'excellents résultats, et les
avantages qu'on en tire sont incontestables et reconnus par tous les
accoucheurs ; mais on n'a pas toujours ces instruments à sa disposition :
tous les accoucheurs sont dans ce cas d'un accord unanime que le
doigt habitué au toucher est le plus sûr, le plus exact et le moins douloureux de tous les intra-pelvimètres.

L'examen ou la mesure des diamètres du bassin, au moyen du doigt,
s'exécute de trois manières différentes.

La première méthode, très-préconisée par les accoucheurs français,
consiste à introduire l'indicateur de la main droite dans le vagin (fig. 63),

et à en conduire le bout dans le
haut jusqu'au contact du promontoire sacré, facile à reconnaître par sa saillie, en ayant
soin en même temps de l'élever de façon à en appliquer la
base contre le sommet de l'arcade pubienne ; après quoi on
marque avec l'ongle de l'indicateur de la main gauche, en
ayant auparavant écarté les
grandes et les petites lèvres,
le point au-dessous du pubis
où le doigt a été introduit,
puis en sortant celui-ci, on

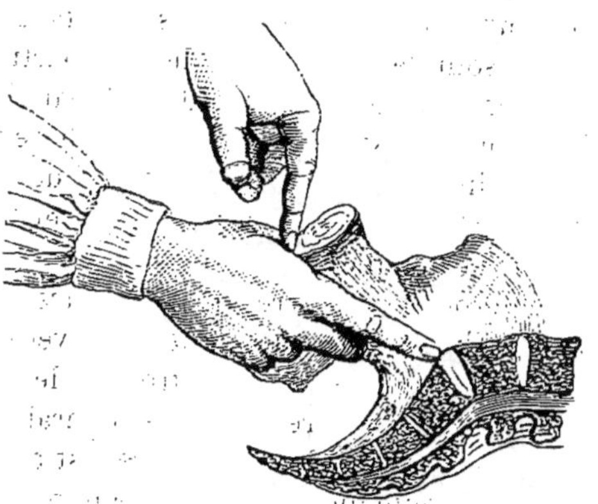

(FIG. 63). — *Mensuration des diamètres du bassin,
par la méthode digitale.*

mesure l'étendue trouvée ; mais, comme le doigt dans une direction
oblique contenait en plus l'étendue de l'épaisseur de la symphyse, on
défalque de la mesure primitive, pour un grand bassin, de 9 à 11 millimètres, et pour un petit de 6 à 9, le reste exprimant l'étendue du diamètre antéro-postérieur du détroit supérieur.

Lorsqu'on voudra avoir la mesure du diamètre antéro-postérieur du
détroit inférieur, on appliquera comme précédemment le bout du doigt
sur l'extrémité inférieure du coccyx, en élevant le poignet de manière
que le bord radial de l'indicateur atteigne la partie inférieure de la
symphyse ; ce point une fois marqué avec l'ongle du doigt de l'autre
main, on retire l'indicateur qui avait été introduit : alors on compte
l'étendue obtenue, et comme, dans ce cas, l'obliquité de direction

n'existe pas, on n'a rien à déduire sur la mesure qui représente exactement l'étendue du diamètre respectif.

La seconde méthode, recommandée par quelques praticiens anglais, repose sur l'introduction dans le vagin de toute la main gauche de façon que le bout du petit doigt touche à la surface interne de la symphyse pubienne, et que celui de l'indicateur soit appliqué contre le promontoire sacré. En vue de l'écartement des doigts d'un point extrême du diamètre à l'autre, l'accoucheur établira le degré d'étendue présenté par le diamètre qu'il a voulu mesurer.

La troisième méthode, adoptée et préconisée par M. Ramsbotham, consiste à introduire dans le vagin l'indicateur et le médius de la main gauche de manière que le bout du premier s'applique exactement derrière la symphyse du pubis, et la phalange unguéale du dernier contre le promontoire sacré. En retirant les doigts de leur position, on mesure la distance de leurs extrémités, et l'on obtient ainsi avec exactitude les dimensions du diamètre antéro-postérieur du détroit supérieur. Cette méthode est plus simple et moins douloureuse que la seconde, mais elle ne donne pas de meilleurs résultats, et n'est pas aussi expéditive que la première.

Guillemot a, il est vrai, nié la possibilité de jamais atteindre par l'introduction de l'indicateur dans le vagin, l'angle sacro-vertébral. Cela est très-rassurant, en ce qu'on induit de là que le bassin aura sa capacité normale au diamètre antéro-postérieur du détroit supérieur.

Le doigt compte donc comme un très-bon moyen pour mesurer les diamètres antéro-postérieurs du bassin, et on peut encore par son intermédiaire examiner la courbure normale ou réduite de la face antérieure du sacrum.

Néanmoins il faut avouer que, lorsqu'il s'agit du diamètre oblique et du diamètre transverse du détroit supérieur, les résultats obtenus par ce mode de mensuration ne sont pas satisfaisants; ainsi l'accoucheur aura à lutter à ce sujet avec toutes sortes de difficultés, s'il se trouve en présence d'un bassin ayant la déformation nommée par Nægele *oblique ovalaire;* — attendu que là, lors même que le doigt ne parviendrait pas à l'angle sacro-vertébral, la viciation pourrait pourtant exister, et exiger, dans certains cas, pour donner lieu à l'expulsion, le sacrifice ou la destruction du produit de l'utérus. Ainsi donc pour établir le diagnostic de ces bassins, Nægele, au défaut des moyens connus jusqu'alors, a recouru à des procédés ingénieux. Avant de les indiquer, nous rappellerons certaines mesures prises par le même auteur entre des points faciles à déterminer, même sur des bassins très-viciés.

L'étendue ordinaire entre la tubérosité ischiatique d'un côté et l'épine iliaque postéro-supérieure du côté opposé est, aux deux côtés d'un bassin bien conformé, de 17 centimètres et demi. Si le bassin est oblique ovalaire, il peut y avoir entre les mesures prises de chaque côté une différence de 2 centimètres et demi au moins.

L'étendue moyenne de l'épine iliaque antéro-supérieure d'un côté, à l'épine iliaque postéro-supérieure du côté opposé, est de 21 centimètres dans un bassin bien conformé. Si le bassin est oblique ovalaire, il peut y avoir entre les deux côtés une différence de 2 à 5 centimètres.

L'étendue moyenne entre l'apophyse épineuse de la dernière vertèbre lombaire et l'épine iliaque antéro-supérieure est, des deux côtés, de 17 centimètres et demi. Le bassin étant oblique ovalaire, la plus petite différence entre un côté et l'autre sera de 18 à 36 millimètres.

La distance entre le grand trochanter, d'un côté, et l'épine iliaque postéro-supérieure du côté opposé est de 23 centimètres. En cas d'obliquité ovalaire du bassin, les deux côtés auront entre eux une différence de 1 à 4 centimètres.

La distance du milieu du bord inférieur de la symphyse du pubis à l'épine iliaque postéro-supérieure, d'un côté à l'autre dans un bassin de bonne conformation, est de 17 centimètres. La différence, dans le cas où le bassin est oblique ovalaire, sera entre les deux côtés de 1 et 1/2 à 2 et 1/2 centimètres.

Par ce qui vient d'être dit, on conçoit que pour parvenir à établir le diagnostic des bassins obliques ovalaires, on n'a qu'à prendre les distances indiquées par Nægele ; et pour plus de certitude encore, on peut se servir d'autres moyens ingénieux proposés par le même auteur : c'est de placer la femme debout le dos contre le mur ; on fait tenir par un aide deux fils au bas desquels est une boule de plomb, après en avoir appliqué un sur la première apophyse épineuse du sacrum et l'autre sur le bord inférieur de la symphyse pubienne : l'observateur se met en face de la femme, mais un peu éloigné d'elle, pour voir si les deux fils se trouvent ou non au même plan antéro-postérieur. S'ils ne le sont pas, on peut être sûr, suivant Nægele, que le bassin est oblique ovalaire, car là, comme nous le savons, le sacrum se trouve à l'opposé de celui qui regarde la symphyse pubienne. Dans certains cas, dit cet auteur, la déviation est telle que le fil antérieur peut se trouver sur le même plan vertical que la symphyse sacro-iliaque non ankylosée.

ARTICLE IV.

INFLUENCE DES VICES DE CONFORMATION DU BASSIN SUR LA GROSSESSE. — PRONOSTIC SOUS LE POINT DE VUE DE LA PARTURITION.

L'influence qu'exercent les vices de conformation du bassin sur la grossesse ne se révèle pas toujours de même, ni ne donne pas le même résultat dans la totalité des cas. Dans la viciation du bassin par trop d'ampleur, la grossesse suit rarement son cours sans perturbation, et si, sous l'influence de ce vice de conformation on ne note pas une déviation utérine, on ne manquera pas d'observer, comme déjà nous l'avons dit, les mauvais effets ou les maux produits par une permanence prolongée de l'utérus dans la cavité pelvienne. Si le détroit supérieur du bassin vicié de cette forme n'est pas en rapport avec l'excavation, l'utérus pouvant prendre un grand développement, quand il se trouve encore dans ce point, se sent après cela retenu par le détroit supérieur, il se contracte et peut prématurément expulser le produit de la conception. Bien que ces cas soient excessivement rares, nous ne pouvons nous empêcher de les faire observer, puisqu'il y a des raisons pour ne pas les considérer comme impossibles.

Quand le bassin est vicié par rétrécissement ou avec perfection de formes, ou avec déformation osseuse, l'influence qui en résulte pour la grossesse est bien insignifiante, et malheureusement rien n'en vient interrompre la marche, ce qui serait à souhaiter dans quelques cas, mais quelquefois, bien qu'on n'observe pas ce résultat, la femme est néanmoins exposée aux accidents dépendant d'une compression violente des organes renfermés dans le bassin, et à ce sujet Cazeaux cite une observation, rapportée par Van Doweren, d'un cas où la vessie a éprouvé une rupture à sa partie supérieure par suite de la compression de l'utérus développé dans un bassin excessivement étroit. A. Dubois avait déjà fait remarquer qu'en cas de rétrécissement du grand bassin, dans son diamètre transverse, il pouvait, lorsque la déformation était d'un côté, survenir une inclinaison de l'utérus vers le côté opposé, et quand la viciation se traduisait par l'élévation et l'inclinaison en dedans des os iliaques, il pouvait se produire un embarras dans son développement, et un accouchement prématuré. Mais, comme nous l'avons déjà fait observer, l'influence que les vices de conformation du bassin traduits par la déformation des os exercent sur la grossesse est presque nulle, et ce n'est même que par exception que l'on observe les accidents qui viennent d'être relatés.

Ces dernières remarques ne sont malheureusement pas applicables au pronostic qu'offrent les vices de conformation du bassin sous le point de vue des accouchements. Déjà, lors de la description des bassins viciés par excès d'ampleur, nous avons fait voir l'action qu'ils pouvaient avoir sur l'accouchement, nous allons donc traiter seulement des cas où les bassins se trouvent viciés par un rétrécissement.

L'action qu'exerce le rétrécissement du bassin sur la parturition varie suivant le degré, le siége et la nature du rétrécissement, et selon le volume et la réductibilité de la partie qui se présente, la nature de la présentation, la position du fœtus et l'énergie des forces expultrices. Au pronostic, toutes ces circonstances devront être prises en grande considération ; il convient de ne pas oublier qu'un rétrécissement qui a pu empêcher la délivrance dans un accouchement peut ne pas opposer d'obstacle dans un cas subséquent, si le volume de la partie qui se présente est plus petit que la première fois, si les forces pour l'expulsion ont été plus énergiques et si les symphyses pelviennes présentent plus de relâchement.

Les cas de cet ordre ne sont pas rares dans la science. Boer assure qu'une tête fœtale d'un volume ordinaire, mais dont l'ossification était peu prononcée, put avec facilité franchir un bassin dont le détroit supérieur avait à peine, à son diamètre antéro-postérieur, 2 pouces et 8 lignes.

Dans deux cas cités par Baudelocque, dont l'un a été observé par lui-même et l'autre par son maître Solayres, la tête s'était allongée au point que son grand diamètre avait 22 centimètres, son diamètre bi-pariétal ayant éprouvé une réduction de 6 à 7 centimètres pour passer dans un bassin qui avait une dimension égale dans le diamètre du détroit supérieur ; et, malgré tout, les fœtus sont nés vivants et la déformation encéphalique a presque entièrement disparu le jour suivant. Au rapport de Cazeaux, une femme chez laquelle le bassin dans le diamètre sacro-pubien n'offrait guère que 7 centimètres donna le jour, en dix-huit heures, à un fœtus vivant, ayant les dimensions normales et à terme. M. Chailly-Honoré rapporte que le professeur P. Dubois, en consultation avec le professeur Velpeau et avec Hervez de Chegoin, provoqua en 1844 l'accouchement prématuré chez une dame qui, l'année suivante mit au monde un enfant à terme et vivant, pesant 7 livres. Par ces faits qui sont fréquents dans la science, on peut voir jusqu'à quel point les éléments du pronostic des rétrécissements du bassin sont faillibles dans leurs résultats et variables selon les causes qui se présentent ; ainsi, si nous voulons avoir pour unique guide le degré d'étroitesse, notre jugement sera en défaut et nous éprouverons de grandes déceptions. Or, il faut porter ses vues non seulement sur le rétrécissement, mais encore sur toutes les autres conditions qui se présentent lors de l'accouchement.

Il peut arriver qu'un rétrécissement soit accompagné du relâchement et de la mobilité des symphyses du bassin, au point qu'à l'accouchement, comme l'a dit madame Lachapelle, la tête du fœtus puisse écarter les os dans le diamètre suffisant pour permettre son introduction et son passage, de manière que le travail, qui paraissait impossible, vienne à se réaliser ainsi. De pareils faits se produiront encore par la position du fœtus, de telle sorte, comme le dit Nægele dans son ouvrage sur les vices de conformation du bassin, que le diamètre de la tête puisse se trouver en rapport avec le diamètre moins rétréci, ou bien quand la position et la présentation ne seront pas de la nature de celles qui exigent pour l'expulsion un mouvement de rotation considérable. Lorsque le fœtus présente le crâne dans les mêmes circonstances, il y a moins de danger pour lui à la délivrance, que si la présentation a lieu par une autre partie : quand c'est l'extrémité du bassin, la tête peut se trouver engagée au-dessus du rétrécissement, et produire une compression du cordon ombilical d'autant plus funeste que l'expulsion fœtale se fera longtemps attendre, ce qui arrive parfois, en vertu de la faiblesse des contractions utérines et de leur action presque nulle, lorsque, malgré leur énergie, la tête seule est renfermée dans l'utérus.

Nous devons également avoir bien égard à l'énergie des contractions utérines et à la cause qui a produit le rétrécissement du bassin.

Si donc, avec une légère disproportion de volume entre la partie qui se présente et le canal qu'elle doit traverser, il survient des contractions énergiques et fortes, l'accouchement aura lieu encore plus sûrement et sans intervention du praticien que si ces contractions étaient, au contraire, faibles ou lentes.

Les ressources qu'offre la nature dans les cas en question sont excessivement grandes; mais, s'il faut en connaître la valeur dans toutes leurs limites, il ne convient pas, d'autre part, que nous l'exagérions et que nous nous y reposions sans avoir en vue la leçon de l'observation pour la majorité des cas.

Dès lors, s'il est certain qu'au pronostic des rétrécissements il entre beaucoup d'éléments qui doivent fixer notre attention, on ne saurait de même mettre en doute qu'à la parturition, les inconvénients et les périls seront en rapport avec le degré d'étroitesse du bassin. Au sujet donc des entraves que l'accoucheur peut rencontrer, nous diviserons, à l'exemple du professeur P. Dubois et de ses élèves, les bassins rétrécis en trois catégories. Dans la première, nous rangerons ceux où le passage présente, au moins un diamètre de 9 1/2 centimètres; dans la deuxième, ceux qui ont 9 1/2 centimètres au maximum et 6 1/2 au minimum, et dans la troisième se trouveront ceux où le rétrécissement est inférieur à 6 centimètres 1/2.

Lorsque le bassin aura au minimum 9 1/2 de diamètre, l'accouchement, bien qu'étant plus difficile, en présence des autres éléments dont nous avons parlé, que dans un cas de bassin d'une plus grande capacité, peut néanmoins avoir lieu et on devra même s'attendre à sa réalisation par les seuls efforts de la nature. Pourtant dans de pareilles conjonctures les difficultés peuvent se développer au moment de la dilatation du col comme à celui de la délivrance; et le pronostic dans ce cas est susceptible de varier selon le siége du rétrécissement. La tête ou la partie qui se présente étant extrêmement élevée et engagée dans le rétrécissement, non-seulement se met avec difficulté en contact avec le col, mais, en comprimant les parois de l'utérus contre le bassin, elle est cause que la contraction ne s'étend pas à cette partie et que par suite la dilatation en devient très-longue. Si le rétrécissement, lors de l'expulsion du fœtus, a son siége au détroit supérieur, la tête ne s'introduira que plus difficilement, et les plus grands efforts utérins seront exigés; mais lorsque l'expulsion a lieu, il advient quelquefois que le détroit inférieur offre, dans sa capacité, un accroissement en rapport avec la diminution des diamètres du détroit supérieur, et que le fœtus, après avoir surmonté l'obstacle, est poussé par une impulsion plus forte à travers le reste du canal, d'où il peut résulter un déchirement plus ou moins vaste du périnée. Si le rétrécissement siége au détroit inférieur, c'est là que siégeront les difficultés de l'expulsion, et elles seront plus graves dans les cas de viciation du détroit supérieur, car là les dimensions du détroit inférieur sont naturellement plus faibles que celles du détroit supérieur. Dans un cas donné, d'altération des diamètres des deux détroits, les difficultés seront encore plus grandes, et presque toujours, quand les contractions utérines et la réductibilité de la partie ont pu faire vaincre à celle-ci le premier obstacle, au second, l'utérus ayant déjà épuisé toute son énergie, l'expulsion sera plus laborieuse et sera assez longue pour mettre en danger la vie de la femme et du fœtus.

Lorsque le bassin offre un passage variant entre 8 1/2 et 6 1/2 centimètres, on doit s'attendre à ce que l'accouchement ait lieu seulement par les seuls efforts de la nature quand le fœtus sera extrêmement petit, et que d'autres circonstances extraordinaires surviendront au moment du travail.

L'intervention est généralement nécessaire dans ces cas, le pronostic se modifiera alors d'après les moyens auxquels nous pourrons recourir.

L'accouchement à terme est pourtant impossible par les efforts seuls de la nature, quand le bassin a moins de 6 1/2 centimètres ; l'accoucheur devra alors diminuer le volume du fœtus, ou bien employer un autre moyen pour son extraction.

Au pronostic des conformations du bassin il convient de prendre aussi en considération les causes d'où elles dérivent. Lorsque le rétrécissement est dû au rachitisme, la déformation doit dater de l'enfance, et persiste dès lors sans autre modification.

Dans les vices de formes dus à l'ostéo-malacie, les os peuvent se trouver tellement ramollis dans le travail de l'accouchement qu'ils cèdent de façon à permettre l'expulsion fœtale à travers un bassin excessivement rétréci.

Hamberger rapporte, suivant Cazeaux, un fait au sujet d'un bassin vicié par l'ostéo-malacie où les os étaient ramollis à tel point que, malgré un rétrécissement de 5 centimètres, il a pronostiqué que l'accouchement pouvait se réaliser seul ; après avoir déchiré les membranes de l'œuf, il attendit pendant vingt-quatre heures, puis fit l'introduction du forceps avec lequel, par des manœuvres convenablement dirigées, il parvint à extraire un fœtus à terme et qui a pu vivre longtemps. Le médecin Hosslocher a pu semblablement, au moyen de pressions externes, chez une femme affectée d'ostéo-malacie et ayant un bassin large de 2 pouces et un quart à peine au diamètre antéro-postérieur du détroit supérieur, amener l'introduction de la tête de l'enfant dans le conduit pelvien et l'extraction à l'aide du forceps sans aucun embarras. En réalité, il n'y aurait pas eu autant de facilité si l'étroitesse était due au rachitisme. De sorte qu'on ne saurait négliger cet élément dans le pronostic, et, bien que l'ostéo-malacie ne présente pas toujours un ramollissement des os tel que ceux-ci se prêtent à une ampliation considérable, nous savons toutefois, d'après les observations de beaucoup d'auteurs distingués, que le ramollissement des os est d'autant plus grand dans la grossesse que cet état approche de son terme et que l'on peut par une exploration manuelle reconnaître jusqu'à un certain point les conditions des os. En cas d'insuccès ou d'incertitude de notre diagnostic, nous ne devons pas trop nous fier aux ressources de la nature et laisser la femme exposée aux accidents qui pourraient résulter d'une opération obstétricale grave.

Les vices de formes du bassin empêchent non-seulement la délivrance, mais donnent lieu à la rupture de l'utérus et de la vessie, et consécutivement à des eschares qui s'étendent au vagin et à ce dernier organe et forment des fistules vésico-vaginales et rectales plus ou moins étendues, suivant le point qui a plus particulièrement souffert de la compression de la tête du fœtus. L'inflammation de la vessie et du vagin est ou circonscrite ou s'étend et se propage à l'utérus et au péritoine, d'où peut résulter la mort en peu d'heures, ou bien une fièvre puerpérale plus ou moins grave, selon la durée de l'accouchement et l'état des organes compromis. En tout cas, quand les couches n'ont pas immédiatement des conséquences funestes, elles exposent aux inflammations pendant la période puerpérale, ce qui est une cause de mort pour beaucoup de femmes.

Les dangers auxquels se trouve exposé le fœtus ne sont pas moins remarquables et funestes. Soit que l'expulsion se fasse par les efforts de la nature, soit qu'il y ait extraction par le forceps, la compression éprouvée par le cerveau au passage du crâne à travers le canal pelvien peut, dans les deux cas, causer la mort du fœtus ou alors celle-ci peut être causée par l'embarras de la circulation placentaire résultant de la compression de l'utérus ou du tronc du fœtus sur le cordon ombilical.

ARTICLE V.

DES INDICATIONS QUE PRÉSENTENT LES VICES DE CONFORMATION DU BASSIN.

Les considérations dans lesquelles nous sommes entré au sujet du pronostic des vices de conformation du bassin doivent avoir laissé dans l'esprit la conviction qu'ils ne présentent pas toujours les mêmes indications, et que les moyens à employer sont différents.

Au point de vue des indications que présentent les vices de conformation, nous suivrons encore la classification du professeur P. Dubois et de ses élèves, et nous examinerons les règles que nous avons à adopter et à mettre en pratique dans chacune de ces classes de bassins. Ainsi donc nous apprécierons la conduite à tenir quand le bassin présente dans son diamètre rétréci 9 1/2 centimètres; ensuite lorsque son rétrécissement varie entre 9 1/2 et 6 1/2 centimètres; et enfin quand le rétrécissement est au-dessous de 6 1/2 centimètres.

§ 1er. — Quelle doit être la conduite de l'accoucheur lorsque le bassin offre un rétrécissement ayant dans son moindre diamètre 9 1/2 centimètres ?

Les indications varient selon les présentations.

A. — **Le fœtus présente le crâne.** — Quand le diamètre du bassin a dans sa moindre longueur 9 1/2 centimètres, et que le fœtus présente le crâne dans une position favorable, l'accouchement peut avoir lieu spontanément; on doit conséquemment s'attendre à sa terminaison naturelle; pourtant, comme il n'est pas indifférent de le laisser livré aux ressources de l'organisme pendant un temps indéfini, les accoucheurs ont cherché à établir des règles à ce sujet et ont indiqué le temps où l'on devra attendre cette terminaison. Ainsi on ne devra pas comprendre, dans le compte qu'on établira, le temps écoulé depuis que l'accouchement s'est déclaré jusqu'à la dilatation du col; c'est à ce moment seulement qu'on peut juger de l'opportunité de l'intervention. Le professeur P. Dubois et la plupart des accoucheurs ont établi qu'il faut attendre de 5 à 6 heures lorsqu'il y a dilatation du col et que le rétrécissement siége au détroit supérieur, et de 2 à 3 heures quand il siége au détroit inférieur. Cependant cette règle n'est pas applicable à tous les cas, car quelquefois un retard de six heures et même de quatre est pernicieux, tandis que d'autres fois il peut se prolonger bien davantage sans inconvénient. Il faut donc que nous nous guidions en pareil cas sur beaucoup de circonstances : ainsi si les contractions se soutiennent avec énergie et régularité, si l'état de la femme est satisfaisant et si le fœtus reste vivant, on peut sans inconvénient attendre longtemps; mais du moment où toutes ces conditions ne seront pas observées ou que les contractions deviendront faibles et insuffisantes, il faut tout de suite avec le forceps faire l'extraction du fœtus. Si alors, par la position du crâne ou par la disproportion du volume fœtal et du diamètre pelvien, on ne réussit pas, on retire l'instrument, et deux ou trois heures après, par le même moyen, on fait, selon le professeur Pajot, une nouvelle tentative d'extraction. Cette règle nous paraît judicieuse par la raison que les tractions faites la première fois avec le forceps pouvaient, jusqu'à un certain point avoir moulé la tête à la forme du canal et réveillé les contractions utérines, si elles n'étaient pas entièrement éteintes; par conséquent, à la seconde application, on peut arriver au résultat désiré. Pourtant quand, après la seconde application du forceps et les tractions faites avec règle, lenteur et modération, on n'aura pu obtenir de résultat, il convient de chercher des ressources dans la crâniotomie et d'extraire le fœtus avec le céphalotribe.

B. — **Le fœtus présente la face.** — La présentation par la face constitue déjà par elle-même un cas défavorable dans les bassins de bonne conformation, et à moins que le conduit pelvien ne soit vicié par excès d'ampleur, il ne faut guère se fier aux ressources de la nature et laisser livré trop longtemps l'accouchement à lui-même. Ainsi si l'on voit que le travail reste stationnaire ou ne fait pas de progrès, d'après le conseil du professeur P. Dubois, on introduira la main dans l'utérus, et si l'on ne peut convertir la présentation faciale en une par le crâne, pour appliquer le forceps et faire l'extraction du fœtus, on pratiquera, selon Cazeaux, la version podalique, car elle n'est pas plus difficile que l'autre et dispense de l'emploi du forceps. Dans les cas où il est possible d'élever la partie pour en changer la présentation, nous pensons, en effet, la version podalique plus facile et plus efficace, que le changement de présentation faciale en présentation crânienne ; mais, dans le cas où l'utérus se trouverait trop élevé pour permettre l'élévation de la partie, il vaudra mieux adopter le précepte du professeur P. Dubois.

Lorsqu'on ne pourra pratiquer la version podalique ni convertir la présentation, ou lorsqu'après avoir opéré le changement et s'être servi du forceps, on n'aura pu obtenir de résultat, on devra s'en rapporter aux préceptes indiqués en traitant de la présentation du crâne.

C. — Le fœtus présente l'extrémité pelvienne. — Là, comme dans les autres cas, l'accouchement peut avoir une terminaison spontanée, et si, après l'expulsion du tronc et des épaules, il y avait quelque retard à la sortie de la tête, l'accoucheur fera des tractions dans le sens des axes du bassin et opérera l'extraction de ce membre, et en cas de difficulté et d'insuccès il faudra terminer l'accouchement par le forceps.

Quand l'extrémité présentée ne s'introduit pas convenablement dans le bassin ou aura été longtemps plongée dans le conduit pelvien, on introduira le doigt dans le vagin, et, en tâchant de le passer en forme de crochet sur l'aine du fœtus, on emploiera les efforts nécessaires pour que la partie s'introduise dans la cavité pelvienne, et en cas de non réussite on se servira dans le même but du crochet obtus du forceps. Si la partie est trop élevée, il sera peut-être plus aisé et plus convenable de chercher un des pieds du fœtus et d'en faire l'extraction, de la manière marquée précédemment.

D. — Le fœtus présente le tronc. — Dans les cas où le fœtus présente le tronc, on doit nécessairement pratiquer la version ; mais quelle partie convient-il de chercher pour l'amener dehors ? D'après Simpson et madame Lachapelle, la version pelvienne doit, en général, être pratiquée ; mais d'autres accoucheurs admettent des circonstances pouvant modifier ce précepte ou faire adopter une autre pratique jusqu'à un certain point plus avantageuse. Ainsi, d'après l'avis du professeur P. Dubois, lorsque la poche des eaux est encore intacte et que les mouvements du fœtus sont faciles, on devra tâcher de changer la présentation du tronc en présentation du crâne, après quoi l'accouchement sera livré aux ressources de la nature, s'il ne se présente pas toutefois de contre-indication ; car, dans l'opinion de ce professeur, la version pelvienne, dans les cas de rétrécissement de cet ordre, a l'inconvénient de faire déplier la tête, lorsqu'elle arrive au détroit supérieur, et de la faire présenter aux diamètres du bassin, par le grand diamètre occipito-mentonnier. Cependant il n'est pas toujours possible de pratiquer la version céphalique, et comme d'une autre part on ne peut pas compter sur une terminaison naturelle de l'accouchement, sans l'aide de l'accoucheur et du forceps, nous pensons qu'il sera bien préférable et plus utile de recourir de suite à la version pelvienne, en ayant soin d'exercer les tractions lentement et de porter le plan dorsal du fœtus vers le côté le plus spacieux du bassin, de manière que la grosse extrémité occipitale puisse correspondre au diamètre le plus étendu du bassin, lorsque la tête se présentera au détroit supérieur.

§ 2. — Quelle doit être la conduite de l'accoucheur lorsque le bassin offre un rétrécissement de 9 1/2 centimètres au maximum et de 6 1/2 au minimum ?

Dans les cas de cet ordre, si l'accouchement s'est longtemps prolongé inutilement et si le fœtus est mort, on doit recourir au forceps pour en opérer l'extraction, et en cas de résultat négatif on pratiquera la céphalotripsie. Lorsque par la nature de la présentation, l'extraction ne peut se faire, ou que la partie par son élévation rend difficile l'emploi de l'instrument, le moyen auquel on recourra est la version podalique.

Si le fœtus est vivant, pour mieux préciser les indications, nous admettons avec le professeur P. Dubois et à l'exemple de ses élèves deux subdivisions : ou le bassin offre dans sa plus grande étendue un diamètre de 9 1/2 centimètres, et de 8 dans la plus petite, ou alors il ne présente que des diamètres de 8 centimètres au maximum et de 6 1/2 au minimum.

Dans le premier cas, l'accouchement peut avoir lieu, et les moyens que la nature emploie sont nombreux. Tantôt la tête s'accommode à la forme du bassin, et présente son plus grand diamètre au diamètre le plus favorable du bassin ; tantôt, en vertu de l'intensité des contractions utérines, il y a chevauchement des os de la tête, puis l'accouchement a lieu. Ainsi, toutes les fois que la présentation et la position du fœtus sont favorables, nous devons attendre la terminaison naturelle de l'accouchement aussi longtemps que le permettra l'état de la femme et du fœtus, et au moindre signe de souffrance de l'un ou de l'autre on doit recourir au forceps.

Madame Lachapelle conseille, lorsque le rétrécissement est au diamètre antéro-postérieur, d'appliquer l'instrument sur le front et l'occiput pour faire descendre la tête dans une direction presque transverse, de manière que ce soit le diamètre temporo-auriculaire et non le fronto-mastoïdien qui doive passer par le diamètre sacro-pubien.

Quoi qu'il en soit, quand le forceps n'a pas amené de résultat et qu'il n'y a pas possibilité d'une expulsion spontanée, il convient de diminuer par le céphalotribe le volume de la tête du fœtus, quand même il serait vivant. Cazeaux conseille toutefois de ne recourir à ce moyen extrême qu'après avoir essayé l'extraction par la version pelvienne. Il est bien rare qu'après des tentatives réitérées avec le forceps la tête du fœtus se déplace, pour laisser pratiquer la version; néanmoins on devra essayer et on ne pratiquera la céphalotripsie qu'en cas d'insuccès. Malgré la répugnance qu'on éprouve à faire le sacrifice du fœtus quand on en a senti les pulsations, il convient cependant de ne pas attendre pour intervenir que l'état de la femme soit grave. De l'aveu de Chailly Honoré même, la conduite des accoucheurs anglais à ce sujet est plus rationnelle que celle des accoucheurs français; les premiers, dès qu'ils voient que tous les moyens compatibles avec la santé de la femme et du fœtus ont été infructueusement employés et que l'accouchement est impossible, n'hésitent pas un seul instant à pratiquer l'embryotomie.

Si, au commencement du travail, il y a régularité dans la présentation et dans la position de l'extrémité céphalique, ou s'il se rencontre une autre partie à la présentation, on doit, préférablement à tout autre moyen plus douteux et plus hardi, recourir à la version pelvienne.

Si le bassin offre une étendue de 8 centimètres au maximum et de 6 1/2 au minimum, l'accouchement exigera pour la terminaison les mêmes moyens ci-dessus indiqués. On conçoit cependant que les avantages obtenus par le forceps sont moins grands dans ce cas que dans le précédent; pourtant si le rétrécissement ne descend pas au-dessous de 7 centimètres, on peut, surtout dans la clinique particulière, en tenter l'application, et en cas de non réussite recourir à la céphalotripsie et à l'embryotomie, d'autant plus promptement qu'on aura reconnu la mort du fœtus. La génération moderne doit bien se convaincre que l'art possède contre de pareils cas un précieux moyen, qui consiste à provoquer l'accouchement prématuré. Lors donc qu'on aura pu, avant le terme de la grossesse, vérifier avec exactitude les rétrécissements dont nous venons de parler, on provoquera artificiellement l'accouchement chez la femme, pour la sauver des dangers qu'elle pourrait courir dans l'accouchement à terme.

Quelques accoucheurs ont cru qu'en soumettant la femme ayant un rétrécissement de ce genre au régime débilitant et aux saignées répétées, on pourrait attendre l'accouchement au terme de la grossesse; bien qu'à l'appui de cette opinion ils aient présenté des observations dignes d'intérêt, nous pensons malgré tout que le moyen en question ne peut offrir d'avantage réel, car les saignées réitérées peuvent entraîner des dangers; de plus, quelle certitude a-t-on que le fœtus n'a pas atteint le développement nécessaire, qu'il arrive à terme vivant ou viable ?

De cette manière, à l'exception de quelques-uns, tous les accoucheurs jusqu'à ce jour sont d'accord sur ce que nous avons précédemment énoncé à ce sujet.

§ 3. — Quelle conduite tiendra l'accoucheur en présence d'un bassin offrant un rétrécissement au-dessous de 6 1/2 centimètres?

Quand le bassin a 7 ou 6 1/2 centimètres, l'accouchement est impraticable par l'extraction artificielle, par le forceps et plus encore par les seuls efforts de la nature; ainsi nous devons recourir, si le fœtus est encore vivant, ou à la céphalotripsie ou à l'opération césarienne.

Dans l'opinion de la plupart des hommes de l'art, bien qu'il soit très-douloureux de détruire un fœtus encore vivant, on doit préférablement, dans de semblables cas, employer l'embryotomie et repousser l'opération césarienne. Quand le bassin a une étendue entre 6 1/2 et 5 1/2 centimètres, on doit pourtant, selon M. Jacquemier, si le fœtus est en vie, pratiquer de préférence l'opération césarienne, puisqu'elle n'est pas plus dangereuse que l'embryotomie; mais, comme le dit fort bien le professeur Simpson, les difficultés de cette dernière opération ne constituent pas d'éléments pour le choix entre les deux moyens : ainsi on ne devra abandonner l'embryotomie que lorsque l'extraction du fœtus sera impraticable par ce procédé. Chailly Honoré est d'opinion aussi que, malgré les dangers de la céphalotripsie, elle laisse toujours des probabilités de salut pour la femme, et doit, dans tous les cas, être préférée à l'opération césarienne, qui n'offre pas de succès à Paris.

Quand le fœtus est mort, si le bassin a 5 centimètres, Cazeaux est d'avis que si l'on peut espérer, par la céphalotripsie, réduire son volume et terminer l'accouchement, on doit recourir à l'embryotomie; mais lorsque le bassin a moins de 5 centimètres, on ne devra pratiquer que l'opération césarienne, car les manœuvres de la céphalotripsie seront aussi dangereuses et douteuses que celles de la gastrotomie.

Il va sans dire que, dans de pareils cas, on devra d'autant plus vite recourir à cette opération qu'on sera plus sûr de la viabilité du fœtus : dans l'impossibilité où se trouve l'accoucheur de sauver avec certitude la femme, il doit au moins tâcher de faire l'extraction d'un fœtus vivant.

En vertu des dangers que la femme court, quand le bassin a dans son petit diamètre moins de 6 1/2 centimètres, l'idée de provoquer l'avortement ou l'expulsion du fœtus avant l'époque de la viabilité a été agitée en 1828 à l'Académie de médecine de Paris. Si l'accouchement prématuré a été accepté aussitôt que proposé, il n'en a pas été ainsi de la provocation artificielle de l'avortement. La condamnation à mort imposée au fœtus n'était pas une conséquence nécessaire de l'accouchement prématuré, comme cela devait arriver pour l'avortement; ainsi l'Académie jugea à cette époque qu'un moyen semblable

devait être rejeté. La génération moderne, quoique disposant de moyens
et de procédés opératoires supérieurs et plus innocents que ceux
dont se servaient les anciens pour faire l'extraction du fœtus, n'a pas
trouvé néanmoins que la question fût décidée, et tenta de la présenter de nouveau à l'appréciation des hommes de science. En effet,
il y a huit ans, la même question ayant été soumise à l'Académie,
celle-ci, par l'organe de Cazeaux, dont le rapport à ce sujet est extrêmement bien fait, décida que dans certains cas on devait chercher à provoquer l'avortement pour délivrer la femme des dangers auxquels elle
est exposée quand la grossesse est à terme et qu'il y a un rétrécissement
de cet ordre.

La délibération prise par l'Académie fut judicieuse, et en attendant
que nous discutions plus amplement et en lieu convenable cette question, nous dirons que lorsque, pendant les premiers temps de la grossesse, on reconnaît au bassin une capacité au-dessous de 6 1/2 centimètres, il convient de recourir à l'avortement provoqué, et d'amener
l'expulsion du fœtus avant même que celui-ci n'arrive à l'époque de la
viabilité.

CHAPITRE II.

DES TUMEURS DU CONDUIT PELVIEN.

Le travail de l'accouchement peut être plus ou moins entravé par diverses tumeurs survenues dans le trajet du conduit pelvien, et, comme
le dit le professeur P. Dubois, les accidents qu'elles déterminent en réalité et les complications souvent imprévues qui paraissent à la suite de
ces productions pathologiques peuvent annihiler tous les calculs et
mettre l'accoucheur dans le cas de ne s'en rapporter qu'à ses propres
inspirations et aux ressources souvent insuffisantes de son art.

Ainsi il faut attacher la plus grande attention à l'étude de cet objet,
et bien qu'il ne nous soit pas possible d'entrer dans toutes les considérations que comporte la pathogénie de ces productions, nous ferons toutefois
en sorte d'en faire bien connaître le diagnostic ainsi que les indications
qu'elles présentent au point de vue de l'obstétrique.

Les tumeurs rencontrées dans le trajet du conduit pelvien peuvent
venir ou des parois qui le composent, ou des organes sexuels, ou bien
des organes circonvoisins.

ARTICLE PREMIER.

DES TUMEURS DÉVELOPPÉES SUR LES PAROIS OSSEUSES.

Les tumeurs qui se développent sur les parois osseuses du bassin sont dues à des exostoses, à des ostéosarcomes, à des ostéostéatomes ou à des consolidations vicieuses de fractures des os pelviens.

§ 1er. — De l'exostose des parois du bassin.

L'exostose est la plus solide des tumeurs qui peuvent exister dans le canal pelvien ; elle s'insère tantôt à une petite partie superficielle des os par un pédicule, et tantôt elle s'y implante par une large base.

Ce fut Boër le premier, d'après M. Puchelt, qui traita de l'influence de l'exostose pelvienne sur l'accouchement, et après lui beaucoup d'autres auteurs tels que Crantz, Voigtel, Gardien, Stein, Siebold et Burnes parlèrent de cette production morbide, présentant des observations à eux propres ou tirées des archives scientifiques. Néanmoins il est avéré aujourd'hui, d'après la critique judicieuse de Nægele, que les tumeurs formées par les exostoses sont excessivement rares, et que beaucoup de faits rapportés ne comportent pas les détails nécessaires pour les faire classer dans ce produit pathologique.

Parmi les cas devant mériter toute confiance, on trouve dans le travail écrit sur cette matière par M. Puchelt deux observations venant de Leidig et de Kibbin, où l'on voit, surtout dans la première, une énorme exostose s'élever de la face antérieure du sacrum et occuper presque tout le grand et le petit bassin, de manière à laisser à la partie supérieure de celui-ci l'intervalle d'une ligne et demie, et à la partie inférieure, un autre de 9 à 10 lignes. Chailly Honoré, dans son *Traité de l'art des accouchements*, rapporte deux autres observations dont l'une est consignée dans la thèse de M. Thierry et l'autre dans l'ouvrage du professeur Wigand : dans le premier cas, l'étroitesse du bassin rendit obligatoire la perforation du crâne fœtal, la mort datant déjà de quelque temps, mais pourtant la femme finit par succomber. D'une façon comme de l'autre, les exostoses en général naissent de la partie antérieure du sacrum, bien que parfois elles puissent, d'après les observations recueillies, provenir ou de la symphyse sacro-iliaque ou d'un autre point du conduit pelvien.

Cette espèce de tumeur, suivant Ramsbotham, peut se reconnaître par la place qu'elle occupe, par son extrême dureté, par l'irrégularité de la surface, par l'immobilité et l'insensibilité à la pression. Quand on explore la tumeur par le rectum, si elle naît de la face antérieure du sacrum, on rencontre cet intestin en avant de la production morbide, ce qui est de grande importance selon les accoucheurs français, vu que les autres tumeurs sont situées derrière le rectum. Cependant, pour faire le diagnostic d'une exostose, il faut, d'après le docteur Tyler Smith, explorer la cavité pelvienne et comparer les résultats de cette exploration à ceux du mesurage externe, et en même temps entrer dans quelques recherches sur l'historique et sur toutes les circonstances que la femme peut présenter.

Les indications à établir, quand on reconnaîtra dans le conduit pelvien l'existence d'une exostose, diffèrent selon l'étroitesse que la tumeur, par son volume, a déterminée au bassin. Si la tumeur est petite et ne produit qu'une légère dimension dans les diamètres du conduit pelvien, la partie fœtale qui se présente peut quelquefois passer sans difficulté et sans le secours de l'accoucheur; mais si, par contre, la tumeur est considérable ou volumineuse, si elle occupe un espace notable et ne peut être déplacée, s'il existe encore un diamètre de 9 ou 8 centimètres, nous devons employer le forceps si c'est la tête qui se présente, et quand, après l'application et les manœuvres faites à l'aide de cet instrument, on n'aura obtenu aucun résultat, on recourra à l'embryotomie. Comme l'exostose peut atteindre une grosseur qui ne laisse pas, entre la paroi antérieure et la postérieure du bassin, un espace plus grand que 3 centimètres, et qu'alors on ne pourra extraire le fœtus à travers le vagin, même en réduisant le volume, on sera obligé de pratiquer l'opération césarienne.

En définitive, les indications qu'offrent les exostoses sont absolument de la même nature que celles que présentent les rétrécissements du bassin.

§ 2. — De l'ostéosarcome.

L'ostéosarcome pelvien constitue le cancer des os du bassin et est caractérisé par une tumeur formée le plus souvent par du tissu encéphaloïde et colloïde plutôt que par du tissu squirrheux. C'est une affection excessivement peu ordinaire, non pas tant par sa grande rareté cependant que parce qu'elle survient ou se développe quand la femme a déjà passé l'époque de la vie où elle peut concevoir. Néanmoins on trouve dans les annales scientifiques des observations d'ostéosarcomes rencontrés à l'occasion d'accouchements où il a été nécessaire de recourir à l'opération césarienne. Quelques accoucheurs ont, il est vrai, conservé des doutes au sujet de faits présentés comme ostéosarcomes pelviens; mais, malgré cela, il n'est pas moins prouvé que cette affection ou le vrai cancer des os du bassin peut embarrasser et empêcher le travail de la parturition. La *Gazette de Strasbourg* du 20 mai 1848 consigne ainsi un fait observé au cours de clinique du professeur Stoltz, où il a fallu en venir à l'opération césarienne, l'extraction fœtale ne pouvant se faire par le conduit approprié. La femme pourtant eut le bonheur d'échapper aux suites d'une opération aussi grave, mais à la fin elle succomba victime des progrès de la production pathologique.

L'ostéosarcome, au commencement de son évolution, se présente dur et résistant comme l'exostose; mais ensuite il s'amollit et offre les caractères d'autres tumeurs développées dans le conduit pelvien; néanmoins on le distingue de l'exostose par les douleurs qui se manifestent pendant l'évolution du cancer, et parce que l'ostéosarcome n'a pas la dureté uniforme de l'autre. Il se distingue de plus des tumeurs molles qui se déclarent dans le conduit pelvien, parce que l'ostéosarcome naît du périoste ou des os du bassin, tandis que les autres tumeurs tirent leur origine des organes qui y sont contenus ou qui l'avoisinent.

Dans les cas douteux, Chailly Honoré conseille de faire avec le trocart une ponction exploratrice pour examiner la substance qui sera obtenue.

Les indications qu'offre l'ostéosarcome dépendent du volume et des caractères de la tumeur. Ainsi, si la tumeur est volumineuse, mais molle et contenant quelque liquide, on peut par une ponction la dégorger; et si ensuite le rétrécissement était assez peu considérable pour permettre le passage de la partie fœtale qui se présente, on doit laisser l'accouchement aux ressources de la nature et attendre sa terminaison spontanée; mais si, après une expectation convenable, le résultat est négatif, il faut, en cas de présentation par le crâne, avoir recours au forceps, et s'il s'agit d'une présentation par l'extrémité pelvienne, tirer le fœtus par les pieds, ou si c'est l'épaule qui se présente, pratiquer la version. Dans les cas où la tumeur est assez volumineuse pour faire désespérer de l'accouchement par les voies naturelles sans l'aide de l'embryotomie, considérant que la vie de la femme court de grands risques par cette affection, nous pensons, si le fœtus est vivant, qu'on doit préférablement recourir à l'opération césarienne; mais le fœtus ne vivant plus, nous devons plutôt employer l'embryotomie. Toutefois, il faudra faire l'opération césarienne s'il n'y a pas du tout de passage pour le fœtus, qu'il soit mort ou vivant.

§ 3. — Des ostéostéatomes.

Les ostéostéatomes sont des tumeurs dont la nature n'est pas bien connue; elles se composeraient, d'après les investigations de Lenoir, d'une substance fibro-graisseuse et de produits calcaires, et se développeraient, selon le docteur Puchelt, dans le tissu cellulaire du petit bassin, et elles se présenteraient tantôt libres et tantôt adhérentes aux os.

Les cas d'ostéostéatomes ne manquent pas dans la science; en laissant de côté les deux pièces pathologiques qui, au dire de M. Jacquemier, se trouvent au musée Dupuytren à Paris, on rencontre dans le traité de

Chailly Honoré trois observations de tumeurs ostéostéatomateuses développées dans le canal pelvien, à cause desquelles il a fallu terminer l'accouchement par l'embryotomie ou par l'opération césarienne. Dans un cas de tumeur de cette nature, où cependant la mobilité était sensible et évidente, Burns a pratiqué l'ablation en ouvrant un chemin dans la région périnéale; il obtint un excellent résultat, car la femme put accoucher et survécut à l'opération.

Le diagnostic de l'ostéostéatome est difficile et ne peut, d'après Lenoir, être établi que par un examen direct, ce qu'il est impossible de faire dans bien des conditions ou tant que la tumeur n'a pas été enlevée. Pourtant on peut soupçonner plus ou moins l'existence de cette affection quand, par l'exploration, nous aurons reconnu que la consistance est différente dans les divers points de sa surface et que la tumeur, bien qu'adhérente, jouit d'une certaine mobilité.

Les mêmes indications qui se rencontrent dans les cas de rétrécissement du bassin trouvent leur place ici. Néanmoins, quand l'ostéostéatome est assez volumineux pour s'opposer absolument au passage du fœtus, Burns conseille de ne pas recourir à l'opération césarienne, et de faire au contraire l'extirpation de la tumeur dans le cas où elle ne serait pas solidement adhérente au rectum et au vagin. Selon Chailly Honoré, c'est dans ce sens que se prononce Drew, qui a pu, comme Burns, sauver par une semblable opération la femme et l'enfant.

Si l'accoucheur peut en effet extirper la tumeur, cela vaudra mieux que d'employer l'opération césarienne; mais, selon nous, la première opération, dans la majorité des cas, est aussi grave et dangereuse que la dernière, car on a à manœuvrer dans le voisinage d'organes importants et en rapports intimes, et l'on peut avec la plus grande facilité ouvrir la cavité péritonéale et y pénétrer. L'extirpation de la tumeur peut être faite soit par le vagin, soit par un des côtés du périnée, suivant la facilité de l'accès.

La manœuvre de l'opération ou de l'extirpation, d'après Puchelt, est facilitée par l'incision du périnée et n'a pas l'inconvénient d'augmenter d'étendue ou d'offrir les désordres qui arriveraient à la suite de l'incision du vagin, au moment où la tête du fœtus franchirait le canal vulvo-utérin.

§ 4. — Des tumeurs formées par la consolidation vicieuse des fractures du bassin.

Dans la fracture du bassin, les fragments des os peuvent être proéminents dans le conduit pelvien ou dans une étendue plus ou moins considérable et former après leur consolidation une tumeur plus ou moins prononcée qui rétrécira en proportion le conduit pelvien.

Il existe, d'après M. Jacquemier, au musée Dupuytren, un bassin dont la cavité cotyloïde directe est déprimée, et où l'on remarque que la substance osseuse réunissant les fragments forme une tumeur arrondie assez régulière qui se relève au dedans du bassin dans une étendue de 40 millimètres : la portion iliaque s'est fracturée en avant de la symphyse du même nom, et le fragment antérieur se dirigeant en dedans et en arrière s'est consolidé dans cette position, se trouvant ainsi rapproché du promontoire et du bord droit du sacrum.

Dans certaines circonstances, la coxalgie se terminant par la carie et par la perforation de la cavité cotyloïde, détermine le passage de la tête du fémur dans le conduit pelvien, et forme là une tumeur qui vient constituer un obstacle considérable à la terminaison naturelle de l'accouchement, et exiger même l'opération césarienne, ainsi que cela s'est observé.

Les indications ici sont encore les mêmes que nous avons données à l'occasion des rétrécissements du bassin.

ARTICLE II.

DES TUMEURS DÉVELOPPÉES DANS L'APPAREIL DE LA GÉNÉRATION.

Les tumeurs développées dans l'appareil de la génération, opposant par leur présence des entraves à la terminaison naturelle de l'accouchement, sont de beaucoup de sortes, et présentent des indications variant selon leur nature et leur siége.

§ 1er. — Tumeurs de la vulve.

A. — **Œdème de la vulve.** — L'activité dans laquelle, sous l'influence de la grossesse, entrent les organes générateurs s'étend jusqu'à la vulve, dont les lèvres se développent, peuvent devenir saillantes, œdémateuses ou plus proéminentes qu'elles ne l'étaient précédemment. Cependant, si les tissus qui la forment sont peu denses, l'œdème vulvaire, par suite de l'embarras qu'éprouve la circulation des parties inférieures, peut présenter un volume assez considérable pour diminuer l'ouverture ou fente du vagin et retarder l'expulsion fœtale. Dans certains cas même cet obstacle interrompt la circulation et détermine la gangrène de la partie. Ainsi lorsqu'à cause de l'œdème de la vulve il y a retard excessif à l'expulsion du fœtus, on doit, pour obvier aux obstacles, pratiquer des scarifications en nombre convenable sur les parties œdématiées.

B. — **Thrombus ou tumeur sanguine de la vulve.** — Dans certaines circonstances, les veinules et les artérioles entrant dans la composition du tissu qui constitue les grandes lèvres peuvent se rompre et verser dans le tissu cellulaire une quantité plus ou moins abondante de sang, d'où résulte une tumeur susceptible de prendre de grandes dimensions et pouvant causer par sa rupture une hémorrhagie formidable et même mortelle.

L'état variqueux des veines du vagin et de la vulve, la stagnation des fluides dépendant de la compression de l'utérus sur les vaisseaux sanguins du bassin, concourent à la production des tumeurs de cette nature; mais, suivant le professeur Velpeau, la cause immédiate est presque toujours la contusion.

Le thrombus occupe tantôt une des lèvres de la vulve et tantôt les deux côtés, d'autres fois même il s'étend aux petites lèvres et de là au bassin jusqu'aux fosses iliaques, ainsi que Cazeaux l'a constaté à l'autopsie d'une femme morte à la suite d'un accident de ce genre.

Dans toute la moitié inférieure et droite des parois antérieures du ventre il existait en effet, entre les muscles et le péritoine, une couche de sang coagulé, lequel avait à peu près 5 centimètres d'épaisseur, occupait tout l'espace séparant la ligne blanche de la crête iliaque et s'élevait de bas en haut jusqu'auprès du nombril. Au niveau de la crête iliaque, cette couche sanguine se continuait avec un caillot épais de 9 à 10 millimètres, situé également au-dessus du péritoine, garnissait toute la fosse iliaque interne et venait en dessous et en dedans contourner le bord du détroit supérieur et se perdre dans un foyer assez vaste où le sang caillé formait la tumeur qui, pendant la vie de la femme, avait particulièrement attiré l'attention de Cazeaux. A cette place, le caillot, dans sa partie centrale, avait au moins 17 millimètres d'épaisseur, s'amincissait du centre vers la circonférence, de manière à envahir toute la partie droite de l'excavation, sans excepter le tissu cellulaire pelvien. Les désordres rencontrés par Cazeaux ne se bornaient pas encore là : en décollant le péritoine sur la partie postérieure et latérale droite du ventre, on observa que le sang s'étendait en couche jusqu'à l'hypochondre droit, de manière à baigner tout le tissu cellulaire qui entoure le rein; il cheminait même entre les plis péritonéaux formant l'origine du mésentère, et s'élevait enfin jusqu'aux insertions du diaphragme dans les fausses côtes, lesquelles paraissaient s'opposer à sa progression. L'épaisseur de cette large couche de sang caillé variait sur les divers points entre 4 et 6 millimètres, et la quantité totale de sang répandu fut évaluée à 2 litres par les personnes présentes à l'autopsie.

Le thrombus peut se former ou se manifester pendant la grossesse, à l'accouchement ou après la délivrance. Dans tous ces cas, la rupture des vaisseaux et l'extravasation du sang peuvent être spontanées ou déterminées par une violence extérieure. L'afflux de sang ayant lieu vers les vaisseaux de la vulve peut en effet être si considérable que, même pendant la grossesse, ils finissent par se rompre d'eux-mêmes; cependant ces phénomènes s'observent plus fréquemment pendant les couches et après la délivrance : là le conduit vulvo-utérin doit se prêter à la dilatation nécessaire au passage de la tête ou de l'extrémité pelvienne du fœtus, et comme les vaisseaux sont excessivement distendus par le sang, leur rupture peut avoir lieu ainsi que la formation d'un thrombus. Dans d'autres cas, quoique la rupture des vaisseaux ait lieu à l'accouchement, la tumeur sanguine ne paraît pas de suite, soit parce que la tête ou la partie fœtale qui se présente empêche la sortie du sang par la compression qu'elle exerce sur les vaisseaux, soit parce qu'il s'est formé un caillot produisant le même résultat, soit que, suivant le professeur P. Dubois, ceux-ci, violemment contusionnés à l'accouchement et peut-être même meurtris, ne se rompent qu'au bout de quelque temps et ne forment, par conséquent, qu'après la délivrance la tumeur sanguine, ce qui constitue une circonstance défavorable; car, selon Cazeaux, le thrombus ne sera reconnu qu'après avoir acquis un grand volume ou lorsque les phénomènes généraux d'une hémorrhagie viendront réveiller l'attention de l'accoucheur.

Dans tous les cas où le thrombus de la vulve a paru, on n'a rien noté dans le caractère du travail de la parturition qui pût exciter la moindre alarme.

L'attention de la femme en couches est, au début, attirée par le développement de la vulve et surtout par le sentiment de pesanteur et de tension des parties inférieures. Si nous l'examinons à cette période, nous trouverons une des lèvres de la vulve ou les deux irrégulièrement distendues, et quand la tuméfaction est déjà considérable, les grandes lèvres se présentent interverties au point qu'elles paraissent couvertes extérieurement par la membrane muqueuse.

Leur couleur est livide, presque foncée; les parties sont extrêmement sensibles et peuvent acquérir un tel volume que la vulve et le périnée soient entièrement couverts ou n'aient plus l'aspect naturel. L'apparition du thrombus est quelquefois précédée d'une douleur excessive augmentant à proportion de la croissance de la tumeur et ne cessant qu'à sa rupture, et lorsque celle-ci tarde trop, il survient une réaction fébrile, le pouls est fréquent, la peau chaude, des douleurs de tête et quelquefois le délire apparaissent. Le mal, dans certains cas, s'augmente d'une rétention d'urine dépendant de la pression exercée par la tumeur sanguine sur l'orifice de l'urèthre. La femme se meut avec difficulté, tient les cuisses séparées, et ne se trouve bien que sur le décubitus dorsal.

La sensibilité de la région hypogastrique est quelquefois si grande que la malade ne peut supporter le poids des draps; le docteur Dewees fait observer aussi que la douleur provenant de la distension de la vessie est incessante et généralement accompagnée de fièvre intense et de délire, de manière que la femme court les plus grands dangers si les parties ne diminuent pas de volume spontanément ou par les moyens artificiels.

Quand la tumeur se déclare aux premiers temps du travail et acquiert un grand volume, elle peut offrir un obstacle considérable à la sortie du fœtus, et il peut être nécessaire de recourir dans quelques cas, pour cela, à des moyens artificiels et à l'extraction du fœtus, que la tumeur se soit ou non rompue.

Il est certain qu'au bout de quelques heures la rupture du thrombus a communément lieu par la face interne des grandes lèvres, et tantôt il s'établit une forte hémorrhagie qui empire gravement l'état de la femme, tantôt il y a expulsion d'une portion de sang dont il reste cependant quelques caillots qui, s'ils entrent en putréfaction, rendent la plaie extrêmement dangereuse; tandis que d'autres fois ils sont éliminés ou absorbés, et alors la solution de continuité entre en cicatrisation. Dans quelques cas, la rupture a lieu pendant le travail et l'hémorrhagie peut être encore plus considérable et même fatale; quoique beaucoup d'auteurs, entre autres Macbride et Denman, soient d'opinion que cet accident n'offre pas de danger, il n'existe pas moins un assez grand nombre de cas où l'accident a été funeste, pour que nous le considérions comme sérieux. Le docteur Philipart rapporte un cas dans lequel la grande lèvre gauche se développa, pendant le travail, au point que sa rupture fut accompagnée d'une formidable hémorrhagie dont la femme mourut avant que la délivrance ne se réalisât. Sur quatre cas rapportés par Nægele, le premier fut suivi d'un résultat fatal; le deuxième s'accompagna de la rupture de la tumeur, les caillots furent enlevés et le fœtus extrait au moyen du forceps; le troisième fut suivi de la rupture de la tumeur à l'application du forceps, et comme le sang paraissait artériel on fit une compression pendant l'espace de trois heures et on fit l'extraction du fœtus par le moyen indiqué : la femme survécut, mais le fœtus était mort; le quatrième enfin exigea une incision sur la tumeur d'où l'on sortit 10 onces de sang, mais le travail se réalisa ensuite avec succès pour la femme et pour le fœtus. Au rapport de Stendel, la tumeur se serait, dans un cas, rompue pendant le travail, et la malade succomba après avoir perdu 6 à 7 livres de sang. Trois cas fatals furent relatés dans la *Revue médico-chirurgicale* de 1860, et le docteur Cross raconte un cas où, dans un accouchement difficile, la tumeur se rompit dans une étendue de 2 à 3 pouces et donna lieu à l'hémorrhagie dont la femme mourut avant la délivrance.

D'après ces exemples, il est évident que les dangers de l'hémorrhagie sont plus grands 1° dans les cas où la rupture de la tumeur se déclare pendant le travail; 2° dans les cas où l'accident, arrivant pendant le travail, ne permet pas que celui-ci ait lieu sans rupture de la tumeur; 3° enfin dans les cas où le thrombus ne se forme qu'après l'accouchement. Dans ces derniers cas, le sang peut se coaguler et, en agissant comme un compresseur sur les vaisseaux, empêche la sortie d'une plus forte quantité de sang pendant que ceux-là sont obturés. Lors d'une trop grande distension de la tumeur avant la naissance du fœtus, il résulte parfois un obstacle sérieux et insurmontable à l'expulsion de ce dernier, de manière à exiger les secours de l'art pour sortir la mère et l'enfant d'une position dangereuse.

Le thrombus de la vulve est confondu quelquefois avec une hernie, avec la poche des eaux ou avec le prolapsus du vagin ou de la matrice. Eu égard à la promptitude de sa formation, à son volume, à l'aspect et aux signes qu'il offre, on peut, par un examen convenablele, distinguer d'une hernie. La poche des eaux se distingue de son côté non-seulement par l'aspect, mais parce que, bien que se présentant à l'extérieur, elle peut être isolée des lèvres de la vulve et accompagnée intérieurement de l'orifice cervico-utérin. Pour confondre le thrombus avec la chute du vagin et le prolapsus de la matrice d'autre part, il faut qu'on ne se soit rendu aucun compte des phénomènes qui se développent avec l'accident en question. Pourtant, en parlant de ces deux accidents, nous aurons soin d'indiquer les caractères qui les distinguent de toute autre tumeur se présentant à l'observation pendant l'accouchement ou après.

Les indications que présente le thrombus de la vulve varient selon que la tumeur se développe pendant le travail ou après la délivrance. Dans le premier cas, nous pouvons laisser l'accouchement aux efforts de la nature, que la rupture de la tumeur soit possible ou non, ou bien nous pouvons dilater celle-ci, appliquer une compression, user des moyens hémostatiques et au besoin employer le forceps pour faire l'extraction du fœtus. Si la tumeur est volumineuse et s'il peut, de sa rupture, résulter une forte hémorrhagie, ou si elle met de grands obstacles à la sortie du fœtus, de manière à en exiger l'extraction artificielle, il sera dangereux d'abandonner le cas aux ressources de la nature. Quand toutefois la tumeur est petite, il se peut que le travail s'achève naturellement sans la rupture de la tumeur. En tous cas, l'ouverture de celle-ci, avant que la coagulation du sang ait lieu, offre du danger à cause de l'hémorrhagie qui peut survenir. En vue de tant de circonstances, il est difficile de tracer une règle absolue à ce sujet : tout dépend sans doute des particularités qu'offre chaque cas; mais généralement quand une tumeur est d'un volume peu considérable et n'offre pas d'obstacles à l'accouchement, il est, d'après nous, préférable d'attendre et de se passer de la dilatation. Quand même la tumeur se romprait, nous pouvons exercer la compression sur les vaisseaux et, dans le cas où l'hémorrhagie ne serait pas abondante, attendre la terminaison naturelle de l'accouchement. Si la tumeur est néanmoins assez volumineuse pour s'opposer à la sortie du fœtus et pour risquer de se rompre, quand nous aurons à faire l'extraction artificielle du contenu de l'utérus, il sera bon de la dilater, de bourrer la cavité de charpie imbibée de perchlorure de fer, de faire une compression le mieux qu'on pourra, et d'extraire le fœtus le plus promptement possible. Néanmoins, s'il n'y a pas danger d'hémorrhagie et si l'on reconnaît par l'auscultation la mort du fœtus, après l'incision de la tumeur et l'emploi à l'intérieur des moyens indiqués, nous pouvons, si les circonstances sont favorables, abandonner les choses aux ressources de la nature.

Quand la tumeur apparaîtra après la délivrance, nous devons commencer par faire des frictions émollientes sur la partie, et appliquer des compresses imbibées de liquides résolutifs et calmants pour apaiser les douleurs. Dans aucun cas on ne doit, d'après quelques auteurs, ouvrir immédiatement la tumeur, car l'hémorrhagie peut, si elle est considérable, mettre la vie de la femme en danger; mais d'autres conseillent de ne pas adopter ce précepte, sauf le cas où la tumeur est d'un volume médiocre et n'oppose par sa présence aucun obstacle à l'écoulement des lochies.

Toutes les fois que la tumeur est d'un grand volume et continue à prendre des proportions considérables, il faut sans le moindre doute l'inciser immédiatement et s'occuper de faire cesser, par tous les moyens conseillés par la science, l'hémorrhagie qui doit avoir lieu.

En général, les douleurs étant supportables, nous devons faire l'incision quelques heures après l'apparition de l'accident; et comme une plaie d'incision se cicatrise plus favorablement qu'une autre résultant de la meurtrissure du tissu cutané, nous pouvons avec avantage prévenir cette éventualité, et après une attente de quelques heures, pour donner le temps à la coagulation du sang, nous pratiquerons une incision large sur la tumeur et nous donnerons issue au sang et aux caillots. Si néanmoins l'hémorrhagie continue, comme parfois cela s'est observé, même quand l'ouverture de la tumeur a été faite au bout de 24 heures, il faut appliquer quelques styptiques dans la cavité et la remplir de charpie. S'il n'y a pas d'hémorrhagie, nous pouvons nous borner aux cataplasmes émollients. Nous ne devons pas de suite enlever les caillots qui sont adhérents à la surface interne de la tumeur, car ils servent à retenir le sang; mais, après un ou deux jours, on peut en retirer quelques-uns, en laissant les autres pour qu'ils soient spontanément éliminés à mesure que les bourgeons charnus s'élèveront du fond de la solution de continuité. Quand ils sont exubérants et trop développés, nous pouvons les cautériser avec le nitrate d'argent fondu. Dans aucun des cas il n'a été observé de trouble ou de difficulté à la cicatrisation de la plaie, et plusieurs des malades ont eu subséquemment d'autres couches sans la reproduction de l'accident.

Une diète modérée doit être ordonnée, depuis le moment de l'ouverture de la tumeur jusqu'à celui de la suppuration; mais après cela il convient d'aider les forces de la malade, qui, indépendamment des lavages détersifs et des plus grands soins de propreté, sera soumise à l'usage des toniques et des reconstituants.

C. — **Squirrhe, phlegmon, kystes, excroissances, végétations syphilitiques et polypes.** — Les indications que ces tumeurs offrent n'ont rien de spécial. Nous devons faire la ponction des kystes, l'ouverture de l'abcès, l'ablation des excroissances, des végétations syphilitiques et des polypes, à moins que ces tumeurs ne soient assez volumineuses pour mettre obstacle au travail de l'accouchement.

§ 2. — Des tumeurs du col et du corps de l'utérus.

A. — **Tumeurs fibreuses du col.** — Quelquefois il se rencontre sur les parois de l'utérus, près du col, ou même sur cette partie de l'organe, des tumeurs d'une nature fibreuse, qui descendent en avant de la tête ou de la partie du fœtus qui se présente, et causent ainsi de sérieux embarras aux progrès du travail. Le docteur Montgomery rapporte un fait où l'obstruction causée par une tumeur fibreuse du col était si considérable qu'il a fallu recourir à l'opération césarienne. Le docteur Tyler Smith raconte qu'il rencontra avec le docteur Trounur un cas de tumeur fibreuse unie très-bas aux parois de l'utérus et compliquée de l'insertion du placenta sur le col. Cette partie de l'organe était convenablement développée, mais la portion antérieure au-dessous de la tumeur était aussi mince qu'un parchemin. Le fœtus fut extrait après qu'on eut pratiqué la version, mais il était déjà mort. La femme n'éprouva rien et la tumeur entra après l'accouchement dans le travail suppuratif. Madame Lachapelle rapporte, dans son ouvrage sur les accouchements (page 382), l'observation d'une tumeur renfermée dans les parois latérales et postérieures du col utérin, laquelle avait le volume de la tête d'un fœtus à terme et aurait pu tromper une personne inexpérimentée et être prise pour cette partie, car on sentait une dépression semblable à une fontanelle. L'excavation du bassin était presque entièrement obstruée, mais en haut on sentait une bourse membraneuse qui devait contenir le fœtus. La rupture de cette bourse, qui était comprimée et refoulée à l'avant, donna la certitude de la présence d'un produit de conception, mort depuis longtemps, qui était heureusement assez petit pour pouvoir s'aplatir et passer sous l'influence des contractions utérines à travers le chemin étroit qui existait. La femme n'éprouva rien après l'accouchement et s'est complétement rétablie.

La même accoucheuse raconte avoir, quelques années auparavant, extrait un fœtus qui était retenu par une semblable tumeur ; la femme ayant succombé aux suites du long et pénible travail qu'elle eut à souffrir, il s'est rencontré une tumeur dure formée de tissu fibro-cartilagineux, développée dans l'épaisseur de la lèvre postérieure du col utérin.

Danyau communiqua, en 1851, l'observation intéressante d'une tumeur fibreuse implantée dans la lèvre postérieure du col, laquelle, obstruant le conduit pelvien, fut nouée, divisée en deux parties et extraite en totalité pour que l'expulsion du fœtus pût se réaliser. Après l'opération, dont les suites ont été heureuses sous tous les rapports, la tumeur fut examinée, et on vit qu'elle pesait plus d'une livre et avait dans son plus petit diamètre 15 centimètres.

Le diagnostic des tumeurs fibreuses est quelquefois d'une difficulté extraordinaire ; mais, eu égard à la densité considérable et à la forme irrégulière de ces productions pathologiques, on peut arriver à établir un jugement approximatif sur la nature de l'obstruction qui s'oppose à la réalisation de l'accouchement.

Quand la tumeur a de petites dimensions, on peut attendre que l'expulsion du fœtus se fasse naturellement. Dans les cas où son ablation peut être faite sans dangers pour la femme, il faut la pratiquer avant l'accouchement; cependant, si par son siége la tumeur ne peut être nouée et excisée, et que néanmoins elle oppose un obstacle au passage du fœtus, on devra pratiquer l'embryotomie, et au cas où elle ne sera pas possible, il convient de recourir à l'opération césarienne, surtout si le fœtus est mort.

B. — Polypes du canal cervico-utérin. — Les polypes de l'utérus entravent communément la fécondation; pourtant il y a des cas où la gestation s'établit malgré leur présence : alors ils peuvent, aussitôt après que l'accouchement se déclare, sortir de l'utérus et empêcher le passage du fœtus.

Les polypes se développent soit dans la cavité de l'utérus, soit dans l'intérieur du col, soit sur une des lèvres de cette partie de l'organe gestateur, et peuvent présenter la consistance du tissu cellulo-vasculaire ou du tissu fibreux.

Ramsbotham rapporte qu'en 1824 il eut, avec son père, l'occasion d'observer chez une femme qui pour la troisième fois se trouvait en travail d'enfantement un polype du volume d'un œuf d'oie, implanté dans le col de l'utérus, lequel occupait entièrement la cavité pelvienne, mais qui put être refoulé en avant de la tête dont la sortie se réalisa en peu de temps sous l'influence pes contractions utérines : la tumeur devait être excisée après que les phénomènes de puerpéralité seraient passés. Au bout de quatre mois, le polype fut en effet lié par son pédicule, et en cinq jours il se trouvait séparé de l'utérus.

Il n'y a pas, au dire de Ramsbotham, de difficulté à établir le diagnostic de ces productions morbides; si surtout elles sont pédiculées, elles occupent le canal vaginal et se trouvent liées au col utérin

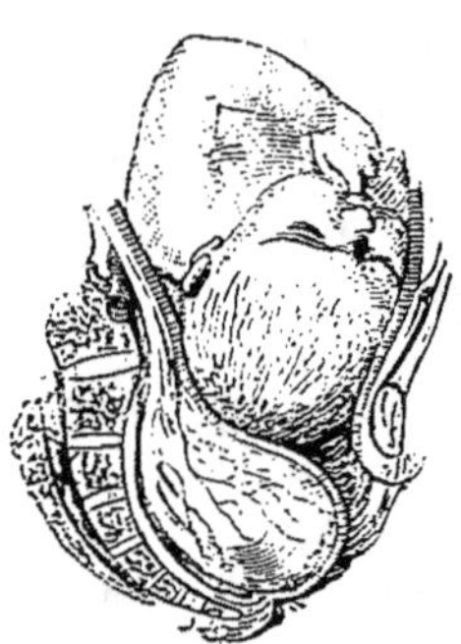

(Fig. 64.)— *Polype utérin.*

par leur pédicule. Dans des cas semblables, nous pouvons passer les doigts autour de la tumeur, et en déterminer la forme et la consistance.

Si le développement du polype est assez grand pour offrir une résistance notable au passage de la tête du fœtus, il convient d'attendre encore, toutes autres circonstances favorables d'ailleurs, les ressources de la nature; mais si celles-ci commencent à disparaître ou si le fœtus court des risques, on interviendra, et si faire se peut on fera la section du pédicule de la tumeur, ou bien on coupera sa masse en petits fragments qui seront extraits successivement. Par ces moyens, la tête du fœtus sera probablement expulsée par les efforts de l'organisme, et en cas de difficulté ou de retard on recourra à l'extraction par le forceps. Si, d'après la présentation du fœtus, la version devait être pratiquée, nous pouvons, si la tumeur a un long pédicule, l'élever au-dessus de la partie, de manière à ne pas intercepter le passage du fœtus.

§ 3. — Des tumeurs ovariennes.

Les ovaires peuvent, par suite d'affections, acquérir un grand développement avant ou après l'accouchement. La tumeur qui en résulte est parfois solide, mais assez souvent elle contient du liquide ou une matière de la consistance du miel. Si la maladie progresse lentement, l'utérus, en se développant, laissera l'ovaire malade dans la cavité abdominale, et de cette sorte la tumeur ne présentera aucun embarras à l'accouchement. Dans d'autres cas, à cause de la situation ou d'un rapide développement ou d'adhérences avec les parties circonvoisines, la tumeur de l'ovaire peut être retenue dans la cavité pelvienne et offrir de sérieux embarras à l'expulsion du fœtus. L'obstruction de la cavité pelvienne peut être produite ou par un petit kyste en connexion avec la tumeur principale, ou par une portion de celle-ci, ou plus fréquemment par tout l'ovaire. La tumeur est presque toujours au septum recto-vaginal, et sa descente peut avoir lieu ou à la fin de la gestation ou pendant le travail, et être causée par le relâchement des parties molles. Les changements qu'éprouve l'ovaire quand il se trouve par trop longtemps retenu dans le septum dépendent de la capacité pelvienne et de l'état des parties. Si la femme n'est pas multipare, la tumeur peut n'être que petite et ne pas causer d'entrave au travail de l'accouchement; mais dans des conditions différentes elle acquiert un volume considérable et remplit presque toute la cavité. Ce n'est que dans des cas très-rares que la tumeur se présente sur la partie antérieure entre la tête du fœtus et la symphyse pubienne.

Quand l'utérus dans son développement a porté la tumeur vers la cavité abdominale, la direction de l'organe gestateur peut en être altérée, et, en empêchant la croissance au côté où elle se trouve située, la tumeur peut souvent donner lieu à l'obliquité latérale de cet organe. Bien que cette mauvaise position de l'utérus puisse, d'après le docteur Ingleby, empêcher l'entrée de la partie qui se présente au détroit du bassin, néanmoins les rapports de l'axe de l'organe avec celui du conduit pelvien ne seront pas bien exacts, et il en résultera un travail long et pénible.

Ce que nous avons dit à l'égard des autres tumeurs rencontrées dans la cavité pelvienne est applicable sous bien des points de vue aux tumeurs ovariennes. Leur présence sera une cause de retard au second temps du travail, et les difficultés que la tête éprouvera à pénétrer dans la cavité pelvienne dépendront du volume, de l'immobilité et de l'incompressibilité de la tumeur, ainsi que de la place qu'elle occupera. Néanmoins une tumeur ovarienne est plus susceptible d'être déviée par la tête du fœtus, au moment du travail, qu'une autre de différente nature; elle peut être aussi plus facilement repoussée et plus facile à se rompre sous la pression de cette même partie fœtale.

Le diagnostic de ces tumeurs n'est pas toujours aisé à faire. Si la tumeur qui apparaît au septum recto-vaginal est mobile, élastique et fluctuante, il est probable que l'on a affaire à une tumeur de l'ovaire; néanmoins ce n'est pas toujours aussi simple : la tumeur peut être dure ou solide tout en ayant été formée par un de ces organes; mais par le siége ou le point qu'elles occupent elles ne peuvent être confondues qu'avec les ostéo-stéatomes, et d'après le docteur Litzmann, elles sont reconnaissables par la facilité avec laquelle elles peuvent être conduites au-dessus du détroit supérieur du bassin.

Dans le cas où la présence d'une tumeur ovarienne compliquerait le travail de l'accouchement, nous ferons bien d'attendre pour voir si elle se déplace par les efforts de la nature et aussi pour évaluer les effets de la pression qu'y a exercée la tête du fœtus. Quand l'obstacle n'est pas surmonté par les forces naturelles et s'il n'est pas possible de conduire la tumeur au-dessus du détroit supérieur du bassin, nous devons immédiatement, dans le cas où elle renferme du liquide, faire la ponction du kyste à travers le vagin et ne pas nous laisser détourner par la solidité apparente de la tumeur, car dans cet état même elle contient du liquide. Si celui-ci peut être évacué librement, il n'y aura plus rien à faire quant au travail; si par contre le fluide est visqueux et ne peut passer par la canule du trocart avec lequel la ponction a été faite, il convient d'élargir l'ouverture par une incision.

Mais supposons que la tumeur soit réellement solide et ne puisse être repoussée au-dessus du détroit supérieur du bassin, il est clair qu'alors nous ne pourrons pas l'extirper, et dans ce cas il faudra forcément agir sur le fœtus. La version a été proposée; mais, d'après le docteur Tyler Smith, elle n'est pas suivie de succès et augmente plutôt les risques que la femme court sans donner le moindre espoir de sauver le fœtus, car la tumeur peut offrir un plus grand obstacle au passage de la tête après la version que si celle-ci se trouvait dans sa position naturelle. Quand la tumeur, tout en étant solide, est petite, nous pouvons appliquer le forceps et aider la nature dans ses efforts; en cas de non-réussite par ce moyen, on doit recourir à l'embryotomie ou bien à l'opération césarienne, si quelquefois l'espace manquait pour manier le céphalotribe.

ARTICLE III.

DES TUMEURS DÉVELOPPÉES SUR LES PARTIES CIRCONVOISINES.

Les tumeurs développées sur les parties circonvoisines peuvent dépendre soit d'une cystocèle vaginale, d'un calcul de la vessie, d'un amas d'excréments dans le rectum ou enfin de la tuméfaction du tissu cellulaire du bassin.

§ 1er. — Cystocèle vaginale.

A l'article traitant des soins à donner à l'accouchement, nous avons parlé de la nécessité de faire évacuer l'urine de la vessie qui doit rester complétement vide, vu que sa distension peut souvent retarder le travail ; mais l'effet peut être encore plus sérieux si, par la fréquence des accouchements, les ligaments postéro-inférieurs de la vessie s'étaient relâchés, car cet organe peut descendre au moment où la tête du fœtus vient en bas et se présente au conduit vaginal. Les cas de cette nature sont heureusement rares, mais quand ils apparaissent les conséquences sont très-graves. La femme se plaint dans ces conditions de tension et de compression de la partie supérieure du pubis ; elle éprouve des envies fréquentes d'uriner et ne peut les satisfaire. Si l'on cherche à découvrir la cause de ces maux quand ils sont produits par la cystocèle vaginale, on rencontre dans la cavité pelvienne une tumeur couverte en partie par la tête du fœtus et contenant presque toujours quelque liquide. L'accoucheur peut aisément passer le doigt par la partie postérieure de la tumeur, mais non antérieurement, et s'il essaye de sonder la vessie, l'algalie ou la bougie ne peut pas passer dans la direction usuelle pour donner une indication claire sur la nature de la tumeur ; mais déjà par là on peut se former une idée approximative de la cause qui produit le retard du travail de la parturition : on cite toutefois des cas où la vessie a été perforée dans la supposition qu'il s'agissait d'une hydrocéphalie du fœtus, et le docteur Hamilton mentionne dans ses leçons un cas où l'on croyait, en ponctionnant la vessie, rompre la poche des eaux.

Le prolapsus d'une vessie assez distendue par l'urine doit rendre difficile et retarder le travail de l'accouchement (fig. 65) ; mais le danger que court la femme, s'il survient par hasard une rupture de cet organe, est aussi grand que celui qui peut provenir de l'ignorance de la cause amenant le retard du travail. Le double danger qu'offre la cystocèle vaginale exige que l'on tâche de remédier en temps opportun à l'accident en question, et à cet effet on recourra à une sonde d'homme et on l'introduira dans la vessie, le bout dirigé par en bas et par derrière ; lorsque la tête n'est pas trop descendue, on peut réussir dans l'opération,

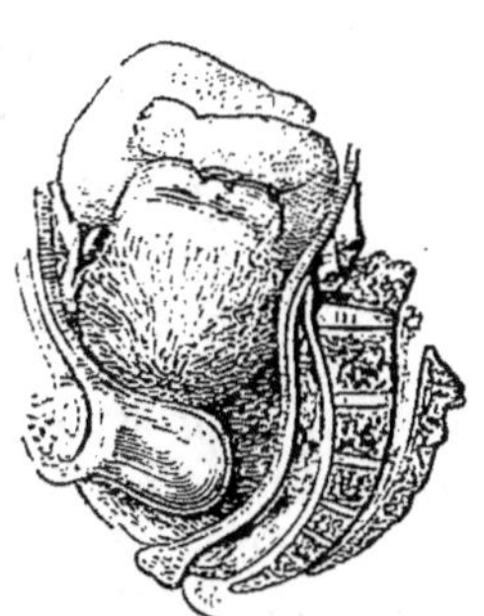

(Fig. 65.) — *Cystocèle vaginale.*

surtout si l'on a soin de l'élever un peu avec le doigt, pendant l'intervalle des contractions, pour qu'il y ait plus de facilité à l'introduction de l'instrument. Dans le cas même d'un bon résultat, il faut se prémunir encore contre les effets de la pression ayant eu lieu primitivement ; mais si l'on ne peut pas faire le cathétérisme et s'il y a possibilité d'une rupture de la vessie, on doit avec un trocart mince faire la ponction de cet

organe à travers le vagin. Mais, avant d'en arriver là, il faut être sûr de
la nature du cas, ou être convaincu que la cause du retard de l'accouchement dépend de la cystocèle, et surtout craindre une rupture de la
vessie.

§ 2. — Calcul vésical.

Bien que plusieurs auteurs, aient rapporté des cas de calculs urinaires
mettant empêchement au travail de la parturition, il faut avouer toutefois
que le fait est rare. Guillemeau a le premier rapporté dans les annales scientifiques un cas de cette nature, la femme qui le présentait ayant eu pour
résultat une fistule vésico-vaginale. La Ganoche pratiqua la lithotomie
chez une femme en travail d'enfant, et put extraire un calcul de quelques
pouces de circonférence. Smellie raconte un cas où le calcul a été repoussé par la pression de la tête, après un long et pénible accouchement :
la malade souffrit longtemps d'une incontinence d'urine due peut-être à
une fistule vésico-vaginale.

Le professeur P. Dubois rencontra un calcul urinaire chez une femme
en travail d'enfant, et le docteur Philippe (de Reims) a extrait un calcul
vésical à une femme qui était au cinquième mois de la grossesse.
M. Monod publia l'observation d'un cas où il extirpa par la lithotomie
vaginale un calcul pesant près de 100 grammes, lequel, occupant l'entrée
du vagin, opposait un obstacle considérable au progrès du travail qui
fut mené à fin par le forceps, mais le fœtus était asphyxié. Le docteur
Erichsen, dans la *Lancette* de 1862, fait l'historique d'un cas qui rendit
nécessaire l'embryotomie, le calcul ayant été extrait par la taille vaginale.

Il n'y a rien à redouter quand la vessie et le calcul se tiennent au-
dessus du détroit supérieur ; mais quand le calcul et le réservoir urinaire
tombent à l'arrière et sont poussés par la tête et portés en avant, la
vessie peut être contusionnée et le travail empêché dans la proportion
du volume du calcul. Pour peu qu'on examine l'état des choses on verra
que la tumeur est couverte par la vessie, et la dureté qu'elle présente
sera un indice à l'égard de sa nature. En cas de doute, le cathétérisme
de la vessie lèvera toutes les difficultés. Si pendant le premier temps du
travail on peut découvrir le calcul, on tâchera de l'élever au-dessus du
détroit supérieur et de l'y maintenir jusqu'à ce que la tête s'introduise
dans le conduit pelvien ; mais si l'on n'y réussit pas, il sera convenable
de pratiquer la lithotomie vaginale, car mieux vaut traiter une plaie
par incision qu'une plaie par dilacération.

§ 3. — De l'amas des excréments dans le rectum.

L'intestin rectum, distendu par un grand amas de matières fécales,
forme dans l'excavation pelvienne une tumeur qui peut retarder le travail

de l'accouchement à son dernier temps, ou empêcher que la première partie du fœtus qui se présente soit expulsée avec facilité.

Le diagnostic de cette cause de dystocie n'est pas difficile : la tumeur est à la place occupée par le rectum, ainsi sa forme irrégulière et son manque d'élasticité seront suffisants pour signaler sa nature. Comme il est possible dans quelques cas de comprimer la tumeur, la sortie des excréments mettra la question hors de doute. Quand les précautions convenables sont prises pendant la grossesse ou au premier temps du travail, les matières fécales ne s'accumulent pas dans le rectum et ne donnent à ce sujet aucun souci, mais dans les cas où il y aurait méprise à ce sujet, on peut y remédier par un lavement d'eau tiède; si ce moyen ne suffit pas, on retirera les excréments au moyen d'une spatule.

§ 4. — Tuméfaction des parties molles.

La tuméfaction des parties contenues dans le conduit pelvien peut augmenter au point de constituer un obstacle au passage de la tête du fœtus, et le docteur Campbell dit qu'en effet la capacité du bassin peut être diminuée par la tuméfaction générale de toutes les parties molles, résultant de l'interruption de la circulation ou d'examens fréquents faits depuis le début du travail et sans les soins nécessaires.

D'une façon ou d'une autre, la saignée devra être employée, et même, quand l'espace le permettra, on appliquera le forceps; mais si les contractions sont suffisantes, il vaudra mieux, après la saignée, abandonner le travail aux ressources de la nature que de risquer de faire des contusions dans le conduit vulvo-utérin. Lorsque par contre les contractions sont faibles, nous devons, en cas de danger, hâter l'expulsion du fœtus.

Quelques tumeurs d'une autre espèce peuvent se rencontrer dans le conduit pelvien : elles tirent leur origine d'autres organes qui se trouvent près ou à l'intérieur du conduit; mais comme elles n'ont pas d'importance et sont peu fréquentes, les indications à leur sujet ne présentent rien d'assez particulier pour qu'il y ait nécessité de les décrire. Cependant nous étudierons dans un chapitre spécial quelques états du col utérin, et toute particularité qui nous aura échappé y sera rectifiée et traitée dans la description des divers cas que l'observation nous aura démontrés.

CHAPITRE III.

DES VICES DE CONFORMATION DE LA VULVE ET DU VAGIN.

Les vices de conformation de la vulve et du vagin pouvant influer sur le travail de l'enfantement consistent surtout dans les adhérences des grandes et des petites lèvres, la résistance du périnée, la persistance de l'hymen et l'atrésie de l'anneau vulvaire et du vagin.

ARTICLE PREMIER.

ADHÉRENCES DES GRANDES ET DES PETITES LÈVRES.

Les adhérences des grandes et des petites lèvres en tant qu'obstacle à l'expulsion du fœtus sont presque toujours d'origine accidentelle et reconnaissent pour cause l'inflammation ou l'ulcération simple ou provenant d'une brûlure ou d'attentats contre la pudeur. Dans de pareils cas, la lésion peut occuper toute l'étendue des grandes ou des petites lèvres ou même être assez minime pour ne pas gêner l'accomplissement de certains actes fonctionnels. Si les adhérences s'étendent de façon à empêcher le passage de la tête du fœtus, il faut faire la séparation des lèvres au moyen d'un bistouri, conduit sur la sonde cannelée, et pour prévenir la récidive on emploiera les mèches de charpie, la cautérisation au nitrate d'argent, ou bien on interposera entre les lèvres de la solution de continuité de petites bandes de linge trempées dans le collodion.

ARTICLE II.

RÉSISTANCE DU PÉRINÉE.

Quelquefois les femmes qui conçoivent à un âge mûr, celles qui sont musculeuses, grasses ou à fibre sèche, mais nerveuses, ont le périnée tellement résistant ou si peu extensible que l'expulsion de la tête du fœtus peut s'en trouver très-gênée. Dans ces conditions, l'utérus, après une lutte énergique contre l'obstacle, tombe dans l'inertie, ou bien les contractions persistent encore sans que le travail avance pour cela, malgré le temps écoulé. Dans un cas comme dans l'autre, si la résistance s'accompagne de chaleur et de tuméfaction de manière à indiquer un état inflammatoire, les accoucheurs anglais conseillent la saignée générale proportionnée à la force de la femme. Quand l'inflammation n'existe pas, les frictions avec la pommade belladonée, les injections opiacées et les bains chauds sont très-utiles. Si l'utérus est dans l'inertie, il faut concurremment avec ces moyens employer les frictions sur le ventre, et donner à l'intérieur du seigle ergoté pour faire revenir les contractions utérines. En cas de non réussite, on recourra à l'extraction par le forceps.

Si l'utérus est encore animé de contractions, on se gardera bien de donner du seigle ergoté, car il peut réveiller des contractions tétaniques et irrégulières, en vertu desquelles la tête du fœtus, étant entraînée dans des parties non encore préparées, devra en déterminer la rupture, ou alors l'utérus sera impuissant à vaincre l'obstacle et pourra devenir le siége d'une dilacération plus ou moins étendue. Lors donc que la difficulté de l'expulsion est dans la résistance offerte par le périnée, nous devons nous borner à l'emploi des moyens pouvant amener le relâchement des parties, et en cas d'insuccès il convient de terminer l'accouchement par le forceps.

ARTICLE III.

PERSISTANCE DE L'HYMEN.

Bien que l'hymen se déchire presque toujours dans l'acte conjugal, il peut arriver néanmoins, par exception, qu'il reste intact et souvent qu'il ne présente qu'un bien petit orifice, quoiqu'il n'en soit pas résulté le moindre obstacle à l'établissement de la fécondation. Le travail se déclarant dans ces conditions, la tête du fœtus arrive à l'ouverture vulvaire et, poussée qu'elle serait par une contraction énergique, elle peut dilater l'orifice ou dilacérer la membrane hymen; dans d'autres circonstances, l'hymen offre, malgré une extrême distension, une résistance capable d'empêcher la sortie de la tête du fœtus et d'amener une certaine complication dans le travail.

Dès lors, quand l'hymen est demeuré intact, on doit, avant le travail ou bien au moment où la tête est près de franchir le détroit inférieur, pratiquer les incisions nécessaires pour détruire cet obstacle à l'accouchement.

ARTICLE IV.

ATRÉSIE DE LA VULVE.

Sous l'action des contractions, la tête du fœtus, ayant en général franchi le détroit inférieur, approche de l'ouverture vulvaire et en fait facilement la dilatation, sans provoquer de grandes douleurs, et sans le moindre accident; néanmoins cette ouverture peut dans certains cas se trouver si étroite et si résistante que la dilatation pourra ne pas avoir lieu ou bien ne se fera que longtemps après, et lorsqu'il n'est plus possible de compter sur la vitalité du fœtus; alors la tête de celui-ci, entraînée par les contractions, est amenée à l'extérieur après avoir produit un déchirement plus ou moins vaste du périnée, ou bien, reposant sur ce dernier, le distend très-fortement et détermine parfois une rupture dans son centre par où le fœtus est expulsé. Le périnée peut d'autre part offrir une grande résistance, et comme la vulve ne se dilate pas, l'utérus, à la suite d'un arrêt de quelque temps contre l'obstacle, cède et finit par tomber dans l'inertie.

L'embarras dépendant du défaut d'ouverture de la vulve s'observe communément chez les femmes musculeuses et ayant assez de tissu adipeux, ou bien chez les femmes jeunes, pléthoriques et d'un tempérament nerveux très-prononcé, et l'on admet généralement qu'il est d'autant plus grand que l'âge de la femme grosse pour la première fois est plus avancé. Cette proposition, d'après madame Lachapelle, est sinon fausse, du moins exagérée, car ce qu'elle a observé l'a convaincue surabondamment que l'accident se présentait dans les mêmes proportions chez les femmes jeunes aussi bien que chez celles qui concevaient pour la première fois à l'âge de 30, 35 ou 40 ans. Quoi qu'il en soit, l'atrésie de la vulve peut être congéniale ou dépendre d'une bride ou cicatrice de blessure ou d'une rupture périnéale résultant antérieurement d'un accouchement laborieux. Si la cicatrice qui produit le rétrécissement de la vulve n'est pas ancienne et offre beaucoup de dureté, elle peut céder et permettre l'expulsion de la tête du fœtus; dans les cas contraires, il convient, pour obvier au danger d'une rupture de l'utérus ou d'un déchirement central du périnée, de recourir à un bistouri boutonné et de pratiquer une ou plusieurs incisions sur les côtés de l'ouverture vulvaire.

Lorsque l'atrésie est congéniale et qu'elle ne cède pas à l'énergie de contractions utérines, on devra, d'après le conseil d'Échelberg et à l'exemple du professeur P. Dubois, porter un bistouri boutonné entre la tête du fœtus et la vulve et pratiquer les incisions indiquées.

<h3 style="text-align:center">ARTICLE V.</h3>

<h4 style="text-align:center">ATRÉSIE DU VAGIN.</h4>

Chez quelques sujets le vagin, par suite d'un vice de conformation congénial, ou d'un vice provenant d'une cause accidentelle, peut être rétréci ou oblitéré au point que l'expulsion du fœtus ne se réalise pas par les efforts seuls de la nature.

En général, les vices de conformation, soit congéniaux, soit accidentels, amenant l'atrésie plus ou moins complète du vagin, se traduisent par des callosités, des membranes et des cicatrices réunissant dans une étendue plus ou moins considérable les parois de ce canal, de manière à le réduire quelquefois à un cordon dur et solide ou à le diviser transversalement en deux cavités distinctes qui communiquent ou non par un orifice mince. Dans quelques circonstances, l'union se fait par le moyen d'une membrane dirigée dans le sens antéro-postérieur, et de la sorte le vagin se présente divisé dans toute sa longueur ou dans une partie de son étendue. D'autres fois, le conduit vaginal se dévie de la direction habituelle et vient s'ouvrir au bas de l'ombilic ou au rectum, ainsi que l'ont observé Barbaut et Rossi. L'atrésie vaginale accidentelle reconnaît pour cause l'inflammation, l'ulcération ou la rupture des parois du vagin. Lombard, de Gênes, rapporte avoir vu un cas d'oblitération d'une grande partie du vagin et d'union de la vessie avec le rectum par suite de l'injection d'une quantité d'acide sulfurique pratiquée par une femme sur elle-même à l'effet de provoquer l'avortement. Dans ces conditions, il eut à ouvrir, au moment des couches, un chemin pour le fœtus entre le rectum et la vessie, mais l'utérus s'était rompu et le fœtus était tombé dans la cavité abdominale.

Le professeur Cruveilhier eut l'occasion de constater un cas presque identique où l'atrésie du vagin était due à une injection caustique de sublimé corrosif. Les obstacles opposés à l'accouchement par les vices de conformation du vagin diffèrent selon la nature de la lésion ou de l'anomalie. Quand cette lésion consiste dans l'adhérence des parois du vagin, l'embarras est quelquefois insurmontable et donne lieu aux symptômes du travail prolongé par des causes mécaniques, et il détermine même, d'après les docteurs Doherty et Churchill, la rupture de l'utérus et la mort de la femme. Si, malgré le resserrement du vagin, il y a quelque point néanmoins qui fait communiquer l'utérus avec les parties externes, l'orifice de communication peut, sous l'influence des efforts naturels, se détendre suffisamment pour livrer passage au produit de la conception, sans inconvénient pour celui-ci ou pour la femme. Dans un cas observé par Portal, bien qu'il existât à peine une petite ouverture dans la vulve pour la sortie des urines, cet orifice s'est néanmoins dilaté et l'accouchement se fit par les seuls efforts de la nature. Chailly Honoré rapporte que lui et le professeur P. Dubois ont observé un cas où le vagin se présentait divisé en deux parties par une membrane résistante située transversalement et ayant dans le milieu un petit orifice qui pouvait à peine recevoir une sonde ordinaire; malgré une semblable anomalie l'accouchement s'effectua spontanément sans même entraîner le morcellement de la cloison. Ces résultats s'observent souvent, et on peut de suite imaginer les indications à remplir dans les cas de vices de conformation du vagin dépendant soit d'une oblitération, soit d'une atrésie plus ou moins marquée.

L'expérience a montré, en effet, que les efforts de la nature sont par eux-mêmes capables de vaincre les résistances opposées par ces lésions, de telle sorte que souvent, sans qu'on s'y attende, l'atrésie cède et permet la réalisation de l'accouchement. Dans d'autres cas cependant, ce résultat n'est obtenu qu'après le déchirement de la partie rétrécie ou de l'organe gestateur; ainsi s'il ne convient pas d'intervenir toujours de suite, il ne s'ensuit pas qu'on doive tout livrer aux seules ressources de la nature : si l'accoucheur donc observe que le rétrécissement vaginal offre quelque résistance, il peut employer les frictions et les injections émollientes, et attendre que la nature triomphe encore par elle-même de l'obstacle qu'elle a rencontré; mais dès qu'après un délai raisonnable on ne verra pas de résultat, il sera bon, avant que des symptômes alarmants n'apparaissent, d'employer divers moyens suivant que le cas l'exigera.

Si l'atrésie est produite par l'adhérence des parois vaginales, on devra, à l'aide d'un bistouri, faire avec tout le soin possible la séparation des parties, et quand l'obstacle dépend d'une corde ou cloison qui aura divisé le conduit vaginal, on pratiquera avec le même bistouri une ou plusieurs incisions, sans porter l'opération trop loin, de peur de compromettre sans nécessité les organes voisins. Lorsque le vice de conformation est découvert pendant la grossesse, et qu'il y a tout lieu de craindre de grandes difficultés à l'accouchement, on doit s'y prendre de la manière ci-dessus indiquée; mais comme de l'ébranlement reçu par la femme il peut résulter une certaine influence défavorable à la marche de la gestation, il convient, d'après le conseil de Cazeaux, de pratiquer l'opération au 5e ou au 6e mois de la grossesse.

Quand l'obstacle résultant de ces anomalies vaginales aura produit l'inertie de l'utérus, il faudra terminer l'accouchement, après les opérations convenables, soit au moyen du forceps, ou par la version, selon la partie fœtale qui se sera présentée au détroit du bassin.

CHAPITRE IV

DES OBSTACLES DÉPENDANT DE CERTAINS ÉTATS DU COL ET DU CORPS DE L'UTÉRUS.

Les cas où l'accouchement est rendu plus ou moins difficile par suite de certaines conditions dans lesquelles le corps et le col de l'utérus se trouvent, quoique n'étant guère fréquents, les obstacles qui tirent leur origine de ces causes réclament néanmoins les soins de l'accoucheur; car, en n'y portant pas notre attention, nous pouvons les méconnaître et les confondre avec les empêchements d'une autre source, et y appliquer des moyens impropres et peut-être dangereux.

Ainsi nous devons donner à cette partie de la dystocie tout le développement qu'elle peut comporter, et afin de mettre quelque ordre dans l'exposition de la matière, nous diviserons ce chapitre en deux articles : dans le premier, il sera question des empêchements qui peuvent émaner de certains états du col; et dans le second, de ceux qui proviennent de certains états de l'utérus.

ARTICLE PREMIER.

DES OBSTACLES PROVENANT DE CERTAINS ÉTATS DU COL UTÉRIN.

Lorsque la grossesse est arrivée à terme, pour que l'accouchement s'accomplisse il faut que les contractions se manifestent et qu'il y ait dilatation du col de l'utérus. Ce dernier phénomène peut cependant quelquefois ou ne pas apparaître ou être tellement insuffisant, quelque bonne que soit la présentation, que l'accouchement n'avance pas ou se complique d'accidents plus ou moins graves. Les causes qui peuvent s'opposer à la dilatation du col utérin et au travail de l'accouchement se traduisent par une oblitération complète ou agglutination des lèvres du col ou par des abcès développés sur cette partie, tantôt par une obliquité ou par la tuméfaction de la lèvre antérieure, ou par une dégénérescence squirrheuse, ou bien par une rigidité mécanique ou spasmodique de la même partie de l'organe gestateur.

Tous ces phénomènes seront étudiés chacun à son paragraphe, et nous nous servirons pour leur exposition de l'excellent mémoire publié par le docteur Emile Ygonin en 1863 sur cette matière.

§ 1er. — De l'oblitération du col utérin.

Le col de l'utérus peut s'oblitérer soit par la production d'un tissu cicatriciel entre ses lèvres, ou par un tissu pseudo-membraneux ou presque celluleux qui rapproche les deux lèvres sans produire de fusion. Dans le premier cas, l'accident prend le nom d'*oblitération* proprement dite, et dans le second celui d'*agglutination*.

L'oblitération et l'agglutination peuvent être complètes et s'étendre jusqu'à l'orifice interne du col, ou bien se limiter à une certaine étendue de cette partie, en laissant à peine un petit orifice capillaire.

Ces phénomènes sont dans la plupart des cas l'effet d'un travail morbide qui s'est déclaré après la fécondation, ou qui a une origine antérieure, mais qui se complète pendant la gestation. Toutes circonstances ou conditions pouvant amener un travail de cette nature sont autant d'autres causes qui favorisent l'oblitération et l'agglutination du col utérin, et, suivant le professeur Depaul, il n'est pas besoin que l'accouchement ait été laborieux et ait produit des dilacérations sur le col, pour qu'il s'établisse un travail cicatriciel pouvant occasionner son oblitération : les accouchements les plus simples peuvent entraîner les mêmes désordres, et il démontre par des observations que, sous l'influence de la grossesse, le col peut être affecté d'une inflammation qui, sans donner lieu à une suppuration, est capable de produire l'union des lèvres soit immédiatement, soit par l'intermédiaire d'un bouchon de matière plastique.

Quand il y a agglutination et oblitération du col utérin, en touchant la femme pendant le travail, on ne sent dans l'excavation pelvienne qu'une tumeur lisse, arrondie, assez grosse, constituée évidemment par le segment inférieur de l'organe gestateur, mais on n'y sent pas de saillie ou de dépression pouvant faire croire à l'existence du col de l'utérus. Cependant lorsque l'oblitération n'est pas complète et régulière, ou qu'il n'existe à peine qu'une agglutination des lèvres du col, on pourra remarquer un repli ou une petite dépression dans le centre de laquelle il se présente quelquefois une trame celluleuse ou filamenteuse, et même une bride cicatricielle au-dessus de laquelle on perçoit dans certains cas la fluctuation du liquide amniotique.

Dans la dernière quinzaine de la gestation, et surtout pendant le travail, le col s'élève fortement et se place à la partie antérieure du sacrum, de manière que faute d'un examen bien attentif, on pourrait supposer une oblitération de cette partie de l'organe gestateur quand, à la vérité, il n'y a autre chose qu'une déviation dans sa position. Il est donc nécessaire, en faisant ces examens, de toucher partout l'insertion circulaire du vagin, et de ne croire à l'oblitération que lorsqu'on observera les signes qui ont déjà été marqués.

Quand le vagin se trouve divisé par un septum horizontal et transformé en deux cavités, dont l'une loge l'orifice utérin et le museau de tanche — en sorte que le doigt étant introduit dans la concavité qui a une communication plus facile avec l'extérieur peut ne pas rencontrer le col de l'utérus, comme l'ont rapporté différents auteurs, — il est facile d'éviter les méprises si l'on examine les parties avec attention.

Souvent, d'après Dugès, les deux lèvres du col se croisent de façon que l'antérieure se trouvant couverte et embrassée par la postérieure, l'orifice n'est perçu que si l'on dirige le doigt dans une position très-oblique; alors toute erreur peut être dissipée, suivant Cazeaux, dès qu'on cherchera à réaliser cette introduction qui a aussi pour effet de mettre les parties dans un état plus favorable.

Il peut survenir de sérieux obstacles à la terminaison de l'accouchement, et des accidents assez graves pour exiger la présence de l'accoucheur, quand il y a oblitération du col.

Cependant, s'il n'y a qu'une agglutination des lèvres, quand elle ne cède pas aux contractions de l'utérus, et si le travail se prolonge beaucoup trop, il faut, au moyen d'une petite canule ou d'une sonde, rompre les adhérences et laisser l'accouchement aux forces de la nature, les choses étant favorables, ou bien, lorsque le col aura une dilatation suffisante, se servir du forceps ou pratiquer la version, en suivant les indications présentées.

Si l'on a affaire à une oblitération du col, on doit, après un temps d'attente convenable, recourir à l'hystérotomie vaginale, en faisant ainsi à l'endroit occupé par cette partie de l'utérus une ouverture nouvelle pour le passage du fœtus. On prend alors un bistouri long et à pointe aiguë, et en le conduisant le long de l'indicateur introduit dans le vagin jusqu'au point où doit être le col utérin, on pratique une incision transverse couche par couche, longue de 3 à 4 centimètres, et dès que l'entrée de la cavité est franchie, sur les extrémités de cette incision on en fait encore deux autres dans l'étendue de 10 à 12 centimètres, de manière à transformer le col de l'utérus en deux valvules ayant la capacité voulue pour se prêter à la dilatation et au passage de la partie fœtale qui se présente. Ces incisions peuvent être pratiquées avec sûreté et dans l'étendue convenable au moyen de l'hystérotome de Greenhalg. D'autres praticiens conseillent encore de faire avec le bistouri trois ou quatre incisions qui, partant d'un centre et en forme de rayons, iraient se terminer à la distance de 4 à 5 centimètres de ce même point. Craignant que les angles des incisions puissent se prolonger jusqu'au corps de l'utérus, M. Mattei propose, au lieu du bistouri, une sonde cannelée, sonde de femme, que l'accoucheur fait entrer par le point où doit se trouver le col jusque dans la cavité de l'organe gestateur. Lorsque l'oblitération est motivée par un tissu cellulaire peu dense, il y aura moyen d'y pénétrer avec la sonde ; mais si le tissu est épais et résistant, les efforts de perforation, dit le docteur Ygonin, peuvent occasionner une attrition pernicieuse sur le tissu utérin, et exposer la tête du fœtus à une blessure, ce qui ne peut avoir lieu avec le bistouri ou par l'hystérotomie vaginale.

De quelque moyen qu'on se serve pour pratiquer l'ouverture utérine, on doit, après l'opération, si tout se trouve dans des conditions favorables, abandonner l'expulsion du fœtus aux efforts de la nature ; mais, au contraire, s'il se présente une circonstance plus ou moins défavorable, il faut intervenir et employer les moyens exigés par les indications qui se présenteront.

§ 2. — Des abcès du col de l'utérus.

L'irritation inflammatoire du col utérin peut, dans certains cas, se terminer par un abcès des lèvres qui peut rendre la dilatation excessivement douloureuse et lente, et empêcher le passage de la partie fœtale qui se présente. Les cas de cette nature sont extrêmement rares : Merriman et Bonnet ont pu cependant en observer plus d'une fois ; ce dernier en signale un cas chez une femme qui mourut au bout de cinq jours de travail sans que l'enfant fût délivré, de sorte que par l'autopsie on rencontra dans le col de l'utérus un abcès large plein de pus.

Lorsqu'on reconnaîtra une lésion semblable par les caractères qui lui sont propres, on doit dilater l'abcès et donner issue au pus.

§ 3. — De l'obliquité du col de l'utérus.

Placé dans la direction de l'axe du canal pelvien, le col utérin se trouve tourné plus ou moins en bas et en arrière, mais il est toujours possible de le rencontrer facilement et dans des conditions propres pour se prêter à la dilatation et au passage de la partie fœtale qui se présente. Dans quelques circonstances, cette disposition, soit dans les derniers temps de la grossesse, soit pendant les couches, s'exagère ou prend d'assez grandes proportions pour qu'on ne puisse qu'à grand'peine porter le doigt jusqu'à l'orifice utérin.

L'obliquité du col existe souvent aux derniers temps de la grossesse, et d'après Cazeaux, grâce à la direction normale de l'utérus, la tête en s'engageant dans l'excavation du bassin viendrait plus particulièrement s'appuyer sur la portion utérine antérieure à l'orifice, ce qui fait que l'ouverture externe du col doit forcément se diriger en arrière de la saillie formée par le crâne dans le petit bassin ; mais, comme le fait très-bien remarquer le professeur Depaul, tout cela est plutôt l'énoncé d'un fait qu'une démonstration : il faudrait ainsi rapporter l'obliquité en question à l'exagération du développement de la paroi antéro-inférieure de l'utérus, par suite de quoi l'orifice est refoulé, lors de la descente de la tête du fœtus dans l'excavation vers la partie postérieure.

Quoi qu'il en soit, quand pendant le travail cette direction vicieuse est imprimée au col, la dilatation est rendue irrégulière, et, ayant lieu aux dépens de la lèvre postérieure, l'obliquité s'exagère et le plan de l'ouverture du col prend une direction presque verticale, de sorte que la lèvre postérieure devient supérieure et l'antérieure inférieure.

C'est là un cas où l'accoucheur doit intervenir, car quand la partie se présente, entraînée par les contractions utérines, elle porte le segment antéro-inférieur de l'utérus au-devant d'elle, et peut même déterminer un déchirement près du col par où le fœtus peut trouver un passage pour se présenter à l'extérieur.

Si l'obliquité s'est corrigée de telle sorte que la dilatation régulière du col ait lieu, la pression qui a été exercée néanmoins par la tête sur le segment antéro-inférieur de l'utérus peut, comme l'ont observé quelquefois Morgagni et Baudelocque, occasionner à la suite une mortification de cette partie de l'organe gestateur et donner lieu par là à une foule de maux et de douleurs pour la femme.

Lors donc que pendant le travail on s'aperçoit d'une obliquité exagérée du col et que le redressement se fait attendre, il faut engager la femme à se tenir sur le décubitus dorsal; alors si au bout de quelque temps les choses n'ont pas pris meilleure tournure, on doit porter le doigt à l'orifice du col, amener celui-ci à sa position naturelle, et le maintenir là jusqu'à ce qu'il survienne une contraction et que la tête s'engage dans l'ouverture. Il peut arriver cependant que la lèvre antérieure, malgré la dilatation du col, offre des entraves au passage de la partie fœtale qui se présente; c'est alors le cas, ainsi que Merriman le conseille, d'exercer avec l'indicateur, dans l'intervalle d'une douleur, une pression graduelle et de légères tractions sur la circonférence antérieure du col, en cherchant, lorsque les contractions apparaissent, à repousser la partie antérieure au-dessus de la portion de la tête qui s'introduit ou plutôt au-dessus de la bosse occipitale.

L'emploi de ces simples manœuvres répétées une ou plusieurs fois peut, selon l'exigence des cas, parfaitement corriger l'obliquité du col utérin et faciliter singulièrement la terminaison de la délivrance.

§ 4. — De la tuméfaction et de l'allongement de la lèvre antérieure.

Quelquefois, quand c'est la tête qui se présente, elle descend dans l'excavation pelvienne aux derniers temps de la grossesse et même pendant l'accouchement, et exerce une certaine compression sur la partie supérieure du col, placée entre elle et le pubis. Il n'en résulte rien de grave si l'expulsion s'accomplit en peu de temps; mais si la tête rencontre quelque obstacle pour franchir le conduit vulvo-utérin, la portion du col située au-dessous de l'endroit comprimé s'engorge et grossit considérablement, d'où, comme dit Danyau, il résulte beaucoup d'irrégularité dans les contractions, et même quelquefois cela peut constituer une cause de nombreuses souffrances pour la femme. Dans un cas remarquable observé par M. Duclos et cité par Cazeaux, on dit qu'une femme, après vingt-quatre heures, éprouva des douleurs poignantes qui la faisaient crier de toutes ses forces. On l'examina et l'on aperçut un corps allongé entre les lèvres de la vulve, dont l'apparition s'accompagna d'un écoulement sanguinolent et de défaillance. La tumeur dépassait la vulve dans l'étendue de trois à quatre travers de doigt, et dans ce point il y avait une largeur de 4 à 5 centimètres. Elle était inégale, cylindrique et d'une couleur violacée. Après quelque hésitation, M. Duclos reconnut qu'elle était formée par le côté antérieur du col utérin, et se contenta d'aider la sortie de la tête en cherchant d'une part à ramener l'occiput dehors, et d'une autre en forçant le front à descendre au moyen du doigt introduit dans le rectum de la patiente.

En général, la tuméfaction ou l'engorgement de la lèvre antérieure du col utérin oppose trop peu d'obstacles au dégagement du fœtus pour exiger une intervention active du praticien. Cependant si la tumeur offre un volume considérable et que l'accouchement retarde de manière à faire craindre la gangrène de la lèvre du col, on devra refouler celui-ci au-dessus de l'occiput et garantir de la compression la partie qui se trouve entre la tête et le pubis ; si tout cela n'aboutit à aucun résultat, on peut, sur le conseil de Lever, pratiquer sur la tumeur quelques scarifications pour donner issue aux liquides infiltrés et diminuer son volume.

Si par une circonstance quelconque on entendait devoir terminer l'accouchement par le forceps, comme nous l'avons fait une fois à cause d'un engorgement de la lèvre antérieure du col, compliqué d'inertie utérine et d'hydropisie d'amnios, il faut bien se garder de prendre la lèvre hypertrophiée entre les branches de l'instrument, chose qui pourrait quelquefois arriver.

§ 5. — De la dégénérescence cancéreuse du col utérin.

Le cancer de l'utérus affecte d'abord le col presque généralement, et peut appartenir aux variétés encéphaloïde, colloïde, épithéliale et squirrheuse. Cette dernière dégénérescence est celle qu'on remarque le plus souvent.

Maintes fois il s'est présenté dans notre clinique des cas de cancers utérins, mais il est vrai que cela s'est presque toujours trouvé à une époque de la vie où la fécondation n'a plus lieu. Pourtant voici un cas qui prouve que le cancer, s'étant développé à un âge peu avancé, n'a pu empêcher la réalisation de l'accouchement à terme, et cela sans le moindre inconvénient. Nous reproduisons une observation communiquée par nous, le 4 octobre 1863, à l'Académie impériale de médecine, qui nous semble bien placée ici par son importance.

Le 5 septembre 1863, on nous appela auprès d'une dame demeurant rue do Principe dos Cajueiros, nº....., qui, à ce qu'on nous a dit, était en travail d'enfant depuis le 3. Arrivé à la maison, nous y rencontrâmes une accoucheuse ou plutôt une *commère* qui nous conta que la dame avait perdu les eaux depuis le commencement du travail, et que l'accouchement ne s'étant pas terminé par les forces de la nature, elle avait dû demander la présence d'un accoucheur, d'autant plus qu'elle s'apercevait de l'issue, par les organes générateurs, d'un liquide extrêmement fétide, et de matières putrides qui lui faisaient croire que le fœtus était mort.

La dame était âgée de vingt-sept à vingt-huit ans, avait eu ses règles dès l'âge de quinze ans, était mariée et mère de cinq enfants. Elle avait éprouvé beaucoup de peines morales dans sa vie, eu trois fausses couches de deux à trois mois, et se trouvait de nouveau enceinte et à terme. Les douleurs commencèrent le 3, et la rupture de la poche eut lieu quelques heures après le début du travail.

La femme était agitée, nerveuse, avait le pouls fébrile et avait eu quelques vomissements aussitôt le commencement du travail, lesquels pourtant ne revinrent plus. Le ventre offrait le volume d'une grossesse ordinaire à terme, les mouvements actifs ne se faisaient pas percevoir, mais nous avons entendu les pulsations cardiaques du fœtus. En pratiquant le toucher vaginal, nous rencontrâmes le col assez dilaté; mais une grande partie de sa circonférence antérieure et latérale gauche était excessivement épaisse, dure, ridée, volumineuse, et pleine d'élévations et de dépressions. Le fœtus avait le crâne déjà plongé dans l'excavation pelvienne, et l'occiput était en rapport avec la symphyse du pubis, le mouvement de rotation de la première position ayant ainsi eu lieu. Les contractions utérines étaient fortes et fréquentes, mais ne paraissaient avoir aucune action sur le quatrième temps ou mouvement que la tête devait accomplir pour que l'expulsion de la première partie s'ensuivît. En effet, le crâne, étreint comme il l'était par ce bord épaissi de tissus endurcis du col, ne pouvait permettre l'extension de la tête et son dégagement; dans ce cas, comme le moindre retard pouvait être fatal au fœtus et amener des accidents pour la femme, nous nous déterminâmes à tenter l'extraction du fœtus par le forceps, après nous être assuré que le col présentait assez de dilatation pour cela.

Ayant fait placer la femme en position convenable, nous introduisîmes sans difficulté l'instrument. Aux premières manœuvres, la tête descendit, mais elle était accompagnée par la tumeur du col qui, comme nous l'avons dit, l'entourait. La tumeur ayant apparu à nos yeux, nous reconnûmes que nous avions affaire à un squirrhe déjà envahi par l'ulcération dans une partie de l'étendue du col utérin. Comme nous observions que la tumeur ne cédait pas et ne permettait même pas à la sortie de la tête, nous jugeâmes à propos de suspendre les manœuvres d'extraction, dans la crainte d'un déchirement du col qui, en s'étendant jusqu'au corps, aurait pu déterminer la mort de la femme; alors nous pensâmes devoir faire quelques incisions sur l'espace du col occupé par le squirrhe, ensuite, à l'aide du forceps qui était resté dans l'intérieur des parties, nous parvînmes à extraire un fœtus vivant du sexe féminin, et nous délivrâmes ainsi la femme des dangers qu'elle courait.

L'accouchement et les phénomènes puerpéraux se passèrent sans accident remarquable, mais l'affection de l'utérus a continué ses progrès de manière qu'au 13 avril 1864 l'infortunée malade se trouvait dans un état qui devait amener sa mort prochaine.

Dans ce cas nous avons eu le bonheur d'extraire un enfant vivant et de voir la femme survivre quelques mois; mais, en général, les fœtus succombent, et les femmes ne s'en sortent pas toujours bien. Sur 27 sujets observés par M. Puchelt, affectés par le cancer du col, 5 moururent pendant le travail et 9 peu de temps après la délivrance. Bien que dans le fait observé par nous le squirrhe n'envahît pas entièrement le pourtour du col, celui-ci n'a pu se dilater assez pour livrer passage à la tête; cependant, d'après un cas rapporté par madame Lachapelle, la lèvre antérieure, qui avait échappé à l'atteinte du squirrhe, s'était suffisamment distendue pour donner issue au fœtus.

Toutes les fois que le squirrhe se restreindra dans une petite partie du col, on peut se reposer un peu sur les ressources de la nature; mais dès que l'accouchement est retardé ou qu'il y a deux tiers de la circonférence du col envahis par le cancer, on devra recourir aux incisions multiples sur la masse cancéreuse et pratiquer la version, ou appliquer le forceps et retirer le fœtus suivant les indications que la présentation exige. Lorsque la tumeur offre assez de saillie et n'a pas une base trop large, le docteur Arnolt propose d'en faire l'excision. Chez une malade opérée au moyen de ciseaux courbes, la dilatation du reste du col fut régulière et aisée, et les suites immédiates excellentes; mais, comme il arrive toujours, la femme mourut des suites de sa maladie, seize mois après. S'il n'y a pas moyen d'exciser la tumeur et qu'elle soit tellement développée qu'on ne puisse avoir rien à attendre des incisions multiples, si l'on observe qu'il n'y a de ressource que dans l'embryotomie et dans l'opération césarienne, dans le cas où le fœtus est vivant, les accoucheurs pensent qu'on doit pratiquer cette opération, et en vérité la vie de la femme se trouve déjà tellement compromise par l'existence de la maladie qu'il n'y a nul inconvénient à adopter cet avis.

§ 6. — De la rigidité mécanique du col utérin.

Quelquefois les fibres du col offrent une telle roideur que, malgré l'énergie des contractions, elles ne peuvent pas se prêter à la dilatation et mettent ainsi empêchement à la terminaison naturelle du travail. Dans ces conditions le col est dur, épais et résistant, et il semble au toucher que l'on ait sous le doigt un morceau du tissu utérin qui n'a pas éprouvé les modifications imprimées par la grossesse. Dans certains cas, le col conserve quelque longueur, mais en général, quand les contractions ont été vigoureuses, il peut se produire quelque dilatation qui finit par arriver au point de permettre la sortie de la partie fœtale en présentation.

La rigidité mécanique se distingue de la rigidité spasmodique en ce que l'orifice utérin, dans le premier cas, ne se sent pas ; dans le second, il est au contraire extrêmement sensible au toucher, et se présente sec et avec une température élevée, profondément plongé dans le bassin, et lorsqu'il y a un commencement de dilatation, les bords en sont amincis, rapprochés et tranchants. La roideur par la rétraction spasmodique est un phénomène actif, et la roideur mécanique est un acte passif en vertu duquel, dit le docteur Ygonin, les fibres du col résistent à la distension qu'elles doivent éprouver.

La rigidité dont il s'agit dans ce paragraphe peut se trouver sous l'influence de causes extérieures au travail, ou de causes dépendantes des conditions sous lesquelles se présente l'accouchement. — Parmi les premières, Dewees et avant lui Kook et même Morgagni ont observé que la rigidité mécanique se rencontrait chez les primipares très-jeunes et chez les femmes qui accouchent pour la première fois à un âge avancé ; ils l'attribuaient à un manque de flexibilité du col aux derniers temps de la grossesse, et même à un certain mouvement rétractile que celui-ci éprouvait sous l'influence de l'âge. Toutes les affections pouvant augmenter l'action vitale du col, telles que l'inflammation, l'ulcération, peuvent faire en sorte que le col se présente roide, consistant et épais au moment de l'accouchement, ou du moins y concourent. Certains moyens, comme les cautérisations, entraînent la congestion du col et peuvent occasionner un épaississement de cette partie de l'organe gestateur et par suite la rigidité de ses orifices. — Parmi les causes de la seconde catégorie, on remarque la roideur du col, le plus souvent, dans les accouchements hâtifs. Dans ce cas, cette partie n'a pas subi tous les changements imprimés par la grossesse, et sa dilatation devenant par là difficile, il peut en résulter des obstacles au travail. Si la rupture de la poche des eaux a lieu dès le début du travail, et que la tête en descendant presse circulairement sur le col utérin, ce dernier s'engorge dans les points inférieurs à la compression, et il peut en résulter la rigidité de son segment inférieur et une entrave dans sa dilatation.

En général, la rigidité mécanique ou anatomique, comme la nomme le professeur P. Dubois, se résout pendant le travail, de manière que la dilatation se fait petit à petit et que l'accouchement arrive ; mais d'autres fois elle ne cède pas, malgré des contractions énergiques, alors la délivrance tarde et peut donner lieu à une foule d'accidents, mettre en péril la vie de la femme et de son enfant.

Dans ces circonstances, l'accoucheur, règle générale, doit se confier aux ressources de la nature, mais en favorisant la dilatation du col au moyen de bains tièdes prolongés et même d'injections vaginales émollientes. En cas d'insuccès, on peut, comme l'indique Scanzoni, user des douches tièdes, ou pratiquer la dilatation forcée du col avec la main, ou avec l'éponge préparée. Ces moyens n'ont jamais été employés mais nous n'avons pas grande foi dans la célérité de leur action, et puis nous croyons qu'ils peuvent irriter la partie. Ainsi, si les injections vaginales et les bains chauds prolongés n'ont produit aucune modification sur l'état du col, et s'il est besoin, pour sauver le fœtus, que la dilatation soit pratiquée, nous nous trouverons bien des incisions multiples des lèvres de cette partie de l'organe gestateur, moyen qui nous a plus d'une fois réussi. On fera ces incisions avec des ciseaux, dans la direction du diamètre transverse du col, et il ne faut pas les faire profondes.

§ 7. — De la rigidité spasmodique du col utérin.

Ainsi que le corps, le col de l'utérus participe, comme nous l'avons vu, de beaucoup de modifications sous l'influence de la grossesse, et l'élément cellulo-musculeux le transforme en une espèce de sphincter dont la contractilité est aussi manifeste que dans un autre organe musculaire quelconque.

Au moment où l'accouchement se déclare, le col se dilate et donne passage au produit de l'utérus ; mais quelquefois, après s'être distendu jusqu'à un certain point, il est le siége d'une rétraction spasmodique par suite de laquelle il peut survenir un embarras à la terminaison naturelle de l'accouchement.

La rigidité spasmodique est un accident plus fréquent que la rigidité mécanique, et en effet, sur 4000 accouchements, Scanzoni trouva à peine 10 fois la rigidité mécanique et 50 fois la rigidité spasmodique.

Ce dernier accident peut avoir son siége soit dans l'orifice externe, soit dans l'orifice interne du col ; mais, suivant le docteur Ygonin, la rétraction qu'on dit résider dans l'orifice externe se manifeste dans l'orifice interne, et celle qui siégerait dans ce dernier se déclare dans les fibres moyennes du segment inférieur de l'utérus, en sorte que d'après lui on devrait dire rétraction externe et rétraction interne plutôt que rétraction de l'orifice externe et de l'interne, — suivant qu'elle se trouve dans l'anneau inférieur ou dans le supérieur.

Toujours est-il que la rigidité spasmodique s'observe, selon M. Jacquemier, moins chez les primipares que chez les autres, malgré l'avis contraire de quelques auteurs. Il paraît certain que les femmes nerveuses et irritables y sont plus prédisposées que celles qui se trouvent dans des conditions opposées.

On a souvent vu que les irritations inflammatoires et une sensibilité excessive de l'utérus, les émotions morales, une peur exagérée, sont des circonstances qui prédisposent à la rétraction spasmodique du col utérin. Joignons-y un travail commençant trop rapidement ou une rupture précoce de la poche des eaux, qui, en attirant la partie en présentation au col de l'utérus, peut irriter celui-ci et amener l'accident en question. Une autre cause déterminante, c'est celle de l'emploi intempestif du seigle ergoté ou de tout autre excitant chez un individu irritable.-

Les éléments du diagnostic de l'accident dont il s'agit se tirent des conditions dans lesquelles la femme se présente, ou de l'état du col de l'utérus.

Ainsi lorsque la femme est nerveuse, l'accouchement ayant marché avec régularité, et le col éprouvant, par une cause autre que celle d'une viciation du bassin ou de la nature des contractions, une extrême sensibilité au toucher, ses bords alors étant amincis, rapprochés et presque tranchants, on peut être sûr que cette partie de l'utérus est sous l'influence d'une rétraction spasmodique. Il peut arriver que l'obstacle produit par cette affection utérine ne cède pas et que le travail reste stationnaire, si intenses que soient les contractions ; dès lors, pour peu que cet état dure, il peut survenir un ténesme vésical, et ainsi la femme se montre irritable et agitée, et présente [un certain mouvement fébrile ; mais d'autres fois les contractions triomphent en peu de temps des difficultés offertes par le col, et l'accouchement se termine spontanément ou par les efforts seuls de la nature. Parfois la rétraction spasmodique du col ne se manifeste qu'à une période avancée du travail et lorsque la tête est déjà dégagée. Les douleurs, régulières et résistantes jusqu'alors, changent en durée, en intensité et en intervalles, et une fois le cou fœtal étreint ou pressé par le col ou par le segment inférieur de l'utérus, les épaules ne peuvent plus être expulsées, et pour que le fœtus échappe aux dangers d'un retard de l'accouchement, il est de toute nécessité que l'accoucheur intervienne et recoure aux moyens propres à faire cesser cet état du col utérin.

Dans ce cas, il n'est pas aussi aisé d'établir le diagnostic que quand il s'agit de la rétraction primitive, car le point où a lieu l'étranglement est trop élevé pour être accessible au toucher. Cependant il est possible de se former un jugement si, en l'absence des autres causes de dystocie, on remarque que les contractions sont douloureuses sans être efficaces, et si le palper du ventre fait percevoir une rétraction du tiers inférieur de l'utérus. Si ces signes, dit le docteur Ygonin, ne sont pas assez perceptibles pour qu'il n'y ait pas de doute, mieux vaut s'en tenir à l'expectation, parce que, dans de pareils cas, les manœuvres de traction pourraient avoir de mauvaises suites.

Puisque généralement on ne doit rompre les membranes de l'œuf ou la poche des eaux que lorsqu'il y a dilatation suffisante du col, plus rigoureux encore est ce précepte pour les cas où nous aurons à soigner une femme irritable qui se trouve en mal d'enfant. Il faut aussi que, dans de semblables cas, la femme ne soit pas affectée dans son moral, et que l'accoucheur soit sobre dans la pratique du toucher. Aux derniers jours de la grossesse on devra prescrire les bains tièdes prolongés, comme étant d'un effet salutaire pour le cas de spasme du col. Si, malgré ces moyens prophylactiques, le col vient à présenter à l'accouchement une rétraction spasmodique, nous devons, dans le cas où la vie de la mère ou de l'enfant n'est pas compromise, attendre de la nature un moyen qui dissipe l'obstacle, et nous borner simplement à prescrire l'usage des bains et une promenade faite avec modération. Néanmoins si le travail n'avance pas, et que les contractions deviennent douloureuses, on peut pratiquer sur la femme une saignée de 180 à 200 grammes, et la faire mettre dans un bain tiède l'espace d'une heure ou deux. Ces moyens ont un excellent résultat quand la femme est forte et sanguine; mais si elle est faible et lymphatique, on devra s'abstenir de la saignée, et il convient plutôt de ne recourir qu'aux bains tièdes, aux frictions émollientes, à l'emploi du laudanum en lavement, et surtout à l'application de la belladone sur le col de l'utérus. Ce dernier médicament, d'abord préconisé par Chaussier qui l'employait sous la forme d'une pommade préparée avec 30 grammes d'axonge pour 4 grammes d'extrait de belladone mou ou sec, abandonné ensuite par défaut d'efficacité ou de sûreté, fut cependant réhabilité par le professeur P. Dubois; seulement, au lieu de pommade, il conseillait d'employer l'extrait sec de cette substance sans autre combinaison. L'emploi en est facile : il s'agit de porter jusqu'à l'orifice du col une petite portion de l'extrait fixé à l'ongle de l'indicateur, qui doit être maintenu là quelque temps jusqu'à ce que la chaleur et les mucosités de la partie l'aient dissoute, après quoi on frictionnera les faces interne et externe de cette même partie.

. Ce moyen a été généralement jugé avantageux, et nous-même en avons tiré dans un cas un excellent résultat. Si, comme dit Cazeaux, la belladone a pu sembler à quelques-uns un remède inefficace pour la rétraction spasmodique du col, c'est parce qu'on a confondu cet état avec la rigidité mécanique et qu'on s'est mal pris pour l'appliquer.

Les antispasmodiques et les anesthésiques ont été indiqués et mis en usage contre la rigidité spasmodique du col utérin. Les premiers n'offrent pas une action bien sûre et suffisante pour qu'on y ait grande confiance; cependant on pourrait employer un composé dans lequel entrerait avec l'aconit le valérianate d'ammoniaque, qui, selon quelques auteurs, exerce une certaine influence sur la régularité des douleurs utérines.

Les seconds moyens, par contre, employés en inhalation, donnent un résultat excellent et servent à modifier puissamment la surexcitation utérine, à laquelle tient le plus souvent le spasme du col. Les craintes que le professeur Stoltz a exposées au sujet des anesthésiques paraissent exagérées; toujours est-il que d'autres praticiens, qui ont recouru à ces

moyens dans bien des cas de rigidité spasmodique, ne les ont pas confirmées.

Lorsque, par les moyens précédemment indiqués, on n'arrive à aucun
résultat et que cependant le temps de l'expectation sera écoulé, il faut,
comme dans les cas de rigidité mécanique, pratiquer quelques incisions
de 4 à 6 millimètres d'étendue sur le col, et attendre qu'il s'opère une dilatation suffisante pour employer le forceps ou la version, suivant l'indication que le cas présentera. Les incisions multiples sont conseillées
comme avantageuses par les professeurs P. Dubois et Depaul, et n'offrent pas l'inconvénient de la dilatation manuelle, dont les effets se traduisent souvent par l'irritation, l'inflammation et la contraction douloureuse du col de l'utérus. C'est à tort qu'on redoute une prolongation de
l'incision, une hémorrhagie ou une cicatrisation vicieuse, surtout si
l'on pratique l'opération dans les conditions voulues et en temps opportun.

ARTICLE II.

DES OBSTACLES PROVENANT DE CERTAINS ÉTATS DU CORPS UTÉRIN.

Les états du corps de l'utérus pouvant amener des entraves au travail
de l'accouchement sont principalement le prolapsus et les obliquités latérales, antérieure et postérieure de cette partie.

Chacun de ces états formera l'objet d'un paragraphe.

§ 1er. — Prolapsus de l'utérus.

Les annales de la science fournissent des observations ayant trait à
des femmes qui ont pu concevoir bien qu'elles eussent été affectées d'un
prolapsus ou chute de l'utérus. Le col de l'utérus étant suffisamment dilaté a pu, dans ces cas, donner passage à l'organe de la copulation, de
telle sorte que le sperme était directement lancé dans la cavité utérine,
où l'ovule, aussitôt la fécondation établie, venait prendre domicile et se
développer, en donnant lieu ainsi à une grossesse qui pouvait arriver à
terme.

On a vu cet accident survenir pendant la grossesse ou au moment de
l'accouchement; dans ces deux circonstances apparut, pendante entre les
cuisses, une tumeur plus ou moins volumineuse selon le temps de la
gestation et le degré du prolapsus utérin.

Le plus souvent l'accouchement peut se terminer par les efforts de la nature, mais, dans certains cas, il peut être retardé et rendu impossible, de
manière à exiger l'intervention de l'homme de l'art, surtout si le prolapsus
date de longtemps et que le col ainsi soit devenu dur, d'une certaine
épaisseur et calleux. Portal rapporte un cas où il a fallu, pour que l'accouchement se fît, qu'il dilatât avec le doigt le col de l'utérus, et Fabrice

tint la même conduite dans un cas de prolapsus complet. Deux autres observations de prolapsus, citées par les docteurs Duchemin et Pietsch, font connaître que le travail peut durer plusieurs jours et que l'expulsion ne se réalise qu'à la faveur d'une rupture du col de l'utérus.

Dans les faits qui se passèrent sous les yeux de MM. Jalouset, Boislard et Marrigues, il a été nécessaire, pour amener le dégagement, de pratiquer quelques incisions sur le col de l'utérus.

La conduite de l'accoucheur est ainsi toute tracée par ce que nous venons de rapporter.

Dans aucun cas il ne devra essayer de réduire l'organe qui est tombé; il se bornera à attendre les effets des contractions sur le col, et à soutenir la matrice pour que celle-ci ne souffre aucune traction et que le prolapsus n'augmente pas. Cependant si le col se présente endurci, engorgé et calleux de manière que sa dilatation ne puisse s'opérer sans risque de déchirement, il faut pratiquer sur lui quelques incisions, ou, en l'absence de ces circonstances, activer le plus qu'on pourra la dilatation avec le doigt ou au moyen de topiques émolliens et de bains.

L'expulsion une fois faite, on introduit la main dans l'utérus pour faire l'extraction du placenta, et, cette petite opération terminée, on tentera a réduction du même organe et l'on tâchera de donner à la femme une position pouvant prévenir la reproduction de l'accident en question.

§ 2. — Obliquités latérales de l'utérus.

L'utérus, comme nous l'avons dit, s'incline d'un côté ou de l'autre, mais plus souvent à droite, où il reste jusqu'à la réalisation de l'accouchement. Cette inclinaison presque physiologique n'a aucune influence sur le travail et disparaît même souvent à la suite de l'expulsion fœtale; mais il peut arriver qu'elle s'exagère au point de rendre la présentation défavorable. Ainsi, si nous reconnaissons que l'utérus est extrêmement penché sur les côtés, il faut, pour obvier aux inconvénients qui peuvent en résulter, faire coucher la femme du côté opposé à l'obliquité et diriger convenablement l'utérus sur la ligne médiane.

§ 3. — Obliquité antérieure de l'utérus.

Quand l'axe du bassin est presque horizontal et les parois abdominales extrêmement flasques, l'utérus est susceptible de pencher en avant et de devenir assez oblique pour que la direction de son fond soit telle qu'il vienne se présenter au-dessus du pubis et former même une espèce de besace en avant des cuisses. Pendant la grossesse, l'obliquité antérieure arrivée à ce degré occasionne beaucoup de maux devient quelquefois insupportable par les douleurs qui en résultent; pendant l'accouchement, elle peut opposer un sérieux obstacle au dégagement du fœtus et être cause de plusieurs accidents graves. Souvent le col de l'utérus, dans ces cas, se dirige du côté du promontoire sacré, d'où il résulte que sa dilatation est impraticable ou excessivement difficile. La tête du fœtus, repoussée par les contractions, entraîne devant elle le segment antéro-inférieur de l'utérus, lequel peut se tendre et s'amincir au point de se déchirer ou d'être pris par une personne inexpérimentée pour les membranes de l'œuf ou pour le sac amniotique. Dans d'autres circonstances, la tête fœtale n'ayant pas pénétré encore dans le canal pelvien et le col se trouvant élevé, on peut, dit Dewees, supposer une imperforation de celui-ci et pratiquer quelque opération dans cette fausse croyance. Alors il est de toute nécessité, une fois l'obliquité antérieure de l'utérus reconnue par le palper abdominal, de se livrer à une exploration vaginale minutieuse : on dirigera le doigt vers la partie postérieure jusqu'à atteindre même l'angle sacro-vertébral, où l'on rencontrera le col de l'utérus.

L'obliquité de l'utérus se corrige presque toujours, pendant l'accouchement, de manière à permettre l'expulsion du fœtus par les forces de la nature. Cependant si, comme nous l'avons dit, la dilatation du col est retardée par ce fait, il faut faire tenir la femme dans le décubitus dorsal, et même lui appliquer un bandage sur le ventre, de façon à maintenir la matrice dans une bonne position. Quelquefois, malgré les bonnes conditions où se trouve la femme lorsqu'elle s'efforce à aider les contractions utérines, les muscles du ventre ramènent l'obliquité de l'utérus. Il est convenable alors d'empêcher la femme de contracter ses muscles abdominaux, dont l'effet est d'augmenter l'obliquité. Au rapport de Velpeau, une femme auprès de laquelle il fut appelé éprouvait un arrêt dans le travail ; l'utérus, bien qu'ayant des douleurs vives, était courbe comme une cornue, et disposé de telle manière qu'à chaque contraction sa face postérieure devenait tout à fait horizontale. Il fit comprendre à la malade que ses efforts étaient en pure perte, et qu'ils pouvaient même porter obstacle à la terminaison de l'accouchement ; la femme fut docile aux conseils de cet illustre praticien, et résista avec une ferme volonté au désir qu'elle avait de faire des efforts. L'utérus ne fut pas longtemps à s'élever tout seul, pendant la contraction, et la tête s'étant bientôt engagée, l'expulsion s'accomplit deux heures après.

Si par l'obliquité du corps de l'utérus le col était, comme nous l'avons dit, dirigé en arrière et en haut, et que sa dilatation n'eût pas lieu, malgré la position dans laquelle on aurait placé la femme et l'emploi des moyens sus-indiqués, quelques praticiens conseillent de porter deux doigts à l'orifice du col et de chercher avec soin dans l'intervalle des contractions à amener cette partie au centre du bassin. Le professeur Velpeau n'a pas grande foi dans cette manœuvre, mais d'autres l'ont employée avec avantage, et il n'y a pas d'inconvénient à l'essayer.

Dès que la tête se trouve introduite profondément et a poussé le segment antéro-inférieur du corps utérin, de telle sorte que ni la position prise par la femme ni les manœuvres opérées à l'effet de faire arriver le col de l'utérus au centre du bassin ne produisent aucun résultat, si néanmoins le fœtus respire et qu'une rupture utérine soit à redouter, on peut à toute extrémité pratiquer l'opération césarienne et retirer l'enfant par le procédé que l'on jugera plus convenable.

§ 4. — Obliquité postérieure de l'utérus.

Cette obliquité, niée par Baudelocque, Gardien, Desormeaux, P. Dubois, Jacquemier, etc., a été admise par Deventer, Levret, Merriman, Dugès, Velpeau et Cazeaux, ét à ce sujet ce dernier auteur rapporte quelques observations appartenant l'une au professeur Velpeau et les autres à Merriman et au docteur Billi, de Milan, sur lesquelles il pense pouvoir établir la possibilité du fait.

Le cas observé par le professeur de la faculté de médecine de Paris se rapportait à une femme qui est venue accoucher dans son amphithéâtre au mois de mai 1828. Le fond de l'utérus était plutôt incliné en arrière qu'en avant. La tête du fœtus formait au-dessus du détroit une saillie considérable qui descendait jusqu'à la vulve et se trouvait en avant de la symphyse des pubis. Ensuite les parois ventrales étaient tellement amincies qu'il était facile de sentir la tête, les fontanelles et les sutures à travers leur épaisseur. L'occiput occupait le côté droit et la face le côté gauche. Le pariétal droit s'appuyait contre la face antérieure de la symphyse pubienne et le gauche se trouvait en avant. Le col de l'utérus, qu'il fallait aller chercher au niveau du détroit supérieur, paraissait avoir été ouvert dans l'épaisseur de l'utérus, ce qui lui donnait plus de longueur en arrière que dans le sens contraire. Pour arriver à l'orifice et atteindre la tête avec le doigt, il a fallu courber le doigt de façon à le passer horizontalement au-dessus des pubis. Avec cette gêne dans la marche du travail et malgré sept jours de douleurs et de fortes contractions, le col, quoique ramolli et très-dilatable, n'était que légèrement entr'ouvert. Force fut de chercher, au moyen de la position de la main et de son action convenablement combinées, à ramener la tête au centre du détroit supérieur, en la faisant glisser de bas en haut et d'avant en arrière au-dessus des pubis, manœuvre qui dura une demi-heure, au bout de laquelle il n'y eut plus de tumeur en devant de la symphyse, et le travail marcha si rapidement qu'en moins d'une heure la délivrance eut lieu.

Parmi les observations de Merriman il en est une importante au sujet d'une femme chez laquelle la rupture de la poche des eaux succéda aux douleurs de l'enfantement presque au même instant (16 juin 1806). Dès lors les douleurs revenaient à de longs intervalles. Le bassin se trouvait partout occupé postérieurement par une tumeur globuleuse qui s'opposait à ce que le doigt se dirigeât vers le coccyx et le sacrum. En suivant la surface de la tumeur, le doigt allait vers les pubis jusqu'à la crête de cet os, mais sans rencontrer là ni ailleurs le col utérin. Par le toucher rectal, il semblait que la tumeur était formée par l'utérus à travers la paroi duquel on sentait une partie volumineuse du fœtus, que l'on ne pouvait pas distinguer. Le quatrième jour, la tumeur offrait la même forme et le même volume, mais plus rapprochée du périnée et recouvrant complétement la face antérieure du sacrum. Le jour suivant, sa situation changea sensiblement. Les douleurs étaient devenues plus énergiques : la partie postérieure se porta un peu plus en arrière, tandis que la tête du fœtus, fortement aplatie et dans un état de putréfaction, avait été refoulée par en bas entre le pubis et la tumeur utérine. L'énergie des douleurs fit que la tumeur s'éleva ensuite au-dessus du détroit supérieur, et alors il fut facile de distinguer le col qui était encore haut. On pratiqua la perforation du crâne et, à l'aide de quelques douleurs aidées par les tractions, le fœtus fut expulsé. La malade s'est rétablie, mais elle n'eut plus d'enfant.

Il reste à citer l'observation du docteur Billi, professeur à Milan, rapportée par Cazeaux. La rétroversion aurait été dans ce cas si complète que l'orifice du col était situé à cinq travers de doigt au-dessus du pubis, tandis que la partie postérieure de l'excavation se trouvait occupée par la tête fœtale. Le fond de l'utérus, sous la forme d'une tumeur dure et arrondie, était placé entre le vagin et le rectum qu'il pressait violemment.

Dans l'opinion de M. Jacquemier, toutes ces observations ne prouvent pas précisément qu'il y ait eu rétroversion de l'utérus, puisqu'on sait que l'orifice du col peut se dévier dans un sens, sans que le fond de l'utérus se détourne nécessairement en sens opposé, et qu'une distension inégale, irrégulière du segment inférieur de l'utérus est dans le cas de produire ces déviations du col qui coïncident surtout avec des positions inclinées de la tête et des positions de l'épaule en position céphalo-antérieure.|

Nous ne doutons pas que ce fut une de ces présentations qui s'offrit dans le cas rapporté par Merriman; mais s'ensuit-il de là que l'utérus fût dans une situation ordinaire? Selon nous, ce n'est pas le fœtus qui donne la direction de l'axe de l'utérus ou qui le fait changer de position, mais bien ce dernier qui, dans son évolution, prend telle ou telle forme, mû par diverses causes qui font que le fœtus prend une position ou une autre. De la sorte, si le fœtus a présenté l'épaule, c'est évidemment à cause de la direction et de la forme de l'utérus; dès lors qui peut empêcher que l'organe gestateur s'incline assez en arrière pour que son axe ne réponde pas à celui du détroit abdominal?

Quoi qu'il en soit, si par l'élévation du col au-dessus du pubis et par la descente du fond de l'utérus dans la direction du plan du détroit abdominal, on reconnaît une obliquité postérieure du corps de l'organe gestateur, on peut espérer, en tant qu'elle ne sera pas très-prononcée, que la nature se chargera de porter remède, par ses efforts, à cette direction vicieuse; alors on se contentera de faire tenir la femme debout, assise un peu penchée en avant; autrement, comme l'a fait le professeur Velpeau, on devra tenter, par des pressions convenablement dirigées sur la tumeur qui paraît au-dessus du pubis, de refouler le col vers le centre du bassin, et en cas d'insuccès il faudra, si les circonstances l'exigent, pratiquer la version et extraire le fœtus.

CHAPITRE V

DES OBSTACLES DÉPENDANT DE LA LENTEUR, DE L'INSUFFISANCE ET DE L'IRRÉGULARITÉ DE L'ACTION UTÉRINE.

Quelquefois il arrive que le fœtus présente le crâne en bonne position, qu'il n'y a pas de vice de conformation du bassin et qu'on ne rencontre aucun obstacle mécanique capable d'entraver la parturition, quoique celle-ci puisse se prolónger assez longtemps et demander souvent la présence de l'accoucheur.

Si l'on en cherche la cause, on la trouve dans le ralentissement, l'insuffisance et l'irrégularité de l'effort expulsif de l'utérus, et l'influence exercée par ces états sur la femme et le fœtus varie suivant la période où se trouve le travail.

Au premier temps, le travail n'entraîne guère de danger en se ralentissant, mais le retard dans le second temps a presque toujours un résultat sérieux. Ce qui peut résulter de la lenteur du premier temps, c'est que la femme vient à supporter plus difficilement les souffrances et les dangers produits par le retard du second temps de l'accouchement.

Dans une statistique présentée par le docteur Churchill, on voit en effet que, sur 1,043 cas, malgré une prolongation du premier temps de 24 jusqu'à 176 heures, toutes les femmes ont survécu, et à peine le résultat a-t-il été fatal pour dix fœtus, ce qui a été dû encore à ce que dans quelques-uns de ces cas il y avait eu du retard dans le second temps.

On prévoit dès lors qu'à la prolongation de l'accouchement il y a différents symptômes à observer suivant le temps du travail.

Au premier temps, on ne remarque presque rien qui puisse effrayer, aussi bien pour ce qui concerne la femme que pour l'enfant, si ce n'est que les souffrances en se prolongeant sont dans le cas d'amener beaucoup de fatigue, et l'insomnie ou le manque de repos se fait notamment sentir avec assez de force chez les femmes nerveuses pour troubler leur esprit et les rendre inquiètes sur l'issue de l'accouchement. Pour le reste, les conditions de la femme en couches sont favorables : la peau a la température naturelle, le pouls est normal, la langue reste nette et humide, les douleurs de tête sont rares et toutes les fonctions ont lieu avec régularité. Les douleurs apparaissent régulièrement, bien que leur étendue soit limitée, leur puissance insuffisante, leur durée et leur fréquence plus variables.

Dans le second temps, en cas d'une prolongation dépassant de 8 à 12 heures, les douleurs sont irrégulières en fréquence comme en force; il y a inquiétude chez la malade, sa position change à chaque instant, la peau est sèche ou humide et chaude; le pouls peut s'accélérer jusqu'à 100 à 140 battements par minute, il survient des vomissements de matières muqueuses ou bilieuses; la soif se développe, la langue devient saburrale et même rouge sur ses bords; l'esprit se trouble, la terreur et l'abattement surviennent; le vagin est plus chaud et très-sensible au toucher, ainsi que le col de l'utérus; un écoulement muqueux, jaunâtre et quelquefois foncé se montre, et il y a altération entière des fonctions.

Tel est l'ordre dans lequel se succèdent les symptômes que nous venons d'énumérer, quand on n'a pas prêté à la femme les secours nécessaires; mais leur intensité est variable, et ils peuvent même ne pas se manifester souvent. On conçoit qu'à défaut des soins de l'homme de l'art, les symptômes s'aggravent et apparaissent plus formidables. Les vomissements deviennent plus fréquents et les matières rendues par la bouche sont chargées de couleur, le ventre plus sensible, le repos impossible, le pouls est rapide et sec et la peau se couvre d'une sueur visqueuse, de telle sorte que la malade se trouve dans un état de stupeur avec subdelirium jusqu'à ce qu'enfin la mort survienne. On pressent que, dans tous ces cas, le fœtus court grand danger et qu'il peut mourir si l'expulsion n'a pas lieu en temps convenable. Les accidents qui peuvent dans ce cas amener le retard dans le travail sont dus soit à la fréquence et à la suspension des contractions, soit à l'irrégularité de ces dernières.

ARTICLE PREMIER.

DE LA FAIBLESSE ET DE LA SUSPENSION DES CONTRACTIONS UTÉRINES.

Nous savons que l'accouchement a lieu à l'aide des contractions de l'utérus. Mais par elles-mêmes elles ne suffisent pas; il faut qu'elles soient en rapport avec certaines conditions dépendant de la constitution et de la conformation de la femme. Ainsi on a observé que chez beaucoup de femmes les contractions n'avaient pas besoin d'être portées à un degré extrême pour amener l'expulsion du produit de la conception, tandis que chez d'autres il faut qu'elles soient énergiques. Si la femme est d'une constitution forte, à fibres musculaires résistantes; si, en outre, l'ouverture vulvaire est étroite, et si le fœtus est bien développé, il faut des contractions très-énergiques et des efforts inouïs pour que l'accouchement s'accomplisse, tandis que dans des conditions opposées il n'est pas besoin que les contractions atteignent un degré aussi exagéré. A ce sujet on peut dire qu'il est telle femme dont les contractions représentent une force égale à 100, et d'autres à 1.

Dès lors, c'est par le résultat qu'il est possible de savoir si les contractions sont suffisantes ou non et capables de déterminer le dégagement fœtal; mais quelquefois il arrive que la partie qui se présente cesse de descendre, et que la dilatation du col ne se fait pas dans le temps convenable, ou bien que les contractions, après avoir amené la dilatation du col, peuvent tout à coup se suspendre et ne plus avoir d'action sur le travail.

Les causes pouvant donner lieu à la faiblesse et à l'arrêt des contractions utérines sont nombreuses.

L'une des plus fréquentes est la faiblesse constitutionnelle de la femme; mais cette cause est assujettie aux restrictions énoncées plus haut; on observe, en effet, souvent que chez une femme faible et peu musclée, les contractions peuvent être néanmoins assez énergiques.

La constitution vigoureuse et le tempérament sanguin, ainsi que la faiblesse générale de la femme, sont considérés aussi comme causes d'insuffisance et de suspension des contractions de l'utérus; mais le mécanisme du phénomène dans les deux cas n'a pas lieu de la même manière. Chez la femme de constitution faible, la cause de l'insuffisance est dans le peu d'énergie de l'action contractile de l'utérus, et chez la femme forte et sanguine, la contraction peut avoir assez de vigueur, mais la résistance des parties s'oppose au passage du fœtus et constitue un obstacle que la contraction utérine sera insuffisante à vaincre, ou il y aura absence de contractions.

Les contractions utérines peuvent devenir très-faibles ou s'arrêter par les impressions morales. Ainsi il n'est pas rare que les contractions deviennent moins intenses ou disparaissent par le fait seul de la présence d'un accoucheur. L'assistance du mari peut également produire une telle impression que les douleurs perdent immédiatement de leur énergie ou même se suspendent chez quelques femmes, tandis que chez d'autres c'est le contraire qui a lieu. Une douleur vive survenant au moment de la contraction peut l'arrêter ou la rendre si faible qu'elle est sans influence dans le travail. Nous connaissons une dame très-bien conformée et dont le fœtus se présentait bien; mais, ayant eu une pleurésie quelques années avant d'être enceinte, il lui était resté une douleur d'un côté du thorax qui se ravivait dans un effort de respiration. Le travail arrivé, cette douleur devenait si poignante à chaque contraction, qu'elle tâchait d'arrêter l'action utérine, en sorte que l'accouchement se prolongea outre mesure et qu'il fallut pour le salut du fœtus, aussitôt que le col se trouva convenablement dilaté, en faire l'extraction avec le forceps.

La distension considérable de l'utérus, motivée par la présence de plus d'un fœtus ou par l'hydropisie de l'amnios, peut amener un retard dans le travail, l'insuffisance et la suspension des contractions.

Dans ce cas de distension utérine, les douleurs tantôt durent peu et se déclarent à de grands intervalles, ou bien elles cessent tout à fait, de manière que si l'on ne reconnaît pas la cause, le travail risque de se prolonger un temps indéfini et d'entraîner de graves inconvénients. Or, avec un peu d'attention on peut se rendre compte de cette cause de dystocie. En général, lorsque l'utérus est énormément distendu par l'hydropisie amniotique, on ne peut avec facilité sentir le produit de la conception ni entendre les battements cardiaques à travers les parois abdominales; le bruit du souffle est obscur et quelquefois il n'est pas perceptible, et la fluctuation de l'abdomen est sentie sur toute sa surface. Le toucher ne

fait pas reconnaître la partie fœtale en saillie, et les membranes seules
.distendues par le liquide amniotique ont traversé le col utérin. D'un côté,
le déchirement prématuré des membranes et par suite l'absence de la
poche des eaux, qui concourt grandement à la dilatation du col de l'u-
térus, de l'autre côté les douleurs qui surviennent n'amenant que l'issue
des eaux sans avoir d'influence sur la distension, peuvent être cause de
l'affaiblissement et de l'arrêt des contractions, car l'action utérine est
dans le cas de s'épuiser ou de s'arrêter complétement. Si le col parvient
à se dilater, c'est après un temps extrêmement long; et quoique l'accoucheur, dans le cas où le fœtus est dans de bonnes conditions, soit tenu
d'attendre la terminaison naturelle de l'accouchement, il ne doit cependant pas rester simple spectateur pendant un temps où il peut survenir
un inconvénient quelconque pour les deux êtres qui sont confiés à ses
soins.

Le rôle du fœtus dans la parturition étant tout passif et ce dernier
n'exerçant aucune influence sur le mécanisme du travail, sa mort ne
doit amener aucune conséquence fâcheuse pour l'accouchement; mais
que la cause de la diminution ou de l'arrêt des contractions dépende des
maladies de la mère ou de l'utérus lui-même, il est évident que dans les
cas de mort de l'enfant, les contractions peuvent devenir faibles ou
insuffisantes de manière à prolonger indéfiniment le travail et à exiger
dans certains cas l'intervention de l'art.

La vessie, lorsqu'elle est beaucoup trop distendue par l'urine, peut
former devant l'utérus une tumeur qui constitue aussi une cause d'insuffisance des contractions utérines, soit par la douleur que les femmes
éprouvent, soit par un obstacle qu'elle peut opposer à la descente de la
tête fœtale.

Le traitement de l'insuffisance et de la suspension des contractions
utérines varie selon la cause qui a déterminé l'accident en question et
l'époque du travail.

Lorsque l'insuffisance et la suspension des contractions sont dues à la
faiblesse générale de la femme, on devra employer, pour ranimer ses
forces, quelques bouillons et quelques cuillerées de vin; puis on attendra
que la dilatation se fasse, pour laisser la terminaison de l'accouchement
aux efforts de la nature ou pour recourir aux moyens appropriés.

Si, au contraire, la cause de la faiblesse, de l'insuffisance ou de la suspension des contractions dépend de la constitution vigoureuse de la
femme, ou de la pléthore utérine, on pratiquera une saignée de 150 à
200 grammes, suivant les forces et les conditions de la femme. Provien-
nent-elles d'une émotion morale produite par la vue d'une personne ou
par une nouvelle désagréable, le praticien fera en sorte d'éloigner la cause
et d'agir favorablement sur l'esprit de la femme.

Dans d'autres cas, si ces accidents sont déterminés par une douleur
ayant son siége dans quelque partie du corps, il convient de recourir aux
antispasmodiques et aux narcotiques, soit intérieurement, soit extérieure-

ment. Le chloroforme en inhalations est conseillé dans ces cas par les accoucheurs anglais, car tout en engourdissant la sensibilité animale, cet agent laisse à l'utérus toute son énergie d'action.

L'état en question est-il dû à une distension considérable de l'utérus, on attendra que le col soit convenablement dilaté, et on rompra ensuite la poche des eaux, en pratiquant avec soin cette petite opération, car si le liquide est projeté avec rapidité et abondamment, le jet violent peut déranger la position du fœtus et amener le prolapsus du cordon ombilical. Ainsi, mieux vaut faire la rupture des membranes dans une partie élevée, de manière que les eaux de l'amnios puissent s'écouler graduellement.

Lorsque l'insuffisance des douleurs est déterminée par le déchirement prématuré des membranes et par l'écoulement graduel du liquide, on doit attendre la dilatation du col, et si, après cela, le travail n'avance pas, on portera le doigt à travers cette partie de l'organe gestateur et on repoussera la tête du fœtus, de manière qu'il s'échappe une certaine portion du liquide amniotique, ou bien on rompra la poche des eaux, si la partie par laquelle celles-ci s'écoulent est située dans un point très-élevé.

Le cathétérisme de l'urèthre, dans les cas où la faiblesse ou le ralentissement du travail sont dus à la rétention de l'urine, est le moyen le plus propre à éloigner la cause qui entrave le travail.

Dans tous les cas dont nous avons parlé, il est possible qu'après avoir éloigné les causes qui ont donné lieu à la faiblesse ou à la suspension des contractions utérines, celles-ci ne deviennent pas plus énergiques et qu'elles cessent de reparaître. Il faut, dans ces conditions, rappeler les contractions ou les provoquer. De tous les moyens auxquels nous pourrons recourir pour obtenir le premier effet, le plus efficace est assurément le seigle ergoté récemment pulvérisé.

Cette substance végétale paraît avoir été connue il y a longtemps en Allemagne et employée avec d'autres moyens conseillés pour hâter l'expulsion du fœtus. Camerarius en fit mention dans les *Actes des curieux de la nature* publiés en 1668, et Degranges, en 1777, fit paraître dans la *Gazette de la santé* ses premières investigations. Désormeaux, madame Lachapelle, Béclard, Capuron et Hall l'ont rejetée comme étant sans effet, tandis que Bordot, Chevreuil, Gendrin, Bigeschi, Davies et les accoucheurs modernes ont jugé que cette substance a une action prononcée et est d'un grand profit dans les cas de faiblesse des contractions utérines.

D'après de Candolle, le seigle ergoté est une espèce particulière de champignon qui s'attache aux ovaires des graminées et surtout du seigle, et qui s'y développe aux dépens du grain, sous la forme d'un ergot.

Le seigle se présente comme un grain allongé un peu plus gros qu'un grain d'avoine et d'une couleur bleuâtre foncée, analogue à celle des prunes noires. Lorsqu'on divise un de ces grains, la couleur de la sub-

stance interne est blanche, cendrée. Il a été analysé par Vauquelin et
Wright, qui dans 100 parties ont trouvé :

Huile blanche épaisse	31,
Osmazôme	5,50
Mucilage	9,
Gluten	7,
Ergotine	11,40
Matière colorante	3,50
Fécule	26,
Sels	3,10
Résidu	3,50
	100

Il est aujourd'hui bien avéré que le seigle, par le principe actif qu'il renferme, possède une action anti-hémorrhagique et la propriété de raviver
l'énergie de l'utérus. Quelques auteurs ont voulu le repousser à cause
des accidents qu'il peut déterminer dans certains cas, mais un tel argument n'est guère valable, car il est beaucoup de médicaments qui ont
les mêmes conséquences quand ils ne sont pas employés convenablement, sans pour cela cesser d'être administrés et d'offrir des avantages
marqués.

Pour obtenir de cette substance l'effet désiré, il faut donc avoir en vue
beaucoup de conditions : d'abord l'état du col. Ce n'est que lorsque son
orifice est dilaté ou dans le cas de l'être, et qu'on a reconnu la bonne
conformation du bassin et la présentation du fœtus par l'une de ses extrémités, qu'on devra avoir recours au seigle ergoté, à moins qu'au premier temps du travail les membranes se soient rompues prématurément,
qu'il n'y ait pas de contraction et que l'éloignement de la cause de l'inertie ait été sans résultat. Si le col n'est pas dilaté ni dilatable, l'emploi
intempestif de l'ergot de seigle peut sans doute réveiller les contractions,
mais elles ne se trouveront pas dans les conditions voulues : elles seront
incessantes, trop énergiques et douloureuses, et en cas d'un obstacle à
l'expulsion fœtale, elles risquent ou de s'épuiser ou de déterminer le
déchirement de l'utérus.

On administre le seigle ergoté sous diverses formes, en poudre, en extrait, en teinture ou en liqueur; mais celle dont on tire le plus d'avantage est la substance récemment pulvérisée.

Lorsqu'on se propose de ranimer ou de rendre plus efficaces les contractions, la dose peut être de 1 gr. 50, divisée en six parties, administrée
avec de l'eau dans une cuiller, de dix en dix minutes ou de quart d'heure en
quart d'heure, en ayant soin d'observer l'effet que la substance a produit
pour la suspendre en temps convenable.

Le chanvre indien, l'huile de croton et le galvanisme ont été souvent
employés comme oxytociques, et ont bien réussi dans les mains du professeur Simpson et du docteur Radfort de Manchester; mais ces moyens

ne sont pas à la portée de tous et ne sont pas aussi innocents ni aussi efficaces que le seigle ergoté. Sur 8 cas, en effet, où le premier de ces auteurs employa le galvanisme dans 1 les douleurs devinrent fréquentes, mais elles étaient de peu de durée; dans 5 il n'y eut augmentation ni de fréquence ni de durée des douleurs; dans 1 elles cessèrent pendant l'application même du galvanisme, et revinrent de suite après; dans le dernier cas enfin l'action utérine a cessé de se manifester pendant qu'on a appliqué le galvanisme, et même n'est revenue que vingt-quatre heures après. S'il y a absence complète de contraction utérine et que l'accouchement en soit au second temps, la nécessité d'intervenir ou de remplacer l'action utérine peut être déterminée par l'état de la femme et du fœtus; alors on aura recours au forceps ou à la version, suivant les rapports de la partie fœtale qui se présente avec le bassin.

ARTICLE II.

DE L'IRRÉGULARITÉ DES CONTRACTIONS UTÉRINES.

Les contractions utérines s'écartent quelquefois du type et du caractère que nous avons indiqués à l'occasion de la délivrance naturelle : ainsi elles peuvent devenir irrégulières dans leur marche et se présenter sous la forme d'un spasme général ou partiel. Dans ces deux conditions, on a reconnu, après les écrits de Denman, Wigand et Burns, qu'il pouvait survenir une suspension du travail de l'enfantement et des dangers tant pour la femme que pour le fœtus.

Quand les contractions sont régulières, elles se remplacent par un spasme de l'utérus, les parois de cet organe étant ainsi tendues et les douleurs devenant continues et atroces. Le travail éprouve une lenteur effrayante, et si le col est dilaté on peut voir que les membranes se trouvent collées à la partie fœtale qui se présente, et que le liquide, quand elles en renferment, est en petite quantité.

L'action spasmodique de l'utérus est cependant le plus souvent partielle, et peut avoir lieu dans l'un des angles, dans le fond ou dans l'une des parois de l'organe.

La sensation douloureuse, dans ce cas, est vive et continue, car il n'y a pas de répit même dans l'intervalle de la rétraction. Une extrême agitation se déclare, la femme se plaint de souffrances atroces des lombes; le travail se ralentit beaucoup, et en palpant le ventre on peut sentir le point qui est le siége de la rétraction, soit par la dureté qu'offre l'endroit rétracté par rapport aux autres, soit par la déformation que présente le globe utérin.

Au mois d'avril 1864, nous avons été appelé pour voir une femme qui se trouvait depuis douze heures en mal d'enfant, sans que l'accouchement

eût néanmoins tendance à se réaliser. Quand nous examinâmes la femme
qui était primipare, elle était excessivement agitée et avait le pouls fréquent, le col de l'utérus un peu rétracté offrait à peine une dilatation
égale à la grandeur d'une pièce d'un franc. Il n'existait pas à proprement
parler de poche des eaux, et les membranes étaient tendues et à peine
séparées de la tête, dont nous avons pu constater l'excellente position,
par une légère couche de liquide. Le corps de l'utérus tourné du côté
droit était rétracté, dur, résistant et sensible au côté gauche de sa paroi,
tandis que le côté droit avait sa flexibilité propre. Les douleurs étaient
continues et les contractions duraient quelques minutes, mais ne présentaient aucune influence sur le travail. La vessie, extrêmement distendue par l'urine, formait au-dessus du pubis et vers le côté gauche
une tumeur flottante de la grosseur d'un poing. Madame Tygna, aux soins
de laquelle était confiée la femme, fit le cathétérisme de la vessie, donna
issue à l'urine et, au moyen de frictions sur le ventre et sur le col de l'u-
térus avec la pommade de belladone et de l'emploi d'une boisson calmante antispasmodique, nous avons pu combattre la rétraction partielle du corps et du col de l'utérus, de sorte qu'au bout d'une heure les
douleurs devinrent régulières et la dilatation marcha avec rapidité;
ayant laissé auprès de la patiente cette intelligente accoucheuse, nous
avons recommandé qu'on nous appelât, nous ou un de nos collègues, si
le besoin s'en faisait sentir.

La rétraction générale ou partielle de l'utérus, outre qu'elle prolonge
par trop le travail, peut être cause, surtout dans le second cas, de quelques accidents parmi lesquels il faut indiquer la rupture plus ou moins
étendue du corps de l'utérus.

La pléthore, l'irritabilité de la fibre utérine, les émotions morales, l'emploi intempestif des excitants et de l'ergot de seigle sont, en résumé, des
causes qui peuvent donner lieu à l'irrégularité des contractions de l'u-
térus ou au spasme général ou partiel de cet organe; quelques auteurs
l'attribuent aussi au rhumatisme de l'utérus.

Quoi qu'il en soit, les indications varient selon la cause qui a produit la
rétraction utérine. Lorsque celle-ci est générale, la femme étant pléthorique, d'une constitution forte, on pourra recourir à la saignée en la
proportionnant à la force et aux contractions de la femme. La rétraction étant partielle et due à l'irritabilité de la fibre utérine, la saignée
générale et locale, les calmants et les antispasmodiques à l'intérieur et
à l'extérieur sont d'un grand avantage si les douleurs sont très-intenses,
les lavements composés de 60 grammes de véhicule pour 20 à 30 gouttes
de laudanum, les frictions avec la pommade de belladone, l'application
de cette dernière substance en forme d'extrait quand le col participe à
la rétraction donnent les résultats les plus heureux. Sous l'influence de
ces moyens la rétraction diminue peu à peu, devient moins douloureuse
et est remplacée au bout d'une heure ou deux par des contractions régulières; ou bien le phénomène cesse complétement pendant un certain

temps, la femme repose, et ce n'est qu'ensuite que le travail commence avec le type qui lui est propre et qu'il arrive bientôt à terme.

La rétraction ou spasme utérin ne cédant pas aux moyens indiqués, si l'accouchement est à sa première période, on peut, d'après les conseils des praticiens anglais, employer les anesthésiques sous la forme d'inhalations.

CHAPITRE VI

DE L'EXCÈS D'ACTION DES FORCES EXPULTRICES.

Quand l'action des forces devant amener l'expulsion du fœtus est par trop énergique et qu'il en résulte une précipitation dans le travail de l'enfantement, il est très-rare que celui-ci ne se complique pas d'accidents plus ou moins graves tant pour la femme que pour le fœtus. Dans la plupart des cas, c'est héréditaire; ainsi, de même qu'il est des femmes, dans certaines familles, dont l'accouchement est lent, il y en a d'autres chez qui il a lieu d'une manière rapide et même précipitée. Les conditions qui entraînent l'excès d'action des forces expulsives ont diverses origines; mais en tout cas il faut, pour la terminaison rapide du travail, que la résistance à vaincre soit insignifiante, ou bien que le volume fœtal soit assez petit pour pouvoir franchir le canal pelvien sans le moindre embarras.

Si l'on s'en rapporte à l'observation, les femmes qui souffrent de dysménorrhée ou d'hystérie présentent presque toujours un excès de contraction utérine et une certaine rapidité dans la marche du travail, dont le caractère devient même tétanique, surtout si elles sont irritables, d'un tempérament nerveux, et si elles emploient des efforts incessants et volontaires pendant le temps de propulsion et de dégagement du fœtus.

Il est d'autres causes encore qui peuvent activer les contractions utérines et précipiter le travail chez des femmes qui se trouvent même dans les meilleures conditions, telles que la frayeur, la terreur ou une émotion morale quelconque; les fièvres éruptives, surtout la petite vérole et la scarlatine, rendent aussi quelquefois très-rapide la marche de l'accouchement, soit par l'excès de l'action utérine, soit par le défaut de résistance que le fœtus rencontre dans son passage. La petite quantité ou l'insuffisance de liquide amniotique congénial ou produite par la rupture prématurée des membranes occasionne comme nous l'avons plus d'une fois observé, l'excès de l'action utérine, probablement à cause de l'excitation déterminée par le contact du corps et des membres du fœtus sur l'organe gestateur. L'administration intempestive de l'ergot de seigle est aussi une cause qui peut puissamment concourir à hâter par trop le travail ou l'expulsion du produit de l'utérus.

L'excès d'action des forces expulsives se traduit par des contractions

de l'organe gestateur tantôt prolongées, tantôt répétées et à peine séparées par certains intervalles, de telle sorte qu'avant même que l'une
d'elles ait cessé, l'autre apparaît déjà avec une intensité prodigieuse. Les
femmes alors emploient instinctivement les plus grands efforts, suspendent la respiration et font agir les muscles du ventre et de tout le corps.
La physionomie dans ces conditions exprime de l'animation et une
grande anxiété ; la tête présente une certaine élévation de température,
la peau devient chaude, le pouls plein et fréquent. Les femmes sont
sous le coup d'une grande irritation et se cramponnent aux objets qui les
entourent, de sorte que leurs efforts finissent par amener le dégagement
du fœtus et simultanément les matières contenues dans le rectum et dans
la vessie.

Les dangers qui résultent d'un travail prompt ne sont pas moins remarquables et funestes que ceux qui ont lieu sous l'influence d'un accouchement lent et retardé. Dans les conditions ordinaires ou lorsque le travail
doit se faire avec régularité, la dilatation des parties s'opère peu à peu,
et tout semble se préparer pour le passage du produit de la conception,
ce qui n'a pas lieu quand la délivrance s'effectue avec rapidité, auquel
cas l'expulsion instantanée du fœtus peut amener l'inertie consécutive
de l'utérus, la rupture du col et même celle du corps de cet organe, et le
déchirement plus ou moins considérable du périnée et du vagin. Si le
canal pelvien offre assez d'amplitude, l'action violente de l'utérus est dans
le cas de produire la procidence ou l'inversion de cet organe au moment
de l'expulsion. Quelquefois l'évacuation précipitée de l'utérus peut, d'après
plusieurs auteurs, entraîner la défaillance et même une syncope pouvant
se terminer immédiatement par la mort.

La vie du fœtus court également de grands dangers quand l'action utérine s'exerce avec intensité et quand l'accouchement s'accomplit d'une
manière accélérée. Dans le premier cas, s'il y a eu rupture prématurée
des membranes et une sortie abondante de liquide amniotique, les parois
de l'organe sont susceptibles de se rétracter violemment, de comprimer
le cordon ombilical contre les parties du fœtus, d'interrompre la circulation utéro-placentaire et d'entraîner l'asphyxie de l'enfant. Dans le second
cas, l'expulsion se faisant très-rapidement, si la femme est debout, le
fœtus peut être lancé contre le sol et éprouver des contusions assez profondes du crâne et un ébranlement tel que la mort peut s'ensuivre; ou
alors le cordon peut se rompre à l'une de ses extrémités, ou, ce qui est
plus grave, il en résulte une inversion de l'utérus ou un décollement
brusque du délivre.

Les moyens à employer pour prévenir les dangers et les suites fâcheuses de l'excès des forces expulsives sont simples, mais variables suivant les
circonstances qui se présentent. La femme a-t-elle un bassin assez ample,
le fœtus étant reconnu peu volumineux, nous devons, en cas d'une
grande énergie des contractions utérines, lui faire garder sur le lit le
décubitus dorsal, et tâcher qu'elle ait assez de tranquillité physique et

morale. Ainsi il faut être sobre dans les examens de l'organe, de façon à
ne pas en augmenter le stimulus, et, lorsqu'il y a constipation et accumulation de matières fécales dans le rectum, administrer un lavement purgatif. Dans ce cas, le laudanum introduit dans le rectum ou donné en
potion est un puissant moyen pour calmer l'excitation utérine ou en
modérer l'action.

Lorsque les contractions seront assez fortes pour faire craindre la procidence de l'utérus, on devra, après avoir réduit l'organe, empêcher, à
l'aide de la main, sa sortie jusqu'à ce que la dilatation du col ait lieu,
engager la femme à ne pas faire d'effort, et appliquer même, suivant le
conseil de Nægele, un bandage sur le périnée correspondant à la fente
de la vulve.

Par l'emploi judicieux de tous ces moyens et d'une saignée la femme
étant pléthorique et robuste, on parviendra à adoucir l'excitation utérine et à amoindrir les effets pernicieux d'un enfantement rapide sur la
mère et sur le fœtus.

CHAPITRE VII

DES HÉMORRHAGIES UTÉRINES.

De tous les accidents pouvant compliquer la grossesse, le travail de
l'enfantement et la puerpéralité, il n'en est certes aucun qui doive mériter l'attention et les soins comme les hémorrhagies de l'utérus.

Le traitement, aussi bien dirigé qu'il soit, peut échouer sur une femme
qui est attaquée de convulsions pendant l'accouchement, mais si une
hémorrhagie a lieu, la vie de la femme, dans la majorité des cas, peut
être sauvée.

Nous donnons le nom d'*hémorrhagie utérine* à toute extravasation sanguine plus ou moins abondante ayant son point de départ dans la matrice,
soit qu'elle vienne de cet organe ou des annexes du fœtus.

Dans 163,738 cas rassemblés par le professeur Churchill, l'hémorrhagie s'est déclarée 1,338 fois ou 1 fois sur 122 cas. Dans 782 cas d'hémorrhagie les décès ont été de 126, soit dans la proportion de 1 à 6;
sur 944 cas, 288 fœtus sont nés morts, c'est-à-dire 1 sur 3; sur 218 cas
où l'hémorrhagie a été due à un accident, 32 se terminèrent fatalement,
soit 1 sur 6. Sur 261 cas d'hémorrhagie résultant de l'insertion du placenta sur le col, 71 ont été fatals, ou 1 environ sur 3 1/2. De 365 cas d'hémorrhagie survenue après la délivrance, 25 eurent une terminaison fatale, soit 1 sur 14.

Les hémorrhagies se divisent en légères et en graves, et selon que
le sang coule dehors ou s'accumule dans la cavité de l'organe, on les dit
externes ou apparentes, internes ou latentes.

Les hémorrhagies peuvent survenir aux premiers temps ou aux derniers mois de la grossesse, au moment où le travail se déclare, pendant le travail et après l'accouchement.

L'hémorrhagie qui se manifeste pendant les six premiers mois de la gestation a été déjà traitée à l'article sur l'avortement; alors il ne sera question ici que des hémorrhagies qui se produisent dans les derniers trois mois de la grossesse et de celles qui apparaissent soit avant, soit pendant le travail.

Quant à l'hémorrhagie qui survient après l'accouchement, elle trouvera sa place ailleurs, lorsqu'il sera traité des accidents qui se manifestent à l'occasion de la délivrance.

ARTICLE PREMIER.

DES CAUSES DES HÉMORRHAGIES.

Les causes des hémorrhagies se subdivisent en prédisposantes, en accidentelles ou déterminantes et spéciales.

§ 1ᵉʳ. — Des causes prédisposantes.

Les modifications ou conditions dans lesquelles entre le système sanguin de l'utérus sont les causes qui prédisposent le plus à l'accident en question.

Hunter avait fait observer judicieusement qu'il n'existait rien qui distinguât plus l'utérus modifié par la grossesse de l'utérus en état de vacuité, si ce n'est le volume et la terminaison des vaisseaux. Ceux-ci acquièrent un volume proportionnellement considérable; les artères répondant au placenta sont spécialement développées et plus nombreuses. L'arrangement des vaisseaux de l'utérus est différent de celui qui se remarque dans d'autres parties du corps, et la circulation placentaire, quoique dépendant de la circulation générale, peut encore être regardée comme spéciale.

Les artères, suivant la description de Hunter, forment dans toute la substance de l'utérus beaucoup d'anastomoses et représentent une foule de circonvolutions, en sorte que, lorsqu'il afflue une grande quantité de sang dans les vaisseaux, ceux-ci peuvent mieux s'adapter aux variations, constantes de grosseur de l'utérus et diminuer l'impétuosité du sang.

M. Jacquemier, cherchant à se rendre compte de la disposition des artères, avait noté que celles-ci s'élargissaient en entrant dans la substance de l'utérus et prenaient un calibre plus considérable, dont l'effet était que la circulation, en devenant plus lente, empêchait les mauvaises conséquences d'un afflux sanguin trop fort vers l'organe gestateur.

En étudiant le système veineux utérin, on voit combien il est remarquable par sa disposition, et par la différence de volume relativement plus grande qu'il y a entre ces vaisseaux et celui des artères : ils sont composés de troncs petits et grands qui communiquent directement entre eux et forment un réseau irrégulier de vaisseaux dont l'arrangement est admirable. Constitués par la tunique utérine, ils ne présentent pas de valvules, mais ils ont une direction extrêmement oblique, presque parallèle à la surface de l'utérus. En outre, il est à observer que leurs ramifications se présentent dans la substance utérine avec un calibre plus considérable que les troncs des veines ovariques et utérines où ils convergent, disposition qui a, suivant M. Jacquemier, pour résultat un ralentissement de la circulation veineuse et un engorgement sanguin de l'appareil veineux, malgré l'action contractile de cet organe. Cependant, pour Cazeaux, l'affaiblissement de la circulation des veines n'est pas aussi marqué que le veut M. Jacquemier; car, d'après une loi d'hydraulique, quand un liquide coule d'un tube plus large dans un plus étroit, la rapidité du courant doit augmenter : ainsi, si la circulation artérielle doit être lente, parce que les dispositions inverses ont lieu, ou plutôt parce que le sang vient de tubes plus étroits dans des cavités plus larges, la circulation veineuse tend à s'accélérer dès lors que le sang passe de tubes plus larges dans des canaux rétrécis. Il faut avouer pourtant que les choses n'ont pas lieu précisément comme le prétend Cazeaux, et, en vérité, dans les phénomènes de la circulation utérine on doit tenir compte de l'action de l'utérus invoquée par M. Jacquemier et d'autres auteurs, car il est reconnu que la contraction utérine rend les veines anguleuses à tel degré que les points d'intersection des divers troncs se convertissent en de véritables valvules qui empêchent le libre écoulement du fluide sanguin par ces canaux.

Toujours est-il que l'appareil vasculaire, si riche dans toute la substance utérine, se développe encore davantage dans les points correspondants au placenta, et, comme Hunter l'a démontré, les vaisseaux qui partent de l'utérus pénètrent dans les cotylédons du placenta, et ceux de cet organe fœtal passent de leur côté à l'utérus, sans qu'il y ait cependant communication de ces deux ordres de vaisseaux entre eux.

Étant, à l'état de vacuité, le siége d'une fluxion hémorrhagique ou exhalation sanguine, et présentant pendant la grossesse un appareil vasculaire si développé, l'utérus déjà par ces conditions et aussi par les excitations suscitées par les phénomènes embryogéniques doit se trouver excessivement engorgé de sang; alors il est aisé à concevoir qu'une cause quelconque venant troubler et accélérer la circulation et amener surtout une grande masse de sang à l'organe gestateur, il en résulte la rupture de quelques vaisseaux et un écoulement sanguin proportionné au nombre de vaisseaux qui ont été déchirés. En général, cet accident, même en ayant lieu aux premiers temps de la gestation, affecte les vaisseaux utéro-placentaires; mais quelquefois il peut se produire, si la grossesse n'est pas à sa dernière moitié, dans les vaisseaux qui vont de l'utérus à la caduque.

Les vaisseaux utéro-placentaires peuvent ainsi se rompre dans quelques cas et donner lieu à une hémorrhagie abondante, sans cependant qu'il y ait, d'après M. Jacquemier, de décollement du placenta, dont la circonférence est entourée de larges canaux veineux; mais d'autres fois le sang, se répandant avec trop d'abondance entre le placenta et l'utérus, peut amener le détachement au moins partiel de cette membrane.

Suivant ce même auteur, l'hémorrhagie utérine présente les caractères d'une hémorrhagie veineuse, car les troubles de la circulation de l'utérus entraînent la pléthore des veines. Celles-ci ayant à supporter alors une tension incomparablement plus forte que les artères, arrivent à se rompre et produisent l'extravasation sanguine : le sang en s'accumulant décolle le placenta dans le voisinage et amène la rupture d'autres veines et artères, mais ces dernières sont tellement petites et leur circulation si peu active qu'elles rendent très-peu de fluide sanguin. Cependant, comme Cazeaux l'a fait voir, les artères devant subir les premières impulsions de l'accès du sang ou de congestion utérine, sont exposées à se rompre et à donner assez souvent lieu à une hémorrhagie artérielle.

En général, l'écoulement sanguin dépend, comme nous l'avons dit, de la rupture des vaisseaux utéro-placentaires; mais d'autres fois, suivant quelques auteurs, l'hémorrhagie peut provenir de la rupture d'autres vaisseaux utérins qui existent loin du point où s'insère le placenta, ou bien elle résultera d'une exhalation sanguine active ou passive de ces mêmes vaisseaux.

Dans certains cas, l'hémorrhagie qui se fait sur la face utérine du placenta est en petite quantité ; la partie liquide du sang est absorbée et les masses fibrineuses qui restent se durcissent, et comme elles ne peuvent se prêter à l'ampliation de l'utérus, il arrive que, lors d'un accès plus grand de sang, les vaisseaux voisins se rompent et donnent naissance à un autre écoulement plus ou moins abondant suivant le nombre de vaisseaux qui se sont rompus. Ainsi on peut dire qu'une hémorrhagie devient une cause prédisposante d'autres hémorrhagies, soit par le fait que nous avons déjà indiqué, soit par l'excitation dans laquelle l'organe gestateur est mis par l'afflux de sang.

Les plans de la couche musculeuse de l'utérus se croisent en différents sens ; il arrive alors que les contractions partielles et péristaltiques des fibres du premier ou du second plan de la couche musculeuse déterminent, suivant M. Gendrin, le déchirement de quelques vaisseaux ; cette condition anatomique acquise par l'utérus sous l'influence de la grossesse constituant ainsi une cause qui prédispose à l'hémorrhagie utérine. M. Jacquemier a remarqué que l'extravasation était précédée ou s'accompagnait le plus souvent de contractions partielles, irrégulières, plus intenses et rapprochées ; cependant, nous ne croyons pas qu'elles soient susceptibles de produire le décollement du délivre, mais plutôt qu'elles empêchent le sang d'affluer en abondance à l'utérus et chassent même en partie celui qui remplit les canaux veineux contractiles. L'absence et le défaut de susceptibilité de l'utérus, quand il y a un état de congestion, ne semblent-ils pas être plutôt cause prédisposante de l'hémorrhagie utérine que les conditions indiquées par M. Gendrin ?

La structure du placenta et ses rapports avec l'utérus permettent à ce dernier, par leurs dispositions, de prendre une grande extension et de se contracter partiellement et avec plus ou moins de violence sans qu'il s'ensuive une rupture dans ses vaisseaux respectifs ; on remarque, en effet, que le décollement du placenta n'a lieu le plus souvent qu'après la sortie des dernières parties du fœtus. Ainsi nous croyons que les contractions partielles sont rarement cause de l'hémorrhagie utérine ; et cela même n'aura lieu qu'autant que le placenta, comme le dit très-bien M. Jacquemier, aura perdu sa flexibilité, et qu'il résultera de la contraction brusque et étendue, d'après Murphy, un trouble général de la circulation utérine ; alors le placenta ne peut échapper à cette excitation dont l'effet se traduira par la rupture de la tunique mince des vaisseaux qui se portent de l'utérus à cette partie.

L'hydropisie de l'amnios peut exagérer la distension de l'utérus au point qu'il résulte, malgré l'élasticité du tissu placentaire, une rupture des vaisseaux de cet organe et conséquemment une hémorrhagie.

Le raccourcissement primitif ou accidentel du cordon peut être cause prédisposante de l'hémorrhagie utérine, dont le mécanisme a lieu de la même manière qui a été plus haut indiquée.

Dans les grossesses gémellaires, aussitôt que le premier fœtus est délivré, la rétraction dans laquelle l'utérus entre peut avoir pour conséquence le décollement partiel du placenta et la rupture des vaisseaux utéro-placentaires, dont il résultera une hémorrhagie qui peut être fatale tant à la femme qu'au fœtus, ce qui nous fait regarder ces grossesses comme cause prédisposante des hémorrhagies utérines.

Indépendamment des causes qui se rattachent aux changements imprimés à l'utérus par la gestation et aux phénomènes embryogéniques, il en est plusieurs autres appartenant à l'état général et à certaines conditions spéciales de la femme. Toutes ces causes influent soit par le surcroît d'activité qu'elles impriment à la circulation générale, soit parce qu'elles entretiennent sur l'organe gestateur une excitation considérable ou un afflux sanguin trop fort eu égard à l'activité de la circulation. Dès lors la femme d'un tempérament sanguin et robuste, sujette à des menstruations abondantes ou à un grand afflux de sang, est plus disposée qu'une autre aux hémorrhagies.

Les femmes d'un tempérament lymphatique sont dans le même cas : seulement la cause hémorrhagique ne se trouve pas, comme dans le cas précédent, dans l'activité de la circulation, mais bien dans l'atonie ou dans une espèce de congestion passive qui s'établit dans la matrice et qui fait que le système veineux, en présentant une forte réplétion, peut éprouver une rupture dans quelques-uns de ses vaisseaux, d'où il résulte un écoulement sanguin.

En résumé, l'irritabilité nerveuse et les causes susceptibles d'exciter l'utérus, telles que l'excès des relations sexuelles, les veilles prolongées, les promenades à cheval, la danse, la fréquentation des spectacles, les purgatifs drastiques, les boissons alcooliques sont autant d'autres causes qui prédisposent aux hémorrhagies de l'utérus.

§ 2. — Des causes efficientes et accidentelles.

Les causes prédisposantes que nous avons indiquées peuvent se transformer en causes efficientes, si leur action se prolonge, et donner lieu, comme on l'a vu, à la rupture des vaisseaux utéro-placentaires et à une hémorrhagie utérine. Outre ces causes, il y en a bien d'autres, connues sous le nom de causes accidentelles, capables d'amener le même résultat. C'est ainsi que l'on a observé un grand nombre de cas d'hémorrhagie dépendant d'une émotion morale, d'un ébranlement physique, d'un coup dirigé sur le ventre et de quelques autres accidents d'une nature presque identique. Ces causes, on le conçoit, exercent leur influence soit directement sur les vaisseaux utéro-placentaires, soit par la perturbation qu'elles produisent dans la circulation générale. On remarque aussi que l'hémorrhagie se déclare ou immédiatement après ces causes, ou alors au bout d'un temps qui se prolonge plus ou moins. Dans le premier cas, il faut supposer que le fait primitif se traduit par une rupture prompte des attaches utéro-placentaires, déterminée pour sa part par un afflux considérable de sang vers l'organe gestateur. Cependant l'utérus, étant graduellement distendu par le liquide amniotique et soutenu par des parties molles et élastiques, ne se trouve pas dans des conditions telles que l'action des causes extérieures ait une influence immédiate capable de produire la rupture des connexions qu'il garde avec le placenta. Nous voulons dire par là que la rupture primitive des attaches utéroplacentaires doit être un fait peu commun, et que, d'un autre côté, à la suite d'un choc, d'un ébranlement physique produit par une chute d'un endroit élevé, il peut y avoir un afflux de sang qui détermine d'abord la rupture des vaisseaux utéro-placentaires et ensuite le décollement du placenta.

Dans le second cas, ou lorsque l'hémorrhagie survient au bout d'un temps plus ou moins éloigné du moment où l'accident a lieu, la rupture des vaisseaux doit précéder le décollement du délivre, et avant que l'écoulement sanguin s'établisse, il peut s'amasser sur la face utérine de cet organe, comme Baudelocque et d'autres l'ont vu, une quantité assez considérable de sang.

§ 3. — Des causes spéciales.

Les causes que nous avons étudiées ne sont pas les seules qui peuvent amener l'hémorrhagie utérine. Il en est d'autres qui la déterminent avec plus de certitude et qui, par leur action, méritent à juste titre le nom de *causes spéciales.*

Les causes de cette nature qui doivent plus particulièrement attirer l'attention sont l'insertion vicieuse du placenta sur le segment inférieur de l'utérus, et la rupture du cordon ombilical.

A. — De l'insertion du placenta sur le segment inférieur de l'utérus.

— Il n'est rien de plus compliqué et qui soit accompagné de plus de dangers, dans l'art des accouchements, que l'insertion du placenta sur le segment inférieur de l'utérus. La présentation du placenta, dit le docteur Ramsbotham, est une cause pleine de dangers, et, suivant l'observation du docteur Rigby, il en est peu, dans les accouchements, de plus terribles que l'hémorrhagie qui survient dans les cas où le délivre s'implante soit dans le centre, soit en partie sur l'orifice utérin. La forme de l'hémorrhagie, d'après madame Lachapelle, qui dépend de l'implantation du placenta sur l'orifice interne de l'utérus est le plus dangereux accident qui puisse arriver à une femme enceinte.

Le professeur Churchill, dans un excellent ouvrage sur la théorie et la pratique de l'art des accouchements, a réuni, comme nous l'avons déjà dit, 261 cas de cette complication, dont 71 se terminèrent par la mort de la femme, d'où il résulte qu'il y a eu presque 1 décès sur 3 1/2 cas. Sur 654 cas réunis par le professeur Simpson, le résultat a été fatal à 180 femmes, ce qui donne une proportion égale à celle qu'a indiquée Churchill.

Selon Rigby, dans un nombre de 106 cas d'hémorrhagie, 46 furent dus à l'insertion du placenta sur le col, et sur 26,676 accouchements, le docteur Francis Ramsbotham en observa 42 où le même fait s'était produit.

Dans l'opinion de madame Lachapelle et du professeur Pajot, la plupart des hémorrhagies qui s'observent soit pendant la grossesse, soit pendant l'accouchement, ne reconnaissent d'autre cause que l'insertion du placenta sur le segment inférieur de l'utérus. M. Jacquemier n'accepte pas tout à fait cette proportion, et selon lui madame Lachapelle s'approcherait plus de la vérité en disant que le plus grand nombre des hémorrhagies qui exigent la terminaison des accouchements est dû à cette cause.

Puzos, Guillemeau, Mauriceau, Deventer, Pugh et les autres accoucheurs anciens ont eu, paraît-il, l'occasion de rencontrer quelquefois le placenta appliqué sur le col de l'utérus, mais ils croyaient que sa présence provenait de ce qu'il s'était décollé du fond de cet organe. Paul Portal a été le premier, suivant quelques auteurs, à parler de l'adhérence du placenta à cette partie, ce qui l'obligea une fois à faire l'extraction artificielle du fœtus; mais il n'entra dans aucune considération au sujet de ce phénomène, et crut même que cette adhérence était produite par du sang coagulé qui s'était interposé entre les deux surfaces.

C'est après les travaux et les recherches de Giffard, de Levret, de Rœderer et de Smellie qu'on commença à reconnaître le fait en question et à traiter du mécanisme de l'hémorrhagie, quand le placenta s'insérait sur le col utérin. En méconnaissant les modifications présentées par le col de l'utérus dans la grossesse ou peut-être en pensant que cette partie de l'organe gestateur prenait de l'ampleur à proportion que cet état progressait, bien des praticiens et des accoucheurs ont supposé, il n'y a pas longtemps encore, que l'hémorrhagie se déclarait inévitablement dans les trois derniers mois de la gestation par suite de la rupture des vaisseaux utéro-placentaires, produite par l'ampliation de la base du col utérin au niveau de l'orifice interne; mais, comme il a déjà été dit, la cavité du col utérin, suivant le professeur Stoltz, ne subit pas la moindre dilatation jusqu'à la dernière quinzaine de la grossesse, ou plutôt l'orifice interne ne s'amplifie ni ne s'entr'ouvre tant que la grossesse n'est pas presque arrivée à son terme : ainsi, si l'hémorrhagie observée dans le cours de l'accouchement peut être ou est presque inévitable, celle qui se déclare avec tant de fréquence pendant la grossesse par l'ampliation du col utérin a une autre cause. Si l'on étudie l'époque où se manifeste l'hémorrhagie dans ces cas, on se convainc qu'il n'y a rien de fixe à cet égard, et l'on voit l'écoulement se déclarer au cinquième, au sixième et au septième mois, époques où l'orifice interne est encore entièrement fermé. Lorsque la dilatation commence à s'opérer au sixième mois, pourquoi, dit très-bien M. Jacquemier, l'hémorrhagie ne se voit-elle pas à cette époque? Si l'hémorrhagie ne s'observait que dans la dernière quinzaine ou au moment de l'accouchement, on pourrait dire que sa cause aurait été dans la dilacération produite par la distension du col; mais ce n'est pas dans ces temps qu'elle a lieu, et dès lors son mécanisme doit, au moment de l'accouchement, être différent de celui qu'ont indiqué Gardien, Baudelocque, Négrier et autres.

D'après cela, M. Jacquemier, étant entré dans des études au sujet du phénomène en question, a reconnu que le développement de l'utérus ayant lieu dans les premiers mois aux dépens de son segment supérieur, si, par les causes déjà signalées en leur lieu, le placenta venait se fixer sur le col utérin ou au côté, il pouvait s'étendre sur une large surface, jusqu'à ce que le développement toujours rapide de l'utérus commençant, il en résultât une traction des vaisseaux utéro-placentaires, et par suite la rupture de quelques-uns d'entre eux et l'hémorrhagie. Quand même le placenta pourrait accompagner le développement organique du segment inférieur de l'utérus, la distension mécanique que cette partie peut éprouver, quand à une époque avancée de la grossesse la tête du fœtus s'applique sur le col, augmenterait sûrement la traction et entraînerait l'hémorrhagie. Cependant l'hémorrhagie n'est pas une cause inévitable, comme l'a dit Gardien, de l'essence de la grossesse, et surtout de l'accouchement.

Dans les cas où le placenta est venu s'insérer sur le segment inférieur de l'utérus, il peut accompagner le développement de cette partie de l'organe de la gestation, et l'hémorrhagie, après s'être déclarée une fois ou plus pendant la grossesse, peut cesser définitivement; l'accouchement arrive alors à sa terminaison. Néanmoins il est rare que le placenta étant inséré sur le segment inférieur de l'utérus et sur le col, l'hémorrhagie n'ait pas lieu, surtout pendant l'accouchement. En effet, sur 111 cas rassemblés par le professeur Simpson, on n'en observa que 7 sans hémorrhagie utérine. Cazeaux fait remarquer pourtant que l'hémorrhagie, à l'occasion de l'insertion du placenta sur le col utérin, n'est pas inévitable, car on rencontre des cas où pendant le travail même la dilatation s'opère sans l'écoulement d'une seule goutte de sang. Suivant le même auteur, Walter a pensé que l'absence d'hémorrhagie était due à la communication facile entre les veines et les artères utérines, de telle sorte que le passage du fluide pouvait se faire des unes aux autres sans couler à l'extérieur. Mercier, dans un travail spécial sur cette exception, croit qu'elle dépend d'un état de constriction des vaisseaux et de la perversion de leur sensibilité, qui mettent obstacle à l'écoulement sanguin. Cazeaux, rejetant l'opinion de ces deux auteurs, pense, d'accord avec Moreau, que l'idée la plus rationnelle est que, dans les cas de ce genre, le fœtus a succombé depuis quelque temps, ce qui fait que la circulation utéro-placentaire s'est tout à fait arrêtée au moment de l'accouchement, et le sang retenu dans les vaisseaux s'y coagule, de manière que, même par la rupture de ceux-ci, il ne se produirait aucun écoulement.

Nous admettons que le défaut d'hémorrhagie dans les cas d'insertion du placenta dépende souvent de cette cause, mais nous pensons avec le professeur Tyler Smith qu'il se fait une séparation répétée et partielle du placenta, de sorte que les vaisseaux utérins qui ont été rompus se contractent et le sang se fige dans le point du délivre qui a été décollé. Ce procédé peut se reproduire différentes fois avant que l'accouchement se déclare, et le placenta ainsi désuni n'est plus à même de fournir la moindre quantité de sang sans que le fœtus cesse néanmoins de vivre. Dans d'autres cas, l'accouchement est précédé ou suivi immédiatement de la séparation complète et totale du délivre, et là même, suivant le professeur Simpson, l'hémorrhagie peut faire défaut ou bien elle sera très-modérée. Sur 71 cas qu'il a réunis, on peut voir effectivement, à l'exception de 5 cas, qu'il n'y a eu aucune hémorrhagie lorsque l'expulsion du placenta a été immédiatement suivie de la naissance du fœtus. C'est en se fondant surtout sur ce fait que ce professeur a proposé la méthode dont nous apprécierons les avantages en temps opportun.

La suspension de l'écoulement ou son absence s'observe encore quelquefois à la rupture de la poche des eaux et lorsque, par suite de la contraction utérine, la tête fœtale vient exercer sur le délivre une compression capable d'empêcher l'hémorrhagie et donner au sang le temps de se coaguler dans l'orifice des vaisseaux qui se sont rompus. La nature, dit le professeur Murphy, semble avoir en elle-même les ressources nécessaires pour amoindrir les conséquences de ces désordres, et c'est ainsi que l'on remarque que la contraction qui a produit la rupture des vaisseaux vient en même temps s'opposer à l'hémorrhagie.

B. — **Rupture du cordon ou de l'un de ses vaisseaux.** — Le déchirement du cordon ou de l'un des vaisseaux qu'il fournit au placenta peut être cause d'une hémorrhagie qui compromet quelquefois la vie de la femme et entraîne, dans la majorité des cas, la mort du fœtus. Leuret, Delamotte, Baudelocque et Cazeaux rapportent chacun une observation de ce genre; mais, en exceptant celle de ce dernier auteur, toutes les autres, comme le dit très-bien le professeur Velpeau, ont trait évidemment à des cas d'hémorrhagie ordinaire. Le sujet sur lequel se fonde l'observation de Baudelocque perdait du sang dès le commencement de l'accouchement, et ce liquide ne pouvait pas venir du cordon, attendu que la poche amniotique était intacte et que son ouverture ne se fît qu'après bien du temps, et artificiellement. Le liquide était sanguinolent, mais il ne pouvait pas en être autrement, car la femme avait une hémorrhagie, et dès lors le sang se mélange avec l'eau de l'amnios; enfin cela dépendait d'autant moins de la rupture du cordon, que la femme ayant éprouvé une excessive faiblesse, le fœtus n'a presque rien souffert et a pu naître vivant.

Le cas relaté par Cazeaux se rapporte à une femme grosse pour la cinquième fois. Elle entra à l'Hôtel-Dieu avec une hémorrhagie que l'on pensa d'abord être due à l'insertion du placenta sur le col, mais que, après l'accouchement et l'expulsion du placenta, on reconnut provenir du décollement de la portion de la poche des eaux qui couvrait la face fœtale du placenta et de la rupture des vaisseaux qui rampaient sur sa surface. Le fœtus était de sept mois; il était né mort, pâle ou sans couleur. Dans un autre cas cité par Deneux, l'hémorrhagie dépendait comme ici de la rupture des embranchements des vaisseaux ombilicaux, et le sang s'amassait entre le chorion et la face fœtale du placenta. Cazeaux, entrant dans l'examen de ces deux cas, observe que cette rupture peut venir à la suite d'un épanchement de sang résultant d'un des vaisseaux utéro-placentaires, dont les rameaux arrivent jusqu'au-dessous des membranes qui couvrent le placenta.

D'après cela, nous croyons que la rupture du cordon au-dessus ou à distance du point dans lequel il pénètre dans le placenta, peut donner lieu à une hémorrhagie, mais elle ne sera fatale qu'au fœtus; néanmoins, si le déchirement se produit dans les vaisseaux faisant partie du placenta, la cause qui l'a amené peut s'étendre aux vaisseaux utéro-placentaires, et entraîner de cette façon une hémorrhagie capable de mettre en péril la vie de la femme, quand même le sang s'épancherait dans la cavité amniotique. Il n'est pas impossible cependant que, par une anomalie ou disposition anatomique, un vaisseau fœtal communique avec un des vaisseaux utéro-placentaires, d'où il résulte que la rupture du premier peut amener une hémorrhagie utérine. Dans une observation de Benkiser

rapportée par Cazeaux, l'hémorrhagie dépendait de la rupture de la
veine ombilicale, dont la distribution était telle qu'un de ses rameaux au
point d'insertion de ses membranes se dirigeait à droite, parcourait un
trajet considérable dans sa surface interne, et venait enfin se prolonger
dans le bord opposé du placenta : on avait noté que le fœtus était né
mort, et que la femme avait perdu de 160 à 200 grammes de sang; mais
nous ne pouvons concevoir comment tout cela a eu lieu sans qu'un des
vaisseaux utéro-placentaires ait été atteint.

ARTICLE II.

DES SYMPTÔMES DE L'HÉMORRHAGIE UTÉRINE.

A l'exemple de quelques auteurs, nous diviserons les symptômes de
l'hémorrhagie utérine en *généraux* et *locaux*.

Symptômes généraux. — Les symptômes généraux qui se manifestent à
l'occasion de l'hémorrhagie utérine sont semblables à ceux d'une hémorrhagie ordinaire.

Si l'écoulement sanguin a été préparé par l'action lente des causes que
nous avons indiquées sous le titre de prédisposantes, son apparition peut
être précédée de douleurs lombaires, de pesanteur dans le bassin, de
quelque céphalalgie, de mouvements tumultueux du fœtus, et enfin de la
cessation de ces mêmes mouvements, symptômes auxquels on peut
ajouter un certain accroissement de chaleur de tout le corps, alternant
avec quelques frissons parfois suivis de fréquence, de force et de rapidité du pouls ou d'un véritable mouvement fébrile; mais si l'hémorrhagie survient brusquement sous l'influence d'une cause accidentelle
violente ou dépend de l'insertion vicieuse du placenta, on n'observe quelquefois pas de signe précurseur, et dès lors les effets constitutionnels de
l'hémorrhagie se concentrent dans le pouls et dans l'action utérine.
Quand l'accouchement s'est déclaré, les douleurs sont plus faibles; dans
tous les cas, le pouls est plus rapide et dur, et il survient bientôt des
symptômes d'irritation nerveuse et de défaillance.

La femme est agitée, cherche à se lever du lit, elle sent cependant une
oppression dans la région précordiale et une angoisse inexprimable,
quelques vomissements se déclarent, jusqu'à ce qu'enfin elle tombe dans
une syncope qui peut se prolonger quelque temps. Dans ces cas, le pouls
disparaît, le visage pâlit, les yeux deviennent fixes, ouverts et élevés un
peu vers la partie supérieure de l'orbite, et les extrémités se refroidissent.
Si la femme revient à elle, la respiration est stertoreuse, les idées in-
cohérentes, l'agitation extrême et le pouls rapide, petit et dépressible.
Puis il peut survenir quelquefois des convulsions, et après un ou deux
accès, la mort vient terminer cette scène affligeante.

La force, l'intensité ou l'énergie de ces symptômes dépendent de la force et de la vigueur de la femme, de la rapidité et de l'intensité de l'hémorrhagie.

Symptômes locaux. — Le sang qui est chassé des vaisseaux tantôt apparaît de suite à l'extérieur et donne lieu à l'hémorrhagie utérine, tantôt, étant retenu entre le placenta et l'utérus, il y séjourne pendant quelque temps et constitue l'hémorrhagie interne ou occulte.

Dans les cas d'hémorrhagie externe, tantôt le sang est porté avec violence et en quantité telle qu'en peu de minutes ou de secondes la mort de la femme peut arriver; tantôt il est lancé avec moins d'abondance et de force et éprouve quelquefois des interruptions ou apparaît par intervalles, comme cela se voit dans les cas où le placenta se trouve inséré dans le segment inférieur de l'utérus.

Dans les cas d'hémorrhagie interne ou latente, si l'effusion sanguine est naturelle, outre les phénomènes généraux par nous indiqués précédemment, la femme peut sentir des douleurs dans la région utérine occupée par l'épanchement, et éprouver des coliques intenses et quelque pesanteur dans le périnée. L'endroit où le sang se loge forme graduellement une tumeur ou une élévation qui, par sa fermeté et sa configuration spéciale, est parfaitement distincte de celle formée par le produit de la conception.

En général, le sang épanché s'accumule dans la face utérine du délivre, et la quantité en peut être telle qu'il en résulte le décollement central de cette membrane, qui reste seulement adhérente à l'utérus par sa circonférence. Dans la science on rencontre une foule de cas où les symptômes les plus effrayants et même la mort ont été la suite d'une hémorrhagie de ce genre. Les docteurs Hardy et Clintock rapportent, dans leur ouvrage sur les accouchements et les maladies puerpérales (*Midwifery and puerperal diseases*), deux cas qui se sont terminés fatalement, et dans lesquels l'autopsie fit remarquer que le placenta se trouvait, sauf par ses bords, tout à fait séparé de l'utérus, l'espace qui existait entre lui et cet organe étant occupé par une quantité de sang énorme.

Dans d'autres cas, le fluide sanguin s'épanche entre les mailles du tissu du placenta, et constitue ce que l'on connaît sous le nom d'apoplexie placentaire.

En troisième lieu, ou le sang s'accumule entre le chorion et la face fœtale du placenta, comme dans le cas mentionné par Cazeaux, ou bien l'épanchement peut être intra-amniotique, comme dans le cas rapporté par M. Benckiser.

Presque toujours l'hémorrhagie interne se convertit en externe. Le sang, en se répandant entre l'utérus et la face correspondante du placenta, peut, au bout d'un certain temps, rompre les adhérences de cet organe et venir se montrer à l'extérieur. Il peut arriver aussi qu'il se forme un caillot sanguin qui fasse en sorte que le sang s'accumule de nouveau dans l'intérieur ou alors n'en laisse écouler qu'une petite partie à l'extérieur, l'autre étant retenue dans l'intérieur.

L'hémorrhagie tant interne qu'externe a une terminaison variable. Survient-elle pendant la grossesse, le sang, après s'être épanché des vaisseaux en quantité plus ou moins abondante, se coagule, contracte ultérieurement des adhérences, de sorte que la grossesse peut arriver à terme, d'une part parce que le décollement placentaire ne s'est pas fait dans une grande étendue, et aussi parce que le siége de l'hémorrhagie n'a pu affecter la circulation utéro-placentaire. Quelquefois l'effusion sanguine cesse de se manifester quand le placenta, ayant été décollé en grande étendue, ne peut se prêter aux phénomènes de nutrition et à l'hématose du fœtus. Celui-ci alors périt, mais malgré cela son expulsion n'a eu lieu qu'après un temps plus ou moins long. Quand l'accouchement se déclare dans ce cas, on n'observe pas la reproduction de l'hémorrhagie, ou elle est si petite qu'elle n'influe en rien sur l'état général de la femme. Nous croyons que tous les accoucheurs ont eu l'occasion de remarquer les phénomènes que nous venons d'indiquer, et il n'y a pas longtemps qu'il se présenta à nos yeux un fait qui doit être compris dans cette classe. Une dame qui, dans tous ses accouchements, était atteinte d'hémorrhagie utérine, se trouva enceinte pour la sixième fois, et elle en était au troisième mois quand elle eut un écoulement sanguin qu'on prit pour les *règles*. Étant cependant appelé et reconnaissant par l'examen qu'elle était grosse, nous eûmes recours aux moyens appropriés, par lesquels nous avons suspendu l'hémorrhagie. Deux mois après, ayant l'occasion de l'examiner de nouveau, nous avons perçu les mouvements passifs du fœtus et les pulsations cardiaques de celui=ci, ce qui acheva de nous convaincre de l'existence de la grossesse; mais, au bout d'un mois, cette personne ne sentait plus les mouvements actifs du fœtus, qui jusqu'alors avaient eu lieu, quoiqu'ils fussent très=faibles; quant à nous, nous n'avons pu entendre les battements du cœur. Quinze jours après, l'avortement s'est déclaré et se termina par l'expulsion d'un fœtus mort de six mois et demi à sept mois, mais sans le moindre écoulement sanguin, ni avant ni après l'accouchement. Seulement ce que nous avons observé, c'est qu'au moment de la rupture de la poche des eaux le liquide amniotique avait une couleur chargée et que le placenta, dont l'expulsion s'était faite naturellement, se trouvait réduit à une lame mince ou un peu plus épaisse qu'une pièce de deux francs.

Il est très-probable que l'hémorrhagie qui se manifesta au troisième ou au quatrième mois de la gestation avait modifié les conditions de la circulation utéro-placentaire, et qu'il en était résulté une insuffisance pour la nutrition et pour l'hématose du fœtus, et consécutivement la mort de ce dernier, son expulsion ayant eu lieu en vertu de ces modifications sans renouvellement de l'écoulement sanguin, phénomène si constant dans les autres accouchements.

La conséquence la plus fréquente d'une hémorrhagie est assurément l'expulsion du fœtus. Le placenta, soit en vertu de la cause qui est venue exercer son action sur le système utérin de la femme ou de l'accumulation du sang, se décolle; le fluide extravasé irrite l'utérus, de sorte que celui-ci entre en contraction, et au bout d'un temps plus ou moins long détermine la sortie du fœtus et amène presque toujours la cessation de l'hémorrhagie, depuis le moment de la rupture de la poche des eaux, à moins qu'elle ne soit due à l'insertion vicieuse du placenta.

Cette terminaison n'est cependant pas toujours observée. L'écoulement sanguin est quelquefois assez abondant et assez rapide pour que les forces de la femme s'épuisent en peu de temps; alors la mort survient au milieu des symptômes que nous avons précédemment signalés.

ARTICLE III.

DIAGNOSTIC.

Par ce que nous avons dit jusqu'ici il semblerait que le diagnostic des hémorrhagies utérines fût une chose excessivement facile. Bien des hommes distingués se sont plus d'une fois mépris à ce sujet, et l'accoucheur un peu jaloux de sa réputation ne doit pas négliger un point aussi délicat.

L'hémorrhagie qui fait l'objet de notre étude peut se déclarer dans les trois derniers mois de la grossesse, avant et pendant le travail de l'enfantement.

Étudions les signes par lesquels on doit diagnostiquer une hémorrhagie dans les trois derniers mois de la gestation. Si quelquefois le diagnostic est bien clair et évident, il n'est pas facile dans d'autres cas.

En effet, il est des femmes dont la grossesse s'accompagne par exception d'un écoulement sanguin regardé par quelques accoucheurs comme la suite des manifestations cataméniales, et c'est ainsi qu'il est aisé de confondre ce phénomène avec une hémorrhagie. Cette erreur n'est possible cependant que dans les trois premiers mois de la grossesse, car la femme est sujette seulement à cette époque à l'apparition d'un écoulement de ce genre; mais s'il se déclare à partir du sixième mois, il faut le traiter ou le considérer comme une hémorrhagie.

Il ne suffit pas que l'accoucheur reconnaisse l'existence d'une hémorrhagie, encore faut-il qu'il recherche la cause sous l'influence de laquelle elle se déclare, parce que souvent les moyens à employer sont différents.

En général, il n'y a pas de difficulté à reconnaître si l'hémorrhagie s'est déclarée sous l'influence d'une cause prédisposante ou accidentelle; mais comment saura-t-on si elle est due à une cause spéciale ou plutôt à l'insertion du placenta sur le segment inférieur de la matrice?

Les signes à l'aide desquels on peut parvenir à découvrir cette anomalie se divisent en rationnels et sensibles. Les premiers s'obtiennent par l'étude du développement de l'accident et des particularités qui l'accompagnent ; les seconds sont obtenus par l'examen utéro-vaginal et sont tirés de l'état dans lequel on rencontre le col de l'utérus et les parties qui se trouvent en rapport avec lui.

Quand l'hémorrhagie dépend de l'implantation vicieuse du délivre, on peut observer les signes suivants :

1° L'hémorrhagie ne se déclare jamais avant l'époque indiquée plus haut, et souvent même elle ne survient qu'au huitième mois et plus fréquemment au commencement ou à la fin du neuvième.

2° L'hémorrhagie s'annonce subitement, sans que la femme puisse soupçonner une cause antécédente soit externe ou interne.

3° La première hémorrhagie, survenue sous l'influence d'une insertion vicieuse du placenta, est pour l'ordinaire peu abondante et d'une courte durée, car dans le commencement il se rompt peu de vaisseaux ; mais, après quelques jours ou au bout d'une semaine ou deux, elle revient avec plus de force et avec plus de facilité, et peut, comme dit Churchill, continuer jusqu'au moment de l'accouchement. En tout cas, l'hémorrhagie est plus abondante et dure plus de temps, car à chaque fois il se rompt de nouveaux vaisseaux d'un volume plus considérable.

4° Si l'accouchement s'est déclaré, chaque contraction utérine est suivie d'un écoulement sanguin formidable, surtout dans le cas où les membranes se trouvent intactes, ce qui n'a pas lieu dans les hémorrhagies dues à une autre cause. Ainsi à chaque contraction le col de l'utérus tend à se dilater, et en rompant les adhérences vasculaires qui l'unissaient au placenta, il doit en résulter une hémorrhagie d'autant plus grande que les vaisseaux déchirés seront plus nombreux. Lorsque l'hémorrhagie provient d'une autre cause quelconque, la contraction amène avec elle l'amoindrissement du volume utérin, et il peut en résulter que les orifices vasculaires se ferment assez pour empêcher l'issue du sang. En cas de rupture des membranes suivie de la sortie du liquide amniotique, la suspension de l'écoulement sanguin peut avoir lieu même lors d'une implantation défectueuse du placenta ; mais le crâne du fœtus aura dû se présenter de manière que les parties soient, par sa présence, suffisamment comprimées pour mettre obstacle à la sortie du sang.

5° Dans l'examen utéro-vaginal on ne rencontre pas, comme dans les accouchements ordinaires, la poche des eaux, qui ne peut se former à cause de la présence de la masse constituée par le placenta.

6° Le col de l'utérus est plus épais, plus spongieux et plus ramolli, parce que le placenta, en se fixant dans cette partie, détermine un afflux plus fort de liquides.

7° Si le col est assez dilaté pour donner passage au doigt, on découvre au niveau de son orifice externe une surface fongueuse, inégale, granuleuse, épaisse, peu élastique et adhérente aux parties circonvoisines, d'où l'on ne peut la séparer qu'en employant quelque effort. Mais il y a des cas où les caractères qui se rencontrent dans le corps qui occupe l'orifice du col pourraient faire croire, sans un examen très-soigneux, que le col utérin est occupé par un caillot sanguin et non par le placenta. Le doute aura bientôt disparu lorsque par le toucher on sentira que ce corps n'offre aucune résistance et qu'il s'écrase facilement sous la pression du doigt, ce qui n'aura pas lieu si c'est le placenta qui se trouve adhérent au col de l'utérus.

Quelquefois la face inférieure du placenta est couverte par un caillot sanguin épais, pouvant, par les caractères que nous avons indiqués, faire supposer que le col se trouve à peine occupé par ce corps; mais pour peu qu'on porte le doigt plus avant, on découvre la tumeur formée par la présence du placenta. Dans les cas où celui-ci s'insère dans les environs du col, il peut arriver qu'on ne le sente pas en introduisant le doigt jusqu'à l'orifice interne; mais en contournant la circonférence du col on rencontrera un bord du placenta, ou bien on observera que dans certains points les membranes du fœtus sont tomenteuses et conservent une épaisseur qui n'est pas naturelle. En outre, si le placenta s'implante au côté du col, ce côté présente plus de développement et la sensation qu'il communique au doigt est celle d'un corps mou et spongieux.

L'épanchement du sang entre le chorion et le placenta peut donner lieu aux mêmes symptômes que nous avons remarqués lors de l'insertion du placenta sur le segment inférieur de l'utérus, mais on reconnaîtra la cause de l'accident après le toucher et l'examen du col utérin. La masse constituée par le placenta ne sera pas perçue, et le col n'offrira pas les caractères décrits précédemment.

Toutes les considérations dans lesquelles nous venons d'entrer se rapportent spécialement aux hémorrhagies externes; alors il est essentiel que nous tâchions d'indiquer les moyens par lesquels il est possible d'établir le diagnostic des hémorrhagies internes.

C'est aux hémorrhagies de cette espèce que s'appliquent surtout les difficultés que nous avons dit exister dans le diagnostic des hémorrhagies utérines.

Par les symptômes généraux exposés précédemment on peut, quand l'écoulement sanguin est abondant, arriver au diagnostic de l'accident dont il s'agit; mais cela demande assez de soin, car l'agitation, les douleurs utérines, la fréquence du pouls, la syncope et même les accès convulsifs peuvent avoir d'autres origines, et alors le diagnostic peut être établi inexactement. Cependant l'hémorrhagie interne amène une défaillance, de la pâleur, de l'altération du visage et une agonie qui ne se rencontrent pas dans les états que nous venons d'indiquer, et si l'on examine soigneusement l'utérus, on peut remarquer qu'il a pris dans une partie un développement considérable de manière à offrir une tumeur qui se distingue aisément de celle qui est constituée par le produit de la conception.

Le développement que l'organe gestateur a acquis sous l'influence de l'écoulement sanguin ne peut être confondu avec l'hydropisie de l'amnios,

parce qu'il est rapide ou a lieu en peu d'instants, et ne s'accompagne
d'aucun symptôme général appartenant à l'hémorrhagie. Le météorisme
ou le développement de gaz dans les intestins peut, comme l'a observé
Baudelocque, produire à côté de l'utérus une élévation ; mais, à moins
d'une grande inattention, cette élévation ne peut être prise pour une collection sanguine. Toute méprise est impossible dès que par la percussion on obtient dans la tympanite une sonorité qui n'a pas lieu dans ce
dernier cas.

Les phénomènes généraux et l'ampliation et le développement rapides
de l'utérus sont, par conséquent, les caractères ou les signes par lesquels
on peut établir le diagnostic des hémorrhagies internes. La suspension
des douleurs et des contractions utérines est aussi pour quelques auteurs
un signe très-significatif quand il se réunit à ceux dont il a étéparlé plus
haut. Néanmoins il est bon de se souvenir que la science rapporte un
nombre de faits où, en dépit d'une hémorrhagie interne mortelle, aucune
modification ne s'est observée dans le caractère des douleurs, de sorte
que l'accoucheur ne doit pas chercher seulement par ce signe à établir
le diagnostic d'une hémorrhagie interne.

ARTICLE IV.

PRONOSTIC.

L'hémorrhagie utérine est un des accidents les plus graves et les plus
promptement mortels qui puissent atteindre les femmes grosses ou en
travail d'enfantement. Elle exige de l'assistant beaucoup de sang-froid,
de courage et de célérité dans l'emploi des moyens ; ce qui n'empêche
pas quelquefois une issue rapide et fatale. Les hémorrhagies, quand elles
sont abondantes, peuvent ainsi avoir une terminaison déplorable, et dans
d'autres cas, quoique peu abondantes, elles peuvent néanmoins entraîner
sourdement la mort. Ce n'est pas seulement, comme dit Velpeau, par la
quantité de sang épanchée à l'extérieur que se révèle la gravité du pronostic ; il faut aussi tenir compte de l'effet subi par l'économie en
général.

Le danger qui accompagne l'hémorrhagie utérine s'accroît en raison du
progrès de la grossesse ; cela se conçoit, puisque, par le développement
plus considérable des vaisseaux, l'écoulement sanguin doit être plus fort
dans un temps donné, et dès lors la difficulté n'en sera que plus grande
pour le modérer. Mauriceau, Puzos et bien d'autres auteurs avec eux ont
pensé que les hémorrhagies survenant dans les deux ou trois premiers
mois de la gestation étaient rarement mortelles et pouvaient être facilement arrêtées, mais que dans les trois derniers mois cet accident est souvent funeste à la mère et à l'enfant.

Qu'on ne prenne pas cependant ces opinions d'une façon trop absolue.
L'hémorrhagie qui se déclare au début de l'accouchement est plus grave

que celle qui a lieu au dernier temps du travail, et la raison est absolument la même que celle que nous venons de donner ; en effet, on conçoit qu'ici la terminaison de l'accouchement et, le prompt établissement d'une disposition donnant lieu à sa réalisation par l'emploi des procédés obstétricaux n'apparaissent qu'au bout d'un temps plus ou moins long et lorsque les forces de la femme sont déjà épuisées. Chez les primipares, la dilatation du col marchant généralement avec lenteur, les dangers d'une hémorrhagie sont par ce fait plus graves que chez les multipares.

De toutes les hémorrhagies, la plus sérieuse est assurément celle qui se trouve sous l'influence d'une insertion vicieuse du placenta. La dilatation du col, qui est un phénomène essentiel pour l'accomplissement de l'accouchement, ne peut avoir lieu sans la rupture des vaisseaux utéro-placentaires et d'une hémorrhagie parfois excessivement abondante. Il n'y a pas, quant à cela, deux opinions, car les chiffres prouvent que, sur trois cas, l'un se termine par la mort de la femme.

L'interruption de la circulation utéro-placentaire, en empêchant l'hématose et la nutrition du fœtus, entraîne la mort de ce dernier ; en effet, sur 106 cas rassemblés par le professeur Simpson, 73 fœtus naquirent morts et 33 en état de mort apparente, d'où il résulte qu'il y a une mortalité de 69 pour 100 quand le placenta a une insertion vicieuse.

Le pronostic de l'hémorrhagie due à la cause en question varie encore suivant le nombre d'hémorrhagies qui se sont manifestées pendant l'accouchement, le point dans lequel s'insère le placenta, et quelques circonstances dont il sera parlé plus loin. Ainsi la femme a-t-elle eu pendant sa grossesse de fréquentes hémorrhagies et celles-ci ont-elles été abondantes, il y a tout à craindre que son système déjà affaibli par ces pertes sanguines ne puisse résister à une hémorrhagie forte au moment où l'accouchement se déclarera et où la rupture des vaisseaux utéro-placentaires aura lieu.

Quand le délivre s'implante centre par centre sur le col utérin, comme la dilatation de cette partie de l'organe gestateur éprouve du ralentissement et doit nécessairement amener le déchirement des vaisseaux utéro-placentaires, le danger ou le pronostic de l'hémorrhagie est plus grave que lorsque le placenta recouvre une petite portion du col, et il l'est toujours en raison de l'étendue du décollement de cette membrane, de l'intensité et de la durée de l'hémorrhagie. Bien que dans les cas où le placenta est rapproché de l'orifice cervico-utérin, l'hémorrhagie ait pu souvent apparaître pendant la gestation, le col est cependant susceptible, au moment de l'accouchement, de se dilater dans une étendue assez convenable pour qu'une des extrémités du fœtus vienne s'appliquer sur cette partie de l'organe gestateur et empêche même dans le cas où le placenta se serait décollé, que le sang soit chassé de ses vaisseaux. Dans quelques circonstances, le placenta peut se trouver inséré centre par centre sur le col utérin ; si la dilatation du col se fait graduellement, ou que les contractions utérines soient assez intenses pour faire en sorte que la partie

fœtale en présentation perfore le placenta, le décollement et l'expulsion
de celui-ci peuvent avoir lieu, et en dernier cas le dégagement du fœtus
peut s'opérer sans qu'il survienne le moindre écoulement de sang et sans
danger pour l'accouchée; mais c'est là un résultat rare. Cependant, si la
statistique est quelque chose dans la science, toute paradoxale qu'elle
paraisse, il faut admettre que dans les cas où le placenta, lors d'une insertion vicieuse, a été expulsé avant le fœtus ou s'est complétement décollé,
le danger pour la femme est moins grand que lorsque le placenta n'est
guère séparé du col que dans une petite étendue. On voit sur 141 cas
rassemblés par le professeur Simpson, que 10 à peine se sont terminés par
la mort de la femme, soit un cas fatal sur 14 dont la terminaison a été
favorable. De l'avis du docteur Ramsbotham, l'hémorrhagie disparaît dans
les cas d'un détachement complet et de l'expulsion du délivre précédant celle du fœtus, parce que, à proportion que le col se dilate, la tête de
l'enfant descend sur le col de l'utérus, s'appuie sur les vaisseaux et les
comprime mécaniquement de manière à en fermer les orifices. Le professeur Simpson croit que c'est là une cause auxiliaire, mais non essentielle,
de la suppression de l'hémorrhagie : c'est qu'il a pensé que le sang provenait aussi de la surface utérine du placenta; or il est bien prouvé aujour-
d'hui que ce fluide est presque entièrement fourni par l'utérus, d'où il
faut conclure que la compression exercée par la partie fœtale qui se présente et la rétraction du col utérin au moment de l'expulsion du fœtus
concourent évidemment à la suspension de l'hémorrhagie.

Par rapport au pronostic encore, il est bien certain que l'hémorrhagie
interne est plus grave que l'hémorrhagie externe due aux causes générales,
car elle peut rester assez longtemps méconnue, de telle sorte que l'écoulement devienne assez considérable pour exposer la vie de la femme et du
fœtus. Baudelocque, comme presque tous les accoucheurs qui ont eu une
longue pratique, cite des exemples de ce genre.

Ces hémorrhagies sont plus ou moins graves selon que l'écoulement a
été rapide ou lent. Dans ce dernier cas, il peut s'accumuler une quantité
de sang prodigieuse sans que la femme éprouve de défaillance et sans
que sa santé soit altérée dans le moment; mais si l'écoulement est subit,
les traits de la physionomie changent et l'économie reçoit une atteinte
profonde : la femme tombe en syncope, est prise d'accès convulsifs et
meurt. Quand cependant la poche des eaux ou plutôt les membranes
restent intactes, l'utérus n'offrant pas assez d'espace pour l'écoulement
du sang comme lorsque le liquide amniotique s'est épanché, l'hémorrhagie interne devient par là plus sérieuse dans le second cas que dans
le premier.

Quelle que soit la cause ou la forme de l'hémorrhagie, lors même que
nous aurions été assez heureux pour prévenir la mort de la femme, nous
devons, dit le professeur Velpeau, redouter les rechutes de plus en plus
périlleuses, les infiltrations générales ou locales, les inflammations lentes
de l'utérus, du péritoine, de la plèvre et du péricarde.

Les douleurs de tête, la surdité et la perte de la vision peuvent être la suite d'une hémorrhagie abondante. Leroux attribue ces accidents à la diminution du sang, et Baudelocque à l'influence qu'a dû exercer la perte de ce fluide sur le système nerveux.

Les hémorrhagies, même en n'ayant pas été abondantes, sont également dans le cas de produire un effet assez pernicieux sur le fœtus pour que ses fonctions les plus importantes soient interrompues. Le fœtus peut aussi souffrir considérablement dans sa croissance et dans son développement, et être placé dans des conditions défavorables pour la vie extra-utérine.

Si l'on examine un placenta expulsé longtemps après une hémorrhagie qui ne s'est pas déterminée par la sortie immédiate du fœtus, on observe quelquefois sur sa surface utérine une ou plusieurs plaques distinctes constituées soit par des caillots sanguins plus ou moins endurcis, ou par des concrétions fibrineuses, denses et résistantes. Nous n'y voyons aucun signe qui nous fasse croire qu'elles aient été adhérentes à l'utérus; et quand l'union de l'œuf avec l'utérus a été détruite par l'épanchement sanguin, elle ne peut plus, suivant Pasta, être rétablie. Selon le professeur Velpeau, quand le sang s'épanche, un point plus ou moins étendu de la masse placentaire ou de la caduque s'imprègne de ce liquide : il en résulte la formation d'un caillot, puis d'un second, puis d'un troisième, et ces diverses couches d'une épaisseur variable sont aussitôt assez puissantes, si l'énergie de la fluxion hémorrhagique s'affaiblit, pour exercer une pression qui concourt à retenir le sang dans ses propres vaisseaux. La suspension de l'hémorrhagie a conséquemment lieu par le moyen de cette plaque sanguine coagulée, et par un mécanisme semblable à celui qui fait arrêter l'épistaxis quand les caillots s'accumulent dans le nez.

ARTICLE V.

TRAITEMENT.

Le traitement des hémorrhagies utérines se distingue en traitement prophylactique et en traitement curatif. Le premier consiste dans les moyens tendant à combattre les effets des causes prédisposantes et doit, par conséquent, varier suivant la nature de celles-ci. Ainsi lorsque la femme enceinte est d'un tempérament sanguin, fortement constituée et présente les symptômes de pléthore locale ou générale, il convient, dans un cas d'hémorrhagie utérine, de recourir à la saignée et d'extraire par la veine et par les sangsues la quantité de sang proportionnée à ses forces et à l'intensité des phénomènes qui se présentent. Si la femme est lymphatique ou nerveuse et d'une faible constitution, la prédisposition à l'hémorrhagie peut être combattue par l'emploi des médicaments reconstituants, par des promenades modérées au grand air, et d'autres moyens hygiéniques dont nous avons longuement parlé à l'occasion de l'avortement. Le traitement curatif se compose de moyens généraux applicables à toutes les espèces, et qui changent selon que l'hémorrhagie se déclare avant ou pendant le travail et qu'elle est grave ou légère.

§ 1. — Moyens thérapeutiques généraux.

Quand une hémorrhagie utérine est imminente et même lorsqu'elle s'est déclarée, il faut que la femme se tienne dans le lit en position horizontale, et que l'on passe par-dessous le bassin un traversin un peu résistant, de manière que cette partie soit plus élevée que le tronc et la tête.

La femme aura seulement un ou deux draps de fil sur elle, l'appartement qu'elle occupera sera spacieux et aéré, et d'une température ni trop élevée ni trop froide. On évitera toute espèce de bruit auprès d'elle pour la laisser dans le plus grand repos de corps et d'esprit, car toute contrariété ou nouvelle fâcheuse serait dans le cas d'aggraver l'hémorrhagie.

Si par les informations on apprend que la femme a de la constipation, on administrera de suite un lavement ou un laxatif; car avant tout il faut que le ventre reste libre afin que la malade ne soit pas obligée d'aller trop souvent à la selle et de faire des efforts qui peuvent augmenter l'hémorrhagie. S'il y a difficulté à uriner, on recourra au cathétérisme, et comme boisson ordinaire on prescrira les limonades sulfurique, citrique ou chlorhydrique, mais il convient qu'elles soient prises froides.

Après ces soins préliminaires, dont l'effet est souvent prompt ou extrêmement sensible, passons aux moyens spéciaux, dont l'indication sera dès lors tirée de la nature de l'hémorrhagie et de ses causes déterminantes.

§ 2. — Moyens thérapeutiques spéciaux.

Ces moyens s'appliquent à l'hémorrhagie grave ou légère et changent, par conséquent, si elle survient avant ou pendant le travail de l'accouchement.

A. — Hémorrhagie légère pendant les trois derniers mois de la gestation ou avant le travail. — La situation horizontale, le repos absolu du corps et de l'esprit, les boissons acidulées, et enfin tous les moyens généraux dont il a été question plus haut suffisent dans maintes circonstances pour arrêter l'hémorrhagie légère qui survient dans les trois derniers mois de la grossesse ou qui précède le travail de l'enfantement. Si cependant on a affaire à un sujet d'un tempérament extrêmement sanguin, d'une constitution robuste et présentant des signes de pléthore, il convient, outre les moyens conseillés, de pratiquer une saignée. Celle-ci n'est plus d'un usage aussi étendu qu'autrefois, on ne doit pas l'employer dans toutes les conditions, et à cet effet il faut étudier la cause et rechercher jusqu'à quel point l'hémorrhagie est maintenue par la pléthore ou par l'action morbide des vaisseaux. Lorsque l'hémorrhagie ne se rattache pas à l'excès du sang ni à une action anormale du système vasculaire, la saignée non-seulement cesse d'être indiquée, mais aussi elle devient positivement dangereuse. La thérapeutique dispose encore d'une foule d'autres moyens sûrs et énergiques pour modérer l'action vasculaire sans spoliation sanguine.

En cas d'insuccès de la saignée ou lorsqu'il n'y a pas eu indication pour son emploi, on peut avoir recours aux préparations opiacées administrées à l'intérieur et à l'extérieur. Tous les accoucheurs attestent les bons effets obtenus par ces moyens, et nous pouvons recommander le laudanum donné sous forme de lavements; il n'est rien de meilleur, comme nous l'avons montré en traitant des soins à donner après l'avortement, pour suspendre les symptômes qui résultent de cet état. Ici encore l'application en est avantageuse et l'on doit y recourir dans les conditions indiquées, et quand l'hémorrhagie se trouvera sous l'influence d'une irritation ou surexcitation utérine sans symptôme aucun de pléthore générale.

La teinture de cannabis indien paraîtrait, d'après le professeur Churchill, devoir exercer de l'influence dans les cas en question; mais pour peu que l'écoulement sanguin persiste en dépit des moyens indiqués, on conseillera une boisson composée d'eau rosée, d'ergotine, de nitre et de sirop de ratanhia, qui a été employée par le docteur Feijó et aussi par nous toujours avec succès. On conçoit que l'alimentation de la femme devra être légère et que le repos est de rigueur, toute promenade en voiture ou en chemin de fer même devant être évitée dans les trois premiers jours qui suivent la suspension hémorrhagique.

B. — **Hémorrhagie grave pendant les trois derniers mois de la gestation ou plutôt du travail.** — Le traitement de l'hémorrhagie qui se révèle avec ce caractère doit être énergique et subordonné à l'intensité et à la persistance de l'extravasation sanguine soit interne ou externe.

La position horizontale, lorsque l'hémorrhagie paraît dans les trois derniers mois de la grossesse, doit être ordonnée; comme dans tout autre cas, les boissons seront acides et le ventre débarrassé par des lavements et de légers laxatifs.

Si dans le cas précédent on a recommandé une grande prudence dans l'emploi des saignées à pratiquer seulement en cas d'une pléthore manifeste, ici le praticien n'y doit nullement songer, car il ne faut pas qu'il oublie que, dans ces conditions, une perte de sang, si légère qu'elle soit, est à même de hâter la terminaison fatale ou de jeter l'économie dans des souffrances longues et continuelles.

Ainsi, si l'hémorrhagie ne s'est pas modifiée par l'emploi des moyens signalés dans le premier cas, on devra, si l'on peut, modérer la circulation utérine à l'aide de compresses imbibées d'eau simple ou d'eau et de vinaigre sur la vulve ou la partie supérieure des cuisses. Dans quelques cas on peut éponger à l'eau froide les jambes, les bras et même le tronc, et prescrire quelques lavements de même nature, ou bien, comme l'a fait Gendrin, donner un lavement laudanisé à la température de la glace fondante. Il est à observer que tous ces remèdes ne doivent être administrés que pendant le temps nécessaire pour que les vaisseaux en ressentent les effets, car autrement l'application prolongée de cet agent thérapeutique ne procurerait nul avantage. Cependant il est nécessaire de régler l'emploi du froid d'après les circonstances qui se présentent. Dans une première attaque, on l'appliquera librement; mais, à la fin de cette attaque ou à la suivante, si l'hémorrhagie va assez loin pour abaisser la chaleur au-dessous du degré naturel, il y a à craindre une prostration considérable qui peut nuire au rétablissement de la femme. C'est alors qu'on conseille de recourir préférablement aux moyens révulsifs et d'appliquer à ce point de vue quelques sinapismes ou des linges chauds sur les mains, les bras ou entre les épaules. Quelques praticiens, acceptant le précepte d'Hippocrate, ont proposé l'emploi de ventouses sur ce même point ou au-dessous, ou sur les seins; mais, comme le fait remarquer Cazeaux, les rapports sympathiques existant entre les mamelles et l'utérus peuvent l'exciter au point que l'hémorrhagie augmente et devienne encore plus grave.

Concurremment avec les compresses froides, les lavements ou les révulsifs, on pourra se servir d'ergotine dans la proportion prescrite précédemment, ou bien, selon le professeur P. Dubois, d'ergot de seigle à la dose de 1^{gr},50 en 3 paquets administrés de dix en dix minutes. Certains accoucheurs ont objecté que par l'usage de ces médicaments on peut déterminer les contractions et provoquer l'expulsion du fœtus; mais le professeur Dubois a très-bien répliqué que personne encore n'a démontré suffisamment que l'ergot de seigle puisse donner naissance aux contractions utérines; et lors même que cela serait, nous devons nous rappeler avant tout que nous avons à combattre un accident qui peut en un instant compromettre la vie de la femme et du fœtus : ainsi le moyen conseillé dans les conditions que nous supposons ne peut qu'être avantageux, car nous serons obligés de recourir à défaut au tamponnement du vagin et même de provoquer l'accouchement, et l'on sait que le premier de ces moyens n'a pas un effet plus sûr que l'ergot de seigle quant au maintien de la grossesse. Donc il n'y a aucune contre-indication formelle quant à l'emploi de l'ergot de seigle, que nous pouvons, du reste, remplacer par l'ergotine, dont l'action hémostatique est plus puissante.

Si cependant on n'obtient ni de résultat de l'ergotine ni de l'ergot de seigle, force est de recourir au tamponnement vaginal ou à la perforation des membranes. La première opération, pratiquée jusqu'au col de l'utérus, a été approuvée par les uns et condamnée par les autres. Elle a, suivant quelques auteurs, été conseillée par Hoffmann et Smellie, et préconisée notamment par Leroux, de Dijon, en 1776 ; c'est un moyen à ne pas abandonner, mais il faut dire que dans certaines circonstances il devient inefficace et trompeur, car il peut convertir une hémorrhagie externe en une interne.

Les auteurs que nous venons de nommer se sont servis, pour tamponner le vagin, d'un morceau de linge ou d'étoupe mouillé dans du vinaigre ou dans l'acide sulfurique dilué ; mais ces substances ont été rejetées et l'on a adopté la charpie, qu'on applique suivant les méthodes que nous avons mentionnées à l'occasion du traitement de l'hémorrhagie dans les fausses couches.

Suivant Moreau, le tamponnement se fait de trois manières. Quand le col est peu dilaté, on y introduit l'extrémité du cône formé par un bandage circulaire roulé et disposé convenablement pour cela, et l'on doit l'y maintenir avec le doigt jusqu'à ce que l'hémorrhagie cesse. Le col est-il un peu dilaté, on emploiera l'extrémité écorcée d'un limon qui sera dirigée contre la cavité utérine et dont on exprimera le suc sur toutes ces parties. Le troisième moyen est indiqué pour les cas où la dilatation est assez considérable ; il consiste à remplir le vagin de charpie trempée dans le vinaigre, que l'on aura soin de soutenir au moyen d'un bandage convenablement disposé.

Le tampon, de quelque manière qu'on l'applique, entraîne nécessairement l'accumulation et la coagulation du sang non-seulement dans le point avec lequel il est en contact, mais encore en dedans de l'utérus, ou entre lui et le placenta ; mais soit par sa présence, soit par le caillot sanguin qui s'est formé, la matrice peut au bout de quelques instants s'irriter, éprouver des contractions et expulser ensuite le tampon et le fœtus. La coagulation sanguine peut être limitée aux parties voisines du tampon, et l'extravasation de sang continuant néanmoins dans l'intérieur, tout ce qu'on aura fait aura consisté à convertir une hémorrhagie externe en une interne, sans amélioration pour l'état de la femme. Si le tampon devait toujours avoir ce résultat, ce serait un moyen à abandonner tout à fait ; mais il est peu de cas où, après le tamponnement, l'hémorrhagie interne soit devenue mortelle, et puisque par le pouls et l'état général de la femme nous pouvons connaître jusqu'à un certain point si le sang continue à couler et à s'amasser dans l'intérieur de l'utérus, nous pourrons dans ces cas retirer le tampon et agir selon les indications qui se présenteront. Le tampon ayant ainsi ses avantages et ses inconvénients, nous sommes d'avis qu'il faut y recourir seulement quand l'hémorrhagie sera grave et aura résisté aux moyens indiqués plus haut, la femme devant constamment être surveillée afin qu'on lui donne à temps les secours nécessaires. Si cependant, avant même l'emploi du tampon, on observe que l'expulsion du fœtus est inévitable, ou que le col se trouve déjà suffisamment dilaté, on devra s'abstenir de ce moyen

surtout lorsqu'on rencontre, dans ces conditions, le placenta inséré sur
le col de l'utérus. Si, au contraire, le col n'offre aucune dilatation, de
manière à ne pas permettre la perforation des membranes et la terminaison de l'accouchement, il n'y aura contre l'hémorrhagie grave d'autre
ressource que le tampon. Si cet épanchement sanguin est dépendant de
l'insertion vicieuse du placenta, il n'y a nul inconvénient à s'en servir, et
ce moyen même est fort utile parce que le sang retenu forme un caillot
capable d'arrêter l'hémorrhagie sans probabilité qu'elle devienne interne.
Si le tamponnement du col est rendu impossible par la circonstance que
le col n'est pas dilaté, ou si ce moyen et tous les autres que nous avons
indiqués ont été insuffisants, et lorsque l'hémorrhagie persiste avec assez
d'abondance pour affaiblir la femme et mettre ses jours en danger, il est
convenable de recourir dans ce cas à la perforation des membranes et
d'attendre la terminaison de l'accouchement.

Ce précepte est conseillé par Mauriceau, et Puzos, à qui l'on en attribue
même l'invention, l'a fortement préconisé, la méthode adoptée par celui-
ci tenant le milieu entre l'accouchement naturel et l'accouchement forcé.
D'après l'observation qu'il avait faite, les femmes souffrant d'hémorrhagies au moment de l'accouchement perdaient beaucoup moins de sang
lorsque les douleurs étaient fortes que lorsqu'elles étaient faibles, d'où
il tira la conclusion naturelle dont l'art a tant profité, que plutôt que
d'avoir recours à l'accouchement forcé, il est plus avantageux de réveiller les douleurs devenues faibles ou ayant tout à fait cessé par suite de
l'hémorrhagie. Ainsi, pour exciter les douleurs, Puzos a recommandé de
porter de temps en temps un ou plusieurs doigts à l'orifice du col afin
d'en écarter les lèvres, et de pratiquer en même temps, avec la main
gauche, des frictions sur le bas du ventre. Si l'on peut exciter ainsi l'action utérine et faire naître les contractions, la poche des eaux se formera, et dès qu'elle sera constituée, si l'hémorrhagie continue encore,
on devra la déchirer, car l'écoulement du liquide amniotique rend facile
ou entraîne la réduction de l'utérus sur lui-même, en écartant l'un des
obstacles à la rétraction de ses fibres et au rapprochement de ses parois;
et c'est même en vertu de ces circonstances que les vaisseaux situés dans
l'épaisseur de l'organe gestateur peuvent subir les modifications requises
pour l'arrêt de l'hémorrhagie.

L'utilité qui devait résulter de la méthode de Puzos était si évidente que
le docteur Rigby, de Norwich, chercha à la répandre en Angleterre, car
elle lui réussit constamment dans 64 cas de cette nature. Le docteur Merriman, sur 30 cas, fut également heureux, et le docteur Ramsbotham compta
23 succès sur 25 cas. Cependant des écrivains tels que Hamilton, Burns
et Stewart ont présenté ces objections à la méthode de Puzos : 1° que la
marche de la gestation se suspend nécessairement par la rupture des
membranes; 2° qu'il n'est pas sûr que le travail se déclare assez à temps
pour écarter le danger que court la femme; 3° que le procédé en question
peut manquer de suspendre l'hémorrhagie, et alors on aura à pratiquer

la version et la délivrance sous des conditions très-désavantageuses.

La première objection est vraie ; mais comme il importe avant tout de sauver la vie de la femme, l'époque de la gestation n'est pas un point auquel nous devons nous arrêter.

La seconde objection pourrait avoir du fondement si la grossesse se trouvait dans ses trois premiers mois ; mais, comme nous le savons, le col au sixième mois est profondément modifié, et l'hémorrhagie en étant abondante peut, par l'irritation qu'elle détermine sur l'utérus, réveiller les susceptibilités ou l'action contractile de cet organe, et entraîner une certaine dilatation du col, sans que, comme le dit le professeur P. Dubois, la femme ressente la moindre suite et ait conscience de son état. D'après cela on ne doit pas hésiter, selon nous, à pratiquer la rupture des membranes dans le cas que nous avons indiqué, surtout si l'on a reconnu au commencement du travail, ou si l'on trouve le col tant soit peu dilaté. Si le déchirement des membranes n'est suivi d'aucune contraction et que le col offre du ramollissement et peu de résistance, il est utile d'administrer quelques doses de seigle ergoté, et de continuer à provoquer l'action utérine au moyen de frictions sur le bas-ventre et de titillations sur le col de la matrice.

Quant à la troisième objection, elle aurait de la valeur si les contractions utérines étaient déjà énergiques avant la rupture des membranes, car alors on pourrait les augmenter et faire en sorte que la matrice se rétractât fortement sur le fœtus ; mais, dans le cas contraire, en n'excitant pas les contractions, il n'y aura pas de difficulté à pratiquer l'accouchement forcé et à extraire le produit de la conception, et lorsque les contractions apparaissent, le but étant atteint, il ne reste plus qu'à observer les phénomènes pour y porter remède à mesure qu'ils se présentent.

La méthode de Puzos a été mise en usage par Smellie, Deventer, Deleurye et d'autres, dans les cas même où le placenta offrait une insertion vicieuse, ou plutôt quand il se trouvait implanté dans le segment inférieur de l'utérus. Cependant quelques accoucheurs, au nombre desquels se range Gardien, n'admettent pas ce procédé dans les cas de cette nature, parce que l'hémorrhagie, loin de diminuer après l'écoulement de l'eau amniotique, doit être plus abondante, vu que les contractions utérines deviennent plus vives, dilatent l'orifice et rompent les adhérences du placenta. Alors ils donnent la préférence au tampon, qui n'offre pas les inconvénients que nous signalons.

Le professeur P. Dubois veut cependant qu'on pratique la perforation des membranes lorsque le placenta répondra à l'orifice par un de ses côtés, et surtout quand il sera seulement inséré sur un point voisin de cet orifice, car, dit-il, après l'écoulement du liquide, la tête fœtale, en s'appliquant sur la partie décollée du délivre, est à même d'arrêter la sortie du sang par la compression qu'elle exerce ; mais Gendrin, faisant de la méthode de Puzos une application plus étendue, conseille de l'employer même dans les cas où le placenta s'insère centre par centre sur l'orifice de l'utérus, et Radford qui, avec le professeur Murphy, paraît être partisan de ce moyen, a inventé un instrument en gomme élastique du volume du petit doigt, à travers lequel on passe un stylet pointu ayant à son extrémité opposée une vis qui en fait reculer ou avancer la pointe.

Au milieu d'opinions aussi contradictoires, s'il nous était permis de nous prononcer, nous dirions que, dans les cas où il n'y a pas eu déclaration du travail et où le col se trouve fermé, il serait imprudent de pratiquer la perforation des membranes, car les suites de l'hémorrhagie seraient certainement aggravées par d'autres écoulements sanguins qui se manifesteraient subséquemment. L'application du tampon est un moyen assez sûr pour arrêter l'hémorrhagie, et il est possible, si le col n'est pas déjà dilaté, que la grossesse suive son cours. Dans un cas donné où le percement des membranes suspend l'hémorrhagie, l'accouchement a lieu dès lors nécessairement, et cela constitue toujours un inconvénient. Nous croyons donc que, dans les cas d'insertion vicieuse du placenta, on ne devra pratiquer la perforation qu'après le travail commencé, ou bien lorsqu'il n'aura pas été possible d'appliquer un tampon ou que le tamponnement n'aura rien produit.

Si dans un cas quelconque la méthode de Puzos nous fait défaut, nous devrons recourir à celle qu'a imaginée Louise Bourgeois, mais qui a été préconisée cependant par Ambroise Paré et notamment par Guillemeau. On sait que ce procédé consiste à introduire avec beaucoup de soin la main dans la matrice et à faire aussitôt l'extraction du fœtus. Les manœuvres se pratiqueront aussi lentement que possible, et dans le cas où le col offrira une grande résistance, il conviendra d'y pratiquer quelques incisions de manière à faciliter l'entrée des doigts et de la main de l'accoucheur.

L'accouchement forcé doit être réservé pour des cas graves tels que si, par exemple, le tampon et la rupture des membranes ont été sans résultat, et si l'on reconnaît que l'évacuation de la matrice est la seule ressource pour le salut de la femme.

L'indication de ce moyen se présente naturellement dès que l'hémorrhagie est interne; mais avant d'y avoir recours, nous devons essayer la perforation des membranes, la compression du globe utérin à travers les parois du ventre, et tous les autres moyens capables d'accélérer les contractions utérines.

Dans ces cas, lorsque le col est dilaté ou qu'il se prête à la dilatation, on comprend qu'il est préférable de pratiquer la version du fœtus ou d'en faire l'extraction avec le forceps; dans toute condition on ne devra donc songer à l'accouchement forcé que lorsque il n'y aura pas d'autre ressource ou plutôt quand on se trouvera en face d'une femme qui sera dans les circonstances indiquées plus haut.

C. — **Hémorrhagie légère pendant le travail.** — Les moyens à employer, si l'hémorrhagie survient dans le cours du travail et est modérée, sont variables selon l'état du col de l'utérus.

L'orifice n'étant ni dilaté ni dilatable, que les membranes soient intac- tes ou non, nous prescrirons le repos du corps et de l'esprit, la position horizontale, les boissons légèrement acidulées, et tous les autres moyens que nous avons indiqués pour les hémorrhagies légères qui se montrent dans les trois derniers mois de la gestation ; si la femme est évidem- ment d'un tempérament pléthorique très-prononcé, on pourra avoir recours aux moyens déplétifs ou plutôt à la saignée.

L'orifice est-il dilaté et les membranes intactes, appliquons le traite- ment qui vient d'être indiqué et attendons la rupture des membranes ou pratiquons-la ; aucun inconvénient ne peut en résulter, et c'est un moyen qui peut prévenir l'accroissement de l'hémorrhagie. D'autres pensent néanmoins devoir s'abstenir de cette rupture, et préfèrent attendre des progrès du travail la suspension hémorrhagique. Ce précepte est pru- dent sans doute, mais on ne doit pas l'accepter absolument, et nous nous comporterons selon la tendance présentée par l'hémorrhagie ; nous croyons devoir, suivant les professeurs P. Dubois et Pajot, attendre, si l'hémorrhagie n'augmente pas et plus encore si elle diminue, ou bien rompre les membranes si nous remarquons que l'écoulement tend à devenir plus fort. Cette rupture pourra être utilement précédée ou suivie de quelques doses d'ergot de seigle, si les douleurs sont faibles ou sur- viennent à de longs intervalles.

La conduite à tenir par l'accoucheur, quand l'orifice se trouvera dilaté et que les membranes seront déchirées, ne diffère aucunement de celle que nous venons d'indiquer. Il devra toujours attendre que l'accouche- ment se termine par les efforts de la nature, et s'abstenir de toute opéra- tion obstétricale, si la présentation du fœtus est favorable, car l'applica- tion du forceps ou la version serait plus grave encore que l'hémorrhagie. Comme dans le cas précédent, les douleurs étant faibles, il convient seu- lement de réveiller l'action utérine au moyen d'ergot de seigle.

D. — **Hémorrhagie grave pendant le travail.** — Le traitement de l'hémorrhagie grave qui survient pendant le travail subit quelques modi- fications suivant l'état du col utérin. Si celui-ci n'est ni dilaté ni dilatable, et si les membranes se maintiennent intactes, nous devons faire pren- dre à la femme une position horizontale, les boissons acides seront prescrites, on videra le rectum et la vessie, et l'on appliquera les réfrigé- rants ; en cas d'insuccès, et les douleurs étant faibles et espacées, nous emploierons quelques doses d'ergot de seigle et recourrons soit à la per- foration des membranes, soit au tampon. Les membranes étant déjà rompues, si les moyens indiqués sont insuffisants, on en viendra à la compression de l'utérus et l'on pratiquera l'accouchement forcé. L'em- ploi du tampon exige, dans ce dernier cas, une grande réserve. Quand le vagin est obturé, le sang, disent les professeurs P. Dubois et Pajot, peut,

si l'on n'y prend garde, s'accumuler dans la cavité utérine au point
d'amener la mort de la femme, sans qu'il se montre une seule goutte de
sang à l'extérieur, et le danger sera d'autant plus grand que l'utérus
sera plus développé avant la rupture des membranes et que les contractions seront faibles. On ne se décidera pour le tamponnement, de préférence à l'accouchement forcé, que dans le cas où les contractions utérines
seront énergiques, et qu'au moment de la rupture des membranes il
n'aura été rendu qu'une faible quantité de liquide ; ici encore la plus
grande vigilance est recommandée dans l'emploi du tampon, et on devra
tenir le ventre serré par un bandage qui empêche l'utérus de s'amplifier.
Lorsqu'au contraire les contractions sont faibles, quand il se sera écoulé
une grande quantité de liquide au moment de la rupture des membranes,
il vaudra peut-être mieux forcer la résistance de l'utérus et pratiquer la
version.

Dans le cas où l'hémorrhagie, se présentant avec ce caractère, résulte
de l'insertion du placenta sur le col, nous recourrons aux mêmes moyens ;
mais comme rarement cet épanchement sanguin devient interne, nous
choisirons le tampon ; si ce moyen est infructueux et qu'il y ait à craindre pour la vie de la femme, si l'hémorrhagie persiste, nous en viendrons
à l'accouchement forcé. C'est la conduite que nous avons tenue dans un
cas pour lequel nous fûmes mandé le 2 février 1864. Il s'agissait d'une
primipare qui avait éprouvé depuis le septième mois de la gestation de
fréquentes, hémorrhagies qui, ayant été combattues par les moyens ordinaires, n'avaient pas empêché la grossesse d'arriver à son terme. Le travail s'est déclaré le jour indiqué sur les deux heures de l'après-midi, et
fut accompagné d'une hémorrhagie modérée. Celle-ci se renouvela avec
plus d'intensité une seconde et une troisième fois, et la malade était déjà
épuisée quand, vers les huit heures du soir, survint une autre hémorrhagie qui la fit tomber dans une syncope dont elle revint avec quelque difficulté. Appelé alors en toute hâte, je trouvai les extrémités un
peu froides ; quoique la femme fût extrêmement abattue, elle jouissait
cependant de toutes ses facultés. Le ventre était développé comme dans
une grossesse à terme, la rupture des membranes n'avait pas eu lieu, les
douleurs n'étaient pas revenues après la syncope ; mais l'hémorrhagie,
bien que modérée dans le moment, n'avait pas tout à fait disparu. L'auscultation du ventre nous a fait percevoir au côté gauche de l'hypogastre
les bruits du cœur du fœtus, mais ceux-ci étaient profonds et faibles. Le
col était ramolli et à peine ouvert pour admettre notre doigt ; nous l'introduisîmes cependant jusqu'à l'orifice interne, et nous rencontrâmes
une masse spongieuse épaisse ayant tous les caractères du placenta.
Guidé par les antécédents et par l'inspection que nous venions de
faire, il nous resta dans l'esprit la conviction que le cas était effectivement celui d'une insertion vicieuse du délivre, diagnostic établi déjà avant,
du reste, par madame Gault, accoucheuse intelligente aux soins de laquelle était confiée la femme en couches.

Les hémorrhagies précédentes ayant beaucoup affaibli celle-ci, nous avons craint pour notre part qu'un nouvel écoulement pût lui être funeste et qu'il n'y eût pas grand'chose à attendre du tamponnement vaginal ; dès lors nous nous sommes décidé à pratiquer l'accouchement forcé et à extraire le fœtus, après avoir toutefois pris avis de mes collègues MM. les docteurs Pereira Rego et Oliveira Araujo. Le premier était le médecin de la famille, avait donné ses soins à la femme, et l'avait examinée lors de la première attaque. Ces deux praticiens distingués, après une visite attentive, finirent par s'accorder avec nous sur ce que nous avons jugé devoir faire. La femme une fois placée en position convenable et avec l'aide de madame Gault et des collègues ci-dessus nommés, nous portâmes avec soin notre main gauche au vagin, et sentant le col utérin, nous introduisîmes l'un après l'autre tous les doigts dans son orifice; puis, décollant le placenta au côté gauche, nous poussâmes la main au fond de la cavité de l'utérus, rompîmes les membranes, et une fois les pieds du fœtus trouvés nous avons fait la version et l'avons extrait. Ces manœuvres ont duré vingt minutes environ, le temps de l'extraction ayant été bien difficile, vu que le fœtus, du sexe masculin, était volumineux. La dame supporta l'opération avec beaucoup de résignation et de courage, mais le fœtus est né mort. Le placenta a été extrait aussitôt après, et il n'y a eu aucune hémorrhagie notable, ni pendant ni après l'opération, ayant fait prendre quelques doses d'ergot de seigle à la suite de la délivrance. Les phénomènes de la puerpéralité se passèrent sans le moindre accident, et le rétablissement de la dame fut prompt et aussi complet que si l'accouchement avait été naturel.

La conduite que nous avons tenue ici s'applique à plus forte raison aux cas où l'on rencontre l'orifice dilaté; mais si l'hémorrhagie ne dépend pas de l'insertion du placenta sur le col de l'utérus, il convient, après avoir rompu les membranes, d'attendre l'expulsion du fœtus. Si la rupture cependant n'est suivie d'aucun résultat, la version devra être pratiquée lorsque la tête sera au-dessus du détroit, et l'on appliquera le forceps si elle se trouve dans l'excavation, ou bien on fera l'extraction simple si l'extrémité pelvienne se présente.

Le professeur Simpson, dans un long mémoire qu'il a écrit sur cette matière, se basant sur ses investigations et sur les observations des faits de suspension de l'hémorrhagie, quand, dans les cas d'insertion vicieuse du placenta, celui-ci était expulsé avant le fœtus, propose un moyen de traitement qui a été l'objet d'une grande controverse, et que nous ne devons pas passer sous silence. Ce professeur, comme nous l'avons déjà dit, ayant réuni dans les divers auteurs des cas au nombre de 130 où le délivre avait été expulsé ou extrait avant le fœtus, n'a trouvé à peine que 10 femmes mortes, ce qui donne une mort sur 13 qui ont échappé. Sur 110 fœtus, 73 ont péri, soit 69 pour 100. Dans les cas d'insertion vicieuse, quand les femmes sont soignées par les moyens ordinaires, il en meurt 1 sur 3 et on perd plus de la moitié des fœtus. Le

professeur Simpson conseille dès lors de remplacer dans certains cas
la version par l'extraction du placenta, et, pour être vrai, nous devons rappeler que cet auteur ne veut pas que dans tous les cas sa méthode soit employée préférablement à la rupture des membranes et à
la version du fœtus. La méthode en question est recommandée dans
ces circonstances : 1° lorsque l'hémorrhagie est assez abondante pour
exiger l'intervention de l'homme de l'art, et qu'elle ne peut être suspendue par les moyens doux tels que l'évacuation du liquide amniotique, — la version ou tout autre mode de délivrance immédiate ou forcée
étant en même temps dangereux ou impraticable en raison du défaut de
développement du col de l'utérus, de sa dilatation ou dilatabilité et du
rétrécissement du bassin ou du conduit vulvo-vaginal ; 2° quand la
mort, la non-viabilité du fœtus ne rendent pas nécessaire une délivrance
périlleuse, comme l'est la version pour la femme.

On a, dit le même professeur, dans maints cas, commis l'erreur d'extraire subséquemment le fœtus par une intervention opératoire directe,
après avoir détaché et retiré le placenta. Nous ne conseillerons certainement pas cette pratique. L'hémorrhagie cessant, comme cela arrive
pour l'ordinaire après la séparation complète du délivre, on devra
abandonner l'expulsion du fœtus à la nature, à moins que la présentation ne soit défavorable ou que le travail ne se présente avec une complication quelconque. Si l'on sortait le placenta et le fœtus simultanément
on ferait deux opérations hardies au lieu d'une seule.

Maintenant, examinons la valeur pratique de cette opération dans les
cas proposés, et voyons quelle conclusion il est possible d'en tirer,
en admettant l'exactitude de la statistique du professeur Simpson. Il est
constaté que le chiffre de la mortalité par le traitement ordinaire est
de 1 à 3, et lorsque le placenta est expulsé ou enlevé, de 1 à 13 ou 14.
Quelque important que soit l'avantage à tirer de cette nouvelle opération, il y a cependant diverses objections à lui opposer. La première
classe de cas dans lesquels le professeur Simpson juge sa méthode applicable est celle où l'hémorrhagie est excessive et où le col utérin n'est
ni dilaté ni dilatable. Il est évident que, dans ces cas exceptionnels, on ne
peut opérer la version ; mais comment faire sans difficulté et sans danger
l'extraction du placenta ? Nous sommes entièrement d'accord que lorsque l'accident survient avant la dilatabilité du col utérin, il est impossible de porter le doigt à travers le conduit cervical, d'atteindre les bords
du placenta et de le détacher des points dans lesquels il se trouve inséré ;
dans les cas survenant dans les derniers temps de la gestation ou au début du travail, le col étant rigide, il nous semble difficile d'atteindre avec
le doigt les bords du délivre. La statistique du professeur Simpson ne
comprend pas de pareils cas, et alors comment est-il possible de s'expliquer qu'il les ait classés dans ceux où sa méthode est applicable ?

Dans les accouchements prématurés, si le col n'est pas développé, il
sera tout aussi difficile de décoller le placenta, que le fœtus soit ou non

viable, et quel résultat peut-on prévoir pour la femme, d'après la raison signalée plus haut?

Dans un grand nombre de cas indiqués dans les tableaux du même professeur Simpson, la présentation se fit ou par l'épaule ou par le bras, et dans trois cas la délivrance artificielle dut avoir lieu; mais nous ne savons pas si le déplacement du placenta ne viendrait pas augmenter, par la seule faiblesse de la femme, les difficultés d'une version dans une période subséquente.

Toutes les fois qu'il y a un rétrécissement du bassin ou bien des tumeurs des parties molles, si la nouvelle opération pouvait être effectuée même lorsque l'obstacle est grand, nous l'accepterions, parce qu'on y trouverait certainement de la facilité pour l'introduction des instruments à embryotomie; mais nous ne croyons pas qu'elle résolve par elle-même toutes les difficultés.

Quand la femme est dans une extrême faiblesse et qu'elle ne peut souffrir l'émotion de la version ou d'une nouvelle perte de sang, si le col de l'utérus est dilaté ou dilatable et que la circonférence du placenta soit accessible, comme on dit que son extraction fait cesser l'hémorrhagie, l'opération peut être admise afin de gagner du temps et de sauver la femme des dangers qui la menacent.

L'hémorrhagie étant enfin considérable, la présentation naturelle et les contractions énergiques, il nous semble qu'il n'y a aucun mal à arrêter l'hémorrhagie par la sortie du placenta et à laisser la terminaison du dégagement du fœtus à la nature seule ou avec l'aide d'ergot de seigle.

Ainsi, hormis les cas que nous avons mentionnés, nous ne pensons pas que ce nouveau moyen offre de l'avantage sur ceux qui sont connus.

CHAPITRE VIII.

DE L'ÉCLAMPSIE.

Les femmes, soit dans le cours de la grossesse, au moment de l'accouchement ou après le travail, sont sujettes à une maladie convulsive spéciale nommée, par Boissier Sauvages, *éclampsie*. Les fondateurs de la médecine, bien qu'ayant parlé des convulsions qui se manifestent dans les conditions indiquées par nous, ne les ont pas cependant désignées sous ce mot, dont ils ne se servaient que pour exprimer l'exaltation des mouvements physiologiques qui préparent et accompagnent le développement de l'époque de la puberté, et la période fébrile survenant dans certaines pyrexies aiguës.

Le terme d'*éclampsie* est celui dont presque tous les auteurs ont fait usage en voulant parler des convulsions qui saisissent la femme soit pendant la gestation, soit à l'accouchement ou après le travail; mais beaucoup d'auteurs anglais emploient encore simplement le mot *con-*

vulsions auquel ils joignent l'épithète de *puerpérales* pour indiquer l'affection dont il s'agit.

Le sujet ne mérite guère les honneurs d'une discussion, mais le terme *éclampsie* nous paraît préférable à celui que les Anglais ont adopté, car il est plusieurs genres de maladies convulsives qui attaquent la femme dans de pareils cas et que l'on ne doit pas confondre avec l'affection désignée particulièrement sous le nom d'éclampsie; ensuite on ne saurait mettre trop de précision dans les termes scientifiques, afin d'en rendre la compréhension facile à tous, de manière qu'on puisse marcher sûrement au but que l'on a en vue.

Si l'on a égard aux principes posés d'après les investigations de Marshall Hall, les actes convulsifs, quels qu'ils soient, peuvent survenir uniquement lorsque l'organe central présidant aux mouvements se trouve sous l'influence d'une cause qui l'excite incidemment ou directement. Nous donnerons donc le nom d'éclampsie à une affection nervo-motrice caractérisée par un accès ou une série d'accès convulsifs des muscles de la vie de relation et quelquefois de ceux de la vie organique, suivis le plus souvent d'une période comateuse avec abolition plus ou moins complète et prolongée des facultés sensoriales et intellectuelles. Cette affection peut, comme nous l'avons dit, se manifester pendant la grossesse, dans le cours du travail ou après l'accouchement. Si l'on s'en rapporte aux auteurs, l'affection en question, pour les uns, s'observe une fois sur 400 accouchements, et pour les autres elle ne se constate qu'une fois sur 618. Le professeur Churchill, ayant réuni le chiffre prodigieux de 214,663 accouchements, n'a guère trouvé que 347 cas d'éclampsie, ce qui fait croire que sa statistique comportait des cas qui n'étaient pas de la véritable éclampsie. Le professeur Velpeau a dit, il est vrai, que dans 100 accouchements observés à l'hôpital de la Clinique, il n'en a pas vu un seul avec cette complication; mais, suivant Cazeaux, ce fait ne peut être pris que comme exception, car il n'est pas en rapport avec les données statistiques fournies par madame Lachapelle, Merriman et autres.

Quoi qu'il en soit, on ne peut représenter par des nombres exacts la fréquence de l'éclampsie, et l'observation n'a fourni aucune donnée positive pour qu'on puisse admettre avec madame Lachapelle que cette maladie soit plus fréquente dans les saisons irrégulières, froides et humides, que dans les conditions opposées. Cependant les manifestations de l'éclampsie sont plus fréquentes pendant le travail que pendant la grossesse et après l'accouchement; car, sur 197 cas rassemblés par le professeur Pajot, elle eut lieu 53 fois durant la grossesse, 99 fois dans le cours du travail et 45 à la suite de l'accouchement.

Dans sa longue pratique, le professeur Feijó n'observa guère que deux cas d'éclampsie post-puerpérale.

Cette affection attaque généralement la femme dans les deux derniers mois de la gestation. Cependant on a rapporté des cas où elle s'est déclarée à la sixième semaine qui a suivi la fécondation. Le professeur

Depaul, pour sa part, fut témoin d'un cas survenu au troisième mois de la grossesse. Lanzoni raconte que la femme d'un citoyen de Ferrare, âgée de 20 ans, d'un tempérament bilieux et mère de trois enfants, était prise de convulsions presque immédiatement après la conception, ce qui constituait un signe certain de grossesse.

ARTICLE PREMIER.

DES CAUSES.

Il n'y a rien de plus obscur que la connaissance des causes de l'éclampsie. Plusieurs auteurs les ont divisées en causes prédisposantes et en causes occasionnelles; mais, en considérant qu'une même circonstance agit dans un cas comme cause prédisposante et dans un autre comme cause occasionnelle, nous ne pouvons pas adopter tout à fait cette division, dont on n'obtient du reste aucun éclaircissement pour le traitement de la maladie en question. On ne peut s'empêcher de reconnaître que l'éclampsie est une affection nervo-motrice, et, comme toutes les autres de ce genre, elle ne peut, suivant les recherches de Marshall Hall, provenir que des irritations morbides de la moelle allongée. Ainsi, en étudiant les conditions sous l'influence desquelles se manifeste l'éclampsie, on voit, dit le docteur Tyler Smith, que cette maladie ne peut dériver que de causes qui influent d'abord sur la moelle épinière ou de causes qui agissent sur l'extrémité des nerfs qui en émanent.

Acceptant avec Tyler Smith, Thompson et Murphy les doctrines de Marshall Hall, nous diviserons, comme le premier de ces auteurs, les causes de l'éclampsie en causes concentriques ou qui frappent immédiatement la moelle allongée, et en causes excentriques ou qui agissent sur cette partie du système moteur à travers les nerfs périphériques.

§ 1er. — Des causes concentriques.

Les causes concentriques ou qui agissent sur la moelle allongée, d'où résulte l'éclampsie, sont nombreuses, et leur action est tantôt directe, tantôt indirecte.

Parmi ces causes on remarque l'albuminurie, les irritations, la congestion médullaire, la perte considérable de sang, et enfin les émotions morales vives.

Albuminurie. — Les docteurs Hamilton et Dumanet furent les premiers, d'après Churchill, à montrer que l'anasarque des femmes enceintes engendrait les convulsions puerpérales; mais leurs observations étaient passées inaperçues quand le professeur Simpson et le docteur Lever établirent que cette hydropisie était subordonnée à une altération ou un état particulier des reins, par suite duquel se faisait la sécrétion de

l'albumine. Depuis lors les praticiens qui se sont livrés à l'étude de cette
matière ne se sont pas arrêtés dans leurs investigations, de sorte qu'aujourd'hui on peut dire que cette question est résolue sinon en entier, au
moins en grande partie.

« Quand on recherche avec soin, dit Cazeaux, les conditions individuelles dans lesquelles on voit le plus souvent apparaître l'éclampsie,
on est vivement saisi par un fait très-singulier auquel les observateurs
anciens n'avaient pas fait attention : c'est la présence constante de l'albumine dans l'urine des femmes éclamptiques.

« Cette coïncidence étrange, constatée aujourd'hui par un grand nombre
de médecins et que pour ma part j'ai invariablement rencontrée sur
19 femmes que j'ai pu observer, dans ces cinq dernières années, domine
évidemment l'étiologie des convulsions puerpérales.

« Si, en effet, on trouve constamment l'albumine chez les femmes
éclamptiques, l'esprit le plus sévère ne peut s'empêcher d'établir entre
ces deux faits un rapport plus ou moins intime de causalité. »

Les propositions que Cazeaux avait énoncées d'une manière aussi absolue dans la troisième édition de son excellent ouvrage, n'ayant pas été
sanctionnées par les recherches d'autres praticiens, ont été modifiées en
partie dans la cinquième édition, et l'auraient été encore davantage s'il
eût voulu se soumettre à l'évidence des faits. On ne peut pas dire que la
présence de l'albumine est presque constante, et encore moins qu'elle est
constante, puisque, dans un rapport présenté à l'Académie de médecine
de Paris au sujet d'un mémoire du docteur Mascarel, le professeur
Depaul a signalé bien des cas d'éclampsie où l'on n'avait pas découvert
dans les urines la moindre trace d'albumine. Le rapport de causalité,
comme pense Cazeaux, n'a pas lieu non plus, car dans 50 cas d'albuminurie observés par le professeur P. Dubois, il n'y en a guère eu que
10 d'éclampsie; sur 41 cas réunis par le docteur H. Blot, à peine y en
avait-il 7 qui présentaient cette complication; et sur un nombre de
132 femmes éclamptiques examinées par le docteur Litzmann, chez 37
seulement on rencontra de l'albumine, et chez les 95 autres cet élément
n'existait pas dans les urines.

De tous ces faits, la conclusion que l'on peut tirer est que l'éclampsie
n'est pas toujours due à l'albuminurie; mais il ne s'ensuit pas qu'on
doive dénier toute influence de cette maladie sur l'apparition de l'éclampsie. La présence de l'albumine dans l'urine n'est certainement que le
symptôme d'une affection; pour résoudre la question, il faudrait étudier les causes de l'apparition de l'albumine dans les urines, et les conditions qui peuvent en résulter pour donner naissance à l'éclampsie.

Quelques auteurs ont cherché à résoudre le premier problème; quant
au deuxième, à peine a-t-on effleuré l'étude qu'exige un objet d'une
importance aussi incontestable, ce qui est regrettable, car nous pourrions
alors savoir la raison en vertu de laquelle l'albumine peut provoquer l'apparition de l'éclampsie.

A la suite des recherches que le docteur H. Blot a dû faire pour tâcher de connaître la cause de l'albuminurie, il a pensé que cet état tenait à une congestion fonctionnelle active ou passive des reins, produite par l'abondance de sang qui pendant la grossesse se porte aux organes génito-urinaires. Le docteur Rayer pensait que la congestion des reins provient de la compression exercée par le globe utérin sur les veines rénales, d'où il résulte une inflammation de ces organes avec sécrétion albumineuse anormale.

Dans ses excellentes leçons sur l'*Assimilation et l'influence de ses effets sur l'urine*, le professeur Frédéric Pavy a établi, par un grand nombre d'expériences, que l'inflammation des reins n'est pas toujours suivie de l'excrétion albumineuse, et, d'un autre côté, la supposition du professeur Rayer manque de fondement, car l'albumine se présente quelquefois dans l'urine lorsque l'utérus n'est nullement en état de comprimer les veines rénales.

MM. Depaul, Devilliers et Regnauld croient que l'existence de l'albumine est plutôt due aux modifications éprouvées par le sang sous l'influence de la grossesse, qu'à une néphrite albumineuse. Le professeur Simpson, après les études qu'il a faites sur l'albuminurie, est arrivé à la conclusion que ce phénomène était l'effet d'un état pathologique du sang prédisposé par la grossesse, lequel produit un excès anormal d'irritabilité du système spinal; en effet, d'après les expériences du docteur Todd de Londres, quand la polarité du système nerveux devient exagérée, il ne faut pas longtemps pour que les accès convulsifs se déclarent. Tout bien considéré, il semble hors de doute que la grossesse est, dans certaines circonstances, susceptible d'altérer la nutrition et d'exercer sur les phénomènes de la sécrétion une influence capable d'amener l'expulsion ou l'excrétion de l'albumine, dont l'absence, en apportant une profonde perturbation dans la composition élémentaire du sang, fait que le contact de celui-ci ainsi altéré est à même de causer sur la moelle allongée une irritabilité considérable qui se manifeste alors par des attaques éclamptiques.

Selon Frerichs, professeur de l'université de Berlin, l'éclampsie a aussi pour cause l'altération du sang; seulement il explique le mécanisme de cette altération d'une autre manière. Dans son opinion, l'urine des femmes albuminuriques ne contient pas d'urée; mais cet élément étant en proportion notable dans la masse sanguine, il en résulte que, se trouvant sous l'influence d'un ferment encore indéterminé, il se transforme en carbonate d'ammoniaque dont la présence dans la circulation agirait comme un poison et donnerait lieu aux convulsions puerpérales. Comme on le voit, le développement du ferment est nécessaire pour que le changement de l'urée en carbonate d'ammoniaque se produise; si donc le ferment n'existe pas, l'urée peut demeurer dans le sang sans donner lieu aux accès convulsifs. Le professeur Frerichs a fondé sa théorie sur l'examen direct du sang des femmes albuminuriques qui ont éprouvé des attaques d'éclampsie, et sur la présence de l'ammoniaque dans la perspiration cutanée. Faisant ensuite des expériences sur les animaux, il s'est assuré qu'en injectant dans le sang une solution de carbonate d'ammoniaque, il se produisait des troubles nerveux et des accès convulsifs semblables à l'éclampsie, tandis que l'urée injectée de la même façon ne donnait lieu à rien de pareil.

Le professeur Schottin a voulu combattre cette théorie en disant qu'il n'est pas prouvé que ce soit le carbonate d'ammoniaque qui produise les accès convulsifs, car il a obtenu le même résultat en faisant sur quelques animaux l'injection d'une solution concentrée de sulfate de potasse ou de sulfate de soude. Ce qu'on peut induire de là, c'est que ce sel altère le sang de la même manière que le carbonate d'ammoniaque; mais il ne s'ensuit pas que l'urée ne puisse se convertir en ce dernier sel, et qu'il ne résulte une modification dans le sang en vertu de laquelle l'axe cérébro-spinal reçoive une influence spéciale qui se traduise par des accès convulsifs.

Si la théorie du professeur de Berlin est adoptée, nous aurons alors la raison ou la cause qui fait que l'éclampsie s'observe ou non chez une femme albuminurique, selon qu'il y a ou non développement du ferment devant provoquer la transformation de l'urée en carbonate d'ammoniaque.

Congestion de la moelle. — Suivant un grand nombre de praticiens, la femme ne présente quelquefois comme cause d'éclampsie qu'un afflux plus fort de sang à la moelle allongée qui, étant par là irritée, détermine les accès convulsifs. Les femmes fortement constituées, pléthoriques, d'un tempérament sanguin, à fibre sèche, à face animée et irritable, sont aussi, selon le professeur Velpeau, Stoltz et autres, celles que l'éclampsie atteint le plus souvent, probablement parce que de tels états prédisposent aux congestions vers la moelle allongée.

Perte de sang. — Dans les cas d'hémorrhagie irrémédiable, il n'est pas rare de voir des accès convulsifs apparaître, et l'on conçoit que le manque de sang puisse réellement causer de l'excitation dans la moelle et agir comme une cause directe de l'éclampsie. Ce résultat, il faut l'ajouter, devient d'autant plus prompt que le tempérament lymphaticonerveux de la femme est plus exagéré.

Émotions morales. — L'émotion, dit le professeur Tyler Smith, est une cause psychologique dans son caractère, mais d'une importance considérable dans la production de l'éclampsie, car les accès ici ne présentent pas de signes précurseurs et résistent obstinément au traitement le plus rationnel. L'influence de cette cause, signalée par Moreau, a été appuyée par une foule de faits rapportés par de bons praticiens.

On peut lire, en effet, dans l'ouvrage d'Hamilton l'histoire d'une femme qui, s'étant querellée avec son époux alors que la grossesse était au huitième mois, fut prise d'une attaque d'éclampsie dont elle succomba. Mauriceau, de son côté, raconte un fait où les convulsions puerpérales ont été provoquées par la contrariété causée dans l'esprit de la femme, qui, étant en travail d'enfantement, avait vu entrer dans sa chambre le mari avec les vêtements tout déchirés. Baudelocque cite le cas suivant signalé par Deneux : Une jeune femme voulut cacher sa grossesse à sa famille, mais les cris de l'enfant la trahirent pendant le travail. Le père sortit pour chercher une sage-femme qui compléta la délivrance, et donna les soins nécessaires au nouveau-né. Lorsque le père la crut hors de danger, il la tança sévèrement, et il en résulta que cette jeune femme eut immédiatement une attaque d'éclampsie.

Il nous serait facile d'exposer maints autres exemples de ce genre, mais nous nous bornons à ceux-là, les croyant suffisants pour montrer l'influence que peuvent avoir les émotions morales et les passions violentes sur l'éclampsie.

§ 2. — Des causes excentriques.

Les causes excentriques ou qui agissent sur la moelle par l'irritation produite sur les nerfs périphériques ne sont pas moins importantes que celles que nous venons de passer en revue.

Ici l'excitation de la moelle allongée peut dépendre, suivant le docteur Tyler Smith, ou de l'irritation des nerfs du crâne, ou de celle des nerfs du rectum, ou de celle des nerfs de l'utérus et du canal vulvo-utérin, ou de celle des nerfs ovariens, ou de celle des branches gastro-intestinales du nerf pneumogastrique, ou de celle des nerfs de la vessie, ou enfin de l'irritation des nerfs cutanés des mamelles.

Irritation des nerfs de l'utérus et du canal vulvo-utérin. — Le docteur Ramsbotham, croyant aussi que l'éclampsie avait son origine dans un dérangement de l'utérus dont l'irritation peut se propager par l'intermédiaire de ses nerfs jusqu'à la moelle allongée, raconte un cas observé par lui et qui l'impressionna vivement. Je fus appelé, dit-il, il y a quelques années, par une des accoucheuses de la Maternité royale, pour donner mes soins à une femme qui avait été attaquée de convulsions puerpérales; par les déplétions sanguines, les convulsions cessèrent tout à fait, et quelques heures après, les choses étaient à leur état primitif : cinquante heures s'étaient écoulées depuis l'attaque quand le travail de l'accouchement se déclara, et en moins de cinq heures le fœtus fut expulsé mort. Le placenta n'étant pas sorti, je fus mandé de nouveau et je trouvai la femme en parfait état, et sans qu'elle se plaignît de quoi que ce fût. Il s'était passé deux heures après l'expulsion du fœtus; il n'y avait pas d'hémorrhagie dans le moment et même il n'y en avait pas eu auparavant : l'utérus n'était pas fortement contracté et tout faisait croire que l'hémorrhagie se trouvait dans l'intérieur de cet organe. Je me mis à extraire le placenta; mais dans le même instant où ma main pénétra dans la cavité utérine, l'accouchée se pencha en avant, et sans accuser aucune douleur elle tomba dans un accès convulsif des plus violents que j'aie vus : il survint un coma profond qui résista à tous les moyens employés et qui se termina, au bout de deux heures, par la mort. Le vagin et notamment la surface interne de l'utérus, ajoute ce professeur, communiqua à ma main une sensation de chaleur telle que je n'en ai jamais éprouvé.

Le docteur Ingleby, dans son traité sur l'hémorrhagie utérine, rapporte qu'une fois un de ses collègues et amis a cru nécessaire d'introduire la main dans l'utérus pour faire l'extraction d'un placenta adhérent, après avoir au préalable administré à la femme une dose d'ergot de seigle : l'introduction, bien qu'ayant été grandement empêchée par les mouvements de celle-ci, fut faite néanmoins avec tout le soin possible; mais, au moment où le praticien a atteint l'intérieur de l'organe gestateur, il est survenu un accès convulsif suivi une minute après de la mort de la femme.

Les modifications profondes que la grossesse imprime sur tout l'organisme de la femme, et notamment sur la matrice, qui se développe, s'imbibe de fluides et devient le siége d'une activité étonnante, expliquent bien l'irritabilité dont cet organe est saisi au moment de l'expulsion du fœtus. Nous avons vu que, dans les cas d'un travail retardé et pénible, la tête de l'enfant, en perçant dans le premier temps le canal vulvo-utérin, devient par elle-même un agent irritant de l'utérus et du vagin. Il n'y a pas que cette cause pourtant qui produit l'irritation des nerfs utérins, car alors les convulsions seraient plus fréquentes dans les cas de travail difficile. Il y a, on ne saurait en douter un seul instant, des rapports intimes entre le système nerveux et le système circulatoire, de telle sorte que la circulation ne peut être dérangée sans qu'il y ait excitation des fonctions nerveuses, et même l'équilibre de la circulation ne peut être détruit sans que d'une façon ou d'une autre les nerfs révèlent une irritation quelconque. Donc si nous arrivons à prouver que dans les cas d'éclampsie il existe un trouble de la circulation utérine, nous pourrons attribuer l'accès à une excitation morbide des nerfs de la matrice d'où elle se propage jusqu'à la moelle allongée.

Il est certain que les contractions qui se déclarent à l'occasion de l'expulsion de l'enfant doivent nécessairement s'accompagner d'une excitation dans le système circulatoire de l'utérus, et pour peu que cela atteigne un haut degré, les nerfs qui ne reçoivent pas la même action modératrice du fluide sanguin sont dans le cas de s'irriter pour la moindre cause et de donner naissance à l'éclampsie.

Ajoutons que les primipares, dont l'organe gestateur et le conduit vulvo-utérin doivent subir plus d'irritation et de pression de la part du fœtus, deviennent par cela même plus exposées à l'éclampsie que les femmes multipares. Merriman, sur 48 cas, compta 36 primipares ; le professeur Velpeau, 13 sur 20 ; Collins en observa 29 sur 30 ; Chailly, 9 sur 13 ; et sur 17 le docteur Jacquemier en constata 13.

Mauriceau dit aussi que les femmes d'un âge avancé, accouchant pour la première fois, sont très-sujettes à l'éclampsie, et l'on ne saurait nier que tant dans les cas exposés plus haut qu'ici, l'irritabilité de l'utérus doit être souvent assez développée pour déterminer cette affection.

La distension de la matrice également, lorsqu'elle est causée par une hydropisie de l'amnios ou par la présence de plus d'un enfant ou d'un produit trop gros, est une circonstance capable de provoquer dans la circulation utérine un dérangement assez fort pour déterminer une irritation produisant le même effet. Sur les 48 cas observés par Merriman, 3 se rapportaient à des grossesses gémellaires, et dans les 13 observés par Chailly il s'en est trouvé 2 du même genre. Dans le rachitisme accompagné de rétrécissement du bassin, l'utérus, déjà par les obstacles qu'il a éprouvés dans son développement pendant la grossesse, ou à cause d'un surcroît d'effort par lui employé dans le cours de l'accouchement pour délivrer le produit de la conception, doit nécessairement souffrir une grande perturbation qui peut être suivie d'une attaque d'éclampsie.

On peut ainsi trouver, dans tous les cas que nous avons indiqués, ces exemples de la fonction nerveuse réflexe : les nerfs périphériques de l'organe affecté communiquent rapidement l'irritation à la moelle allongée, qui, comme un centre irrito-moteur, renvoie l'irritation à tous les muscles volontaires et à ceux de la respiration, en paroxysmes convulsifs violents.

Irritation des nerfs crâniens. — L'irritation des nerfs du crâne, soit qu'elle dépende d'une inflammation des méninges, soit d'une congestion du cerveau, soit d'autres causes, peut, selon le docteur Tyler Smith, déterminer l'éclampsie, lorsque cette excitation s'étend jusqu'à la moelle allongée, ou bien par une action réflexe propagée à cette partie du système nerveux.

Nous sommes assez enclins à admettre que toutes les circonstances indiquées par ce professeur soient dans le cas de produire les attaques convulsives par le moyen du mécanisme que nous avons fait connaître, puisque déjà par la grossesse en elle-même l'organisation se trouve grandement modifiée et que toute impression se transmet avec facilité d'un organe au centre nerveux destiné à présider aux mouvements. On peut dire que toutes les autres causes telles que l'irritation des nerfs du rectum, celle des nerfs ovariens, celle des branches gastro-intestinales du pneumogastrique, celle des nerfs de la vessie, etc., se trouvent dans les mêmes conditions. On tient de presque tous les auteurs des faits bien authentiques que l'éclampsie a souvent été provoquée par l'action des purgatifs, par la collection de fèces endurcies dans le rectum, ou bien

par la rétention des urines dans la vessie. A ce sujet, Mauriceau cite un
fait remarquable où le cathétérisme a fait cesser l'attaque d'éclampsie, et
tout rentra dans l'état normal à la suite de l'extraction d'une grande
quantité d'urine. Le docteur Tyler Smith, de son côté, dit avoir observé
un cas d'éclampsie qui ne pouvait être attribué qu'à une inflammation
des mamelons, suivie de l'endurcissement des glandes.

ARTICLE II.

DE LA SYMPTOMATOLOGIE.

Les symptômes de l'éclampsie se distinguent en phénomènes précurseurs ou prodromes, en phénomènes d'accès convulsifs et en phénomènes
comateux.

§ 1er. — Phénomènes précurseurs ou prodromes.

Les phénomènes qui constituent les prodromes de l'éclampsie ne
se manifestent pas, comme le disait Chaussier, dans tous les cas; mais
encore doit-on les décrire pour que l'accoucheur en ait connaissance, afin
de prévenir l'accès et d'avoir quelque probabilité de sauver la vie de la
femme.

La céphalalgie est un des premiers signes de l'éclampsie. Cette douleur est en général intense, et quelquefois elle a son siége seulement sur
un côté et dans un point circonscrit. On note, immédiatement après, des
troubles dans les fonctions vitales; mais elles deviennent tellement confuses qu'il semble qu'un nuage ou des objets entièrement fantastiques se
posent devant les yeux. On a vu quelquefois des cas heureusement peu
durables d'une vraie amaurose. L'état de la femme, comme on le pense,
s'en ressent : elle est irritable, triste ; des douleurs se font sentir dans le
corps et notamment, comme Chaussier et Demau l'ont remarqué, dans la
région épigastrique. La marche est chancelante et parfois la femme s'a-
gite dans le lit, ne sachant quelle position prendre, et s'effrayant au
moindre bruit qui se fait auprès d'elle. La soif, tantôt nulle, est vive par
moments, et quelques instants avant que l'accès convulsif se déclare, la
femme, en même temps qu'elle accuse de fortes douleurs à la région épigastrique, est attaquée de vomissements violents et répétés, de bourdon-
nements dans les oreilles ou de surdité plus ou moins complète. La face
est d'une pâleur mortelle, la physionomie prend un air hébété, les
traits sont immobiles, le regard fixe, et le pouls, si la femme est pléthorique, devient plein, dur et fréquent; lorsqu'elle est lymphatique, il
est petit, mais il est également dur et fréquent.

Quand l'invasion a lieu pendant le travail de l'accouchement, la femme
se montre extrêmement indocile et émue, et les contractions utérines,
tout en étant irrégulières, deviennent cependant tellement persistantes
que les accoucheurs ont, avec raison, donné à cet état le nom de tétanos

utérin. Pour finir, disons que la durée des phénomènes précurseurs est
très-variable. Si les prodromes se prolongent le plus souvent quelques
jours, d'autres fois quelques heures, un bon nombre de fois ils cessent
presque instantanément.

§ 2. — Phénomènes d'accès.

Soit que les phénomènes avant-coureurs se manifestent ou non, l'accès
éclamptique se déclare toujours d'une manière subite. C'est sur la face
que se dessinent les premiers signes de désordre général devant apparaître : la vue devient immobile ou fixe, les muscles du visage entrent
aussitôt dans des mouvements convulsifs d'abord peu sensibles, puis
ensuite s'accentuant de manière à montrer une altération dans les traits
de la physionomie et à imprimer à celle-ci une expression hideuse telle
que celle d'une figure grimaçante. Selon Moreau, le muscle canin serait
le premier qui se contracterait; quant à nous, nous ne pouvons affirmer le fait, car nous avons toujours observé une agitation convulsive
de tous les muscles des lèvres, avec torsion de l'une des commissures de
la bouche vers le côté où la tête se trouve dirigée. Les paupières remuent
convulsivement, de telle sorte que le globe oculaire est tantôt visible,
tantôt couvert, et roule dans tous les sens en dedans des orbites; ensuite il
se tourne en haut, la paupière supérieure recouvrant presque entièrement
ainsi la pupille immobile et dilatée. Les narines se relèvent en haut et
en dehors, en sorte que la pointe du nez se trouve plus effilée. La rétraction qui se déclare sur les muscles du menton rend celui-ci plus proéminent ou plus pointu. Les muscles destinés à la mastication, sous le même
effet, tantôt se rapprochent et tantôt se séparent des arcades alvéolaires;
dans ces moments, la langue peut passer et être coupée par les dents.
Les muscles du cou, du tronc et des extrémités supérieures et inférieures
éprouvent également les contractions. La tête est portée par les premiers
muscles dans tous les sens, puis elle s'incline sur l'un des côtés, et surtout, comme l'a observé le professeur P. Dubois, sur le gauche. Le tronc
s'affaisse en arrière et s'arc-boute de telle sorte que l'occiput se rapproche des talons, fait déjà remarqué une fois par Baudelocque. Les bras,
tendus aux côtés du tronc, restent dans une gêne forcée, les mains se
fermant contre le pouce étendu et placé, suivant Cazeaux, entre l'indicateur et le médius. Au bout de quelques instants, les convulsions cessent
et il se manifeste un spasme général, tonique ou d'une rigidité tétanique,
qui est bientôt après remplacé par de nouvelles contractions des muscles
des yeux, de la face, du cou, du tronc et des membres abdominaux et
thoraciques. Les yeux s'agitent dans les orbites; la physionomie, défi-
gurée par des contorsions horribles, revêt, d'après le professeur P. Dubois,
une expression comparable à celle d'un satyre; la tête tourne en tous
sens et a son centre de mouvement dans la colonne vertébrale, et de la
bouche sort une écume sanguinolente en plus ou moins grande quantité

Après ce nouvel accès clonique survient un second spasme général ou de roideur tétanique plus violente et plus prolongée que la première, qui disparaît à son tour pour donner lieu à d'autres convulsions : cela se continue ainsi jusqu'à la fin de l'attaque de l'éclampsie.

La respiration se trouble, elle est accélérée et convulsive; l'expiration est bruyante et l'inspiration courte, sibilante et suivie d'un son particulier. Pour peu que l'accès dure, la dyspnée devient plus forte, soit à cause de la contraction spasmodique du diaphragme, soit à cause de celle des muscles du larynx, lesquels, d'après Marshall Hall, entraînent l'occlusion partielle ou complète de la glotte, d'où il peut résulter, suivant madame Lachapelle, la suspension de la respiration. Dans tous les cas, la femme paraît être suffoquée, sa face est vultueuse, d'une coloration rouge ou violacée, et au bout de quelque temps elle change de couleur et peut devenir pâle. Dans le cours de l'accès, la circulation ne laisse pas de ressentir de profondes modifications : les battements, de violents et précipités qu'ils étaient au début, deviennent ensuite tumultueux, obscurs, et à la fin presque insaisissables. L'intelligence et le sentiment s'éteignent tout à fait. La malade, étrangère à tout ce qui l'entoure, peut souffrir n'importe quelle opération sans en avoir la moindre conscience. Au milieu de tous ces phénomènes, les excréments et l'urine sont chassés involontairement, et la matrice est tantôt à l'abri des convulsions générales, tantôt, ce qui est plus fréquent, elle peut se trouver sous l'influence d'une contraction tétanique et expulser le produit de la conception, ou bien être le siége d'une rupture plus ou moins étendue. Disons cependant que ce terrible paroxysme n'est pas d'une longue durée. Après une période variant entre quelques minutes et une demi-heure, les mouvements convulsifs diminuent en violence et disparaissent petit à petit : la figure prend un caractère plus naturel; les paupières s'abaissent, la respiration commence à se rétablir, bien que sifflante encore; le pouls est plus perceptible, la lividité du visage disparaît, et la peau se recouvre de sueurs plus ou moins abondantes.

En général, le premier accès est moins violent et d'une durée moindre, que les suivants; dans l'opinion du professeur Pajot, la durée de chacun d'eux ne peut aller au delà de quelques secondes, car lorsque la cyanose a persisté une minute, elle est portée au plus haut degré, la femme ne reprend pas ses sens et tombe dans un coma profond.

Quelques auteurs ont observé pourtant que la période d'accès peut se prolonger bien plus longtemps, et se maintenir ainsi cinq, quinze minutes et même une demi-heure, comme nous l'avons déjà dit; mais il est probable que la période d'accès a été confondue avec celle du coma.

Le nombre d'accès n'a rien de fixe; tantôt il en vient un seul, tantôt, ce qui est plus commun, on en voit un grand nombre. Dans un cas qui s'est passé sous nos yeux, nous n'observâmes pas moins de 5 accès dans l'espace de 20 minutes, tandis que nous placions la femme dans la position convenable pour faire l'extraction du fœtus au moyen du forceps. D'autres en ont constaté au nombre de 30 à 60, leur plus grande fréquence ayant lieu quand la maladie se déclare pendant le travail de l'enfantement. Dans quelques circonstances, les accès se succèdent avec une rapidité extraordinaire; d'autres fois, il y a un intervalle de peu de minutes, d'heures entières et même d'un jour : d'après M. Jacquemier, on a remarqué que l'attaque qui survient après un long répit est plus intense et semble se diviser en deux et trois accès d'une force médiocre. Plusieurs accès pourront parfois se déclarer en quelques heures, tandis que dans d'autres cas cela ne se produira pas même dans tout un jour.

§ 3. — Phénomènes comateux.

S'il ne s'est manifesté à peine qu'un seul accès, lorsqu'il est passé la femme se trouve dans un état de somnolence ou d'abattement d'où elle sort peu à peu pour revenir à elle ; mais, n'ayant pas conscience du mal qu'elle vient d'éprouver, elle est un peu surprise des soins dont elle est l'objet de la part des assistants ou des personnes de sa famille. Lorsque cependant les accès se sont répétés souvent, leur intervalle est marqué par une prostration profonde ou par un véritable état comateux. Si entre un accès et l'autre il y a un intervalle lucide, celui-ci est si peu de chose qu'à peine est-il perceptible, et l'on peut dire que la femme sort de l'accès pour tomber dans un état comateux de plus en plus profond, et *vice versâ.*

Les phénomènes qui se présentent ici donnent à croire que l'axe cérébro-spinal se trouve sous l'influence d'une congestion, et que tout n'est en définitive que la conséquence de cet état. La résolution des membres est complète, le pouls fort, plein et fréquent; la respiration en même temps est plus ou moins stertoreuse et bruyante; le regard fixe et immobile est insensible à la lumière la plus vive. L'intelligence est éteinte, mais la sensibilité, quoique obtuse, semble encore exister par les gémissements sourds que la femme laisse échapper lorsqu'on presse la peau entre les doigts ou au moment d'une contraction utérine; néanmoins, dans quelques cas, elle paraît avoir été abolie tant par l'absence des signes que nous avons indiqués que parce que l'expulsion du fœtus a pu se réaliser sans que le plus léger gémissement ou le plus petit mouvement se soit laissé percevoir.

Cette période est susceptible de persister pendant plusieurs minutes, quelques heures et jusqu'à un ou deux jours. Si le cas doit se terminer favorablement, la malade retourne à l'état de somnolence, reprend l'usage de ses facultés et se plaint à peine d'une grande fatigue, de pesanteur et de céphalalgie, symptômes qui disparaissent cependant au bout de quelque temps; mais si la terminaison doit être fatale, les accès se renouvellent et le retour des états comateux finit par amener la mort. L'éclampsie étant survenue pendant la grossesse ou par suite de l'influence exercée par la maladie sur l'organisme de la femme, ou parce que les convulsions s'étendent jusqu'à l'utérus, le travail est dans le cas de se déclarer et l'expulsion fœtale peut en être la suite. Dans d'autres cas, bien que les accès se répètent et se prolongent un certain temps, l'utérus demeure indifférent aux phénomènes convulsifs, comme l'ont souvent observé madame Lachapelle, Velpeau et Baudelocque.

Le travail a-t-il commencé lorsque la maladie se manifeste, on peut remarquer généralement que l'organe gestateur ne participe en rien au désordre effrayant qui a lieu ; il demeure inerte ou bien les contractions en sont régulières. Il est d'autres circonstances plus spéciales où les convulsions semblent avoir gagné l'utérus, en sorte que la dilatation du col, qui était peu notable avant, ne tarde pas à s'accomplir, et l'expulsion du fœtus s'opère avec une rapidité étonnante. Gardien signale un cas où le fœtus fut expulsé sous l'influence de trois contractions. Baudelocque rapporte que, dans un cas du même genre, il trouva un enfant entre les cuisses d'une femme, et cependant, l'examen fait, il lui a semblé que l'accouchement ne devait avoir lieu qu'au bout d'un certain temps.

L'éclampsie, dans le fait que nous avons observé, était apparue quand la dilatation du col se trouvait déjà avancée ; mais l'utérus, à notre arrivée auprès de la malade, paraissait se ressentir des convulsions générales, car la contraction était permanente, sans que nous notions néanmoins le moindre progrès dans le travail de l'accouchement.

D'après différents auteurs, l'éclampsie ne donne pas toujours comme résultat une terminaison prompte de l'accouchement, et les cas abondent où la femme a succombé sans que celui-ci se réalisât ou sans qu'il ait eu la promptitude nécessaire pour qu'on ne crût pas devoir le terminer artificiellement. Si, les mêmes circonstances étant données, l'expulsion du fœtus se fait dans quelques cas d'éclampsie avec plus de rapidité, c'est aussi parce que, dans la période comateuse, les muscles du périnée, qui se trouvent en état de résolution, n'opposent pas une grande difficulté. Quant à la dilatation du col, si elle n'est pas complète ou très-avancée lors de la manifestation de l'attaque, on dirait que l'éclampsie la rend plus tardive, car, en participant des convulsions générales, le col devient le siége de la rigidité spasmodique, dont l'influence a été appréciée précédemment.

ARTICLE III.

DES TERMINAISONS.

L'éclampsie peut se terminer par la guérison, par la mort, ou par une autre maladie plus ou moins grave. Dans le premier cas, les symptômes diminuent graduellement d'intensité, les accès deviennent moins fréquents, les intervalles plus longs, et l'état comateux de moins en moins profond est remplacé par des phénomènes de torpeur ou d'engourdissement, en sorte que la physionomie devient plus calme, l'expression plus naturelle, les yeux reprennent les mouvements réguliers ou presque normaux; l'intelligence a plus de clarté; la mémoire et la conscience ne présentent guère que de légers troubles ou changements qui ne tardent pas à se dissiper. Pourtant, si les paroxysmes ou les désordres ont été profonds et prolongés, les facultés intellectuelles ne reviennent que lentement et au bout de quelque temps à leur état naturel, et plus d'une fois la mémoire s'affaiblit à tel point que bien des choses s'effacent dans l'esprit de la femme, par exemple, le nom des personnes qui l'entourent ou qui vivaient avec elle.

Quand l'affection tend à une issue fatale, les accès se répètent incessamment, se prolongent d'une manière insolite; les intervalles lucides sont imperceptibles, de sorte que la femme passe de suite de l'accès à la période comateuse, qui finit par se transformer en un vrai carus d'où l'on ne peut la retirer en dépit de tous les moyens excitants. La mort arrive ou pendant la période de l'accès, ou, ce qui est plus commun, dans la période comateuse; elle est due, selon toute apparence, à une asphyxie résultant d'une contraction permanente des muscles thoraciques et de la glotte, d'un afflux considérable de sang vers les poumons, d'une accumulation, suivant Baer, de mucosités dans les ramifications bronchiques ou d'une abolition des fonctions du bulbe cérébro-rachidien, ou bien de leur suspension à la suite d'une forte excitation ou d'une hémorrhagie cérébrale. Dans quelques cas, la mort peut ne pas dépendre immédiatement de l'éclampsie, mais de maladies graves survenues pendant l'accès; c'est ainsi que l'on voit des exemples où les accès quoique ayant cessé, la femme n'est pas moins morte des conséquences d'une congestion, d'une hémorrhagie cérébrale, d'une méningite, d'une méningo-encéphalite, d'une rupture de la matrice, etc.

Nous connaissons le fait, cité par Moreau, d'une femme qui n'avait pu recouvrer ses sens à la suite d'une attaque d'éclampsie pendant l'accouchement; même quinze jours après, elle était dans un état de demiparalysie et muette : malgré tout ce qu'on a pu faire, on n'a pas réussi à la sortir de sa situation déplorable, et elle succomba au bout de huit mois.

La congestion des vaisseaux cérébraux peut amener le développement d'une méningite ou d'une méningo-encéphalite : en effet, sur 7 cas d'éclampsie que Cazeaux eut l'occasion de traiter dans les cliniques de la Faculté de Paris, il s'en trouva 4 qui offrirent, après la période comateuse, les symptômes ordinaires de la méningite, et sur 2 malades qui avaient succombé, les caractères de cette affection ont pu être vérifiés à l'autopsie.

Les convulsions générales arrivent quelquefois à se propager à l'utérus et à lui imprimer des contractions violentes qui, en repoussant le fœtus, lorsque le col n'est pas encore suffisamment dilaté, déterminent une déchirure dans le point où les parois utérines offrent plus d'amincissement ou ont été le siége de maladies antérieures, d'où il résulte une terminaison fatale. L'éclampsie peut donner lieu à la manie puerpérale, avoir comme conséquence le développement de la surdité et d'une amaurose, ou être suivie du tétanos et de la catalepsie, d'après les observations du docteur Velpeau et de M. Blot.

Enfin, soit à cause du traitement employé selon l'exigence du cas, soit par l'excitation utérine, il peut se développer une métro-péritonite plus ou moins grave, ou accidentellement un érysipèle ou de vastes brûlures dans les parties où l'on aurait appliqué des sinapismes pendant un temps beaucoup trop long.

ARTICLE IV.

DU DIAGNOSTIC.

L'éclampsie se révèle dans son évolution complète par des symptômes tellement tranchés qu'il serait assez difficile de la confondre avec d'autres maladies. Cependant, comme on l'a vu, l'éclampsie présente, indépendamment de ses prodromes qui ne sont pas constants, une période d'accès et une autre de coma; ainsi, si l'accoucheur n'a pas assisté à la maladie dès son début et dans ses diverses phases, ou plutôt s'il se trouve présent seulement lors de la manifestation des symptômes, d'une période ou de l'autre, il pourra bien se présenter quelques difficultés pour le diagnostic, et la maladie dont il s'agit pourra être confondue avec bien d'autres qui se manifestent avec des convulsions ou s'accompagnent de phénomènes comateux.

Les maladies qui offrent pour caractère principal la *convulsion* et que l'on peut confondre avec l'*accès convulsif de l'éclampsie* sont l'*épilepsie*, l'*hystérie*, la *chorée*, le *tétanos* et la *catalepsie;* celles qui sont accompagnées de *coma*, et que l'on peut confondre avec la *période comateuse de l'éclampsie*, sont l'*hémorrhagie cérébrale*, la *commotion cérébrale* et la *période comateuse d'ivresse*.

Épilepsie. — L'épilepsie est une maladie que l'on peut confondre et qui a été confondue par plusieurs auteurs avec l'éclampsie. Beaucoup de praticiens anglais, comme nous l'avons déjà dit, décrivent l'éclampsie sous le nom de convulsions puerpérales épileptiques, et ils ne voient de différence entre ces deux états morbides que quant à l'époque où ils surviennent. Si, comme dit le professeur Trousseau, nous tenons compte des phénomènes convulsifs qui les caractérisent, il est sûr que nous ne pourrons découvrir aucune différence entre ces deux affections. Les phénomènes d'une attaque épileptique ressemblent absolument à ceux de l'éclampsie; mais si nous arrêtons notre attention sur les accidents qui se sont manifestés, nous rencontrerons entre une maladie et l'autre une différence capitale. Dans l'épilepsie l'accès convulsif est unique, ou se répète à de longs intervalles, tandis que dans l'éclampsie il est excessivement rare de n'observer qu'un accès ou que celui-ci ne soit suivi rapidement par plusieurs autres. Ici, tant que persiste la cause sous l'influence de laquelle a eu lieu l'accès, ce dernier se renouvelle, 8, 10, 15, 20 fois en 24 heures ; mais une fois que la cause a cessé d'exister, l'attaque convulsive n'est généralement plus à craindre. Dans l'épilepsie, un premier accès en fait apparaître d'autres pendant une période quelconque de la vie. En outre, l'éclampsie est précédée de phénomènes de congestion cérébrale, tandis que l'épilepsie survient sans ce phénomène précurseur et sans la moindre altération de santé.

L'*aura* qui précède quelquefois l'attaque d'épilepsie n'a pas lieu dans l'éclampsie ; de plus, dans la première de ces maladies il est rare que le paroxysme soit fatal, tandis que dans la seconde on observe quelquefois un résultat opposé.

Somme toute, l'éclampsie diffère de l'épilepsie par les caractères suivants :

ÉCLAMPSIE.	ÉPILEPSIE.
1º L'attaque est précédée de phénomènes cérébraux ;	1º L'attaque est précédée de l'aura épileptique ;
2º Les accès se répètent avec rapidité ;	2º Les accès ne reviennent qu'après de longues périodes ;
3º Le paroxysme est souvent fatal ;	3º Le paroxysme est rarement fatal ;
4º Les urines sont souvent albumineuses.	4º Les urines ne présentent de traces d'albumine dans aucun cas.

Ce dernier signe est d'une importance immense dans le diagnostic de l'éclampsie ; lors donc que dans un accès convulsif on constatera par l'analyse la présence de l'albumine dans les urines, le doute doit immédiatement disparaître, car cet élément ne se rencontre pas chez les femmes épileptiques.

Hystérie. — Les convulsions hystériques se présentent sous des caractères qu'il sera difficile de confondre avec les accès de l'éclampsie. Ici les mouvements de la femme sont limités, d'une courte durée, rapides et multipliés, et dans l'hystérie les mouvements sont étendus, les membres se plient et s'allongent alternativement, ce qui fait que la femme change fréquemment de place, et peut se précipiter hors du lit si elle n'est contenue par quelqu'un.

Dans l'éclampsie, la sensibilité et les facultés intellectuelles éprouvent de profondes modifications ou sont abolies, tandis que dans l'hystérie, au contraire, les facultés sensoriales subsistent et deviennent quelquefois même plus actives : l'intelligence, si elle s'altère dans certains moments, ne cesse pas pour cela d'exister, car la femme comprend les questions qu'on lui adresse, voit ce qui se passe autour d'elle et reconnaît les personnes qui sont auprès d'elle.

Durant l'accès de l'hystérie, on ne voit ni l'écume sanguinolente à la bouche comme dans celui de l'éclampsie, ni la succession rapide des attaques, ni la période comateuse propre à cette dernière affection. En outre, dans l'accès hystérique, la femme pousse des cris aigus et incessants, et dans l'éclampsie elle présente un embarras dans les fonctions des organes de la respiration, de sorte que l'entrée et la sortie de l'air sont marquées par un bruit ou sifflement particulier.

Tétanos. — Dans le tétanos, les contractions permanentes et toniques avec redoublements convulsifs, parfaite conservation de l'intelligence et de la sensibilité, constituent des caractères suffisants pour le distinguer de l'éclampsie.

Catalepsie. — Dans cet engourdissement subit, la femme prend une expression extatique, les membres gardent toujours la position qu'on leur imprime ou qu'ils avaient au moment de l'attaque, au lieu que dans les convulsions puerpérales les membres se roidissent et la physionomie ne présente plus la même expression.

Chorée. — Cette affection nerveuse convulsive, nommée *danse de Saint-Guy*, se distingue de l'éclampsie par sa motilité irrégulière et par la rapidité avec laquelle les membres passent de la flexion à l'extension, et de la pronation à la supination. En outre, bien que dans la chorée les individus aient la physionomie propre à l'imbécile, à cause des convulsions des muscles, cependant les facultés intellectuelles et la sensibilité se conservent intactes.

Hémorrhagie cérébrale. — Cette hémorrhagie peut seulement être confondue avec la période comateuse de l'éclampsie; la distinction consiste en ce que, dans celle-ci, la résolution a lieu dans tous les muscles, tandis que dans la première, le phénomène en question ne se révèle que sur le côté qui est devenu le siége de l'hémiplégie. Dans l'hémorrhagie, la langue ne présente pas de morsure ni d'écume sanguinolente, au lieu que dans l'éclampsie ces phénomènes sont très-constants. La période comateuse de l'hémorrhagie cérébrale se prolonge sans être interrompue par des accès convulsifs, tandis que le contraire se voit dans l'éclampsie. Si cependant il arrive que l'épanchement cérébral ait eu lieu durant l'accès de l'éclampsie, le diagnostic peut être difficile ou presque impossible, à moins que les commémoratifs fournis par les personnes présentes ne nous laissent la conviction que la femme n'a présenté aucune convulsion au moment de l'attaque, et qu'il n'a pas été trouvé de vestige d'albumine dans l'urine.

Commotion cérébrale. — La commotion du cerveau accompagnée de perte de connaissance et de la sensibilité se distingue de l'éclampsie par l'absence de convulsions au moment de l'accès, par les signes de chute ou de coup violent supportés par l'individu. En outre, la face ne présente ni turgescence ni injection, il n'y a pas d'écume sanguinolente à la bouche, et les urines ne sont pas albumineuses, comme cela arrive souvent dans l'éclampsie.

Coma de l'ivresse. — Cet état se discernera de celui du coma de l'éclampsie par les antécédents, par la non-existence d'accès convulsifs et par l'exhalaison vineuse ou alcoolique des sujets qui sont sous l'influence de la boisson.

ARTICLE V.

DU PRONOSTIC.

Le pronostic de l'éclampsie doit être étudié sous le double point de vue de l'influence que cette affection exerce sur la mère et l'enfant.

§ 1er. — Pronostic concernant la femme.

La femme qui, dans l'exercice des fonctions concourant à la reproduction de l'espèce, est prise d'éclampsie, se trouve en danger de mort. Tous les accoucheurs reconnaissent unanimement la haute gravité de ce mal, mais ils ne sont pas encore tombés d'accord sur le degré des dangers que la femme court dans ces circonstances. Le professeur P. Dubois regarde la maladie en question comme plus grave que l'hémorrhagie utérine. De Lamotte dit que, de tous les accouchements, celui qui est suivi d'éclampsie est le plus dangereux pour la femme et le fœtus; suivant madame Lachapelle, l'affection abandonnée à elle-même est presque toujours mortelle, et on ne sauve que la moitié des femmes, quand le traitement a été bien dirigé. Mauriceau perdit 19 malades sur 42, Velpeau 8 sur 21. Churchill rassembla 328 cas où 70 femmes ont péri, ce qui donne 1 sur 4 1/2 . Cazeaux ne croit pas, comme madame Lachapelle, que le cas soit aussi mortel, et d'après les faits qu'il a consultés, à peine compte-t-il 1 cas de mort sur 4 et au plus 1 sur 3. On conçoit, d'après la diversité de ces chiffres, que les conditions des malades sont pour beaucoup dans cette appréciation. Il est des époques aussi, suivant plusieurs auteurs, où l'éclampsie a presque toujours une fin fatale, tandis que dans d'autres la terminaison est presque généralement favorable. Le professeur Velpeau fait voir dans son excellent traité que le résultat fatal de cette affection, en France, est peut-être dû à l'habitude que l'on avait de saigner copieusement toutes les femmes qui en étaient attaquées; c'était ainsi sans doute que madame Lachapelle perdait la moitié de ses malades, car on sait qu'elle était partisan des émissions sanguines, tandis que Merriman, qui suivait une pratique contraire, en sauvait plus des trois quarts.

Quoi qu'il en soit, on ne saurait nier que le pronostic de l'éclampsie et subordonné à une foule de circonstances qui le rendent plus ou moins grave, soit que cette maladie dérive d'une cause concentrique ou influant directement sur la moelle allongée, ou que, plus bénigne, elle se trouve sous la dépendance d'une autre cause. Ainsi on trouve dans les travaux de madame Lachapelle la judicieuse observation que l'éclampsie est aussi grave que possible chez les femmes infiltrées ; et, comme nous l'avons fait voir, cet état dénotant presque toujours la présence de l'albumine dans l'urine, il s'ensuit que sa gravité doit tenir de l'altération du sang, qui est pour beaucoup, suivant Cazeaux, dans le résultat de la maladie. Mauriceau rapporte que l'éclampsie qui se développe sous l'influence des affections morales rend le pronostic très-grave, et l'on peut en penser de même lorsqu'elle dépend, d'après Velpeau, d'une hémorrhagie utérine. Dans les causes excentriques on trouve aussi quelques conditions qui ne laissent pas d'influer sur le pronostic de la maladie que nous décrivons.

Quand l'éclampsie a son origine dans l'irritation des nerfs de l'utérus, elle est plus grave que lorsqu'elle est due à la plénitude du rectum ou de la vessie. Dans le premier cas, le pronostic est plus défavorable pour les primipares que pour les multipares, et il dépend encore de l'époque où se manifeste cette affection. L'observation a montré, en effet, à tous les accoucheurs que l'éclampsie, survenant dans le cours de la grossesse, met plus en risque la vie de la femme que celle qui apparaît ou pendant ou après l'enfantement, car on sait que les conditions sous l'influence desquelles se manifeste l'éclampsie sont favorisées par l'existence de la gestation, et comme on ne peut sur le moment même débarrasser la femme, celle-ci se trouvera toujours dans des circonstances peu avantageuses, d'autant plus qu'il peut survenir de nouvelles attaques soit durant la gestation, soit aussi durant le travail de l'accouchement. Nous pouvons donc conclure que l'éclampsie qui se déclare au début du travail, toutes choses égales d'ailleurs, est plus grave que celle qui se manifeste à une époque où la dilatation du col permet une terminaison de l'accouchement, soit spontanée, soit par l'intervention du praticien.

Dans l'opinion de Collins, de Dugès, des professeurs Pajot et P. Dubois, l'éclampsie survenant après que la femme est débarrassée est plus favorable que celle qui se produit dans des conditions opposées. Cependant Cazeaux croit, dit-il, avec Ramsbotham, que l'affection dans le premier cas est plus grave. Si Cazeaux a un motif pour s'exprimer de la sorte, il ne le dit pas ; mais ce que nous pouvons assurer, c'est que l'avis de Ramsbotham est entièrement différent, comme on peut le voir par les lignes suivantes extraites textuellement de la page 464 de son travail : « From what I have seen of this desease, I should say that convulsions coming on after delivery, if the patient has not suffered an attack before, are not so dangerous as those which arise during pregnancy and labour. »

En effet, dès que l'on pense aux conditions qui influent le plus sur l'apparition de l'éclampsie, on ne peut en vérité concevoir pourquoi elle serait plus grave après l'accouchement que pendant la grossesse et le travail. Le jugement formulé s'écarte ainsi décidément de l'observation des praticiens les plus distingués et peut ne pas trouver non plus sa confirmation dans les faits.

Le pronostic offre encore assez de différence selon la marche suivie par l'éclampsie : ainsi, si les accès sont longs et très-intenses et les intervalles courts et accompagnés d'un coma profond, il devient, sauf quelques exceptions déjà indiquées, excessivement grave : en effet, on a vu dans certains cas la mort survenir après un seul ou un petit nombre d'accès, lorsque la malade était sortie de l'état comateux et rentrée dans l'usage de ses facultés intellectuelles. Ainsi on se gardera bien de formuler un jugement absolu sur tous les cas indistinctement, d'autant plus que même après l'éclampsie la femme est sujette à être attaquée d'autres maladies ayant pour cause l'affection en question.

§ 2. — Pronostic concernant le fœtus.

Si l'éclampsie est en général une maladie grave pour la femme, son pronostic quant au fœtus ne présente pas moins de gravité. A l'encontre de ce que madame Lachapelle disait que la moitié et peut-être même les trois cinquièmes des fœtus échappaient, sur 16 cas observés par Jacquemier, il y a eu 10 fœtus morts, et à peine 6 ont vécu; et sur 13 cas, Chailly en constata 10 dans lesquels le fœtus était sans vie.

Il faut considérer certaines circonstances à propos du pronostic : si l'éclampsie a lieu avant le travail, le fœtus naît presque toujours mort, et le danger pour lui est d'autant plus grand qu'il y aura plus de longueur de temps écoulé entre l'invasion de la maladie et sa terminaison. Des accès nombreux et intenses rendent le diagnostic en général peu favorable; mais il convient de ne pas oublier que le fœtus, même dans ces cas, a pu naître vivant, tandis qu'un résultat contraire s'observe quelquefois sous l'influence d'un nombre limité d'accès.

La mort du fœtus tantôt est due à l'asphyxie résultant de troubles éprouvés par la circulation utérine et placentaire, sous l'empire de l'éclampsie, et tantôt elle paraît dépendre d'affections convulsives qui le prennent alors qu'il est encore dans le sein maternel. A l'appui de cette assertion généralement admise, quelques exemples bien manifestes sont rapportés par Prestat, Ramsbotham et Cazeaux.

Il faut se rappeler aussi, par rapport au pronostic, que les dangers auxquels le fœtus est exposé au moment de l'éclampsie seront encore plus grands quand l'accouchement devra se terminer par les moyens artificiels, et même qu'il peut, après être né dans les meilleures conditions apparentes, être attaqué de convulsions analogues à celles de la mère et mourir peu de temps après, ainsi que madame Lachapelle et d'autres accoucheurs distingués ont pu le remarquer.

ARTICLE VI.

DE L'ANATOMIE PATHOLOGIQUE.

Le tableau symptomatique présenté par l'éclampsie devrait nous faire supposer que cette affection laisse toujours des lésions anatomiques appréciables par lesquelles il est possible de se rendre compte de sa nature. Cependant, quand on songe au caractère spécial et à la multiplicité des causes sous l'action desquelles se développe l'éclampsie, il n'est pas étonnant que l'anatomie pathologique ne nous révèle rien de positif à ce sujet. A quoi est due en réalité la maladie en question? Indubitablement à une excitation de la moelle allongée. Cette excitation, nous l'avons vu, peut être provoquée par une altération ou par une excitation réflexe, causes difficiles à apprécier et sur lesquelles il est fâcheux qu'on n'ait pas dirigé une analyse rigoureuse.

L'idée que la lésion matérielle doit être dans l'organe ou appareil dont les fonctions se trouvent troublées, a conduit plusieurs observateurs à supposer que l'éclampsie se rattachait à une congestion cérébro-spinale ou à une congestion séreuse du cerveau. Dans nombre de cas de femmes mortes d'éclampsie on a, il est vrai, rencontré une congestion veineuse des sinus de la dure-mère, des méninges, ou un épanchement séreux aux ventricules, ou dans la cavité crânienne, ou dans le tissu cellulaire sous-arachnoïdien. La congestion des méninges se traduit quelquefois par des plaques rouges, et celle du cerveau par un pointillé plus ou moins visible, occupant ou toute la substance de l'organe, ou seulement ses parties superficielles. Les organes de la respiration offrent, dans certains cas, des lésions indiquant une stase sanguine produite par l'embarras subi par la circulation et la respiration pendant l'accès.

Les lésions que nous signalons laissent cependant d'exister dans quelques cas, et tout porte à croire qu'elles sont plutôt l'effet que la cause de la maladie.

Les modifications déjà connues dans les urines des femmes attaquées d'éclampsie et les lésions que les reins présentent dans ces mêmes circonstances ont fait dire à quelques accoucheurs, comme Cazeaux, que l'éclampsie était le phénomène final de la maladie de Bright, simplement généralisée ou spécialement localisée dans les reins.

Les études faites en Allemagne par Frerichs et Schotin ont fait voir que le sang est quelquefois susceptible de s'altérer par le manque d'albumine et par la présence de l'urée, sans que néanmoins les lésions des reins puissent être vues autrement que par le microscope, et que les accidents convulsifs dépendent des altérations sanguines.

Nous ne révoquons pas en doute que l'absence dans le sang d'un élément aussi important que l'albumine puisse se rencontrer sans qu'il en résulte nécessairement l'éclampsie; mais il nous semble que vouloir subordonner l'affection dans tous les cas au défaut de cet élément dans le sang, c'est porter l'exagération ou l'enthousiasme qui résulte de la découverte d'un fait, à un degré peu en harmonie avec l'observation et l'étude la plus minutieuse. Il y a beaucoup de cas effectivement où l'urine ne présente aucune trace d'albumine et où cependant l'éclampsie n'a pas moins lieu pour cela; mais, dit Cazeaux, dans trois cas de maladie de Bright, Mazoun n'a pas rencontré d'albumine dans les urines, bien que les reins, dans l'un d'eux, offrissent l'altération lardacée, et dans les deux autres se trouvassent à la période avancée de la maladie. Est-ce là un argument d'assez grande valeur pour qu'on mette de côté cette objection et que l'on continue à dire que l'éclampsie se lie à la maladie de Bright? Nous ne le pensons pas. Si dans la néphrite albumineuse ces altérations peuvent se rencontrer dans les reins sans que l'urine présente la moindre trace d'albumine, la maladie suit cependant son cours et se termine par la mort, tandis que dans un cas d'éclampsie avec absence d'albumine dans les urines, le pronostic perd sa gravité, ainsi que Cazeaux lui-même l'a démontré. En outre, a-t-on jamais observé un cas où l'albuminurie n'existant pas, on découvrît des lésions rénales pour pouvoir assurer que ces altérations sont la cause de l'éclampsie? Non, ou du moins nous n'avons rencontré cette circonstance spécifiée dans aucun auteur, et nous ne croyons pas que personne vienne nous révéler dans ces conditions l'existence d'une altération aussi légère dans les reins, attendu qu'une fois que l'accouchement s'est fait, tout rentre dans l'état normal et il ne reste plus de symptômes propres d'une néphrite.

Nous pensons donc que le sang altéré par le manque d'albumine ou par la présence de principes étrangers peut déterminer l'apparition de l'éclampsie, mais nous avons vu assez d'autres causes pouvant provoquer le développement de la maladie pour la juger autrement que comme le résultat d'une néphrite albumineuse.

En résumé, l'éclampsie dépend pour nous d'une excitation morbide de la moelle allongée provoquée par une foule de causes, modifiées toutes par la gestation; par suite elle revêt la forme d'une névrose d'un caractère spécial.

ARTICLE VII.

DU TRAITEMENT.

L'éclampsie présente, ainsi que nous l'avons déjà fait voir, deux ordres de phénomènes, l'un qui indique que la maladie est près de se manifester, et l'autre qui la caractérise ou qui est l'indice de son existence. Prévenir la tendance que présente l'économie au développement de l'éclampsie, autant que la combattre quand elle se déclare, voilà ce qui doit préoccuper l'accoucheur.

Ainsi le traitement de la maladie se divise naturellement en prophylactique et en curatif.

§ 1er. — Du traitement prophylactique.

Quand la femme enceinte se plaint de céphalalgie plus ou moins vive, de faiblesse de la vue, de malaise général, de douleurs erratiques, de vertiges, de dégoût et d'ennui pour tout ce qui l'entoure, et en outre lorsque ses membres sont œdématiés, ses urines très-chargées en albumine, les praticiens anglais et français, Puzos, Sauvages, Delamotte, Mauriceau, Denman, Blundell et Dewees entre autres, ont conseillé de pratiquer promptement la saignée, en ajoutant que si nous suivons ce précepte, grand nombre de femmes nous devront la vie. Cependant les auteurs et les praticiens modernes, comme Velpeau, P. Dubois, mesdames Lachapelle et Boivin, Tyler Smith, Collins et Churchill, n'ont tiré dans bien des cas, aucun profit de ce moyen : en étudiant bien mieux les conditions sous l'influence desquelles se manifeste l'éclampsie, ils font une division et recommandent qu'on n'emploie les saignées que si la femme est très-forte et pléthorique et s'il y a congestion active des reins, ou des signes évidents de congestion cérébrale ou de la moelle. Si, au contraire, on reconnaît que les symptômes indiqués dépendent d'une altération profonde du sang et se manifestent chez une femme faible, on devra de préférence prescrire l'usage des ferrugineux et des toniques hygiéniques tels que l'alimentation substantielle, l'exercice en plein air, etc. Cazeaux, Chailly Honoré et M. Jacquemier, bien qu'ils suivent au fond ces préceptes, conseillent toutefois de pratiquer aussi une ou plusieurs saignées, lors même que la femme serait infiltrée, et aussitôt que se présentent les phénomènes précurseurs de l'éclampsie.

De tels préceptes formulés sans base et non accompagnés d'observations concluantes, au lieu de rendre meilleure la thérapeutique préventive ou prophylactique de l'éclampsie, ne font au contraire que mettre l'esprit du jeune accoucheur dans une indécision qui ne sert qu'à compromettre sa réputation. Or nous avons déjà passé en revue les causes sous l'influence desquelles se manifeste l'éclampsie, et nous avons vu qu'elles étaient de nature très-différente et agissaient ou immédiatement ou par l'intermédiaire des nerfs périphériques sur la moelle allongée. Si les conditions qui président au développement de l'éclampsie sont si diverses, pourquoi donnerions-nous des conseils absolus et invariables ?

Pratiquer une saignée ou plus d'une à une femme enceinte qui se plaint de maux de tête, de faiblesse de vue, de vertiges, et qui se trouve même infiltrée et dont les urines contiennent de l'albumine, est aussi irrationnel que d'employer le même moyen pour un individu qui se présente avec de la fièvre et avec tous ces phénomènes communs ou précurseurs de diverses maladies.

Avant d'instituer un traitement, nous devons chercher à entrer dans la connaissance des conditions qui déterminent ces phénomènes. Si l'on a affaire à une femme nerveuse, faible ou lymphatique, lorsque l'on a reconnu que ce sont les émotions morales, le manque de nourriture, la constipation du ventre, la rétention d'urine, qui déterminent chez elle ces douleurs de tête et ces vertiges, pourquoi emploiera-t-on la saignée? Ne vaudra-t-il pas mieux tranquilliser l'esprit, prescrire une alimentation appropriée convenable, combattre la constipation du ventre par des lavements ou de légers laxatifs, et débarrasser la vessie de l'urine, que de dire, comme Puzos, Denman, saignez trente, quarante, quatre-vingt-dix fois? Dans le cas donné où de tels phénomènes se présenteraient chez une femme bien constituée, pourquoi encore la saignée? Lorsque l'infiltration ne s'attache pas à une cause, mais dépend de l'embarras de la circulation déterminée par l'utérus, nous placerions la femme dans de meilleures circonstances par l'emploi de ce moyen spoliatif. Connaît-on exactement comment se forme l'albuminurie et de quelle manière elle détermine l'apparition de l'éclampsie? Si l'albuminurie est due, comme le veulent le professeur Depaul et MM. Devilliers et Regnauld, à l'altération du sang amenée par la grossesse, dans quel but recourrons-nous à la saignée? Sera-ce pour combattre l'irritabilité des centres nerveux? Mais celle-ci n'existe que lorsque l'affection convulsive se déclare, et l'extraction du sang à une femme chez qui ce fluide est altéré ne prévient pas l'éclampsie, dans l'opinion de Churchill, de Frerichs et Litzmann, qui conseillent avec beaucoup de raison les toniques, une alimentation réparatrice et, dans quelques cas, les acides benzoïque et acétique. Nous ne voulons pas dire par là que l'on proscrive l'emploi des saignées; non. Seulement nous désirons que l'on étudie toutes les circonstances et que de là on tire alors les indications rationnelles pour l'administration des moyens appropriés. Si les signes que nous donnons comme précurseurs de l'éclampsie se montrent chez une femme robuste de tempérament; s'ils ne dépendent pas de conditions transitoires telles que la constipation, les perturbations digestives, c'est alors que l'on devra recourir aux saignées, mais encore ne faudra-t-il pas en user avec excès, pour prévenir une affection dont la manifestation est douteuse.

Nous avons observé un grand nombre de femmes enceintes ayant de la céphalalgie, des vertiges et de l'infiltration des membres, et bien que nous n'ayons jamais prescrit l'emploi des saignées et des antiphlogistiques, nous n'en avons pas cependant vu une seule affectée d'éclampsie.

Dans ces cas, si l'on a affaire à une femme d'un tempérament nerveux, irritable, nous conseillons, pour combattre la céphalalgie, ou les pilules de valérianate de zinc ou bien la potion antispasmodique qui suit : eau distillée de valériane 100 grammes, liqueur anodine de Hoffmann 2 à 4 grammes, laudanum de Sydenham 10 gouttes, sirop de fleurs d'oranger 30 grammes. En cas de constipation, un purgatif léger, et ensuite, si le tempérament de la femme est lymphatique et qu'elle soit faible de constitution, nous la soumettons à l'usage des préparations ferrugineuses. Ces mêmes moyens, combinés avec une alimentation réparatrice, avec la distraction de l'esprit et les promenades modérées, ont été d'un grand avantage dans les cas où il existe de l'infiltration des extrémités abdominales.

Quelques praticiens, conseillent dans ces derniers cas, l'usage des préparations de scille, de digitale ou d'une tisane de pariétaire avec 1 à 4 grammes d'azotate de potasse. Cazeaux cependant est d'opinion qu'on ne doit employer les diurétiques que s'il y a diminution d'excrétion de l'urine, car l'augmentation de cet acte fonctionnel détermine la perte de plus d'albumine, et par suite l'appauvrissement du sang. Si en effet, on reconnaît par l'examen chimique des urines qu'il existe de l'albumine dans ce liquide, on se gardera bien de se servir des diurétiques, et lorsque l'infiltration est considérable, suivons le conseil de madame Lachapelle et pratiquons sur les membres inférieurs quelques scarifications afin de donner issue à la sérosité et de rétablir la circulation de ces parties.

Quand les signes précurseurs se manifestent au moment de l'accouchement, et s'il y a contraction tétanique et irrégulière de l'organe gestateur, il convient de pratiquer la saignée lorsque la femme est robuste ou pléthorique, et l'on cherchera à calmer les excitations utérines par les fomentations de pommade de belladone, en appliquant sur le col l'extrait de cette substance, et enfin par l'administration interne de la teinture d'aconit à haute dose. Dans les conditions opposées, on recourra à ces derniers moyens et aux inhalations du chloroforme. Enfin, si la circonstance où se trouve le travail l'exige pour sa terminaison, on aura recours au forceps ou à la version. Après l'accouchement, on pourra prévenir l'éclampsie en nettoyant avec soin l'utérus et en retirant tout caillot ou toute portion de membrane qui y seraient restés.

§ 2. — Du traitement curatif.

Le traitement curatif de l'éclampsie peut être divisé en général ou médical et en spécial ou obstétrical.

A. — **Traitement médical ou général.** — Dans un cas donné où la maladie n'aurait pas été accompagnée de signes précurseurs, ou si, en dépit de l'emploi des moyens propres, elle s'était déclarée, l'accoucheur, avant d'instituer le traitement qu'il convient, doit placer deux personnes ou plus aux côtés de la malade pour empêcher qu'elle ne se jette hors de son lit ou n'éprouve quelque contusion au moment de l'accès, et il veillera aussitôt à ce que la langue, qui s'est placée entre les arcades dentaires, ne soit pas déchirée ou mordue, ainsi qu'on le voit communément dans l'éclampsie. Quelques praticiens conseillent dans ce cas de tenir entre les dents une cuiller enveloppée dans un linge, ou bien un petit morceau de bois, ou encore un bouchon de liége. La constriction des maxillaires est tellement forte pendant l'accès convulsif, que la présence d'un corps aussi dur qu'une cuiller peut occasionner la fracture des dents, et le bouchon, par sa fragilité, peut n'être d'aucun avantage et a l'inconvénient de pouvoir être divisé de telle sorte qu'une des fractions est dans le cas d'obstruer les voies respiratoires. Madame Lachapelle, qui a observé ou connu tous ces résultats, a donné un conseil que tous les praticiens suivent, c'est de repousser seulement la langue de la malade dans la cavité de la bouche au commencement de chaque accès, car les maxillaires, une fois qu'ils sont fortement appliqués l'un sur l'autre, ne s'écartent plus.

Dès que ces précautions auront été prises, on s'occupera sans retard de l'examen des conditions où se trouve la malade et des causes qui ont provoqué l'apparition de la maladie, après quoi on instituera le traitement convenable. Les moyens dont on peut disposer dans ces cas sont nombreux. L'emploi de la saignée, qui, dans l'opinion de la majorité, est convenable ici, sans être rejeté par d'autres, est cependant pour ceux-ci un moyen dont on ne doit pas se servir sans distinction et sans avoir apprécié la forme que revêt la manifestation des accès convulsifs.

En parlant du traitement, nous avons dit que nous n'admettions pas les saignées dans tous les cas, par la raison que l'éclampsie ne se révélait pas toujours sous l'influence d'une cause unique. Après que l'accès a été déclaré, nous avons cependant fait pressentir et même nous avons déjà dit que la moelle allongée se trouvait excitée ou directement ou indirectement par l'intermédiaire des nerfs périphériques, et qu'outre la congestion cérébrale qui pouvait être la cause de l'accès par suite de la compression subie par la moelle, on remarquait que l'action convulsive entraînait une certaine turgescence de tout le système vasculaire pouvant donner lieu à une congestion sanguine au cerveau ou à divers organes importants de la vie.

Les saignées seront d'un grand avantage dans l'éclampsie, car nonseulement elles exercent une action sédative sur la moelle épinière, mais encore elles peuvent faire disparaître les effets mécaniques produits par la compression vasculaire sur les centres nerveux; cependant, si l'éclampsie se déclare chez une femme pâle, faible et lymphatique, ou même à la suite d'une irritabilité nerveuse, les saignées pratiquées d'après la méthode de plusieurs auteurs très-recommandables d'ailleurs, peuvent être sinon pernicieuses, au moins d'un résultat douteux dès qu'on n'a pas en vue ces conditions.

Sans nier ainsi l'opportunité de l'extraction de sang chez une femme qui se trouve sous l'influence de l'éclampsie, nous croyons convenable cependant de réserver les saignées générales pour les cas où cette affection revêt comme une forme sthénique et se manifeste chez une femme de constitution forte ou qui a le pouls plein, ferme et fréquent, assez d'élévation de température à la tête, et dont la face se trouve injectée ou vultueuse. Dans les conditions opposées, nous sommes d'avis de recourir à d'autres moyens, ou de nous borner seulement à l'emploi des saignées locales par les ventouses scarifiées ou par les sangsues appliquées aux apophyses mastoïdes.

Lorsqu'on a à pratiquer la saignée générale, on doit préférablement ouvrir une des veines du bras. Denman, dans de semblables conditions, n'a pas craint de pratiquer l'artériotomie temporale. Puzos, Baudelocque et Petit on fait quelquefois la saignée de la jugulaire. Lauverjat, Levret et Mauriceau ont pratiqué en même temps la saignée du bras et du pied, et Vermond, accoucheur de Marie-Antoinette, appelé auprès de cette reine pour la soigner d'une attaque d'éclampsie, put la sauver par le moyen de la saignée de la saphène et de l'application de glace sur la tête. Cependant ce dernier genre de saignée est aujourd'hui abandonné, non-seulement parce qu'il est plus difficile, sinon impossible souvent, quand les membres inférieurs sont œdématiés, mais même parce qu'on n'en obtient pas la quantité de sang suffisante. La saignée de la jugulaire a cet inconvénient, c'est qu'il faut passer autour du cou un bandage qui est dans le cas d'augmenter la congestion cérébrale et de compromettre ainsi la vie de la femme.

La saignée, selon l'opinion de bien des praticiens, doit être abondante, et si la veine ouverte ne fournit pas un jet suffisant, il faut en ouvrir une autre au même bras ou à l'autre. Denman et Blundell retiraient, dans de semblables conditions, de 40 à 60 onces de sang, et Dewees est arrivé à extraire 97 onces en sept fois pendant les six premières heures, et 140 onces après. Dans l'opinion du professeur Depaul, la femme doit perdre dans l'espace de quelques heures 1, 1 1/2 et 2 kilogrammes de fluide, selon le cas et l'effet produit. Cazeaux dit que chez les femmes pléthoriques on peut, après une saignée de 500 grammes, en pratiquer une autre, au bout de deux à trois heures, de 300 à 400 grammes, et même une troisième, et que chez les lymphatiques une saignée ou deux de 400 à 500 grammes suffiront.

Il est possible que ces règles trouvent leur application dans un grand nombre de cas; mais en les posant d'une manière aussi absolue, c'est exposer à bien des fautes et à des inconvénients déplorables. S'il existe des femmes qui puissent supporter impunément la perte de 500 grammes de sang, il y en a d'autres qui, à la suite d'une pareille spoliation sanguine, seront perdues sans retour, et si le traitement de l'éclampsie consiste dans l'extraction du sang, nous ne savons pas pourquoi on en retirera 500 ou 1000 grammes plutôt que 2 à 3 litres comme le prescrivaient les anciens praticiens et quelques modernes encore. C'est que l'on a reconnu que l'emploi de ce moyen poussé à l'extrême peut être préjudiciable, et puisqu'il n'y a pas de guide à ce sujet et qu'il serait impossible de tracer des règles fixes dans ces conditions, nous entendons qu'on doit, toutes les fois qu'on juge convenable l'emploi des saignées, se guider sur la constitution, le tempérament et l'état du pouls de la femme, et empêcher la sortie du sang aussitôt que le pouls n'indiquera plus une réaction considérable ou qu'il deviendra peu développé, car il est certain qu'une perte de sang très-prononcée peut favoriser davantage le développement de l'éclampsie et placer la femme dans des conditions pires pour son rétablissement.

Quand on ne trouvera pas dans la constitution, dans le tempérament et dans l'état du pouls des indications pour l'emploi des saignées générales, si l'accès néanmoins est intense, pour en prévenir les effets sur les centres nerveux, on peut ordonner l'application de 15, 20 et 30 sangsues aux apophyses mastoïdes, et l'on cherchera par là et par d'autres moyens à provoquer une dérivation qui sera souvent plus efficace que la spoliation sanguine générale. Ainsi, soit que l'on ait ou non eu recours aux saignées, il conviendra toujours de stimuler vigoureusement les intestins, de manière qu'il se produise d'abondantes évacuations alvines. A cet effet, on pourra employer l'huile de ricin ou le jalap combiné avec le calomel à la dose de 10 centigrammes de chaque, pour être incorporés dans le miel et donnés de quart en quart d'heure, même pendant l'accès, jusqu'à ce qu'on ait obtenu le résultat voulu. A défaut d'action immédiate de ce moyen, on peut, pour l'activer davantage, administrer un lavement d'infusion de séné et de sulfate de soude.

Dans les cas où les convulsions sont intenses, si, après l'application ou l'emploi des moyens signalés plus haut, on n'obtient pas de résultat, il convient, dit le docteur Collins, de soumettre la malade à l'influence du tartre émétique, de manière qu'elle éprouve des nausées sans vomir. Dans ce but, on administrera de demi-heure en demi-heure une cuillerée de la mixture qui suit : eau de pouliot 250 grammes, tartre émétique 0,40, teinture d'opium 30 gouttes, sirop simple 50 grammes.

L'emploi de l'émétique est vigoureusement désapprouvé par Mauriceau ; mais les praticiens anglais n'ont pas moins continué à l'administrer avec fruit, et de fait il n'y a pas, selon nous, de raison pour le proscrire toutes les fois qu'il faudra faire expulser de l'estomac les matières indigestes qui ont déterminé les accès convulsifs, ou bien que l'on voudra provoquer, comme cela peut arriver avec la potion du docteur Collins, une profonde action contro-stimulante ou sédative du système nerveux.

Les révulsifs cutanés ne devront pas être oubliés dans le traitement de l'éclampsie, et parmi eux Cazeaux considère comme puissantes les applications sur les membres inférieurs des grandes ventouses de Junod. Ce moyen n'est pourtant pas infaillible, et le praticien ne l'a pas toujours à sa disposition ; alors, à défaut de ventouses, nous ferons des frictions sèches et stimulantes sur les bras et nous appliquerons sur les cuisses, les jambes et les pieds quelques sinapismes et même un vésicatoire ou deux à la partie interne des cuisses pour déterminer une dérivation plus prononcée.

Pour provoquer la transpiration et faire cesser le spasme nerveux, le docteur Bourdel administre un quart de la potion suivante aussitôt après l'accès, et le reste par cuillerée de dix en dix minutes : eau distillée de mélisse et de cannelle ââ 125 grammes, esprit de Mindererus 1 gramme, sirop d'éther 30 grammes. Il assure que cette médication lui a souvent donné d'heureux résultats.

Outre ces moyens, il en est quelques autres qui peuvent être appliqués dans un grand nombre de cas avec d'autant plus d'avantage qu'ils exercent évidemment une action sédative sur les centres nerveux. On mentionne particulièrement les affusions d'eau froide, l'opium et les anesthésiques.

Nous avons déjà dit que Vermond avait pu sauver la reine Marie-Antoinette d'une attaque d'éclampsie au moyen de la saignée et de linges mouillés dans l'eau froide appliqués sur la tête. D'après les recherches de Marshall Hall, lorsque l'éclampsie se déclare, la glotte est ou entièrement ou en partie fermée, et pour prévenir cet état et arrêter les convulsions, il n'y a besoin que d'exciter les nerfs périphériques de la respiration au moyen d'aspersions d'eau froide sur le visage ou la poitrine. Il n'y a personne qui ignore que souvent, pour combattre une attaque épileptique, il ne faut rien de plus qu'exciter, à l'aide de l'eau froide, une inspiration et la dilatation de l'ouverture supérieure du larynx, et c'est par le même mécanisme qu'agissent les applications d'eau froide sur l'individu qui se trouve sous l'influence d'une syncope.

Les bons effets des affusions froides ont été reconnus par une foule de praticiens; parmi les exemples cités, il s'en trouve un de Denman où la convulsion s'étant déclarée à chaque contraction utérine, il parvint à arrêter les accès jusqu'au moment de la délivrance, à l'aide d'aspersions d'eau froide sur la face avec un pinceau de charpie de toile.

Ainsi, dans une attaque d'éclampsie, il sera de la plus grande convenance ou de tenir la tête de la femme constamment trempée par un courant d'eau froide ou glacée, ou couverte par des compresses imbibées dans ce liquide; mais en évitant que l'influence ne s'en fasse sentir sur toute autre partie du corps. Scanzoni faisait mettre la femme dans un bain tiède et faisait en même temps des applications froides. Il dit que la combinaison de l'emploi de ces moyens lui a parfaitement réussi.

On ne peut donc nier que l'affusion d'eau froide ou glacée sur la tête des femmes affectées d'éclampsie soit un moyen thérapeutique de haute importance, et, d'après l'avis du docteur Tyler Smith, elle exerce une action sédative sur la moelle allongée ou ralentit l'activité de la circulation cérébrale, en même temps qu'elle excite l'inspiration et dilate la glotte.

L'opium ou les narcotiques dans l'éclampsie ont été conseillés par les uns et réprouvés par les autres. Ces dissidences d'opinion viennent, d'après le docteur Churchill, de ce que l'on néglige de préciser le moment où il faut mettre ce moyen en usage et les différents cas où il peut convenir. La vaste expérience du docteur Collins l'a convaincu que l'opium est non-seulement utile, mais même très-bienfaisant dans les cas où les accès convulsifs continuent après la délivrance.

Quant au mode d'emploi de l'opium, il est aujourd'hui bien établi que, dans l'éclampsie qui attaque les femmes vigoureuses, cette substance administrée avant les saignées est extrêmement nuisible et aggrave la maladie; mais lorsque celle-ci se développe chez les sujets anémiques, ou après le retrait d'une grande quantité de sang, elle est d'un avantage incontestable. Ainsi, si la circulation est trop active, l'opium, suivant le docteur Tyler Smith, sera un stimulant de la moelle épinière; mais si les convulsions s'accompagnent d'anémie, il exercera une action calmante sur la même partie.

Dans un cas d'éclampsie où les accès continuèrent à se manifester après l'extraction du fœtus, nous vîmes les convulsions cesser comme par enchantement, en employant une potion laudanisée.

Les effets satisfaisants que l'on a obtenus par l'emploi des anesthésiques dans les maladies convulsives en ont fait étendre l'application à l'éclampsie, et, suivant le docteur Simpson, les inhalations de chloroforme dans cette dernière affection lui ont différentes fois procuré des résultats prompts et presque toujours favorables. C'est par le même moyen que le docteur Gros, dans un cas où il n'obtint rien des saignées, du calomel et des révulsifs, fit immédiatement et définitivement cesser les accès. Trois femmes traitées en 1856 par le docteur Piédagnel, au rapport du docteur Fremineau, furent débarrassées des accès par l'emploi du chloroforme en inhalations, en potions et en lavement. Dans l'éclampsie suivie d'albuminurie, le chloroforme, suivant le docteur Tyler Smith, modère la violence des attaques et produit, indépendamment de l'effet anesthésique, un diabète sucré qui neutralise l'influence malfaisante de l'excès d'urée, de carbonate ou d'ammoniaque contenus dans le sang.

Les anesthésiques sont ainsi susceptibles de rendre des services importants dans l'éclampsie, et notamment, comme les observations des docteurs Blot et Abeille l'ont démontré, dans les cas où les convulsions dépendent d'une surexcitation nerveuse marquée, et où les accès sont peu fréquents et d'une courte durée. Nous devons ajouter que, pour obtenir du chloroforme un effet plus prompt et plus sûr, il faut en toute circonstance l'employer spécialement en inhalations.

B. — **Traitement spécial ou obstétrical.** — Il y a bien des cas où, outre l'emploi des moyens que nous venons d'indiquer, l'accoucheur est appelé à exercer une action plus directe ou à employer un traitement spécial auquel on a donné pour cela le nom d'*obstétrical*. Ce traitement varie nécessairement selon que l'éclampsie se déclare pendant la grossesse, au moment du travail ou après l'accouchement.

1° *Pendant la grossesse.* — Quand on réfléchit que l'expulsion du contenu de l'utérus modifie prodigieusement l'éclampsie, ainsi que l'ont confirmé les observations de tous les praticiens, il n'est pas surprenant que beaucoup d'auteurs, Levret et Hamilton entre autres, conseillent, lorsque les convulsions se déclarent durant la grossesse et résistent aux moyens ordinaires, de tenter de provoquer l'accouchement. Pourtant, comme cela demande des procédés plus ou moins compliqués et longs, et que l'état de la femme peut s'en aggraver, un grand nombre de praticiens tels que Velpeau, Stoltz, Chailly-Honoré et M. Jacquemier sont d'avis que l'on ne provoque l'expulsion du fœtus que lorsqu'il est arrivé à l'époque de viabilité ou quand la grossesse approche de son terme. Ce conseil est appuyé de maintes observations; mais, malgré cela, bien d'autres accoucheurs, comme Baudelocque, Moreau, les professeurs P. Dubois, Pajot, et les docteurs Churchill et Tyler Smith, guidés par les résultats recueillis dans leur propre clinique et dans celle de plusieurs autres, pensent qu'à quelque temps que ce soit de la gestation, nous devons nous borner, dans le traitement de l'éclampsie, aux moyens précédemment indiqués, car les manœuvres obstétricales ne sont ni efficaces ni innocentes. Si nous avions, dit le professeur P. Dubois, dans la provocation de l'accouchement un moyen prompt pour évacuer l'utérus, on pourrait la conseiller; mais la provocation de la délivrance prématurée est une opération qui exige un temps assez long, et l'éclampsie est une maladie qui se juge en 36 ou 48 heures.

Si nous étudions, en effet, les moyens dont l'art dispose pour amener l'accouchement avant terme, nous reconnaissons que son action, bien qu'efficace pour le résultat que l'on a en vue dans les cas ordinaires, est cependant d'une lenteur extraordinaire, et l'organe gestateur s'en irrite nécessairement, au point que l'état de la femme peut s'aggraver.

En janvier 1865, nous avons été mandé pour donner nos soins à une femme qui, au terme de la grossesse, fut prise d'éclampsie; après avoir essayé infructueusement les moyens généraux ou médicaux, nous nous décidâmes à provoquer l'expulsion du fœtus au moyen de la dilatation du col avec les doigts. Cette partie était extrêmement ramollie et l'orifice externe un peu ouvert (c'était une multipare); mais l'orifice interne se trouvait fermé de telle sorte qu'il était impossible d'y passer l'extrémité unguéale du doigt. Quoique les accès d'éclampsie durassent déjà depuis plus de dix heures, et fussent très-intenses et accompagnés d'un coma profond pendant lequel la femme ne reprenait pas l'usage de ses facultés, il ne se déclarait cependant aucune contraction utérine ni aucun signe de travail. La dilatation commença pourtant à huit heures du soir; nous cherchâmes alors, avec tout le soin et la douceur possibles, à introduire l'un après l'autre nos doigts enduits de pommade de belladone.

L'opération prit plus de six heures, et il en fallut plus de cinq pour vaincre la résistance de l'orifice interne. Nous pratiquâmes avec difficulté la version et fîmes l'extraction du fœtus; mais, malgré cela, les convulsions devinrent encore plus intenses et la femme succomba.

De tels dangers ou de telles difficultés nous font renoncer à jamais à pratiquer une semblable opération dans les mêmes conditions, c'est-à-dire quand l'éclampsie se déclare pendant la grossesse.

Dans le but de prévenir le retard de la dilatation du col, on a, il est vrai, conseillé les incisions multiples de cette partie; mais la difficulté n'est pas toute dans la dilatation de l'orifice externe, elle existe bien davantage dans la résistance offerte par l'orifice interne, et, comme dit Cazeaux, il n'y aura certainement pas un accoucheur assez intrépide pour porter l'instrument tranchant jusqu'à cet orifice. Ces incisions n'empêchent pas, malgré tout, l'irritation produite par l'entrée de la main une ou plusieurs fois dans le conduit vaginal et cervico-utérin, ce qui donne peut-être lieu aux dangers de la provocation de l'accouchement dans les cas d'éclampsie.

Ainsi donc nous adoptons entièrement l'opinion du professeur P. Dubois, que l'on doit se garder de jamais recourir aux manœuvres obstétricales lorsque l'éclampsie se manifestera dans le cours de la gestation.

2° *Pendant le travail.* — Quand l'éclampsie se déclare pendant le travail et ne cède pas aux moyens employés, ou que son intensité est telle qu'il y a risque pour la vie de la femme, il n'y a pas d'accoucheur qui n'ait pas le désir de voir l'accouchement terminé; mais, malgré cela, doit-on ou non venir au secours de la nature?

Deux circonstances peuvent se présenter ici : ou le travail est à peine commencé et le col n'est ni dilaté ni dilatable, ou bien le col se trouve dilaté ou est dilatable.

Quand le col est dilaté ou facilement dilatable, tous les accoucheurs engagent à terminer l'accouchement le plus promptement possible. Si la tête est la partie qui se présente et qu'elle soit déjà introduite dans le détroit supérieur ou dans l'excavation du bassin, on devra appliquer le forceps et faire l'extraction du fœtus. Est-elle au-dessus du détroit supérieur, si la rétraction utérine est assez prononcée pour empêcher l'entrée de la main et l'opération de la version, il convient encore de faire usage du forceps; dans les circonstances opposées, on devra aller à la recherche des pieds et pratiquer la version.

Lors de la présentation faciale, si la face est mobile et au-dessus du détroit supérieur, on peut tenter la version céphalique porter le forceps aussitôt que la tête est fixée, et opérer l'extraction fœtale; mais si la partie ne s'est pas maintenue dans la position où elle s'était placée, il convient alors de pratiquer la version podalique. Quand la présentation de la face est en position mento-postérieure et qu'il n'y a pas possibilité d'amener le menton à la partie antérieure, on doit recourir à la céphalotripsie.

Dans la présentation de l'extrémité pelvienne, on terminera l'extraction du fœtus au moyen de tractions dirigées convenablement sur ces parties. Si l'on a affaire à une présentation du tronc, on pratiquera la version podalique, et s'il y a impossibilité, on aura recours à l'embryotomie.

Mais quand le col ne se trouve pas dilaté ni dans le cas de l'être, les uns, Mauriceau, Guillemeau, Stoltz, Velpeau, Chailly-Honoré et M. Jacquemier entre autres, pensent que l'on doit terminer le travail ou par l'accouchement forcé ou par les incisions multiples du col utérin, tandis que le professeur P. Dubois s'oppose, avec Moreau, Churchill et autres, aux manœuvres obstétricales dans de semblables conditions, car ayant, dit-il, essayé tous les moyens tels que l'incision du col, l'accouchement forcé et l'expectation, c'est ce dernier qui lui donna les meilleurs résultats.

La dilatation forcée du col par l'introduction de la main à travers le canal et dans la cavité utérine, dans les conditions indiquées, non-seulement est une opération longue, mais même elle tend, par l'irritation qu'elle détermine, à augmenter les convulsions et les dangers qui menacent la vie de la femme.

Si le travail de l'accouchement qui s'était déclaré n'a pas amené spontanément la dilatation du col, les incisions de cette partie, quoique ne provoquant pas l'irritation de l'accouchement forcé, ne doivent pas offrir un résultat avantageux et immédiat.

Ainsi le premier moyen, croyons-nous, doit être abandonné comme dangereux, et le second comme peu efficace; mais cependant, si le col n'est pas mince, mais rigide, et si le retard du travail en résulte alors, nous devons, après avoir tenté de faciliter, par les fomentations de pommade de belladone ou de l'extrait de cette substance, la dilatation du col, recourir aux incisions multiples et employer alors le forceps, ou pratiquer la version et l'embryotomie, selon les conditions où se trouvera [le fœtus.

Cazeaux conseille de chercher à terminer l'accouchement si la vie de la femme est compromise par la durée et l'intensité des accès, et si le fœtus est vivant dans l'utérus.

Bien que ce praticien distingué donne la préférence aux incisions du col à l'effet de terminer le travail, pourtant, dans le cas spécifié, il ne signale pas positivement ce moyen, et, selon lui, l'accouchement fait avec prudence n'augmente guère les dangers que la femme court.

Si, dans de semblables conditions, il y a probabilité d'une dilatation prompte du col, de manière que le fœtus puisse être extrait vivant, nous ne voyons pas vraiment de motifs pour renoncer à pratiquer quelques incisions sur le col, mais nous ne devons pas aller outre ou pratiquer la dilatation forcée de cette partie, si les incisions n'ont abouti à aucun résultat.

3° *Après l'accouchement.* — Lorsque l'éclampsie survient après l'expulsion ou l'extraction du fœtus, on doit faire la délivrance sans perte de temps, car l'utérus peut se rétracter de telle sorte que l'introduction de la main dans sa cavité devienne impossible.

Si l'éclampsie continue ou si, à cause de cet état de l'organe, on ne peut pratiquer la délivrance, il faut soumettre la femme au traitement médical et combattre le spasme utérin et les mauvais effets résultant de la rétention du placenta par les moyens que nous avons indiqués à l'occasion de la délivrance.

CHAPITRE IX

DES RUPTURES DE L'UTÉRUS.

La rupture de l'utérus est un des accidents les plus graves et les plus formidables qui puissent atteindre une femme, soit pendant la grossesse, soit pendant le travail de l'accouchement.

Dans une statistique de 133,520 accouchements, le professeur Churchill trouva 111 cas de rupture de l'utérus, c'est-à-dire 1 à peu près sur 1203 accouchements. Suivant le docteur Burns, le fait arrive 1 fois sur 940.

Le cas s'observe rarement dans une première grossesse. Dans la clinique du docteur Clarke, le déchirement de la matrice eut lieu 1 fois au 2me accouchement, 1 fois au 3me, 2 au 4me, 1 au 7me, 1 au 8me, et 1 au 9me.

Le docteur Keever observa 20 de ces cas, et dans ce nombre 4 femmes avaient accouché 2 fois; 5, 3; 4, 6; 2, 7; 2, 8; et 1, 9 fois.

Le docteur F. Ramsbotham observa à son tour 13 accidents semblables, dont 2 sur des femmes qui avaient eu 2 accouchements, 1 sur une femme qui en avait eu 4, et 3 sur des femmes qui en comptaient 7. Le docteur Collins rencontra 34 de ces cas dans le nombre desquels 7 femmes étaient primipares; 6 enceintes pour la 2me fois; 6 pour la 3me; 2 pour la 4me; 2 pour la 5me; 5 pour la 6me; 1 pour la 8me; 1 pour la 9me; 2 pour la 10me, et 2 pour la 11me. Le docteur Cathral constata un cas chez une femme qui se trouvait grosse pour la première fois; et le docteur Sims de son côté, un autre concernant une multipare. Dans le cas remarqué par le docteur Hooper, le sujet comptait 4 grossesses; dans celui du docteur Kite, 2; dans celui de Frizell, 7; dans celui de Powell, c'était la première fois; dans les 2 de Birch, l'un se rapportait à une femme enceinte pour la 3me fois, et l'autre à une qui était à sa 4me grossesse. L'observation du docteur Partridge porte à une femme grosse pour la 7me fois.

Donc sur les 75 cas, 10 survinrent sur des femmes enceintes pour la 1re fois; 14 dans une 2me grossesse; 13 dans une 3me; et 38 dans la 4me et après des grossesses plus nombreuses encore.

ARTICLE PREMIER.

CAUSES.

La rupture de l'utérus peut se produire pendant la gestation ou pendant le travail de l'accouchement, et pour rendre notre exposition plus méthodique et plus claire, nous étudierons les causes qui donnent lieu à cet accident dans ces deux circonstances.

§ 1er. — **Des causes donnant lieu à la rupture pendant la gestation.**

La grossesse extra-utérine, appelée interstitielle, est une de celles qui sont capables de produire un déchirement de l'organe gestateur. L'ovule, au lieu de passer directement de la trompe à la cavité utérine, est retenu dans un interstice des fibres de l'utérus où il se développe jusqu'à un certain point. A mesure qu'il accroît, la portion externe des parois de la matrice devient graduellement plus mince, se perfore, et le fœtus est précipité dans l'abdomen; le cas se convertit ainsi en une grossesse abdominale nommée secondaire.

La rupture de l'utérus peut être la suite de la rupture d'un abcès qui a pris naissance dans les parois de l'organe, comme l'a observé Duparcque. Un accident violent quelconque, tel qu'une chute, un coup ou une grande fatigue, est dans le cas d'amener le même résultat. Dans quelques faits rapportés par MM. Scott, et Glen, de Brompton, le déchirement eut lieu sans aucune cause appréciable.

La rupture utérine peut être due à l'action irrégulière des fibres qui entrent dans la composition de l'organe, ainsi que le docteur Kinlay l'a remarqué. La femme était grosse de quatre mois; la rupture eut lieu dans le fond de l'utérus, et la mort survint en peu d'heures, par suite de l'effusion du sang dans la cavité péritonéale.

§ 2. — **Des causes donnant lieu à la rupture pendant l'accouchement.**

Si une métrite se développe pendant la grossesse, le tissu de l'utérus peut s'affaiblir et se désorganiser au point que les contractions violentes ayant lieu durant le travail peuvent occasionner la rupture de l'organe, soit par défaut d'action de la partie affectée, soit par la pression exercée sur cette dernière partie fœtale qui se présente. Le docteur Murphy a publié dans le *Dublin Journal of Medecine* un article sur cette cause de rupture de l'utérus, et a ajouté quelques observations où il fut démontré que l'utérus se trouvait atrophié, ou d'une épaisseur peu considérable, ou bien ramolli dans sa texture.

Le docteur Duparcque mentionne quelques cas de diminution d'épaisseur des parois utérines, ou de ramollissement, ou de squirrhe, ou de gangrène de l'organe.

Dans certains cas le siége de la rupture répond exactement au point où la douleur s'est manifestée; et le docteur Tyler Smith croit que souvent l'action utérine violente est par elle-même la cause du déchirement.

La période du travail où la rupture peut survenir par cette cause est variable : tantôt elle a lieu au commencement, avant le déchirement des membranes, pendant le passage de la tête du fœtus, ou après la délivrance.

L'accident en question peut naître d'un certain degré de rétrécissement du bassin. La cause ici est purement mécanique. La tête du fœtus est poussée par une douleur violente, et elle ne peut s'introduire dans le détroit supérieur. Pour peu que les douleurs continuent, la tête se tourne d'un côté ou d'un autre, et en s'adossant aux parois de l'utérus elle passe à travers et produit une dilacération, surtout si le sujet est multipare.

Le docteur Clarke observa une fois que le diamètre antéro-postérieur du détroit supérieur offrait 3 pouces d'étendue et 3 et demi dans les deux autres. Le docteur Ramsbotham remarqua dans un cas un diamètre antéro-postérieur de 2 pouces, dans un autre, de 3 pouces, et dans un troisième, la femme avait toujours eu des accouchements difficiles. Dans un des cas rapportés par le docteur Collins, le même diamètre mesurait 2 pouces et demi; et dans quelques autres il était toujours moindre que celui qu'on trouve ordinairement. Le fait est que Ramsbotham n'a jamais connu un cas de rupture de l'utérus dans lequel on ne remarquât pas un rétrécissement du bassin; le docteur Robertson aussi, sur un nombre de 37 cas qu'il a réunis chez différents auteurs, constata toujours le même fait.

On est porté à croire que le sexe du fœtus contribue à la production de cet accident. Dans un nombre de 20 cas rapportés par divers auteurs, les enfants mâles entraient pour 15 et ceux de l'autre sexe pour 5. Sur 34 cas signalés par le docteur Collins, il fut rencontré 23 fœtus du sexe masculin.

Il n'y a pas d'âge pour la rupture de l'utérus; mais sa fréquence proportionnelle est plus grande quand la femme est arrivée à 30 ans. Le docteur Collins rencontra une malade de 16 ans, une de 21, une de 24, 3 de 25, 2 de 26, une de 27, 3 de 28, une de 29, 7 de 30, 2 de 32, une de 33, 5 de 36, une de 37, et une de 40 ans.

L'obliquité de l'utérus ou de la tête fœtale a été signalée comme cause de la rupture de l'organe gestateur, car, dans ces conditions, elle dirige la force de la tête du fœtus contre le côté du col utérin et du vagin.

Quelques-uns des tissus qui entrent dans la composition de l'utérus sont dans le cas de se rompre avant ou pendant le travail, soit pour cause de maladie, soit pour cause d'une texture particulière et quelquefois sans cause appréciable. C'est ainsi que quelques auteurs ont publié des cas où la rupture s'est limitée au feuillet péritonéal, ou à la tunique musculeuse, pendant que les deux autres restaient intactes.

Le professeur Velpeau, pour sa part, mentionne dans son livre deux faits semblables.

Les violences au moment de pratiquer la version du fœtus peuvent amener la rupture de la matrice; d'autres fois cet accident se produit dans certains états du col utérin sans que ce soit par la faute de l'opérateur.

Il est des conditions pathologiques telles que la rigidité du col utérin ou son imperforation, capables de déterminer le même accident, ainsi qu'en font foi les annales scientifiques. Il paraît que la rupture est due à un plus grand amincissement de l'utérus, occasionné par la pression de la tête de l'enfant sur le détroit supérieur.

Les présentations crâniennes paraissent avoir une influence marquée sur cet accident; en effet, sur 303 cas, on en observa 285 de ce genre, tandis qu'il n'y eut que 16 présentations par l'épaule, et 2 par l'extrémité pelvienne.

Plus d'un auteur a pensé que la durée du travail de l'accouchement n'est pas sans exercer de l'influence sur la production des ruptures de l'utérus; mais cette opinion est controuvée par la statistique du docteur Franck, puisque sur 89 cas, 48 se rapportaient à des femmes qui n'ont pas été plus de 12 heures en travail d'enfantement, et le reste appartenait à des femmes dont l'accouchement, terme moyen, ne s'est pas prolongé plus de 21 heures. Dans 38 cas, les douleurs ou contractions étaient modérées, et dans 68 elles étaient intenses.

Parmi les causes directes, on a rapporté les coups, les chutes, les convulsions, les mouvements excessifs du fœtus et les distensions outrées de l'utérus. Dans un cas même, le professeur Malgaigne a attribué l'accident à l'administration inopportune du seigle ergoté.

ARTICLE II.

ANATOMIE PATHOLOGIQUE.

Quand la rupture dépend d'une affection utérine, elle peut se présenter dans n'importe quelle partie de l'organe, le fond ou les côtés du corps, ou le col, et répond généralement à la partie où la malade a préalablement senti la douleur.

Les bords de la rupture présentent dans ces cas des indices de maladie : le tissu est aminci, ramolli, et s'écrase facilement sous la pression des doigts. La couleur est ou rouge foncé, ou brune, et il peut y avoir occasionnellement une odeur nauséabonde.

Lorsque la rupture est le résultat de causes mécaniques, elle a généralement lieu près du col; elle peut s'étendre à l'utérus et au vagin, et occuper la surface antérieure, la postérieure ou l'un des côtés. La direction de la déchirure est perpendiculaire, ou transversale, ou inclinée sur un côté ou sur l'autre.

Quand le péritoine seul a été lésé, on rencontre une multitude de petites incisions semblables à des scarifications de 1 à 3 centimètres d'étendue, de 2 à 3 millimètres de profondeur. Les dilacérations sont toujours courbes, ayant leur partie convexe tournée vers le fond; tantôt elles sont situées à la partie antérieure, tantôt à la partie postérieure de l'organe. Il ne manque jamais d'épanchement de sang dans la cavité péritonéale, et, dans beaucoup de cas, on remarque les produits résultant de la péritonite.

Si la rupture s'est bornée à la tunique musculeuse, elle consistera ou en une simple solution de continuité, ou bien il s'y ajoutera des signes d'altération. Quelquefois il se trouve un peu de sang dans la cavité de l'utérus, la membrane séreuse peut se trouver enflammée et présenter des phénomènes tels que ceux que nous venons de signaler.

Lorsque la rupture comprend le col utérin, ce dernier se présente comme contusionné, enflammé et d'une couleur rouge. Les bords de la solution de continuité sont inégaux et tortueux. Le canal du vagin devient continu avec celui de l'utérus.

Dans tous les cas, abstraction faite de ceux où le col utérin a été dilacéré, ou de ceux où la tunique musculeuse seule se trouve intéressée, on rencontre les lésions d'une péritonite, à moins que la patiente ne meure du coup produit par la lésion.

ARTICLE III.

SYMPTÔMES.

Les symptômes varient suivant que l'utérus s'est complétement rompu, ou que la tunique péritonéale ou musculeuse a seule été atteinte. Quelques auteurs croient à des symptômes précurseurs des accidents; mais, s'ils existent, il faut dire qu'ils sont peu prononcés.

Cependant nous devons craindre un travail difficile, une métrite partielle devant survenir pendant la grossesse et au moment de l'accouchement, ou bien encore une viciation par rétrécissement du bassin, lorsqu'en même temps il y a des douleurs violentes.

La rupture de l'utérus est caractérisée par une douleur extrêmement forte, aiguë et intolérable, semblable à une crampe, et accompagnée d'une sensation de déchirement, suivant le témoignage de quelques malades, par la suspension des douleurs de parturition, par le retrait de la tête du fœtus, par une hémorrhagie vaginale, le tout suivi d'un état de collapsus. De ces symptômes, la douleur poignante et le collapsus sont les plus constants; il n'y a pas souvent le sentiment de fracture, et si l'une des tuniques de l'utérus seule s'est déchirée, le travail peut continuer sans qu'il y ait hémorrhagie. La douleur persiste avec peu ou point d'intermittence, et elle est aussitôt suivie de vomissements d'une couleur cendrée d'abord, puis d'une couleur de chocolat. La physionomie est pâle avec une expression d'anxiété et de souffrance intense; la surface du corps est froide et humide, le pouls est excessivement fréquent, petit, faible et irrégulier; la respiration est difficile et la patiente se tient tranquille sur le lit. Dans presque tous les cas, il y a écoulement sanguin par le vagin, parfois en petite quantité et d'autres fois en telle abondance qu'il peut accélérer la mort de la malade. L'hémorrhagie dans quelques cas se déclare vers la cavité péritonéale, et il y a des auteurs qui ont pensé que cela contribue à l'état de collapsus; mais s'il est vrai que l'hémorrhagie interne est dans le cas d'aggraver le collapsus, il n'est pas moins vrai que souvent cet état se manifeste sans cette hémorrhagie. Quand la rupture est complète, les efforts expulsifs disparaissent, car le fœtus passe ou partiellement ou en entier de la cavité de l'utérus à celle de l'abdomen, où il est senti à travers les parois ventrales. La présentation, qui pouvait être reconnue avant l'accident, ne peut pas être atteinte par le doigt dans ce cas. Une anse des intestins peut échapper par suite de la continuité de l'utérus et donner naissance aux symptômes d'une hernie étranglée. Remigères, Perey et Beauregard ont observé à ce sujet trois cas que Duparcque cite; d'autres cas de même nature ont encore été rapportés par quelques auteurs.

Si la mort ne se déclare pas à la suite de l'accident, l'état de collapsus, après quelque durée, est remplacé par une certaine réaction : l'inflammation se manifeste, et la patiente présente tous les symptômes de la péritonite. Dès lors elle accuse une douleur aiguë, une grande sensibilité du ventre, du tympanisme; le pouls est petit, dur et fréquent, la respiration difficile, et elle cherche à se placer sur le décubitus dorsal avec les jambes élevées.

Lorsque la rupture ne compromet que le vagin, il peut y avoir absence de douleur; mais le collapsus sera plus ou moins complet; et, bien que les douleurs du travail deviennent faibles ou disparaissent, cependant il n'y a pas nécessairement paralysie de l'action utérine, comme lors des ruptures des parois de l'utérus. La présentation n'éprouve pas de changement, mais il peut survenir une hémorrhagie ou interne ou externe. Dans un cas que l'on tient du professeur Churchill, le collapsus n'était pas complet, mais il n'en a pas fallu davantage pour que l'on reconnût l'existence de quelque altération organique assez sérieuse : le fœtus fut retiré avec le forceps; pendant l'opération, l'utérus se contractait énergiquement, ensuite il expulsa le placenta sans l'intervention de l'accoucheur. L'hémorrhagie externe était modérée; mais le collapsus, la pâleur et la petitesse du pouls continuèrent pendant l'espace de quatre à cinq jours, au bout desquels la femme mourut. L'autopsie fit voir que le vagin s'était rompu dans sa jonction avec l'utérus et avait donné lieu à l'écoulement d'une grande quantité de sang dans le ventre, où néanmoins on n'avait pas rencontré de trace de péritonite, probablement parce que l'épanchement s'était fait entre la tunique musculeuse et séreuse du vagin, et que le sang n'était tombé au dedans de la cavité péritonéale qu'ultérieurement et après la rupture de la séreuse.

Le docteur Danyau, dans le deuxième volume des Mémoires de la Société de chirurgie de 1852, a publié l'observation d'un cas de déchirure du vagin, caractérisé par la disparition des douleurs, par la rétrocession de la tête du fœtus, la sensibilité du ventre et le collapsus, le produit de la conception étant tombé dans la cavité péritonéale. Il rapporte 7 cas du même genre, dont 4, qui lui sont personnels, se terminèrent heureusement et dans aucun desquels on n'a eu besoin de pratiquer l'opération césarienne.

ARTICLE IV.

TERMINAISONS.

La femme peut expirer presque sur le coup ou quelques heures après l'accident ou après la délivrance, ou bien elle peut survivre à l'accident et mourir de péritonite ou enfin de maladies secondaires caractérisées par des abcès sous-péritonéaux ou lombaires.

Dans un grand nombre de cas, l'accident s'est terminé par la mort. Sur 3 qui se sont passés sous les yeux de Smellie, 2 ont eu une issue fatale; sur 8 signalés par le docteur Clarke, 7 eurent la même terminaison; sur 11 cités par Keever, 9 femmes sont mortes; sur 13 du docteur Ramsbotham, il y eut 10 morts; sur 34 cas du docteur Collins, pas une femme n'échappa; dans les 9 cas qui se sont passés dans la clinique des docteurs Clintock et Hardy, la terminaison de tous a été fatale. Pour notre part, nous avons constaté le même résultat dans 2 cas que nous avons observés, l'un dans l'hôpital des Cliniques de Paris, et l'autre dans celui de la Misericordia de Rio de Janeiro.

Au rapport de quelques auteurs, il y a eu cependant des cas où la malade a résisté à l'accident et a pu se rétablir. Le docteur Ramsbotham en cite 3 de cet ordre, Duparcque 4 et Velpeau quelques-uns.

Il y a bien peu d'exemples de femmes qui aient survécu à l'accident, quand le fœtus s'est transporté dans la cavité du péritoine et qu'il y a séjourné pendant un temps plus ou moins long.

ARTICLE V.

DIAGNOSTIC ET PRONOSTIC.

La douleur aiguë et instantanée, la cessation du travail, le collapsus et le retrait de la partie qui se présente, forment les éléments par lesquels on peut diagnostiquer l'accident qui nous occupe. Mais lorsque la rupture est partielle, le diagnostic peut devenir difficile, et nous ne pouvons nous fonder que sur l'instantanéité de la douleur et sur le collapsus. Dans un temps plus éloigné, la péritonite survenant servira pour aplanir les difficultés.

L'état de vie ou de mort du fœtus est, suivant le docteur Clintock, un signe de diagnostic de grande valeur, car en cas de dilacération la mort est immédiate.

On voit, d'après ce que nous avons dit jusqu'ici, que le pronostic de l'accident en question est toujours grave. Il y a si peu de femmes qui ont survécu à une rupture de l'utérus, par suite de la grossesse ou de l'accouchement, que l'on ne saurait conserver à ce sujet, ou dans les cas de cette nature, l'espérance de voir la malade échapper aux dangers qui l'entourent.

ARTICLE VI.

TRAITEMENT.

Dès que l'on reconnaît l'existence d'une rupture de l'utérus, il faut, d'après quelques auteurs, abandonner le cas aux ressources de la nature; d'après d'autres, on doit intervenir et faire sur-le-champ l'extraction fœtale. Il est évident que lorsque le col n'offre pas la dilatation voulue, on ne peut songer à ce moyen; mais, dans tous les cas où cela est possible, le témoignage de l'expérience est en faveur de l'extraction immédiate par les voies naturelles.

Hunter a été le premier à plaider pour l'abstention dans les cas de ce genre, et Denman, dans l'introduction de son traité de l'art des accouchements, est arrivé à la conclusion que le cas devait être abandonné aux ressources de la nature. L'observation et la pratique ont montré que le précepte de ces deux illustres praticiens ne doit pas être suivi et que tout est sans contredit à l'avantage de l'intervention.

Le docteur Trask a été conduit, par quelques recherches qu'il a faites à ce sujet, à appuyer ce dernier avis; car, sur les femmes qui ont échappé à l'accident, entre la rupture et l'extraction du fœtus il ne s'était pas écoulé cinq heures, tandis que sur celles qui sont mortes cette période s'est prolongée au delà.

Dans une collection de 154 cas où la délivrance s'était opérée par les moyens artificiels, 97 se terminèrent par la mort et 57 ont eu un bon résultat. Sur 89 cas abandonnés aux ressources de la nature, 65 eurent une fin fatale et dans 24 seulement les femmes survécurent. Sur 31 autres cas où l'accouchement s'est fait par les efforts de la nature, 20 ont eu une terminaison fatale, et dans 11 les malades ont survécu. Dans 6 cas encore où la délivrance artificielle a été mise en pratique, mais sans résultat, tous eurent une issue funeste.

Ainsi la comparaison des chiffres nous donne sur 100 cas un avantage de 10 en faveur de ceux où l'extraction du fœtus a été pratiquée. Dans les cas même de terminaison fatale, les femmes sur lesquelles on a fait l'extraction du fœtus ont vécu pendant l'espace de vingt-deux heures, tandis que les autres qui ont été abandonnées aux ressources de la nature n'ont guère vécu que neuf heures.

Les moyens dont on doit faire usage pour l'extraction du fœtus dépendent évidemment des circonstances qui se présentent. La tête est-elle à la même place, accessible, ou se trouve-t-elle adossée au bassin, nous pouvons essayer le forceps et retirer le fœtus; mais si l'emploi de cet instrument n'est pas possible, nous devons avoir recours à la céphalotripsie, car la rupture utérine est, d'après les docteurs Clintock et Hardy, presque toujours suivie de la mort du fœtus.

Si ce dernier est passé dans la cavité abdominale, ou si le détroit supérieur du bassin a beaucoup diminué en dimensions, on introduira la main dans le vagin et, si l'on peut, à travers la déchirure de l'utérus jusque dans la cavité péritonéale, où l'on saisira les pieds du fœtus et on le sortira ensuite par la même partie qui est le siége de la rupture. Dans ces cas, on doit prendre de grandes précautions, afin qu'une anse des intestins ne passe pas par la rupture utérine ou qu'elle ne soit pas blessée par les manœuvres de la version.

Le placenta devra être extrait, soit qu'il ait accompagné le fœtus dans sa chute dans la cavité abdominale, soit qu'il se trouve adhérent à l'utérus. Le fœtus, dans presque tous les cas de ce genre, est venu au monde mort.

Si la contraction de l'utérus est tellement forte qu'il soit impossible de passer la main à travers la rupture, ou si l'étroitesse du bassin ne permet pas l'extraction fœtale par la version, on devra, surtout si le fœtus est encore vivant, pratiquer l'opération césarienne et extraire celui-ci à travers les parois abdominales. Velpeau, Baudelocque et plusieurs autres accoucheurs ont rapporté quelques cas de cette nature qui ont eu un résultat satisfaisant.

Si la rupture a lieu pendant la gestation, on conseille l'opération césarienne lorsque le fœtus est en vie ou est passé dans la cavité de l'abdomen; mais s'il est mort ou s'il reste dans la cavité utérine, il convient plutôt de provoquer la dilatation forcée du col ou de faire l'hystérotomie pour amener le fœtus dehors.

Une fois l'extraction du fœtus obtenue, l'accoucheur devra veiller aux accidents ou phénomènes qu'entraîne la rupture, soit aussitôt, soit à la suite de sa manifestation, soit dans un temps plus ou moins reculé.

Ainsi, pour combattre le collapsus, on administrera les stimulants diffusibles tels que l'ammoniaque, le camphre et le vin; mais on fera attention de n'employer ces moyens qu'avec mesure, car toute exagération peut avoir pour conséquence une forte réaction et augmenter les dangers de cette période de l'accident.

Lorsque l'inflammation se manifeste dans le péritoine, le traitement doit être antiphlogistique : il consistera dans l'application de sangsues en grand nombre sur le ventre, et dans l'usage du calomel et de l'opium donnés à large dose ou en petites quantités, mais alors à intervalles rapprochés.

Si la déchirure est le résultat d'un rétrécissement du bassin et que la malade se soit remise de l'accident, une nouvelle grossesse survenant, on doit provoquer l'accouchement prématuré dans la période de la gestation où le fœtus peut passer sans difficulté. Il est bon de prendre du temps pour l'opération tant que le fœtus est viable; mais nous ne pensons pas que ce soit une condition indispensable, car, d'après notre manière de voir, quand le salut de l'enfant peut entraîner de graves périls pour la femme, nous ne craignons pas de le sacrifier.

Le docteur Collins cite un cas où une malade fut délivrée la première fois, après la rupture, par l'accouchement prématuré artificiel, et, étant devenue grosse de nouveau, elle eut un accouchement naturel. Néanmoins il sera convenable que la malade ne courre pas le risque d'une nouvelle grossesse.

TITRE II

Des obstacles provenant du fœtus et de ses annexes, pendant l'accouchement difficile, impossible ou dangereux.

Les entraves opposées par le fœtus et ses annexes à la terminaison naturelle de l'accouchement peuvent avoir leur origine soit dans des présentations et des positions irrégulières, ou dans la disproportion entre le volume fœtal et le canal qu'il doit traverser, ou dans un raccourcissement, dans un prolapsus ou chute du cordon, ou bien dans une implantation vicieuse du placenta.

Nous diviserons ainsi cette partie en cinq chapitres.

CHAPITRE PREMIER

DES OBSTACLES PROVENANT DES PRÉSENTATIONS ET POSITIONS IRRÉGULIÈRES DU FŒTUS.

En traitant de l'accouchement, nous avons fait voir que le fœtus pouvait se présenter ou par le crâne ou par la face, par l'extrémité pelvienne ou par le tronc. De plus nous avons dit que, pour venir à l'extérieur, le produit de la conception exécutait une série de mouvements dont le complément constituait le mécanisme de la parturition. Même dans les cas de dystocie, ce ne sont que les présentations indiquées qui ont généralement lieu; mais elles peuvent être irrégulières et rendre ainsi quelquefois l'accouchement difficile et l'intervention de l'art nécessaire, de même que le mécanisme, dans toute présentation même normale, peut offrir diverses anomalies et amener au même résultat.

On a noté aussi que la présentation, bien que parfois bonne ou naturelle, peut cependant être compliquée et l'accouchement devenir difficile ou impossible, s'il vient à se présenter au détroit supérieur une autre partie du fœtus ou des annexes.

Ainsi ce chapitre se divisera à son tour en trois articles.

ARTICLE PREMIER.

DES IRRÉGULARITÉS DANS LES PRÉSENTATIONS ET LES POSITIONS.

Les irrégularités dans les présentations et positions sont observées surtout dans les présentations et dans les positions du crâne, de la face et de l'extrémité pelvienne. Quand le fœtus présente le tronc au détroit supérieur, ce fait déjà par lui-même constitue une cause de dystocie, à moins que l'évolution ou la version spontanée n'ait lieu. De cette façon, dans la présentation en question, nous n'entrerons dans des considérations que lorsque nous parlerons des anomalies du mécanisme; alors ici nous ne traiterons que des irrégularités des présentations et des positions du crâne, de la face et de l'extrémité pelvienne.

§ 1er. — Des irrégularités dans la présentation et dans les positions du crâne.

Les viciations ou irrégularités de la présentation et des positions crâniennes se traduisent par les cas où cette partie du fœtus, loin de présenter le sinciput au centre du bassin, s'incline sur un côté ou sur l'autre, de manière à modifier tout à fait les rapports normaux de ses diamètres avec ceux du canal du bassin.

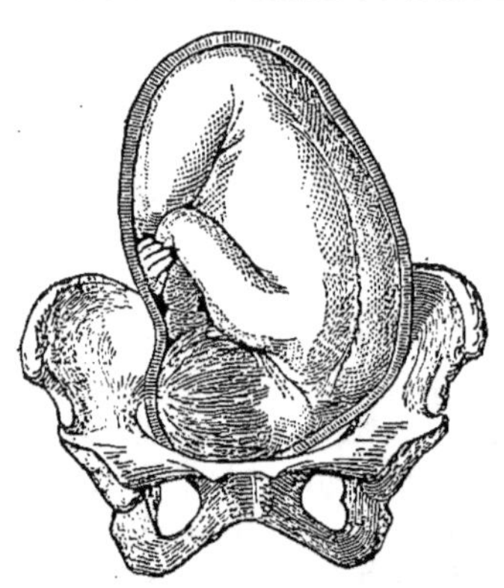

(Fig. 66). — *Position occipito-iliaque gauche forcément inclinée sur son pariétal postérieur.*

Dans l'état, peuvent se présenter dans le milieu de l'excavation pelvienne les régions frontale, pariétale et occipitale du fœtus; de telles anomalies paraissent être même bien fréquentes, car dans les anciennes classifications on sait qu'elles se trouvent rangées comme autant d'autres présentations distinctes (fig. 66).

En général, ces irrégularités de la position et de la présentation du crâne se corrigent par les seuls efforts de la nature aussitôt après que l'accouchement a commencé; mais d'autres fois elles persistent, et ainsi, s'il s'est déjà écoulé quelques heures après la dilatation de l'orifice et de l'écoulement du liquide amniotique, il conviendra de recourir aux moyens qui peuvent les faire disparaître.

Les accoucheurs conseillent d'introduire dans ces cas la main dans l'utérus, de saisir l'occiput et de le ramener au centre de l'excavation, en même temps que la main gauche comprimera la région hypogastrique pour obliger la tête à descendre.

Lorsque cette manœuvre n'aboutit pas, on peut faire usage, ainsi que le recommandaient les anciens maîtres, du levier, ou d'une cuiller du forceps, ou bien du forceps même.

Dans deux cas de ce genre ou dans lesquels la tête offrait une inclinaison latérale, nous ne pûmes jamais redresser le vice de la présentation autrement que par le moyen de l'application du forceps. Dans l'un
de ces cas, force nous fut d'introduire la cuiller droite à plus d'une reprise et de faire des tentatives d'extraction pendant quelque temps sans
grand profit; mais l'inclinaison disparut à la fin et nous pûmes extraire
un fœtus vivant du sexe masculin. L'application du forceps donne ainsi
un très-bon résultat, elle permet d'abord plus facilement de corriger les
vices de présentation dont nous avons parlé, ensuite elle est moins douloureuse et moins gênante pour la femme que les manœuvres pratiquées
avec la main. Il y a des cas cependant où cet instrument ne peut être appliqué, à cause de l'élévation de la partie ou pour une autre raison; et comme
il ne convient pas de multiplier les tentatives, il faut chercher à terminer
l'accouchement par la version. Cette opération est même recommandée
par Cazeaux comme préférable à l'application du forceps dans les cas où
l'utérus sera peu contracté et contiendra encore une certaine quantité de
liquide amniotique.

§ 2. — Des irrégularités de la présentation et des positions de la face.

Ces irrégularités existent lorsque la face offre au centre de l'excavation
pelvienne le menton, la région malaire ou frontale. Elles constituaient
pour les anciens accoucheurs autant d'autres présentations; toujours
est-il que la plus fréquente est celle dans laquelle le front se place dans
le centre du canal pelvien.

Comme dans la présentation et dans les positions du crâne, les irrégularités de la présentation et des positions de la face se corrigent aussitôt
après le commencement du travail, de sorte que l'extension s'exécute et
celui-ci peut se terminer naturellement; mais il arrive quelquefois que
les vices que nous avons indiqués ne se modifient pas, surtout quand le
menton occupe le centre de l'excavation, car, dans ce cas, le tronc tend
à descendre en même temps que la face, et alors nous devons ou introduire la main dans l'utérus et redresser les positions vicieuses, ou appliquer le forceps, ou pratiquer la version, suivant les conditions qui se
présentent.

Ainsi lorsque la face est profondément en dedans et ne bouge pas,
c'est au forceps que nous aurons à recourir; si elle est, au contraire,
élevée et jouissant de quelque mobilité, la version sera le moyen que
nous devrons employer, et cela d'autant plus hardiment que nous aurons
reconnu que le menton, se trouvant dans le centre du canal pelvien,
tend à conserver cette position.

§ 3. — Des irrégularités de la présentation et des positions de l'extrémité pelvienne.

La présentation pelvienne, on le sait, comprend tous les cas où les
pieds, les genoux ou les fesses se présentent au centre de l'excavation

pelvienne : chaque partie constituant, d'après les anciens, une nouvelle présentation, l'accouchement ne devrait pas changer de mécanisme ; mais quelquefois on remarque que la présentation n'est pas franche ou que l'extrémité pelvienne s'incline, et les fesses viennent présenter au centre de l'excavation ou la région sacrée, ou la région coxale, ou la région pelvienne.

Il faut observer cependant que ces irrégularités ne sont pas fréquentes ; mais quand elles apparaissent on doit les corriger : pour cela, on aura soin de chercher si les irrégularités de la présentation ont dépendu d'une obliquité utérine, et si cela est, on tentera de corriger ce défaut ; ou si l'on n'obtient rien, il conviendra de porter la main à l'utérus, d'aller à la recherche des pieds et d'extraire le fœtus.

ARTICLE II.

DES ANOMALIES DANS LE MÉCANISME DE L'ACCOUCHEMENT.

§ 1er. — Anomalies du mécanisme de l'accouchement dans la présentation du crâne.

Le crâne quelquefois, après être arrivé au plancher du bassin, étant en bonne position, n'exécute pas son mouvement d'extension et s'y trouve retenu sans pouvoir être définitivement expulsé. D'autres fois, sa flexion s'exagère et l'on n'obtient pas de meilleur résultat.

Dans l'un ou l'autre cas, si le travail s'est prolongé outre mesure, on devra recourir au forceps. Ce même moyen doit être employé du moment où l'occiput n'accomplit pas son mouvement de rotation, de plus il conviendra de provoquer une rotation artificielle du crâne avec les branches de l'instrument placées aux côtés de la tête.

Le mouvement de rotation peut également ne pas avoir lieu dans les positions occipito-postérieures, et si quelquefois l'occiput descend par la face antérieure du sacrum et par la gouttière que forme le périnée distendu et vient se présenter à l'extérieur, cela ne veut pas dire qu'on doive toujours compter sur ce résultat pour lequel, on le conçoit, beaucoup d'efforts sont nécessaires de la part de l'utérus, et dans ce cas il faut intervenir.

Il y a des accoucheurs qui conseillent de chercher, en appliquant les doigts de chaque côté de l'occiput, à déterminer la rotation, mais pour cela il faut une force qui ne leur est pas toujours donnée ; ainsi, en dépit de l'opposition de quelques praticiens, ce que nous avons de mieux à faire, c'est de recourir de suite au forceps et d'imiter dans l'extraction le procédé mis en œuvre par la nature.

On a observé quelquefois que, dans les positions transverses, les épaules du fœtus, placées en rapport avec le diamètre antéro-postérieur, peuvent s'enclaver dans le détroit supérieur, de manière à empêcher le mouvement de rotation. Lors donc que le crâne est senti libre dans l'excavation pelvienne sans qu'il ait opéré le mouvement de rotation, et qu'il n'y a néanmoins aucun vice de conformation dans le détroit inférieur ni manque d'énergie dans les contractions utérines, on peut présumer que l'obstacle en question a pour cause cet enclavement; alors nous devons essayer, en portant la main aux côtés de la tête du fœtus jusqu'à l'angle sacro-vertébral, de saisir l'épaule correspondante et de faire par ce moyen qu'elle soit mise en rapport avec le diamètre transverse. Cette manœuvre n'aboutissant pas, il convient de la recommencer lorsque le fœtus est mort; mais au préalable on devra écraser la tête par le céphalotribe, ou bien on recourra au forceps et on fera l'extraction du fœtus.

Après que la tête a franchi la vulve, les épaules de l'enfant — soit parce que le mouvement de rotation n'a pas été complet, soit par une rétraction considérable du périnée ou par insuffisance des contractions utérines, — peuvent être retenues dans les parties maternelles; pour peu que cet état de choses se prolonge d'une manière à faire redouter des suites fâcheuses, il conviendra d'introduire les deux doigts dans le creux des aisselles et de compléter l'extraction fœtale : en cas d'insuccès, M. Jacquemier conseille de faire tout d'abord l'extraction successive des deux bras, après quoi on cherchera à dégager le tronc.

§ 2. — Anomalies du mécanisme de l'accouchement dans la présentation de la face.

Dans la présentation faciale, quel que soit le point vers lequel le menton est dirigé, il doit exécuter un mouvement de rotation et venir se mettre sous la symphyse pubienne. Dans les positions mento-transverses ou obliques, ce mouvement se fait en général avec beaucoup de facilité, mais d'autres fois il ne se déclare pas, surtout si le menton regarde directement la symphyse sacro-iliaque ou en arrière.

Les difficultés de l'accouchement, quand cette anomalie se présente, ont été indiquées au chapitre traitant du mécanisme de la présentation de la face; en y exposant aussi toutes les ressources que la nature met en jeu pour déterminer le dégagement du fœtus dans une semblable position, nous avons fait voir que tantôt cette présentation se convertissait en une présentation du crâne, et que tantôt le menton apparaissait à la commissure postérieure de la vulve en avant de l'ischion et des ligaments sacro-sciatiques, et par conséquent dans la position qu'il occupait dès le début de l'accouchement. Mais, hâtons-nous de le dire, ces terminaisons sont si rares et si incertaines, et il y a pour la femme et l'enfant des dangers tellement graves, qu'il importe de bien connaître tout ce qu'il convient de faire pour sauver les deux individus ou au moins la mère.

Les indications que présentent les cas dont il s'agit sont nombreuses et ne peuvent être satisfaites ou remplies indifféremment; ainsi il faut voir les cas où il convient de choisir l'une de préférence à l'autre, ou d'apprécier les circonstances où elles se montrent nécessaires.

Bien que les faits ne se présentent souvent pas aussi simples que nous les décrivons, cependant l'observation de praticiens distingués a fait voir qu'il est possible de convertir, dans la position mento-postérieure, la présentation de la face en une présentation du crâne en première position, lorsque la partie est élevée et ne tend pas à s'engager dans l'excavation pelvienne, et qu'en outre le col est dilaté et qu'il n'y a pas longtemps que la poche des eaux s'est rompue. Cette conversion se pratique par la main, par le levier ou au moyen du forceps. Dans le premier cas, la main droite ou la gauche sera introduite dans les parties sexuelles pour saisir la face; cela fait, on cherchera à élever cette partie au-dessus du détroit supérieur, et en même temps, par un petit mouvement, on fait fléchir la tête sur le thorax, de manière que le sinciput réponde au centre du canal. Si l'on ne réussit pas avec la main, on introduira le levier obstétrical et l'on abaissera le sinciput de la façon déjà indiquée. Le forceps peut aussi être mis en usage pour pratiquer cette conversion, et il a été conseillé dans ce sens par madame Lachapelle; mais il est à remarquer que son application n'est pas toujours réalisable et ne permet pas d'obtenir le changement de présentation, car cet instrument embrasse l'occiput et la face, et tire sur une partie ou sur l'autre au moment où l'on fait des tractions.

Dans l'opinion de Cazeaux, le levier obstétrical peut être d'un plus grand secours dans ces cas que le forceps, et tout cela est confirmé par les raisons que nous avons présentées.

Les tentatives faites dans le but de convertir la présentation faciale en une présentation du crâne ne mènent à rien, suivant quelques accoucheurs; car, pour que l'on puisse baisser le sinciput, il faut que le grand diamètre occipito-mentonnier se mette en rapport avec un des diamètres du canal pelvien, ce qui est rigoureusement impossible, surtout quand la tête a plongé dans l'excavation pelvienne. Cependant ce procédé est quelquefois mis en œuvre par la nature dans l'expulsion de la face, et bien que, suivant M. Jacquemier, dans les changements qui s'opèrent sous l'influence des contractions utérines, les parties qui s'étaient introduites dans le commencement et qui ne pouvaient plus avancer se retirent graduellement, il n'en est pas moins vrai que l'on a pu, par le moyen même du forceps, déterminer ce changement ou convertir souvent la présentation de la face en une présentation du crâne. Mais on ne peut pas toujours compter sur ce résultat, et alors les accoucheurs qui ne croient pas à un semblable changement conseillent de chercher à faire artificiellement ce que la nature pratique, en amenant le menton en avant par le moyen d'applications successives du forceps.

C'est Smellie qui le premier donna ce précepte et qui en a fourni des exemples; mais sur cinq cas il n'obtint qu'une fois un bon résultat. Le professeur P. Dubois parvint dans deux cas à extraire par cette manœuvre les fœtus vivants. Dans sa thèse de concours, publiée en 1860, le docteur Tarnier rapporte deux observations de faits du même genre où le docteur Blot, à l'aide d'applications successives du forceps, a pu obtenir le mouvement de rotation sans danger pour les deux fœtus, malgré le volume de l'un d'eux. Ces manœuvres ne sont pas toutefois sans péril pour le produit de la conception, car dans l'état d'extension où le cou peut souvent se trouver, si le tronc n'accompagne pas la tête, le mouvement de l'atlas sur l'axis, dans une si grande étendue, ne se réalisera pas sans amener la mort du fœtus. Il faut donc que la tête se trouve dans le détroit supérieur et qu'elle jouisse de quelque mobilité pour que l'on puisse avec profit chercher, à l'aide du forceps, à faire exécuter au menton le mouvement en cercle afin qu'il vienne se mettre en rapport avec la symphyse pubienne.

Ainsi quelques accoucheurs ont conseillé, dans les cas où le menton se trouve tourné vers la partie postérieure du bassin, de recourir préférablement à la version podalique, surtout s'il survenait un accident qui nécessitât la prompte terminaison de l'accouchement. Si les choses se présentent sous l'aspect que nous venons d'indiquer, rien ne sera plus convenable et plus sûr que de pratiquer l'opération de la version, à moins pourtant que la tête ne soit beaucoup trop engagée et qu'il n'y ait une trop forte rétraction utérine ; dans ces cas, la version est impossible et excessivement périlleuse.

C'est dans ces circonstances surtout que le praticien a à lutter avec d'immenses difficultés et se voit réduit ou à appliquer le forceps ou alors à faire l'extraction après avoir perforé le crâne et écrasé la tête du fœtus.

Il est clair que le premier de ces procédés est toujours préférable et que l'autre ne doit être employé que lorsque, dans les conditions signalées ou dans toute autre, on ne pourra convertir la position de la face en une présentation par le crâne, ni faire en sorte de ramener le menton en avant, ou même l'extraire dans la position où il se trouve.

Somme toute, quand dans les positions mento-postérieures ou latérales le mouvement de rotation ne montrera pas une tendance à se réaliser, l'intervention de l'art devient nécessaire. La partie étant élevée, l'accoucheur devra introduire la main, et il tâchera de remplacer la présentation de la face par celle du crâne en première position. Si par ce moyen il n'obtient rien, il essayera le levier ou le forceps. S'il survient un accident qui rende nécessaire la prompte terminaison de l'accouchement, on se hâtera de porter la main dans l'utérus, on cherchera les pieds du fœtus et on opérera la version.

Lorsque la partie en présentation se trouve profondément introduite dans le canal pelvien et que la rétraction utérine s'oppose à son dégagement, nous devons appliquer le forceps à diverses reprises, afin de voir s'il y a aussi possibilité de ramener le menton en avant, ou bien, à l'aide du même instrument, nous chercherons par des tractions convenablement dirigées à changer la présentation de face en une présentation du crâne. En dernier lieu, si toutes ces manœuvres ne réussissent pas, il conviendra de recourir à la crâniotomie et de faire ensuite l'extraction du tronc du fœtus.

Tels sont les préceptes formulés par la science moderne, et auxquels nous ne pouvons que donner notre entière adhésion.

§ 3. — Anomalies du mécanisme dans la présentation de l'extrémité pelvienne.

Dans l'accouchement par la présentation de l'extrémité pelvienne, il peut arriver que les bras n'accompagnent pas la sortie du tronc et qu'ils s'élèvent aux côtés de la tête du fœtus, de sorte qu'en ne faisant pas au préalable l'extraction de ces parties, l'expulsion de la tête du fœtus ne s'effectuera pas sans danger.

Dans ces conditions, si nous appliquons sur toute la longueur de l'humérus les deux doigts de la main droite ou gauche, suivant le bras que nous avons à extraire, nous devons faire en sorte que celui-ci parcoure tout le plan antérieur du fœtus et vienne à la fin se présenter à l'extérieur. Dans ce cas, il faut que l'accoucheur ait grand soin que les bras du fœtus ne subissent aucune fracture, comme il y en a eu des exemples.

Lorsque le travail de l'accouchement se déclare par la présentation de l'extrémité pelvienne, l'accoucheur tâchera de diriger la position du fœtus de telle sorte que le dos corresponde, après l'expulsion, à la partie antérieure du pubis, afin que le dégagement de la tête se fasse aisément ; quelquefois cependant, soit par hasard ou par inadvertance de l'accoucheur, le fœtus sort avec le dos tourné vers la partie postérieure du bassin ; alors et même dans l'autre position, si l'expulsion de la tête n'a pas lieu ou tarde un peu trop, on devra se hâter d'en faire l'extraction. Cette opération, dans quelques cas, n'offre pas de difficulté : si la tête se trouve avec l'occiput vers la partie antérieure, on porte la main droite sur la face antérieure du tronc du fœtus, l'indicateur et le médius se placent aux côtés du nez et portent sur la tête de manière à la faire fléchir, et, en repoussant l'occiput en haut avec la main gauche posée sous la symphyse du pubis, on accomplit bientôt l'extraction ; mais si le dos du fœtus est tourné vers la partie postérieure, il faut s'assurer, comme nous l'avons déjà dit ailleurs, si la tête se trouve en flexion ou en extension : dans le premier cas, le menton devant sortir d'abord, on doit, après avoir appliqué les doigts de la manière que nous avons indiquée, diriger les tractions de telle sorte que le dos du fœtus réponde à celui de la mère ; dans le second cas, comme c'est l'occiput qui doit sortir en premier lieu, les tractions seront dirigées d'arrière en avant, de manière que, à à l'extraction, le ventre fœtal corresponde au ventre de la femme.

Il y a des cas cependant où cette extraction est d'une difficulté énorme. Alors, si le fœtus est vivant, on introduit la main dans l'utérus, et en appliquant la face palmaire sur la région frontale de manière à avoir une grande surface pour les tractions, on fait les manœuvres dans le sens que nous avons indiqué ci-dessus et on cherche à effectuer l'extraction ; mais, en cas d'insuccès, on tente l'emploi du forceps : si le fœtus est mort, on enfonce les doigts dans les cavités orbitaires ou bien on se sert d'un petit crochet large et obtus, que l'on introduit dans les orbites et à l'aide duquel on fait tous les mouvements nécessaires. Dans quelques cas malheureux, malgré tous les moyens que nous signalons, on n'arrive à aucun résultat; il faut alors recourir au céphalotribe, écraser la tête après l'avoir préparée, et en faire l'extraction.

Toutes les règles et manœuvres que nous venons d'exposer s'appliquent aussi aux cas où, soit par des manœuvres mal dirigées et violentes, soit par l'état de putréfaction du fœtus ou bien par la décollation volontaire, la tête du fœtus séparée du tronc a été retenue dans les parties maternelles.

§ 4. — Anomalies du mécanisme dans la présentation du tronc.

Bien que l'évolution et la version spontanée puissent, dans certaines conditions, avoir lieu quand le fœtus présente le tronc, toutefois ces phénomènes sont si incertains que nous pouvons bien rarement y compter; ainsi donc, lorsqu'on aura affaire à une semblable présentation, on devra, tant pour la sûreté de la vie de la femme que pour celle du produit de la conception, recourir à l'opération de la version, en suivant les préceptes que nous présenterons plus loin.

ARTICLE III.

DES COMPLICATIONS SURVENANT AUX PRÉSENTATIONS PAR LA PROCIDENCE D'UN OU DE PLUSIEURS MEMBRES DU FŒTUS.

Nous nous proposons dans cet article d'étudier les cas où la chute d'un ou de plusieurs membres appartenant à une partie différente de celle qui s'engage en premier lieu vient apporter des complications à la présentation. Nous mettrons de côté les faits qui n'offrent aucune particularité et qui n'ont pas d'influence sur le mécanisme de la présentation, tels que la procidence du bras dans la présentation de l'épaule et celle des pieds dans la présentation des fesses.

Les procidences d'un ou de plusieurs membres du fœtus peuvent apparaître dans la présentation du crâne, de la face et de l'extrémité pelvienne.

§ 1er. — Procidence d'un ou de plusieurs membres dans la présentation crânienne.

Dans la présentation du crâne, on peut rencontrer le prolapsus d'une main, des deux bras, d'un pied ou de plusieurs membres. Cet accident est souvent une cause de complication pour le travail de l'accouchement et le rend dans quelques cas assez difficile et assez dangereux pour exiger l'intervention de l'art.

Lorsque avec le crâne il se présente un bras ou une main, il peut arriver que l'accouchement se réalise par les efforts seuls de la nature; mais il est rare que les choses aient une terminaison aussi bonne : dès lors, quand nous observons une complication de cet ordre, nous devons repousser le bras et le maintenir pendant la contraction, afin de permettre la libre descente de la tête. Si ce moyen n'aboutit pas et que néanmoins l'accouchement se prolonge, il faut en venir au forceps et opérer l'extraction fœtale.

Le professeur Simpson, dans le premier volume de son ouvrage d'accouchements, rapporte en détail l'observation d'un cas de dystocie caractérisé par l'application de l'avant-bras du fœtus sur la nuque, d'où il résulta que la tête étant la partie qui se présentait, elle ne put descendre, même après que ce professeur eut introduit la main dans l'utérus et amené le bras en dehors ; par cette raison, il fallut pratiquer la version podalique et extraire par ce moyen le produit de la conception.

Cette nouvelle forme de procidence n'est signalée par aucun accoucheur français, mais le professeur Simpson pense qu'elle n'est pas peu fréquente, et que maintes dystocies dans lesquelles on ne remarque pas de vice de conformation du bassin ni de la partie qui se présente, ne reconnaissent peut-être pas d'autre cause.

Madame Lachapelle consigne dans son ouvrage deux observations ayant trait à la procidence du bras dans la présentation du crâne, où il a fallu, à cause de l'élévation de cette partie, abandonner le forceps et pratiquer la version pour sauver les femmes.

Ainsi, lorsque le forceps ne peut être appliqué ou qu'on n'en obtient pas de résultat, on doit tenter la version et extraire le fœtus. Si la présentation du crâne s'accompagne du prolapsus des deux bras, le cas devient plus compliqué, et bien qu'on ait encore vu que l'accouchement pouvait se terminer spontanément sans le secours du praticien, il est prudent toutefois que ce dernier cherche, comme dans le premier cas, à porter les bras en haut du détroit supérieur, jusqu'à ce que quelques contractions utérines se déclarant, le crâne puisse descendre ou plonger isolément dans le canal pelvien; si par là il n'obtenait rien, il convient, si faire se peut, de pratiquer sans délai la version, car l'emploi du forceps devient difficile à cause de la grande hauteur où se trouve la tête, ainsi qu'il arrive quelquefois, et aussi parce qu'on court le risque de saisir une main ou l'autre entre les cuillers de l'instrument.

Dans la présentation du crâne, on rencontre quelquefois la procidence d'un ou des deux pieds, au lieu des membres supérieurs. Il est évident que toutes ces parties ne peuvent pas sortir simultanément; dès lors, quand un pareil accident arrive, l'accoucheur doit essayer de réduire le membre qui vient par sa présence compliquer la présentation ; en cas de non-réussite, et surtout si la partie qui constitue la vraie présentation se trouve assez engagée, il convient de recourir au forceps, ou bien à la version si la partie est élevée et qu'il ne soit pas possible d'appliquer cet instrument.

Toutes les fois que la présentation est accompagnée de la chute de plusieurs membres différents tels que les mains et les pieds, les difficultés seront encore plus grandes ; alors, quand c'est possible, on doit tirer profit du pied qui est tombé et s'en servir pour faire les manœuvres nécessaires à l'extraction fœtale. Dans quelques cas, l'utérus est dans un état de rétraction tel que la version est rendue impraticable ; si alors on n'obtient aucun résultat de l'emploi du forceps, il n'y a peut-être d'autre ressource que dans la crâniotomie.

C'est ainsi que Chailly Honoré rapporte l'observation d'un cas relatif à une femme qui eut à subir la céphalotripsie, le fœtus ayant présenté le crâne avec prolapsus du bras gauche et d'un pied, et la version n'ayant pu être faite par suite de la rétraction de l'utérus sur le corps fœtal.

Les cas de ce genre, il faut le dire, sont excessivement rares, et nous ne devrons avoir recours à une semblable opération qu'à la dernière extrémité et quand le forceps ou la version auront été sans résultat.

§ 2. — Procidence d'un ou de plusieurs membres dans la présentation faciale.

Dans la présentation de la face comme dans celle du crâne on peut rencontrer les mêmes genres de prolapsus ; mais la présentation dans quelques cas pouvant déjà par elle-même rendre l'accouchement difficile et dangereux, l'apparition de ces complications devra aggraver bien plus les choses et rendra nécessaire l'intervention active de l'art.

Ainsi, indépendamment des soins à donner à la femme en couches, afin qu'à la présentation de la face le mécanisme de l'accouchement s'accomplisse sans anomalies, il conviendra, dans le cas où il surviendrait un prolapsus de n'importe quel membre, d'employer tous les moyens pour amener la réduction de celui-ci : si les efforts sont infructueux, il faut, lorsque les circonstances s'y prêteront, recourir à l'opération de la version ; si par ce moyen et même par le forceps on ne parvient pas à changer l'état des choses, on doit sacrifier le fœtus, et après la céphalotripsie en faire l'extraction.

Dans l'ouvrage de Cazeaux, on trouve l'observation détaillée d'un cas de présentation faciale en position mento-iliaque gauche postérieure coïncidant avec un bassin de 8 centimètres au diamètre antéropostérieur et compliqué de prolapsus du

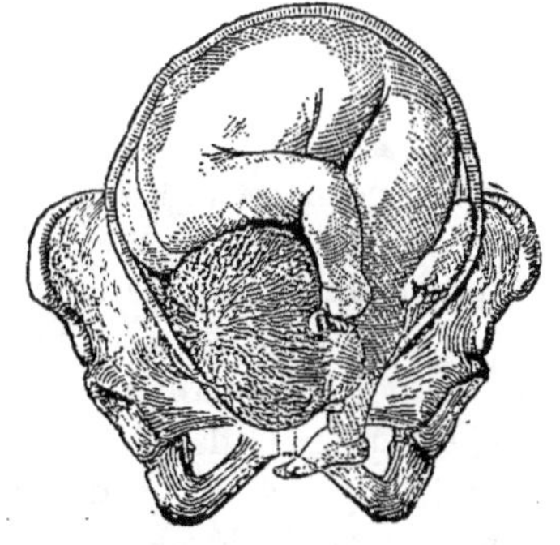

Fig. 67. — *Position mento-iliaque gauche postérieure avec procidence du pied gauche.*

pied gauche (fig. 67), où, après des manœuvres faites à l'effet de réduire le membre et de pratiquer la version, et des tentatives d'extraction à l'aide du forceps, il fallut, pour sauver la femme, faire la perforation du crâne et appliquer le céphalotribe.

§ 3. — Procidence d'un ou de plusieurs membres dans la présentation de l'extrémité pelvienne.

Dans la présentation de l'extrémité pelvienne, on observe quelquefois le prolapsus d'un ou des deux bras ; mais cet accident, qui est très-rare, n'apporte presque jamais de complication dans le travail de l'accouchement ; néanmoins, lorsqu'il se manifeste, s'il y a retard dans l'expulsion du fœtus, nous devons employer les moyens propres à hâter la descente de la partie constituant la principale présentation, afin d'éviter toute complication ultérieure.

CHAPITRE II

DES OBSTACLES DÉPENDANT DE LA DISPROPORTION DE VOLUME ENTRE LE CANAL ET LE CORPS QUI DOIT LE TRAVERSER.

Les entraves dépendant d'excès de volume ou de disproportion entre le canal et le corps qui doit le franchir ont leur source dans le développement de diverses affections ou dans la présence de plusieurs fœtus, qu'ils restent isolés ou soient adhérents, et en outre dans les difformités qui dépendent de leur union entre eux.

Ce chapitre se divisera ainsi en deux articles : l'un traitant des maladies qui font augmenter le volume fœtal et apportent un obstacle à son expulsion, et l'autre traitant des embarras qui se rattachent à la présence de deux ou de plus de deux fœtus.

ARTICLE PREMIER.

DES MALADIES QUI AUGMENTENT LE VOLUME DU FŒTUS ET EN EMPÊCHENT L'EXPULSION.

Les maladies qui, dans le sein maternel, frappent le fœtus et grossissent son volume de manière à rendre son passage difficile et quelquefois impossible, consistent dans l'emphysème du corps fœtal, dans l'hydrocéphalie, dans l'hydrorachis, dans l'hydrothorax, dans l'ascite, dans l'ankylose des articulations du fœtus, et dans diverses tumeurs formées par le développement du foie, des reins, ou par la distension de la vessie par suite de la rétention des urines.

§ 1er. — Etat emphysémateux du fœtus.

L'emphysème du fœtus, quand celui-ci est encore dans l'utérus, est un phénomène excessivement rare et qui a lieu seulement après qu'il est mort et que, en raison de l'humidité, de l'élévation de température et de la pénétration de l'air dans la cavité utérine, il est entré dans un état de putréfaction plus ou moins avancé.

L'emphysème est quelquefois partiel et d'autres fois général, de telle sorte que le fœtus peut dans ces circonstances acquérir un volume assez considérable pour que l'expulsion ou l'extraction en devienne difficile et laborieuse.

Merriman, d'après Cazeaux, rapporte l'observation de deux cas notables d'emphysème limité à l'abdomen du fœtus, où, pour faire l'extraction du fœtus, de si fortes tractions avaient été exercées sur le tronc qu'il en résulta la rupture du vagin et que les femmes moururent deux heures après. .

Il est bien probable, ajoute Cazeaux, qu'une ponction du ventre du fœtus eût fait cesser toutes les difficultés rencontrées dans l'extraction.

Ces deux faits étaient les seuls connus quand M. Depaul, aujourd'hui professeur à la faculté de Paris, communiqua, en 1845, à la Société médicale d'émulation un cas d'emphysème général du fœtus. La tête avait été extraite au moyen du forceps, puis il fallut pratiquer l'embryotomie pour retirer le tronc, et pendant les manœuvres on observait l'expulsion d'une grande quantité de gaz fétides. Malgré la réduction éprouvée ainsi par le fœtus, il a fallu encore pratiquer d'énergiques tractions pour venir à bout de l'extraire, à cause d'un rétrécissement de 27 millimètres dans le diamètre antéro-postérieur du bassin et du volume excessif qu'avait pris le fœtus.

Cazeaux fut d'avis que l'on pouvait se dispenser de la céphalotripsie dans ce cas et la remplacer, ainsi que le conseille Merriman, par la ponction du ventre et du thorax du fœtus ; mais, d'après le volume que celui-ci présentait et le rétrécissement qui existait, nous admettons difficilement que la ponction des parois de ces deux cavités eût pu apporter la réduction nécessaire au libre passage du fœtus, et ce qui le fait croire, c'est qu'après l'écrasement M. Depaul a dû encore faire des tractions assez fortes pour pouvoir extraire le tronc, après en avoir déjà pratiqué de non moins énergiques pour retirer avec le forceps la tête du fœtus.

L'emphysème étant un indice de mort du produit de la conception, nous ne devons pas craindre de faire, dans les cas de cette nature, la ponction des cavités où les gaz se sont accumulés, et même de pratiquer la scarification profonde des parties fœtales, ainsi que M. Tarnier le conseille ; mais si, par ces moyens et le forceps, nous n'obtenons pas de résultat, nous devrons imiter le procédé de M. Depaul et pratiquer l'embryotomie pour faire ensuite l'extraction du fœtus.

§ 2. — Hydrocéphalie congéniale.

L'hydrocéphalie est une maladie caractérisée par l'épanchement ou l'infiltration de sérosité dans l'intérieur ou dans l'extérieur de la boîte crânienne. Il y a donc une hydrocéphalie interne et une externe. L'hydrocéphalie externe n'est autre chose qu'une infiltration séreuse du cuir chevelu, par suite de laquelle toutes les parties extérieures du crâne peuvent acquérir une épaisseur plus ou moins considérable qui empêche la descente de la tête fœtale. Ainsi on rencontre, à l'article DYSTOCIE du *Dictionnaire* en trente volumes, l'observation de deux cas dans lesquels les parties molles recouvrant le crâne avaient pris une épaisseur assez considérable pour rendre difficile l'expulsion des fœtus, bien que l'un d'eux eût à peine quatre mois et l'autre six de vie intra-utérine.

Dans un cas rapporté par Cazeaux, le cuir chevelu était épais d'un travers de doigt, mais la délivrance n'a pas moins eu lieu sans difficulté. Si donc l'hydrocéphalie externe ou mieux l'œdème du cuir chevelu est susceptible, dans quelques cas, de rendre l'accouchement difficile, il faut admettre aussi qu'il opposera rarement des obstacles graves et insurmontables.

Il n'en est pas de même cependant de l'hydrocéphalie interne, qui se manifeste très-rarement, il est vrai, mais qui peut entraîner quelques accidents graves et opposer de sérieux obstacles à la terminaison naturelle de la délivrance.

Nous avons déjà eu l'occasion de dire que l'hydrocéphalie favorisait la présentation, au détroit supérieur du bassin, de l'extrémité pelvienne ou du tronc; mais cette règle n'est pas absolue, puisqu'on peut observer dans grand nombre de cas des fœtus hydrocéphales se présentant au même détroit par la tête. Lorsque cette présentation se rencontre dans les cas d'hydrocéphalie, et qu'il n'y a aucun obstacle ni dans le bassin ni dans l'utérus, on remarque que la tête ne montre pas de tendance à descendre et reste quelquefois au-dessus du détroit supérieur; en pratiquant le toucher, nous reconnaissons que la surface du crâne est plus molle qu'à l'état normal, et forme une sphère plus large et moins dense que celle qui se présente naturellement. Sous l'action des contractions et lorsque le travail s'est prolongé, la forme arrondie de la tête est altérée et l'on peut sentir à travers les fontanelles et même à travers les os une fluctuation manifeste.

Parfois les os se trouvent tellement amincis et les fontanelles si larges qu'il nous semble, lorsque nous touchons, avoir le doigt sur la poche des eaux; et en effet on voit que pendant la douleur la partie qui renferme le liquide devient plus tendue et plus égale que dans l'intervalle des contractions; mais, dès que nous sentons en même temps les cheveux de la tête et quelque partie osseuse, le doute cesse.

Dans les présentations de l'extrémité pelvienne ou du tronc, le diagnostic est moins aisé; mais aussitôt que les doigts sont arrivés jusqu'à la tête, on reconnaît même à la base de cette partie les caractères susindiqués.

Il semblerait à première vue qu'une hydrocéphalie ne devrait pas mettre d'entrave à la terminaison de la délivrance, puisque les os de la tête sont minces et très-compressibles; mais tel n'est pas le résultat que l'observation nous démontre : l'affection dont il s'agit constitue une complication très-sérieuse, elle exige la mutilation du fœtus et l'exécution d'opérations très-hasardeuses. Cependant les difficultés et les dangers pouvant survenir à l'occasion de l'accouchement dépendent du plus ou moins de volume que la maladie fait prendre à la tête du produit de la conception. Il y a des cas où il est possible que la délivrance ait lieu uniquement par les efforts de la nature, c'est lorsque l'hydrocéphalie se déclare dans les premières périodes de la vie intra-utérine du fœtus et qu'elle n'est pas accompagnée d'une grande quantité de liquide, car la tête est composée dans sa presque totalité de parties membraneuses qui peuvent jusqu'à un certain point se mouler à la forme du bassin. Mais quand le volume de la tête est considérable et qu'elle s'aplatit contre le détroit supérieur, les forces expulsives de l'utérus seront vaines, et l'on peut craindre les plus grands accidents si la cause du mal ne se découvre pas à temps et si l'on n'emploie pas les moyens convenables.

Le diagnostic établi, si la tête, à cause de son volume, ne tend pas à descendre, et si le fœtus est en vie, nous devons appliquer le forceps et l'extraire, en ayant soin de faire les tractions avec lenteur afin que l'instrument ne lâche pas la tête du fœtus. Si le forceps ne donne pas de résultat, on devra immédiatement, suivant le conseil des accoucheurs anglais, pratiquer avec un trocart la ponction du crâne pour donner issue au liquide qu'il renferme. Si, après l'opération, la délivrance ne se réalise pas par les seuls efforts de la nature, on peut appliquer le forceps et faire l'extraction du fœtus; et si ce dernier est mort et que son retrait ne puisse s'effectuer par le moyen de cet instrument, on procédera à la crâniotomie en laissant tout scrupule de côté quand, dans les cas de cette nature, la vie de la femme court des risques.

Lorsque le fœtus présente l'extrémité pelvienne, l'extraction de la tête est une chose excessivement difficile; car, par la position qu'elle occupe au-dessus du détroit supérieur, elle ne peut être atteinte par le trocart ni par d'autres instruments. Dans de semblables conditions, on a conseillé de pratiquer une incision transversale de 27 à 54 millimètres dans le tissu cartilagineux des vertèbres dorsales du fœtus, et de retirer une partie de la paroi postérieure du canal rachidien, par lequel on introduit alors une sonde droite de gomme élastique jusqu'à la cavité crânienne, à l'effet de donner issue au liquide qui y est contenu. L'accoucheur agirait de la même manière si le fœtus présentait le tronc et qu'après la version la tête ne pût être extraite.

Dans toutes les circonstances, qu'on pratique simplement la ponction du crâne ou qu'on ouvre le canal rachidien, la mort du fœtus est sûre et par conséquent on devra se garder de pratiquer sur la femme aucune opération dangereuse.

§ 3. — Hydrorachis et épine bifide.

L'hydrorachis ou épine bifide est une affection plus rare encore que l'hydrocéphalie, et quand elle se déclare elle peut, comme cette dernière, opposer une grande difficulté à la terminaison naturelle de l'accouchement.

On rencontre dans le travail déjà cité de M. Tarnier deux observations d'hydrorachis. Dans l'une il est dit que le fœtus ayant présenté le crâne en position occipito-cotyloïdienne gauche antérieure, l'expulsion de la tête ne put s'effectuer malgré l'énergie des contractions utérines : M. Vinchon, aux soins duquel se trouvait la femme en couches, fut ainsi obligé d'employer le forceps et de faire l'extraction de cette partie; mais comme il n'avait pas pu extraire le tronc en dépit de l'emploi de tractions énergiques, il introduisit la main dans le vagin et sentit à la région lombaire du fœtus une tumeur flottante, dépressible, de la grosseur de deux têtes d'enfant, laquelle s'élevait au-dessus du détroit supérieur : aussitôt il en pratiqua la ponction avec une branche de ciseaux droits, et à la suite de l'écoulement d'une grande quantité de liquide sanguinolent la délivrance se fit avec facilité et promptitude. Dans l'autre observation communiquée à la Société de médecine par M. Guibout, le produit de la conception présentait l'extrémité pelvienne et les deux jambes se trouvaient hors de la vulve; mais lorsqu'on tenta de faire l'extraction du fœtus, car la femme était en travail depuis plusieurs heures et déjà en défaillance, on ne put obtenir aucun résultat. En parcourant avec les doigts introduits dans le vagin toute la circonférence de la partie, on constata antérieurement, contre la symphyse du pubis, l'existence d'une masse molle dont on ne pouvait sentir les limites ni reconnaître la forme. M. Michon, appelé en consultation, après de nouvelles tentatives d'extraction, put reconnaître une tumeur pédiculée; en conséquence, il passa une corde autour du pédicule, et la tirant par les extrémités, en même temps qu'il exerçait des tractions sur les membres, il parvint à compléter l'extraction d'un fœtus à

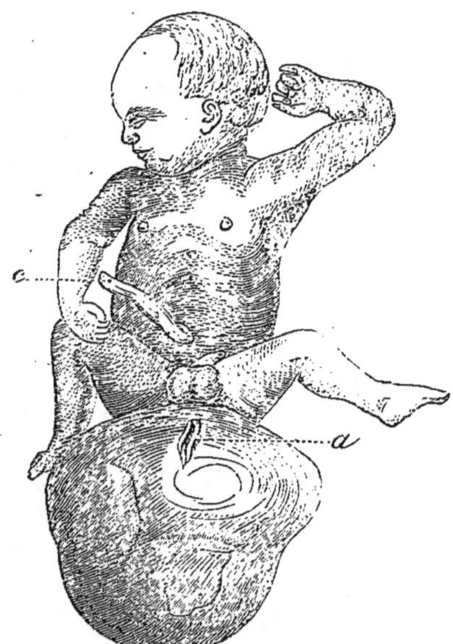

Fig. 68. — *Spina bifida avec hydrorachis formant une tumeur considérable à la région lombaire.*

c. cordon ombilical. — a. anus.

terme, mais déjà mort. La tumeur était deux fois grosse comme la tête du fœtus et naissait de la partie inférieure de la colonne vertébrale au niveau de la région sacrée, avec l'intérieur de laquelle elle communiquait, ainsi qu'on le reconnut par l'autopsie (fig. 68).

Dans l'hydrorachis, l'accoucheur a donc à choisir entre les moyens indiqués dans les deux observations que nous venons de citer et la ponction de la tumeur à l'aide d'un trocart pour donner issue au liquide.

§ 4. — Hydrothorax, ascite et accumulation d'urine dans la vessie.

L'hydropisie du thorax et de l'abdomen sont encore des maladies d'une grande rareté, et, selon le professeur Depaul, quelques cas qui ont été attribués à l'ascite sont dus uniquement à la distension de la vessie par l'urine. Le défaut d'une statistique à ce sujet laisse la question encore indécise : quoi qu'il en soit, quand le thorax ou le ventre se trouve distendu par une forte masse de liquide, si l'une des extrémités du fœtus se présente, elle pourra descendre ou plonger dans le bassin; mais lorsque la partie contenant le liquide se trouve immédiatement au-dessus, elle est retenue le plus souvent dans un point sans montrer la moindre tendance à être expulsée, malgré l'énergie des contractions de l'utérus. On a remarqué quelquefois que, poussée par celles-ci, une partie de la tumeur, dans l'ascite, peut être entraînée à l'extérieur dans une certaine étendue, et cette partie étant peu à peu occupée par le liquide de la portion qui se trouve encore dans l'intérieur de l'utérus, il en résulte que l'accouchement s'effectue, malgré la grande collection de liquide, par les seules forces de la nature. Néanmoins c'est là une terminaison très-rare, et quand dans l'examen, qui est toujours de rigueur dans ce cas, l'accoucheur reconnaîtra, par la distension de la poitrine et de l'abdomen, l'existence d'un hydrothorax, d'une ascite ou d'une accumulation d'urine dans la vessie, il devra sans retard procéder à la ponction de la partie qui se trouve distendue par le liquide et donner issue à ce dernier.

Dans un travail très-intéressant publié par le professeur Depaul dans la *Gazette hebdomadaire* de 1860, on ne rencontre pas moins de cinq observations de distensions considérables de la vessie par suite de la rétention de l'urine. Entrant dans des considérations de la plus grande justesse au sujet du diagnostic et des indications que présentent les cas de cet ordre, M. Depaul a établi que, dans ces conditions, le fœtus cessant d'exécuter ses mouvements propres et la répercussion étant peu sensible, on ne peut néanmoins faire un diagnostic que lorsque, pendant le travail, en introduisant la main dans l'utérus, on constatera que l'abdomen du fœtus est distendu par une énorme collection de liquide, car il est très-rare que l'ascite simple soit portée à ce degré extrême. En tout cas, lorsque par des tractions faites dans les limites de la prudence, sur une femme dont les parties génitales et le bassin ne sont pas viciés, on n'aura pu obtenir de résultat, il conviendra de pratiquer la ponction avec un long trocart et de prendre toutes les précautions que demande l'opération faite sur une personne vivante, car après la naissance on peut rétablir la perméabilité des voies urinaires et conserver la vie du fœtus.

§ 5. — Ankylose des articulations du fœtus.

L'ankylose des articulations du fœtus est rangée parmi les maladies excessivement rares, et comme cause de dystocie on ne rencontre guère dans la science que le fait relaté par Cazeaux et par M. Jacquemier, extrait de la *Revue britannique médico-étrangère* de 1838.

Il s'agit d'une présentation de tête : le docteur Busch avait fait avec le forceps l'extraction de cette partie, et comme le tronc ne fut pas expulsé, il eut à recourir aux tractions ; il en pratiqua quelques-unes d'abord avec un peu d'énergie, puis avec force, et entendit tout à coup un bruit lorsque la partie supérieure du tronc franchissait l'orifice externe. La partie inférieure néanmoins était encore emprisonnée et le fœtus ne respirait plus ; le docteur Busch continua donc les tractions et, au moment où il ramenait le reste du tronc, il entendit un second bruit. A l'examen, on observa que les articulations des membres étaient ankylosées dans la position ordinaire que le fœtus garde dans l'utérus, et que les os des bras et des cuisses étaient fracturés.

Il nous semble que la conduite tenue par le docteur Busch ne peut pas être toujours inoffensive pour la femme et amener le résultat indiqué. S'il nous était permis de donner un conseil suggéré par l'étude du fait, nous dirions que lorsqu'il sera reconnu que les difficultés de l'expulsion sont dues à un accident de cette espèce, il est plus convenable d'amener les fesses du fœtus au détroit supérieur et d'activer leur dégagement par les moyens connus, ou bien de pratiquer l'embryotomie si le produit de la conception est mort.

§ 6. — Des tumeurs que le fœtus présente et qui peuvent en empêcher l'expulsion.

Indépendamment de l'excès de développement dû aux affections que nous avons indiquées, le fœtus peut être arrêté dans son expulsion par la présence de quelques tumeurs qui se seraient formées dans une partie quelconque de son corps. Les reins et le foie sont parfois le siége de diverses altérations qui impriment à ces organes un volume énorme, de manière à distendre les parois du ventre et à donner lieu à une tumeur pouvant s'opposer à l'expulsion naturelle du fœtus.

Voici une observation rapportée par MM. Guilleton et Ollier : il s'agit d'une femme en travail avec un fœtus dont un des pieds était déjà hors de la vulve, mais dont l'extraction totale ne fut pas possible, malgré les tractions énergiques exercées sur ce pied et sur l'autre cuisse pendant deux heures.

L'utérus expulsa à la fin l'enfant, sur lequel on découvrit, outre les lésions occasionnées par les tractions, deux tumeurs formées par les reins, auxquelles on attribua les difficultés de l'extraction.

Dans un mémoire publié par M. Bouchacourt, dans la *Gazette médicale de Paris* de 1845, ayant pour titre : *De la dégénérescence hydatique et hydatiforme des reins chez les fœtus*, on rencontre un grand nombre d'observations de tumeurs des reins simples ou dues à l'hydatide, qui ont rendu extrêmement difficile l'extraction fœtale.

M. Kilian rapporte aussi un cas où l'accouchement se fit avec beaucoup de peine, à cause du développement énorme du foie sous l'influence d'une dégénérescence carcinomateuse.

Les tumeurs peuvent se développer encore sur d'autres parties externes du corps du fœtus : ainsi le professeur Depaul, dans une note contenue dans le mémoire dont nous avons parlé précédemment, dit avoir vu dans les salles de clinique de la faculté de Paris deux enfants dont la naissance avait offert quelque difficulté, parce qu'ils présentaient entre les cuisses une tumeur ovalaire presque aussi volumineuse que leur tête, mais entièrement distincte des parties génitales. Elle naissait du tissu cellulaire profond du périnée, et fut reconnue, après un examen attentif, de nature encéphaloïde.

Stoltz, de son côté, publia il y a peu d'années une observation identique, à cette différence près que la tumeur était pédiculée et s'étendait presque jusqu'au talon ; mais comme elle offrait une disposition érectile, elle put être facilement éliminée après la délivrance du fœtus. On doit à Monod une observation, que l'on trouve dans les *Archives de médecine*, relative à un accouchement qui a été rendu laborieux et difficile par une tumeur énorme ayant son siége dans le cou du fœtus. Elle présentait le volume d'un cerveau d'enfant et était liée au côté droit de la partie que nous venons de nommer, par un pédicule qu'on put plier de côté sur le fœtus et qui permit de faire l'extraction de ce dernier au moyen du forceps.

Les indications à tirer des observations et les préceptes connus se réduisent à ceci : une fois qu'on a reconnu que l'obstacle à l'expulsion du fœtus dépend de l'existence d'une tumeur, la première chose qu'il importe de voir c'est si celle-ci présente de la fluctuation ou est constituée par une collection de liquide, et dans le cas affirmatif on n'hésitera pas à ponctionner la tumeur et à donner issue à son contenu. La tumeur est-elle solide, il convient d'en circonscrire la surface d'implantation et d'examiner si elle a une large base ou si elle est pédiculée. Dans ce dernier cas, nous passerons une corde autour du pédicule et nous la tirerons par les bouts, et en même temps nous nous occuperons de faire l'extraction du fœtus avec le forceps ou avec la main nue. Dans le cas où la tumeur aura une large base, il ne nous reste, dans d'égales conditions, d'autre ressource que l'ablation de la tumeur ou l'opération de l'embryotomie.

ARTICLE II.

DES OBSTACLES DÉPENDANT DE L'EXISTENCE DE FŒTUS MULTIPLES DANS LA CAVITÉ UTÉRINE.

Quelquefois plus d'un ovule est fécondé et se développe dans la cavité utérine; il en résulte des grossesses composées, doubles, triples ou quadruples. Chaque fœtus possède son enveloppe spéciale et un placenta propre, et il n'y a qu'occasionnellement entre eux une communication vasculaire. Mais dans quelques cas les ovules se greffent et croissent d'une manière telle que les fœtus adhèrent l'un à l'autre et constituent ce que dans la science on connaît sous le nom de *monstres*.

Dans certaines circonstances, les accidents et les entraves provoqués par la présence de deux ou d'un plus grand nombre de fœtus sont semblables, que ceux-ci soient isolés ou adhérents; mais, dans d'autres conditions, les effets produits ne sont pas identiques ni les indications non plus, nous croyons donc utile de traiter dans deux parties distinctes : 1° des obstacles dus à la présence de fœtus multiples isolés, 2° de ceux dépendant de l'existence de fœtus adhérents.

§ 1er. — Des obstacles dépendant de la présence de fœtus multiples isolés dans la cavité utérine.

Dans les grossesses composées, la marche du travail est quelquefois aussi régulière que dans les grossesses simples. Mais, d'autres fois, l'utérus étant énormément distendu et animé de contractions moins fréquentes, réagit contre les fœtus qu'il renferme et, ne parvenant pas à pousser l'un d'eux dans le canal, finit par s'épuiser et tombe dans l'inertie. Si, en outre, le travail se déclare avant le terme de la gestation, la difficulté augmentera à cause de la lenteur avec laquelle le col se dilate pour livrer passage aux extrémités présentées par le fœtus.

Dans certains cas même la dilatation est incomplète, de manière que si le produit de la conception vient par l'extrémité pelvienne, l'expulsion de la tête ne se fera pas sans l'intervention de l'accoucheur.

En général, le premier fœtus expulsé, le second et le troisième le sont aussi sans aucun accident, et même le travail se trouve terminé en moins de temps que n'a exigé l'expulsion du premier, car le canal vulvo-utérin a acquis la dilatation convenable pour laisser passer les autres fœtus. Lors même que le second fœtus présente l'extrémité pelvienne, son dégagement n'éprouve pas le moindre embarras, et si, par une circonstance quelconque, l'accoucheur est obligé d'intervenir, sa tâche sera beaucoup moins difficile que si cette présentation n'avait pas été précédée de la sortie antérieure d'un fœtus. Cependant on remarque qu'à côté de cet avantage le travail qui se réalise avec beaucoup de rapidité donne lieu aussi plus facilement à une hémorrhagie ou à une syn-cope que l'accouchement dont la marche est graduelle.

Dans les grossesses composées, on observe souvent, après l'expulsion du premier fœtus, que la matrice, soit par la durée du travail ou pour toute autre cause, est quelque temps à reprendre son action pour expulser les fœtus restant. Dans divers cas, l'intervalle se prolonge outre mesure : les contractions utérines ne reparaissent pas, et on dirait que l'utérus tend à revenir sur lui-même et à empêcher ainsi l'expulsion des autres fœtus. Les dangers d'une hémorrhagie et d'autres accidents qui peuvent résulter de ce ralentissement du dégagement du second et du troisième fœtus ont attiré l'attention de plusieurs accoucheurs, qui ont cherché à formuler les règles devant guider le praticien dans les cas de ce genre. Ainsi Denman conseillait qu'en l'absence d'accident on attendît pendant quatre heures; Burns croyait qu'une heure d'attente suffisait. Le docteur Campbell faisait administrer le seigle ergoté avant qu'on ne songeât à extraire le fœtus. Collins, de son côté, donne des conseils qui nous semblent bons, c'est d'appliquer de suite après l'expulsion du premier fœtus un bandage sur le ventre pour exercer sur celui-ci une légère pression, et il croit que l'accoucheur fera bien de ne pas quitter la femme avant la délivrance des autres fœtus; si, au bout d'une demi-heure, il trouve les membranes du second fœtus encore intactes, il devra les rompre pour tâcher que l'utérus reprenne son énergie.

Il n'y a nul inconvénient dans ce procédé, par la raison que le canal vulvo-utérin est, comme nous l'avons déjà dit, suffisamment dilaté par le passage du premier fœtus; et en cas de non résultat, comme cela peut arriver, si deux heures après la rupture des membranes on s'aperçoit que le travail ne fait pas de progrès, on doit introduire la main dans l'utérus et pratiquer ou la version podalique ou l'extraction du fœtus.

La tête étant la partie qui se présente, si elle est déjà plongée dans le canal pelvien, il convient d'en faire l'extraction par le forceps.

Il y a néanmoins beaucoup de cas, comme Merriman a eu l'occasion de l'observer, où l'on ne doit pas retarder l'extraction du second et du troisième fœtus : lorsque le travail a été long et a exigé l'intervention de l'art pour l'extraction du premier, ou quand le second ou le troisième fœtus ne sera pas dans une bonne présentation, ou bien si le travail s'est compliqué d'hémorrhagie, de convulsions ou d'un autre accident grave.

Dans tous ces cas, on emploiera ou le forceps ou la version, cette dernière devant être préférée, à moins que des indications spéciales n'aient lieu, car entre autres avantages elle a cela de bon, c'est qu'elle sollicite la rétraction utérine et prévient l'inertie consécutive.

Nous avons parlé jusqu'ici des difficultés qui se rapportent spécialement à la grossesse où chaque fœtus se présente à son tour et où ils ne s'occasionnent réciproquement aucun embarras. Maintenant voyons quelles sont celles qui peuvent survenir 1° quand les deux fœtus présentent simultanément leur tête; 2° quand a lieu la présentation du pied, du genou ou de la fesse d'un fœtus et de la tête de l'autre, ou bien de la tête du premier et de l'extrémité pelvienne du second; 3° lorsqu'un fœtus présente la tête et l'autre le tronc; 4° quand les pieds et une ou plusieurs mains d'autres fœtus se présentent en même temps.

A. — **Les deux têtes se présentent simultanément.** — Les cas où l'on observe dans la grossesse multiple la présentation simultanée des deux têtes fœtales sont excessivement rares, et encore, pour que cela ait lieu, il faut, dit le docteur Churchill, que le bassin soit excessivement large, les contractions fortes, et le volume de l'une des têtes ou des deux bien au-dessous des dimensions normales.

En général, lorsque les deux têtes se présentent au détroit supérieur, par le progrès de l'accouchement l'une tend à s'introduire plus que l'autre. Smellie cite à ce sujet une observation où, à mesure que la tête de l'un des fœtus plongeait dans le bassin, celle de l'autre remontait dans la cavité utérine, de sorte que l'accouchement s'accomplit comme dans les cas de grossesse composée ordinaire.

Ainsi quand les deux têtes tendent à s'engager en même temps, avant d'en venir à une intervention plus active, nous pouvons, à l'aide du doigt ou de la main introduite dans le vagin, refouler en haut la tête qui se trouve la plus mobile et attendre jusqu'à ce que l'autre soit descendue; mais si l'on ne réussit pas et qu'on craigne que l'accouchement naturel soit impossible, on devra recourir au forceps, saisir la tête la plus accessible et l'extraire : en cas d'insuccès, si l'état de la femme l'exigeait, il conviendra de pratiquer immédiatement la crâniotomie et de tâcher de sauver la femme et l'autre fœtus.

La version ici ne serait d'aucun profit, et les complications qui résulteraient de la présence des deux têtes simultanément présentées au détroit supérieur n'en existeraient pas moins, car non-seulement il y aurait impossibilité à saisir justement ou avec certitude le pied du premier fœtus, il pourrait arriver que la tête du second vînt encore après la version s'opposer à l'extraction de celle du premier, et donner naissance à ces embarras dont il a été question plus haut.

Ces cas sont, du reste, très-rares, et la terminaison en est généralement spontanée, comme en font foi les observations de M. Allen, du docteur Murphy et du professeur Smellie; il conviendra donc, toutes les fois qu'il n'y aura pas péril, de s'abstenir de toute opération et de se borner à aider la nature dans ses efforts.

B. — **Un fœtus présente l'extrémité pelvienne et l'autre la tête.** — Dans les grossesses composées, si par une version intempestive qui est formellement contre-indiquée, ou même par une présentation spontanée le tronc du premier fœtus a été extrait ou est expulsé, la tête du second s'étant introduite peut se trouver plus au-dessous de la première, et elles peuvent s'embarrasser ainsi réciproquement à la sortie. On n'aperçoit pas toujours ces complications, et il faut d'abord s'assurer que le premier fœtus est retenu par la tête pour parvenir, après un examen approfondi, à reconnaître que l'obstacle est dû à la présence de la tête d'un autre fœtus qui est venu ainsi barrer le passage au premier.

Les cas de ce genre ne sont pas fréquents; mais nous croyons ne pas devoir nous dispenser de citer à ce sujet quelques observations que nous fournit la science. Dans un cas rapporté par madame Lachapelle, la grossesse étant à son huitième mois, le premier fœtus présentait les fesses en première position, et après avoir été expulsé jusqu'aux épaules, il fut arrêté par la tête parce que l'excavation pelvienne se trouvait occupée par celle du second fœtus; mais les deux têtes étant peu volumineuses, les fœtus furent extraits en même temps, seulement le premier était mort, par suite des tractions qui avaient dû être pratiquées sur son tronc pour sa sortie et celle du second fœtus.

Dans une autre observation de Hedricke, les choses se présentèrent de la même manière et la terminaison en fut la même : en effet, en vertu des tractions exercées sur le tronc du premier fœtus, la tête du second est descendue accompagnée ou entraînée par celle de l'autre, et la délivrance se fit sans autre accident. Le docteur Aristie assista à un accouchement qui se termina aussi comme le précédent : cet accoucheur chercha à remonter la tête du second fœtus et le tronc du premier; dès que les têtes se trouvèrent dégagées, il exerça les tractions nécessaires sur le tronc de celui-ci, et l'ayant extrait, il abandonna l'expulsion du second fœtus aux efforts de la nature.

A ces trois observations ajoutons-en encore une du docteur Carrière. Les tractions avaient d'abord été exercées sur le corps du premier fœtus sans résultat; cet accoucheur, ayant ensuite élevé le tronc de ce dernier sur le ventre de la femme, appliqua le forceps sur la tête du second fœtus : une fois celui-ci extrait, il chercha à dégager l'autre, et l'accouchement se termina; mais le fœtus dont le tronc se montrait à l'extérieur était mort, tandis que celui qui a été retiré avec le forceps est né vivant.

Dans ces observations se trouve en grande partie tracée la conduite à suivre par le praticien, dans les cas où une semblable complication se produit. L'extrémité pelvienne d'un fœtus se présente-t-elle en même temps que l'extrémité céphalique de l'autre, nous devons réduire la première et favoriser l'expulsion isolée de la seconde, et en cas de non-réussite, aussitôt que le col sera complétement dilaté ou dilatable, appliquer, à l'exemple du docteur Carrière, le forceps et faire l'extraction du fœtus qui présente l'extrémité céphalique. Les deux parties se trouvent elles assez profondément introduites pour qu'on ne puisse élever l'une d'elles et que par le forceps l'on n'obtienne aucun résultat, il faut, dès que l'état de la femme inspirera quelque inquiétude, pratiquer de suite la décollation du fœtus dont le tronc se trouve à l'extérieur, et en extraire la tête après avoir, au moyen du forceps, sorti le second fœtus. En cas de difficulté, on pratiquera la crâniotomie sur ce dernier et on en fera alors l'extraction, ainsi que de la tête du fœtus qui a subi la décollation.

*C. — **Un fœtus présente la tête et l'autre le tronc.** — Voici un cas encore excessivement rare, et nous n'avons guère à citer à ce sujet qu'une observation du docteur Jacquemier. La femme qui en fait l'objet avait été transportée à l'hospice d'accouchements à Paris presque mourante, et était en travail depuis neuf jours sans que l'application souvent renouvelée du forceps ait pu agir sur la tête du fœtus. Or elle expira de suite, et l'on trouva à l'autopsie, dans la cavité utérine, deux fœtus dont un avait la tête introduite dans le bassin en position occipito-cotyloïdienne gauche antérieure et l'autre l'épaule gauche en position céphalo-iliaque latérale droite, de sorte que la tête reposait dans la fosse iliaque droite et était placée au-dessous de l'épaule antérieure du premier fœtus dont elle embrassait le cou exactement dans un demi-anneau. Les fœtus étaient volumineux, le bassin de là femme bien conformé et ayant les dimensions normales.

Notre avis, dans les cas de ce genre, est que, si la tête n'a pas franchi l'orifice utérin, il sera bon d'élever l'épaule du second fœtus et de porter le forceps sur la tête du premier ; ou si l'on n'obtient aucun résultat et que la tête du premier fœtus ait déjà franchi l'orifice de l'utérus, il faut en pratiquer la décollation et tâcher de faire remonter le tronc pour extraire ensuite les deux fœtus au moyen de la version.

*D. — **Il se présente simultanément plusieurs membres de divers fœtus.** — C'est là un cas de complication qui requiert l'assistance de l'accoucheur. Ici on doit examiner soigneusement le volume comparatif de chaque membre et reconnaître le fœtus auquel ce membre appartient, puis on tâchera de refouler les autres membres, en ayant soin en même temps d'entraîner au dehors le fœtus qui sera le plus profondément introduit dans le canal pelvien. Quelquefois, par suite des tractions exercées sur les membres de deux fœtus, ou par l'appel tardif de l'accoucheur, les troncs des fœtus peuvent se trouver tellement engagés dans le canal du bassin que les tentatives de réduction deviennent tout à fait infructueuses.

Dans un cas de présentation de membres multiples, Cazeaux dit que Pleessmann, se souvenant du conseil donné par Hippocrate, a fait suspendre la femme par les membres abdominaux, ce qui donna lieu à la réduction des parties que les jumeaux présentaient, et alors il put introduire la main dans l'utérus, d'où il retira successivement trois fœtus par les pieds.

Si cependant ce procédé ne réussit pas, il conviendra peut-être, dès que les troncs des fœtus se trouveront à l'extérieur, d'élever le tronc de celui qui sera situé à la partie antérieure sur le ventre de la femme, d'exercer quelques tractions sur la même partie de celui qui se trouvera en arrière pour tâcher d'en faire l'extraction, et en cas d'insuccès, on essayera le forceps, afin d'extraire d'abord le fœtus indiqué, pour terminer l'accouchement par le retrait alors facile du second enfant. Si l'on n'a pas réussi avec le forceps, et si l'état de la femme exige une terminaison immédiate de l'accouchement, on aura à choisir entre la crâniotomie et la décollation de l'un des fœtus; mais dans des cas aussi délicats il ne faut pas perdre de vue les indications qui ont été données précédemment.

§ 2. — Des obstacles dépendant de la présence de fœtus adhérents.

Lorsque, par les signes que nous avons indiqués à l'occasion de l'accouchement composé, on aura reconnu l'existence de plus d'un enfant dans la matrice, on devra conclure qu'il y a séparation ou isolement des fœtus, si, au moment de l'accouchement, il se forme deux sacs amniotiques et si chacun d'eux s'est déchiré isolément. Ces faits ne sont pas toujours faciles à vérifier. Or, pour formuler un jugement sûr, il faut qu'au toucher d'une femme on puisse observer que l'un des jumeaux présente la tête, tandis que l'autre présente l'extrémité pelvienne, car la tératologie montre que l'union des fœtus s'opère toujours par un procédé symétrique, d'où il suit que dans les cas d'adhérence il ne peut se présenter en même temps deux parties inégales des fœtus. Cependant, comme deux parties symétriques peuvent se présenter conjointement sans que l'union de deux fœtus ait lieu pour cela, quand on voudra s'assurer de l'isolement de ceux-ci, on devra porter la main dans l'utérus et y faire l'examen nécessaire.

Les cas d'adhérence des jumeaux entre eux sont excessivement rares et, comme nous l'avons dit, quel que soit le point dans lequel l'union se fasse, les fœtus se correspondront toujours par les mêmes extrémités ou plutôt leurs têtes seront toutes tournées d'un même côté, tandis que leurs extrémités pelviennes le seront du côté opposé, en un mot la tête ne s'unit qu'à la tête, le tronc au tronc et le sacrum au sacrum.

Les difficultés qui se produisent à l'occasion du travail de l'accouchement ne sont pas aussi sérieuses dans ces conditions, quand on leur compare celles que rencontre souvent un fœtus dans son expulsion. Il est prouvé par une foule d'exemples que, dans les cas d'adhérence des fœtus, l'accouchement peut se terminer sans intervention énergique de l'accoucheur, et par conséquent par les efforts seuls de la nature.

Cependant on ne peut pas toujours trop se fier à de telles ressources, et dès lors il devient nécessaire d'avoir des règles qui vous guident dans les cas d'anomalies. La présentation par les têtes ou par les fesses peut avoir lieu au moment de la déclaration de l'accouchement, lorsque les fœtus se lient par l'une ou l'autre de ces extrémités. L'accouchement peut avoir lieu spontanément, même si les têtes ne sont pas intimement soudées, de telle sorte qu'une tête s'introduisant, aussitôt qu'elle se trouve presque dehors, elle est suivie par l'autre. Si la tête du second empêche la descente du premier, on doit, d'après la recommandation de Velpeau, repousser en haut la tête de l'enfant qui se trouvera à la partie postérieure et favoriser l'introduction de la tête de celui qui se trouve antérieurement; ou bien en cas d'insuccès, si l'état l'exige, recourir immédiatement à la crâniotomie ou à la section du cou du fœtus dont la tête met obstacle à la descente de l'autre, ou encore à la section du cou de ce dernier, si on ne peut le faire à celui qui sera plus au-dessus.

Lorsque les fœtus collés ou par les fesses ou par les têtes présentent les extrémités pelviennes, l'accouchement pourra encore se réaliser par les seuls efforts de la nature, et l'on remarquera dans le travail de l'expulsion que la tête du fœtus situé postérieurement sortira tout d'abord, à cause de l'obliquité que le canal pelvien imprime au tronc. Dans ces circonstances, l'accoucheur, devant intervenir, devra faire remonter le tronc du fœtus qui se trouve à la partie antérieure sur le ventre de la femme, et essayer par le forceps l'extraction de la tête du fœtus placé en arrière; s'il ne réussit pas, il fera la décollation ou pratiquera la crâniotomie de la manière dite ci-dessus.

Les fœtus sont-ils unis par le tronc, ou n'y a-t-il qu'une tête pour deux corps, ou deux et trois têtes pour un seul corps, ces anomalies constituent les monocéphales, les dicéphales et les tricéphales. S'il existe une seule tête pour deux troncs, le fœtus se présentera par l'extrémité supérieure ou par la pelvienne, ou encore par le tronc. Le fœtus présentant le crâne dans ce cas (monocéphalie), il n'y aura rien à faire, car l'accouchement s'accomplira naturellement. Quand la présentation a lieu par l'extrémité pelvienne, celle-ci étant double fera soupçonner qu'il existe deux fœtus, et l'on cherchera à réduire l'une de ces extrémités, ce qui rend l'accouchement plus long. Ainsi il conviendra avant tout d'établir le diagnostic; après quoi, si l'accoucheur voit que les bras tardent à se dégager, il doit en faire l'extraction et livrer tout le reste aux ressources de la nature. Lorsque l'épaule est la partie qui se présente, on pratiquera la version; quant au reste, l'accoucheur se bornera à suivre les préceptes que nous venons d'indiquer.

Dans les cas où le fœtus est dicéphale ou tricéphale, l'accouchement peut éprouver les difficultés déjà signalées en traitant des cas où les fœtus sont soudés ou par le tronc ou par les extrémités, et dans un cas comme dans l'autre l'accoucheur sera quelquefois obligé d'attendre que l'accouchement se termine par les seules forces de la nature, ou il aura à faire l'extraction par le moyen du forceps ou à pratiquer la section du cou de l'un des fœtus, ou enfin à recourir à la céphalotripsie.

L'accoucheur ne devra pas perdre de vue que, dans ces cas, il n'a à conserver que la vie de la femme; il n'essayera, par conséquent, aucune opération sur elle pouvant mettre sa vie en péril, à moins qu'il ne se présente des indications formelles à cet effet.

CHAPITRE III

DES OBSTACLES DUS A LA BRIÈVETÉ DU CORDON OMBILICAL.

La brièveté du cordon ombilical est congénitale, ou accidentellement déterminée par un ou plusieurs tours autour du cou ou des membres du fœtus.

En général, la brièveté congénitale ou absolue, ou celle qui résulte de l'entortillement, est rarement portée au point de constituer une entrave à l'expulsion du fœtus et d'amener des accidents particuliers ; mais on ne peut pour cela admettre avec Baudelocque qu'une brièveté excessive du cordon soit une chose indifférente dans le travail de l'accouchement. Une foule d'exemples dans la science attestent que la brièveté tant absolue qu'accidentelle du cordon met obstacle à la terminaison naturelle de la délivrance, et est dans le cas de constituer une cause de dangers non-seulement pour la femme, mais encore pour l'enfant, si l'accident dépend d'un entortillement autour du cou de ce dernier.

Un défaut de longueur du cordon ne peut être reconnu que par quelques phénomènes qui s'observent pendant la période de l'expulsion du fœtus, et il faut que le col de l'utérus se trouve plus ou moins dilaté et que le déchirement de la poche des eaux ait eu lieu.

Nous savons que lorsque les contractions utérines se révèlent, la tête du fœtus s'élève pendant le temps du dégagement et revient s'appliquer sur le col au moment où celles-là cessent. Dans les cas où il existe une brièveté du cordon, au contraire, on remarque qu'au moment de la contraction, la partie qui se présente s'applique sur le col, et quand celle-là disparaît, celle-ci remonte ou rentre au dedans de l'utérus, et ainsi successivement jusqu'à ce que l'organe gestateur redouble d'action et amène l'introduction de la partie dans le canal pelvien ou qu'il se fatigue dans ses efforts et tombe dans l'inertie. Si cependant l'utérus est parvenu à faire franchir à la partie présentée le col utérin et à lui faire vaincre le détroit inférieur, on retrouve encore ici les mêmes phénomènes susindiqués ; en effet, pendant la contraction, la partie se présente à l'ouverture de la vulve, et, dans l'intervalle, elle se retire dans le vagin ; pour peu que l'on prête de l'attention, on s'aperçoit, suivant Guillemot, que le phénomène n'est pas dû, comme le voulait Baudelocque, à la rétraction du périnée ou des parties molles, car il devient même évident que les contractions utérines sont plus énergiques.

Tous ces signes peuvent se révéler si, par la longueur moindre du cordon le fœtus est arrêté et en contact plus ou moins immédiat avec l'utérus ; mais l'on conçoit fort bien que si, malgré la brièveté du cordon, il y avait de l'espace pour la descente facile du fœtus, il ne se produirait aucune traction et l'accouchement se ferait sans le moindre obstacle.

Quelques auteurs ont noté, dans des cas de défaut de longueur du cordon donnant lieu à des embarras pour l'expulsion du fœtus, que la femme éprouve dans l'utérus, au moment de la contraction, une douleur déchirante qui répond au point d'insertion du placenta; mais il y a quantité d'autres observateurs qui n'ont pas rencontré ce signe : toutefois il faut convenir que si le cordon très-court doit éprouver certaines tractions, elles passent inaperçues ou elles ne se révèlent pas par des caractères aussi sensibles que ceux que nous venons de signaler.

Dans tous les cas, l'accouchement, que la brièveté du cordon soit naturelle ou amenée par un entortillement, peut avoir quelquefois une terminaison spontanée, mais d'autres fois il peut se déclarer des accidents qui exigent l'intervention de l'homme de l'art.

Lorsque la brièveté est naturelle et que le fœtus présente le crâne après que l'utérus est parvenu à faire l'expulsion de la tête, cet organe se rétracte sur le tronc, attire le placenta près de son orifice ou de la vulve, et pousse la tête au dehors par un mouvement d'arc de cercle, sans qu'il y ait le moindre péril pour l'enfant, sa respiration extra-utérine ayant pu s'établir dans les circonstances où il se trouve. Si c'est l'extrémité pelvienne qui se présente, aussitôt après leur expulsion les fesses restent élevées et rapprochées des parties génitales, le reste du tronc descend en se repliant sur lui-même jusqu'à ce qu'enfin il soit tout à fait dégagé.

Dans les cas où la brièveté est accidentelle et due à l'entortillement du cordon autour du cou, la tête et les épaules une fois sorties s'appliquent aux côtés de la vulve jusqu'à ce que le reste du tronc, fléchissant sur lui-même, soit expulsé.

Mais il peut arriver que, sous l'influence des efforts employés par l'utérus pour expulser le fœtus, le placenta se décolle prématurément, ou que le cordon se rompe, donnant lieu à une hémorrhagie plus ou moins abondante; et si la brièveté provient de l'entortillement du cordon autour du cou du fœtus, au moment où la tête ou le tronc de celui-ci a été dégagé, la constriction pourra devenir assez forte pour intercepter la circulation fœto-placentaire. Tous ces accidents seront d'autant plus graves qu'ils se manifesteront au début ou au milieu du travail, et quand on ne pourra y porter promptement remède. L'inversion de l'utérus peut également avoir pour origine une longueur moindre du cordon, mais un tel accident n'arrive, on le conçoit, qu'à la fin du travail, alors qu'en dépit des contractions utérines le cordon et le placenta ont résisté aux tractions auxquelles ils étaient soumis, et entraînent, au moment de l'expulsion fœtale, la partie de l'utérus où le dernier s'implantait. Les moyens conseillés contre les accidents que peut déterminer une brièveté excessive du cordon se ressentent de l'incertitude du diagnostic, et assez généralement on ne les emploie que lorsque déjà leurs résultats sont douteux par rapport à la vie du fœtus.

Quand la tête s'abaisse pendant la contraction et s'élève dans son intervalle, si le col offre une dilatation suffisante et si les contractions sont énergiques, les accoucheurs engagent à rompre la poche des eaux, si elle est encore intacte, et à attendre que l'utérus s'applique sur l'enfant et que le fond de cet organe se rapproche assez du col pour que l'expulsion de ce dernier ait lieu.

Une fois que la tête fœtale a franchi le détroit supérieur, si cependant on n'observe pas de progrès dans le travail et que l'on constate par l'auscultation des battements irréguliers du cœur du fœtus, il conviendra de recourir au forceps en mettant tout le soin possible à l'extraction.

Dans le cas où, après la rupture des membranes, la tête se trouve arrêtée au-dessus du détroit supérieur, et si l'on soupçonne que l'obstacle dépende de la brièveté du cordon, on peut introduire la main dans l'utérus et pratiquer la version, ce qui serait préférable et plus facile que l'application du forceps, à cause de la position élevée de la partie.

Lorsque la tête cherche à s'engager dans l'ouverture vulvaire et n'a plus à vaincre que la résistance des parties molles, nous pouvons, suivant le conseil de Cazeaux, appuyer assez fortement la main sur le périnée afin de pouvoir refouler la tête en haut et en favoriser la sortie en aidant au mouvement d'extension. Un aide devra être là pour comprimer le ventre à la partie correspondante à l'utérus, afin d'empêcher que celui-ci ne s'élève dans l'intervalle des douleurs. Si la brièveté du cordon est due à des circulaires que celui-ci a faits autour du cou du fœtus, notre premier soin est de les rendre suffisamment lâches pour pouvoir ensuite les défaire et replacer le cordon dans sa longueur naturelle; il faut, avant de faire ces tentatives, que la tête ait été expulsée. Si l'on ne parvient pas à dérouler le cordon, il convient, lorsqu'on observe que l'expulsion du fœtus éprouve des embarras, de le couper et de hâter le plus possible l'accouchement, en ne craignant pas de laisser le cordon saigner un peu.

Quand on aura affaire à une présentation de l'extrémité pelvienne et que la brièveté dépendra de l'entortillement du cordon autour du tronc et des membres, il conviendra de la même manière de tirer sur l'extrémité placentaire et de défaire les tours formés par le cordon; mais si on n'y réussit pas, on doit amener la région ombilicale près de la vulve, faire la section du cordon et extraire le fœtus immédiatement.

Après l'expulsion ou l'extraction du fœtus, on doit aussitôt s'occuper de remédier aux conséquences du décollement prématuré du placenta.

CHAPITRE IV

DES OBSTACLES DUS AU PROLAPSUS DU CORDON.

Le prolapsus ou chute du cordon ombilical n'est pas excessivement rare. A l'encontre des chiffres que l'on tient de madame Lachapelle (42 cas sur 15,652 accouchements) et de madame Boivin (39 cas sur 20,357 accouchements), on a la statistique relevée par le docteur Churchill à ce sujet, d'après laquelle on voit que sur un nombre de 84,991 accouchements il y eut 404 cas de chute du cordon, soit 1 pour 210, et en rassemblant les recensements faits en Angleterre, en France et en Allemagne, il trouva que dans 152,574 accouchements il s'était rencontré 699 exemples de prolapsus du cordon ou environ 1 sur 218 accouchements.

Le prolapsus du cordon peut survenir en tout temps du travail, et paraître ainsi avant la rupture de la poche des eaux, ou au moment où la première partie du fœtus franchit le col utérin ou lorsqu'elle se trouve déjà à l'extérieur (fig. 69).

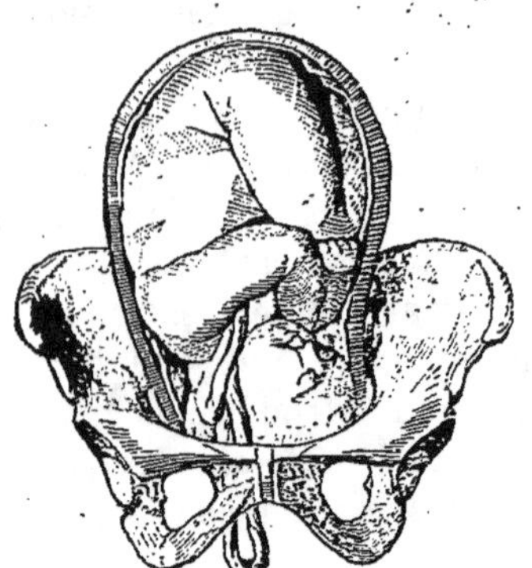

(FIG. 69.) — *Procidence du cordon dans une position occipito-iliaque droite postérieure.*

Si l'on prend les choses d'une manière absolue, c'est dans les présentations du crâne que se voit avec plus de fréquence un pareil accident; mais, en tenant compte du petit nombre des autres présentations eu égard à celles du crâne, on peut conclure que relativement la chute du cordon est moins fréquente dans les présentations crâniennes que dans les autres.

Sur 97 cas de chute du cordon observés par le docteur Collins, 53 se rencontrèrent dans des présentations du crâne, 7 sur des fœtus morts et en putréfaction, 3 dans des accouchements prématurés, 12 dans des grossesses gémellaires, 9 dans des présentations par les pieds, 2 dans des présentations des fesses, 4 dans des présentations de l'épaule, et 7 dans des cas de chute de la main au côté de la tête.

Sur 45 cas constatés par madame Lachapelle, 35 appartenaient exclusivement au cordon, 5 au cordon et aux membres thoraciques et 2 aux membres inférieurs précédés de la tête, ce qui indique, dit M. Jacquemier, que la procidence du cordon se lie comme effet, ou comme simple coïncidence, au prolapsus des mains ou des pieds au-dessous de la partie qui se présente.

Cette complication paraît être favorisée par une foule de causes, parmi lesquelles on a signalé la mauvaise présentation du fœtus. Smellie, dans une figure consacrée à cet accident, représente un fœtus en travers de la matrice, ayant le nombril appliqué au détroit supérieur et dont le cordon tombait dans la cavité pelvienne. Aucun auteur n'admet aujourd'hui une présentation fœtale dans une telle condition, ni par conséquent la possibilité d'un prolapsus du cordon par le moyen d'un semblable mécanisme.

Dans les cas de présentation du tronc, la descente du cordon a lieu parce que la région ombilicale se rapproche du col utérin, celui-ci n'embrassant pas intimement la partie qui se présente, et parce que l'utérus ne s'applique pas non plus également, dans ses contractions, sur l'épaule, comme cela arrive dans les présentations du crâne.

L'observation montre que les présentations de l'extrémité pelvienne favorisent le prolapsus du cordon ombilical, parce que, dans ces cas, le dédoublement d'un ou de plusieurs membres du fœtus peut s'opposer à ce que la partie oblitère complétement le détroit supérieur, et de cette manière il existe des intervalles par où, dans un moment donné, le cordon peut glisser et venir tomber dans la cavité du bassin.

Le prolapsus du cordon s'observe encore quand le fœtus est petit et qu'il y a une grande quantité de liquide amniotique. La rupture brusque de la poche des eaux et la sortie rapide de celles-ci peuvent également déterminer son prolapsus. La longueur excessive du cordon, d'autre part, constitue sans contredit un élément important dans la production de cet accident, mais il faut pour cela le concours d'autres conditions. Churchill cite un cas où le cordon, quoique ayant de 36 à 44 pouces, n'éprouva aucun prolapsus. Nombre d'auteurs ont observé que le prolapsus du cordon est favorisé dans les cas où le placenta est inséré très-près du col, ou dans ceux où le cordon a son origine au bord inférieur ou loin du centre du placenta.

Robertson, de Manchester, et plusieurs autres observateurs croient que, dans les cas de déformation du bassin, lorsqu'au moment de la rupture de la poche des eaux la tête du fœtus, au lieu d'aller s'appliquer sur le col utérin, se tient, au contraire, au-dessus du détroit supérieur, le cordon ombilical peut facilement être entraîné par le liquide amniotique et venir se présenter à l'extérieur. Nægele ajoute, de son côté, que la forme et l'action irrégulière de l'utérus doivent aussi être rangées parmi les causes occasionnelles de cet accident.

Quand les membranes se trouvent intactes, il est difficile de savoir si la partie qui se présente est précédée ou non du cordon ombilical, à moins qu'on ne sente dans la poche des eaux un corps mou, plein d'inégalités, avec pulsations fréquentes et non isochrones à celles de la femme. Si, dans quelques circonstances, les membranes ont reçu une des branches artérielles du cordon, et si l'on perçoit, en touchant celles-là, des battements tels que ceux qu'offre la tige ombilicale, il y a encore là quelque difficulté de diagnostic, car, dans ce cas, on ne rencontre pas le corps mobile avec le volume qui caractérise le cordon. Dans les cas où celui-ci ne se trouve guère qu'au côté de la partie qui se présente et n'a pas formé d'anse susceptible d'être saisie à travers les membranes, les difficultés seront plus grandes, et l'on peut prendre le cordon pour un appendice des membres fœtaux; mais, en ayant soin de porter le doigt profondément autour de la partie qui se présente, on peut sentir les pulsations propres du cordon et en reconnaître les autres caractères. Si l'on n'obtient pas de résultat de l'examen, on peut attendre la rupture des membranes pour établir alors le diagnostic précis.

Le cordon est-il pendant dans le vagin ou à l'extérieur, le diagnostic de l'accident est tellement facile que nous nous dispensons d'indiquer les données qui servent à l'établir. Cependant, il faut bien faire attention de ne pas confondre une complication du travail de l'accouchement avec la chute du cordon ombilical, car cela pourrait amener des suites fâcheuses. (Tyler Smith). Ainsi, dans les cas de rupture de l'utérus, une anse de l'intestin grêle peut passer au travers de la déchirure et se présenter au col de l'utérus ou au vagin en avant de la partie fœtale qui tend à s'engager. Quelquefois l'anse intestinale a été prise pour le cordon ombilical et a été retirée au dehors ou coupée par des personnes ignorantes. Deux faits de cette nature, ont été observés, l'un à Londres et l'autre en Irlande : inutile de dire ce qui est advenu par une telle maladresse aux pauvres femmes déjà placées dans une si grave situation par l'accident en lui-même; mais ce n'est qu'une grande négligence et une parfaite ignorance qui peuvent donner lieu à cette erreur.

Après la rupture des membranes, tantôt l'anse du cordon se trouve rapprochée et ses deux extrémités sortent de l'utérus par le même point, tantôt celles-ci sont séparées par la partie en présentation et sont ou en contact avec elle ou distantes, de manière à se présenter à l'extérieur ou à pendre dans le vagin, le plus souvent en avant de l'une des symphyses sacro-iliaques et d'autres fois en arrière de l'une des éminences iléo-pectinées.

Dans quelques circonstances, il faut, par l'exploration faite au cordon, reconnaître si le fœtus est ou non en vie. La perception des battements ne laisse aucun doute à ce sujet; mais quelquefois, tout en ne les sentant pas pendant quelques instants, on ne peut conclure que le fœtus soit mort. Dans ce cas, il faut, dans les intervalles des contractions, s'assurer s'il existe ou non des pulsations du cordon, et ce n'est que dans ces intervalles qu'on saura par l'exploration qu'il n'y a pas de pulsation du cordon et que l'on pourra être fixé sur la mort du fœtus. Enfin, il convient de rappeler qu'un cordon froid, flétri et violacé n'est pas toujours un signe certain de la mort du fœtus, à moins qu'il n'y ait absence de pulsations dans l'intervalle des contractions utérines.

La chute ou prolapsus du cordon ombilical, bien que n'exerçant pas la moindre influence sur la femme en couches, exige néanmoins, dans certains cas, l'intervention de l'art ou l'exécution de quelques opérations qui peuvent compromettre sa vie et contribuer à un mauvais résultat. Nous ne partageons pas ainsi l'avis des quelques auteurs qui croient que la chute du cordon n'a pas de suites notables sur la femme et ne rend pas pour cela le travail plus défavorable.

Quoi qu'il en soit, ce en quoi tous sont d'accord, c'est que cet accident met en grand péril la vie du fœtus et amène très-fréquemment sa mort. Si nous consultons, en effet, la statistique relevée par le professeur Churchill à ce sujet, nous voyons que dans 722 cas de prolapsus, 375 fœtus ont péri, ce qui indique une mortalité plus forte que dans tout autre genre de travail difficile dû aux présentations défavorables du fœtus. Cependant le professeur Churchill ajoute que, dans beaucoup de ces cas, les femmes n'ont été chercher les secours du médecin et l'hôpital que quelque temps après l'accident, et lorsque le cordon ayant cessé de battre ne permettait pas non plus que l'on recourût aux moyens tendant à abréger la délivrance.

La grande mortalité des fœtus dans les cas de cet ordre dépend évidemment de la pression ou compression exercée sur le cordon par la partie qui se présente, d'où il résulte alors une interruption dans la circulation fœto-placentaire et dans les fonctions d'hématose du sang fœtal ou l'asphyxie du produit de la conception. Ainsi le pronostic de la chute du cordon sera d'autant plus grave que le fœtus sera plus exposé aux causes pouvant entraîner une compression plus forte et plus persistante sur la tige ombilicale.

Si donc, avant même le déchirement de la poche des eaux, on remarque que le cordon tend à précéder la partie du fœtus destinée à la présentation, le pronostic sera plus sérieux que si la chute se réalise à la fin du travail, car alors la compression ne sera pas de longue durée et l'on n'aura pas de peine à sortir le fœtus des dangers qui le menacent.

Quand le prolapsus du cordon a lieu plutôt par le point correspondant aux symphyses sacro-iliaques que par les points qui répondent à la partie antérieure du bassin, le pronostic sera encore moins grave, car là il y a plus d'espace et plus de parties molles, et dès lors la compression sera aussi moins prononcée que dans les circonstances opposées. Cependant, dans tous les cas, il faut bien tenir compte de la position du fœtus, de la résistance des parties et d'une foule d'autres circonstances. Si, en effet, le prolapsus du cordon a lieu au moment où le fœtus cherche à traverser le détroit inférieur et la vulve, et si l'accouchement ne se termine pas rapidement, il peut arriver que la compression soit assez forte ou assez persistante pour donner lieu à la mort du fœtus.

Celui-ci se trouvera dans les mêmes circonstances, quand, dans la première position de la présentation du crâne, le cordon, au lieu de se trouver vers le côté de la symphyse sacro-iliaque gauche, sera tombé le long de la symphyse opposée où se place l'extrémité du diamètre occipito-frontal. Si, dès le début du travail, le cordon accompagne la partie qui se présente, mais que dans un cas la poche des eaux persiste intacte jusqu'à la dilatation complète du col et que dans un autre elle se rompe à l'avance, le pronostic sera alors plus grave, car le fœtus aura le cordon exposé à une compression plus énergique et prolongée.

Les dangers, dans les cas de prolapsus du cordon, augmentent, suivant Tyler Smith, quand les douleurs sont fréquentes et prolongées ; mais lorsque celles-ci sont modérées et se succèdent avec un intervalle convenable, le fœtus peut, d'une contraction à l'autre, acquérir une certaine force pour résister aux effets de la compression, pourvu que le travail ne dure pas trop longtemps.

Velpeau disait que lorsque le cordon pend au dehors, on peut craindre que le sang qui y circule, en se refroidissant, ne perde sa fluidité et ne se coagule même ; si à cela on ajoute la compression du cordon, on doit s'attendre à un arrêt dans le cours du sang et craindre davantage pour la vie du fœtus.

L'influence prêtée par ce professeur à l'air extérieur sur la circulation du fœtus a été combattue par un grand nombre d'accoucheurs. S'il est vrai que le cordon pendant hors des parties maternelles offre plus d'inconvénients que lorsqu'il est tombé dans le vagin, il y a toute probabilité que cela tient à ce que la compression s'exerce presque dans les extrémités du cordon, et que la stagnation du sang, comme dit M. Jacquemier, se produira plus facilement dans la grande portion du cordon qui pend à l'extérieur.

Enfin, le pronostic de la procidence du cordon varie suivant la partie du fœtus qui se présente la première. La présentation se fait-elle par l'extrémité céphalique, il est très-grave, et si ce sont les fesses ou l'extrémité pelvienne qui se présentent, il le sera encore plus. Dans ces cas, nous ne pouvons nous dispenser de faire part de nos craintes aux personnes qui entourent la femme en couches.

Lorsque le praticien est appelé dans un cas de procidence du cordon ombilical, il faut, si la présentation est favorable, qu'il laisse l'accouchement livré aux ressources de la nature, dès qu'il reconnaît que le fœtus a cessé de vivre ; sa conduite sera la même quand la tête se trouvera profondément introduite dans l'excavation et quand les pulsations du cordon seront régulières et faciles, et aussi lorsqu'il existera des contractions énergiques faisant espérer une terminaison prompte de l'accouchement. Ces cas-là demandent cependant une surveillance continue : s'il n'y a pas assez de largeur dans le bassin et si les parties ne sont pas suffisamment préparées, il conviendra d'intervenir et de hâter la terminaison de l'accouchement.

En l'absence de ces conditions ou toutes les fois que l'on aura des raisons pour supposer que le cordon sera comprimé, nos soins devront tendre à le réduire, ou bien on appliquera le forceps ou l'on fera la version. On conçoit qu'il est impossible d'établir au préalable une méthode pour tous les cas, car les moyens à adopter dans les cas individuels sont subordonnés aux indications que ceux-ci présentent.

Au début du travail, l'accident étant reconnu, si nous trouvons les membranes intactes, notre premier soin sera de les surveiller afin qu'elles soient maintenues dans cet état le plus longtemps possible ; nous nous abstiendrons aussi d'employer aucun moyen pour réduire le cordon, car le fœtus, en général, a peu de dangers à courir, et nous pourrions dans les manœuvres rompre la poche des eaux.

Si cependant les membranes se trouvent déjà déchirées ou que cela arrive lorsque les parties maternelles ne sont pas encore préparées, si le cordon est soumis à une compression et que la partie présentée n'offre pas d'indication formelle pour la terminaison de l'accouchement, il convient de réduire le cordon pour l'affranchir de la pression qu'il aurait à souffrir au moment où la partie fœtale s'introduira dans le canal pelvien.

La réduction du cordon ombilical se pratique par différents procédés. Dans les cas ordinaires, la main ou les doigts donneront un meilleur résultat que les plus ingénieux instruments. L'accoucheur portera donc deux ou trois doigts de la main droite ou de la gauche au côté de la tête ou de la partie qui se présente, suivant l'endroit où se trouvera le cordon, et il cherchera dans l'intervalle de la douleur à repousser d'une seule fois ou par parties la tige ombilicale, de manière que celle-ci aille se placer au-dessus de la partie en présentation et que la réduction devienne complète.

Quand la contraction se déclarera, l'accoucheur devra retirer les doigts, afin que l'utérus puisse embrasser le cordon dans son intérieur. Si celui-ci reparaît, on renouvellera l'opération en reportant le bout des doigts au-dessus de la partie qui se présente. Les docteurs Hardy et Clintock conseillent, lorsqu'on aura à faire la réduction du cordon par la main, de coucher la femme du côté opposé à celui par lequel est passée la tige ombilicale, de sorte que si celle-ci se trouve au côté droit du bassin, la femme se couchera du côté gauche et *vice versâ;* lorsque le cordon aura été réduit, on fera en sorte qu'il ne reste pas au-dessus du pubis, car la concavité du bassin dans ce point facilite davantage la procidence.

Les efforts de l'accoucheur peuvent quelquefois rester sans résultat, et il verra ainsi plusieurs fois se renouveler l'accident en question. Dans ces conditions, Richard Croft a proposé qu'avec la main on cherchât à réduire le cordon et que l'on passât celui-ci autour de l'un des membres du fœtus. D'autres, parmi lesquels on compte le docteur Arneth, de Vienne, engagent à remonter le cordon par dessus la tête de l'enfant et à le rouler à son cou.

Osiander recommandait un moyen qui a été préconisé par le docteur Collins et qui nous a réussi déjà une fois : c'est de placer ou de faire entrer dans l'intervalle des douleurs une éponge fine à l'endroit par où le cordon est venu tomber après avoir été réduit par les doigts de l'accoucheur; il faut soutenir l'éponge dans les deux premières contractions, afin qu'elle reste et s'oppose de nouveau à la chute du cordon. Mais la réduction de la tige ombilicale n'est pas toujours possible par le moyen des doigts ou avec la main, soit par le défaut de dilatation du col, soit par la petitesse de l'espace observé entre la partie qui se présente et le canal pelvien; dès lors différents instruments ont été fabriqués dans ce but : le plus simple est une espèce de sonde de gomme élastique du calibre n° 9, ayant à son extrémité terminale un trou ou fente par l'intérieur duquel passe un mandrin de métal convenablement long.

Quand on a à pratiquer la réduction du cordon, on passe autour de celui-ci un ruban dont les bouts une fois réunis et attachés lâchement sont introduits dans l'orifice de la sonde et soutenus par le mandrin qui glisse dans son intérieur. Ce petit travail fait, on porte, en la guidant par le doigt de la main gauche introduite dans le vagin, la sonde qui tient le cordon au col et de là à l'utérus, où il faut la maintenir quelque temps, jusqu'à ce que les contractions aient fait descendre la partie qui se présente un peu plus dans le canal pelvien; après quoi on retire le mandrin qui soutient le ruban, et ensuite on en fait de même pour la sonde.

Quand on n'a pas sous la main un de ces instruments, on peut prendre une baleine d'un demi-pouce de largeur et d'un pied de long, et après avoir fait près de son extrémité une ouverture de la capacité et de la forme nécessaires pour recevoir un ruban, on passe le cordon dans une anse de celui-ci; ses longues extrémités soutenues à côté de l'instrument, on mène ce dernier avec le cordon de la manière déjà dite précédemment, dans l'intérieur de l'utérus, et on l'y tient fixé jusqu'à ce que les contractions aient avancé l'introduction de la partie dans le canal pelvien. Pour détacher le cordon de la tige, on tire un des bouts du ruban, et aussitôt que l'autre se présente à l'extérieur, on retire l'instrument et on abandonne l'accouchement aux ressources de la nature, pourvu que le cordon reste réduit et que les choses se conservent en bon état.

L'instrument dont se sert quelquefois le professeur Pajot pour pratiquer la réduction du cordon est aussi simple que le dernier, à cette différence près que la tige est plus mince et que l'orifice à l'extrémité est remplacé par un anneau de métal par lequel on glisse le ruban qui soutient le cordon.

D'autres instruments ont encore été indiqués à cet effet; mais comme ils n'offrent pas de supériorité sur les précédents, nous nous abstenons d'en parler.

Les contractions étant énergiques et le fœtus se présentant bien, une fois la réduction permanente du cordon obtenue par les moyens qui ont été signalés, l'accouchement peut être abandonné aux ressources de la nature; mais si la réduction ne se maintient pas et qu'il y ait péril pour la vie du fœtus, la tête étant la partie qui se présente, si elle se trouve engagée dans le canal pelvien, il faut recourir à l'extraction par le forceps.

Si la tête est placée au-dessus du détroit supérieur, ou en cas d'une autre présentation fœtale, nous avons pour sauver le produit de la conception la ressource de la version. Dans les cas de prolapsus du cordon, l'application du forceps et la version sont plus souvent adoptées par les accoucheurs français que par les Anglais, et, suivant le professeur Murphy, la statistique donne une mortalité moindre pour la France que pour l'Angleterre. Cependant, ajoute-t-il, pour se faire une bonne idée de la pratique française, il faudrait connaître les résultats du côté de la femme, ce qui, il faut l'avouer, n'est indiqué ni dans les tableaux de madame Lachapelle ni dans ceux d'autres auteurs.

Quoi qu'il en puisse être, notre but, comme on l'a vu dans les cas dont il a été question, est de sauver la mère comme l'enfant, et dès que par l'un ou l'autre de ces moyens nous pouvons obtenir le résultat désiré, il n'y a pas de raison pour les abandonner.

TITRE III.

Des opérations obstétricales.

Comme nous l'avons fait voir, il se présente au moment de l'accouchement divers accidents contre lesquels il faut, en cas d'effet nul des efforts de la nature, employer certains moyens opératoires que nous allons décrire.

On peut diviser en trois classes les opérations obstétricales. La première comprend toutes celles qui ont pour but de sauver la femme et le fœtus des dangers qu'ils courent, telles que la version, l'extraction par le forceps ou par le levier, la provocation de l'accouchement prématuré et de l'avortement. La seconde classe comprend l'opération qui a pour effet la destruction du fœtus sans mal pour la femme, comme l'embryotomie. La troisième classe comprend les opérations qui offrent des dangers pour la femme, telles que l'opération césarienne et la symphyséotomie.

On conçoit de quelle importance est la connaissance parfaite de ces opérations, quand on pense qu'elles sont réclamées dans des circonstances très-graves et que l'accoucheur ne peut disposer que de bien peu de temps pour la réflexion.

Nous consacrerons à cette partie de notre ouvrage sept chapitres : le premier pour la version, le deuxième pour l'application du forceps et du levier, le troisième pour la provocation de l'accouchement, le quatrième pour celle de l'avortement, le cinquième pour l'embryotomie, le sixième pour l'opération césarienne, et le septième pour la symphyséotomie ou la section de la symphyse pubienne.

CHAPITRE PREMIER.

DE LA VERSION.

On appelle *version* l'opération tocologique qui consiste à amener au canal pelvien, par des manœuvres internes ou externes, l'une des extrémités principales du fœtus.

La version est *céphalique* ou *podalique*, suivant qu'on amène la tête ou les pieds au centre du détroit supérieur.

Cette opération était connue anciennement, puisque Hippocrate conseillait, dans les cas où la tête du fœtus ne s'était pas présentée, d'aller à sa recherche et de mettre tous les moyens en œuvre pour l'amener au

centre du canal pelvien, en employant ainsi le même procédé à l'aide
duquel la nature accomplissait ses fonctions puerpérales.

Celse prôna à son tour les mêmes préceptes, et pendant quelque temps
on s'en tenait exclusivement à la version céphalique; mais plus tard,
s'apercevant que l'extraction du fœtus était plus aisée par l'extrémité
pelvienne, il conseilla d'aller chercher les pieds de l'enfant et de pratiquer la version podalique dans les cas où il serait mort.

Aetius et Paul d'Égine, embrassant les idées de Celse, étendirent les
préceptes de celui-ci aux cas où le fœtus serait vivant; et ultérieurement Franc et Rhodon ont parlé de la version podalique comme d'une
chose ordinaire; mais c'est sans contredit à Ambroise Paré et surtout à
son élève Guillemeau que l'on doit les premières règles de la version podalique, dont ils ont prôné la supériorité sur la version céphalique.
Depuis cette époque jusqu'au milieu du xviiie siècle, la version podalique a toujours été acceptée et l'autre entièrement abandonnée; mais,
après l'invention du forceps, Leroy, Flamand et Osiander devinrent les
apologistes de la version céphalique, qu'ils cherchèrent à introduire dans
la pratique comme préférable à la version podalique. Ce procédé opératoire, en dépit des avantages que lui ont reconnus une foule de praticiens,
a cependant été à peine mentionné par Baudelocque et entièrement répu-
dié par madame Lachapelle.

Le professeur Velpeau, en France, et Burns, en Angleterre, ont pris à
tâche de montrer que la version céphalique et la version podalique avaient
chacune certaines indications à remplir et qu'elles ne devraient ni l'une
ni l'autre être abandonnées. Les objections présentées contre la version
céphalique ont été combattues par ces auteurs, et en même temps ils ont
signalé les cas où il y a lieu d'employer un procédé plutôt que l'autre.
Les accoucheurs modernes, abondant tous dans les idées présentées par
ces deux professeurs, sont d'accord pour conserver dans la pratique les
deux sortes de version, suivant les indications qui se présenteront.

L'étude de la version se divisera en trois articles : nous parlerons dans
le premier de la version podalique, dans le deuxième de la version céphalique, et dans le troisième enfin nous entrerons dans quelques considérations sur l'opération à l'aide de manœuvres externes.

ARTICLE PREMIER.

DE LA VERSION PODALIQUE.

Avant de pratiquer la version podalique, l'accoucheur doit avoir égard
à certaines conditions et prendre les précautions indispensables à la
bonne réussite de l'opération.

L'opération ne devra jamais être pratiquée sans que le col utérin se
trouve dilaté ou soit facilement dilatable.

En second lieu, il faut que la partie présentée n'ait pas franchi le col de l'utérus, car autrement le fœtus ne pourrait exécuter le mouvement de rotation dans le sens de son grand axe.

Si l'accoucheur a été appelé à l'avance, il pratiquera l'opération pendant que la poche des eaux sera encore intacte ou même lorsque, malgré la rupture de la poche, il y aura encore assez de liquide amniotique dans la cavité utérine.

Inutile de dire qu'on ne doit pas songer à la version dans les cas où l'état de viciation du bassin ne permettra pas l'introduction de la main. Il est d'autres circonstances dépendant de cette même cause, dans lesquelles, d'après différents accoucheurs, l'opération de la version ne doit pas être pratiquée; mais nous entrerons dans l'étude de cette question en temps et lieu.

La nécessité de l'opération reconnue, l'accoucheur préviendra la femme que son accouchement ne peut avoir lieu sans que le fœtus soit extrait; mais qu'elle ne courra pas de danger ni ne souffrira de l'action d'aucun instrument, et, quant à l'enfant, qu'il naîtra vivant s'il l'est dans l'utérus. On cachera donc la vérité à la femme, mais on ne peut s'empêcher de s'adresser aux parents ou au mari pour leur faire savoir que la femme ne peut accoucher sans l'intervention de l'art, et que l'opération à pratiquer est grave et susceptible d'entraîner des suites funestes tant pour la femme que pour le fœtus, et surtout pour ce dernier.

L'accoucheur ne devra jamais oublier de prendre ses précautions, et ce n'est qu'après s'être mis ainsi à l'abri de toute récrimination et d'un blâme injuste, qu'il fera mettre la femme en position pour subir l'opération.

En général, pour la version, on laisse la femme dans le lit qu'elle occupe, mais elle y sera couchée en travers, de façon que le périnée dépasse un peu le bord du lit. Cependant s'il était facile de se procurer un meuble élevé tel qu'une table ou une commode, il conviendrait de placer la femme dessus après y avoir mis un matelas et des draps.

Les accoucheurs français et brésiliens couchent la femme en décubitus dorsal avec les cuisses légèrement fléchies sur le bassin et les jambes sur les cuisses, en les faisant soutenir par deux aides placés aux côtés de la femme.

Mais l'usage, en Angleterre, est de coucher la femme sur un des côtés, le dos ou le périnée tourné vers l'accoucheur, et de lui faire tenir les genoux écartés au moyen d'un ou de deux traversins.

Avant ou après avoir placé la femme dans l'une de ces positions, l'accoucheur devra disposer de trois à quatre aides : deux pour soutenir les jambes de la femme ou les tenir écartées, le troisième pour fixer le bassin et le quatrième pour soutenir la femme par-dessous les bras et empêcher qu'elle ne glisse hors du lit. Comme il faut qu'il introduise la main et souvent tout l'avant-bras, il convient qu'il ôte son habit, retrousse la manche de la chemise jusqu'au-dessus du coude, se couvre la poitrine d'un tablier ou d'un essuie-mains, et, retirant les bagues des doigts, s'il en a, il vérifiera la présentation et la position du fœtus, en se guidant par les signes qui ont été indiqués à l'article spécial; il choisira la main à introduire et en enduira la face dorsale avec une substance graisseuse pour en faciliter le glissement à travers les parties génitales.

Plusieurs accoucheurs conseillent, dans la version, d'introduire la main que l'on pourra manœuvrer avec le plus d'adresse, peu importe que ce soit la gauche ou l'autre. Ce précepte est cependant à rejeter comme pouvant rendre l'opération plus difficile. Ainsi, en acceptant les règles qui ont été établies, nous dirons qu'aux présentations de l'extrémité céphalique, l'accoucheur doit introduire la main qui, étant placée entre la pronation et la supination, aura la face palmaire dirigée vers le plan antérieur du fœtus, et aux présentations du tronc, la main homonyme du côté qui se trouve dans le détroit supérieur.

L'accoucheur devra alors, comme dans toute opération obstétricale, surveiller l'état de la vessie et du rectum, employer le cathétérisme si la vessie est pleine, et débarrasser le rectum des matières fécales, quand l'accouchement ne nécessite pas une terminaison prompte.

§ 1er. — Manœuvres opératoires.

La version podalique ou pelvienne se compose de trois temps : le premier consiste dans l'introduction de la main à travers les organes sexuels jusqu'à la cavité utérine; le second dans la préhension des pieds et dans l'évolution du fœtus; et le troisième dans l'extraction.

Premier temps. — Si la femme sur laquelle on a à pratiquer la version est multipare ou de fibre peu résistante, on pourra porter les bouts des quatre doigts à la fente vulvaire et introduire par ce moyen la main jusqu'au col utérin. Si la femme est primipare, de fibre résistante et a l'ouverture de la vulve étroite, on introduira une à une toutes les extrémités des quatre derniers doigts de manière à former avec eux une espèce de coin, et sur la gouttière de la face palmaire on glissera le pouce, et ensuite on procédera à l'introduction de la main jusqu'au col de l'utérus. Si cette partie est entièrement dilatée, l'accoucheur, assemblant les doigts en forme de cône, pourra la franchir et aller jusqu'à la cavité de l'organe gestateur; mais, à défaut d'une dilatation suffisante du col, si cependant celui-ci est mou et dilatable, l'accoucheur entrera un à un tous les doigts et, au moyen de légers mouvements de rotation faits avec la main, il cherchera à l'introduire jusque dans la cavité utérine.

Si les membranes du fœtus se trouvent encore intactes ou si la poche des eaux existe, l'accoucheur doit la respecter, introduire la main dans le col par le côté des membranes et poursuivre par la face externe de celles-ci jusqu'à ce qu'il rencontre les membres abdominaux du fœtus. Si à l'introduction la main rencontre en chemin le disque placentaire, il faut la dévier en avant ou en arrière et respecter les adhérences du placenta.

L'introduction de la main jusqu'à la cavité utérine doit être faite avec une extrême délicatesse, de manière qu'il n'en résulte aucun accident, et tandis que les uns conseillent de la pratiquer même pendant les contractions, d'autres, comme madame Lachapelle, sont d'avis de ne la tenter que dans l'intervalle de ces dernières, de manière que si la contraction survient pendant l'introduction de la main, celle-ci doit être conservée dans l'endroit jusqu'à ce que cesse l'action expulsive de l'utérus, puis on cherche ainsi à atteindre l'intérieur de cet organe.

Quand on introduit la main pendant la contraction, la douleur éprouvée par la femme se confond quelquefois avec la douleur produite par l'action expulsive de l'utérus; mais l'accoucheur, en persistant dans l'introduction, peut irriter l'organe et donner lieu à des difficultés qui gênent ses manœuvres.

De cette façon, si l'opération n'est pas réclamée par une cause qui indique que l'accouchement doit être terminé immédiatement et sans le moindre délai, l'accoucheur devra toujours suivre le précepte d'introduire la main depuis le col jusqu'à la cavité utérine, pendant l'intervalle des contractions.

Donc, quand on aura pénétré dans le conduit cervico-utérin, si la partie qui se présente gêne le progrès de la main, on doit avec celle-ci la relever et la placer dans la fosse iliaque opposée à celle que regarde le plan abdominal du fœtus, et pour arriver dans la cavité utérine, à l'endroit où se trouvent les pieds de ce dernier, on peut ou parcourir le plan antérieur de celui-ci ou bien contourner avec la main le plan latéral jusqu'à la racine des membres abdominaux, et de là descendre jusqu'aux pieds.

Par le premier procédé, on atteint avec plus de facilité les membres abdominaux; mais, comme souvent les mains et les bras du fœtus se rapprochent des pieds, on peut confondre ces parties entre elles et amener une main et un pied au détroit supérieur, ou bien saisir une main au lieu du pied, et venir par là à éprouver de sérieux embarras au moment de l'extraction. Par le second procédé, l'exécution de l'opération est plus lente, il est vrai; mais, comme dit Velpeau, on aura plus de certitude d'avoir saisi les pieds et non les membres abdominaux.

Le second procédé est pour cela préférable, dans les cas généraux, au premier; néanmoins quand l'accouchement nécessitera une prompte terminaison, on pourra se servir du premier moyen, car il permet d'atteindre plus vite les membres abdominaux.

Second temps. — Après avoir rencontré les pieds, l'accoucheur place l'indicateur entre les malléoles internes, le pouce sur une des malléoles externes et les autres doigts sur la malléole externe du côté opposé; puis, tenant solidement toutes ces parties, il portera la main qui était appliquée sur le fond de l'utérus à la région de l'organe dans laquelle se trouvait la tête du fœtus, et tandis qu'avec la main qui a été introduite dans l'utérus, il tire les pieds en bas, avec l'autre il élève l'autre extrémité du fœtus de manière à compléter l'évolution de ce dernier (fig. 70, 71).

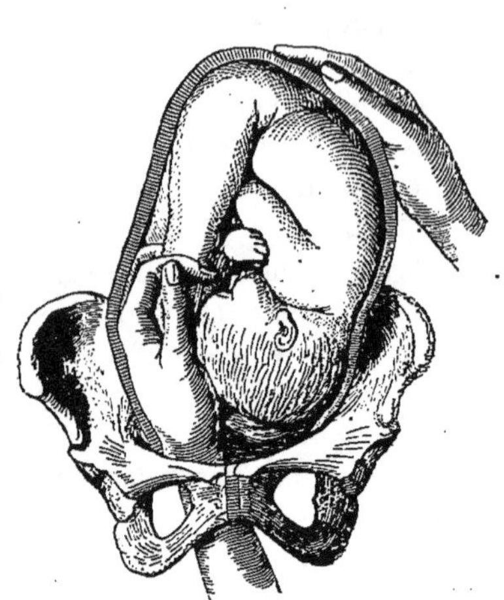
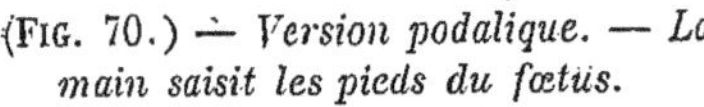
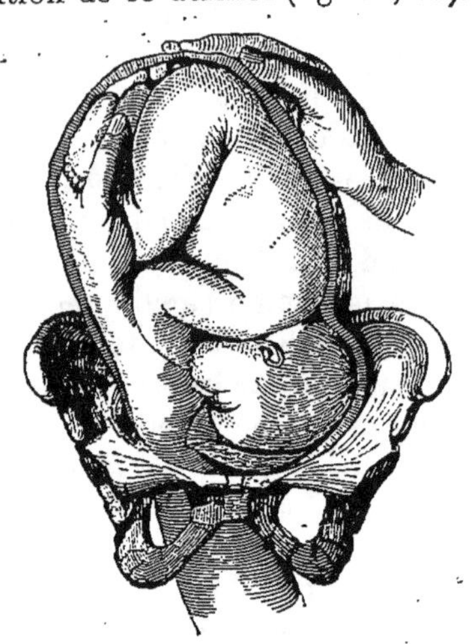

<table>
<tr><td>(FIG. 70.) — Version podalique. — La main saisit les pieds du fœtus.</td><td>(FIG. 71.) — Même manœuvre plus avancée.</td></tr>
</table>

Si, lorsque la main est introduite dans l'utérus, l'accoucheur ne rencontre ou ne peut saisir qu'un pied, il n'y aura pas besoin d'aller à la recherche de l'autre, et pour ne pas perdre de temps, il fera l'évolution obligeant le fœtus à décrire le mouvement en vertu duquel son extrémité pelvienne sera dirigée en bas. Ce procédé est généralement suivi par tous les accoucheurs; mais Cazeaux veut, comme madame Lachapelle, qu'on établisse une exception relativement au pied que l'accoucheur aura rencontré : ainsi, dit-il, si le membre du fœtus qui se trouve vers la partie antérieure est saisi, l'opération peut être terminée sans qu'on aille à la recherche de l'autre pied; mais si c'est le membre postérieur que l'accoucheur rencontre, en arrivant au vagin, il devra le fixer par un ruban, introduire de nouveau la main et aller à la recherche de l'autre pied en suivant le bord interne du membre qui a été extrait.

L'extraction se fera certainement avec plus de facilité quand on aura saisi le pied sous-pubien, mais on peut aussi faire l'extraction par le pied qui se trouvera à la partie postérieure, et notre professeur distingué, M. le conseiller Feijó, observe judicieusement que lorsqu'il n'y aura pas nécessité de terminer très-promptement l'accouchement, on peut, après avoir saisi le pied qui se trouvera à la partie postérieure, le fixer par un ruban et aller à la recherche de l'autre pour faire alors l'extraction; mais, dans le cas contraire, on peut sans inconvénient se dispenser d'introduire de nouveau la main, et faire l'extraction en soutenant seulement ce qui était à la partie postérieure et qui a été rencontré par l'accoucheur.

Dans tous les cas, dès que celui-ci a saisi les pieds du fœtus, il devra pratiquer la version ou le mouvement de rotation dans l'intervalle des contractions utérines.

Troisième temps. — Lorsqu'un pied ou les deux se trouvent hors des parties génitales, les contractions étant régulières et énergiques, et s'il n'y a pas un accident qui indique la prompte terminaison de l'accouchement, l'accoucheur peut abandonner le reste de l'expulsion aux efforts de la nature; mais, dans des conditions autres, il devra, avec un linge ou une serviette, envelopper les pieds du fœtus, les prendre ou les soutenir avec les deux mains appuyées sur chacun d'eux ou sur celui qui sera à l'extérieur, et procéder aux tractions convenables dans le sens de l'axe du détroit supérieur et pendant la contraction utérine, afin que celle-ci facilite la descente du fœtus et aide son expulsion. Si cependant il y a nécessité de terminer l'accouchement avec promptitude, on peut continuer les tractions même dans l'intervalle des contractions (fig. 72).

A mesure que les membres abdominaux se présenteront au dehors,

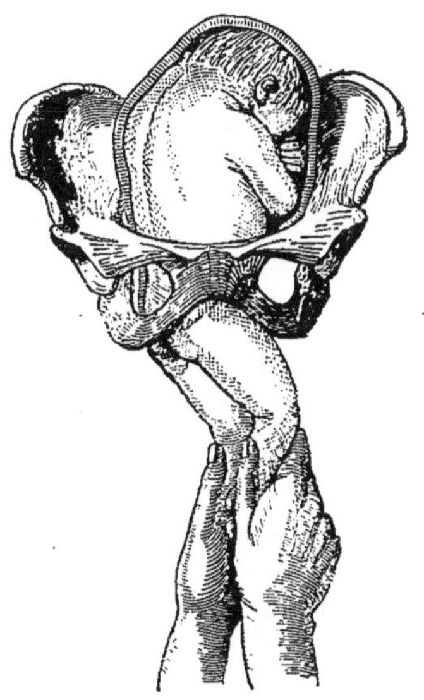

(FIG. 72.) — *Même manœuvre :
traction sur les membres pelviens.*

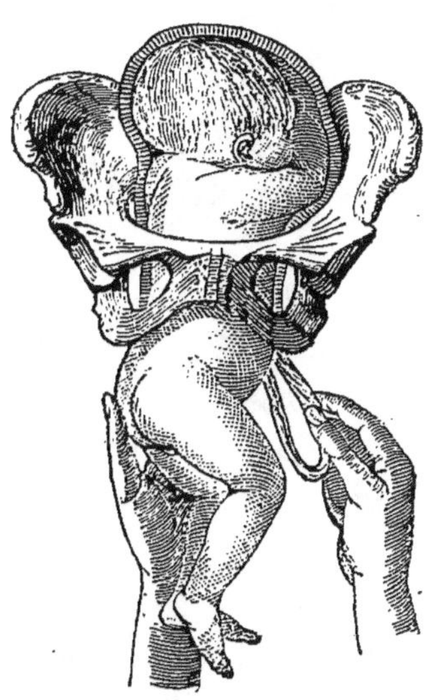

(FIG. 73.) — *Traction d'une anse du
cordon pour prévenir son tirail-
lement.*

on devra les envelopper dans la serviette et approcher les mains qui feront les tractions des parties du fœtus voisines des organes génitaux, et aussitôt que les fesses apparaîtront, on appliquera les doigts disposés en sautoir sur les articulations coxo-fémorales pour les protéger; en les retirant à l'extérieur, on examinera l'état du cordon, et si l'on craint que celui-ci souffre la moindre compression, on doit avec soin en tirer une partie de manière à former une anse convenable d'extension (fig. 73). Si l'accoucheur reconnaît qu'il se trouve autour du tronc ou du cou du fœtus, il cherchera à le détortiller ; en cas d'insuccès, s'il peut provenir de là des embarras à l'extraction et dans les fonctions circulatoires ou respiratoires du produit, il faudra qu'il coupe la tige ombilicale à la distance convenable et qu'il mette immédiatement fin à l'accouchement.

Il est d'un grand avantage, dès que l'on aura amené à l'extérieur une anse du cordon, de la placer sur un des côtés du bassin correspondant aux ligaments sacro-sciatiques pour la préserver de la moindre compression. Poursuivant les tractions sur le tronc du fœtus, l'accoucheur tâchera de faire tourner le dos de celui-ci un peu vers la commissure antérieure de la vulve ; si les bras restent appliqués aux côtés du thorax, il élèvera le corps du fœtus afin que l'épaule qui se trouvera près de la commissure postérieure se présente au dehors, et par une manœuvre inverse il fera en sorte de provoquer la sortie de l'épaule qui approchera de la commissure antérieure. Si cependant les bras s'élèvent sur les côtés de la tête, ce qui est très-fréquent, on commencera l'extraction par celui qui sera sur la commissure postérieure, puis, en élevant le corps du fœtus, on introduira dans les organes génitaux l'indicateur et le médius ; dès que ceux-ci auront été appliqués au côté externe de l'articulation du coude et que le pouce sera également placé au côté interne de cette articulation, on obligera l'avant-bras à passer par la face du fœtus et à sortir à l'extérieur. Le bras postérieur (fig. 74) étant ainsi retiré, on abaissera le corps du fœtus en le laissant appuyé sur la main qui a manœuvré la première, puis on passera au dégagement du second, en observant toujours les règles que nous avons indiquées, à cette différence près

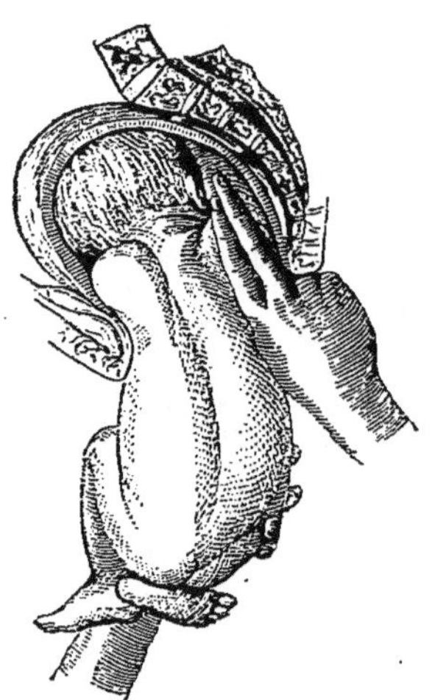

(FIG. 74.) — *Dégagement d'un bras.*

qu'on devra employer les doigts de la main opposée.

Si la tête du fœtus à son arrivée au détroit inférieur ou à la cavité pelvienne se trouve en flexion et disposée de telle sorte que l'occiput corresponde à la symphyse pubienne, son dégagement se fera avec promptitude aux dépens des contractions utérines, ou bien il pourra s'effectuer par un léger mouvement en vertu duquel le corps du fœtus s'élève sur la partie antérieure du bassin ; mais, dans d'autres circonstances, si l'expulsion se ralentissait et que l'on n'obtînt pas de résultat par le moyen du mouvement que nous venons d'indiquer, on doit porter l'indicateur et le médius d'une main aux côtés du nez, et ceux de l'autre à l'occiput, et refoulant celui-ci en haut et en arrière, en même temps que le front sera abaissé avec les autres doigts, on cherchera par ce moyen à amener la sortie de la tête.

Lorsque l'occiput tourne vers la partie postérieure, il y a plus de difficulté à l'extraction, mais on en viendra à bout en plaçant les doigts sur les points marqués plus haut, puis en inclinant le tronc du fœtus en bas et obligeant la face à parcourir la commissure antérieure de la vulve si la tête est en flexion, ou bien élevant le tronc du fœtus et faisant sortir l'occiput en premier si par hasard la tête se trouvait en extension.

§ 2. — Des difficultés de la version pelvienne.

Dans la description que nous venons de faire, nous avons supposé le cas dans sa plus grande simplicité; mais il n'en est pas toujours ainsi, les divers temps de l'opération ne s'exécutant pas non plus sans embarras.

Les difficultés que peut offrir la version dépendent ou de la femme ou du fœtus, et se déclarent soit dans le premier, soit dans le second, soit dans le troisième temps de l'opération.

A. — **Difficultés du premier temps.** — Les difficultés survenant au premier temps de l'opération sont dues : 1° à l'étroitesse de la vulve; 2° à l'ignorance de la position fœtale; 3° à la rétraction ou résistance des orifices du col; 4° à l'insertion vicieuse du placenta sur le col utérin; 5° enfin à la rétraction de l'utérus sur le corps du fœtus.

1° *Étroitesse ou atrésie de la vulve.* — Souvent l'ouverture vulvaire du vagin se trouve rétrécie ou physiologiquement, ou par suite de brides et de cicatrices résultant de blessures que cette partie peut avoir souffertes.

Dans ces conditions, on éprouve quelques difficultés à introduire la main; dès lors il convient de procéder avec soin et de faire entrer un à un tous les doigts de manière à former un cône avec lequel on cherchera, par des mouvements doux et légers, à dilater l'ouverture jusqu'à ce qu'on pénètre à l'intérieur. Cependant si la résistance rencontrée est considérable ou invincible à cause des cicatrices qui y existent, et qu'il y ait risque d'une déchirure des parties, avec un bistouri boutonné nous pratiquerons une incision ou plus aux parties latérales des grandes lèvres dans la profondeur de quelques millimètres. Quelques accoucheurs engagent à faire l'incision à la commissure postérieure de la vulve, mais les dangers que le périnée peut courir par une semblable opération ne nous font pas accepter ce conseil.

Si le rétrécissement a son siége dans le canal vaginal, nous tâcherons d'employer la dilatation graduée, comme nous l'avons indiqué plus haut; mais, en cas de forte résistance, nous recourrons aux incisions, comme l'illustre professeur d'accouchements M. le conseiller Feijó l'a déjà pratiqué une fois sur une femme dont le vagin se trouvait extrêmement rétréci, par suite d'une inflammation ulcéreuse qui s'y était développée après un accouchement difficile et laborieux.

2° *Ignorance de la position du fœtus.* — Avant de tenter la version, on doit bien connaître la position du fœtus, car ce n'est que par là que nous saurons quelle main introduire et quel chemin suivre; cela a du reste déjà été dit ailleurs; mais il y a des cas où l'élévation de la partie ne permet pas de connaître la position fœtale, et cependant un accident peut survenir qui rende impérieuse la prompte terminaison de l'accouchement. Il est des accoucheurs qui, dans ces circonstances, conseillent d'introduire préférablement la main droite; mais madame Lachapelle ayant observé que le plus souvent le plan latéral gauche du fœtus se trouvait adossé au détroit supérieur, a proposé d'introduire au contraire la main gauche, à moins que celle-ci fût jugée incapable de pratiquer les manœuvres. Cette règle peut être acceptée en effet quand le fœtus présentera l'extrémité céphalique par le sinciput; mais au cas où ce serait l'épaule, on manœuvrerait avec plus de facilité et de précision avec la main droite : dès lors il nous semble qu'on ne doit pas suivre à la lettre le conseil de cette accoucheuse.

3° *Résistance ou rétraction des orifices du col.* — La résistance offerte par le canal cervical ou par les orifices du col peut entraver grandement le passage de la main dans les cas d'indication de la version. On sait déjà que la rigidité est spasmodique, mécanique ou pathologique, et que du moment où il n'y aura pas urgence, dans ces circonstances, de terminer le travail de l'accouchement, on doit, dans le premier cas, employer la belladone en forme d'extrait sur le col, mettre la femme dans un demi-bain émollient pendant quelque temps, et recourir aux antispasmodiques tant à l'intérieur qu'en injections au col, n'oubliant pas les lavements laudanisés. Si ces moyens n'aboutissent pas ou que l'on ne puisse introduire la main en portant l'un après l'autre tous les doigts, et que néanmoins il faille terminer vite l'accouchement, nous pratiquerons, comme nous l'avons déjà fait plusieurs fois, quelques incisions avec des ciseaux sur les côtés du col. Cependant si la résistance dépend de la rigidité mécanique ou pathologique, il convient, suivant le professeur P. Dubois, de pratiquer des incisions multiples, conseil approuvé par tous les praticiens, comme M. le professeur Pajot et comme M. le conseiller Feijó qui plus d'une fois en constata les bons résultats. Dans tous les cas on se gardera de forcer le col utérin, comme l'a conseillé Maygrier, parce qu'il y a danger de rupture des insertions vaginales ou d'une partie de l'utérus, dans une étendue qu'on ne peut calculer.

4° *Insertion vicieuse du placenta.* — Le placenta étant inséré centre par centre sur le col ou dans son voisinage, l'introduction de la main dans la cavité utérine peut éprouver par là une certaine difficulté, et cependant, comme la femme et le fœtus surtout courent des dangers, il faudra franchir l'orifice cervical et en venir à la version. Si le placenta est implanté du côté du col, on doit, en portant la main par la partie opposée à l'insertion, pénétrer dans la cavité utérine sans déchirer les adhérences du placenta; pourtant, lorsque cet organe se trouve inséré centre par centre sur le col, quelques praticiens conseillent, s'il n'y a pas décollement d'une partie de la circonférence, de rompre d'un côté les insertions placentaires et de conduire la main par ce chemin, avec toute précaution, afin de ne pas augmenter le décollement. D'autres proposent de perforer le placenta dans son centre et de glisser la main par là jusque dans la cavité utérine.

Il semblera à première vue que, par ce dernier procédé, on puisse atteindre plus facilement la cavité de l'utérus et empêcher l'extravasation du sang par la compression que le bras de l'accoucheur exerce sur le placenta; mais quand on réfléchit qu'il y a à traverser une portion assez épaisse du disque placentaire et à rompre certainement les vaisseaux les plus volumineux, on ne peut pas juger ce moyen convenable : dans tous les cas, s'il n'entraîne pas plus de dangers que l'autre pour la femme, il pourra devenir fatal au produit, dont la vie est déjà très-compromise à cause de la version et du fait de l'insertion du placenta sur le col.

S'il arrivait que, malgré la rupture de ses vaisseaux principaux, la circulation fœtale ne se trouvât pas en de mauvaises conditions, quand on aurait, après la version, à faire l'extraction du fœtus, les bras de ce dernier s'élevant aux côtés de la tête occasionneraient un surcroît de volume, et par suite le placenta serait décollé et entraîné par le fœtus, comme notre illustre maître a eu l'occasion de l'observer par deux fois à la clinique du docteur Julio Xavier, qui a voulu suivre le précepte dont il vient d'être parlé.

Nous rappellerons enfin le procédé original imaginé par le docteur Simpson pour les cas où le placenta se trouverait inséré sur le col de l'utérus, procédé qui consiste à faire dans certaines circonstances la délivrance avant de procéder à la version; mais comme nous avons déjà dit à l'article de l'hémorrhagie ce que nous en pensons, nous croyons superflu d'y rien ajouter.

5° Rétraction des parois de l'utérus sur le corps du fœtus. — Quelquefois l'écoulement du liquide amniotique ayant eu lieu en grande abondance lorsque l'accouchement se déclarait, et la version étant réclamée, on peut, par cette cause ou pour une autre raison, rencontrer le corps de l'utérus appliqué de telle façon sur le fœtus que l'introduction de la main de l'accoucheur devienne impossible sans grand risque de rupture utérine. Le corps de cet organe, dans ces cas, forme avec le corps du fœtus une seule partie et jouit d'une telle mobilité qu'il peut rouler sur son axe avec la plus grande facilité.

En présence d'un accident de cet ordre, nous devons considérer la cause qui lui a donné naissance, et si nous reconnaissons qu'il se trouve sous la dépendance de la pléthore soit locale, soit générale, il convient de recourir aux émissions sanguines et aux bains chauds prolongés. A cet effet, nous ferons appliquer quelques sangsues à la région hypogastrique de la femme, et, après l'avoir fait rester quelque temps dans un bain tiède, nous emploierons les injections vaginales émollientes.

En cas d'insuccès, on pratiquera une saignée du bras proportionnée aux forces de la femme. Dewees engage à la faire tenir debout au moment de la saignée pour qu'elle tombe en syncope, accident qui influe manifestement sur la rétraction utérine. M. le conseiller Feijó, qui a employé ce moyen, n'a eu qu'à se louer de son résultat. Collins préconise l'emploi du tartre stibié à doses nauséeuses, mais nous ne connaissons pas assez l'effet de ce moyen pour le recommander avec assurance. La rétraction est-elle de nature spasmodique, les narcotiques et les antispasmodiques, tant en lavements, injections vaginales et utérines, qu'administrés par la bouche, produisent un très-bon résultat. En cas d'inefficacité de ces moyens, on peut recourir au chloroforme, dont les effets favorables ont été prônés par nombre de praticiens, et notamment par Simpson et Murphy.

B. — **Difficultés du second temps.** — Pratiquée dans des conditions favorables et lorsque, par conséquent, la poche des eaux se trouve encore intacte ou lorsque malgré la rupture de celle-ci il existe encore quantité suffisante de liquide amniotique, l'évolution du fœtus ou la version proprement dite ne présente aucune difficulté. Cependant, après avoir porté la main dans la cavité de l'utérus, les parois de ce dernier sont susceptibles d'entrer dans un état de rétraction permanent, ou bien, une fois les pieds saisis, la tête peut montrer de telles tendances à descendre qu'il sera difficile d'obtenir que le fœtus obéisse aux mouvements que l'on se propose d'imprimer à son grand axe.

Quand la main a été introduite dans la cavité utérine et les pieds saisis, si l'utérus entre en rétraction, on doit attendre que celle-ci passe pour pratiquer alors l'évolution du fœtus. Si pourtant la rétraction utérine continue à être intense, il convient de retirer la main et de combattre cet état par les moyens précédemment indiqués.

Si, au moment de pratiquer l'évolution du fœtus, la tête de ce dernier descend en même temps que l'extrémité pelvienne, l'accoucheur appliquera sa main sur la partie de l'utérus correspondant à la tête, et il cherchera à élever celle-ci vers le fond de l'organe gestateur, à l'effet de provoquer la descente de l'extrémité pelvienne. S'il ne parvient à aucun résultat, il conviendra d'amener les pieds à l'excavation du bassin et de les enlacer; puis la main introduite de nouveau dans l'utérus rencontrera la tête en haut du détroit supérieur, tandis que l'autre main tirera le ruban qui est attaché à l'extrémité pelvienne, mais seulement autant qu'il faut pour placer le fœtus dans des conditions voulues pour son extraction après le retrait de la main qui se trouve dans l'utérus.

C. — **Difficultés du troisième temps.** — Le troisième temps devient quelquefois difficile, soit à cause de la brièveté du cordon ombilical, soit à cause du croisement des bras sur la nuque ou sur la partie supérieure du thorax, soit à cause du volume exagéré des épaules, soit à cause de l'extension de la tête, ou finalement à cause de la situation de l'occiput en arrière du canal pelvien.

1° *Brièveté du cordon.* — Cet état du cordon ombilical peut opposer de sérieuses entraves à l'extraction du fœtus et donner lieu à quelques accidents graves, si l'on ne s'aperçoit pas de son existence et que l'on continue à faire des tractions sur l'extrémité pelvienne du fœtus. Dès qu'on soupçonne donc que le cordon n'a pas la longueur nécessaire, on s'assurera, en portant la main à la région ombilicale, de l'état des choses : la brièveté est-elle due à l'entortillement du cordon autour d'une partie ou d'un membre quelconque, on devra détortiller le cordon, et si on n'y réussit pas ou que le défaut de longueur soit congénital, on portera, en les guidant par les doigts, des ciseaux mousses dans l'intérieur de la cavité utérine et l'on pratiquera la section de la tige ombilicale, après quoi l'on mettra fin immédiatement à l'accouchement.

2° *Croisement du bras sur la nuque et sur le haut du thorax.* — Quelquefois, quand on pratique les tractions, l'un des bras retenu par la paroi de l'utérus s'élève, de sorte que l'avant-bras va s'appuyer sur la nuque ou bien, en se dirigeant en arrière, il s'appliquera sur la partie du dos. Dans les cas comme ceux-ci, où l'on sent que la descente du fœtus est rendue difficile par les bras, il importe avant tout de reconnaître la situation du membre, s'il est sur la nuque ou sur le dos, car le procédé pour le décroisement dans les deux cas est différent. Si, en portant le doigt à la région thoracique, nous rencontrons l'angle inférieur de l'omoplate écarté de la colonne vertébrale, c'est que probablement l'avant-bras s'est élevé en haut de la tête et se trouve sur la nuque ; si, au contraire, ce même angle est très-rapproché des apophyses épineuses des vertèbres, c'est que l'avant-bras s'est tourné sur les parties latérales du corps du fœtus et a pu ensuite s'élever sur la partie supérieure du thorax.

Lorsque, par les moyens indiqués, on constatera que l'avant-bras est situé sur la nuque, on doit, avec le bord cubital du pouce, soutenir le bras du fœtus, puis, appliquant l'indicateur et le médius de la main convenable au-dessus de l'articulation huméro-cubitale, on élèvera ce membre et on tâchera de faire décrire à l'avant-bras un mouvement inverse de celui qui l'a amené derrière la nuque.

Quand l'avant-bras se trouvera sur le dos, on le saisira de la même façon avec les doigts et on lui fera exécuter un mouvement en sens contraire ou de haut en bas, de manière à le porter à la partie antérieure par la base du thorax.

3° *Volume exagéré des épaules.* — Les bras une fois retirés à l'extérieur, l'extraction du reste du fœtus peut quelquefois être empêchée par un volume exagéré des épaules, comme l'a observé M. Jacquemier.

Dans ces cas, il convient d'élever fortement le tronc du fœtus de manière que l'extrémité postérieure du diamètre des épaules vienne se présenter au centre du canal pelvien et trouve de la facilité dans la descente, qui peut être activée par de légères tractions exercées sur le bras correspondant.

Lorsque l'épaule postérieure sera arrivée au détroit inférieur, si celle qui se trouve en rapport avec le demi-cercle antérieur du bassin est empêchée dans sa descente, on abaissera fortement le tronc fœtal et l'on agira comme nous avons dit plus haut.

4° *Extension de la tête.* — Dans un cas donné où la version a été pratiquée convenablement de manière que le plan dorsal du fœtus réponde à la partie antérieure du canal pelvien, le menton, soit à cause d'une légère étroitesse du diamètre antéro-postérieur du bassin, ou parce que la tête n'a pas été refoulée par le fond de l'utérus, peut s'écarter du thorax et, se présentant en extension, mettre obstacle au dégagement.

Dans ces circonstances, quelques accoucheurs conseillent d'introduire l'indicateur et le médius par le plan dorsal du fœtus jusqu'à la protubérance occipitale, et par un mouvement dirigé d'avant en arrière et de haut en bas, d'obliger la tête à s'incliner dans le sens de la flexion, des tractions devant être faites en même temps dans la direction des axes du bassin.

D'autres ont observé que, dans quantité de cas, ce procédé est insuffisant pour placer la tête dans le sens de la flexion, et engagent à porter les deux doigts indiqués le long du plan abdominal du fœtus jusqu'à l'intérieur de la bouche, puis, prenant un point d'appui sur le bord alvéolaire du maxillaire inférieur, à forcer le menton à s'incliner sur la partie supérieure du thorax. Le menton, par ce moyen, peut descendre, mais il arrivera souvent que la tête n'accompagnera pas le mouvement de flexion de manière à donner le résultat désiré, ce qui nous fait préférer avec plusieurs accoucheurs la pratique qui consiste à porter deux doigts d'une main sur la protubérance occipitale et deux d'une autre aux côtés du nez ou sur les fosses canines, puis, obligeant la tête à s'incliner, on procédera au dégagement de celle-ci. Quand les manœuvres que nous indiquons sont insuffisantes, il n'y a rien de plus convenable que d'appliquer le forceps et de terminer l'accouchement.

5° *Situation de l'occiput à la partie postérieure.* — L'occiput se trouvant, par négligence ou par une autre cause quelconque, dirigé vers la partie postérieure, peut donner lieu à des difficultés dans l'extraction de la tête si surtout elle est en extension. Ainsi, lorsque par les moyens déjà proposés on n'aura pu placer la tête dans la flexion ni obtenu que l'occiput parcoure la face concave du sacrum pour venir se présenter à l'extérieur, on doit, suivant madame Lachapelle, porter la main entre l'occiput et la face concave du sacrum, et, en l'inclinant sur le bord cubital, appliquer les doigts contre les parties latérales de la face, assez fermement pour exécuter un mouvement en vertu duquel l'occiput, qui est embrassé par la face palmaire de la main, soit amené à la partie antérieure (fig. 75).

Quand la face se trouve en extension et en rapport avec la partie antérieure du bassin, l'extraction de la tête devient difficile, et pour exécuter le mouvement recommandé par madame Lachapelle, il faut une grande ampleur du bassin, à défaut de quoi les manœuvres seront inutiles et impossibles; il vaudra mieux dès lors avoir recours au forceps et opérer l'extraction par les diamètres sous-mento-occipital, bregmatique et frontal.

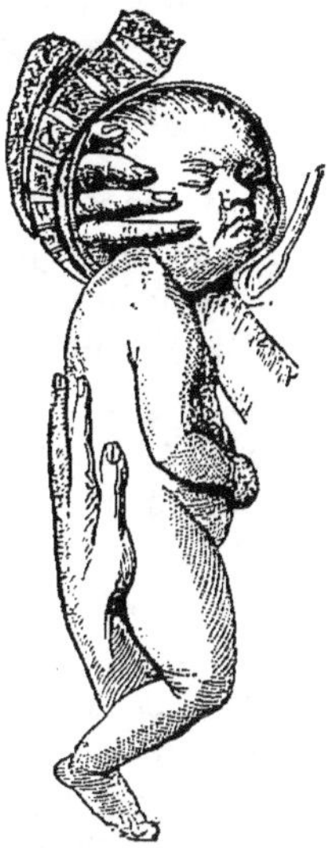

§ 3. — De la version pelvienne aux diverses présentations.

Les règles générales que nous avons établies s'appliquent à toutes les présentations, mais elles subissent quelques modifications selon les positions où se trouvent les parties qui se présentent.

A. — **Le crâne se présente.** — Dans la présentation du sommet, l'occiput peut se trouver en rapport soit avec le côté gauche, soit avec le côté droit du bassin. L'occiput est-il tourné au côté gauche, on doit, comme nous l'avons dit dans les

(FIG. 75.) — *Version pelvienne. — L'occiput étant en arrière, manœuvre pour le ramener en avant.*

règles générales, introduire la main gauche, par la raison que celle-ci, placée entre la pronation et la supination, a sa face palmaire tournée vers le plan abdominal du fœtus.

En introduisant donc la main gauche dans la cavité utérine, l'accoucheur place les quatre derniers doigts sur le côté droit du crâne et le pouce sur le côté gauche, et saisissant le sinciput dans la paume de la main, il remonte la tête et la dirige vers la fosse iliaque gauche; puis, cheminant par le côté gauche du fœtus en sorte que les quatre doigts parcourent le plan dorsal et le pouce le plan abdominal, la main de l'accoucheur arrive à la région pelvienne où elle rencontre les pieds; alors, l'indicateur étant placé entre les malléoles internes, le pouce sur la malléole externe du côté droit, et les autres doigts sur la malléole externe du côté gauche, il soutient fermement l'extrémité et cherche à pratiquer la version ou évolution fœtale en aidant les manœuvres internes au moyen de manipulations externes dirigées sur les parois du ventre correspondant à l'endroit où se tient la tête, par la main qui s'appliquait au fond de l'utérus. La version faite, on procède à l'extraction suivant les règles données, en ayant soin, comme nous l'avons

déjà dit, de faire tourner le plan dorsal du fœtus vers la partie antérieure.

Quand l'occiput regarde le côté droit du bassin, la main à introduire
est la droite. Celle-ci est conduite au-dessus du détroit supérieur, saisit
la tête et la porte à la fosse iliaque droite, où elle est maintenue d'abord
par l'éminence thénar et ensuite par le bras, puis on va, à mesure que
la main chemine par le plan latéral droit du fœtus, à la recherche des
pieds pour agir enfin de la manière déjà dite ci-dessus.

B. — **La face se présente.** — Dans la présentation de la face, le menton pourra se trouver tourné ou du côté gauche ou du côté droit du
bassin. Dans le premier cas, il faut introduire la main droite, car celle-ci,
étant placée entre la pronation et la supination, se trouve avoir la face
palmaire dirigée vers le plan antérieur du fœtus. Dans le second cas,
on se servira de l'autre main, parce que sa face palmaire, placée entre
la pronation et la supination, est en rapport avec le plan antérieur du
produit de la conception.

Quand le menton répond au côté gauche du bassin, la face sera saisie
et élevée vers la fosse iliaque interne droite, et lorsqu'il est tourné au
côté droit, la tête devra être portée vers la fosse iliaque opposée.

Parcourant avec la main les plans latéraux du fœtus, on prend les
pieds, on pratique l'évolution et ensuite l'extraction, comme nous
l'avons déjà indiqué.

C. — **L'extrémité pelvienne se présente.** — L'extrémité pelvienne se
présentera au détroit supérieur, tantôt avec toutes ses parties, et tantôt
avec une seule.

Toute l'opération ici se réduit au dernier temps de la version, c'est-
à-dire elle consiste seulement dans le dégagement.

Si donc un pied se présente et qu'il y ait nécessité de terminer l'accouchement, on doit saisir ce membre et procéder à l'extraction fœtale.
Si ce sont les genoux qui se présentent et qu'ils plongent profondément
dans l'excavation pelvienne, on peut introduire les indicateurs des deux
mains en crochet dans les concavités poplitées, et faire les tractions
convenables suivant les règles exposées plus haut. Quand les genoux se
trouvent très-élevés et qu'on ne peut pas facilement les amener à l'extérieur, il est préférable, selon M. le conseiller Feijó, d'élever la partie
au-dessus du détroit supérieur, de dédoubler les jambes, d'amener les
pieds dehors et de pratiquer l'extraction du fœtus.

Si les fesses se présentent isolément et sont accessibles, on introduit
en forme de crochet les doigts indicateurs dans les replis des aines,
ensuite, par des tiraillements convenables, on provoque la présentation
du tronc du fœtus à l'extérieur. Si les parties ne sont pas accessibles ou
n'obéissent pas aux tractions faites avec les doigts, on prend le crochet
obtus du forceps (fig. 76) et, en le guidant convenablement, on passe

sur le repli de l'aine correspondant au membre qui se trouve à la partie antérieure, et l'on pratique ainsi les tractions nécessaires de manière à faire descendre la fesse et le tronc. Si l'on ne parvenait pas à glisser le crochet du forceps entre la symphyse pubienne et la fesse antérieure, on le ferait aller entre la racine des deux membres abdominaux, puis on le passerait dans le repli de l'aine du membre antérieur, en tournant son bout en avant et ayant soin de ne pas comprendre le scrotum du fœtus pour ne pas le blesser au moment des tractions.

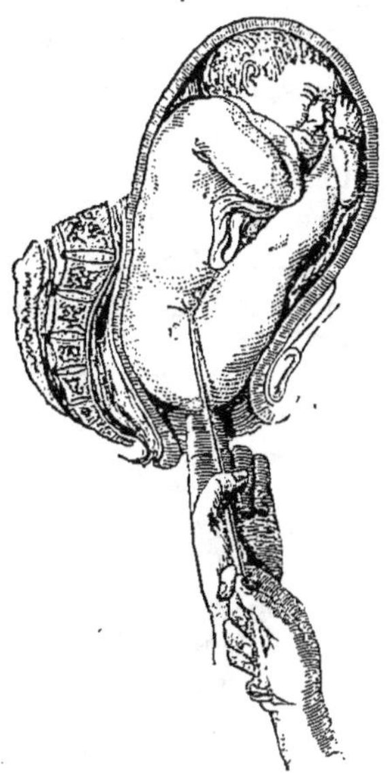

(FIG. 76.) — *Application du crochet du forceps dans la version pelvienne.*

D. — **Le tronc se présente.** — Le tronc se présentera ou par le côté droit ou par le côté gauche. Si la tête est du côté gauche, deux cas peuvent avoir lieu : ou bien le dos sera dirigé à droite et *en avant*, ou bien il sera dirigé à droite et *en arrière*.

Si la tête est du côté droit, le plan dorsal sera dirigé à gauche, dos en avant; ou bien il sera dirigé à gauche, dos en arrière. Il y a donc deux présentations dans chacune desquelles la tête pourra se trouver ou dans la fosse iliaque gauche, ou dans la fosse iliaque droite.

Dans ces présentations, on doit, comme nous l'avons dit, introduire la main homonyme au côté de l'épaule qui se présente.

1° Le fœtus est-il en position céphalo-iliaque *gauche* avec le plan latéral gauche en rapport avec le détroit supérieur et le plan abdominal tourné en avant (*dos en arrière*), on doit introduire la main *gauche* en supination dans l'intérieur de l'utérus, et, prenant l'épaule qui se présente, on la repousse en haut et un peu à gauche, et l'on chemine par le dos du fœtus jusqu'à ce qu'on rencontre les pieds, qui, une fois saisis, seront amenés à l'extérieur, mais de telle manière que le plan dorsal soit dirigé en avant.

2° Si le fœtus est en position céphalo-iliaque *droite*, avec présentation de l'épaule *gauche*, dos *en avant* (fig. 77), on doit encore faire pénétrer la main *gauche*, et, après avoir saisi l'épaule qui se présente, on la repousse au-dessus du détroit supérieur dans la fosse iliaque droite, et, glissant par le plan latéral du fœtus, on va chercher les pieds, que l'on saisira et que l'on tirera au dehors.

3° Si le fœtus est en position céphalo-iliaque *droite*, avec présentation de l'épaule *droite*, mais dos *en arrière* (fig. 78), c'est la main droite qu'on introduira pour élever la partie au-dessus du détroit supérieur et un peu au côté où la tête se trouve dirigée, puis on conduira la main le long du plan latéral du fœtus, à la recherche des pieds, qui, après être solidement fixés, seront tirés à l'extérieur.

44.

4° Si le fœtus est en position céphalo-iliaque *gauche*, avec présentation de l'épaule *droite*, dos *en avant*, c'est la main droite qu'on devra introduire dans l'utérus pour aller à la recherche des pieds et les amener au dehors.

Dans les présentations du tronc, quand le dos est en avant, il arrive généralement qu'après la rotation du corps du fœtus le plan antérieur de ce dernier vient à se trouver en regard de la partie antérieure. Or, pour obvier aux inconvénients qui peuvent en résulter, le professeur Velpeau a conseillé de changer les positions dorso-antérieures en dorso-postérieures.

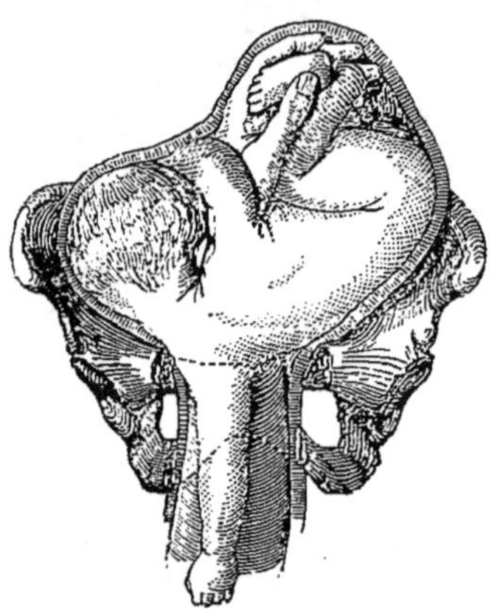 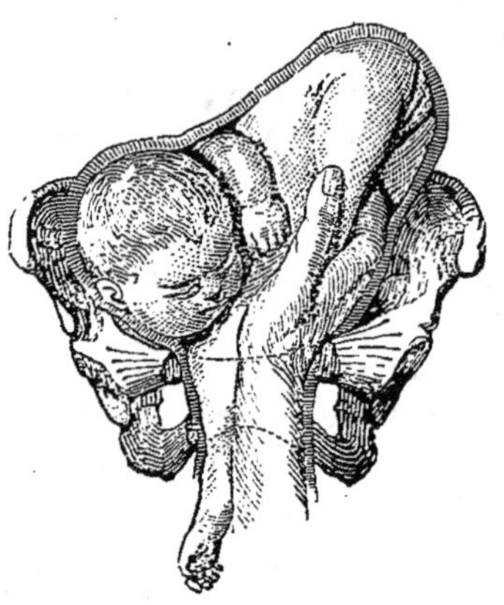

<table>
<tr><td>(Fig. 77.) — *Version dans la 2e position de l'épaule gauche : la main gauche saisit les pieds.*</td><td>(Fig. 78.) — *Version dans la 2e position de l'épaule droite : la main droite saisit les pieds.*</td></tr>
</table>

Si, par exemple, le fœtus se présente en position céphalo-iliaque droite avec présentation de l'épaule *gauche* (fig. 77), ce professeur recommande de porter la main *gauche* dans la matrice et de saisir l'épaule en lui faisant parcourir avec la tête tout le demi-cercle antérieur du bassin jusqu'au côté gauche, afin de changer la position céphalo-iliaque *droite* en céphalo-iliaque *gauche* avec présentation de l'épaule gauche, et par conséquent de diriger le dos vers la partie postérieure ou bien d'élever l'épaule, une fois qu'elle est prise avec la main, au-dessus du détroit supérieur; puis, par un mouvement forcé de la main sur le bras, d'agir sur l'épaule qui se présente de telle sorte qu'elle tourne vers la partie postérieure et supérieure et soit remplacée par l'épaule droite, le plan abdominal étant dirigé en avant. Mais, avec tous les égards que nous devons à celui qui a imaginé ces procédés, nous devons dire qu'ils ne peuvent être mis en pratique, même dans les meilleures conditions de la version.

Tenons-nous-en donc aux règles déjà établies, mais ayons soin qu'au troisième temps de l'opération le fœtus tourne le dos à la partie antérieure, et en cas d'impossibilité, accomplissons l'extraction de la tête suivant les préceptes indiqués plus haut.

Dans ces présentations, dès qu'il y a eu rupture de la poche des   aux
et sortie brusque d'une grande quantité de liquide, le bras correspondant
à la partie qui se présente peut franchir le col utérin et pendre dans le
vagin ou faire saillie à l'extérieur.

La sortie du bras, considérée autrefois comme un cas grave nécessi-
tant tous les moyens possibles pour sa réduction et même l'amputation
si on n'obtenait pas le résultat voulu, est regardée aujourd'hui comme
un épiphénomène de la présentation de l'épaule, et les accoucheurs
modernes, en repoussant les conseils des anciens, sont au contraire
d'avis d'extraire cette partie lorsque, dans les présentations du tronc, on
ne connaîtra pas bien quelle est l'épaule qui correspond avec le détroit
supérieur, et même parce que la simple sortie du bras, loin d'embarrasser, facilite les manœuvres de la version et les rend moins lentes.

Lors donc que le bras flottera au détroit supérieur, ou se trouvera
dans le vagin ou pendant entre les cuisses de la femme, on doit, avant
de pratiquer la version, passer un ruban sur ce membre et le confier
à un aide. Au moment d'élever l'épaule, celui-ci devra relâcher les bouts
du ruban, et au même instant où l'on pratiquera l'évolution du fœtus
il les tirera afin que le membre enlacé vienne au côté du tronc et se
trouve à l'extérieur en même temps que celui-ci, de manière que l'accoucheur n'ait à extraire à la fin du dernier temps qu'un bras.

Si celui-ci s'est placé au-dessus du détroit supérieur de façon qu'il
soit difficile de porter le ruban et de l'appliquer autour du poignet,
nous pouvons nous servir d'une pince ingénieuse dont les branches
terminales, recourbées en forme de compas, présentent à l'une de leurs
extrémités une saillie où l'on attache les deux bouts d'un cordon dont
l'anse restera complétement libre. Après avoir dirigé celui-ci en haut,
on introduit la pince dans les organes sexuels et l'on fait passer la main
du fœtus dans l'espace existant entre les branches terminales de l'instrument, pour les ouvrir ensuite, de manière que les extrémités du
ruban entourent le poignet du fœtus. Quelquefois, en raison de l'écoulement de presque tout le liquide amniotique et de l'énergie des contractions, l'épaule s'est plongée de telle façon dans le détroit supérieur et
l'utérus s'applique si intimement sur le corps fœtal, qu'il devient impossible d'introduire la main dans sa cavité. S'il n'y a pas nécessité de
terminer promptement l'accouchement, on doit recourir aux moyens
indiqués à l'occasion de la rétraction spasmodique du corps de l'utérus,
et si celui-ci n'entre pas dans un relâchement suffisant pour admettre
la main dans sa cavité, il convient, l'état de la femme l'exigeant, de
pratiquer l'embryotomie après avoir jeté l'eau baptismale sur le fœtus
si ce dernier est vivant.

Quelques-uns conseillent, si le produit de la conception est mort et
si la terminaison prompte de l'accouchement n'est pas requise, que
l'accoucheur attende la délivrance par l'évolution spontanée; mais,
comme l'observe M. le docteur Feijó, cette terminaison de l'accouche-

ment est très-rare et douteuse, et il vaut mieux recourir à l'embryotomie quand les conditions de la femme ne sont pas défavorables que lorsque sa vie est en péril imminent.

Indications de la version podalique.

La version podalique est indiquée dans tous les cas où les conditions nécessaires exigent son exécution, et aussi quand il faudra arriver de suite à la terminaison de l'accouchement pour cause d'accidents comme l'hémorrhagie utérine, l'éclampsie et certains cas de rupture de l'utérus. Cependant ces indications doivent rester soumises aux présentations du fœtus.

Si par hasard un accident de cette nature se manifeste et que la tête soit la partie qui se présente, il faudra avoir encore égard à une condition. Si la tête se trouve trop élevée et mobile au-dessus du détroit supérieur, il y aura indication précise pour la version; mais si elle se trouve arrêtée dans le détroit supérieur ou si elle offre une certaine immobilité permettant au forceps de la saisir, la version alors ne sera plus indiquée. Dans les présentations du tronc ou de l'épaule, qu'elles soient ou non accompagnées de procidence du bras, la version podalique est entièrement justifiée en cas d'accident réclamant l'immédiate terminaison de l'accouchement; mais s'il n'existe aucun accident pour lequel on doive promptement terminer l'accouchement, si le fœtus est vivant et mobile, et si, avec la régularité des contractions utérines, on rencontre intacte la poche des eaux avant de pratiquer la version podalique, il faudra que l'accoucheur pratique la version céphalique ou qu'il cherche à ramener le crâne vers le milieu du canal pelvien. Néanmoins la version podalique sera toujours indiquée quand les présentations de cette nature seront accompagnées de procidence du bras ou compliquées par la chute du cordon ombilical. Dans la présentation de la face, la version sera indiquée toutes les fois qu'il arrivera un accident exigeant l'immédiate terminaison du travail et que le menton se trouve dans une position postérieure et mobile au-dessus du détroit supérieur. Lorsque, dans cette position, l'urgence n'est pas déclarée, la version sera seulement indiquée quand l'accoucheur ne pourra pas, à l'aide du forceps ou du levier, ramener le menton vers la partie antérieure ou convertir la présentation de la face en présentation du crâne. Nous donnerons la préférence au premier moyen et nous devrons faire ramener le menton vers la partie antérieure, puisqu'il sera toujours difficile de convertir la présentation de la face en présentation du crâne.

Le changement exigera un temps excessivement long, et d'un moment à l'autre, après beaucoup d'efforts, la face viendra se présenter de nouveau. Tandis que si nous laissons la face descendre avec le menton dans la position postérieure ou en rapport avec la symphyse, dès qu'elle se trouvera au niveau du trou sacro-ischiatique, il ne sera pas fort difficile de ramener le menton vers la partie antérieure à l'aide du forceps ou du levier.

Dans les cas d'insertion du placenta sur le col ou aux proximités de l'orifice interne de l'utérus, la version sera indiquée toutes les fois qu'il faudra terminer de suite le travail ; mais, encore dans ces conditions, si la tête se trouve insinuée dans le détroit supérieur, comme il pourra arriver lorsque le placenta est à peine inséré au voisinage du col, la version alors ne sera pas indiquée, car l'extraction sera plus rapide à l'aide du forceps.

Jusqu'ici nous n'avons parlé que des cas où la version pourra être réclamée par certains accidents rapides dans ces manifestations, ou alors par les présentations plus ou moins désavantageuses du fœtus. Maintenant il nous reste quelque chose à dire sur les cas de rétrécissement du canal pelvien.

Lorsque les diamètres du bassin n'auront pas de 9 1/2 jusqu'à 8 centimètres, on ne doit pas s'attendre à voir terminer l'accouchement tout naturellement ; la version sera indiquée alors si le crâne se trouve libre et mobile au-dessus du détroit supérieur et s'il n'y a pas possibilité qu'il vienne se fixer dans le canal pelvien, et avec plus forte raison encore nous devons recourir à cette opération si la présentation du fœtus est différente.

Toutefois on ne doit pas oublier que, dans les présentations du crâne, il convient d'essayer toujours l'extraction du fœtus à l'aide du forceps, et que seulement dans l'impossibilité d'employer cet instrument on devra pratiquer la version podalique ; d'autant que, eût-il fallu employer beaucoup de force, l'extraction à l'aide du forceps, comme nous le ferons voir plus tard, offre moins de périls que la délivrance par la version podalique. Cependant si le fœtus est vivant et si son extraction est impossible, il conviendra alors de recourir à la version avant de le sacrifier. C'est encore à cette opération que l'on doit donner la préférence si toutefois le bassin offre un rétrécissement de 8 centimètres au minimum. Dans les rétrécissements au-dessous de 8 centimètres il est difficile que le crâne d'un fœtus bien développé et à terme puisse traverser sans mutilation ; nonobstant, lorsque le fœtus se trouvera encore vivant, nous n'hésiterons pas à appliquer le forceps, dût-on employer une grande force mécanique. On ne pourra pas toujours, dans ces cas, à l'aide du forceps, obtenir un résultat satisfaisant, et la seule ressource de l'accoucheur serait alors la crâniotomie ; mais si, après avoir pratiqué la perforation du crâne, il ne peut pas faire l'extraction du fœtus, il devra retirer le forceps et tenter une fois de plus la version podalique, comme nous avons eu l'occasion de pratiquer dans certains cas en obtenant de très-bons résultats : pourtant, lorsque le rétrécissement pelvien sera d'une nature telle que, après la crâniotomie, la base du crâne ne puisse pas passer par le canal, l'accoucheur doit retirer le forceps et pratiquer la version podalique ; et il n'y a point de danger que quelque esquille du

crâne puisse léser les organes maternels, vu que toutes ces esquilles se
trouvent cachées et adhérentes-au cuir chevelu.

Résultat de la version podalique.

Il est impossible d'indiquer d'une manière très-certaine le résultat
obtenu par la version podalique, vu que nous n'avons pas à notre disposition de statistiques où se trouvent indiquées toutes les conditions réclamées par l'opération.

Nombreux et variés sont les cas exigeant la version podalique, ainsi que
le résultat, la nature de ces cas et les difficultés rencontrées dans l'exécution de l'opération. Si cette opération est réclamée par une présentation
défavorable, si toutes les autres conditions sont bonnes, ou si la poche
des eaux est intacte et les contractions utérines régulières, la version ne
sera pas difficile et n'exposera pas la femme et le fœtus à d'autres risques que ceux inhérents à la mauvaise présentation et à l'adresse de l'accoucheur; mais, en général, ce n'est pas toujours pour corriger les inconvénients d'une mauvaise présentation que la version est réclamée.

La présentation par elle-même indique déjà quelque chose d'anormal
dans les conditions de l'organe de la gestation, ou elle dépend aussi de
quelque diminution proportionnelle dans les diamètres du bassin, et il
résultera de là que l'opération sera retardée et pourra compromettre la
vie du fœtus par les manœuvres exécutées. Les périls auxquels sont
exposés le fœtus et la femme seront plus grands encore lorsque l'opération sera exigée par quelque accident comme l'hémorrhagie utérine,
l'éclampsie, ou par une présentation du tronc suivie de rétraction de l'u-
térus sur le corps du fœtus.

Diverses statistiques ont été faites sur les résultats de la version podalique, mais toutes ne donnent pas de résultat par rapport à la femme et
au produit de la conception. Cependant, si l'on consulte ce qui existe à
ce sujet, on arrive à conclure que la version sacrifie une femme sur 14
cas et un fœtus sur 3 ; et on observe encore que le résultat de l'opération
n'est pas le même dans tous les pays relativement au produit de la conception. Ainsi, en Allemagne, la mortalité du produit est de 45 pour 100 ; en
Angleterre de 33 pour 100 et en France de 22 pour 100. En additionnant
ces chiffres, on remarque que la mortalité générale est de 1 sur 3. Ces
faits donnent lieu à une considération importante, c'est-à-dire que la
mortalité du fœtus par l'extraction à l'aide du forceps étant de 1 pour 8,
dès lors nous devons reconnaître que la version podalique ne sera pas une
opération pouvant remplacer l'extraction à l'aide du forceps.

ARTICLE II.

DE LA VERSION CÉPHALIQUE.

Indiquée par Hippocrate et conseillée par beaucoup de médecins et de chirurgiens de l'antiquité, et complétement délaissée depuis le temps où Ambroise Paré a démontré l'extrême simplicité et l'utilité de la version pelvienne, la version céphalique, bien que ne trouvant pas d'application dans tous les cas où il y a à changer la présentation du fœtus et à terminer l'accouchement par une opération manuelle, mérite cependant d'être conservée dans la pratique, comme pouvant remplir quelques indications dans diverses circonstances ou dans les cas où les difficultés de l'expulsion fœtale dépendent de la partie qui se présente.

Il est constant que la forme et le volume du crâne et son peu de solidité pour les tiraillements qu'on aurait à faire rendent les manœuvres de la version bien moins sûres, moins aisées et plus prolongées que si l'accoucheur allait à la recherche des pieds et pratiquait la version podalique. Nous le répétons ici, la version céphalique ne saurait remplacer cette dernière, toutes les fois qu'un accident possible indiquera la terminaison rapide du travail parturitif, et dès qu'on aura reconnu que pour amener la tête du fœtus au détroit supérieur il faudra des manœuvres prolongées dont l'influence peut être pernicieuse sur la vie du produit et sur l'état des organes sexuels de la femme; mais sans cela, nous ne voyons pas grand désavantage à ce qu'on l'admette dans la classe des opérations obstétricales : sans lui donner la même valeur que Flamand, Osiander et d'autres, nous ne lui refusons pas un rang important, et nous croyons comme Churchill qu'elle n'est tant décriée que parce qu'elle est employée sans discernement.

Les accoucheurs Smellie, Delamotte, Roux, Leroy, Wigand, Schnaubert, Stoltz, etc., ont employé ce moyen avec succès, et, selon une statistique de Busch de 1826, il y eut sur 15 cas, 14 naissances d'enfants vivants. Ritgen réunit pour sa part 45 cas ayant eu un résultat favorable. Maintenant, si on ajoute à cela que plus d'un fœtus, dans trois cas de version podalique, est né mort, il n'est plus possible de révoquer en doute l'utilité de la version céphalique, quoi qu'en pense M. Joulin. Du reste, sur 59 cas de présentation du tronc à la Maternité de Paris, le professeur P. Dubois réussit dans deux où il a eu l'occasion de pratiquer cette version.

Puisque chaque procédé a donc son indication spéciale et que dès lors l'un ne saurait avoir de supériorité sur l'autre, pourquoi les accoucheurs expérimentés n'indiquent-ils pas avec précision les cas où l'on doit pratiquer la version céphalique?

Quant à nous, en vue de la difficulté qu'on a de fixer généralement la tête du fœtus après la version dans le détroit supérieur, la version céphalique est une opération contre-indiquée toutes les fois qu'il y aura urgence d'une prompte terminaison de l'accouchement, ou bien lorsque le bassin offrira un vice quelconque de conformation caractérisé par un rétrécissement, attendu qu'alors les difficultés se seront accrues par l'impossibilité qu'éprouve la tête à se fixer.

Une autre contre-indication à la version céphalique est, comme l'a dit Velpeau, la présentation de l'épaule avec issue du bras.

S'agit-il au contraire d'une présentation de l'épaule simple sans autre accident, si l'utérus est doué de quelques contractions, et si le temps écoulé après la rupture de la poche des eaux est peu long, nous croyons qu'il y a lieu, surtout si le bassin est ample ou bien conformé, à pratiquer l'opération de la version céphalique. Dans ce cas pourtant, si la tête s'éloigne davantage du détroit supérieur que l'extrémité pelvienne, il convient de recourir préférablement, comme Velpeau le dit, à la version podalique.

Dans les présentations faciales en position mento-postérieure, si les conditions sont favorables à la réduction, on choisira entre la version céphalique et la conversion de la face en une présentation du crâne, à moins de l'impérieuse nécessité d'une terminaison rapide, auquel cas on appliquera le forceps aussitôt que la tête s'est fixée dans une position convenable.

M. Joulin, rejetant la version céphalique comme une opération plus sérieuse et plus difficilement exécutable que la version podalique, juge qu'elle doit *être réservée pour les cas dans lesquels la présentation vicieuse serait aggravée par un rétrécissement du bassin, par la raison qu'on pourrait tenter l'application du forceps sur la tête réduite, ce qui est moins dangereux que la version podalique.*

Dans quelques cas de présentation de la face compliquée d'étroitesse pelvienne où nous avons tenté le changement de la présentation en une autre du crâne, nous n'avons jamais réussi à fixer la tête de telle sorte qu'on puisse y appliquer les deux cuillers du forceps et les articuler; donc si cet accoucheur combat le moyen en question lorsque le bassin est bien conformé, nous ne savons pourquoi il le réserve pour des cas si défavorables que ceux-ci. S'il est certain que dans les rétrécissements du bassin, la sortie de la tête, après la version podalique, devient une période difficile de l'opération, nous n'avons pas moins éprouvé pratiquement les mêmes difficultés pour appliquer le forceps lorsque le crâne se tient mobile au-dessus du détroit supérieur, et si nous attendons qu'il soit fixé pour nous servir de cet instrument, le temps pourra être souvent excessivement long; ce qui, joint à l'effort pour le dégagement et à la compression subie par la tête du fœtus, n'est pas moins dangereux pour celui-ci que si nous pratiquions tout de suite la version podalique avec le soin de placer les plus grands diamètres de la tête fœtale en rapport avec ceux du détroit supérieur du bassin.

Limitée ainsi aux cas que nous avons indiqués, la version céphalique peut cependant encore être remplacée par la version podalique toutes les fois qu'il ne se présentera pas de plus grandes difficultés que dans cette dernière, et, pour l'exécuter, l'accoucheur ayant d'abord placé la femme convenablement, après les soins préliminaires précédemment décrits, il fera le choix de la main suivant les règles connues; s'il a affaire à une présentation d'épaule, il saisira celle-ci et la refoulera en haut, et ensuite il ira saisir la tête pour la mener au détroit supérieur où il essayera de l'introduire dans la position la plus convenable, ou bien il la soutiendra jusqu'à ce que les contractions de l'utérus puissent l'y fixer.

Si le cas nécessite une terminaison immédiate, l'extraction pourra être accomplie par le moyen du forceps.

S'agit-il d'une présentation de la face où cette partie reste mobile au-dessus du détroit supérieur, la version céphalique étant praticable, la main qui, placée entre la pronation et la supination, aura sa face palmaire tournée vers le plan abdominal du fœtus sera celle qu'emploiera l'accoucheur, et, en élevant la partie présentée, il amènera le sinciput au centre du détroit et opérera pour le reste de la manière sus indiquée.

Pour un accoucheur expérimenté, la version céphalique n'offre pas de difficultés insurmontables et le résultat peut en être satisfaisant; mais, à défaut d'une grande habileté, il vaut mieux ne pas la tenter et appeler un accoucheur expérimenté, car dans ce cas il y va de la vie du fœtus ou de la mère. Si la version céphalique est d'une exécution longue et moins dangereuse, la version podalique, par les manœuvres qu'elle exige, mettra souvent en danger la vie de la femme et de l'enfant. Madame Lachapelle, en disant avec d'autres accoucheurs que la version céphalique était mauvaise, faisait allusion sans doute au résultat de l'opération, et non à la possibilité d'exécuter d'une manière inoffensive les manœuvres convenables.

ARTICLE III.

DE LA VERSION PAR DES MANŒUVRES EXTERNES.

S'il est vrai qu'Hippocrate et d'autres praticiens anciens ont conseillé que dans quelques cas l'on fît en sorte, à l'aide de la pression et de diverses positions, que le fœtus dirigeât l'extrémité céphalique vers le centre du bassin, pour la réussite de l'accouchement, on ne peut nier, à moins de vouloir tout rapporter au père de la médecine, qu'il y a loin des conseils grossiers et pernicieux que celui-ci donnait, aux vraies manœuvres pour obtenir la version du fœtus.

On suppose que c'est Jacob Rueff le premier qui a conçu l'idée de pratiquer la version à l'aide des manœuvres externes, par le passage suivant de son ouvrage publié en 1580. *De conceptu et generatione* : « Evenit in-
« terdum transverso modo apparere infantem et in latus procidere, quod
« ubi fit, parturiens nec urgenda, nec, hoc modo expetendus infans. Sic

« enim infantem nasci prope sine conversione aliqua, et natura et res
« ipsa impossibile esse ostendunt. Quos circa dabit operam obstetrix, ut
« ad legitimam naturalis partus formam infantem revocet, submovendo,
« inquam, nates et ad exitum dirigendo caput. Si hac non successerit,
« volutando sæpius quid possit tentet, donec ad legitimam formam con-
« versus fuerit. »

Les avantages de la version podalique étant généralisés alors, ces idées
restaient dans le plus complet oubli, quand Wigand, accoucheur hollan-
dais, ayant observé avec quelle facilité se manifestait souvent la version
spontanée, soit dans les présentations déviées du crâne, soit dans les
présentations de l'épaule, avec ou sans issue du bras du fœtus, conçut
de son côté l'idée de corriger les présentations vicieuses et d'aider la
nature dans de semblables cas par des manipulations extérieures.

Le résultat ayant répondu à l'attente, il fit paraître en 1812 un mémoire
qui a été soumis à l'appréciation des Académies de Paris et de Berlin.
Mais tandis que, dans la première, le mémoire de Wigand fut entièrement
oublié, la seconde en prit connaissance, et les idées qui y étaient exposées
ne tardèrent pas à se propager dans le reste de l'Allemagne, où elles
reçurent un accueil favorable de la part d'Outrepont, Wenzel, Ritgen,
Siebold, Kilian, Nægele, Scanzoni et d'autres, qui ont même cherché à
populariser l'opération et lui ont consacré divers ouvrages, parmi lesquels
se distingue celui qu'a publié, en 1849, Ed. Martin, professeur à Berlin.

Si le travail de Wigand a été ignoré en France, il faut avouer pourtant
que l'opération n'y a pas été inconnue, car Velpeau en fait une mention
abrégée dans la première édition de son traité d'accouchements. Mais,
quoiqu'il en ait parlé plus au long dans la seconde édition de 1835, il ne
lui accorde pas cependant la même valeur que les praticiens allemands
et les auteurs modernes.

Madame Lachapelle et Baudelocque, qui discutent les difficultés de la
version céphalique, sont muets cependant sur l'opération de Wigand, et,
bien que le professeur P. Dubois en ait fait l'objet d'un article important
qu'il a inséré dans le *Dictionnaire en 30 volumes*, sous le titre de VERSION
CÉPHALIQUE, la méthode ne devint pas plus vulgaire pour cela. En effet,
Chailly-Honoré, M. Jacquemier, et Cazeaux, dans la quatrième édition de
son traité publié en 1853, n'entrent pas dans de grands développements
à ce sujet, et, à l'exception du premier, qui a une fois pratiqué l'opération
avec Devilliers, aucun des autres ne lui prêtait de valeur.

Pourtant, en 1855, d'après une traduction faite par Hergott du mémoire de l'auteur cité, Cazeaux, dans la sixième édition de son ouvrage,
développant un peu la méthode du professeur de Hambourg, la fit aussi
mieux connaître en France, où M. Joulin, dans son récent ouvrage sur les
accouchements, la préconise et en démontre les principaux avantages.
Dans le nord de la France, les préceptes de Wigand avaient déjà été précédemment acceptés par le professeur Stoltz; et, en Belgique, le professeur Hubert, de Louvain, sans connaître le mémoire de Wigand, s'est

occupé spécialement du même objet. Mais il paraît qu'en Angleterre l'opération dont il s'agit n'a guère ému les accoucheurs, à en juger par le silence gardé à cet égard par Simpson, Ramsbotham et Tyler Smith, et à peine la voit-on rapportée dans l'ouvrage de Churchill sur la théorie et la pratique des accouchements.

Telles sont les conditions essentielles établies par Wigand pour l'exécution de la version au moyen des manœuvres externes : 1° il faut que le fœtus jouisse d'une grande mobilité; 2° que le liquide amniotique soit abondant et que son écoulement n'ait pas eu lieu; 3° que les contractions persistent et ne soient pas faibles, irrégulières, ni spasmodiques; 4° que le bassin présente une bonne conformation.

Outrepont, dans son ouvrage publié en 1822, juge praticable la version par manipulations externes : 1° quand il y a absence de toute complication qui rende immédiate la terminaison de l'accouchement; 2° lorsque les contractions seront régulières et assez fortes pour empêcher une nouvelle manifestation de la position vicieuse; 3° quand les membranes seront intactes, ou bien en cas de rupture, si l'écoulement du liquide amniotique est en assez petite quantité pour permettre la mobilité du fœtus; 4° enfin quand on se sera assez exactement assuré de la position du fœtus pour ne pas craindre une présentation de la face ou une procidence du cordon, et qu'on ne rencontrera pas de signe révélateur d'une monstruosité.

Les conditions posées par Wigand et Outrepont ont été presque généralement acceptées, et les professeurs Velpeau et Martin, d'Iéna, eux-mêmes ont été d'avis que l'opération ne pouvait réussir lorsque le liquide s'était échappé longtemps auparavant, de manière que la matrice se trouvât rétractée sur le fœtus, et lorsque le bassin n'offrirait pas la capacité voulue. Cependant il y a des faits qui prouvent que la version par des manœuvres externes peut être pratiquée quelques heures et même plusieurs heures après l'écoulement du liquide amniotique avec un heureux résultat, comme l'ont reconnu par eux-mêmes Spengler, Hubert, de Louvain, et d'autres. Le docteur Nivert, d'autre part, se fondant sur la pratique de M. Danyau et de madame Alliot, accoucheuse en chef de la Maternité de Paris, établit même que dans les cas de rétrécissement du bassin, entre un diamètre de 9 ½ à 6 ½ centimètres, on doit pratiquer la version céphalique par des manœuvres externes et livrer l'accouchement aux efforts de la nature, ou bien le terminer par le moyen du forceps, si ces efforts sont insuffisants; dans le cas possible d'un rétrécissement au-dessous de 6 centimètres ½, on emploiera la céphalotripsie.

La mobilité du fœtus, qui est une condition importante pour la version par les manœuvres externes, constitue une cause considérable de difficulté pour l'application du forceps et surtout pour la perforation du crâne et l'emploi du céphalotribe. De cette façon, ce n'est seulement que lorsque le bassin offrira un léger degré de rétrécissement que nous hasarderons la version par manœuvres externes.

L'issue du liquide amniotique en assez grande quantité pour tenir l'utérus collé énergiquement sur le corps du fœtùs ou pour enrayer la mobilité de celui-ci sera, par la même raison, une condition défavorable devant empêcher le résultat des manipulations pour la version fœtale.

Tous les accidents qui requièrent la terminaison prompte de l'accouchement, l'éclampsie, l'hémorrhagie utérine, le prolapsus du cordon, etc., la présence de fœtus multiples ou de monstruosités dans la cavité de l'organe gestateur, sont encore des contre-indications pour la version externe.

L'opération peut se pratiquer avant ou après que le travail aura commencé ; on aura toujours soin d'établir d'abord le diagnostic exact de la présentation et de la position, et pour la facilité et le succès des manœuvres, il faudra que les membranes soient intactes ou bien, si la rupture de la poche a eu lieu, qu'il y ait eu peu de liquide écoulé.

Mattei qui, dans son travail sur l'accouchement physiologique publié en 1855, se montre un des plus zélés défenseurs de la version à l'aide de manœuvres extérieures, conseille de pratiquer l'opération dans les trois derniers mois de la gestation, et croit qu'il est possible d'établir parfaitement bien le diagnostic des présentations et des positions par le moyen du palper, et même de sentir à travers l'abdomen la série des apophyses épineuses des vertèbres !

Il faudrait en quelque sorte posséder l'agilité du prestidigitateur ou le tact de l'aveugle pour atteindre un tel résultat, et nous avouons, d'après notre propre expérience, qu'il n'est pas très-aisé d'établir le diagnostic des présentations et moins encore des positions par le moyen du palper abdominal et de l'auscultation, et c'est là pour nous la plus grande objection à la version par des manœuvres externes ; mais nous ne nions pas que d'autres accoucheurs aient pu parvenir par ce' moyen à établir le diagnostic des présentations du fœtus : en effet, si l'on n'a pas une certitude complète à ce sujet, il peut arriver dans l'opération qu'on donne au fœtus une mauvaise présentation et que l'on complique gravement le travail de l'accouchement.

L'opération pratiquée dans les trois derniers mois de la grossesse, comme le propose Mattei, ne présente, suivant Cazeaux, aucun avantage, car le changement de la présentation du fœtus n'entraîne pas la modification de la forme de l'utérus sous l'influence de laquelle s'est établie l'attitude vicieuse du produit, et pour notre part, lors même qu'il n'y aurait pas cette raison, nous rappellerions, contre une intervention aussi prématurée, le fait que le produit de la conception présente souvent jusqu'au septième mois et même jusqu'au début du travail une direction vicieuse qui est corrigée avantageusement aussitôt que l'accouchement commence. Dans tous les cas, on ne doit pas se hâter d'effrayer la femme par l'idée que le fœtus se trouve dans une mauvaise direction ou qu'elle pourra avoir un travail difficile ou dangereux.

Ainsi il nous semble plus convenable de ne commencer l'opération que dans la dernière quinzaine de la grossesse, ou même pendant l'accouchement et avant la rupture de la poche des eaux et l'écoulement complet de celles-ci, car la mobilité du fœtus doit dans ces conditions faciliter la version.

Quand Wigand voulait pratiquer cette opération, après avoir diagnostiqué la présentation ou reconnu la partie fœtale qui se rapprochait le plus du détroit supérieur, il faisait indifféremment asseoir la femme ou la plaçait dans le décubitus latéral ou dorsal, et appliquait une des mains sur la région correspondant à la tête fœtale et l'autre sur celle qui répondait aux fesses; il exerçait, un instant avant et durant les contractions, et dans des directions opposées, des pressions légères, douces, jusqu'à ce qu'une de ces parties descendît et vînt franchement se mettre en rapport avec le détroit supérieur. Aussitôt que la contraction utérine avait cessé, Wigand faisait soutenir les parois latérales du ventre par la femme en couches elle-même ou par les mains d'un aide, pour recommencer ensuite les mêmes manœuvres; quand il remarquait que la présentation ne s'était pas modifiée, il laissait la femme sur le décubitus latéral, et, par-dessous la région répondant à l'extrémité qui devait être élevée, il glissait un coussin dur et épais, recommandant à la femme de s'appuyer contre lui lorsque les douleurs commenceraient.

Quand le toucher lui faisait reconnaître que la tête ou les fesses étaient descendues et se trouvaient à l'orifice utérin, il rompait la poche des eaux pour fixer la partie dans la meilleure position, ou bien, si cette dernière se trouvait placée convenablement et solidement dans le détroit supérieur, il s'abstenait de rompre la poche et abandonnait l'accouchement aux efforts de la nature. La tête se trouvait-elle dans le voisinage du détroit supérieur, Wigand se contentait avec une seule main d'exercer quelques pressions sur la région correspondant aux fesses du fœtus, tandis que les doigts de l'autre, introduits dans le vagin, essayaient de faire glisser la tête de telle sorte qu'elle vînt se coller à l'orifice utérin, pour opérer ensuite en temps opportun la rupture de la poche.

Le procédé de Wigand a été modifié par différents accoucheurs sous le rapport de la facilité des manœuvres et du succès de l'opération. Hubert, de Louvain, et Martin, d'Iéna, réprouvent l'usage de porter le doigt au col de l'utérus, parce qu'il peut en résulter des contractions nuisibles à la version, et cette même raison leur fait recommander d'exercer les manœuvres seulement dans l'intervalle des douleurs, pendant lesquelles le fœtus jouit d'une plus grande mobilité et ses saillies sont plus aisément perçues. Le docteur Hubert trouve mieux de faire coucher la femme en décubitus horizontal, afin que la tension des parois abdominales n'oppose pas la moindre résistance aux pressions qui doivent être dirigées sur elles.

Dans le moment de la douleur, l'accoucheur cessera la pression, mais il tâchera de conserver l'effet qu'il a obtenu, en laissant les mains appuyées sur les régions où elles se trouvaient à l'instant de la contraction. Les manœuvres seront exécutées à deux, un aide placera ses mains sur la région répondant aux fesses du fœtus, et l'accoucheur, se servant des deux mains pour comprimer graduellement et profondément avec leurs doigts la paroi abdominale et la paroi utérine au-dessus de la tumeur formée par la tête du fœtus, repoussera celle-ci au centre du détroit supérieur à proportion que l'aide élèvera les fesses vers le fond de l'utérus.

Tandis que le docteur Hubert est pour la rupture de la poche des eaux dans la plupart des cas, le docteur Martin a pour règle de ne la déchirer que lorsque la tête se fixera rapidement.

Le professeur Velpeau conseille d'attendre la dilatation complète du col avant de commencer les manipulations extérieures, et, comme tous les accoucheurs modernes, il conseille de chercher à engager dans le détroit supérieur la tête préférablement à l'extrémité pelvienne, précepte exagéré par Mattei, qui va jusqu'à vouloir qu'on convertisse, par le moyen de la version externe, la présentation franche de l'extrémité podalique en une présentation du crâne, oubliant qu'il peut en résulter des complications capables de rendre l'accouchement difficile et de le retarder davantage par une intervention intempestive dans l'exercice des fonctions naturelles. Nous sommes, en effet, persuadé que les manœuvres, pour changer la présentation de l'extrémité podalique en une du crâne, peuvent amener, après beaucoup d'efforts, une présentation du tronc qui est toujours plus dangereuse que la présentation de l'extrémité pelvienne.

Quelques accoucheurs, lorsqu'ils pratiquent la version avant que l'accouchement ne soit déclaré, ou même pendant le travail, quand celui-ci doit se prolonger quelque temps, tâchent de maintenir l'effet de l'opération ou de la nouvelle présentation, par le moyen des mains appliquées aux côtés du ventre, ou de compresses longues et épaisses dont l'une est posée sur la région occupée avant par la tête et l'autre sur la région correspondant aux fesses, toutes les deux soutenues par des bandages circulaires. D'autres se passent de l'appareil et se servent seulement des mains pour conserver l'effet des manœuvres ; lorsque par le toucher ils reconnaissent que le col est entièrement ou suffisamment dilaté, ils déchirent la poche des eaux et attendent que la tête du fœtus se soit solidement fixée au détroit supérieur. Préalablement la femme doit se tenir dans le plus grand repos et couchée sur le dos : elle avertira l'accoucheur aussitôt qu'il se manifestera quelque contraction, afin qu'il puisse remédier à temps à la reproduction de la présentation normale.

La version par des manipulations externes ne doit pas offrir de difficulté dans l'exécution, mais le résultat en sera souvent incertain, d'abord par l'embarras d'un diagnostic précis, et aussi parce que le fœtus n'obéira pas aux pressions dirigées sur les extrémités de son grand diamètre, ce qui doit arriver, comme le dit très-bien M. Joulin, dans les cas de présentations du tronc dorso-postérieures où les membres du fœtus échappent à la pression et ne laissent pas accomplir le mouvement général pour la conversion de la mauvaise présentation.

Dans quelques cas de ce genre, nous avons noté que ces mouvements des membres du fœtus excitent la contraction utérine, laquelle rend de son côté les manœuvres superficielles et sans action sur les parties qui doivent être déplacées.

L'opération par elle-même est simple, non douloureuse pour la femme, quand on procède convenablement ; elle n'exige pas les apprêts de la version, et toutes les fois que l'on a atteint le résultat voulu, elle est d'un grand avantage pour les deux êtres ; en un mot, elle les laisse ou les met dans les conditions d'un accouchement plus favorable et à l'abri d'une action traumatique violente.

Le docteur Hubert, de Louvain, présente dans son travail 20 observations personnelles de présentations vicieuses, corrigées avec plein succès au moyen de la version par les manœuvres externes. Dans 7 cas de Martin, d'Iéna, le résultat fut le même, et dans 14 versions céphaliques faites par le docteur Nivert à l'aide de ces manipulations, pas un fœtus ne mourut et le résultat fut heureux pour toutes les femmes.

CHAPITRE II

DE L'APPLICATION DU FORCEPS.

Si la chirurgie remporte un triomphe quand elle peut diminuer la fréquence des opérations, ou remplacer les plus graves et les plus périlleuses par celles qui sont exécutées sans grand risque, l'invention du forceps et son emploi dans la pratique constituent l'un des plus grands progrès qui aient été faits dans l'art obstétrical.

Autrefois les accoucheurs n'avaient d'autre instrument pour sauver la femme qu'un crochet dont l'introduction dans le crâne du fœtus devait en amener la mort sans que cependant l'extraction en fût rendue possible.

Après l'adoption du forceps, les risques et les dangers que couraient tant la femme que le fœtus disparurent, et bien que de nos jours encore nous ayons quelquefois à sacrifier ce dernier pour le salut de la mère, les cas de ce genre sont comparativement moins nombreux depuis qu'on a introduit cet instrument dans la pratique de l'obstétrique.

Le forceps n'est connu que depuis 1716, et il passe pour certain qu'il a été inventé par le docteur Paul Chamberlen, à peu près dans l'année 1650. Le docteur Hugo Chamberlen, fils du précédent, en possession de l'instrument de son père, et entraîné par les succès qu'il en avait tirés, résolut, en 1670, de faire un voyage à Paris dans le but de vendre son secret pour 10 000 écus au premier médecin de Louis XIV. Or il fallait juger de la valeur de l'instrument : une femme qui se trouvait depuis huit jours en travail et ne pouvait accoucher, par suite d'un rétrécissement du bassin,

s'étant présentée à Mauriceau, fut par lui remise aux mains de Chamberlen, qui promit d'extraire le fœtus en moins d'un quart d'heure, quelle
que fût la difficulté qu'il pourrait rencontrer. Ayant travaillé inutilement
pendant trois heures, il abandonna la femme, qui vint à mourir au bout
de vingt-quatre heures.

Très-contrarié de cette mésaventure, Chamberlen retourna en Angleterre, où il continua à se servir de son instrument pendant très-longtemps
sans révéler son secret. Toujours préoccupé par l'intérêt, il passa en Hollande en 1693 et vendit quelques-uns de ses instruments à divers accoucheurs, comme Roonhuysen et Ruysch, qui ont gardé le secret, car l'instrument décrit par le premier de ces auteurs ne ressemble pas au forceps
de Chamberlen.

Enfin, depuis 1716 ou même un peu avant, les principes de Chamberlen
ont été connus, car le docteur Johnson fait la description d'un forceps appartenant à l'accoucheur Drinkwater, qui mourut en 1728 ; et, en 1733, le
docteur Chapman décrit l'instrument dont se servait Chamberlen, sans
dire toutefois de quelle manière il tient le secret.

C'est en 1818 que le hasard a fait découvrir l'instrument usité par la
famille Chamberlen. La maison qu'habitait Pierre Chamberlen fut vendue
en 1715 à Guillaume Alexandre, marchand de vin du comté d'Essex, et
dans une des chambres on trouva une armoire contenant différents objets,
entre autres une espèce de pince composée de deux branches pareilles
s'articulant dans le centre et ayant les extrémités antérieures recourbées
dans le sens de sa face interne, et les extrémités postérieures droites et
disposées en forme de ciseaux.

Avant cette découverte qui ne laissa plus aucun doute sur le vrai inventeur du forceps (Chamberlen), c'est Palfyn, accoucheur à Gand, qui
passait pour l'avoir imaginé ; mais aujourd'hui il est reconnu que l'instrument présenté par ce dernier à l'Académie des sciences de Paris est
très-différent du forceps, et a été conçu par Palfyn sur des notions
inexactes acquises par lui dans divers voyages qu'il avait faits en Angleterre et en Allemagne pour découvrir le secret de Chamberlen.

L'instrument de Chamberlen se répandit peu à peu, et bien que chaque
accoucheur voulût le modifier à sa convenance, plusieurs de ces modifications n'ont pas atteint leur but.

Le forceps de Chamberlen, présentant à peine une courbure dans le
sens de ses faces internes, était d'un usage difficile et dangereux dans les
cas où la tête se trouvait au-dessus du détroit supérieur ; ainsi, pour le
rendre aussi utile que possible, Levret, en France, et Smellie, en Angleterre, eurent presque en même temps l'idée de donner au forceps une
autre courbure dans le sens de ses bords, de manière qu'il pût s'adapter
à la courbure du canal pelvien.

Les forceps de Levret et de Smellie ont à leur tour subi dans leur
forme, leur grandeur et la disposition de leurs parties, de nombreuses

modifications dont il sera fait mention dans la description de l'instrument.

Le forceps a été inventé pour être appliqué à la tête du fœtus, soit qu'elle se présente par le sommet ou par la base, et, comme nous l'avons déjà dit, il n'est autre chose qu'une pince formée de deux branches égales s'articulant dans son centre. Chaque branche se compose de trois parties : une antérieure, une moyenne et une postérieure. La partie antérieure, appelée *cuiller*, parce qu'elle est un peu élargie, présente une face externe, une face interne, un bord antérieur et un bord postérieur.

La face externe est convexe, lisse et polie; la face interne, destinée à loger la tête du fœtus, est un peu recourbée. Le forceps de Levret portait dans cette face un sillon destiné à servir de réceptacle au cuir chevelu et à empêcher le glissement de la tête, mais aujourd'hui l'instrument n'a pas ce sillon, et sa face interne est rendue rugueuse par la lime. Le bord antérieur du forceps est concave et le bord postérieur convexe, afin que la cuiller puisse s'accommoder, en pénétrant, à la direction du canal pelvien. Beaucoup de forceps anglais ne présentent pas cette courbure, surtout ceux qu'on appelle *courts*.

La cuiller du forceps offre tout au long un vide ou ouverture nommée *fenêtre* et elle est obtuse et arrondie au bout. La fenêtre a été imaginée pour rendre l'instrument non-seulement moins lourd, mais encore plus propre à saisir ou à protéger les bosses pariétales au moment où on l'applique sur la tête du fœtus. La portion postérieure ou manche du forceps français, mince et étroite, se termine par une extrémité recourbée en forme de crochet. Un de ces crochets est émoussé et disposé en angle presque droit avec le manche de l'instrument, et l'autre a la forme d'un angle aigu et se termine par un bouton qui offre, étant dévissé, une pointe pénétrante.

Le forceps anglais n'a aucun de ces crochets; sa partie postérieure ou manche est de bois, et moins longue que celle des forceps français.

La partie moyenne ou articulaire n'est pas égale aux deux branches : l'une d'elles présente une vis et l'autre une fente ou mortaise pour recevoir la vis.

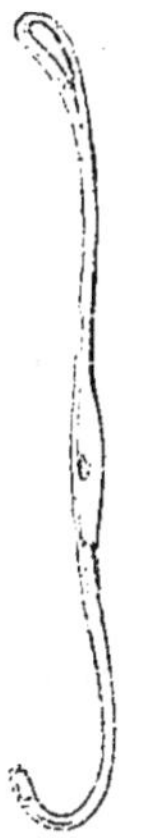

(FIG. 79.) — *Forceps. Branche mâle.* (FIG. 80.) — *Forceps. Branche femelle.*

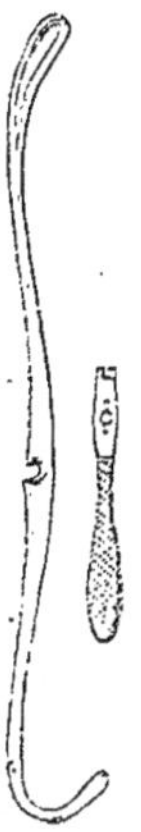

On appelle la première *branche mâle* (fig. 79), et la seconde *branche femelle* (fig. 80). Quelques accoucheurs avaient cru devoir substituer à cette dénomination celle de branche gauche pour désigner la première, parce que c'était celle-là qu'on introduisait d'abord, avec la main gauche et au côté gauche du pelvis, et celle de branche droite pour l'autre, parce qu'on procédait *vice versa*. Il est arrivé de là que les noms se confondaient et que ce que Velpeau appelait branche gauche, madame Lachapelle l'appelait branche droite, parce que le manche de la branche s'introduisant à gauche du bassin se trouvait être à droite de la femme, et le manche de l'autre partie qui entrait au côté droit, à gauche.

Dans ce cas, il vaut mieux adopter les noms les plus clairs, de branche mâle ou femelle, ou, comme Cazeaux, de branche à pivot ou à mortaise. Les branches du forceps se croisent à la partie articulaire dans laquelle est une échancrure en sens inverse, de sorte qu'étant articulées elles se trouvent sur le même plan, et les manches, comme les cuillers, parallèles les uns aux autres.

Dans ces derniers temps, M. Camille Bernard a fait construire un forceps dont les branches articulées par le moyen d'une charnière et non croisées sont disposées de façon que les cuillers se marient l'une sur l'autre, et qu'introduites dans la partie postérieure du bassin elles puissent être portées aux côtés de la tête du fœtus étant tenues jointes l'une à l'autre par un petit ressort.

Cet instrument, tout ingénieux qu'il est, n'atteint malheureusement pas le résultat qu'on a eu en vue.

Nous allons entrer maintenant dans l'étude du forceps, que nous diviserons en cinq articles.

ARTICLE PREMIER.

PRÉCAUTIONS PRÉLIMINAIRES A PRENDRE POUR L'USAGE DU FORCEPS.

Une fois la nécessité de l'extraction fœtale reconnue, on doit avant de tenter l'opération annoncer aux proches tout ce qui peut survenir, et à la femme, que le fœtus va être extrait d'une manière facile et sans danger. Baudelocque conseille de montrer l'instrument à la femme pour la rassurer, et madame Lachapelle a remarqué que la femme se soumettait ainsi avec plus de courage à l'opération ; mais quelques accoucheurs croient par expérience que la vue du forceps ne peut qu'effrayer la femme, et, dans notre opinion, il suffit qu'on lui dise que l'instrument est inoffensif pour elle comme pour le fœtus et que celui-ci est saisi comme par une main.

La position qui convient dans les cas où l'on applique le forceps est celle que nous avons indiquée lors de la version ; l'accoucheur devra avoir à sa disposition quatre aides, un pour donner l'instrument, deux pour soutenir de chaque côté les membres abdominaux, et un autre pour fixer le bassin et empêcher que l'accoucheur ne soit gêné par des mouvements de la femme. La vessie sera vidée et, à cet effet, s'il le faut, on emploiera le cathétérisme, et le rectum sera débarrassé des matières fécales au moyen d'un lavement purgatif.

On évitera l'impression désagréable du froid causée par le contact de l'instrument, en introduisant les cuillers dans l'eau chaude, d'où on les retirera une fois qu'elles seront attiédies, puis, après les avoir parfaitement essuyées, on enduira la face externe avec un corps gras, tel que le cérat, l'huile d'amandes, etc.

Au moment d'entreprendre l'introduction du forceps, il faudra de nouveau s'assurer de la présentation et de la position du fœtus, et de l'état du col de l'utérus, car on ne doit tenter l'opération que lorsque la tête est la partie qui se présente et que le col sera en complète dilatation ou facilement dilatable.

Quelques praticiens ont eu l'idée de porter le forceps sur les fesses ; mais la grande quantité de parties molles qui les recouvre et le défaut de résistance des os qui entrent dans leur composition rendent peu efficace l'application de l'instrument dans les présentations de ce genre, et peuvent donner lieu à des contusions plus ou moins profondes et graves, ce qui nous fait approuver la recommandation de plusieurs accoucheurs, de n'appliquer le forceps que sur la tête dans ses diverses présentations par le sommet, la face ou la base.

ARTICLE II.

DES RÈGLES A SUIVRE DANS L'OPÉRATION.

L'accouchement par l'application du forceps peut être divisé en trois temps : celui de l'introduction de l'instrument, celui de son articulation et celui de l'extraction fœtale.

PREMIER TEMPS. — *Application du forceps.* — Chaque branche de l'instrument doit être introduite à son tour ; on saisira donc la branche à pivot ou gauche avec la main gauche et on l'appliquera au côté gauche. Comme le dit avec esprit le professeur Pajot, tout doit être gauche, excepté l'accoucheur.

La branche droite doit être soutenue avec la main droite et appliquée du même côté du bassin.

Chacune des branches se trouvera appliquée aux côtés de la tête de telle sorte que la cavité des bords des cuillers regarde le point de cette partie que l'on se propose d'amener au-dessous de la symphyse pubienne ; si l'occiput répond à l'extrémité antérieure ou postérieure du diamètre sacro-pubien, les bosses pariétales se trouveront prises dans les fenêtres des cuillers du forceps, et si la tête est en flexion, l'instrument sera dans la direction du diamètre occipito-mentonnier. Quelquefois pourtant il arrivera que l'occiput corresponde avec le diamètre oblique ou transverse du bassin ; si l'on introduit le forceps, l'une des cuillers se portera sur le front et l'autre sur le sinciput, ce qui fait que l'application est ici défectueuse et la manœuvre de l'extraction plus difficile. Pour obvier à cet inconvénient, M. Baumers a inventé un forceps dont une des branches s'applique à la face concave du sacrum, et l'autre à la partie antérieure, de manière que la tête soit saisie par les bosses pariétales. Le forceps de M. Baumers semble donner un bon résultat; mais quand on ne peut se le procurer il faut s'écarter de la règle générale, et appliquer dans ces cas spéciaux les cuillers, même lorsqu'elles n'embrasseraient pas les côtés de la tête.

La branche du côté gauche est la première à introduire.

Dans quelques circonstances, par exemple lorsque la tête se trouve très-élevée, et qu'il y a difficulté à introduire la branche gauche, si bien que, après que celle-ci est introduite, on ne peut appliquer la branche droite, on doit changer et commencer par introduire cette dernière pour porter ensuite la seconde branche ou la gauche (fig. 81). Ainsi, tout en ne négligeant pas la règle que nous avons établie, on peut dire que la branche pouvant offrir le moins de difficulté est celle qui doit être introduite. On doit, avant d'introduire la cuiller du forceps, porter pour la guider, entre la tête du fœtus et les organes sexuels de la femme, la main opposée à celle qui soutient la branche de l'instrument. La tête est-elle dans l'excavation, il suffit de placer entre elle et les parties latérales du bassin deux ou trois doigts de la main; mais est-elle élevée, il faut souvent introduire toute

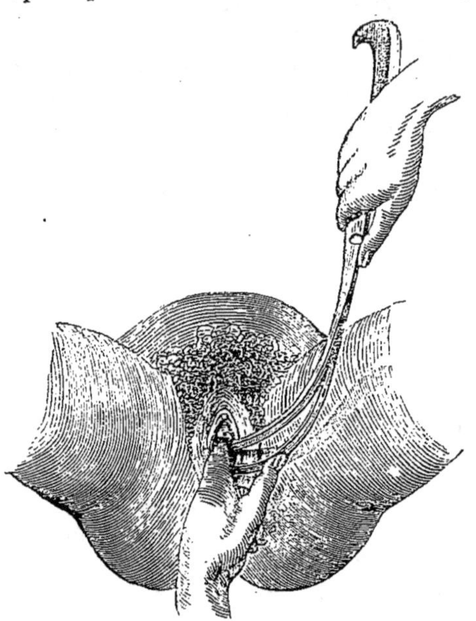

(FIG. 81.) — *Introduction de la branche droite.*

la main de manière que les doigts se placent entre elle et le col. Même lorsque la tête est dans l'excavation, nous cherchons autant que possible à glisser le doigt entre la tête et le col utérin, et, à cet effet, on introduira ou les quatre derniers doigts ou la main entière.

Dans la règle ci-dessus établie, dès qu'on a à appliquer la branche gauche, on doit introduire dans les organes génitaux la main droite, et si la branche droite doit être appliquée, il faut introduire la main gauche. Flamand et Hatin conseillent d'appliquer les deux branches du forceps avec la main droite et de l'introduire dans les deux cas aux parties génitales, en conduisant le forceps avec la main gauche. Ainsi, quand il faut appliquer la branche à vis, on entre dans les organes la main gauche ayant le bord radial tourné en haut, et, une fois la branche en place, sans retirer la main, on doit avec elle contourner la partie qui se trouve en rapport avec la symphyse pubienne et l'amener au côté droit pour recevoir la branche supérieure ou droite du forceps.

Si la tête est élevée au-dessus du détroit supérieur, on pourra la contourner suivant le conseil de Hatin ; mais quand la tête se trouve introduite au détroit supérieur ou même dans l'excavation, ce sera assez difficile. En tout cas, même sans cet embarras, la mauvaise position de la main rendrait l'opération plus lente que si l'on suivait les règles que nous avons déjà fait connaître.

Chaque branche du forceps doit être soutenue près de la partie articulaire, ou comme une plume à écrire ou comme un couteau de table ; puis, inclinant le manche de l'instrument sur le ventre de la femme et un peu du côté opposé à celui où doit se trouver la cuiller, on applique le bout de la face externe de celle-ci à la surface palmaire de la main par où on le fait glisser jusqu'à la profondeur convenable. La cuiller doit suivre dans ce trajet la direction de l'axe du conduit pelvien ; à mesure qu'elle s'insinuera, on devra abaisser le manche, et la ramener de manière à la mettre à la ligne médiane de la racine des cuisses. On fait décrire ainsi deux courbes, parce qu'en même temps qu'on abaisse le manche du forceps, on pousse la cuiller de manière qu'elle parcoure le côté du bassin et se porte sur la tête.

Dans l'introduction de l'instrument, on doit, d'après Baudelocque, suivre l'endroit où il devra rester, après qu'on l'aura articulé ; selon Velpeau, on doit faire aller les deux branches par la partie du bassin correspondant à l'échancrure sacro-sciatique, et, lorsque la tête est en position oblique, on portera la branche supérieure sur la partie qui répond à la cavité cotyloïde. Madame Lachapelle fait pénétrer la branche qui doit se fixer à la partie inférieure le long de l'articulation sacro-sciatique, mais l'autre branche, aussitôt qu'elle est arrivée à la partie répondant au ligament sacro-sciatique, est ensuite dirigée en arrière de la cavité cotyloïde, de manière que la cuiller est, suivant l'expression de cette accoucheuse, obligée de décrire un mouvement de spirale.

Les accoucheurs allemands appliquent les branches sur les côtés de la tête du fœtus dans quelque position qu'il soit.

Le professeur Churchill, et nombre d'autres praticiens anglais, se conformant aux règles admises par Baudelocque et plusieurs autres, portent les cuillers à l'endroit où elles doivent rester selon les positions ou rapports de la tête avec les différents diamètres du pelvis. La cuiller qui entre en dernier se place toujours de telle sorte que sa partie articulaire doit passer sur celle de l'autre.

Lorsque c'est la branche femelle que l'on introduit en second lieu, il n'y a aucune difficulté à l'articuler à l'autre ; mais si, au lieu de celle-là, on est obligé d'introduire la branche gauche, comme la vis se trouve au-dessus et les manches des deux cuillers croisés, on a de la peine à établir les rapports de l'ouverture avec le pivot ou de passer la branche gauche sur la droite. En présence d'un semblable croisement des branches, l'accoucheur, ayant à abaisser ou à décrire la courbure avec la seconde branche ou celle à pivot, tâchera de soulever un peu et en dehors le manche de l'autre, de manière que la branche à pivot puisse passer par-dessous la branche à fente. Néanmoins ces mouvements n'établissant pas sans inconvénients les rapports qu'on se propose, on a fait construire un forceps dont on peut changer la position suivant les circonstances et qui offre par là une supériorité sur tous les autres.

Le docteur Pénard conseille, quand les branches du forceps ne se trouvent pas dans les rapports nécessaires pour leur articulation, de les lier avec un cordon assez fort; mais ce précepte doit être rejeté, car, ainsi que le dit M. le docteur Feijó, le lien unissant les branches de l'instrument peut se relâcher et, au moment des tractions, l'une des cuillers sortant brusquement est dans le cas de contusionner les parties maternelles et le fœtus.

L'introduction des cuillers du forceps devra être faite avec lenteur et sans le moindre effort. Quand on rencontre quelque obstacle à faire avancer la branche que l'on a introduite, il faut se garder de chercher à forcer la résistance, car cela provient d'une mauvaise direction donnée au bout de la cuiller, ce qui fait qu'elle heurte soit la tête du fœtus, soit une des parois du vagin, ou une partie de la surface interne du bassin, de manière à produire quelquefois la contusion ou le déchirement de ces parties et par suite à compromettre la vie des deux êtres. Dans toute circonstance, l'instrument doit être poussé avec toute la douceur possible, et si, en lui donnant avec cela une direction convenable, on ne peut porter la cuiller à la profondeur que l'on juge nécessaire, on doit la retirer pour la réintroduire. Si, comme il arrive souvent, l'embarras se présente dans l'introduction de la seconde branche, et que les tentatives faites une ou plusieurs fois n'aboutissent pas, il convient de retirer les deux branches et de recommencer l'introduction par celle qu'on n'avait pas pu conduire à la place convenable.

Il faut observer que chaque branche du forceps pénètre assez profondément pour que la tête soit comprise dans la concavité des cuillers, à défaut de quoi les manches de l'instrument se trouveront trop écartés l'un de l'autre, et il y aura impossibilité absolue, quel que soit l'effort qu'on emploie, à établir l'articulation. Toutes les fois que les parties articulaires du forceps seront énormément écartées de la vulve, on peut avoir la presque certitude que la tête se trouve prise dans une petite étendue ou d'une manière défectueuse. Ainsi il faut, dès qu'on ne peut articuler l'instrument, introduire les cuillers plus au fond, mais en n'exerçant pas sur elles d'effort exagéré.

Deuxième temps. — *Articulation du forceps.* — Après avoir introduit ou appliqué les branches du forceps, on doit prendre chacune d'elles, et, plaçant l'échancrure ou fente de la branche droite à la base ou sur le pivot de la branche gauche, on s'occupe de les articuler. Si la fente ou échancrure de la branche droite ne correspond pas à la vis de la branche gauche, l'accoucheur, sans abandonner les branches de l'instrument, fait en sorte que l'aide qui soutenait la branche gauche tourne la vis et la place dans les rapports voulus pour être introduite dans la mortaise de la branche gauche (fig. 82).

Lorsque les branches du forceps sont placées parallèlement, l'articulation est aisée; mais il en est autrement si le parallélisme n'est pas exact, c'est-à-dire si une branche s'introduit plus avant que l'autre, ou si l'application a été défectueuse. Dans ce dernier cas, on doit prendre les deux branches et les désarticuler au moyen de mouvements légers, de manière que l'instrument puisse correspondre par ses faces

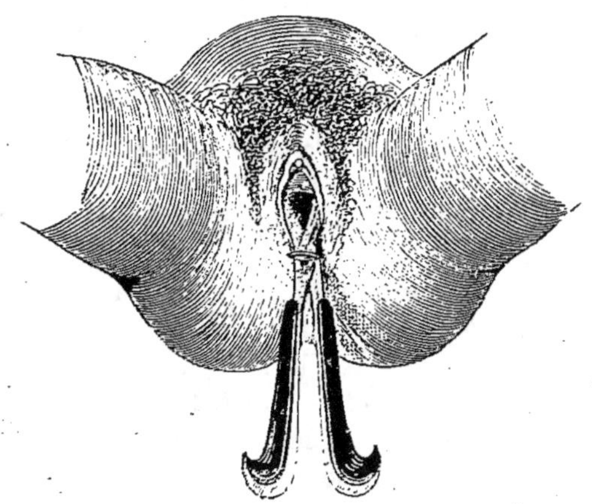

(FIG. 82.) — *Forceps appliqué et articulé.*

concaves. Cependant, comme il est presque toujours impossible de redresser les branches du forceps, on a imaginé d'en faire construire un dont l'articulation pût être établie dans toute sa position; mais on ne peut nullement en recommander l'usage, parce que si les branches se trouvent plus rapprochées d'une partie que de l'autre, la tête du fœtus, au moment des tractions, risque d'échapper, et par suite les organes de la génération peuvent être contusionnés par l'instrument.

Dans le cas où la fente ne correspond pas à la vis, ou lorsque l'application est défectueuse de telle sorte qu'une branche s'enfonce plus que l'autre et qu'on ne peut les articuler, on devra, comme nous l'avons dit, les retirer toutes les deux et procéder à une nouvelle application.

TROISIÈME TEMPS. — *Extraction du fœtus.* — Une fois l'union ou l'articulation des deux branches établie, on fait l'extraction fœtale; mais auparavant il faut s'assurer si la tête est tenue entre les cuillers et si c'est elle seule qui a été saisie. Pour cela on appliquera la main gauche par-dessous les branches du forceps, près de l'articulation, en étendant le doigt indicateur entre les cuillers jusqu'à la tête du fœtus, et on placera la main droite par-dessus les manches de l'instrument de manière que le bord radial soit tourné en haut; puis, en serrant ces parties du forceps, on exercera sur lui des mouvements d'élévation et d'abaissement. Quand la compression que l'on exerce sur les branches n'éveille pas chez la femme de douleurs violentes, et si la tête accompagne les mouvements de l'instrument, c'est signe que la tête seule se trouve comprise dans les cuillers et bien embrassée par elles. Dans le cas contraire, on sort immédiatement le forceps et on l'applique de nouveau.

Lorsque ces embarras ne se présentent pas, on opère des tractions dans le sens des axes des détroits du bassin. La tête est-elle élevée, les manches de l'instrument doivent être portés en bas et à la partie postérieure ; si elle se trouve dans l'excavation, les tractions devront être faites plus directement, et dans le sens de l'axe de cette dernière.

Dans ces manœuvres, on imitera autant que faire se peut le mécanisme de l'accouchement naturel ; car, dans l'un comme dans l'autre, il convient que les tractions soient lentes, accompagnées de mouvements de latéralité, et faites, quand il n'y a pas inertie, au moment des contractions utérines.

La tête aussitôt au détroit inférieur, nous devons passer la main qui se trouve à la partie inférieure sur la portion articulaire de l'instrument, et la main qui saisit le manche par-dessous cette même portion ; puis nous élèverons graduellement les branches du forceps sur le ventre de la femme, de sorte que la tête, amenée par ce mouvement dans le sens de son extension, puisse franchir les organes générateurs et se présenter à l'extérieur.

Si la tête est passée au delà du détroit inférieur et n'a plus à vaincre que la résistance des parties molles, l'accoucheur doit, suivant madame Lachapelle, retirer les branches de l'instrument, si les contractions utérines sont énergiques, et livrer le reste de l'accouchement aux efforts de la nature ; mais, d'après l'avis de Cazeaux et du docteur Feijó, souvent les contractions ne sont pas suffisantes pour expulser la tête du fœtus ; alors il faut réappliquer l'instrument, ce qui est désagréable pour la femme et pour les personnes qui l'entourent ; ou si l'accouchement a lieu après le retrait du forceps, on supposera que l'accoucheur a appliqué l'instrument sans nécessité et que l'accouchement n'aurait pas moins eu lieu sans l'opération qu'on a pratiquée.

Dès lors, quand la tête n'a à vaincre que la résistance des parties molles, on devra suspendre les tractions ; mais en même temps que, pour le garantir d'une rupture, on fait soutenir le périnée par un aide intelligent, on laisse les deux branches du forceps à la même place, jusqu'au dégagement de la tête, ou bien on fait l'extraction, si l'on voit que l'accouchement ne peut se terminer par les efforts de la nature.

Quand la tête se trouve à l'extérieur, on prend avec la main gauche l'instrument dans la position où il se trouve ; puis, après avoir avec l'autre main placé la vis dans les rapports voulus pour la sortie de la fente, on désarticulera le forceps, et on retirera chaque branche séparément avec tout le soin possible pour éviter une contusion que produirait le bout des cuillers à la tête du fœtus.

Une fois la tête dégagée et les branches de l'instrument sorties, on peut abandonner le reste du travail aux forces de la nature ; mais si l'expulsion se fait attendre, on abaisse un peu la tête du fœtus, et, avec deux doigts passés en forme de fourche sur la nuque, on fait une légère traction jusqu'à ce que les épaules se présentent : alors on cherche à introduire les indicateurs des deux mains dans les aisselles et à extraire le fœtus par le même procédé que la nature emploie pour l'accouchement naturel.

ARTICLE III.

DES RÈGLES DE L'APPLICATION DANS LES CAS PARTICULIERS.

Les règles que nous avons établies pour l'application du forceps subissent quelques modifications suivant que la tête se présente par le sinciput, par la face et par la base, et suivant la hauteur où se trouvent ces parties et les relations qu'elles gardent avec les diamètres du bassin. Ainsi nous avons à traiter de l'application du forceps dans les présentations du sinciput, de la face et de la base de la tête, suivant la position et suivant que ces parties sont dans le canal pelvien ou sont encore mobiles au-dessus du détroit supérieur.

§ 1er.— De l'application du forceps dans les positions du sinciput, quand la tête est engagée dans le canal pelvien.

Le crâne peut se trouver avec le sinciput en rapport avec l'extrémité antérieure ou postérieure du diamètre sacro-pubien, ou en position occipito-iliaque gauche antérieure, ou en position occipito-iliaque droite postérieure, ou en position occipito-iliaque transverse gauche, ou en position occipito-iliaque transverse droite.

Position occipito-antérieure. — Dans cette position, quand le forceps doit être appliqué, presque toujours la tête se trouve au détroit inférieur ; mais même lorsqu'elle est située dans le détroit supérieur ou dans l'excavation, les règles pour l'application sont les mêmes, à cette différence près que, dans le premier cas, il suffit d'introduire dans les organes sexuels deux ou trois doigts de la main opposée à celle qui soutient la branche à appliquer, tandis que, dans le dernier cas, on introduit la main tout entière de manière que les extrémités des doigts placées entre la tête et le col de l'utérus permettent de porter l'instrument aussi avant que possible.

Les bosses pariétales de la tête du fœtus correspondent aux parties latérales du bassin, et quand on doit y appliquer les cuillers du forceps, il convient de commencer par la branche gauche ; ainsi, une fois les doigts ou la main droite introduits, on prend avec la main gauche la branche à pivot et, l'inclinant sur l'aine opposée, on présente à l'entrée de la vulve l'extrémité de la cuiller respective et on la fait glisser par la face palmaire de la main, en abaissant le manche à mesure qu'elle pénètre, de manière qu'en l'amenant à la ligne médiane entre la racine des cuisses elle reste appliquée sur la bosse pariétale correspondante.

Dès que la branche gauche est introduite, on retire les doigts des organes sexuels ; le manche de l'instrument est soutenu dans l'endroit où il se trouve par un aide, et on plonge les doigts ou la main gauche au côté droit, pour prendre près de l'articulation la branche à mortaise, comme une plume ou un couteau de table ; on la penche sur l'aine gauche et, en présentant son extrémité à l'entrée de la vulve, on procède à l'introduction comme il a été indiqué, de manière que la cuiller porte sur la bosse pariétale droite du fœtus au niveau de la branche opposée. Cette seconde branche une fois introduite, on tire la main gauche ; puis, saisissant chaque manche du forceps avec la main respective, on fait l'articulation : dès qu'on est assuré que la tête est convenablement prise et qu'aucun organe maternel n'a été saisi avec elle, on fixe l'instrument selon les règles déjà données, et ensuite ou procède aux tractions. Si la tête n'est encore engagée qu'au détroit supérieur, les branches de l'instrument seront tirées fortement en bas de manière à la faire descendre dans l'axe de ce détroit. Mais si elle est dans le détroit inférieur, les tractions se feront dans la direction de l'axe respectif, ou un peu en avant ; aussitôt que le sinciput se montre sous l'arcade pubienne, on fait soutenir le périnée par un aide, et portant sur le ventre le manche de l'instrument, on oblige la face à parcourir toute la partie du périnée distendu jusqu'à ce qu'elle apparaisse à l'extérieur.

Position occipito-postérieure. — Ici la branche gauche s'insinue la première et ensuite la branche droite. Aussitôt qu'elles sont articulées, la tête étant au détroit supérieur, on les amène en bas et on tire dans le sens de l'axe de ce détroit ; mais si la tête est déjà dans l'excavation ou dans le détroit inférieur, les tractions seront dirigées dans le sens des axes de ces parties ; au moment où le front se présente sous l'arcade pubienne, on élève peu à peu sur le ventre de la femme les branches du forceps, on fait soutenir le périnée et on oblige l'occiput à parcourir la face concave entière du sacrum et du périnée distendu, et lorsqu'elle se présente au dehors, on abaisse l'instrument pour dégager le reste de la tête.

Position occipito-iliaque gauche antérieure. — Ici la bosse pariétale droite est dirigée vers la partie correspondant à la cavité cotyloïde droite, et la bosse pariétale gauche regarde la symphyse sacro-iliaque du même côté.

La branche gauche s'introduit la première ; à cet effet, après avoir porté les doigts ou la main droite dans la direction des ligaments sacro-sciatiques pour protéger les parties maternelles, on saisit la branche gauche du forceps à pleine main, et, la couchant sur l'aine opposée, on présente l'extrémité de la cuiller à l'ouverture de la vulve et on la fait glisser, sa face convexe tournée vers la paume de la main, jusqu'à ce que, par un mouvement d'abaissement du manche, on l'ait fait pénétrer à la hauteur convenable et appliquée sur la bosse pariétale gauche. La main de ce côté étant retirée et la branche du forceps confiée à un aide, on introduit les doigts ou toute la main gauche au côté droit du canal pelvien ; prenant alors la branche droite comme une plume à écrire ou un couteau de table, puis l'inclinant sur l'aine gauche, on amène l'extrémité de la cuiller à l'entrée de la vulve et, la faisant glisser le long de la main, on aura soin d'abaisser le manche afin qu'on puisse suivre la direction de l'axe du bassin; mais, en même temps qu'on opère ce mouvement d'abaissement du manche, la main qui se trouve dans le vagin ou entre le col et la tête du fœtus doit être dirigée en haut pour amener la cuiller par le moyen d'un mouvement en spirale sur la bosse pariétale antérieure ou droite.

A l'application du forceps dans cette position, la concavité du bord des cuillers tant droite que gauche se trouve dirigée à gauche, car ici c'est l'occiput qui doit être tiré en bas de la symphyse pubienne; mais la branche penchant un peu en dehors, le pivot regarde la face interne de la cuisse gauche, et la branche droite se trouve en avant et inclinée sur la branche gauche.

L'instrument articulé dans ces conditions, on commence les tractions en suivant les axes des détroits du bassin et, à proportion que la tête descend, on porte peu à peu les branches au côté droit de manière à amener l'occiput à exécuter le mouvement de rotation et à venir se mettre en position occipito-antérieure. A partir de là, les règles à suivre sont absolument celles qui ont été précédemment indiquées lorsqu'il a été traité de l'application du forceps dans cette position.

Position occipito-iliaque droite postérieure. — La branche gauche s'introduit la première ; mais comme, dans ce cas, c'est le front qui doit être amené à l'extrémité antérieure du diamètre sacro-pubien, la concavité du bord de la cuiller doit se trouver dirigée au côté gauche où le front s'est placé. La branche droite, à mesure qu'elle pénètre dans le canal pelvien, sera conduite par un mouvement de spirale sur la bosse pariétale gauche et derrière les branches ischio-pubiennes du côté droit, de manière que la concavité de ses bords, comme celle de la branche gauche, soit dirigée sur la partie qui doit être menée au-dessous de la symphyse du pubis.

Au moment des tractions, en amenant peu à peu la concavité des bords de l'instrument à la partie antérieure, on pousse l'occiput dans la direction de l'extrémité postérieure du diamètre sacro-pubien, et l'extraction se termine comme dans les cas où l'occiput se trouve primitivement dans cette position.

Position occipito-iliaque droite antérieure. — Lorsque le sinciput correspond avec l'éminence iléo-pectinée droite, comme c'est la branche postérieure du forceps qui doit s'introduire en premier lieu, nous devons commencer par la branche femelle ou droite; introduisant alors la main gauche sur la partie du bassin en rapport avec les ligaments sacro-sciatiques de ce côté, nous porterons la branche droite du forceps, tenue avec la main droite comme un couteau de table ou une plume à écrire, le

long de cette même main, et nous appliquerons la cuiller sur la bosse
pariétale droite de la tête du fœtus (fig. 83).

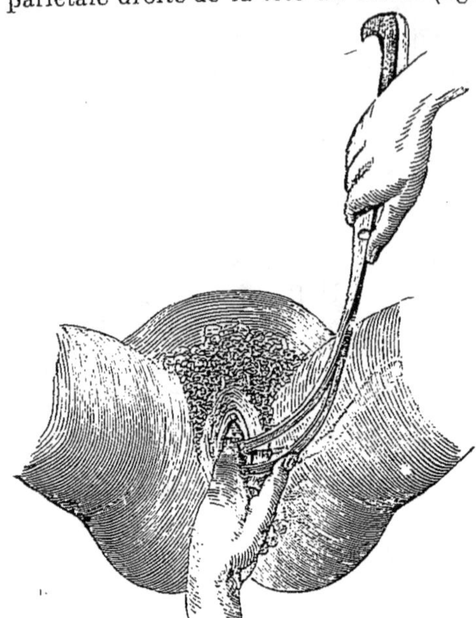

(FIG. 83.) — *Introduction de la branche droite
du forceps.*

La main retirée et le manche
de la branche livré à un aide,
pour la maintenir dans la position où il se trouve, nous prendrons avec la main gauche la
branche à pivot, et, le long de
la main droite qui est celle à introduire, nous ferons glisser la
cuiller ; pendant que celle-ci
chemine suivant la direction de
l'axe du bassin, nous devons la
diriger en bas des branches
ischio-pubiennes, de telle sorte
qu'elle puisse se trouver, par
ce mouvement de spirale, appliquée sur la bosse pariétale du
côté gauche du fœtus.

A l'application du forceps
dans cette position, il arrive que
les branches étant disposées de
telle sorte que la gauche se
trouve sur la droite, l'articulation est empêchée. Ainsi il est nécessaire,
tandis qu'on abaisse la branche à pivot, d'élever un peu le manche de
la branche à mortaise et de la diriger doucement sur le côté droit de
manière que le manche de la première puisse passer sur le manche
de la seconde, et se trouve ensuite dans les rapports convenables pour
leur articulation. Les deux cuillers, après que l'instrument est appliqué,
doivent avoir la concavité de leurs bords dirigée vers le sinciput, et au
moment des tractions on devra, comme il a déjà été dit, pousser la tête
à exécuter le mouvement de rotation, afin que l'occiput vienne se présenter sous le sommet de l'arcade pubienne d'où on l'extraira avec le
reste de la tête par les manœuvres déjà indiquées.

Position occipito-iliaque gauche postérieure.— Le forceps s'applique dans
cette position comme dans la position occipito-iliaque droite antérieure;
mais la concavité des bords est tournée ici vers le front, car l'occiput doit,
dans cette position, être tiré peu à peu sur la partie postérieure, et
aussitôt que le front est parvenu sous le sommet de l'arcade du pubis,
le forceps sera élevé en avant et sur le ventre de la femme, de manière
que la flexion de la tête devienne exagérée et que l'occiput puisse franchir la commissure postérieure de la vulve, puis l'instrument sera abaissé
pour sortir le front et le reste de la tête.

Position occipito-iliaque gauche transversale. — L'application du forceps,

ici comme dans la position droite transverse, est toujours difficile, parce
qu'une des branches doit être maintenue à la partie postérieure et l'autre
à la partie antérieure du canal pelvien.

Les courbures qu'offrent les cuillers sur les faces s'accommodent jusqu'à un certain point aux courbures antéro-postérieures du bassin, mais
celles qu'elles présentent sur leurs bords entravent énormément l'application, surtout lorsque la tête se trouve à peine insinuée au détroit
supérieur.

Dans maintes circonstances, il est absolument impossible de porter les
cuillers sur les bosses pariétales, et alors la tête est saisie par le diamètre
occipito-frontal, ou plutôt une cuiller portera sur la face et l'autre sur
l'occipital.

Pour obvier aux inconvénients pouvant résulter de l'application fronto-
occipitale du forceps, on pourra se servir du forceps de M. Baumers dont
il a déjà été question. Ses cuillers, disposées de manière que l'une peut
s'accommoder à la partie antérieure et l'autre à la partie postérieure permettent la saisie de la tête par les bosses pariétales ; le docteur Feijó a
trouvé dans cet instrument des avantages qui en rendent l'emploi
recommandable quand dans les positions transverses la tête se trouve
très-élevée. Ainsi on devra, toutes les fois que la tête est en position
transverse et assez haut, se servir du forceps de M. Baumers ; alors, à mesure que celle-là descend, il faut peu à peu tourner les branches vers le
côté droit, en sorte que l'occiput accomplisse le mouvement de rotation et
vienne se placer au-dessous de l'arcade pubienne, puis élever les manches jusqu'à ce que le reste de la tête se présente au dehors.

Si l'on se sert du forceps ordinaire, on commence l'application par la
branche gauche que l'on dirige en avant de l'articulation sacro-iliaque
gauche avec la face palmaire de la main droite qui avait préalablement
été introduite dans le vagin, puis on la pousse à l'aide des doigts en avant
de la face concave du sacrum sur la bosse pariétale du fœtus.

La branche droite conduite le long de la main gauche sera portée par
un mouvement de spirale au-dessous des branches ischio-pubiennes, et
de là en arrière de la symphyse du pubis et sur la bosse pariétale antérieure, de façon que la concavité du bord des cuillers se tourne vers
l'occiput.

L'instrument articulé, on en conduit lentement les branches au côté
opposé où se trouve l'occiput, afin de faire tourner celui-ci peu à peu en
avant et afin qu'il vienne s'arrêter au-dessous de l'arcade pubienne. Quel-
fois le mouvement de rotation se fait à l'application de la première cuiller
du forceps, ou quand on termine l'introduction de la seconde (fig. 84).
Dans d'autres cas, après avoir saisi la tête en position transverse, au
début des tractions ou bien quand la tête parvient au détroit inférieur ou
à l'anneau de la vulve, le mouvement de rotation a lieu spontanément,
les cuillers se portent aux côtés du bassin, et l'occiput se met en rapport
avec le diamètre antéro-postérieur. Si les branches du forceps n'accom-

pagnent pas la rotation de la tête, on doit, d'après quelques accoucheurs, retirer l'instrument et le réappliquer sur les côtés de la tête, pour compléter l'extraction; mais Cazeaux croit qu'on doit seulement retirer la branche sous-pubienne qui peut gêner l'extension de la tête et laisser la branche périnéale qui servira comme de levier pour aider le mouvement d'extension.

Nous ne pensons pas, par les raisons que nous avons déjà présentées, que l'on doive retirer le forceps avant d'avoir achevé la sortie de la tête; mais nous ne voyons pas non plus de raison pour maintenir seule la branche périnéale et sortir la branche sous-pubienne. Le peu de lignes qu'elle ajoute au volume de la tête sont compensées par la facilité avec laquelle on peut, quand les deux branches se trouvent appliquées, faire les mouvements nécessaires pour extraire

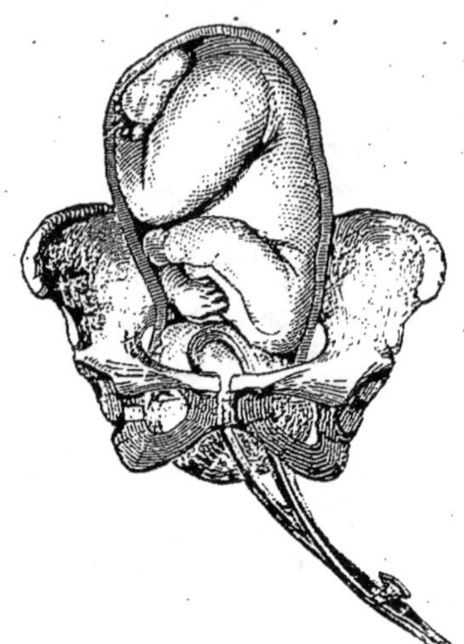

(FIG. 84.) — *Application du forceps dans la position occipito-iliaque gauche transversale.*

la tête, ce qui sera difficile avec la branche périnéale seule.

Position occipito-iliaque droite transversale. —Les règles que nous venons d'établir s'appliquent absolument aux cas où la tête se trouve en position occipito-iliaque droite transversale; seulement, comme l'occiput doit être amené de droite à gauche, la branche droite devra rester sur la partie postérieure, et par conséquent sera la première introduite.

§ 2. — De l'application du forceps dans les positions du sinciput, quand la tête est mobile au-dessus du détroit supérieur.

Lorsque la tête se trouve mobile au-dessus du détroit supérieur, l'intervention de l'art peut être exigée par un accident dépendant de la femme et du fœtus, ou par un obstacle dû à un rétrécissement du bassin ou à l'excès du volume de la partie qui se présente.

Si l'intervention de l'art est réclamée seulement par un accident tel que l'hémorrhagie, l'éclampsie, l'inertie utérine ou la chute du cordon ombilical, il faut pratiquer la version et cela sans la moindre perte de temps. Cette opération est plus facile et moins périlleuse, sans contredit, que l'application du forceps sur la tête encore mobile au-dessus du détroit supérieur. L'observation a fait voir à tous les accoucheurs qu'il n'est pas toujours possible dans ces cas d'établir avec certitude le diagnostic de la position et que si, malgré tout, on réussit à appliquer comme il faut la première cuiller, dès qu'on cherche à introduire la seconde, la tête est dans le cas de s'échapper, ou alors elle est seulement saisie par son sommet, de manière que lorsqu'on commence les tractions elle lâche prise comme le ferait le noyau d'un fruit pulpeux pressé entre les doigts. Le forceps abandonné de la sorte peut involontairement aller se heurter contre les parties antérieures du canal pelvien, et produire des contusions et des solutions de continuité plus ou moins graves.

. ' Si l'intervention est exigée par une rétraction spasmodique de l'utérus, la version devient impossible; nous devons alors employer le forceps, quelque difficile que soit son application, surtout si, indépendamment de la rétraction, il survient un accident grave qui rende la terminaison de l'accouchement impérieuse.

Si les secours de l'art sont réclamés par un rétrécissement du bassin ou par une disproportion entre ce canal et le volume de la tête du fœtus, on devra à bien plus forte raison, s'il y a un espace pour passer la main, préférer la version à l'application du forceps. Mais telle n'est pas l'opinion de Cazeaux et de quelques autres praticiens, et cependant cet accoucheur, qui juge dangereuse et difficile l'application du forceps dans un bassin normal, conseille que dans un bassin vicié par un rétrécissement on ait recours à ce moyen préférablement à la version. Nous comprendrions cela si la tête du fœtus se trouvait déjà introduite dans le détroit supérieur, de manière à ne pouvoir être déplacée ou élevée; mais employer le forceps dans un rétrécissement quand la tête se trouve encore mobile au-dessus du détroit supérieur, c'est méconnaître, comme le dit très-bien M. le docteur Feijó, tous les périls et les difficultés qui se rencontrent pour l'application de cet instrument.

Ainsi nous pensons, avec notre illustre professeur, que ce n'est que dans les cas de rétraction spasmodique du corps utérin, à l'apparition d'un accident exigeant la terminaison prompte de l'accouchement, qu'on doit recourir au forceps, et cela parce que la tête se trouve fixe et adossée au détroit supérieur.

Le manuel opératoire présente encore quelques modifications, suivant la position de la tête. Si l'occiput se trouve en rapport avec une des extrémités du diamètre antéro-postérieur, on portera les cuillers du forceps sur les côtés de la tête, de sorte que celle-ci soit prise par son diamètre bi-pariétal; mais lorsque la tête est encore au-dessus du détroit supérieur, presque jamais l'occiput ne se présente en position directe et dès lors on aura à appliquer fort rarement les cuillers sur les bosses pariétales.

Dans les positions transverses, qui sont les plus fréquentes de toutes, il faudrait, pour saisir la tête par le diamètre bi-pariétal, qu'une branche fût introduite à la partie postérieure et l'autre à la partie antérieure de la tête; mais, à moins qu'on ne se serve du forceps de M. Baumers à l'effet d'introduire la branche postérieure, il sera impossible d'y arriver, ou l'on aura des dangers à craindre, car il faudrait, pour suivre l'axe du détroit supérieur, déprimer fortement le périnée en arrière, ce qui n'est pas possible. On doit ainsi dans les positions transverses adopter le précepte qui a été donné de porter la première cuiller du forceps le long de la symphyse sacro-iliaque et l'autre sur la partie correspondant à la cavité cotyloïde, car l'observation fait voir que, dans ces cas, les branches fussent-elles même au côté du bassin, les cuillers ne prennent pas la tête par le diamètre fronto-occipital, mais qu'au contraire l'une se trouvera sur la bosse occipitale et l'autre sur la bosse coronale du côté opposé.

Il faut, lors de l'application du forceps, dans les cas où la tête se trouve au-dessus du détroit supérieur, introduire toute la main de telle sorte que les doigts puissent être maintenus entre le col et la tête du fœtus.

Les manches une fois articulés doivent être attachés pour plus de sûreté, et, pendant que la tête est dans le détroit supérieur, il convient de les diriger en arrière en sorte que les tractions soient faites dans la direction du même détroit.

A mesure que la tête descend, le mouvement de rotation sera facilité de manière que l'occiput vienne se placer au-dessous du sommet de l'arcade pubienne, l'accouchement se terminant ensuite d'après les règles que nous avons plus d'une fois indiquées.

§ 3. — De l'application du forceps quand la face se trouve dans le détroit inférieur.

Pour l'ordinaire, la face ne peut descendre jusqu'au détroit inférieur sans avoir exécuté le mouvement de rotation, et sans que le menton se tourne par conséquent vers la partie antérieure. C'est le cas de suivre pour l'application les règles que nous avons établies en parlant des positions directes de l'occiput.

On introduit donc en premier la branche gauche à l'aide de la main gauche et au côté gauche du bassin, et la branche droite avec la main droite et au côté droit du conduit pelvien; dès qu'on a articulé l'instrument, on fait les tractions un peu vers le bas, et, lorsque le menton est venu se placer au-dessous du sommet de l'arcade pubienne, on soulève peu à peu le manche du forceps sur le ventre de la femme, en sorte que la tête, à mesure qu'elle se présente à l'extérieur, se mette en flexion et l'occiput se présente en avant de la commissure inférieure de la vulve (fig. 85).

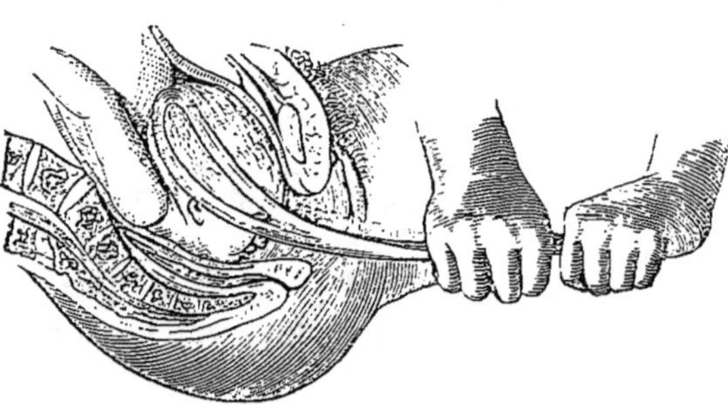

(FIG. 85.)— *Application du forceps, la face étant au détroit inférieur.*

Dans les positions obliques antérieures de la face, quand le menton se trouve en rapport avec la partie antérieure du diamètre oblique gauche, c'est encore la branche gauche que l'on doit d'abord introduire; mais, dans la position mento-iliaque droite antérieure, c'est au contraire la branche droite que l'on doit introduire la première, car elle doit rester à la partie antérieure et être ensuite portée le long de la symphyse sacro-iliaque droite (fig. 86). La branche gauche s'introduira au côté du bassin et, au moyen d'un mouvement de spirale et avec les doigts de la main qui pénètre dans le canal pelvien, on doit la diriger sur la partie correspondant à la cavité cotyloïde. Dans le moment des tractions, on aura soin de porter le menton en avant, afin qu'il puisse venir se placer sous le sommet de l'arcade pubienne.

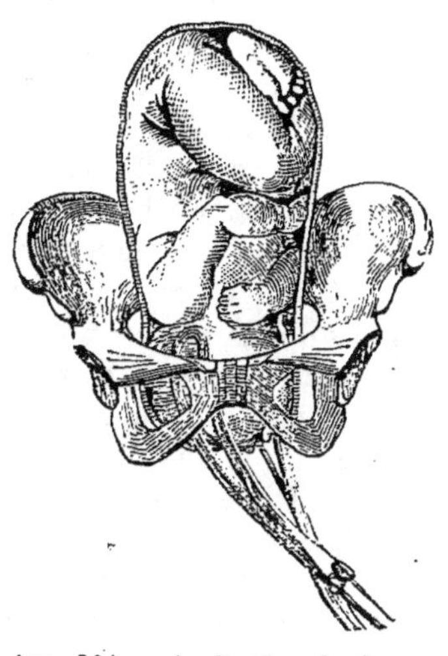

(FIG. 86.) — *Application du forceps la face étant en position oblique (détroit inférieur).*

§ 4. — De l'application du forceps quand la face est au détroit supérieur.

Lorsque la face, introduite au détroit supérieur ou dans l'excavation, se trouve dans les conditions ordinaires, le menton en rapport avec la symphyse du pubis ou avec les extrémités antérieures des deux diamètres, l'application de l'instrument, quoique plus difficile que lorsque la face est venue au détroit inférieur, est cependant soumise aux règles déjà signalées; mais si la face avec le menton est sur la partie postérieure, quelques accoucheurs conseillent d'introduire le forceps de chaque côté de la tête et d'abaisser l'occiput de manière à changer la présentation faciale en une présentation du crâne en position antérieure.

Il faut que la tête du fœtus soit excessivement petite pour que cette manœuvre n'en occasionne pas l'enclavement, à cause des rapports des diamètres mento-occipital et antéro-postérieur du bassin, le premier ayant 14 centimètres et le second à peine 11. Ainsi on doit se garder d'employer le forceps dans les positions mento-postérieures, toutes les fois que la face est engagée au détroit supérieur ou dans l'excavation, à l'effet d'en convertir la présentation en une du crâne, car la mort du fœtus serait infaillible et les désordres qui s'ensuivraient seraient fatals à la femme.

Le professeur P. Dubois, reconnaissant de son côté tous les dangers qui résultaient du précepte donné par le professeur Velpeau et suivi par Cazeaux, engage à appliquer le forceps sur les côtés de la tête, comme Smellie l'avait déjà conseillé, mais dans le but de provoquer le mouvement de rotation de la face, en sorte que celle-ci se présente avec le

menton tourné vers la partie antérieure. Si le forceps n'a pas ses bords
courbés, on peut sans retirer l'instrument pousser la face à exécuter peu
à peu le mouvement de rotation; mais si les cuillers sont courbes sur
leurs bords, il faut, dès que le menton s'est approché du diamètre transverse, retirer l'instrument et le réappliquer en ayant soin que la concavité des bords soit dirigée vers le menton, lequel doit être amené sur la
partie antérieure.

Le professeur P. Dubois, MM. Danyau, Depaul et H. Blot ont employé
ce moyen avec un bon résultat, et nous devons le préférer au procédé
conseillé par Cazeaux. Cependant notre illustre maître, M. le docteur
Feijó, est d'avis que le forceps ne sert absolument à rien, et que toutes
les fois que la face se présente en une position postérieure, au cas d'une
terminaison urgente de l'accouchement, on n'a d'autre ressource que la
craniotomie immédiate, c'est-à-dire le sacrifice du fœtus, car, quel que
soit le moyen que l'on emploie, sa mort est sûre, et puis la craniotomie
ne produit pas les désordres qui résulteraient d'un enclavement ou de
tentatives prolongées afin d'amener le menton à la partie antérieure.

Nous acceptons plusieurs de ces raisons, et nul doute que les faits ne
démontrent qu'on a pu retirer des fœtus vivants en obligeant la face, au
moyen du forceps, à accomplir le mouvement de rotation; mais nous
pensons pour notre part qu'avant de recourir à la craniotomie, on doit
essayer le forceps et chercher à tirer le menton en avant et ensuite
procéder à l'extraction.

§ 5.—De l'application du forceps lorsque la face se trouve au-dessus du détroit supérieur.

Toutes les fois que par un examen minutieux on reconnaît que la
face se présente et qu'elle se trouve mobile au-dessus du détroit supérieur, l'application du forceps devient extrêmement difficile et entraîne
des dangers incalculables pour les deux êtres. Ainsi s'agit-il d'une mauvaise présentation, introduisons la main et convertissons la présentation
de la face en une du crâne, ou bien pratiquons la version céphalique.
Si, après avoir abandonné le crâne dans le détroit supérieur, la tête s'é-
tend et la face se représente, ou s'il y a nécessité de terminer immédiatement le travail de l'accouchement, il convient dès lors d'introduire la
main dans la matrice, d'aller à la recherche des pieds, de pratiquer la
version et ensuite d'extraire le fœtus.

§ 6. — De l'application du forceps sur la tête après que le tronc est sorti.

Il arrive parfois qu'après l'opération de la version ou après un accouchement par la présentation de l'extrémité pelvienne, la tête du fœtus
demeure arrêtée dans le canal du bassin ou dans la cavité utérine sans
qu'il soit possible d'en opérer l'extraction; c'est le cas alors de se hâter
d'appliquer le forceps et d'extraire cette dernière partie du fœtus. Quand

la tête se trouve, après sa sortie du tronc, arrêtée dans le canal pelvien, l'occiput pourra se trouver dirigé en avant ou vers la face concave du sacrum.

Si l'occiput se trouve tourné vers la symphyse du pubis, le tronc du fœtus doit être d'abord élevé, puis on applique, suivant les règles ordinaires, chacune des branches de forceps aux extrémités du diamètre bi-pariétal, et ensuite on fait les tractions dans le sens des axes du bassin, et lorsque l'occiput est venu au-dessous du sommet de l'arcade pubienne, on relève l'instrument sur le ventre du fœtus de sorte que la face de celui-ci parcoure la concavité du sacrum et du périnée distendu et vienne se présenter au dehors (fig. 87).

Si l'occiput regarde la face concave du sacrum, il se peut que la tête soit ou en extension ou en flexion. Si la tête est en extension, on élève, comme dans le cas ci-dessus, le tronc du fœtus ; on applique les cuillers du forceps sur les bosses pariétales ; puis, aussitôt que, après les tractions

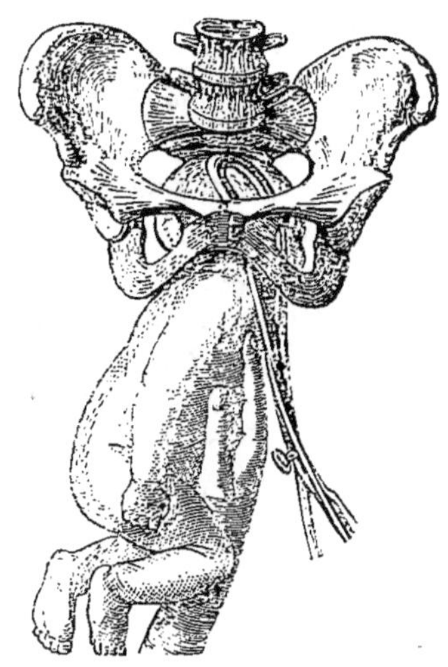

(FIG. 87.) — *Application du forceps sur la tête, quand le tronc est sorti.*

dirigées convenablement, le menton sera arrivé sous le sommet de l'arcade pubienne, on devra soulever le manche de l'instrument à l'effet de faire sortir l'occiput en premier lieu. Si, au contraire, la tête se présente en flexion, on abaisse le tronc fœtal ; puis, après avoir appliqué les cuillers aux côtés de cette partie, on procède aux tractions dans la direction convenable ; ensuite, dès qu'on a franchi le détroit inférieur, le manche du forceps sera abaissé, en sorte que la face parcoure la commissure supérieure de la vulve et vienne se présenter à l'extérieur.

ARTICLE IV.

DES INDICATIONS DU FORCEPS.

Malgré les résultats avantageux et l'utilité que nous prête le forceps dans les cas variés où son application est exigée, il faut néanmoins savoir que cet instrument peut occasionner de graves lésions dans les organes sexuels de la femme et sur le produit de la conception : lésions qui sont variables, selon l'adresse du praticien, l'état des parties, les efforts employés et les difficultés rencontrées dans l'extraction du fœtus.

Si l'on n'a pas le soin de faire l'introduction du forceps d'après les règles prescrites, il est possible que les becs des cuillers soient poussés contre le cul-de-sac du vagin et qu'ils puissent donner lieu à la division de cet organe ou à sa rupture dans une longueur plus ou moins considérable. On a déjà rencontré des cas où l'une des cuillers du forceps a saisi la lèvre du col au moment de l'extraction, de manière à occasionner l'arrachement ou le déchirement de cette partie de l'organe de la gestation.

Lorsque l'on fait brusquement l'extraction du fœtus ou quand la tête se trouve dans la position occipito-postérieure, il arrive presque toujours que le périnée soit plus ou moins déchiré, et si l'accoucheur se voit forcé d'appliquer le forceps dans les cas où le col ne soit pas dilatable ou ne se trouve pas tout à fait dilaté, l'instrument pourra élargir brusquement cette partie de l'organe de la gestation et produire sa rupture, si par hasard on n'y a pas fait au préalable quelques incisions. Le forceps peut être appliqué de manière à saisir une partie du cordon ombilical, indépendamment des soins employés par l'accoucheur, et peut donner lieu à l'interruption de la circulation du fœtus et occasionner sa mort.

L'évacuation rapide ou plus ou moins instantanée du contenu de l'utérus peut déterminer l'inertie de cet organe, et peut aussi être la cause d'hémorrhagie plus ou moins grave, si le placenta se trouve décollé en quelque endroit, ou si l'expulsion de cet organe doit accompagner l'extraction du fœtus.

Si le canal pelvien se trouve rétréci et si un grand effort a été employé pour extraire le fœtus, on pourra trouver sur sa tête des lésions variant depuis la simple contusion jusqu'aux fractures de la voûte ou de la base du crâne.

Nous ne croyons donc pas que le forceps soit un instrument tout à fait inoffensif : le besoin de son emploi indique l'écart des lois qui président aux actes fonctionnels de la génération, et, en réunissant les inconvénients de ce fait pathologique à celui de l'extraction rapide du fœtus, sans que les organes extérieurs soient convenablement disposés, on pourra dès lors prévoir que l'accouchement à l'aide du forceps est beaucoup plus dangereux que le travail naturel. Mais, en règle générale, le forceps dans la plupart des cas où son application est réclamée devient un bon auxiliaire pour sauver la femme et le fœtus.

Quels sont alors les cas où l'application du forceps est indiquée? Nous allons les diviser en quatre catégories. Dans la première, nous placerons tous ceux dans lesquels l'instrument est seulement appliqué pour vaincre la résistance des parties molles, pour remplacer le défaut ou la faiblesse des contractions utérines. Dans la seconde catégorie, nous rangerons les cas où l'on doit corriger les présentations déviées du crâne, ou ceux où le fœtus présente la face ou le crâne avec la saillie du tronc. Dans la troisième catégorie, nous placerons les cas où l'application du forceps est exigée par des accidents graves et imprévus, tels que l'hémorrhagie, l'éclampsie et la rupture du corps de l'utérus. Dans la quatrième catégorie enfin, nous rangerons les cas où l'on doit vaincre la résistance opposée par le manque de proportions entre le volume de la tête du fœtus et le canal pelvien.

Étudions et apprécions les indications dans les quatre catégories des cas que nous venons d'indiquer.

§ 1er. — Inertie ou faiblesse des contractions utérines et résistance des parties molles ou du périnée.

Dans les cas où l'expulsion du fœtus ne pourra pas se réaliser pour cause de l'inertie, de l'insuffisance de l'action utérine et de la résistance du périnée, l'emploi du forceps sera pour l'accoucheur d'une grande ressource; si par hasard les parties se trouvent préparées et sont dans les conditions nécessaires, l'application est facile dans ces circonstances, et l'extraction du fœtus sera couronnée des meilleurs résultats, surtout si la tête doit vaincre la résistance des parties molles ou du périnée. D'après Cazeaux, la difficulté dans ces cas ne dépend pas entièrement de la résistance de ces parties, mais de la flexion exagérée de la tête du fœtus, de manière que celle-ci, ayant été ramenée par le forceps avec un léger mouvement dans le sens de la longueur, est expulsée avec une facilité extrême.

Assurément, dans les cas pareils, il y a flexion exagérée de la tête; mais cet état même est provoqué par la résistance ou par la plus grande longueur du périnée, comme nous l'avons déjà remarqué, et soit que le forceps ait à vaincre cette résistance, soit qu'il ramène la tête dans le sens de la longueur, cela n'empêche pas qu'il ne soit très-utile et bien indiqué.

Voilà les cas où l'accoucheur a l'occasion d'apprécier fréquemment les bons résultats et la supériorité de l'application du forceps; nous ne devons pas cependant nous presser trop dans l'emploi de cet instrument, à moins que le seigle ergoté dans l'inertie et dans l'insuffisance des contractions utérines, et les frictions narcotiques sur le périnée, pour les cas de résistance de cette partie, ne se soient montrés peu favorables. La hauteur où se trouvera la tête ne sera pas un motif pour détourner l'accoucheur de l'application du forceps, lorsque se manifestera l'inertie ou l'insuffisance de l'action utérine, puisqu'il n'y a pas d'impossibilité d'arrêter cette partie du fœtus dans le détroit supérieur, même quand elle se trouve fixée; pratiquement nous avons apprécié ses avantages dans de pareilles conditions.

§ 2. — Présentations déviées du crâne et présentations de la face, etc.

Quand l'accoucheur remarquera qu'il y a déviation dans la présentation, il doit la corriger soit à l'aide du levier, soit en employant le forceps pour faire l'extraction du fœtus. Quelquefois, avec ou sans présentation déviée, le crâne se présente en position postérieure. Dans ces cas-là, lorsque le travail n'avancera pas, l'accoucheur fera l'application de l'instrument et il doit extraire la tête dans la position où elle se trouvera. Nous avons déjà fait plusieurs applications du forceps dans des positions semblables, et quelques-uns des fœtus ont été extraits vivants.

Si la présentation est constituée par la face et si le menton se trouve tourné vers la partie antérieure, lorsque l'intervention de l'accoucheur sera exigée, la partie ne se trouvant pas mobile et au-dessus du détroit, le forceps est indiqué, et l'on doit procéder à l'extraction du fœtus; quoique celui-ci se trouve en position mento-antérieure, l'opération néanmoins est quelquefois tellement retardée que le pronostic relativement au fœtus sera toujours douteux.

Dans les positions mento-postérieures, la version sera préférée lorsque la partie se trouvera au-dessus du détroit supérieur, ou lorsqu'elle pourra être déplacée, et si l'intervention est réclamée d'urgence; mais la version étant impossible, on devra appliquer le forceps si le fœtus se trouve vivant; à l'aide du forceps, on cherchera aussi à ramener le menton vers la partie antérieure : la craniotomie sera alors la seule ressource, s'il y a insuccès avec le forceps.

§ 3. — Accidents graves et imprévus.

Lorsque dans la seconde période du travail il arrive des accidents tels que l'hémorrhagie, l'éclampsie ou autres, réclamant l'immédiate extraction du fœtus, si la tête se trouve arrêtée dans le détroit supérieur ou si le forceps peut la saisir, l'accoucheur doit donner la préférence à l'application de cet instrument et non à la version; mais si le forceps ne peut pas être appliqué, il doit introduire la main dans l'utérus et il fera l'extraction du fœtus par les pieds. En général, quand le crâne se présente, si le bassin de la femme est bien conformé, l'accoucheur devra toujours se servir du forceps, et lorsque la tête se trouvera en position convenable, l'extraction à l'aide de cet instrument sera faite plus rapidement et il y aura moins de danger pour le fœtus que par le procédé de la version.

§ 4. — Rétrécissements du bassin.

Dans les cas où les efforts de la nature seraient insuffisants à expulser la tête du fœtus à travers un bassin rétréci ou ayant à peine 7 centimètres dans son moindre diamètre, l'emploi du forceps sera pour l'accoucheur d'une grande ressource et il devra l'utiliser pour faire l'extraction du fœtus. Innombrables seront quelquefois les efforts pour l'extraction de la tête, surtout si cette partie est bien développée et si l'occiput se trouve en position directement antérieure ou en rapport avec les extrémités postérieures des diamètres obliques. Les tractions à l'aide du forceps faciliteront cependant la réduction des diamètres de la tête, et le fœtus naîtra vivant avec plus de probabilités que par l'emploi de la version. C'est seulement dans les cas de présentation de la face en position mento-postérieure, et lorsqu'il sera impossible de ramener la partie au-dessus du détroit supérieur ou vers la cavité utérine, que nous préférerons la version au forceps. Il va sans dire que ce moyen serait exclusivement préféré, lors même que, dans les présentations du crâne, cette partie ne pourra pas être élevée de manière que l'on puisse ramener les pieds vers le centre du canal pelvien.

Mais le cas étant donné que les diamètres du bassin soient au-dessus de 9 centimètres, ou qu'ils aient de 8 1/2 à 7 centimètres d'extension, trouverons-nous dans le forceps des ressources pour la terminaison de l'accouchement ?

Les praticiens anglais, à l'exception de Simpson et de Radford, conseillaient dans ces derniers temps l'abandon de l'accouchement aux ressources de la nature dans les cas de rétrécissement du bassin, ou l'application du forceps, et alors, en cas d'insuccès, on devait pratiquer la perforation du crâne ou la craniotomie lorsque le fœtus venait à mourir ou était mort.

Les exemples ne manquaient pas où l'on avait extrait le fœtus de la même femme, dans des grossesses subséquentes, à l'aide de la version : ces cas étaient exceptionnels et la règle consistait à mutiler le fœtus lorsqu'il était mort ou qu'il ne pouvait pas sortir à l'aide du forceps.

Mais Simpson, ayant été appelé en 1847 pour donner des soins à une femme qui, en conséquence d'un rétrécissement fort remarquable du bassin, avait subi l'embryotomie au précédent accouchement, la vit en travail de nouveau; comme les membranes étaient encore intactes et le col dilaté, il se décida à pratiquer la version et il put extraire un fœtus fort développé, mort cependant à cause des difficultés rencontrées pour l'extraction de la tête. Impressionné par ce fait qui était en désaccord avec les idées qui régnaient en Angleterre sur ce point de la pratique, et, d'un autre côté, ayant observé que, dans les cas de rétrécissement du bassin, lorsque le fœtus présentait l'extrémité pelvienne, le travail était plus facile et moins dangereux et pour la femme et pour le fœtus, celui-ci pouvant être extrait vivant, il a proposé que, en pareils cas, le forceps et *surtout* la craniotomie fussent remplacés par la version. A l'appui de ses idées, Simpson rapporte sommairement les observations de 7 cas dont 5 appartiennent à Smellie et 2 au docteur Lee, cas dans lesquels la version ou l'extraction par les pieds a pu donner lieu à la naissance de fœtus vivants, lorsque dans les accouchements précédents l'expulsion du crâne avait été beaucoup retardée ou que la craniotomie avait exigé l'extraction. Il croit que la version est plus facile pour l'extraction du fœtus à travers les bassins rétrécis, parce que la tête du fœtus ayant la forme conique, et son sommet étant représenté par le diamètre bimastoïdien, et la base par le diamètre bipariétal, il passera à travers le bassin avec moins de difficulté, si le premier diamètre est en rapport avec la partie rétrécie du canal pelvien, que si c'était le second qui se présentait; il arriverait la même chose si nous voulions faire passer un corps ayant la forme de l'A à travers un orifice, le passage serait plus facile si nous commencions à introduire le sommet du corps au lieu d'appliquer sa base contre l'orifice.

D'après Simpson, la version est alors d'autant plus utile que l'on met en rapport la partie rétrécie du bassin avec le plus grand diamètre de la

tête du fœtus ou le diamètre bimastoïdien qui est à peine de 7 centimètres ; comme la tête peut rester en flexion, le diamètre bitemporal s'ac-
commodera ensuite au rétrécissement ; il réclamera moins d'efforts pour
son passage que le diamètre pariétal, dont l'extension est plus grande,
et il pourra demeurer en rapport avec la partie la plus large du bassin.

De cette façon, la réduction des diamètres de la tête du fœtus irait en
diminuant, et s'il fallait des efforts de traction pour la sortie de cette
partie, le tronc offrirait beaucoup de résistance et la dépression ou la
réduction des os du crâne pourrait atteindre un degré élevé sans que
la vie du fœtus fût nécessairement compromise, puisque la compression latérale ou transversale serait faite parallèlement aux fibres et aux
vaisseaux du cerveau ; quand, au contraire, d'après le docteur Radford,
elle est exercée dans-le sens de l'axe longitudinal de la tête, le frontal
s'approche de l'occipital, les fontanelles disparaissent, la suture sagittale
devient plus large et plus proéminente, le cerveau est comprimé et les
vaisseaux se rompent, d'où il résulte des effusions sanguines et des congestions plus ou moins intenses. La compression latérale ou dans le
sens des diamètres transverses peut, d'après Simpson, donner lieu à
quelques désordres, mais moins considérables que ceux résultant de la
compression exercée dans le sens longitudinal. En un mot, ce professeur
croit que la version n'expose pas à la compression du cordon ombilical,
qu'elle est moins dangereuse pour la femme que la craniotomie, et qu'elle
occasionne moins de désordres sur les organes sexuels de la femme
que cette opération et que l'extraction à l'aide du forceps.

Longtemps avant le professeur Simpson, sans avoir traité d'une manière spéciale et avec autant de développement ce point de la pratique
obstétricale, madame Lachapelle, en France, cherchait déjà à démontrer
que dans les rétrécissements du bassin, quand la partie présentée pouvait
être élevée au-dessus du détroit supérieur ou quand elle s'y trouvait flottante, la version devait être préférée à l'application du forceps, eu égard
à la facilité avec laquelle on pouvait diriger la tête du fœtus dans le sens
transversal pour faire passer les plus petits diamètres relativement avec
la partie rétrécie du canal pelvien, et parce que l'on se trouverait dans le
cas, par ce moyen, de pratiquer les tractions dans un sens plus convenable que par le forceps dont l'application serait difficile, retardée
et dangereuse. Pour corroborer son assertion, madame Lachapelle dit
(page 429, vol. III) que sur les 15 fœtus extraits par le forceps pour un
rétrécissement du bassin, 7 ont vécu, 8 sont morts ; tandis que sur 25
amenés par les pieds, 16 ont vécu et 9 seulement ont été extraits sans
aucun signe de vie.

Impressionné par la lecture des résultats que madame Lachapelle avait
obtenus par la version, dans les cas de rétrécissements du bassin, et en
présence des travaux de Simpson et Radford, au sujet des avantages de
cette opération sur l'emploi du forceps, Cazeaux modifia les idées qu'il
avait à cet égard, et il conseilla la version de préférence au forceps pour

les rétrécissements de 7 à 8 centimètres, dans le diamètre sacro-pubien, dans toutes les positions directement antéro-postérieures, dans les positions inclinées et irrégulières du crâne, dans les présentations de la face et du tronc, et dans les rétrécissements du détroit inférieur dans la proximité des branches de l'arcade pubienne.

M. Joulin, étudiant cette question dans son excellent Traité, est d'avis que les données présentées par madame Lachapelle pèchent par leur inexactitude et qu'elles n'ont pas la précision nécessaire pour établir d'une manière définitive la préférence de la version sur l'application du forceps. Par suite, il est arrivé à conclure que la mortalité pour la version était de 10 pour 100 plus grande que celle résultant de l'emploi du forceps; eu égard aux raisons présentées par Simpson, il n'a pas trouvé des motifs pour les admettre, puisque si le crâne se présente et si la tête se trouve fortement en flexion, l'occiput dans la partie la plus élevée formera le sommet d'un cône dont la hauteur sera plus grande que celle du cône pariéto-mastoïdien et dont la base sera représentée par les bosses pariétales, de manière que, dans ce cas-là, l'aplatissement de la tête, quand elle rencontrera le bassin rétréci, n'aura pas lieu, comme le voulait Simpson. Donc, la version, mettant en rapport la partie antéro-postérieure du canal pelvien avec le diamètre bi-mastoïdien qui a la même extension que le diamètre occipito-bregmatique, dans les cas de présentation du crâne, n'a pas de compensation pour diminuer les dangers auxquels se trouvent exposés la mère et l'enfant, à cause du degré de force si grande qu'il faudra employer pour l'extraction du fœtus, ainsi que cet accoucheur a cherché à le démontrer par quelques expériences faites à ce sujet et où l'on voit que la force employée pour l'extraction du fœtus par les pieds est de 4 à 10 kilogrammes plus grande que la force employée pour l'extraction du fœtus par le crâne.

M. Joulin conclut de tout cela que, pour les rétrécissements du bassin, le forceps doit être préféré à la version toutes les fois qu'il pourra être appliqué, excepté seulement dans les cas de vice de conformation oblique-ovalaire, où l'occiput correspond à la partie la plus étroite du canal pelvien.

A notre point de vue, ce serait une chose fort difficile d'indiquer des règles absolues et invariables pouvant servir de précepte infaillible au praticien pour la solution de cette question si délicate. Il n'y a pas un seul accoucheur qui n'ait observé des cas de rétrécissement pelvien où l'extraction du fœtus chez la même femme avait été extrêmement difficile et laborieuse à l'aide du forceps, tandis qu'à l'accouchement subséquent la version avait aplani les difficultés plus promptement, et *vice versa*. Dans quelques cas, le résultat est favorable à la mère et à l'enfant malgré les plus fortes tractions exercées par le forceps; de même on observe qu'en d'autres cas, dans les mêmes circonstances ou avec le même degré de traction, la mort du fœtus a lieu et il se manifeste quelques accidents qui mettent en danger la vie de la mère. Tout cela s'explique parfaitement bien par le degré de rétrécissement, la vitalité du produit de la conception, le volume de la tête, le degré de l'ossification du crâne, le retard de l'accouchement, la bonne direction des forces et la résistance opposée aux causes morbifiques du côté de la femme.

Pour résoudre la question, la statistique devrait renfermer tous ces éléments; mais jusqu'ici elle ne l'a pas fait, et ce qui existe sert aussi bien à prouver le bon résultat que le mauvais.

Nous avons vu que madame Lachapelle, voulant prouver les avantages de la version sur le forceps, dit que, sur les 15 enfants extraits par ce moyen, 7 ont vécu et 8 sont morts, tandis que sur 25 extraits par la version, 16 ont vécu et 9 seulement sont morts.

M. Joulin, en analysant les observations consignées dans les mémoires de madame Lachapelle, a trouvé 9 cas d'application du forceps donnant 4 fœtus morts, 1 putréfié et 4 vivants, et 23 cas de versions donnant 15 fœtus morts, 6 vivants et 2 aplatis : ce qui donne pour le premier cas ou pour le forceps une mortalité de 50 pour 100, et pour le second, ou par la version, la mortalité de 60 pour 100, en faisant abstraction des fœtus aplatis et putréfiés. En poursuivant l'étude pour connaître le sort des femmes, il a trouvé que le forceps avait donné 7 guérisons et 2 morts, ce qui fera descendre la mortalité à 28 pour 100; tandis que pour 23 cas de version, il y a eu 15 guérisons et 8 morts, ce qui baissera la mortalité à 53 pour 100.

Nous croyons que M. Joulin n'a pas été bien impartial et trop juste dans l'appréciation de cette question. Nous trouvons, à la fin du deuxième mémoire de madame Lachapelle, 6 cas d'application du forceps avec 5 fœtus morts et 1 vivant, et puisque nous ne devons pas faire attention à ce résultat et décider la question contre l'emploi de cet instrument, par le même motif, il convient de ne pas apprécier le résultat par les 2 cas qui se trouvent consignés à la fin du deuxième mémoire. Donc, en réunissant ces 2 cas aux 6 ci-dessus indiqués, nous aurons 15 cas d'application du forceps pour cause de rétrécissement de bassin. Nous ne trouvons pas 7 fœtus vivants et 8 morts, ainsi que l'avait dit madame Lachapelle, mais 9 morts, 1 putréfié et 5 vivants, ce qui ne donnera pas, comme l'a dit M. Joulin, la mortalité de 50 pour 100, mais 64, abstraction faite du fœtus dont la mort datait de longtemps.

Nous pourrions conclure sur-le-champ que la mortalité par le forceps est aussi grande que par la version, si nous ne voulions pas agir avec l'impartialité la plus complète; mais examinons encore quel a été le résultat de cette opération dans la pratique de madame Lachapelle.

A la fin du deuxième mémoire (vol. I, page 321), nous trouvons 5 cas de version ayant eu 4 fœtus morts et 1 vivant, et à la fin du onzième mémoire, 21 cas avec 12 fœtus morts, 2 putréfiés, 1 craniotomisé et 6 vivants. Il y a donc dans les deux mémoires des observations de 26 cas de version ayant eu 16 fœtus morts, 7 vivants, 2 putréfiés et 1 dont l'opération a été pratiquée après la craniotomie. Abstraction faite de ces 3 cas, il nous en reste 23, ayant eu 16 fœtus morts et 7 vivants, ce qui fera baisser la mortalité à 69 pour 100.

Sur les 15 cas d'application du forceps on remarque à peine 2 femmes mortes, ce qui élève la mortalité un peu plus au-dessus de 13 pour 100. Sur les 26 cas de version, on doit retrancher 2 femmes qui sont entrées moribondes à l'hôpital à cause de la rupture de l'utérus. Il reste donc 24 cas, et, en considérant comme guéries les femmes dont le résultat des cas n'a pas été indiqué, nous avons 18 femmes vivantes et 6 mortes, ce qui portera précisément la mortalité à 25 pour 100, proportion beaucoup plus favorable que celle indiquée par M. Joulin, et nous ne savons pas comment cet illustre praticien a pu trouver la mortalité de 53 pour 100 sur 24 cas de version ayant eu 8 morts.

Sur 30 existences compromises par le forceps, nous ne trouvons que 11 morts, ce qui portera la mortalité à 36 pour 100, résultat moins favorable que celui donné par M. Joulin. Si nous éliminons 2 femmes sur les 26 cas de version et si nous comprenons seulement les 23 fœtus qui se trouvèrent compromis par l'opération, nous n'aurons que 49 vivants avec 22 morts, ce qui élèvera la mortalité à plus de 44 pour 100, résultat moins défavorable que celui indiqué par M. Joulin.

Le 24 mars 1869, à la séance de la Société de chirurgie, séance que l'on trouvera dans le n° 16 de la *Gazette hebdomadaire* de la même année, le professeur Depaul raconta, à propos de la discussion sur les corps fibreux compliquant la grossesse et l'accouchement, que, sur 416 cas de vice de conformation du bassin, en se voyant forcé de faire 42 fois la version, le rétrécissement se trouvant entre 6 centimètres et 9 1/2, il avait obtenu 34 fœtus morts et 8 vivants, et 18 femmes mortes et 24 vivantes; tandis que, par le forceps, sur 108 applications, il avait obtenu 83 fœtus vivants et 25 morts, 84 femmes vivantes et 24 mortes.

Sans doute il y a des avantages en faveur du forceps, mais devons-nous seulement, par les résultats peu flatteurs de la pratique de madame Lachapelle, le préférer à la version pour l'extraction du fœtus, dans les cas de rétrécissement du bassin entre 8 et 7 centimètres? Dans les accouchements plus que dans une autre branche quelconque de la médecine, ce qui conviendra dans un cas ne pourra pas s'appliquer dans un autre.

Plus d'une fois, à l'aide du forceps, nous avons pu extraire des fœtus à travers les bassins qui présentaient à peine 8 centimètres tout au plus dans le diamètre sacro-pubien; de même nous avons essayé trois fois de faire l'extraction du fœtus à travers les bassins, avec le même degré de rétrécissement sans aucun résultat à l'aide du forceps; tandis que par la version, l'extraction a été réalisée avec plus ou moins de facilité. Les fœtus ont été sacrifiés dans tous ces cas, mais nous ne croyons pas que le forceps ait pu nous donner de meilleurs résultats.

Si le fœtus avait constamment présenté le crâne dans les cas de rétrécissements du bassin en position transverse, sans doute que l'opération aurait pu être réalisée par le forceps, puisque le diamètre antéro-postérieur ou sacro-pubien, qui mesure à peine de 7 à 8 centimètres d'extension, se trouverait en rapport avec le diamètre bitemporal ou bipariétal, qui est de 9 centimètres, et comme la réduction devrait être portée seulement à 1 ½ ou 2 centimètres au plus, il serait possible que malgré cela le fœtus sortît vivant. Cependant la réduction compatible avec la vie du fœtus ne pourra pas, comme le dit fort bien M. Joulin, être déterminée rigoureusement et dépendra du degré d'épaisseur des os, de la dimension des fontanelles et de la quantité de liquide céphalo-rachidien qui ira dans le canal vertébral; mais l'accoucheur n'aura ici d'autre ressource pour terminer l'accouchement avec de meilleurs avantages pour le fœtus, car la version ne placera pas la tête dans des conditions qui rendent plus favorable la réduction de cette partie du produit de la conception, et il y a des exemples où l'accouchement s'est réalisé avec un fœtus vivant, bien que sa tête ait subi la réduction de 1 centimètre à 1 centimètre et demi. Lorsque, au contraire, le fœtus présente le crâne en position occipito-pubienne ou occipito-sacrée, comme une fois déjà j'ai eu l'occasion de l'observer chez une femme dont le canal pelvien était de 8 centimètres au diamètre antéro-postérieur, nécessairement le diamètre sous-occipito-bregmatique qui est de 9 centimètres et demi, et l'occipito-frontal qui est de 11 centimètres, se mettront en rapport avec cette partie.

Quoique l'application du forceps dans des conditions semblables ne soit pas impossible, et que le diamètre sous-occipito-bregmatique puisse passer sans sacrifier le fœtus dans les bassins de 8 centimètres, la réduction de 3 centimètres qui doit se manifester sur le diamètre occipito-frontal sera incompatible avec la vie du produit de la conception; quand par la version, en nous guidant uniquement par notre raisonnement et notre expérience, indépendamment de tout ce qui a été dit par madame Lachapelle et Simpson, nous plaçons la tête du fœtus d'une telle manière que le diamètre bitemporal qui est à peine de 8 centimètres se trouvera avec le diamètre rétréci du bassin, si quelque réduction a lieu, celle-ci ne sera pas incompatible avec la vie du fœtus.

Nous reconnaissons que, pour les cas ordinaires, la version sacrifie plus souvent que le forceps la vie du fœtus, mais non lorsque d'une part il y a toutes les conditions favorables pour la première opération, et que de l'autre il faudra faire la réduction de 2 à 3 centimètres sur les diamètres de la tête du fœtus. Tels sont les faits innombrables racontés par Simpson, dans lesquels on voit que par la version l'on pourra terminer les accouchements des femmes qui, d'après les travaux antécédents, n'avaient pu être accouchées qu'à l'aide de la craniotomie; et dans les mémoires de madame Lachapelle (vol. I, page 358), on trouve l'observation d'un cas où Baudelocque n'a pu extraire par le forceps un fœtus qu'il a obtenu facilement par la version. Nous avons eu dans notre pratique 3 cas de cette nature, et M. Joulin, qui, par les résultats des statistiques de madame Lachapelle, avait supposé que toutes les illusions se dissiperaient, a établi le précepte que le forceps devrait être préféré à la version; M. Joulin, disons-nous, aurait dû voir que, pour les cas d'extraction du fœtus par le forceps à travers les bassins rétrécis, cas cités par lui, le résultat n'a pas été des plus favorables, et il a pu seulement être comparé au résultat de la céphalotripsie.

Dans la thèse de M. Bailly et dans l'ouvrage de M. Joulin, on rapporte en effet 37 cas où le forceps a été appliqué pour l'extraction du fœtus à travers les bassins rétrécis. 7 de ces cas appartiennent au professeur Depaul, 18 à Berne, 10 à M. Chassagny, 2 à M. Joulin.

Parmi les cas de M. Depaul, on doit en retrancher 2, car ils se rapportent à des bassins qui avaient 6 centimètres et demi au diamètre sacro-pubien. Pour les autres cas, le résultat a été de 3 fœtus morts, 2 vivants et une femme morte. Sur les 18 cas de Berne, nous devons en retrancher 4 de bassins réguliers, et 2 autres de femmes mortes de fièvre puerpérale. Il reste donc 12 cas avec 1 fœtus vivant et né avant terme, 11 morts et 2 femmes ayant eu le même résultat. Sur les 10 cas de M. Chassagny, 6 fœtus ont été extraits vivants, 4 morts, et les 2 cas de M. Joulin ont donné des fœtus vivants. Nous avons donc 29 cas avec 9 fœtus vivants et 20 morts et 3 femmes mortes, ou plus de 68 pour 100 de mortalité relativement aux fœtus! Résultat presque égal à ceux de madame Lachapelle pour les cas de version où la mortalité a été de 69 pour 100.

Lors même que nous accepterions les données obtenues par M. Joulin dans les observations publiées par madame Lachapelle, et si nous admettions que la mortalité s'élevait à 60 pour 100 pour les cas de version, nous ne pourrions pas être exempt d'inquiétude relativement à l'emploi du forceps dans les bassins de 8 à 7 centimètres 1/2 lorsque nous voyons la mortalité monter à plus de 68 pour 100. C'est encore cela qui nous encourage à dire que les statistiques pour la solution de cette question n'ont pas pour le moment une grande valeur, et que nous pourrons seulement établir à ce sujet des règles absolues ou applicables dans la plupart des cas, lorsqu'il y en aura un grand nombre d'analogues.

Donc, d'après ce que l'observation nous a appris et malgré la grande utilité du forceps, nous croyons que pour les cas où le fœtus se trouvera vivant et présentera le crâne en position antéro-postérieure, si le bassin a de 8 à 7 centimètres d'extension, nous devons, de préférence, pratiquer la version lorsque toutes les conditions sont favorables. C'est encore à cette opération que nous devons recourir pour les cas de présentation de la face et du tronc, ou si le rétrécissement est oblique-ovalaire.

Le forceps doit être préféré dans tous les autres cas; mais, dès lors, il ne sera pas difficile à comprendre que les tractions faites avec cet instrument ont certaines limites que l'on ne doit pas dépasser, sans dangers graves pour la mère et pour l'enfant.

Nous avons déjà dit que, d'après les expériences de M. Joulin, la réduction absolue de la tête du fœtus pourrait aller au delà de 3 centimètres; mais sa vie serait compromise, lorsque cette réduction serait portée au-dessus de 15 millimètres.

Par ces données, on arrive à conclure que l'accoucheur aura peu de probabilités pour sauver le fœtus, si le degré de rétrécissement du bassin requiert plus de 15 millimètres de réduction aux diamètres de la tête; mais, d'un autre côté, comme dans l'impossibilité de l'extraction du fœtus par le forceps l'accoucheur devra nécessairement recourir ou à la version, ou à l'embryotomie, ou à l'opération césarienne, si les tractions par l'instrument n'avaient pas déterminé la réduction de la tête, il ne devrait pas beaucoup compter sur les effets de la version relativement à la viabilité du fœtus, et l'embryotomie occasionnerait la mort de celui-ci.

L'opération devenant si grave pour la femme, comme nous le verrons, on devra dans ces cas-là chercher, par des tractions énergiques, à faire l'extraction du fœtus. Lorsque, à cause du rétrécissement du bassin, quelques praticiens, au nombre desquels est le professeur Depaul, appliquent le forceps, leur méthode consiste à employer peu à peu toutes leurs forces aux tractions; et s'ils n'arrivent pas à faire descendre la tête, ils demandent le secours d'une ou de deux per-

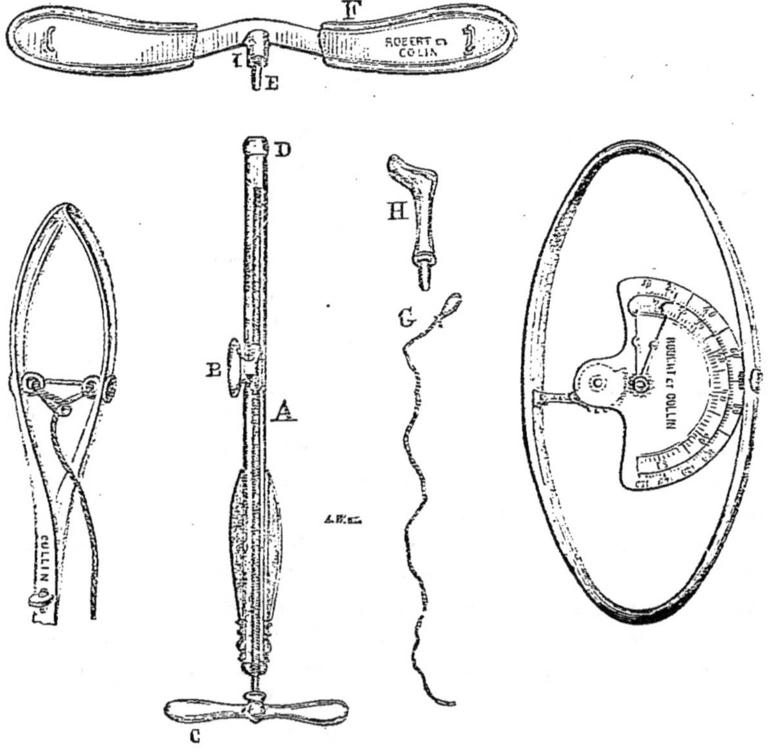

(FIG. 88.) — *Aide-forceps.*   (FIG. 89.) — *Dynamomètre.*

sonnes qui, en combinant leurs efforts, portent les tractions au plus haut degré.

D'autres font usage d'appareils spéciaux pour ces mêmes tractions ; et ils se mettent ainsi à l'abri des embarras occasionnés soit par les bras ou les mains des aides, soit par les fatigues et les pertes de forces qu'entraînent les tractions manuelles.

Nous ne connaissons pas particulièrement et nous n'avons pas la description de l'appareil de M. Chassagny (de Lyon); mais, d'après le jugement porté par d'autres, il nous semble que ses résultats ne sont pas supérieurs à ceux qui peuvent être donnés par l'instrument de M. Joulin, qui présente le grand avantage de s'adapter à tous les modèles de forceps.

L'appareil que cet auteur décrit dans son excellent Traité d'accouchement, sous le nom d'aide-forceps, se compose :

1° d'une canule A en acier de 34 centimètres de longueur, ayant comme axe une tige taraudée en pas de vis, et munie d'un taquet écrou mobile B, qui monte ou descend lorsqu'on tourne la poignée C de la tige; 2° d'un point d'appui F, pièce métallique rembourrée sur les points qui doivent se trouver en contact avec les ischions de la femme; le bord inférieur I est mousse et forme une poulie de réflexion sur laquelle glissera le lacs,

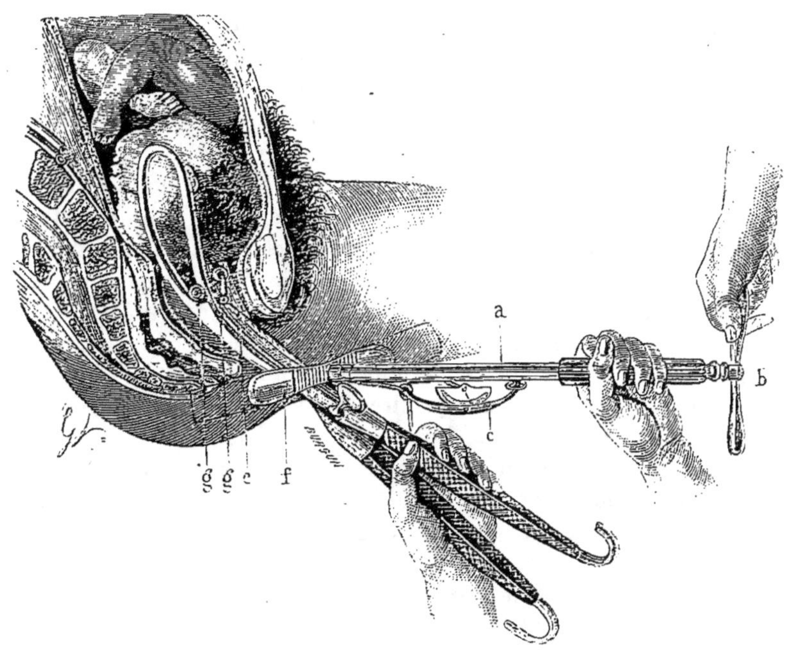

(FIG. 90.) — Aide-forceps.

a, Canule à pas de vis et à écrou mobile. — b, poignée de l'instrument. — c, dynamomètre. — c, lacs passant par les fenêtres du forceps en se rattachant au dynamomètre qui est accroché sur l'écrou mobile. — f, point d'appui de l'instrument en rapport avec les ischions. — Le lacs glisse sur son bord inférieur qui forme une poulie de renvoi.

de manière que les tractions se fassent dans l'axe des détroits sans froisser la vulve et le vagin ; 3° d'un petit dynamomètre qu'on accroche au taquet mobile B, et qui donne la mesure de la force employée ; 4° d'un lacs en corde de 5 millimètres de diamètre ; 5° enfin de deux boutons d'acier en forme de boutons de chemise, percés à leur base d'un trou destiné à donner passage au lacs. Ces boutons s'accrochent par leur gorge et de chaque côté à la partie rétrécie des fenêtres du forceps.

Ainsi, pour appliquer l'instrument, il n'y a pas autre chose à faire que d'introduire le forceps d'après les règles ordinaires ; lorsque ses branches sont articulées, on accroche les boutons traversés par les lacs aux fenêtres du forceps, on articule la canule sur le point d'appui qu'on place en rapport avec les ischions de la patiente, en avant des branches du forceps ; et on fixe l'extrémité de la corde à l'arc du dynamomètre qui, d'un autre côté, est attaché au crochet de l'écrou.

La femme tiendra donc les cuisses légèrement fléchies de manière que la traverse métallique ne puisse pas glisser du sillon fémoro-fessier ; si elle ne se tient pas ferme, un ou deux aides devront l'assujettir à l'aide d'un lacs passé par deux anneaux se trouvant aux extrémités.

En livrant les branches du forceps à son aide, l'accoucheur prendra de la main gauche la canule, et, la gardant toujours en position horizontale, par des mouvements imprimés par la main droite à la vis de rappel, il cherchera à faire sortir celle-ci en entraînant le lacs avec le forceps qui a embrassé la tête du fœtus entre ses cuillers.

Les tractions devront être faites d'une manière lente, et comme le dynamomètre sert à déterminer le degré de force employée, lorsque l'aiguille marchera avec trop de célérité, l'opérateur diminuera les mouvements de la vis de rappel, pour continuer, petit à petit, jusqu'à vaincre l'obstacle. Il est difficile et, d'après M. Joulin, il est impossible que les cuillers du forceps puissent glisser ; d'autant plus que le lacs, qui passe par les boutons, tend à faire rapprocher les fenêtres avec d'autant plus de vigueur que la résistance sera plus grande. Comme le forceps devra ramener la tête du fœtus vers la direction des axes du bassin, il faudra maintenir bien en arrière le bord postérieur de la traverse métallique ou du point d'appui, lorsque la tête se trouvera dans le détroit supérieur, et il faudra le relever lorsque la tête arrivera au détroit inférieur ; pour cela, la femme aura alors, dans ce dernier cas, les cuisses à moitié fléchies sur le bassin.

Tels sont les moyens dont on se sert pour employer la force mécanique à l'extraction du fœtus dans les cas de rétrécissement du bassin, ou lorsqu'il y a disproportion entre ce canal et le corps qui doit y passer ; et, comme cela se conçoit sans peine, son action sera bien différente de celle résultant du concours de la force manuelle.

En général, ou du moins chez nous, lorsqu'on a fait l'application du forceps une fois, on procède aux tractions avec plus ou moins d'énergie jusqu'à l'épuisement des forces de l'accoucheur et de l'un ou de deux de ses collègues, et jusqu'à ce que l'extraction du fœtus soit presque impossible. L'essentiel sera d'appliquer les forces dans le sens le plus favorable, sans secousse extraordinaire ou sans mouvements nuisibles à l'intégrité des organes de la génération. Les effets de la force manuelle pourront donner lieu à des dépressions plus ou moins profondes à la tête du fœtus et à des fractures de la voûte ou de la base du crâne, selon le degré de rétrécissement du bassin ou la résistance que l'on aura à vaincre; relativement à la femme, on pourra observer tous les résultats des contusions et même l'altération des surfaces articulaires et les fractures des os du bassin, avec leurs conséquences funestes.

Cependant, pour que ces résultats puissent être observés, il faudra que les tractions soient trop violentes et que l'accoucheur persiste à les employer malgré la nullité de ses efforts. Il ne devra pas négliger l'emploi de la plus grande quantité de force dont il pourra disposer, soit tout seul, soit avec l'aide ou le secours d'un collègue, sauf si le fœtus est déjà mort; car il n'est pas impossible qu'il soit extrait vivant, comme nous l'avons prouvé par les observations précédemment citées : en général, si l'opération peut faire monter la mortalité des fœtus à plus de 68 pour 100, il n'y a pas de comparaison à établir entre ce résultat et l'embryotomie où le fœtus est toujours sacrifié.

Si nous admettons ce résultat général, il y aurait encore avantage pour l'emploi du forceps; car, sur 53 cas observés par Lauth, cas où les bassins avaient un rétrécissement au-dessus de 8 centimètres, il y a eu, par l'embryotomie, 18 femmes mortes, et 35 guéries, lesquelles, avec les fœtus sacrifiés, font élever la mortalité à plus de 66 pour 100; tandis que pour les cas d'application du forceps, cités déjà par nous, sur 58 vies compromises, le résultat a été de 23 morts ou un peu plus; de 39 pour 100 de mortalité.

La différence en faveur de l'emploi de la force est considérable, en obstétrique, et ne pourra pas laisser dans l'esprit le moindre doute par rapport aux avantages qu'elle offre sur la céphalotripsie.

En règle générale, on ne pourra pas déterminer le degré de force employée; car celle-ci doit varier suivant la vigueur de l'accoucheur, l'endroit où il s'appuie pour pratiquer les tractions, la résistance à vaincre et la réduction des diamètres de la tête du fœtus.

D'après M. Joulin, qui a fait des expériences fort curieuses à ce sujet, lorsque les tractions manuelles sont opérées sur le forceps par un accoucheur robuste, sans point d'appui, elles peuvent être représentées par une force de 45 kilog., ou par 60 kilog. si l'accoucheur prend un point d'appui sur le sol. Pour les cas où le point d'appui se trouve à la hauteur du forceps, la force montera à 90 kilog.

Ainsi, en règle générale, la force développée par un accoucheur robuste s'élève à 60 kilog.; et si un aide combine les forces de traction, celles-ci pourront être portées à 100 ou 120 kilog. au moins.

Avec les appareils mécaniques, et surtout avec l'instrument de M. Joulin, la force employée monte, en moyenne, à 43 kilog., et comme l'on peut employer beaucoup moins de force avec son appareil, on peut la déterminer d'une manière exacte à l'aide du dynamomètre, et l'on doit abandonner l'opération lorsqu'elle aura dépassé cette limite. M. Joulin est d'avis que la force mécanique, avec son appareil, donne de meilleurs résultats que la force manuelle employée dans les mêmes conditions; car, selon que la force est moindre, la compression est moindre et la somme des dangers qui entourent la mère et l'enfant est moindre aussi.

A défaut de statistiques exactes et bien claires, il est fort difficile de décider la question que nous venons d'indiquer. Dans la pratique on trouve des cas où, par la tuméfaction du cuir chevelu ou par quelque autre circonstance, il n'est pas possible d'établir d'une manière certaine la position du crâne, et dans ces cas-là, si l'accoucheur emploie un appareil mécanique quelconque ne pouvant pas lui donner l'impression de la résistance rencontrée pour changer la direction des forces, l'opération pourrait être fatalement compromise.

Ainsi, nous serons toujours disposé à repousser les appareils mécaniques et à donner la préférence à la force manuelle, lorsqu'il ne sera pas possible d'établir le diagnostic de la position.

La force des appareils mécaniques peut être parfaitement graduée à l'aide du dynamomètre, et deviendra progressive avec lenteur, pour empêcher que la réduction de la tête soit rapide ou violente; mais quoique les lacs se trouvent à côté du crâne, le point d'appui est toujours aux tubérosités ischiatiques et les tractions s'approchent plus de l'horizontale et ne suivent pas tout à fait la direction des axes du bassin dans le sens duquel il faut manœuvrer pour que l'extraction du fœtus devienne possible.

L'appareil de M. Joulin, néanmoins, exige moins de force que les tractions manuelles, et nous croyons alors qu'il doit être préféré à ces dernières lorsque l'accoucheur se trouve excessivement fatigué par d'autres manœuvres et qu'il n'a pas avec lui, comme il arrive quelquefois, un aide ou un collègue expérimenté qui puisse le seconder d'une manière satisfaisante.

En tout cas, il faudra faire bien attention au degré de force indiquée sur le dynamomètre, car les tractions à l'aide de l'appareil mécanique pourront n'avoir pas été faites dans le sens le plus favorable, et lorsqu'elles dépassent 50 kilog., l'accoucheur devra les abandonner pour recourir à l'embryotomie.

Sans le dynamomètre l'appareil pourrait devenir nuisible, parce qu'il pourrait développer une force tellement excessive qu'il mettrait en danger sérieux et la mère et l'enfant.

CHAPITRE III.

DE L'ACCOUCHEMENT PRÉMATURÉ ARTIFICIEL.

Dans certains cas de rétrécissement pelvien et d'accidents arrivés pendant la gestation et avant que celle-ci soit à terme, il est impossible de sauver le fœtus et de délivrer la femme des graves périls qui la menacent. On a cherché alors à provoquer l'expulsion du produit de la conception lorsqu'il a atteint l'époque de la viabilité. La provocation de l'accouchement prématuré consiste donc en une opération dont le but est de donner à l'utérus une certaine impulsion, de manière qu'il se contracte et puisse déterminer l'expulsion du fœtus.

Quoique la provocation de l'accouchement prématuré soit de date récente, elle a déjà rendu d'innombrables services dans les cas difficiles de l'art obstétrical, et, d'après Churchill, c'est peut-être l'opération dont l'application a constitué l'un des grands progrès de la chirurgie.

L'idée de provoquer l'accouchement prématuré naquit de l'observation de cas où le fœtus, malgré le rétrécissement pelvien présenté par la femme, était expulsé vivant avant que la grossesse arrivât à son terme. Cependant, malgré ce fait, grande serait la responsabilité du médecin qui, sans le concours de la science, troublerait la marche d'une fonction aussi importante que la grossesse; c'est pourquoi, en 1756, plusieurs accoucheurs anglais se sont réunis pour traiter cette question : comme le résultat de la discussion justifiait l'opération, Macaulay, et aussitôt après lui le docteur Kelly, l'a mise à exécution; et ils ont pu, non-seulement sauver les femmes, mais aussi les fœtus, qui auraient succombé si la grossesse fût arrivée à terme. Depuis lors, l'opération de l'accouchement prématuré fut acceptée et préconisée successivement par les accoucheurs anglais les plus renommés, comme Denman, Ritgen, Merriman, Collins, Simpson, Churchill et d'autres. En Allemagne, malgré l'opposition d'Osiander, les ressources que pouvait offrir l'accouchement prématuré ont été comprises aussitôt par Outrepont, Kluge, Kiwisch, Scanzoni et Nægele, et de nouveaux moyens ont été inventés pour assurer l'innocuité et la bonne réussite de l'opération. En Italie, Lovati, Ferrario et Billi embrassèrent cette idée, et montrèrent, par des exemples et des observations, tous les avantages qui résulteraient de l'accouchement prématuré artificiel; mais, en France, l'opération, repoussée par Baudelocque et Capuron, comme un attentat contre les lois divines et humaines, a été seulement acceptée après que le professeur Stoltz a fait connaître, en 1831, l'heureux résultat qu'il avait obtenu dans un cas où il l'a mise en pratique. Depuis lors, ses avantages furent appréciés par Velpeau et P. Dubois, suivis par cette pléiade d'illustres accoucheurs qui leur ont succédé, tels que Cazeaux, MM. Jacquemier, Pajot, Chailly, Tarnier et d'autres.

Acceptée dans toute l'Europe, l'opération (au moins pour ce qui concerne Rio-Janeiro) a été accueillie par beaucoup de professeurs brésiliens et principalement par notre maître le docteur Feijó, aujourd'hui baron de Santa Isabel.

On ne perd plus maintenant du temps à discuter la moralité de l'accouchement prématuré artificiel; son utilité ne pourra pas être contestée, dès que l'on réfléchira que, dans les cas de rétrécissement pelvien, entre 8 centimètres au maximum et 6 et 1/2 au minimum, si la grossesse arrive à son terme, nous pourrons seulement recourir à l'embryotomie et à l'opération césarienne; et que, par la première opération, on sacrifie tous les fœtus et on fait mourir une femme sur cinq; par la seconde, ou par l'hystérotomie, la moitié des femmes . et un tiers des fœtus succombent, tandis que la mortalité de l'accouchement prématuré est, pour la femme, de 3 pour 100, et pour le fœtus, d'un peu plus de 5 pour 100. Aussi voyons-nous que dans 288 cas d'accouchement prématuré artificiel, rassemblés par le professeur Churchill, 280 femmes ont été guéries et 270 fœtus sont nés vivants.

Selon le professeur Marinus, de Belgique, on peut dire, d'après les faits publiés, que les femmes ne courent pas un danger imminent par l'opération, quelques-unes ayant été opérées 2 et 3 fois aussi heureusement que s'il se fût agi d'un accouchement naturel. Le résultat de l'accouchement prématuré serait plus avantageux, relativement à la femme et au fœtus, si, comme cela arrive quelquefois, l'expulsion n'était pas entravée par une mauvaise présentation et une mauvaise position.

Au mois de juin 1866, une femme rachitique (sur laquelle on avait pratiqué l'embryotomie, à cause de son bassin qui avait de 7 à 8 centimètres au diamètre antéro-postérieur) se trouva enceinte pour la deuxième fois, et vint nous consulter. Nous résolûmes alors de provoquer l'accouchement lorsque la grossesse serait arrivée à 7 mois et demi, à peu près; néanmoins, avant de le faire, nous priâmes le professeur Feijó de venir voir la femme et de nous donner son avis. Comme il n'y avait pas de divergence d'opinion, j'employai les douches utérines prolongées pendant dix minutes et répétées deux fois par jour, afin d'exciter la manifestation du travail. Après 52 heures, n'ayant obtenu aucun résultat, je me suis servi du dilatateur de Tarnier, et, après deux jours d'attente, le travail commença à se manifester : en quelques heures, la dilatation du col fut complète; mais, ayant remarqué que le fœtus présentait la face en position mento-postérieure, nous pratiquâmes la version, et comme l'extraction de la tête était fort laborieuse, le fœtus naquit mort. La femme ne présentait cependant rien autre chose que les phénomènes propres à la puerpéralité.

Quoi qu'il en soit, la responsabilité que prend le praticien en provoquant l'accouchement prématuré exige, comme l'a dit Merriman, et après lui M. Joulin, que l'opération ait la plus grande publicité, et qu'elle ne soit pas pratiquée sans l'acquiescement préalable des personnes intéressées et sans l'avis d'autres accoucheurs.

L'utilité de l'opération n'étant plus méconnue, toute l'étude consistera maintenant à apprécier les applications et les moyens à l'aide desquels on peut provoquer l'accouchement prématuré.

Applications.

Plusieurs conditions sont nécessaires pour que l'accouchement prématuré artificiel puisse être pratiqué; afin que ces conditions soient mieux étudiées, nous allons les diviser en trois classes. Dans la première classe, nous mettrons tous les cas où l'opération est réclamée par certaines conditions du canal pelvien et des organes de la génération; dans la deuxième classe, nous comprendrons quelques accidents arrivés pendant les deux derniers mois de la grossesse; dans la dernière enfin, certaines conditions morbides particulières qui peuvent être influencées d'une manière défavorable par les progrès de la gestation.

PREMIÈRE CLASSE. — *Rétrécissements pelviens.* —Incontestablement c'est dans ces conditions que le plus souvent l'accoucheur trouvera une ressource précieuse dans la provocation de l'accouchement prématuré; mais, comme le but principal de l'opération consiste à faire obtenir l'expulsion du fœtus vivant sans que la femme ait à courir les dangers qui se manifesteraient si la grossesse était arrivée à terme, il devient nécessaire que le rétrécissement pelvien, alors dépendant de la mauvaise conformation des os ou de tumeurs développées dans le canal, puisse permettre le passage du fœtus après l'époque de la viabilité, et que, seulement après cette époque, l'accouchement soit provoqué. Certainement, il n'est pas bien facile de déterminer exactement l'époque de la gestation, car nous ne connaissons pas ou nous ne savons pas l'époque précise de la fécondation; mais, comme la provocation de l'accouchement n'est pas ici l'opération d'urgence, on peut, selon le degré de rétrécissement du bassin, attendre plus ou moins de temps et pratiquer alors l'opération, lorsque l'on supposera, par des données suffisantes, que la grossesse est à *la fin du septième mois;* car c'est à partir de ce moment qu'existe la certitude relativement à la viabilité fœtale. Les cas où le fœtus a pu venir viable avant cette époque sont exceptionnels; à cause de cela, l'accoucheur, lorsqu'il aura à pratiquer l'opération, devra plutôt dépasser un peu cette époque, au lieu de provoquer l'accouchement quand le fœtus n'est pas encore viable.

Cependant toutes ces règles, jusqu'à un certain point, doivent être subordonnées au degré de rétrécissement et au développement ou volume que présentera la tête du fœtus. On comprendra d'avance que, lorsque le rétrécissement n'est pas bien prononcé, nous pourrons provoquer l'accouchement à une époque plus rapprochée du terme de la gestation; tandis que, dans les rétrécissements pelviens qui seuls permettent le passage du fœtus à l'époque précise de la viabilité, l'opération devra être pratiquée en temps opportun. Quels seront donc les degrés du rétrécissement pelvien dans lesquels on pourra attendre de bons résultats de la provocation de l'accouchement, et dans quels cas pourra-t-on retarder l'opération ou la pratiquer, à l'époque déterminée de la viabilité fœtale ? Lorsque nous avons parlé des indications à suivre dans les rétrécissements du bassin, nous avons dit que l'on pouvait s'attendre ou à appliquer le forceps ou à pratiquer la version, si le canal avait jusqu'à 8 et 1/2 ou 9 centimètres au minimum. Dans ces cas, en effet, les difficultés pourraient être considérables et l'accouchement fort laborieux ; mais il est certain qu'il ne serait pas absolument impossible que le fœtus à terme naquît vivant. Au-dessous de ce degré, ou dans les rétrécissements de 8 centimètres et 1/2 à 6 et 1/2 au minimum, l'accouchement, quand la grossesse est à terme, pourrait seulement être terminé par le sacrifice du fœtus ou exposerait la femme aux plus grands périls. C'est donc dans ces limites, ou lorsque le bassin offrira de 8 centimètres et 1/2 à 6 et 1/2 au minimum, que l'accouchement prématuré sera pratiqué.

Mais, dans une période quelconque de la viabilité, la tête du fœtus pourra-t-elle passer par un canal rétréci à un tel degré? Lorsque le diamètre du bassin est de 6 centimètres et 1/2 au minimum, pour que le fœtus puisse être expulsé avec probabilité de vie, il faut que la provocation de l'accouchement soit faite dès qu'il a atteint l'époque de la viabilité.

L'observation, en effet, a démontré que la tête du fœtus, à la fin du septième mois, peut passer par le canal pelvien; car les diamètres bipariétal et occipito-bregmatique présentent, plus ou moins, 6 centimètres et 1/2. A 7 mois 1/2, ces diamètres ont 7 centimètres; à 8 mois, ils ont 8 centimètres; et, à 8 mois et 1/2, 85 à 88 millimètres. Ainsi, lorsque le bassin offrira de 7 centimètres à 88 millimètres, l'accoucheur pourra attendre que la gestation soit arrivée à 7 mois et 1/2, et même à 8 mois; tandis que, lorsque le bassin présentera 6 centimètres et 1/2, l'accouchement devra être provoqué dès que le fœtus a atteint l'époque de la viabilité.

Dans les cas où le canal pelvien sera rétréci à cause de tumeurs développées sur ses parois ou sur un des organes quelconques de la génération, l'accouchement prématuré sera indiqué toutes les fois que ces produits pathologiques ne pourront pas être extirpés ou réduits, et toutes les fois qu'ils amoindriraient tellement le bassin que ses diamètres ne puissent pas présenter plus de 8 centimètres et 1/2 à 6 et 1/2 au minimum.

Plusieurs fois, dans ces cas, l'on pourra observer l'insinuation et le passage du fœtus à terme par le canal pelvien, quand celui-ci a été réduit considérablement dans ses diamètres par des tumeurs développées dans l'utérus ou dans les parties voisines. On lisait dans la *Gazette hebdomadaire* du 31 juillet 1868, l'observation présentée par M. Guéniot à la Société de chirurgie, à propos d'un accouchement qui a pu être réalisé par les forces de la nature, à peine aidées par le forceps au dernier moment de l'expulsion, chez une femme dont le bassin était presque tout occupé par une tumeur fibreuse, placée sur la face postérieure de l'utérus, au point d'intersection du corps avec le col.

M. le professeur Depaul a lu aussi à la même Société une observation, qui fut publiée dans la *Gazette hebdomadaire* du 7 août de la même année, d'un cas tout à fait identique au cas de M. Guéniot, non-seulement relativement à la nature de la tumeur, mais aussi relativement aux conséquences heureuses et pour la femme et pour le produit de la conception.

Les faits de cette nature sont innombrables; et, à moins qu'il ne s'agisse de tumeurs enchondromateuses ou osseuses des parois du canal, l'accoucheur devra se confier largement aux ressources de la nature; c'est seulement après avoir pris l'avis d'autres collègues qu'il pourra avoir recours aux opérations qui tendent à provoquer l'expulsion prématurée du fœtus, n'oubliant pas que l'expectation ne doit pas être portée aux dernières limites, car il arrive quelquefois que l'irritation provoquée par une partie ou par la tête du fœtus, au moment de l'accouchement, peut être la cause d'une inflammation violente qui vient empêcher d'une manière extraordinaire le passage du produit de la conception et compromettre la vie de la mère.

Quelques accoucheurs anglais croient que l'accouchement prématuré artificiel doit être pratiqué lorsqu'il se rencontre certains vices de conformation du canal vulvo-utérin, manifestés par des atrésies considérables dépendant de cicatrices et d'adhérences fibreuses et résistantes: toutefois, nous ne savons pas s'il est utile de porter si loin les applications de ce moyen; car nous devons nous rappeler qu'il est possible, dans des conditions pareilles, que le tissu cicatriciel se prête à une dilatabilité telle, que la tête d'un fœtus à terme puisse passer sans la moindre difficulté. Dans le cas où l'atrésie est telle que le passage du fœtus, à la fin de la gestation, n'est pas possible, les difficultés ne seraient pas très-bien surmontées, quant à l'extraction du fœtus, dans des conditions viables, à l'aide de la provocation de l'accouchement.

DEUXIÈME CLASSE. — *Accidents survenus pendant les deux derniers mois de la gestation.* — *Vomissements rebelles.* — En règle générale, les vomissements ne se montrent rebelles qu'aux premiers mois de la grossesse : c'est plutôt la question de l'avortement provoqué que celle de l'accouchement prématuré artificiel qu'il s'agit d'examiner; cependant il y a des cas où les vomissements se renouvellent à la fin de la gestation, et, par les perturbations qu'ils déterminent, pouvant mettre en danger imminent la vie de la femme, ils forcent nécessairement à modifier cet état par la provocation de l'accouchement. Le fait qui est cité par le docteur Ed. Copeman au vol. XIII des *Transactions obstétricales* démontre que cette indication dans certains cas devra être observée. En effet, une femme qui se trouvait aux derniers mois de la gestation fut atteinte d'une jaunisse, accompagnée de vomissements tellement fréquents qu'on l'a laissée exténuée et en danger de mort. Avec les moyens employés, la jaunisse disparut, mais les vomissements continuèrent, ce qui fit prendre la résolution de provoquer l'accouchement qui eut de très-bons résultats et pour la mère et pour l'enfant.

En général, dans les cas de vomissements rebelles, il y a toujours tendance de la part de l'accoucheur à retarder l'opération, dans l'espoir de voir cesser les vomissements d'un moment à l'autre, à tel point que le résultat n'a pas été toujours favorable ; c'est pour cela qu'il faut que l'accoucheur, ayant bien égard aux conditions dans lesquelles ont lieu les vomissements, ne laisse pas la femme arriver à la dernière extrémité ou à un état typhoïde pour provoquer l'accouchement.

L'irritation qui quelquefois, sous l'influence de la gestation, se manifeste aux gros intestins peut être la cause de diarrhée rebelle à tous les moyens pharmaceutiques ; et, comme pour les cas de vomissement, l'accouchement prématuré peut constituer une ressource puissante, du moins pour sauver le fœtus. C'est un cas rare, mais qui peut se présenter, et que nous avons eu déjà l'occasion de bien constater chez une femme excessivement chloro-anémique, laquelle avait été atteinte, aux derniers mois de la gestation, d'une diarrhée qui avait résisté à une foule de moyens habilement conseillés par notre collègue le docteur Alfredo Guimarães, et lorsque nous avons été appelé en consultation nous n'avons pas trouvé d'autre ressource que la provocation de l'accouchement.

Accidents convulsifs. — La provocation de l'accouchement prématuré a été conseillée dans les cas de chorée, d'épilepsie et d'éclampsie.

Si quelques-uns des moyens dont nous disposons aujourd'hui pour provoquer l'accouchement sont sûrs dans leurs résultats, nous ne pouvons pas néanmoins avoir la certitude que l'expulsion du fœtus ait lieu avant la terminaison fatale de l'éclampsie. En effet, cet accident offre toujours un pronostic grave ; mais, malgré tout, l'observation a montré que dans certains cas les accès convulsifs disparaissent et tout rentre dans son ordre naturel : de telle sorte que l'on n'a pas été autorisé à pratiquer l'opération de l'accouchement prématuré, et c'est aussi lorsque la maladie n'a pas cédé aux moyens pharmaceutiques que nous songeons à provoquer l'expulsion du fœtus. Le résultat est que celui-ci est généralement extrait mort, et que, à cause des conditions où se trouve la femme, les accès continuent avec plus ou moins d'énergie et sont mortels.

Nous ne sommes pas partisan de la provocation de l'accouchement pour les cas d'éclampsie : comme déjà nous avons eu l'occasion de le dire, nous n'avons pas constaté à Rio-Janeiro un seul résultat heureux par l'opération, et nous avons plutôt remarqué jusqu'à ce jour l'aggravation de l'accident ; toutefois on trouve, dans les annales scientifiques, la narration de cas où l'éclampsie a cessé par la provocation de l'accouchement, mais nous ne pouvons pas dire si le même résultat n'aurait pas été obtenu par l'emploi des moyens pharmaceutiques. Tout dépend de la cause sous l'influence de laquelle l'éclampsie s'est déclarée, et alors seulement nous aurions provoqué l'accouchement prématuré, lorsque nous aurions eu employé les moyens les plus puissants dont dispose la thérapeutique contre cette terrible maladie et lorsqu'on aurait tout fait pour sauver au moins le fœtus.

Dans la chorée et dans l'épilepsie, la provocation de l'accouchement prématuré trouvera au contraire son application indiquée lorsque l'on reconnaîtra que, sous l'influence de la gestation, les accès se répètent fréquemment et déterminent des perturbations plus ou moins graves à l'organisme de la femme.

Hémorrhagies utérines. — Nous avons déjà parlé, à l'occasion des hémorrhagies survenues pendant les deux derniers mois de la gestation, des moyens auxquels nous devons avoir recours dans de telles conditions ; en effet, nous avons vu que cet accident constituait, pour Baudelocque et d'autres accoucheurs, qui combattaient de toutes leurs forces l'accouchement provoqué, le seul état qui pût admettre cette ressource, dès que, par l'abondance de l'écoulement et sa persistance, la vie de la femme serait en danger imminent.

Mort habituelle du fœtus. — L'observation a montré que dans quelques cas le fœtus meurt lorsque la grossesse avance ou touche à son terme ; alors, pour qu'il soit expulsé vivant, Denman a donné le conseil de provoquer son expulsion aussitôt que la grossesse est arrivée à l'époque où le fœtus est viable. C'est une application très-rationnelle et dans la pratique elle reçoit une sanction favorable.

Troisième classe. — On peut placer ici certains états morbides dont les conséquences deviennent quelquefois bien graves par les progrès de la gestation. Parmi ces états peut se trouver l'hydropisie aiguë de l'amnios, laquelle, provoquant un développement considérable de l'utérus, pourra être la cause de la mort du fœtus et déterminera des perturbations profondes dans la respiration et la circulation de la femme, si l'accoucheur ne pense pas à combattre cet état par la ponction des membranes, comme elle a été pratiquée dans des cas pareils par divers praticiens avec un heureux résultat.

Quelques accoucheurs conseillent de provoquer l'accouchement prématuré dans les cas d'affections organiques du cœur ou des organes respiratoires, lorsque dans la grossesse à terme le développement de l'utérus détermine des phénomènes d'asphyxie qui mettent en danger la vie de la femme.

Le préjugé que la gestation retarde la marche de la tuberculisation pulmonaire ne repose pas sur l'observation de faits concluants; mais, en tout cas, il ne conviendra pas de précipiter l'opération : il faudra seulement la pratiquer quand le travail tuberculeux produira une dyspnée qui devra être fatale et lorsque le fœtus, de son côté, sera arrivé à l'époque de la viabilité. Que l'accoucheur n'oublie pas, comme le dit Barnes, qu'une femme affectée de phthisie et dont l'existence semble prête à se terminer peut vivre quelques mois de plus et par cela même détruire la base de notre pronostic.

Pour les cas de rétroversion de l'utérus où cet état ne peut pas être modifié, de manière qu'il en résulte de profondes perturbations dans l'organisme de la femme, quelques accoucheurs sont d'avis que l'on doit provoquer l'accouchement prématuré; mais nous croyons que pendant les derniers mois de la gestation il se manifestera rarement une rétroversion utérine capable de produire des accidents graves qui puissent mettre en danger la vie de la femme. Le phénomène doit plutôt se manifester dans les premiers mois de la grossesse : nous discuterons l'opportunité de cette application en traitant de l'avortement provoqué.

Méthodes opératoires.

Les moyens conseillés pour la provocation de l'accouchement prématuré peuvent être divisés en *dynamiques* et *mécaniques*.

§ 1er. — Moyens dynamiques.

Les moyens dynamiques sont constitués par les substances ou les médicaments emménagogues ou ocytociques, tels que le seigle ergoté, la sabine et le borax.

Ces moyens sont cependant si peu profitables et tellement incertains en leur action que l'accoucheur seulement pourrait les employer dans des cas exceptionnels, et quand à peine il y aurait besoin de rendre plus énergiques les contractions utérines éveillées par d'autres moyens. Donc, on ne peut pas compter sur les emménagogues pour la provocation de l'accouchement; et même, quand ils pourraient déterminer les contractions de l'utérus, leurs effets se prolongeraient au delà de l'expulsion du fœtus et rendraient la délivrance difficile. Si encore le besoin se faisait sentir de terminer artificiellement l'accouchement, on pourrait sous l'influence de ces moyens trouver l'utérus excessivement resserré, de manière à ne pas permettre l'introduction de la main, ou à rendre dangereuse une manœuvre chirurgicale quelconque sur le produit de la conception.

Le galvanisme, conseillé par quelques accoucheurs, parmi lesquels on cite principalement Radford, de Manchester, mérite d'être rangé dans la classe des moyens dynamiques. Barnes, qui a eu l'occasion d'employer ce moyen dans trois cas avec un heureux résultat, dit, dans son travail *On obstetric operation*, que l'action du galvanisme est lente et produit de grands dérangements chez la femme, et c'est à cause de cela qu'il l'a abandonné tout à fait.

§ 2. — Moyens mécaniques.

Les moyens mécaniques sont plus sûrs en leur action et leurs résultats, et c'est sur eux seuls que l'accoucheur pourra compter, plus ou moins, quand il faudra provoquer l'accouchement. Ces moyens pourront être divisés en trois classes. Dans la première, nous comprendrons ceux qui agissent directement sur le col de l'utérus ; dans la deuxième, ceux qui agissent sur les membranes du fœtus ou détruisent les connexions de celui-ci avec l'organe gestateur ; dans la troisième enfin, les moyens qui se dirigent spécialement sur le corps de l'utérus, à travers sa face externe ou interne.

PREMIÈRE CLASSE. — *Moyens qui agissent directement sur le col de l'utérus.* — Les titillations ou irritations, occasionnées par l'introduction répétée dans le col de l'utérus d'un ou de plus d'un doigt, ont été conseillées par Peu comme un moyen propre à exciter les contractions de l'organe et à provoquer l'accouchement dans les cas d'hémorrhagies graves ; mais ce moyen, par son incertitude, a été abandonné par tous les accoucheurs : cependant c'est un moyen que l'on pourrait employer comme auxiliaire ou préparatoire, avant d'employer d'autres moyens plus efficaces en leur action, tels que le tamponnement du vagin, les douches appliquées sur le col et la dilatation de cette partie de l'organe gestateur par des appareils spéciaux.

Le tamponnement du vagin qui, pour certains cas, constitue une ressource précieuse contre les hémorrhagies utérines, a été employé avec avantage par Scholler, pour la provocation de l'accouchement exigée encore par d'autres accidents. Cet accoucheur se servait alors de la charpie pour l'opération ; mais le professeur Braun, ayant observé que l'extraction de la charpie était douloureuse et gênante, se servit d'une poche en caoutchouc vulcanisé : cette poche, introduite dans le vagin jusqu'au col de l'utérus, est distendue doucement à l'aide d'injections d'eau tiède faites avec une seringue, et répétées plusieurs fois, jusqu'à ce que la poche ait bien tamponné le vagin et puisse, par sa présence, irriter le col et provoquer la manifestation des contractions utérines.

Quoi qu'il en soit, le tamponnement, qu'on le fasse pratiquer avec la charpie ou à l'aide de l'instrument de Braun, est si lent dans son action et si peu sûr dans ses résultats, que c'est seulement pour les cas d'hémorrhagies que nous aurions recours à lui, soit pour faire cesser ou diminuer l'écoulement sanguin, soit pour voir si, par la même occasion, il provoquerait les contractions utérines et s'il dilaterait le col pour permettre l'extraction du fœtus par un moyen quelconque à notre portée.

A l'exception des cas de cette nature, nous ne pouvons pas trouver, dans l'emploi du tampon, des avantages supérieurs à la dilatation du col ou aux autres moyens dont nous parlerons plus loin; à ce sujet, nous ajouterons que, au lieu de la charpie ou de l'instrument de Braun, nous pouvons nous servir de l'éponge, dont nous avons pu constater pratiquement les avantages lorsqu'il s'agit de faire cesser les hémorrhagies graves qui dépendent de l'insertion vicieuse du placenta, et lorsque l'on veut obtenir la dilatation du col pour que l'accouchement puisse être terminé.

Douches appliquées sur le col. — Kiwisch préconisa en 1846 les douches sur le col, comme un des moyens les plus rapides et les plus sûrs pour provoquer le travail de l'accouchement. Son appareil se composait d'une boîte en étain, que l'on devait remplir d'eau à la température de 32 à 35 degrés, d'où partait un tube en caoutchouc ayant à l'extrémité un robinet et une canule recourbée terminée par plusieurs orifices et destinée à être introduite dans le vagin contre l'orifice externe du col. Lorsque l'on devait donner les douches, on plaçait la femme en décubitus dorsal en travers sur son lit ou sur une table, les cuisses en flexion modérée sur le bassin, de manière que les fesses reposent sur le bord du lit ou de la table qu'on garantira préalablement avec une toile cirée pour que l'eau projetée ne vienne pas mouiller le lit et le linge de la femme. Après l'introduction du doigt indicateur de la main gauche dans le vagin jusqu'au col de l'utérus, l'accoucheur devra diriger la canule avec la main droite jusqu'à mettre l'extrémité perforée en contact avec cette partie de l'organe gestateur. Il ouvre alors le robinet, et l'eau contenue dans la boîte (qui doit être placée bien au-dessus du lit ou de la table où se trouvait la femme) doit de là être projetée, avec plus ou moins de force, contre le col. Une cuvette, placée au-dessous de la toile cirée, reçoit l'eau qui a servi. En France, le professeur P. Dubois, trouvant, avec raison, que la boîte de l'appareil de Kiwisch, étant trop petite, exigeait le renouvellement constant de l'eau et produisait un jet peu énergique, employait l'irrigateur d'Eguisier, lequel pouvait contenir 6 litres d'eau et prolongeait les douches pendant un quart d'heure à peu près.

Ayant employé les douches dans deux cas, nous nous sommes servi d'une petite pompe aspirante et foulante, d'où sortaient deux tubes en caoutchouc de calibre différent, le plus fort étant destiné à plonger dans un baquet rempli d'eau à la température de 35°, et le plus faible et le plus long, à conduire le liquide, par la canule dont il était muni, jusqu'au col de l'utérus. Avec cet appareil on peut imprimer aux douches l'énergie que l'on juge nécessaire, en augmentant ou en diminuant la propulsion du liquide d'après la fréquence des mouvements du piston de la pompe.

Quel que soit l'appareil employé, comme à cause de la propulsion du liquide le vagin s'agrandit et le col s'élève, pour échapper au contact de la canule, il convient, pour faire disparaître cet inconvénient et empêcher jusqu'à un certain point quelque rupture du vagin, qu'un aide fixe le corps de l'utérus à travers les parois abdominales et dans cette position le maintienne pendant la séance opératoire, qui ne doit pas être prolongée au delà de 15 à 20 minutes, mais qui pourra être renouvelée deux ou trois fois par jour et même davantage, selon les effets obtenus et selon que l'on aura besoin de la prompte terminaison de l'accouchement.

Dans certains cas, après trois ou quatre séances les contractions utérines se manifestent, et elles sont de suite accompagnées de l'amincissement et de la dilatation du col. Dans d'autres cas cependant, le travail ne se déclare qu'au bout de six ou huit jours, comme nous l'avons observé dans la circonstance dont nous avons déjà parlé.

Au début, les douches sur le col avaient été acceptées avec enthousiasme; mais ensuite on commença à observer que leur action, dans plusieurs cas, était lente et fatiguante, et que, sous leur influence, de graves accidents pouvaient se produire, même la mort subite de quelques femmes, ce qui arriva au professeur Depaul et à d'autres accoucheurs en renom. Ainsi les douches d'après la méthode de Kiwisch sont aujourd'hui peu employées et, parmi les accoucheurs brésiliens, on est tout disposé à les remplacer par des moyens qui amènent la dilatation du col.

Dilatation du canal cervico-utérin. — La méthode de la provocation de l'accouchement prématuré à l'aide de l'introduction du doigt dans le col de l'utérus a fait probablement naître chez Siebold, Bruninghaussen et Kluge l'idée d'obtenir la dilatation du col, avec plus de certitude, à l'aide d'un cône d'éponge préparée qu'on y introduisait et qu'on y maintenait par un tampon, jusqu'à la manifestation des contractions utérines. Le cône d'éponge devait avoir 5 centimètres ou la longueur nécessaire pour arriver à l'orifice interne du col, et 1 centimètre et demi à la base, où l'on passait un cordon destiné à faciliter son extraction. Pour en faire l'application, on plaçait la femme dans la position que nous avons indiquée en parlant des douches; lorsque l'on avait poussé le doigt indicateur jusqu'à l'orifice externe du col, on prenait avec des pinces la base du cône d'éponge, et on introduisait tout doucement la partie la plus mince à travers le canal cervico-utérin jusqu'à l'orifice interne,

où il était soutenu pendant quelques instants (fig. 91) afin que les liquides pénétrassent dans l'éponge et la dilatassent un peu. Lorsque
celle-ci semblait s'être fixée, l'accoucheur retirait les pinces, et pratiquait le tamponnement du vagin.

La priorité de cette méthode a été largement discutée entre Siebold, Bruninghaussen et Kluge; mais ce qui ne laisse
pas de doute, c'est que ce dernier depuis
1846 songea à la généraliser et à démontrer ses avantages et son innocuité.

Quoi qu'il en soit, cette méthode, admise aujourd'hui par presque tous les
accoucheurs, a cependant subi dans son
exécution quelques modifications qui la
rendent plus sûre dans ses résultats et
moins gênante pour la femme.

Le professeur P. Dubois, en proposant,
pour l'introduction de l'éponge, que le col
fût mis à découvert à l'aide du spéculum,
indiqua un moyen pour que l'éponge fût
appliquée avec plus de succès; nonobstant, ce résultat ne s'obtient tout à fait
bien que par le spéculum de Sims. En

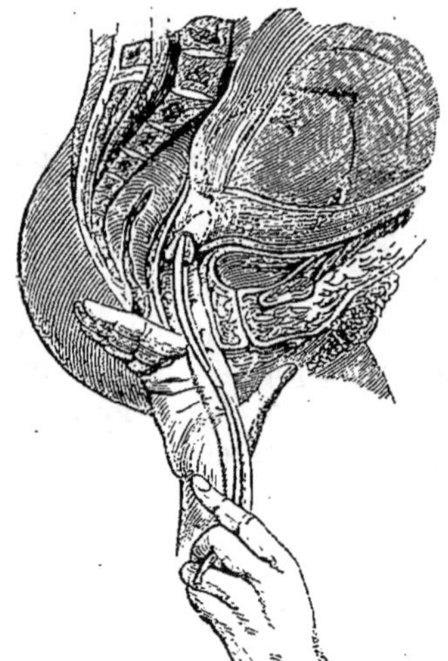

(FIG. 91.) — *Dilatation du col; cône
d'éponge préparée, introduit d'a-
près le procédé de Kluge.*

effet, le col, aux derniers mois de la grossesse, se place un peu en arrière
et en dessus, et ce n'est qu'avec beaucoup de difficulté qu'il peut être
découvert à l'aide d'un spéculum cylindrique ou conique; mais cela n'arrive pas avec le spéculum de Sims, dont nous nous sommes servi pour
des cas semblables, ou quand, indépendamment de la grossesse, nous
nous voyons forcé, à cause d'une atrésie du col, de dilater le canal cervico-
utérin. L'emploi de l'éponge préparée exige, d'après le procédé de
Kluge, qu'elle soit soutenue à l'aide du tampon vaginal, lequel, en provoquant la distension de ce canal et resserrant les organes contenus dans
l'excavation pelvienne, produit des douleurs insupportables. Cazeaux
alors, dans le but de supprimer le tampon, conseilla de fixer l'éponge
à l'aide d'une paire de pinces, d'où partait une tige courbée qui
venait s'attacher à une ceinture hypogastrique; mais la modification indiquée ne satisfait pas complétement, puisque l'appareil, par les mouvements de la femme, peut se déranger, et on ne peut pas non plus l'avoir
toujours sous la main pour s'en servir convenablement; en tous cas,
c'est une pièce de plus qui augmente l'arsenal obstétrical, et dont on
peut parfaitement se dispenser si l'on se sert d'éponges préparées autrement que celle indiquée par Kluge.

En effet, si nous employons les éponges préparées à l'aide de la gomme
arabique, coupées en cônes de plusieurs hauteurs, et dont les sommets

seront très-minces pour ne pas être portés au delà de l'orifice interne, nous n'aurons besoin de maintenir les éponges ni à l'aide du tampon, ni par un autre appareil spécial quelconque. L'introduction de l'éponge préparée de cette façon est faite très-facilement; il ne faut que quelques minutes pour qu'elle soit imbibée de mucus utérin et pour qu'elle se fixe aux parois du canal et commence à le dilater. Et même quand le col offrirait une certaine résistance pour ne pas admettre aussitôt une éponge de 6 à 8 centimètres de grandeur qui aille se placer de suite au-dessus de l'orifice interne, on devra faire l'introduction d'une éponge plus petite remplacée, au bout de 2 ou 4 heures, par une autre plus forte, et celle-ci par une troisième, jusqu'à ce que le travail se soit déclaré ouvertement. L'éponge préparée de cette façon se dilate avec une rapidité telle, qu'il faut l'introduire promptement : pour faciliter la manœuvre, au préalable on trempera la pointe dans le cérat ou dans la pommade de belladone, et on saisira la lèvre du col avec le petit crochet aigu de Sims.

En définitive, nous employons, pour la provocation de l'accouchement prématuré, le procédé que cet auteur indique dans son ouvrage sur la *Chirurgie utérine* pour la dilatation du col, dans les cas où l'extraction d'un polype développé sur les parois de la cavité de l'utérus devient nécessaire. Or, nous sommes fort étonné de voir que M. Joulin, en suivant sous tous les rapports les préceptes de Sims, dont nous avions déjà apprécié les avantages depuis le commencement de 1867 dans un cas qui nous a forcé à pratiquer l'avortement, l'ait érigé en procédé spécial inventé par lui, sans du moins indiquer le nom de Sims. Mais cette question n'a pas d'importance. Ce qui devient nécessaire, lorsque l'on voudra employer l'éponge, c'est que celle-ci soit portée au delà de l'orifice interne, pour provoquer par sa présence l'irritation du segment inférieur de l'utérus qui, comme l'a dit M. Joulin, réagit et provoque les contractions utérines.

La provocation de l'accouchement à l'aide de l'éponge préparée a été appréciée d'une manière favorable par tous les accoucheurs et Simpson, qui a employé exclusivement pendant plusieurs années le procédé de Kluge, n'a pas eu, d'après Churchill, un seul insuccès; néanmoins, il faut l'avouer, en certains cas, ainsi que nous avons eu déjà l'occasion de l'observer, la dilatation s'opère avec beaucoup de lenteur; quant à ses résultats définitifs, nous trouvons dans l'ouvrage de Cazeaux que sur 70 cas rassemblés par Hoffmann, 56 fois cette méthode, par elle-même, a été suffisante à provoquer le travail de l'accouchement; 7 fois elle a été employée concurremment avec d'autres procédés, et 7 fois elle a été impuissante, quoique la dilatation provoquée fût favorable à la ponction des membranes. Le résultat, dans aucun cas, n'a été fâcheux ni pour la femme, ni pour le fœtus.

La lenteur avec laquelle, dans certains cas, le col de l'utérus se dilate, sous l'influence de l'éponge préparée, l'a fait remplacer par la laminaire par notre maître le professeur Feijó, dans plus d'un cas de sa pratique; d'autres accoucheurs ont inventé des appareils divers, parmi lesquels on compte les dilatateurs de Busch, Barnes et Tarnier.

Dilatateur de Busch. — Le dilatateur de Busch se compose des trois branches, lesquelles réunies donnent à l'instrument la grosseur d'une paire de pinces de forme conique. Cet instrument, introduit par son extrémité la plus mince jusqu'à la profondeur de 15 millimètres dans la cavité cervicale, est ensuite ouvert graduellement pour que ses valves produisent la distension et la dilatation du col. La résistance qu'offre celui-ci force l'instrument à glisser et à venir exercer toute son action sur l'orifice externe et sur des points limités, d'où il résulte des tractions douloureuses qui obligent à abandonner l'emploi de cet instrument dont l'efficacité ne peut être comparée ni à l'éponge préparée ni aux deux appareils que nous allons décrire.

Dilatateur de Barnes. — Barnes, ayant reconnu les inconvénients qui résultaient de la dilatation forcée du col à l'aide de la main, eut l'idée de se servir, pour l'obtenir, d'une poche en caoutchouc munie d'un tube de la même matière, ouvert à l'extrémité pour établir la communication avec l'intérieur de la poche, à laquelle on appliquait un cathéter de métal long et flexible, destiné à la porter au canal cervico-utérin, où alors elle était dilatée par l'eau introduite dans son intérieur à l'aide d'une seringue. Barnes lui-même abandonna cet appareil en 1862, et le fit remplacer par un autre, dont l'emploi est généralement accepté par les accoucheurs anglais. L'appareil est représenté par trois poches en caoutchouc, d'un volume variable, ayant chacune la forme d'une guitare, qui se termine par un tube allongé, ouvert à l'extrémité par où l'on pratique l'injection qui doit dilater la poche, et dont le centre, plus rétréci que les extrémités, qui ont aussi un volume variable, doit s'appliquer entre les deux orifices du col. Si celui-ci offre quelque résistance, de manière qu'il ne permette pas l'introduction de la poche la plus petite, Barnes dit que l'on commencera par combattre cet état à l'aide des douches sur le même endroit de l'organe gestateur, et lorsque la modification nécessaire aura été faite, ou que l'appareil pourra être appliqué, on se servira, pour pratiquer l'introduction, d'un long cathéter dont la pointe, un peu courbée, est reçue dans un petit godet ou cul-de-sac que la poche présente à côté de son extrémité supérieure. La poche doit être placée profondément, de façon que son ensemble dépasse l'orifice interne, la partie rétrécie restant comprise dans le canal cervico-utérin, et l'extrémité inférieure, qui est moins volumineuse que l'autre, immédiatement au-dessus de l'orifice externe. C'est alors que l'on doit faire, à travers le tube cylindrique et creux qui termine l'instrument, une injection d'eau, suffisante pour détendre toute la poche et la forcer à provoquer la dilatation du col. Lorsque la première poche a déterminé une dilatation mettant le col à l'abri d'une pression quelconque, on doit la retirer et la remplacer par la seconde et la troisième poche, à l'aide de laquelle la dilatation arrivera à permettre que l'accouchement, au besoin, soit terminé par le forceps ou par la version. Barnes dit aussi que son appareil imite parfaitement l'action naturelle de la poche des eaux et que, par son concours, il est arrivé à terminer le travail dans un temps bien limité, entre 1 et 5 heures. Quelques praticiens confirment la supériorité de cet appareil, et nous avons pris la résolution de l'appliquer dans le premier cas offert à notre observation.

Dilatateur de Tarnier. — Le dilatateur de Tarnier est une modification heureuse et ingénieuse du premier appareil de Barnes. Il se compose de deux parties fondamentales : un tube en caoutchouc et un conducteur. Le tube en caoutchouc est long de 30 centimètres, creux et de la grosseur d'une plume d'oie ou de canard (fig. 92); il est très-épais et résistant dans toute sa longueur, excepté à son extrémité supérieure. La hauteur est de 3 à 4 centimètres, et ses parois sont minces. Cette extrémité est terminée en cul-de-sac, tout à fait fermée; l'autre est ouverte et terminée en douille à robinet (fig. 94, C) destinée à recevoir la canule d'une seringue qui doit servir pour conduire l'injection au long du

tube. Lorsque l'eau arrive à l'extrémité supérieure du tube, elle dilate la partie la plus mince, et la transforme en une boule ou sphère (fig. 94, *b*).

Le conducteur métallique, plus gros que le tube (fig. 92, A), présente deux extrémités : une munie d'un manche en bois, l'autre légèrement courbée au tiers inférieur, et terminée en pointe obtuse. Dans toute l'étendue de la face convexe, il y a une gouttière destinée à recevoir le tube au moment où il doit être introduit. Lorsque l'on voudra se servir de cet appareil, on devra d'abord attacher le bout de l'extrémité du tube en caoutchouc à l'aide d'un fil ou cordon en soie, bien fort, de 50 centimètres de longueur; pour que ce fil ne puisse pas glisser, M. Tarnier se sert de deux grains de plomb soudés ensemble qu'il laisse tomber dans le tube au fond duquel ils pénètrent, et, en faisant la liga-

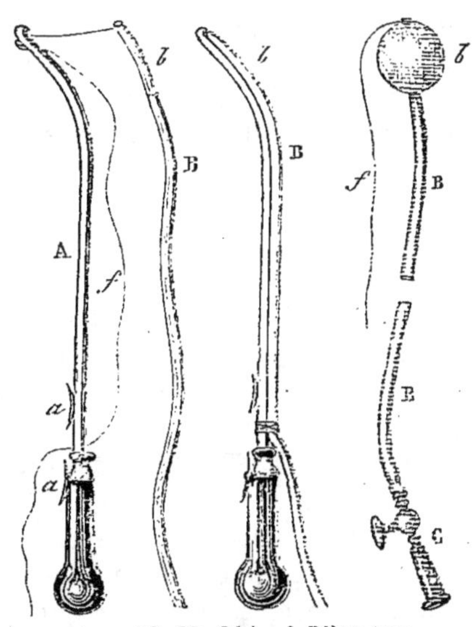

(FIG. 92, 93, 94.) — *Dilatateur intra-utérin.*

A, conducteur métallique. — B, *b*, tube de caoutchouc, — l'extrémité *b* a ses parois plus minces, de manière à pouvoir se renfler (fig. 94). — *a, a* ressort. — *f*, fil conducteur. — C, douille à robinet.

48

ture, il a soin de la faire tomber précisément au niveau de la rainure qui sépare les deux grains de plomb. On passe ensuite le fil aux deux orifices que le conducteur présente à la partie terminale du sillon ou gouttière, de manière qu'il entre dans l'orifice le plus voisin de la pointe; dans l'autre, le même fil passe le long de la gouttière pour sortir par un autre orifice qui se trouve dans la partie qui est du côté du manche. En tirant alors le fil ou cordon, le tube s'adapte au sillon du conducteur, où il s'attache à l'aide de quelques tours faits avec le restant dudit fil ou cordon. Une fois l'appareil monté de cette façon (fig. 93), on place la femme dans la position naturelle pour l'emploi du forceps; et par le canal cervico-utérin, jusqu'à ce qu'il ait dépassé l'orifice interne de la longueur de 3 à 4 centimètres, on porte le conducteur avec le tube, dont le bout a été plongé dans la glycérine, à côté du doigt indicateur de la main gauche introduite dans le vagin. On défait alors les tours qui attachaient le tube à la gouttière du conducteur, et on pratique sur celui-là une injection de 50 grammes environ d'eau tiède. On ferme aussitôt après le robinet pour qu'il puisse empêcher que l'eau soit expulsée, et, le conducteur enlevé avec beaucoup de soin, on laisse le tube, dont l'extrémité terminale attachée au cordon provoque par sa présence l'excitation intense de l'orifice, et consécutivement les contractions utérines. L'opération se termine quand on attache le restant du tube qui pend à une ceinture passée autour de la région hypogastrique; pour que le robinet ne soit pas ouvert, il faut que le tube soit lié au-dessus par un fil ou qu'il soit retiré. Dès lors la femme pourra se lever et vaquer à ses occupations habituelles. Au bout de quelques heures et quelquefois aussitôt après l'application du tube ou appareil, les douleurs se déclarent et le col commence à se dilater, de manière que la boule formée par la distension du tube n'est plus retenue et vient tomber dans le vagin, expulsée par les contractions utérines, ce qui a lieu, selon notre observation, au bout de 8 à 16 heures. D'autres fois la boule est expulsée plus tôt, et alors, si l'accouchement n'est pas déclaré franchement et si les douleurs sont peu intenses et trop éloignées, il faudra renouveler l'application d'un autre tube.

Le dilatateur de Tarnier, aussitôt présenté à Paris par son auteur, a été connu à Rio-Janeiro par l'intermédiaire du docteur Alfredo Guimaráez; dès lors, presque tous les accoucheurs ont eu l'occasion d'apprécier dans la pratique le bon résultat de son emploi. Cependant l'observation a montré ultérieurement que quelquefois il opère avec trop de lenteur et qu'il offre un grand inconvénient, que voici : par la chaleur, les tubes en caoutchouc deviennent trop secs et crèvent très-facilement, et c'est ainsi qu'il suffit d'une seule séance pour qu'une grande quantité se détériore ou devienne inutile. C'est pour cela que l'appareil de Barnes, sous ce point de vue, paraît supérieur; car il a encore l'avantage de distendre le col. Donc, d'après ce que nous avons observé dans notre pratique, nous concluons que le dilatateur de Tarnier n'est pas un moyen plus efficace, pour provoquer l'accouchement, que l'éponge préparée, lorsqu'elle est portée au-dessus de l'orifice interne du col ; le seul avantage que nous voyons en lui, c'est qu'il ne provoque pas une sécrétion fétide, comme l'éponge, ce qui, jusqu'à un certain point, peut exercer une influence sur les phénomènes de la puerpéralité.

Outre les appareils de Barnes et de Tarnier, il y a encore ceux de Schackemberg et du professeur Pajot.

Le dilatateur de Schackemberg, appelé *sphéno-siphon*, se compose d'une canule de 5 centimètres de longueur, qui s'adapte, par une extrémité, à une seringue, et qui offre, par l'autre extrémité, deux orifices latéraux. Cette canule est recouverte d'un sac résistant de peau préparée, lequel ne dépasse pas 4 centimètres dans sa plus grande extension. Après avoir introduit la canule dans l'intérieur du canal cervico-utérin, on injecte une partie du liquide contenu dans la seringue par une impulsion donnée au piston, qui est maintenu alors à sa place par une vis de pression. L'injection est répétée plusieurs fois jusqu'à la complète distension du sac, et jusqu'à ce qu'on puisse déterminer la dilatation du col et obtenir, en résultat, la manifestation du travail.

Le dilatateur inventé, il y a peu de temps, par le professeur Pajot, se compose, comme celui de M. Tarnier, d'un tube en caoutchouc de la même longueur, mais ayant les parois plus épaisses que celles du dilatateur intra-utérin, avec une canule de la forme d'un mandrin, ouverte aux extrémités. Cette canule, introduite dans le tube, vient servir de conducteur et en même temps de canal pour que l'on fasse l'injection qui doit amener la dilatation de l'extrémité terminale du tube. La résistance plus remarquable qu'offre le tube dont se sert le professeur Pajot empêche le plus souvent de dilacérer la partie qui doit être dilatée sous l'influence de l'injection.

DEUXIÈME CLASSE. — *Moyens qui agissent sur la poche amniotique, ou détruisent les connexions de celle-ci avec l'organe gestateur.* — *Perforation des membranes.* — L'idée de la perforation des membranes afin de provoquer l'accouchement appartient à Macaulay ; les accoucheurs qui sont devenus partisans de ce moyen se servaient alors de sondes obtuses, qui plus tard ont été remplacées par des instruments pointus ayant la configuration d'un trocart. On place la femme dans une position convenable, et l'instrument est conduit par le col jusqu'à l'orifice supérieur, au-dessus duquel les membranes du fœtus sont perforées, ce que l'on reconnaît dès lors par l'écoulement d'une certaine quantité de liquide amniotique. L'opération finit nécessairement par l'indication de l'accouchement ; mais la perforation des membranes au point correspondant au col ou au segment inférieur de l'utérus provoque l'écoulement d'une grande quantité de liquide amniotique, d'où résulte l'application des parois utérines sur le corps du fœtus, le déplacement préalable du placenta, ou alors une perturbation dans la circulation utéro-placentaire, qui compromet trop la vie du produit de la conception et fait disparaître l'un des avantages de la provocation de l'accouchement.

Ces inconvénients, appréciés par Hopkins dans son ouvrage intitulé *Accoucheur's vade mecum*, dont la quatrième édition parut en 1826, ont été modifiés largement par lui d'abord, et dernièrement par Meissner, avec la perforation des membranes dans un point bien élevé à côté du fond, ou à 27 centimètres de distance du col utérin.

L'instrument inventé par Meissner se compose d'une canule et de deux mandrins, dont l'un a une pointe obtuse et dépasse la canule de 4 millimètres, tandis que l'autre présente la forme d'un trocart et dépasse ladite canule de 13 millimètres. Tous les deux ont à l'extrémité opposée un anneau pour faciliter leur introduction et leur sortie de l'intérieur de la canule. Celle-ci est de 32 centimètres de longueur, 3 millimètres d'épaisseur; elle offre une courbure égale à celle d'un arc de 40 centimètres de diamètre, et, dans le côté convexe de son extrémité inférieure, un anneau qui sert à indiquer sa direction et à faciliter la manœuvre de son introduction.

L'opération peut être faite en laissant la femme debout, comme pour le toucher, ou bien assise ; l'accoucheur se place alors à genoux devant elle, et après avoir poussé le doigt indicateur de la main gauche jusqu'à l'orifice externe du col, le même doigt guide l'instrument muni de son mandrin obtus, jusqu'à ce que celui-ci, ayant dépassé l'orifice interne, soit dirigé par la partie postérieure entre les membranes et les parois de l'utérus à la hauteur nécessaire pour que l'anneau de la canule vienne toucher les grandes lèvres. Dans ces conditions, on donnera à l'instrument un mouvement de bascule vers la partie postérieure, afin que l'on puisse reconnaître si la pointe du mandrin touche un sac élastique et flottant, ou si au contraire il touche un corps résistant constitué par le placenta ou par le fœtus; en retirant un peu dans ce dernier cas l'instrument, pour l'appliquer sur un autre point où la fluctuation soit manifeste, on remplace alors le mandrin obtus par l'autre à pointe aiguë; le sac amniotique perforé, on enlève le mandrin aigu et ensuite la canule, après avoir au préalable donné sortie à 20 ou 30 grammes de liquide amniotique. Celui-ci continuera à couler peu à peu, et au bout de 24 à 48 heures les contractions se manifestent et l'accouchement peut se réaliser par les efforts de la nature. Cette méthode, quoique efficace et sûre dans ses résultats et adoptée largement en Angleterre et en Allemagne, n'a pas eu chez nous et en France beaucoup de partisans, dans la crainte que l'instrument ne produise le décollement du placenta, lequel donne lieu à une hémorrhagie qui viendrait compliquer le travail et déterminer au moins la mort du fœtus.

Décollement des membranes. — Hamilton conseillait, pour provoquer l'accouchement, d'introduire profondément le doigt par le canal cervico-utérin, afin de décoller les membranes du fœtus dans toute la zone inférieure de l'utérus. En règle générale, il est assez difficile, à cause de la résistance de l'orifice supérieur, surtout chez une primipare, de pousser le doigt jusqu'à la cavité utérine, et encore plus difficile de décoller les membranes au delà des contours de l'orifice interne. Le procédé de Hamilton devient pour cela inefficace ou si peu profitable qu'il ne doit inspirer nulle confiance. Quelques accoucheurs, comme Simpson et Braun, ont pu rendre plus sûre la provocation de l'accouchement en pratiquant le décollement des membranes à l'aide d'une sonde ou bougie, poussée entre celles-ci et les parois de l'utérus. Une fois déjà nous nous sommes servi de ce moyen, qui nous a donné un très-bon résultat; mais quoique l'accouchement ait eu des conséquences heureuses, tant pour la mère que pour l'enfant, il ne s'est déterminé qu'au huitième jour.

TROISIÈME CLASSE. — *Moyens qui agissent sur le corps de l'utérus.* — L'excitation du corps de l'utérus, à l'aide de frictions des parois abdominales et à l'aide de bains chauds, est un moyen si peu efficace qu'on ne pourra s'en servir que pour activer un travail déjà commencé. Toutes les méthodes dont nous avons parlé jusqu'ici ont pour objet de déterminer l'excitation du corps de l'utérus, et quelques appareils, tels que ceux de Barnes et de Tarnier, dirigent très-spécialement leur action sur cette partie de l'organe gestateur. Dans le même cas se trouvent les deux procédés consistant dans la ponction et dans le décollement des membranes; cependant la méthode recommandée en réalité par Schweighausser, en 1825, et conçue spécialement pour exercer son action sur le corps de l'utérus, est constituée par divers procédés d'injection intra-utérine, parmi lesquels les plus employés sont ceux de Cohen, de Hambourg, et celui de Lazarewitch, de Kharkoff.

Procédé de Cohen. — Ce procédé, pratiqué par Cohen en 1846, consiste à conduire à l'intérieur de l'utérus, 5 centimètres au delà de l'orifice supérieur, une canule courbe comme une sonde de femme et dont la longueur ne dépasse pas 20 à 22 centimètres, et à pratiquer ensuite très-lentement, par cette sonde et à l'aide d'une petite seringue en étain, une injection de 80 à 90 grammes d'eau de goudron que l'on y laissera afin d'exciter l'utérus et de le faire entrer en contraction. Si, avec la première injection, on n'a pas obtenu de résultat, on pourra renouveler l'opération. Employé par Cohen, ce procédé donna d'excellents résultats dans certains cas; mais, mis à l'essai par d'autres accoucheurs, il a produit des accidents qui, dans deux faits racontés par Lazzati, ont eu une terminaison fatale.

Procédé de Lazarewitch. — Le professeur Lazarewitch, dans un mémoire publié dans le IXe vol. des *Transactions obstétricales*, faisant voir que la méthode la plus sûre pour provoquer l'accouchement consiste à déterminer l'excitation à la surface interne de l'utérus, et principalement au fond de l'organe, conçut l'idée de conduire l'injection à cet endroit en se servant d'une canule plus longue que celle de Cohen et qui offrît, au lieu de deux orifices latéraux, une simple ouverture à son extrémité inférieure pour que le liquide injecté fût poussé dans une direction ascendante. Pour appuyer l'efficacité de son procédé, le professeur Lazarewitch présenta douze observations dont le résultat n'a été à peine fatal qu'à une femme et à trois fœtus.

Le plus grand inconvénient que nous rencontrons dans la méthode des injections intra-utérines ne se trouve pas seulement dans la possibilité du passage de l'air dans la cavité de l'utérus, mais aussi dans le décollement du placenta et dans le choc que l'organisme doit éprouver par la distension de l'organe gestateur sous l'influence d'une injection de plus de 180 grammes d'eau, quand, par les procédés de dilatation du canal cervico-utérin, soit par l'éponge préparée, soit par les appareils de Barnes et de Tarnier, nous pouvons sans grand danger obtenir de très-beaux résultats.

CHAPITRE IV.

DE L'AVORTEMENT PROVOQUÉ.

On nomme ainsi l'interruption de la gestation, déterminée par l'accoucheur à l'effet de produire l'expulsion du produit de la conception et de ses annexes avant l'époque de la viabilité.

La question de l'avortement provoqué a souffert les mêmes vicissitudes et a été aussi combattue que celle de l'accouchement prématuré provoqué; mais, comme par la provocation de l'avortement on avait à faire le sacrifice du fœtus, l'esprit de quelques accoucheurs s'est ému au point que l'on a été jusqu'à dire qu'une opération semblable n'était rien moins qu'un attentat commis contre les lois divines et humaines.

Toutes ces objections morales et religieuses ont été pleinement réfutées et il n'est pas un accoucheur, tant Anglais, Allemand, Français que Brésilien, qui n'accepte ce moyen.

De même que dans l'accouchement prématuré, l'étude de l'avortement provoqué se réduit aujourd'hui à la connaissance de ses indications et des moyens à mettre en pratique pour déterminer l'expulsion du produit de la conception.

§ 1er. — Des indications de l'avortement provoqué.

Rétrécissements du bassin. — Quand le bassin est vicié de telle sorte que ses diamètres mesurent moins de 4 centimètres, il ne peut donner passage au corps du fœtus lors même qu'on aurait pratiqué l'embryotomie, et les dangers de l'opération césarienne nous forcent à chercher dans la provocation de l'avortement un moyen pour terminer une gestation qui serait infailliblement accompagnée d'accidents très-graves au moment où l'enfantement se déclarerait. Si le rétrécissement n'était pas de ceux où l'opération césarienne est la seule ressource pour l'extraction fœtale; en d'autres termes, s'il y avait un espace suffisant pour introduire le céphalotribe et extraire le produit de la conception, une fois la tête écrasée, il serait bon encore de provoquer l'avortement : là les dangers qui environnent la femme sont bien moins grands que ceux qu'engendre l'embryotomie, comme nous le verrons mieux quand nous aurons à traiter ce sujet.

Tumeurs du bassin. — Le canal pelvien est quelquefois occupé par une tumeur irréductible qu'on ne peut extirper et qui rétrécit de telle manière le bassin, qu'elle réclame l'opération césarienne ou l'embryotomie; c'est un cas d'indication de l'avortement provoqué.

Vomissements rebelles. — Un autre cas où l'on doit et où il est juste de recourir à l'avortement provoqué, c'est lorsqu'on a essayé en vain toute espèce de moyens pour faire cesser les vomissements dont la femme peut être attaquée dès le début de la gestation, et que son état s'aggrave cependant de jour en jour; mais au préalable on aura dû peser toutes les circonstances.

Quantité d'exemples se sont rencontrés, où après épuisement de toutes ressources ou après avoir employé les opiacés, les antispasmodiques, les calmants, les altérants, les révulsifs, les toniques et toutes les préparations imaginables, on a vu la femme d'un moment à l'autre délivrée des vomissements et immédiatement après recouvrer sa santé. L'opinion de quelques accoucheurs a pu être par là ébranlée au point qu'ils n'admettent pas sans une grande répugnance qu'on cherche dans l'avortement le moyen qui doit faire cesser les vomissements des femmes enceintes.

Nous ne voulons pas qu'indistinctement on aille provoquer l'avortement pour faire cesser les vomissements; mais lorsque les moyens les mieux combinés et les plus appropriés n'ont pas produit de résultat, et que, d'un autre côté, il y a réellement danger pour les jours de la femme, il est juste alors de chercher à déterminer l'expulsion du produit de la conception.

Les praticiens anglais, comme Murphy, Tyler Smith, Churchill, Ramsbotham, ne redoutent pas de provoquer l'avortement dans les cas de vomissements incoercibles, et notre illustre maître, M. le docteur Feijó, pense, avec juste raison, que l'on ne doit pas repousser cette opération dès que l'on aura usé sans fruit de toutes les ressources thérapeutiques, et, de fait, il a sauvé plus d'une femme qui eût succombé s'il n'avait recouru à l'avortement provoqué.

Hémorrhagies utérines. — Quand la grossesse s'accompagne d'hémorrhagies utérines fréquentes et abondantes, de manière qu'en dépit de tous moyens la vie de la femme se trouve en péril imminent, on doit chercher dans l'avortement provoqué le moyen de combattre l'accident en question.

Déviations utérines. — Les déviations de l'utérus, quand elles ne peuvent être corrigées, si elles sont de nature à entraîner des accidents qui puissent mettre en danger immédiat la vie de la femme au cas où la grossesse progresserait, sont une indication pour l'expulsion provoquée.

Nous ne croyons pas devoir comprendre dans le tableau des indications de cette opération, comme l'ont fait quelques accoucheurs, bien d'autres conditions, telles que les maladies aiguës, les hydropisies des cavités séreuses et de l'amnios.

En traitant de l'accouchement prématuré provoqué, nous avons déjà fait voir que dans les maladies aiguës nous n'avions guère de certitude de conjurer l'affection par l'expulsion du produit de la conception, et, en admettant que nous recourions à l'opération, si le résultat était défavorable, ce serait une raison pour attribuer celui-ci au moyen conseillé par l'accoucheur et dès lors on pourrait reprocher l'inopportunité de l'opération. Les mêmes motifs doivent exister à l'égard de l'avortement qu'on provoque et que nous désapprouverons toutes les fois qu'il s'agira d'une maladie aiguë sur laquelle la gestation influe peu.

La grossesse suit une marche lente, et si, au septième mois, par l'hydropisie du péricarde, des plèvres et du péritoine, la femme peut se trouver dans un état assez grave pour réclamer la provocation immédiate de l'accouchement prématuré, il n'en est pas de même quand la gestation a à peine atteint le quatrième ou cinquième mois. Dans le cas d'une ascite, la ponction du ventre peut se faire sans inconvénient afin de donner issue au liquide contenu dans la cavité péritonéale, et, s'il s'agit d'un hydropéricarde ou d'un hydrothorax, tant que sous l'influence de la compression exercée par l'utérus les résultats défavorables ou graves n'apparaîtront pas, on peut avoir recours aux moyens tendant à diminuer la quantité de liquide épanché, de sorte que la grossesse, si c'est possible, arrive à son terme ou à l'époque de la viabilité du fœtus.

L'hydropisie de l'amnios se manifeste pour l'ordinaire au cinquième mois, et peut devenir assez incommode pour rendre nécessaire l'évacuation d'une partie du liquide quand la grossesse approchera de son terme, mais non lorsqu'elle sera à son début. Ainsi, elle ne nous semble pas devoir constituer une indication à l'avortement provoqué.

En résumé, quelles que soient les conditions qui se présentent pour l'avortement, on se gardera de pratiquer l'opération qui a ce résultat pour but sans le consentement de la femme, et l'accoucheur ne devra pas être arrêté par la raison qu'elle aurait déjà subi antérieurement cette opération.

§ 2. — Des moyens abortifs.

Ainsi que pour l'accouchement prématuré, les moyens pouvant déterminer l'expulsion du produit de la conception avant l'époque de la viabilité sont indirects ou dynamiques et directs ou mécaniques.

Moyens indirects. — Ce sont les pédiluves sinapisés, les sangsues appliquées au périnée et à la face interne des cuisses, les saignées du pied, le seigle ergoté, l'ergotine, la sabine, la rue, la myrrhe, le castoréum administrés à l'intérieur.

Tous ces moyens incertains, comme nous l'avons vu, dans l'accouchement prématuré provoqué, sont pour la provocation de l'avortement d'une action encore plus douteuse, car les fibres utérines ne se trouvent pas dans des conditions à se stimuler ou à entrer en action sous l'influence de semblables moyens. Cependant le seigle ergoté, quand les contractions se manifestent, peut servir pour hâter l'expulsion du fœtus.

Moyens directs. — Les moyens directs consistent dans les frictions abdominales, dans le tamponnement du vagin avec de la charpie ou une vessie pleine d'eau ou d'une décoction de seigle ergoté, dans le décollement des membranes de l'œuf par le moyen d'une sonde ou de l'injection d'eau de goudron, dans la ponction des membranes, dans la dilatation du col de l'utérus à l'aide de l'éponge préparée ou bien au moyen d'un boyau et finalement dans l'emploi des douches d'eau chaude.

Les considérations que nous avons faites à l'occasion de l'accouchement prématuré provoqué nous dispensent de rentrer dans l'appréciation de ces moyens, et nous concluons, d'après les procédés de Kluge, de Barnes et de Tarnier, à la dilatation graduelle du col, et aux douches d'eau tiède, suivant l'indication de Kiwisch, comme moyen à préférer quand on se propose de pratiquer ou de provoquer l'avortement; de ces deux derniers moyens, il nous semble que la dilatation à l'aide de l'éponge et de l'appareil de M. Tarnier, quoique plus douloureuse, est plus sûre comme résultat et peut-être moins dangereuse que les douches par le procédé de Kiwisch. Cependant, en combinant ces deux moyens, par exemple, après deux douches ou même à la fin de la première, si l'on active la dilatation avec l'éponge ou l'appareil de M. Tarnier, ou *vice versa*, on peut promptement obtenir l'effet désiré.

CHAPITRE V.

DE L'EMBRYOTOMIE.

On nomme *embryotomie* ou *embryothlasie* les opérations pratiquées sur le fœtus à l'effet d'en diminuer le volume et la résistance invincible qu'il rencontre au passage à travers le canal pelvien. Dans quelques cas, on n'a autre chose à faire que la ponction, pour donner issue à la sérosité amassée dans les cavités naturelles du fœtus ; mais, à cette exception près, l'embryotomie produit sur ce dernier des désordres qui sont absolument incompatibles avec sa vie.

Cette opération remonte à la plus haute antiquité. Hippocrate conseillait de diviser le fœtus lorsqu'il se présentait par le tronc et d'en faire l'extraction au moyen de crochets. Albucasis décrivit quelques instruments pour comprimer et écraser la tête de l'enfant et plusieurs autres pour le faire sortir. Dans les cas de travail difficile, Celse disait : *Si caput proximum est, demitti debet uncus, qui vel oculo vel auri, interdum etiam fronti rectè* INJICITUR. Roslin et Ambroise Paré furent les premiers qui parlèrent de la nécessité de l'embryotomie, et ce n'est guère que de 1579 à nos jours qu'elle fut généralement recommandée ; mais il faut dire qu'elle était auparavant employée dans un bien plus grand nombre de cas qu'après l'invention du forceps et l'admission dans la pratique obstétricale de l'avortement provoqué et de l'accouchement prématuré.

L'embryotomie était plus souvent mise en pratique en Angleterre qu'en aucun autre pays, de sorte que les accoucheurs français, à une certaine époque, trouvaient qu'on y abusait de l'opération et qu'on sacrifiait facilement l'enfant ; mais Baudelocque, madame Lachapelle et Velpeau ont reconnu qu'elle devenait nécessaire dans les cas où l'accouchement deviendrait impossible par les voies naturelles et où la mort du produit de la conception serait sûre ou au moins très-probable. L'opération est indiquée par les praticiens anglais dans les cas de disproportion entre le bassin et la tête du fœtus, à ce point que celui-ci ne puisse être expulsé vivant par les forces de la nature, le forceps ou l'opération de la version. Il va sans dire que dans les accouchements on doit chercher à sauver la femme et l'enfant et dès lors employer tous les moyens pour y arriver. Mais reconnaît-on par la marche du travail et par l'étroitesse du bassin l'impossibilité de l'expulsion par les efforts naturels et l'emploi des moyens propres, il n'y a aucune raison pour attendre, à moins de pratiquer tout de suite l'opération césarienne et de recourir à l'embryotomie alors que le fœtus sera mort. Si l'état de la femme pouvait ne pas s'en ressentir, ce serait une raison pour admettre le précepte des accoucheurs français que nous citons ; mais, en considérant que le résultat de l'embryotomie est d'autant meilleur qu'elle se pratique plus tôt et que les cas nombreux d'insuccès ou de terminaison fatale, dans les hôpitaux, tiennent, d'après le professeur Churchill, au retard apporté à l'opération et à ce que les femmes en couches ont d'abord passé par les mains des médecins avant de chercher l'aide du véritable accoucheur, on ne peut s'empêcher d'admettre les bonnes raisons des praticiens anglais qui, en effet, ont fait écho dans l'esprit des modernes, car, parmi nous, M. le conseiller Feijó, et, en France, Stoltz, Cazeaux, MM. Jacquemier, Depaul et Blot ont accepté la pratique anglaise, telle que nous l'avons indiquée.

Il ne reste plus de doute que l'embryotomie doit être pratiquée, même quand le fœtus est vivant; mais à présent il convient de savoir dans quelles limites on doit la pratiquer dans les cas de rétrécissement du bassin. Le Dr Osborn établit comme règle générale que la craniotomie est indiquée toutes les fois que le canal pelvien aura au minimum 2 pouces et 3/4 de diamètre. Le Dr Aitken fixe la limite de 3 pouces; les Drs Clarke et Burns la mettent à 3 pouces et 1/2. Le Dr Ritgen veut qu'on pratique l'opération lorsque le bassin a un diamètre de 2 pouces au minimum. Les professeurs Murphy et Churchill ne recourent à la craniotomie que lorsque le diamètre antéro-postérieur mesure pour le moins 2 pouces d'étendue. Cazeaux marque, comme limite inférieure, pour la céphalotripsie l'étendue de 54 millimètres ou 2 pouces, mais le professeur P. Dubois est d'opinion qu'on donne la préférence dans ces cas à l'opération césarienne.

Nous admettons avec les praticiens anglais et avec notre maître, M. le conseiller Dr Feijó, que l'embryotomie doit être préférée à l'opération césarienne toutes les fois que le bassin pourra donner passage aux instruments mutilateurs du fœtus sans crainte d'un déchirement des organes sexuels de la femme.

Il y en a cependant qui ont présenté des arguments théologico-moraux et obstétricaux contre l'opération de l'embryotomie, et ainsi on a voulu bannir de la pratique cette opération et la remplacer par l'opération césarienne.

S'il est juste que nous devons défendre le faible contre le fort, et s'il est sûr que le fœtus n'est pour rien dans les dangers que court la femme, il n'est pas moins vrai que la raison et le bon sens conseillent qu'on ne doit pas exposer à des dangers imminents deux êtres, pour ne pas en sauver un par le sacrifice de l'autre. L'opération césarienne est incontestablement l'une des opérations les plus graves qui se pratiquent sur la femme; le Dr Figueira, de Londres, compta 424 femmes victimes sur 790 cas par lui réunis; le Dr Arneth mentionne que le Dr Kayser a rassemblé 338 cas dont 210 ont été fatals aux femmes. Si nous tenons compte des cas survenus en Angleterre et dans l'Amérique du Nord, nous trouverons, d'après Churchill, que sur 63 cas 18 femmes furent à peine sauvées et 45 ont succombé; sur 60 cas, 34 fœtus ont été retirés vivants et les 26 autres sont venus morts.

En somme, la statistique du Dr Figueira montre que plus de moitié des femmes périssent; celle du Dr Kayser que le résultat est fatal à deux tiers, et celle du professeur Churchill, que les trois quarts des femmes et la moitié des fœtus meurent.

Churchill a rassemblé 748 cas d'embryotomie dans lesquels 134 femmes périrent ou 1 sur 5 et 1/2. Cependant si l'on considère, ajoute-t-il, seulement les cas survenus dans la pratique privée, alors que l'opération a été pratiquée sur des femmes qui se trouvaient en de bonnes conditions, on voit que la mortalité est bien moindre, et, en effet, sur 117 cas il n'y en eut que 4 dont la terminaison a été mortelle, soit 1 sur 29.

Ainsi, si l'on met en parallèle l'embryotomie avec l'opération césarienne, on ne peut s'empêcher de reconnaître la grande supériorité de l'une sur l'autre, car, dans la première, il meurt à peine une femme sur 29, tandis que dans la seconde les femmes périssent dans la proportion des deux tiers ou des trois quarts et les fœtus pour la moitié. On voit que si 50 fœtus sur 100 sont délivrés vivants, ce résultat n'est pas en compensation avec la mortalité qui se rencontre du côté de la femme. En considérant égales la vie de la femme et la vie du fœtus sur un nombre donné de 30 cas, par exemple, nous sauvons 25 vies et en perdons 5, tandis que par l'embryotomie nous sauvons 29 vies et n'en perdons guère qu'une.

De quelque manière qu'on envisage l'embryotomie, elle est toujours beaucoup plus avantageuse que l'opération césarienne, et quelque pénible que soit le sacrifice d'un être humain, on est forcé de l'accepter, surtout quand nous le faisons pour le salut de l'être qui l'a engendré et dont la vie est, à coup sûr, plus précieuse à la famille et à la société que celle de l'autre qui n'est guère attaché au monde que par des liens faibles et incertains et qui n'a, comme dit Cazeaux, ni sentiments, ni affections, ni crainte, ni espérance.

Tout positifs que soient les avantages comparatifs de l'embryotomie, un accoucheur ne devra jamais la pratiquer que lorsqu'il y aura impossibilité évidente de sauver le fœtus et que ce sera la seule ressource pour sauver la femme.

L'embryotomie a donc ses indications bien précises, et les cas où elle est exigée sont ceux qui suivent :

1° Quand le fœtus se trouve mort et ne peut être extrait ni par le forceps ni par la version ;

2° Dans quelques cas de convulsions et de rupture de l'utérus réclamant l'extraction immédiate du fœtus alors que le forceps et la version ne peuvent être employés ;

3° Quand le diamètre antéro-postérieur du bassin aura au moins de 54 millimètres ou 2 pouces d'étendue ;

4° Quand le diamètre transverse du détroit inférieur aura la même étendue et que le forceps appliqué antéro-postérieurement ne suffira pas pour extraire le fœtus ;

5° Dans les cas où une tumeur fibreuse, ou une exostose, diminuerait, à tel point le canal pelvien que le fœtus ne pût être extrait par le forceps ou par la version ;

6° Dans les cas où une tumeur de l'ovaire, ayant contracté des adhérences avec les parties molles du canal pelvien, amoindrirait les diamètres du bassin, sans qu'on puisse la déplacer ou en diminuer le volume au moyen de la ponction ;

7° Dans les cas où le fœtus, étant en état d'hydrocéphalie, empêche, malgré les applications successives du forceps, que la tête traverse le canal pelvien;

8° Quand la face se présente et se trouve introduite dans le détroit supérieur du bassin normal en position mento-postérieure, et ne montre aucune tendance à exécuter le mouvement de rotation et ne peut être déplacée;

9° Quand le tronc se présente et qu'il n'est pas possible de pratiquer la version, malgré les moyens employés pour la favoriser ou la rendre convenable;

10° Quand, après la sortie du tronc, la tête reste au-dessus du détroit supérieur et qu'aucun des moyens conseillés, y compris l'application du forceps, ne peut la faire descendre.

Le moment où l'embryotomie doit être pratiquée varie selon la cause qui l'indique.

L'opération est-elle réclamée par un vice de conformation du bassin dans une étendue de 2 pouces, de sorte que la naissance naturelle du fœtus ou son extraction soit impossible? On doit pratiquer l'embryotomie lorsque le col de l'utérus se trouve complétement dilaté. Le bassin a-t-il au contraire plus de capacité? On peut attendre les efforts de la nature, appliquer ensuite le forceps, et, en cas de non réussite, on devra recourir à l'embryotomie.

Toutes les fois qu'il y a convulsions, rupture de l'utérus, l'instant de l'opération est déterminé par les circonstances dépendantes de ces mêmes accidents.

La nécessité de l'opération étant reconnue, l'accoucheur donnera issue à l'urine par le moyen du cathétérisme, si elle ne peut être évacuée naturellement, et il fera sortir les matières contenues dans le rectum à l'aide de lavements. Plaçant alors la femme dans la position que nous avons indiquée à l'occasion des autres opérations tocologiques, l'accoucheur devra commencer l'opération, mais il y a divers procédés à employer, selon que le fœtus se présentera avec son extrémité céphalique ou pelvienne, son tronc en rapport avec le détroit supérieur ou l'excavation pelvienne.

§ 1er. — Présentation de l'extrémité céphalique.

Quand le fœtus présente l'extrémité céphalique, l'embryotomie consiste dans la perforation du crâne et dans la céphalotripsie, deux opérations qui, réunies, constituent la craniotomie ou céphalotomie.

Les anciens avaient inventé une foule d'instruments pour la perforation du crâne du fœtus, et l'on peut pratiquer l'opération avec un bistouri pointu et long ou avec tout autre instrument coupant et aigu, tel que le fleuret, l'épée; cependant, toutes les fois qu'il est possible, nous devons employer de préférence les instruments appropriés. Tels sont les ciseaux de Smellie, le céphalotome ou perforateur de M. Blot.

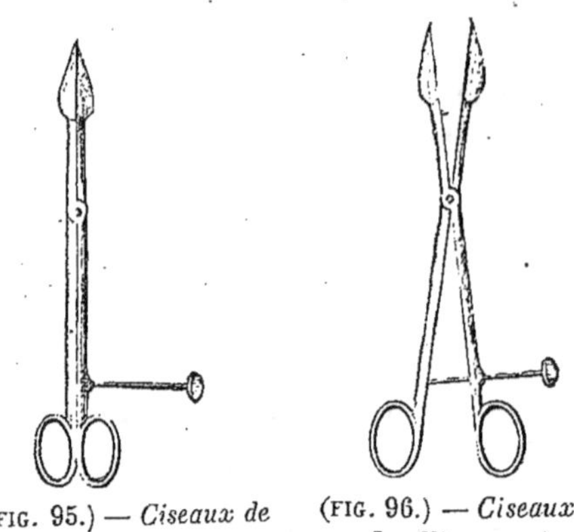

(FIG. 95.) — *Ciseaux de Smellie fermés.*

(FIG. 96.) — *Ciseaux de Smellie ouverts.*

Les ciseaux de Smellie, composés de branches assez solides, se terminent par une pointe assez aiguë ; leurs bords externes sont tranchants et disposés de façon à pouvoir s'écarter et augmenter l'ouverture de la partie dans laquelle s'est introduite l'instrument, lorsqu'on sépare les anneaux des manches, simplement avec les doigts ou bien au moyen d'une vis que présentent quelques ciseaux, près des anneaux (fig. 95-96). Pour éviter, au moment de l'introduction, que l'accoucheur ne se blesse et que le vagin ou autres parties par où passent les bords tranchants des ciseaux ne soient lésés, M. Charrière revêt les instruments qu'il fabrique d'une gaîne d'argent pouvant se retirer aisément et dont les bords obtus s'opposent aux inconvénients signalés.

Le perforateur ou craniotome de M. Blot se compose de deux lames qui se terminent en forme de fer de lance et qui se recouvrent mutuellement, de telle sorte que les deux bords tranchants se trouvent, quand l'instrument est fermé, dépassés à la distance d'un millimètre par deux bords obtus qui nous préservent des accidents (fig. 97). Chaque lame offre à la face libre de son extrémité une arête, donnant à la pointe du perforateur une forme quadrangulaire. L'un des manches qui se recourbe D présente un ressort C, pour maintenir l'instrument fermé ; l'autre manche qui est droit offre une échancrure à la face interne servant à limiter l'ouverture de l'instrument. L'articulation de celui-ci s'opère simplement par l'enchâssure d'une branche sur la vis que présente l'autre, de sorte que rien n'est plus facile que de démonter les deux branches.

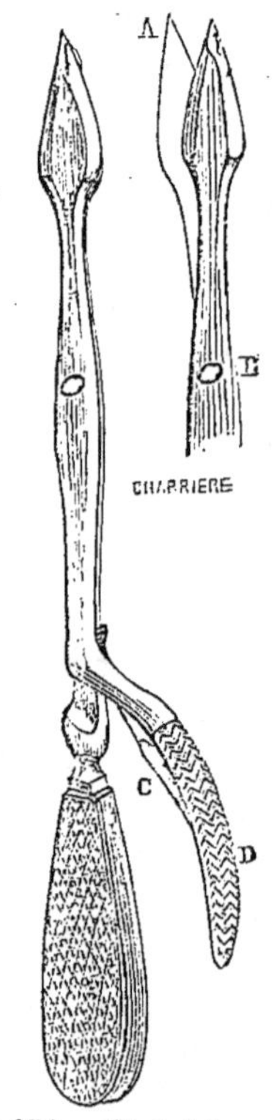

(FIG. 97.) — *Céphalotome fermé, — céphalotome ouvert.*

A, pointe. — B, articulation. — C, D, manche de la lame mobile.

La solidité de l'instrument, la facilité et la sûreté qu'il offre à la manœuvre le font préférer aujourd'hui, par un grand nombre de praticiens, aux ciseaux décrits plus haut.

La première chose à faire lorsqu'on se sert de l'instrument de Smellie, c'est d'introduire dans le vagin l'indicateur et le médius de la main gauche et de fixer leurs extrémités sur la partie de la tête du fœtus qui doit être percée. Les accoucheurs français recommandent de chercher pour cela une des fontanelles, mais ce moyen est réprouvé par les Anglais, car, après leur ouverture, les os se réunissent immédiatement et la referment presque entièrement. Une fois qu'on a déterminé le point le plus saillant du crâne, on prend les ciseaux avec la main droite, on les conduit, protégés par les doigts, à travers le vagin et, arrivant à la partie du crâne qui a été choisie, on pousse la pointe dans une direction perpendiculaire; ensuite, au moyen de légers mouvements de rotation, on perfore les os, ce que l'on reconnaît par le défaut de résistance que rencontre la pointe de l'instrument (fig. 98). Lorsque la partie tranchante est à moitié pénétrée, un aide prend les manches des ciseaux et les ouvre graduellement de manière à élargir l'entaille des os de la tête, et les referme ensuite; puis les bords tranchants étant mis à angle droit avec la première incision, on ouvre de nouveau les manches, on fait

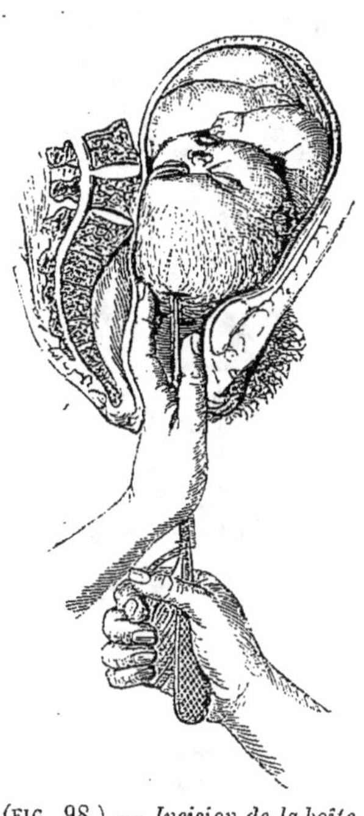

(FIG. 98.) — *Incision de la boîte crânienne par le céphalotome.*

une seconde incision, et, portant le perforateur dans l'intérieur du crâne, on broie la masse cérébrale et on fait en cas de nécessité la perforation de la base du crâne; après quoi l'on retire l'instrument en ayant soin que les bords n'en viennent pas couper le vagin et les parties maternelles.

Si l'on préfère pour la perforation le craniotome de M. Blot, on doit porter également dans le vagin les deux doigts de la main gauche et, maintenant l'instrument avec la main droite, on l'introduira, en le guidant par le doigt, sur la partie de la tête que l'on veut perforer; le fer de lance étant en grande partie introduit, on rapprochera les deux manches pour écarter les extrémités du craniotome et couper avec ses bords la partie que la pointe traverse (fig. 99). Après cette incision, on doit diriger les bords de l'instrument en sens perpendiculaire et pratiquer une autre incision pour ensuite le pousser dans le cerveau et écraser la substance encéphalique et perforer la base du crâne. Une fois les instruments ôtés, Cazeaux recommande de porter à l'intérieur du crâne le tuyau d'une seringue remplie d'eau tiède, et de donner issue à la masse cérébrale par le moyen d'injections; mais, d'après le professeur Pajot et le docteur Pénard, cela est inutile dans la plupart des cas, car la compression éprouvée par le crâne sous l'influence des contractions utérines ou du céphalotribe, lorsque l'emploi en est jugé convenable, suffira pour déterminer l'expulsion de la matière encéphalique.

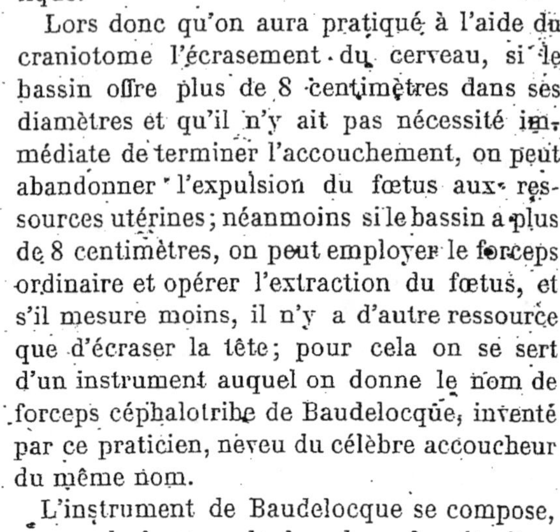

Lors donc qu'on aura pratiqué à l'aide du craniotome l'écrasement du cerveau, si le bassin offre plus de 8 centimètres dans ses diamètres et qu'il n'y ait pas nécessité immédiate de terminer l'accouchement, on peut abandonner l'expulsion du fœtus aux ressources utérines; néanmoins si le bassin a plus de 8 centimètres, on peut employer le forceps ordinaire et opérer l'extraction du fœtus, et s'il mesure moins, il n'y a d'autre ressource que d'écraser la tête; pour cela on se sert d'un instrument auquel on donne le nom de forceps céphalotribe de Baudelocque, inventé par ce praticien, neveu du célèbre accoucheur du même nom.

L'instrument de Baudelocque se compose, comme le forceps, de deux branches étroites, longues et solides, dont les cuillers n'offrent pas de fenêtres, et sont seulement concaves dans la direction de leurs bords antérieurs, de manière que les faces internes puissent se toucher ou se réunir sans laisser presque aucun intervalle (fig. 100, 101).

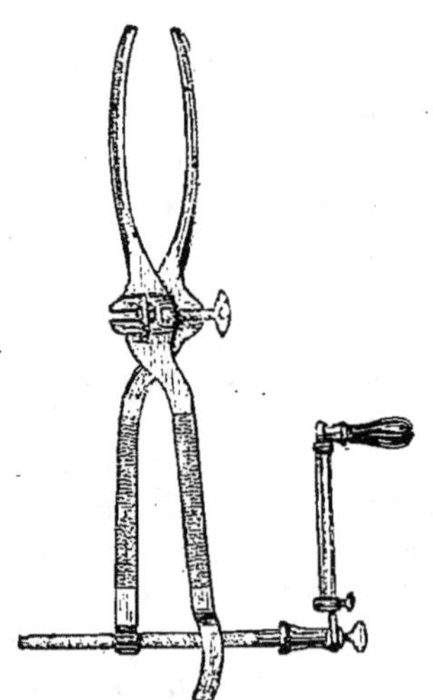

(FIG. 99.) — *Perforation du crâne.*

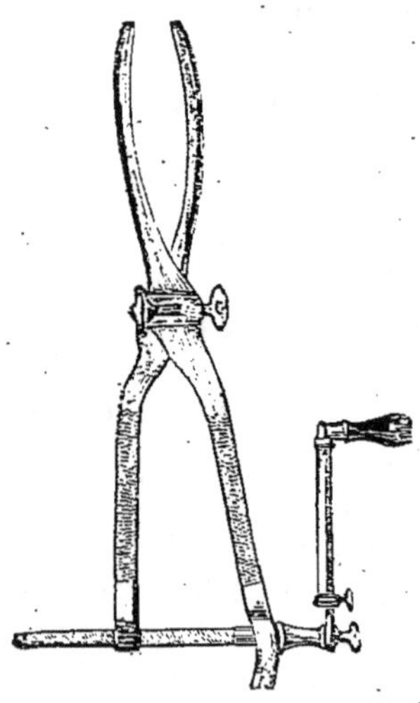

(FIG. 100.) — *Céphalotribe.*   (FIG. 101.) — *Céphalotribe.*

L'articulation a lieu à la partie moyenne des branches, et par le moyen d'une mortaise et d'une vis comme dans le forceps ordinaire; mais, pour

rapprocher les cuillers quand elles tiennent la tête du fœtus, l'extrémité
des manches loge une vis pouvant être mue au moyen d'une manivelle.
 Si l'on étudie le céphalotribe de Baudelocque, on observe que, par le
défaut de courbure de ses faces, l'intervalle qui existe entre les cuillers
se trouve être plus grand en haut qu'en bas ou présente une forme
conique dont le sommet est tourné vers l'articulation; par cette disposition, l'application de l'instrument n'est pas sûre et la tête du fœtus risque
d'échapper facilement, ce qui donne lieu à quelques accidents dont on
doit tenir compte. A l'effet d'obvier à ces inconvénients, Cazeaux a fait
construire un céphalotribe pareil en dimensions à celui de Baudelocque,
mais dont la courbure est plus prononcée sur les bords et la largeur à la
partie articulaire plus grande; ainsi, par le moyen d'une vis que l'on peut
faire jouer à volonté, on parvient à donner à la base des cuillers un
intervalle plus considérable que celui de ses extrémités et à modifier de
la sorte la base du cône offerte par l'instrument de Baudelocque. La
manivelle de l'instrument a subi à son tour une amélioration; telle
qu'elle était, elle embarrassait l'accoucheur et était d'un aspect peu
agréable, on l'a alors remplacée par une clef marchant par la vis et qui
rapproche les branches avec assez de sûreté.
 Le céphalotribe l'a emporté ainsi sur les crochets aigus et les pinces
coupantes ou dentelées, employées par les praticiens anciens, et les
règles pour son introduction dans les organes maternels ne sont autres
que celles dont il a été question à l'occasion du forceps. Il faut, dans
l'application du céphalotribe, porter la main opposée à celle qui doit
soutenir la branche le plus profondément possible, de manière qu'un ou
plusieurs doigts se placent entre le col de l'utérus et la tête fœtale, et que
la cuiller de l'instrument puisse saisir celle-ci dans une étendue assez
considérable pour prévenir un glissement. Après avoir articulé les deux

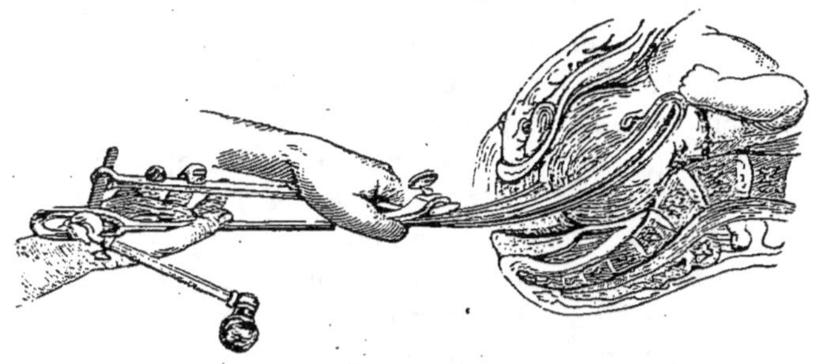

(FIG. 102.) — *Broiement de la tête par le céphalotribe.*

branches, on aura soin de vérifier, par le moyen de quelques tractions, si
la tête se trouve bien seule comprise entre les cuillers de l'instrument
dont on rassemblera les branches avec lenteur, de manière que le
broiement de la tête se fasse doucement et sans éclats qui, en traversant
le cuir chevelu, pourraient blesser les parties maternelles (fig. 102). La

tête étant réduite par cet écrasement, on procède suivant les directions des axes du bassin aux tractions nécessaires pour l'extraction du fœtus ; mais, comme le fait observer avec raison le professeur Pajot, c'est dans ces manœuvres que git tout le danger de la céphalotripsie, et par conséquent il convient, après l'écrasement de la tête, d'exercer avec le céphalotribe un mouvement de rotation, de façon à changer les rapports du crâne du fœtus, et de retirer ensuite l'instrument pour le réappliquer au bout de 4 à 10 minutes sur les parties latérales et broyer d'autres portions qui ont échappé la première fois.

Après cette seconde application, on pratique de nouveau la rotation, et sans exercer aucune traction on sort l'instrument. Si la tête tend à descendre par les efforts de la nature, on peut se dispenser d'une troisième application; mais à défaut on introduit le céphalotribe et on pratique un nouvel écrasement, et ainsi successivement jusqu'à ce que la tête se réduise à un petit volume et que les efforts de la nature achèvent l'expulsion du fœtus, ou bien l'extraction se fera par l'instrument, mais sans violence pour éviter tout danger.

La méthode du professeur Pajot ou de la céphalotripsie répétée s'appuie sur un grand nombre d'observations favorables et étail mise en pratique par le professeur P. Dubois toutes les fois que l'emploi du céphalotribe est réclamé; cependant il y a encore beaucoup de praticiens qui n'ont pu réussir dans son application et qui ne peuvent le prendre dans leurs mains sans éprouver une grande horreur.

Les accoucheurs anglais Murphy, Churchill et Tyler Smith, considérant le céphalotribe comme un instrument dangereux et parfois insuffisant, conseillent d'employer, après la perforation de la tête, un instrument imaginé par le docteur Zeigler d'Edimbourg, qu'ils appellent *forceps craniotome*, par cette raison qu'il est construit de telle sorte qu'une cuiller peut être introduite dans le crâne et l'autre au côté externe de la tête. Cet instrument, modifié admirablement par Simpson et dernièrement par Braun, doit remplacer pour toujours le céphalotribe de Baudelocque.

Feu le docteur Julio Xavier, bien que très-habile dans l'art des accouchements, n'a jamais pu, dans les cas d'embryotomie, appliquer les branches du céphalotribe et écraser la tête du fœtus au moyen de cet instrument. Lors donc qu'il avait, dit le docteur Feijó, à pratiquer la céphalotripsie, il appliquait le forceps ordinaire, ouvrait le crâne du fœtus avec un instrument pointu quelconque, rapprochait ensuite les deux branches et cherchait à broyer la partie sur laquelle les cuillers appuyaient; il faisait enfin l'extraction du produit de la conception.

Notre maître M. le docteur Feijó emploie également le procédé du docteur Julio Xavier pour l'embryotomie et jamais, dit-il, il n'a eu le moindre insuccès, comme cela lui est arrivé avec le céphalotribe. Si le forceps n'avait pas tant de largeur, il donnerait dans certains cas des résultats supérieurs à ceux qu'on obtient par le céphalotribe ; mais souvent son emploi sera impossible, et si l'on a le cranioclaste de Braun, on sera obligé de recourir à ce dernier instrument dont les plus grands inconvénients ont disparu depuis la céphalotripsie répétée, suivant le procédé du professeur Pajot.

Considérant le peu d'effet du céphalotribe et même la difficulté de l'appliquer avec sûreté sur la tête du fœtus, dans certains cas de rétrécissement prononcé du diamètre antéro-postérieur du bassin, le professeur Van Huevel, de Bruxelles, proposa, en 1844, une méthode d'embryotomie à laquelle il donna le nom de *céphalo-sciage* et fit construire à cet effet un instrument connu sous le nom de *forceps-scie*. Cet instrument a la forme d'un forceps ordinaire, mais chaque branche présente tout le long de sa face interne deux canaux aplatis en sens opposé et soudés l'un à l'autre, de telle sorte que sa coupe horizontale offre la forme d'un ⇌ renversé (fig. 103). Elles sont courbes comme les bords du forceps et le canal interne placé dans le sens de la largeur des cuillers sert de coulisse à une lame d'acier destinée à conduire la scie à chaîne; le canal externe placé transversalement loge le prolongement de la scie.

L'instrument s'articule comme le forceps ordinaire; mais par derrière, à côté de la base de l'articulation, il existe deux anneaux qui servent à ajouter une clef construite de manière qu'étant mise en mouvement par le moyen du manche d'une roue dentelée elle pousse en avant les lames d'acier qui ont des dents presque dans toute leur étendue conformes à la dentelure de la clef.

La scie à chaîne est assez longue et offre des manches transversaux, mais elle ne peut couper qu'à sa partie moyenne et dans une étendue de 8 pouces.

Lorsqu'on a à employer le forceps-scie, on introduit séparément cha-

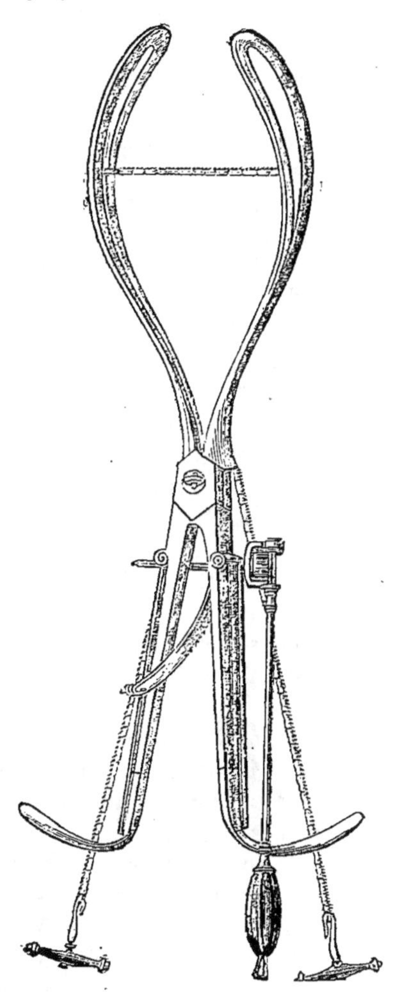

(FIG. 103.) — *Forceps-scie de Van Huevel.*

cune des branches, suivant les règles ordinaires, sur les côtés de la tête du fœtus et le plus profondément qu'on pourra. L'instrument une fois articulé, on opère de légers tiraillements pour s'assurer que l'application a été faite convenablement; puis, attachant les manches solidement, le chirurgien les confie à un aide et porte chaque lame d'acier munie de la scie à l'intérieur des canaux dont nous avons parlé, jusqu'à ce que la scie, dont la partie coupante doit se diriger en haut, ait rencontré la tête. Dès que les lames sont introduites, on attache leurs extrémités afin qu'elles cheminent également; puis l'accoucheur introduit la clef qui fait jouer les lames et la remet à un aide pour la tourner lentement sur son axe, ensuite il prend les manches de la scie et la met en mouvement. De cette manière, la scie qui chemine de bas en haut, accompagnée des lames, opère peu à peu la division de la tête du fœtus; aussitôt que la section est terminée, la scie à chaîne, la clef et les lames conductrices sont retirées tour à tour, enfin on sort les branches du forceps après sa désarticulation.

Si la femme n'est pas trop fatiguée après l'opération, et que les contractions soient énergiques, on s'assure des rapports des parties divisées et on peut abandonner l'expulsion aux efforts de la nature. Ce qui sort alors en premier lieu, c'est la masse cérébrale; ensuite les deux segments, s'aplatissant en vertu des sutures qu'ils présentent, sont expulsés avec le reste du fœtus.

Quand les forces de la femme sont épuisées et les contractions peu énergiques, on introduit dans le canal pelvien une pince longue à polypes de l'utérus et on cherche par ce moyen à tirer au dehors la partie qui a été séparée. Si la division de celle-ci n'a pas été complète, on imprime à cet instrument des mouvements de torsion jusqu'à ce que les adhérences se soient rompues et que le segment puisse être extrait.

S'il n'est pas possible d'extraire les fragments à cause de leur volume, on peut introduire de nouveau le forceps et faire la section de la tête dans une autre direction afin que, réduite en quatre parties, son extraction devienne aisée.

Le forceps-scie a fonctionné jusqu'en 1852 dans 51 accouchements, et sur ce total il y a eu, suivant Didot, 40 guérisons et 11 décès. Parmi les circonstances qui ont contribué à ces insuccès, la rupture de l'utérus ou du vagin a eu lieu 4 fois, l'hémorrhagie cérébrale consécutive à l'éclampsie 1 fois, la gangrène de l'utérus 5 fois. Mais, comme le fait très-bien remarquer le docteur Didot dans son travail auquel nous empruntons ces données, ces complications ne sont pas intimement liées au céphalo-sciage, et on a tort de lui attribuer ces accidents.

40 succès sur 51 opérations sont déjà un fort argument en faveur de la méthode du professeur Van Huevel. Cependant il faut avouer que par les difficultés de l'application et du maniement de cet instrument, soit en raison de la largeur excessive des cuillers, soit à cause de l'impossibilité souvent de saisir entre les cuillers toute la tête du fœtus qui, dans les rétrécissements du pelvis, se trouve très-haut placée, cet instrument, assez compliqué du reste et d'un prix très-élevé, exige de l'accoucheur une grande habileté dans les opérations obstétricales.

M. Didot a pensé corriger les défauts signalés plus haut en faisant construire un forceps-scie dont les cuillers sont étroites, sans fenêtres, et plus longues que celles de l'instrument de Van Huevel, de manière à pouvoir embrasser toute l'étendue de la tête du fœtus et à permettre la section complète de celle-ci sans qu'il soit besoin de pratiquer les mouvements de torsion avec la pince, quand la séparation de la partie n'a pas été entière.

Nous aimons à croire que par ces modifications le forceps-scie deviendra un instrument précieux dans les rétrécissements du bassin où le céphalotribe est inaccessible, et qu'à la longue, par d'autres changements qu'on lui imprimera, afin d'en rendre le mécanisme plus simple et le prix plus modéré, il se généralisera dans la pratique obstétricale.

Dernièrement, M. Guyon imagina un procédé de craniotomie un peu analogue à l'ancien procédé de Hayn, qui consiste à trépaner le crâne; car la seule différence c'est qu'après l'ouverture de cette partie, le chirurgien à l'aide du doigt cherche les apophyses clinoïdes du sphénoïde et pratique l'opération du trépan sur le corps de cet os, ce qui facilite largement l'aplatissement et l'écrasement ultérieur de la base du crâne. Ce procédé, qui exige des instruments spéciaux dont le maniement dans le cas de rétrécissement considérable du bassin ne doit pas être très-facile, a été très-bien accueilli par plusieurs accoucheurs français; mais il faut que l'expérience décide de son utilité dans la pratique, c'est pourquoi nous n'en donnons pas la description détaillée.

L'opération de la craniotomie offre dans son exécution une petite différence lorsque c'est la face qui se présente au lieu du crâne. La divergence entre les accoucheurs existe à peine quant à l'endroit où la perforation doit être pratiquée. Quelques-uns sont d'opinion qu'elle doit être pratiquée sur la région frontale; mais, outre que cette partie est moins accessible, car elle se trouve plus élevée, elle offre encore moins d'espace pour les manœuvres. A cause de cela, nous devons plutôt appliquer l'instrument perforant dans l'une des cavités orbitaires dont les parois minces permettent facilement le passage de cet instrument.

Quant aux manœuvres pour l'écrasement de la tête à l'aide du céphalotribe, du cranioclaste ou du forceps-scie, elles ne présentent rien de spécial.

§ 2. — Présentation de l'extrémité pelvienne.

L'extraction de l'extrémité pelvienne et du tronc ne devient pas généralement impossible dans les cas de rétrécissement du bassin. Lorsque l'expulsion tarde à se faire, on pourra aller à la recherche des pieds, ou alors introduire un crochet obtus dans le pli inguinal (si les membres abdominaux se trouvent élevés en avant du plan antérieur du fœtus) et opérer les tractions utiles à l'aide de ce crochet.

Les épaules, agrandies par l'élévation des membres thoraciques, peuvent cependant opposer de grandes difficultés à l'extraction du fœtus, et s'il n'est pas possible de les faire descendre, on procédera à la désarticulation du bras, en se servant pour cela de ciseaux longs et obtus qui, guidés par deux doigts de la main gauche au préalable introduits jusqu'à la région axillaire du fœtus, seront portés à cette partie qui sera coupée par petits coups jusqu'à ce que l'épaule soit séparée du tronc.

Le membre thoracique amputé sera alors retiré, et quand on aura ainsi obtenu un espace suffisant. on fera ensuite l'extraction de l'autre membre. Les plus grandes difficultés cependant sont réservées à la perforation et à l'écrasement du crâne après la sortie du tronc. Dans ces cas, le bassin, occupé par les épaules et par le cou du fœtus, offre bien peu d'espace à la manœuvre des instruments. La perforation sera faite au point le plus accessible de la région postérieure du crâne ; pour faciliter l'opération, un aide amènera le tronc du fœtus vers la commissure postérieure ou antérieure de la vulve, suivant que le plan dorsal se trouvera porté en avant ou en arrière ; mais, comme on n'a pas la certitude d'obtenir de l'instrument perforant qu'il opère perpendiculairement à la partie qui doit être ouverte, on doit donner la préférence au conseil indiqué par Chailly, qui consiste à introduire deux doigts dans la bouche du fœtus, ensuite à baisser le maxillaire inférieur avec force et pénétrer dans le crâne à travers la voûte palatine. L'écrasement de la tête du fœtus est encore plus difficile que la perforation. Quel que soit le céphalotribe, il est appliqué sur la tête du fœtus avec beaucoup d'embarras et de dangers, et il s'agit d'articuler ses branches. Les annales d'obstétrique sont remplies d'observations où les plus grands désordres ont eu lieu sur les organes de la génération, à cause de l'emploi du céphalotribe pour l'écrasement de la tête du fœtus après la sortie du tronc ; quant à nous, si nous ne nous servons pas du craniotome de Simpson ou de Braun, nous n'avons pas été plus heureux jusqu'à ce jour avec le céphalotribe, soit celui de M. Depaul, soit celui de M. Blot. Dans quelques cas, après la perforation de la voûte palatine d'après le procédé de Chailly, nous avons pu faire avec une certaine facilité (dans les rétrécissements médiocres du bassin) l'extraction de la tête du fœtus à l'aide d'un crochet obtus, peu courbé, introduit dans une des orbites, afin d'avoir un point d'appui pour abaisser la tête directement et faire sur elle les tractions nécessaires. La main gauche portée vers le vagin doit soutenir l'instrument afin que, en cas de glissement, il ne puisse pas produire des désordres sur les organes de la génération.

§ 3. — Présentation du tronc.

La présentation du tronc est un phénomène très-commun dans les cas de rétrécissement pelvien, et lorsque celui-ci se trouve dans les limites indiquées pour l'embryotomie, l'opération est exigée par l'une des conditions déjà mentionnées, ou par l'impossibilité d'introduire la main dans l'utérus, ou par l'impossibilité de pratiquer la version, quel que soit le cas qui se présente. Deux conditions peuvent se présenter : l'épaule se montre toute seule ou accompagnée de la saillie du bras. Dans le premier cas, il faut séparer la tête du tronc et faire séparément l'extraction de chaque partie. La décapitation du fœtus n'est pas toutefois une opération facile.

L'épaule occupe tout le détroit supérieur, et le doigt pourra difficilement atteindre le cou du fœtus pour l'abaisser et le couper à l'aide d'un bistouri.

Ramsbotham employait, pour cette opération, un crochet dont la partie concave présentait une lame saillante au moment où l'on s'en servait pour faire la section du cou.

Le professeur P. Dubois faisait d'abord l'abaissement du cou du fœtus à l'aide d'un crochet obtus ; ensuite, prenant une paire de ciseaux dont les branches étaient épaisses et recourbées, il les guidait à l'aide de la main gauche introduite dans les voies génitales ; le doigt indicateur restait appliqué sur la région cervicale du fœtus, et, à l'aide de petits coups, il coupait les parties molles et solides du cou jusqu'à la complète décapitation (*fig.* 104).

Le professeur Braun, de Vienne, lorsqu'il devait faire cette opération, cherchait à embrasser le cou du fœtus à l'aide d'un crochet dont la courbure est analogue à celle du crochet aigu de Smellie ; après avoir protégé à l'aide de la main les voies génitales, il faisait sur le manche de l'instrument des mouvements énergiques de torsion jusqu'à ce que la tête fût tout à fait séparée du tronc.

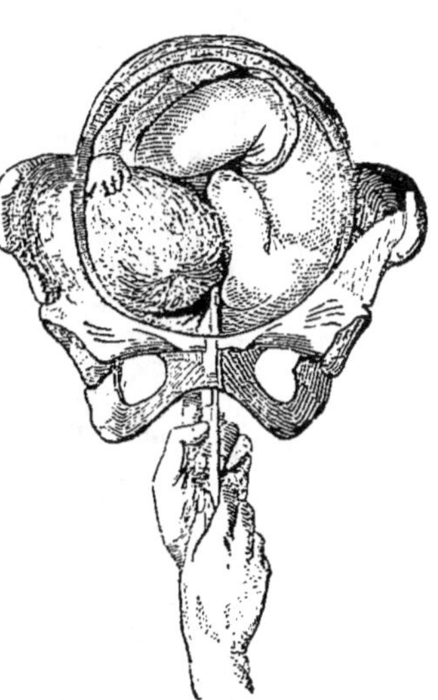

(FIG. 104.) — *Décollation par le procédé de P. Dubois.*

A l'aide des moyens indiqués, il ne pouvait être certain de l'exécution de l'opération. Aussi M. Jacquemier conçut, et d'après ses indications M. Mathieu fabriqua un instrument appelé *embryotome caché*, lequel se compose d'un crochet obtus qui offre à sa partie concave un sillon par où passe une tige terminée par une série de lames tranchantes et articulées (*fig.* 105) ; cette tige peut être remplacée par une autre terminée en chaînon de scie. Le crochet est appliqué au cou du fœtus, et par le sillon on introduit la tige avec la série de lames tranchantes ; par des mouvements de va-et-vient appliqués sur le manche qu'elle présente, on coupe toutes les parties molles jusqu'aux vertèbres. Les lames tranchantes sont alors remplacées par la tige en chaînons de scie, et à l'aide de ceux-ci on divise les parties dures ; enfin, pour compléter la séparation du reste du cou, on se sert des lames tranchantes.

Quand on peut conduire le crochet autour du cou du fœtus, la détroncation sera faite, sans doute, avec beaucoup d'assurance à l'aide de l'embryotome caché de M. Jacquemier; mais l'instrument est un peu trop compliqué pour pouvoir être employé facilement dans tous les cas, et alors il ne restera d'autre ressource que d'introduire un crochet aigu dans le cou du fœtus pour le baisser et pratiquer enfin la décapitation à l'aide de ciseaux.

Toutes les fois qu'il sera possible de faire passer le crochet de l'embryotome de M. Jacquemier, on n'aura pas recours au moyen inventé par le professeur Pajot : ce moyen consiste à attacher une balle de plomb à une ficelle qui parcourt le sillon creusé sur toute la longueur d'un crochet obtus. Lorsque le crochet se trouve appliqué sur le cou du fœtus, on abandonne la ficelle qui, alors entraînée par le poids de la balle, vient se présenter dans le vagin ; après en avoir protégé les parois à l'aide d'un spéculum, on prend les bouts de la ficelle à laquelle on imprime des mouvements de scie jusqu'à la séparation complète des deux parties du fœtus.

Dans le même cas on peut avoir recours au moyen inventé par M. Tarnier. Ce moyen consiste à faire passer autour du cou du fœtus un crochet, ressemblant à la sonde de Belloc, qui servira à conduire un fil ou la chaîne de l'écraseur linéaire, à l'aide desquels on pratiquera alors la décapitation.

Pour le second cas dont nous avons parlé, la présentation de l'épaule est accompagnée de la procidence de la main ou du bras. Dans de telles conditions, il n'y aura pas d'utilité à faire au préalable l'amputation de cette partie du fœtus pour procéder ensuite à la section du cou ou à la décapitation. Le bras procident servira pour abaisser l'épaule et rendre le cou plus accessible, car il ne gêne pas l'accoucheur dans les manœuvres qu'il doit faire pour pratiquer la décapitation,

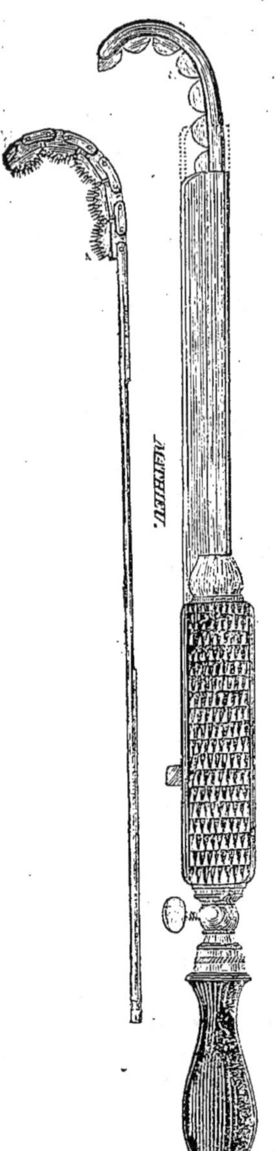

(FIG. 105.) — *Crochet de M. Jacquemier pour la section du cou.*

puisqu'il facilite plus avantageusement l'extraction du tronc, aussitôt après la section du cou.

Le conseil, indiqué par Lee et autres accoucheurs, de séparer le bras du corps du fœtus, n'a pas de fondement et n'offre aucun avantage; lorsque la décapitation est pratiquée, l'accoucheur, si le bassin le permet, doit se servir du bras et exécuter les tractions utiles pour terminer l'extraction du tronc.

Cependant, si, dans une présentation du tronc avec ou sans procidence du bras, l'accoucheur ne peut pas pratiquer la décapitation, il aura soin d'ouvrir largement le thorax et le ventre du fœtus; et, en introduisant un crochet obtus dans une région quelconque accessible du fœtus, il fera l'extraction en double, comme pour l'évolution spontanée; ou alors, après avoir retiré les viscères contenus dans le thorax et dans le ventre, il se servira de l'espace obtenu, et en allant à la recherche des pieds il pratiquera la version, terminant l'extraction de la tête par les moyens indiqués précédemment. Ce dernier procédé, conseillé par Posta, n'est pas aussi susceptible de produire les violences observées dans l'extraction en double que dans le procédé du docteur Lee. Dans le cas où la main ne peut être introduite, on peut, comme le conseille Pamard, introduire un crochet obtus dans les fausses côtes; en lui donnant un point d'appui, à l'aide d'un mouvement de torsion, on se servirait de ce crochet pour élever peu à peu l'épaule de manière à approcher l'extrémité pelvienne du centre du canal, où elle serait entraînée, afin de terminer par elle l'extraction du reste du fœtus.

S'il n'existe pas de disproportion entre le canal pelvien et la tête du fœtus, on ne trouvera pas beaucoup de difficulté, après la décapitation, pour faire l'extraction de cette dernière partie : pour cela, l'accoucheur, en introduisant la main dans l'utérus, placera deux doigts dans la bouche du fœtus et à l'aide de tractions utiles achèvera l'extraction. Dans le cas d'insuccès, il appliquera le forceps ou alors il introduira le crochet obtus sur une des orbites, et à l'aide de cet instrument il cherchera à ramener la tête en dehors des voies génitales. Si la disproportion entre le canal pelvien et la tête du fœtus est telle que, à l'aide de ces moyens, on ne puisse pas obtenir de résultat, au lieu de la base on cherchera le sommet du crâne pour le perforer. C'est une opération difficile et qui mérite tous les soins de l'accoucheur; pour la pratiquer, il doit charger un aide de fixer la tête contre le bassin à travers les parois abdominales, et, après avoir fait la perforation d'après les règles dont nous avons déjà parlé, il appliquera le forceps pour pratiquer l'extraction. Si l'emploi du forceps ne donne pas de résultat, il devra recourir au cranioclaste de Simpson ou de Braun.

CHAPITRE VI.

DE L'OPÉRATION CÉSARIENNE OU GASTRO-HYSTÉROTOMIE.

Cette opération consiste dans l'incision des parois du ventre et de l'utérus, faite dans le but d'extraire le fœtus renfermé dans la cavité de cet organe. On a, par abus, donné le nom d'opération césarienne à l'incision des parois du ventre pour retirer le fœtus contenu dans la cavité péritonéale, dans un kyste spécial, ou à l'incision du col utérin dans les cas d'adhérences ou de défaut de dilatation de cette partie; mais, ainsi que nous l'avons défini, le caractère essentiel de l'opération césarienne est l'incision des parois du ventre et de l'utérus, c'est pourquoi les autres opérations doivent être traitées ailleurs.

L'origine de la gastro-hystérotomie est très-ancienne, mais on ne la pratiquait jusqu'au seizième siècle que sur les femmes enceintes qui venaient de mourir, et, suivant Pline et d'autres historiens, plusieurs personnages illustres, comme Scipion l'Africain, Claude, César, etc., ont été extraits du sein maternel par le moyen de cette opération.

Ce n'est qu'au temps de la Renaissance, alors que la pensée prit un plus libre essor chez les savants ainsi que chez les médecins, et qu'on cessa de compter sur les anciens écrits, que fut pour la première fois pratiquée la gastro-hystérotomie sur la femme vivante, et l'histoire raporte qu'un châtreur de truies, nommé Nufer, voyant sa femme dans l'impuissance d'accoucher, lui ouvrit le ventre et put en extraire le fœtus avec succès. Nous ne voulons pas discuter la véracité du fait, mais quand ce ne serait qu'une invention, l'idée de l'opération n'en devait pas moins exister dans l'esprit des hommes du seizième siècle, pour qu'un individu ignorant et de basse condition l'entreprît.

Quoi qu'il en soit, l'opération ne tarda pas à faire des partisans et un siècle n'était pas écoulé que Rousset, qui chercha à la défendre dans un traité écrit par lui à ce sujet, pouvait déjà présenter en 1581 10 observtions où le résultat avait été favorable, et, dans une traduction du mémoire de cet auteur publiée en 1661, Bauhin en ajouta quelques autres. Cependant la gastro-hystérotomie était repoussée comme une opération insensée par les hommes les plus notables de l'époque, tels qu'Ambroise Paré et Guillemeau. Ainsi le premier disait qu'il ne la comprenait pas, et le second qu'il avait eu la légèreté de la pratiquer trois fois et que dans ces trois cas la femme était morte, d'où il concluait que s'il y avait des faits à l'appui nous devions plutôt les admirer que les reproduire.

Depuis lors l'opération tomba dans un tel discrédit que pendant tout le dix-septième siècle presque personne ne la pratiqua. Les hommes marquants de l'époque, comme Mauriceau, Philippe Peu, doutaient qu'elle pût être admise dans la pratique obstétricale et exécutée sur la femme vivante et ne craignaient pas de donner l'épithète de fou et d'insensé à Rousset et à ceux qui l'avaient défendue. Malgré tout, la gastro-hystérotomie se pratiquait quelquefois; ainsi, vers le milieu du dix-huitième siècle, elle trouva un chaud partisan en Simon qui, dans le travail publié dans les *Mémoires de l'Académie de chirurgie*, présenta non moins de 60 observations et fit ressortir tous les avantages que l'art pouvait attendre de cette opération. L'enthousiasme soulevé par le travail de Simon marqua une nouvelle ère dans l'histoire de la gastro-hystérotomie, mais il arriva qu'une foule de chirurgiens l'employèrent abusivement, au point que Scipio Mercuri disait qu'elle se pratiquait en France avec autant de fréquence que la saignée en Italie pour les douleurs de tête; pourtant des accoucheurs notables du dix-huitième siècle, tels que F. Ould, Lamotte, Burton et Smellie, prétendaient qu'elle n'était acceptée qu'avec beaucoup de restrictions et seulement conseillée pour les cas de rétrécissement du bassin où l'on ne pouvait terminer l'accouchement par les moyens dont l'art disposait.

Il faut cependant avouer que, de la lutte engagée entre ses adversaires et ses partisans, il résulta que l'opération a été étudiée utilement de manière à pouvoir établir les bases de ses indications. La terreur qu'inspira la mortalité qui résultait de l'hystérotomie a fait que quelques accoucheurs, après les perfectionnements donnés aux moyens destructeurs du fœtus, l'ont proscrite tout à fait, ne trouvant pas de cas où positivement elle doive être pratiquée. Cette exagération ne donne de l'indécision qu'à ceux qui débutent dans la pratique obstétricale, d'autant plus qu'elle ne peut pas à juste titre être admise; car les statistiques les moins favorables montrent que dans certains cas où l'on n'a plus d'autre ressource que dans l'embryotomie ou dans l'opération césarienne, la mortalité observée avec la première opération est de 64 pour 100, et avec la seconde elle est de 57, avec l'avantage, en faveur de celle-ci, que l'on pourra sauver les deux tiers des nouveau-nés. C'est, en effet, le résultat général que l'on obtient lorsque l'on compare la gastro-hystérotomie à l'embryotomie, pratiquée dans les cas où le bassin offre 6 centimètres ou 5 centimètres et demi à son plus petit diamètre; mais nous ne devons pas non plus établir aucune comparaison et nous ne devons pas dire que l'opération césarienne illustre l'accoucheur et que l'embryotomie le déshonore, lorsque le rétrécissement pelvien est de plus 6 centimètres et demi, puisque la mortalité par l'embryotomie est à peine de 29 pour 100.

Nous ne nierons pas l'extrême gravité de l'hystérotomie; seulement nous l'admettons comme une *nécessité* imposée par la gravité plus grande qui résulte de l'embryotomie dans les rétrécissements de 5 centimètres et demi au plus petit diamètre, ou comme le seul moyen, comme le dit Barnes, de terminer l'accouchement soit chez la femme qui se trouve vivante, soit chez la femme qui vient de mourir et dont la grossesse a dépassé le septième mois et dont le fœtus est encore vivant. Cependant si plusieurs faits démontrent que l'opération césarienne pratiquée à la campagne, hors des grands centres de population et dans de certaines conditions, a donné de bons résultats, ces mêmes faits serviront pour nous faire élargir un peu plus les limites de la nécessité. Que l'on ne suppose pas que la mortalité par l'opération césarienne est compensée généralement par d'excellents résultats quant à ce qui concerne les fœtus, attendu que au moins 30 pour 100 de ceux-ci naissent morts. C'est pourquoi Scanzoni raconte que sur 81 fœtus extraits par l'opération césarienne, à peine 53 naquirent vivants, ce qui donne un total de 60 pour 100. On pourrait objecter qu'en raison des fœtus nés vivants on avait la chance de sauver, à l'aide de la gastro-hystérotomie, un plus grand nombre de vies qu'à l'aide de l'embryotomie, dès que le choix était possible entre ces deux opérations; mais nous devons rappeler que, de ces 60 pour 100 sauvés, à peine la moitié arrivera à l'âge de 20 ans. Si donc nous considérons la vie du fœtus comme aussi précieuse que la vie de la femme, sur 200 vies compromises par l'embryotomie, nous sauverions 71 femmes, et par l'opération césarienne 43 femmes et 66 fœtus, desquels, si nous retranchons la moitié qui ne doit pas atteindre l'âge de 20 ans, il restera 33 qui, réunis aux 43 femmes, laisseraient voir que, sur 200 vies compromises par la gastro-hystérotomie, 76 échapperaient, différence minime que ne compensent pas les périls de l'opération et à laquelle on ne peut pas donner une grande valeur, vu que le calcul est basé sur des statistiques peu défavorables.

Chez nous, en effet, la mortalité est de deux tiers des femmes opérées, dans quelques cas où la gastro-hystérotomie a été pratiquée; néanmoins nous ne devons pas ignorer qu'il y a des circonstances où l'accoucheur aura une grande difficulté pour prendre une résolution; quant à nous, malgré la gravité de la gastro-hystérotomie, lorsqu'une femme, convaincue qu'elle ne pourrait pas accoucher sans le sacrifice du fœtus, et chez laquelle l'embryotomie aurait été déjà plusieurs fois pratiquée, deviendrait de nouveau enceinte, cette fois nous ne craindrions pas de pratiquer l'opération césarienne. Plusieurs fœtus ayant déjà été sacrifiés, ce serait à la femme de courir le risque d'une plus grave opération, en l'entourant, bien entendu, de tous les soins pour que le résultat fût favorable non-seulement à elle, mais aussi au fœtus. Donc, la gastro-hystérotomie étant indiquée dans certains cas, ce que l'on doit faire pour obtenir le meilleur résultat, c'est d'avoir bien présentes à l'esprit toutes les conditions nécessaires à sa bonne réussite.

L'opération césarienne peut être pratiquée sur la femme vivante ou après sa mort. Étudions donc les règles de son exécution pour les deux cas qui peuvent se présenter à l'accoucheur.

§ 1er. — Opération césarienne sur la femme vivante.

Le moment le plus opportun pour pratiquer la gastro-hystérotomie, c'est celui où le travail de l'accouchement s'est déclaré franchement et où le col de l'utérus se présente dilaté, mais où les membranes restent intactes. Le résultat offert par l'opération, lorsque le travail date déjà de longtemps et que les membranes se trouvent déchirées, est beaucoup plus défavorable que dans des conditions inverses. L'opération césarienne est, ainsi que le dit fort bien Barnes, une manière spéciale de réaliser le travail de l'accouchement : pour cela on doit respecter les lois naturelles et les appeler, autant qu'il sera possible, à son secours. Le docteur Braxton Hicks provoqua le travail quinze jours avant de pratiquer la gastro-hystérotomie, guidé par l'idée que l'utérus avant le terme de la gestation ne se trouvait pas en complète dégénérescence graisseuse et pourrait avoir une cicatrisation plus rapide; mais c'est pousser trop loin la déduction d'un phénomène que l'observation démontre être sans importance, car la cicatrisation de l'utérus ne souffre aucun embarras en son évolution dans la dégénérescence graisseuse que l'on observe au terme de la grossesse. Il est évident que lorsqu'on aura reconnu la nécessité absolue de l'opération, il faudra insister, en présence des personnes intéressées, sur les risques que court la femme, et l'on procédera selon l'exigence du cas; mais s'il y a absence de ces circonstances imprévues, l'accoucheur, dès que le travail aura commencé, devra faire administrer à la femme un lavement purgatif, et le moment de l'opération étant venu, il devra avoir tout prêt son appareil instrumental, composé de bistouris droits, convexes et boutonnés, une sonde cannelée, des pinces à attaches profondes, des éponges bien propres, des aiguilles, du fil métallique ou en soie, quelques livres de glace, quelques plumasseaux de charpie, des compresses, des bandages et plusieurs bandelettes de sparadrap. Quatre aides, au moins, sont nécessaires : un pour administrer le chloroforme, l'autre pour passer les instruments à l'accoucheur, et les deux autres pour l'aider aux manœuvres; en outre, il faudra une sage-femme ou une personne qui sache habiller et soigner le nouveau-né.

La femme alors sera placée sur une table, en décubitus dorsal; on l'entourera de linge pour que les liquides projetés de l'utérus ne puissent pas la mouiller. Ensuite on pratiquera le cathétérisme de la vessie que l'on videra complétement. S'il n'y a pas de contre-indication on procédera à l'administration du chloroforme. Certains accoucheurs, craignant que l'emploi de cet anesthésique ne provoque des vomissements qui nécessairement troubleraient le repos que la femme doit garder et pourraient déterminer la procidence d'anses intestinales à travers la blessure du ventre, proscrivent tout à fait le chloroforme pour la gastro-hystérotomie, et, quelques minutes avant, ils administrent le chloral à la

dose de 4 grammes, ou ils emploient l'éther sulfurique anhydrique, obtenu de l'alcool mythyléné, en se servant de l'appareil d'anesthésie locale
de Richardson. Dans une discussion qui eut lieu en 1870, à la Société de
chirurgie, sur l'opération césarienne, le professeur Depaul a été d'avis
que les vomissements chloroformiques n'étaient ni assez fréquents, ni
assez persistants pour contre-indiquer l'emploi de cet agent anesthésique;
et, dans l'opération césarienne dernièrement pratiquée à Rio-Janeiro, par
notre distingué collègue le docteur Feijó fils, nous n'avons observé aucun
inconvénient de l'emploi du chloroforme.

Quoi qu'il en soit, l'accoucheur, encore une fois avant l'opération, doit
vérifier par l'auscultation les conditions de vie du fœtus et l'endroit
probable où le placenta se trouve inséré; en dernier lieu, il pratiquera
le toucher pour connaître l'état du col et le degré d'obstacle offert par
le canal pelvien. Un aide, en plaçant les deux mains sur les côtés du
ventre de la femme, mettra l'utérus par sa face antérieure en rapport
avec la ligne blanche, tandis que l'autre comprimera avec modération, mais suffisamment, le fond de l'utérus pour empêcher que, après
l'ouverture du ventre, une anse intestinale puisse former hernie entre
les lèvres de l'incision. Celle-ci sera alors pratiquée par l'accoucheur
et partira de bas en haut à 5 centimètres de distance de la symphyse
pubienne dans la direction de la ligne blanche; elle se terminera au
côté gauche de la cicatrice ombilicale qui sera contournée de manière
à offrir une extension de 15 à 18 centimètres. Le bistouri ne devra pas
passer au delà de la peau et du tissu cellulaire sous-cutané; il sera
conduit lentement jusqu'à ce qu'il arrive au péritoine dont l'accoucheur,
à l'aide d'une paire de pinces, saisira une faible portion et pratiquera
l'incision. Introduisant alors le doigt indicateur de la main gauche dans
l'ouverture ainsi pratiquée, sur ce doigt il glissera un bistouri boutonné et complétera l'incision dans toute son étendue au-dessus et au-
dessous.

Le globe utérin se présentant au fond de la blessure abdominale est
ensuite incisé à la ligne moyenne, couche par couche, en comprenant le
moins possible les zones supérieure et inférieure, lesquelles sont les moins
propres à l'occlusion des vaisseaux à l'aide de leur rétraction ; les aides
redoubleront de précautions pour que le sang ne tombe pas dans la cavité
du péritoine à travers l'angle inférieur de la solution de continuité du
ventre.

En arrivant ainsi à la surface interne de l'organe, l'accoucheur, si
l'incision vient tomber sur le placenta, introduira la main entre celui-ci et
la surface interne de l'utérus, et lorsqu'il touchera les membranes, il les
déchirera, en saisissant sur-le-champ le fœtus par les pieds afin de pra-
-tiquer son extraction sans perte de temps. Si l'incision tombe sur les
membranes, celles-ci seront déchirées; alors sans perdre de temps l'accoucheur devra chercher les pieds du fœtus et il terminera son extraction. L'accoucheur ne devra extraire le fœtus que par les pieds; car, si

au lieu de ceux-ci il saisit l'un des bras, il rencontrera d'énormes difficultés pour faire rapidement l'extraction.

Lorsque le fœtus est extrait, l'utérus en se resserrant expulsera le placenta qui sera saisi aux bords de la solution de continuité de l'organe gestateur, l'accoucheur ayant le soin de tordre les membranes pour qu'elles forment une corde et pour qu'il ne reste aucune de ses parties dans la cavité utérine.

Voilà le procédé ordinaire pour l'exécution de la gastro-hystérotomie; néanmoins, pour prévenir ou éloigner certains inconvénients de l'opération, d'autres procédés ont été inventés, procédés qui se distinguent soit par la direction de l'incision des parois abdominales, soit par le temps et la manière de pratiquer l'incision de l'utérus. Le conseil donné par Levret, qui consiste à pratiquer l'incision sur la ligne blanche, ainsi que nous l'avons dit, est suivi par un grand nombre d'accoucheurs; d'autres cependant, ayant remarqué que l'utérus a éprouvé un mouvement de torsion sur son axe vertical, de manière que sa division ne pourra pas correspondre à celle des parois abdominales, sont d'avis que l'incision du ventre doit être pratiquée à côté de la ligne blanche, quoique l'on ait à séparer des fibres musculaires et quelques petites branches de la région de l'épigastre; mais, selon nous, ces inconvénients sont plus grands que l'avantage résultant du parallélisme des blessures, d'autant plus qu'il n'y a pas de nécessité de l'obtenir, lorsque l'on n'a pas en vue de pratiquer la suture utéro-abdominale. On a aussi proposé que l'incision fût faite immédiatement au-dessus du ligament de Fallope, comme pour la ligature de l'artère iliaque externe, ou alors qu'elle fût faite transversalement; mais quelle que soit la manière employée, on aurait à diviser les muscles et surtout quelques vaisseaux dont les ligatures deviendraient indispensables et empêcheraient la réunion par première intention sans donner d'assurance quant aux hémorrhagies, puisque l'organe, en outre, serait incisé en une zone où le resserrement ne serait pas généralement très-énergique.

Le professeur Depaul eut un jour l'idée de pratiquer l'ouverture du ventre et de l'utérus à l'aide de la poudre de Vienne, mais il l'abandonna par la crainte de ne pas voir s'établir des adhérences suffisantes entre l'utérus et les parois abdominales. A la discussion engagée au sein de la Société de chirurgie, M. Tarnier proposa d'unir l'utérus encore intact aux lèvres de la plaie externe à l'aide de divers points de suture pour n'inciser l'organe qu'après.

M. Lestoquoy, d'Arras, avait proposé aussi la suture utéro-pariétale avant que les membranes fussent déchirées. M. Guéniot, à la même discussion, proposa que, à l'aide d'une anse métallique passée à travers la substance de l'utérus, au niveau de l'angle supérieur de la plaie abdominale, cet organe fût entraîné un peu en avant et incisé presque en dehors de l'utérus. Sans doute que le moyen proposé par M. Tarnier pourrait empêcher avec plus d'assurance l'épanchement du sang et du liquide amniotique dans la cavité du péritoine; mais il n'empêcherait pas tout à fait cet inconvénient, et d'un autre côté si les parois du ventre après l'extraction du fœtus n'accompagnaient pas la contraction utérine, celle-ci pourrait être embarrassée à l'excès, ce qui donnerait lieu à une hémorrhagie; si les parois cédaient, on rencontrerait beaucoup de difficultés pour la réunion régulière de la plaie extérieure : quoi qu'il en soit, les cas où l'application de ce moyen a été faite sont trop peu nombreux pour qu'on puisse y trouver une conclusion quelconque. En tout cas, lorsque l'opération est terminée et que l'extraction du fœtus et de ses annexes est faite, l'accoucheur doit chercher à pratiquer la réunion des lèvres de la plaie. Les aides, ayant les mains appliquées sur les côtés de l'incision externe, devront continuer, par tous les moyens possibles, à empêcher que le sang provenant de l'utérus tombe dans la cavité du péritoine. Si l'incision utérine fournit du sang, l'accoucheur, à l'aide d'éponges imbibées d'eau froide ou glacée, songera à arrêter l'hémorrhagie et devra activer la contraction utérine; si, malgré ces précautions, du sang vient à tomber dans la cavité du péritoine, on le retirera à l'aide d'éponges bien propres, et on aura un soin tout particulier pour la toilette du péritoine afin que quelque corps étranger ne puisse pas y rester. M. Tarnier, en donnant le conseil de joindre l'utérus à la plaie extérieure, avait pour but d'empêcher qu'un liquide étranger pût être versé, soit primitivement, soit consécutivement, dans la cavité du péritoine; et M. Lestoquoy, d'Arras (dans le procédé dont nous avons parlé et qui a été appliqué dans un cas ayant eu un bon résultat), après la suture utéro-pariétale laissait exposées les plaies de l'utérus et du ventre pour qu'elles se réunissent par seconde intention : cependant une femme opérée de cette façon par M. Tarnier mourut de la gangrène de l'utérus.

Lebas était d'avis qu'on ne laissât pas la plaie de l'utérus sans la réunir par quelques points de suture; et M. Joulin dit que Godefroy avait réuni la plaie utérine à l'aide de trois points de suture, et quoique les fils aient été coupés à côté des nœuds et abandonnés, aucun inconvénient n'en était résulté. Éd. Martin et quelques accoucheurs anglais, tels que Tyler Smith et Branes, donnent de leur côté le conseil de réunir les plaies de l'utérus et du ventre par les mêmes points de suture : par le procédé d'Éd. Martin, la solution de continuité de l'utérus est embrassée seulement par les derniers points de la partie inférieure du ventre, et, par le procédé de Branes, les fils doivent être retirés au bout de quelques jours et disposés de manière qu'il ne résulte pas une grande traction par la diminution consécutive du volume de l'utérus.

La suture simultanée de l'utérus et du ventre ne peut pas donner la certitude d'une réunion exacte des bords de la solution de continuité utérine de manière à empêcher l'écoulement des produits de la suppuration dans la cavité du péritoine; et ses avantages ne compensent ni les difficultés que l'on rencontre pour la réaliser, ni les inconvénients qui résultent d'une rupture du tissu utérin à l'aide des fils à cause d'une forte contraction et de la friabilité de l'organe.

D'après l'opinion de plusieurs accoucheurs, parmi lesquels nous nous plaçons, on doit abandonner à elle-même la plaie utérine; dès que l'écoulement sanguin a cessé et que la toilette du péritoine a été faite convenablement, on doit vérifier si le col donne un libre passage au sang qui coule de l'intérieur de l'utérus, ensuite l'on doit procéder à la réunion de la plaie du ventre. Nous avons fait deux ordres de suture pour le cas qui a été opéré par le docteur Feijó fils : l'une profonde, l'autre superficielle. La suture profonde a été emplumée, et nous nous sommes servi à cet effet de fils métalliques; la suture superficielle à points séparés a été faite aussi avec des fils métalliques.

Ces idées, déduites de la pratique de l'ovariotomie, étaient venues sans que nous le sachions à l'esprit du savant professeur Stoltz; car l'excellent article qu'il a publié dans le *Nouveau Dictionnaire de médecine et de chirurgie pratiques*, sur l'opération césarienne, n'a été lu par nous que longtemps après l'opération dont nous venons de parler.

L'aiguille qui conduit le fil vers la suture profonde doit pénétrer à 4 centimètres des bords de la plaie, et parcourir obliquement le sparois du ventre jusqu'à ce que sa pointe vienne apparaître à quelques millimètres de distance de la lèvre de la plaie, mais de manière à saisir le péritoine pour passer de là à l'autre bord de la solution de continuité, en partant de la face du péritoine vers la surface cutanée. En continuant ainsi successivement de bas en haut, l'accoucheur fera les points de suture nécessaires. En général, leur nombre n'excède pas de 4 à 5, et l'intervalle entre chaque point est de 3 centimètres.

Il n'est pas absolument nécessaire qu'on laisse une ouverture en bas pour l'écoulement des liquides sortant de la cavité abdominale. On n'avait laissé aucune ouverture quand nous aidâmes à l'opération dont nous avons parlé plus haut, et aujourd'hui il est bien admis que le corps étranger que l'on introduisait à l'angle inférieur de la plaie favorisait la péritonite.

La suture profonde terminée de manière que les bords de la plaie du péritoine se trouvent en parfait rapport, l'accoucheur passera à la pratique de la suture superficielle, en ayant soin de bien obtenir la réunion des bords.

Une ou deux bandelettes de diachylon autour du tronc ou de la partie postérieure vers l'antérieure, de manière que ses bouts viennent se croiser vers la suture ; un morceau de linge fenêtré enduit de glycérine pure; une faible couche de charpie, une compresse graduée et un bandage circulaire compléteront le pansement. La malade sera placée dans son lit avec tout le soin possible, et elle y restera dans le plus grand repos de corps et d'esprit, ayant un coussin sous les jarrets. On lui administrera aussitôt une boisson antispasmodique et opiacée, surtout si elle a été chloroformisée, ou alors une poudre indiquée par Scanzoni, composée de :

gr.

℞   Acétate de morphine... 0, 01
           Sulfate de quinine..... 0, 10
           Sucre................. 0, 50
    Mêlez.

Ces moyens seront suffisants pour combattre les vomissements qui par hasard peuvent survenir, et en cas d'insuccès on devra prescrire la potion de Rivière ou administrer la glace intérieurement. Si la femme résiste au choc de l'opération qui, dans certains cas, peut occasionner sa mort, et s'il se manifeste une réaction traumatique trop prononcée, on fera ajouter à la potion opiacée une dose suffisante d'acétate d'ammoniaque. L'appareil de pansement dans les conditions ordinaires ne sera défait qu'à la fin du cinquième ou sixième jour, et les points de suture qu'à la fin du septième ou huitième jour. Dès le troisième jour, on pourra administrer quotidiennement un lavement purgatif pour que le ventre se maintienne libre.

Des accidents excessivement graves pourront survenir dans la gastro-hystérotomie : l'hémorrhagie, la péritonite, la gangrène de l'utérus et la septicémie. Il n'y a pas de principes réguliers pour guider le chirurgien dans le traitement de ces accidents qui peuvent se manifester, comme on le sait, après toute opération obstétricale, mais qui, sous l'influence de la gastro-hystérotomie, prennent un caractère de gravité fort remarquable. La péritonite prédomine par sa fréquence. Metz, d'Aix-la-Chapelle, conseille comme un moyen préventif de cet accident, aussitôt après avoir fait coucher la femme, de lui administrer des fragments de glace et de lui appliquer sur le ventre des compresses imbibées d'eau froide; ces compresses doivent être remplacées, au bout de quelques heures, par d'autres imbibées d'eau glacée ou par des vessies pleines de glace, et le traitement continuera tant que la femme ne se sentira pas indisposée. L'emploi de ce moyen doit cesser quelques heures jusqu'à ce que le malaise que la femme éprouve momentanément ait disparu. Lorsque l'on réfléchit sur la gravité de la péritonite puerpérale généralisée et sur le peu d'efficacité des moyens dont on dispose, nous ne savons pas pour quelle raison on n'emploie pas plus souvent le moyen préconisé par Metz, et à l'aide duquel ce praticien a pu, dans 8 cas, sauver 7 femmes. Chez nous l'emploi de la glace localement et intérieurement constitue une ressource puissante pour les cas de péritonite, et la méthode en question mérite l'attention de tous les accoucheurs.

§ 2. — Opération césarienne *post mortem.*

Pour les cas où une femme a atteint le huitième mois de la gestation ou se trouve à terme, et dès le début du travail, si par une circonstance quelconque elle vient à mourir subitement, l'accoucheur, après avoir vérifié que la mort n'est pas apparente et que le fœtus se trouve évidemment vivant, devra, sans retard, pratiquer l'opération césarienne.

Dans quelques pays ce devoir est imposé par une loi ; néanmoins la responsabilité que prend l'accoucheur est immense, lorsque dans des conditions pareilles il doit pratiquer cette opération ; car d'abord il n'est pas possible, dans l'état actuel de la science, d'affirmer, dans certains cas, que la mort soit réelle au moment d'être accomplie ; ensuite on ne peut pas toujours avoir la certitude que le fœtus soit vivant. La science nous fournit plusieurs exemples où, après l'opération césarienne décidée et pratiquée sur une femme que l'on croyait morte en réalité, on a reconnu, au moment même de l'extraction du fœtus, que la cessation de vie n'était qu'apparente.

Ces erreurs pourront se présenter avec d'autant plus de fréquence que, exception faite de quelques états morbides, tels que la fièvre typhoïde et la phthisie, où le degré et la nature des lésions occasionnées ne laissent pas en général de doutes sur la mort, les accidents les plus fréquents pendant la grossesse et qui surprennent la femme jouissant de la meilleure santé sont représentés par des congestions cérébrales, apoplexies et commotions du cerveau dépendant d'une chute ou d'un coup sur la tête, et tous ces états peuvent, en effet, occasionner une résolution des forces organiques et la cessation momentanée des phénomènes de la vie pour simuler parfaitement la mort réelle.

Le cas étant donné, que la mort soit tout à fait certaine et que l'extraction du fœtus soit tout à fait impossible par les voies naturelles, il restera encore l'incertitude de pouvoir extraire le fœtus vivant.

Dans l'électorat de Hesse, pays où tout médecin est tenu par une loi de pratiquer l'opération césarienne *post mortem*, Schwarz, en collectionnant 107 cas bien authentiques de gastro-hystérotomie, pratiqués dans une période de 13 ans, remarque que pas un seul fœtus n'est né vivant, d'où il conclut que cette opération est au moins superflue. Mais, d'un autre côté, il y a des cas où le fœtus peut être extrait dans des conditions de viabilité et il aurait fallu la présentation d'un cas bien authentique pour que l'accoucheur se mît en devoir de pratiquer l'opération. Il convient aussi que ce devoir n'a pas une latitude telle que la loi ordonne l'opération si l'accoucheur décide le contraire, ne voulant pas la pratiquer, parce que le fœtus est mort avant la mère ou parce que la mort de celle-ci remonte à une époque où le fœtus ne pourrait plus survivre. Les cas où l'extraction du produit de la conception ou son expulsion ont été réalisées quelques heures ou quelques jours après la mort de la femme doivent être considérés comme fabuleux ou inexacts. En vérité, on ne peut pas déterminer avec précision le laps de temps que le fœtus survit après la mort de la femme ; mais, d'après les expériences faites par Breslau sur des animaux, il paraît que leur vie ne se prolonge pas plus d'un quart d'heure à vingt minutes.

Toutefois ce résultat dépend, jusqu'à un certain point, de la cause qui a déterminé la mort de la femme ; car si la mort est occasionnée par

certaines maladies telles que le choléra, le typhus, la variole et la scarlatine, ou par certaines substances toxiques, le chloroforme excepté, la
mort du fœtus, d'après Breslau, devient certaine et il n'y aura pas d'espoir
pour le sauver. Cet espoir existera seulement lorsque la mort est occasionnée par une cause accidentelle ayant surpris la femme en état de
bonne santé; s'il ne reste pas de doute sur sa réalité, et si le fœtus se
trouve encore vivant, l'accoucheur, en employant les mêmes soins que
si la femme était vivante, pratiquera la gastro-hystérotomie.

CHAPITRE VII.

DE LA SYMPHYSÉOTOMIE.

On donne le nom de *symphyséotomie* à l'opération qui consiste dans
la section du cartilage interarticulaire de la symphyse des pubis.

Les anciens avaient bien remarqué que les symphyses du bassin éprouvaient du relâchement sous l'influence de la gestation; mais jamais ils
ne conçurent l'idée de séparer le cartilage interarticulaire des pubis pour
rendre le bassin plus ample. Quelques écrivains disent néanmoins que
Galien a dû y avoir songé, car il dit en parlant des articulations pelviennes : *Non tantum dilatari, sed etiam secari tuto possunt.*

On sait que Delacourvé, en 1655, et Plenck, en 1766, ont pratiqué l'opération, le premier sur une femme qui est morte aux derniers jours de la
gestation, et le second sur une femme dans les mêmes circonstances,
mais après avoir fait la section de la paroi antérieure du ventre et de l'utérus; toutefois personne ne pensait à la symphyséotomie quand Pigault,
encore sur les bancs de l'École de médecine, frappé par les résultats
funestes de l'opération césarienne, songea à diviser la symphyse des pubis,
et en 1768 présenta à ce sujet un mémoire à l'Académie de chirurgie de
Paris, dans lequel il se proposait de montrer les avantages à retirer d'une
semblable opération. Ruffel, chargé de faire le rapport sur le mémoire du
jeune Pigault, condamna formellement le moyen proposé et attaqua
d'une manière peu flatteuse son inventeur. Celui-ci, sans se décourager,
se rendit à Angers où, ayant à écrire une thèse, il prit le même sujet pour
dissertation et le défendit si bien que l'idée fut accueillie avec faveur et
excita même un grand intérêt. De retour à Paris, il rencontra alors dans
Alphonse Leroy un partisan de l'opération, et en 1777, ils pratiquèrent
conjointement la symphyséotomie sur la femme Souchot et purent extraire l'enfant vivant, lorsqu'aux précédents accouchements de cette
femme l'embryotomie avait été nécessitée. L'observation fut immédiatement soumise à l'Académie de médecine qui nomma Grandelar et Descemet pour visiter la malade et présenter un rapport. Ce travail émut
vivement les esprits, et on frappa en l'honneur de Pigault, comme bienfaiteur de l'humanité, une médaille portant cette inscription :

A. 1768. Sectionem Symphyseos ossium Pubis. Invenit. Proposuit.
A. 1777. Fecit feliciter M. Pigault, D. M. P.
Juvat M. Alphonsus Leroy, D. M. P.

L'opération passa de Paris en Angleterre et aux autres parties de l'Europe, mais elle ne rencontra pas un accueil général; de là la lutte acharnée entre ses partisans et ceux de l'opération césarienne, où ni les uns ni les autres ne se ménagèrent les injures. Les discussions eurent un terme, néanmoins chacun garda ses-idées; mais peu à peu on reconnut que la symphyséotomie était une opération mortelle et ne remplissait pas le but qu'on se proposait : alors par la découverte ou l'emploi de l'accouchement prématuré et de l'avortement provoqué, elle tomba en désuétude, de manière qu'aujourd'hui il n'y a pas un seul accoucheur qui la pratique sur la femme en vie. Cependant comme tous les livres d'accouchements en donnent la description, nous ne pouvons nous empêcher de la faire connaître; aussi, après que nous aurons exposé le manuel opératoire, nous montrerons le résultat qu'offre l'opération et les indications que ses partisans lui trouvaient.

§ 1er. — Du manuel opératoire.

La femme doit être en décubitus dorsal, et après que les poils du mont de Vénus seront rasés, l'accoucheur introduit une sonde dans la vessie pour donner issue à l'urine; il confie ensuite l'instrument à un aide, en lui recommandant de le porter un peu sur la droite, afin de préserver le méat urinaire et même l'urèthre de toute solution de continuité. Un autre aide sera chargé de tendre la peau le plus qu'il pourra en haut : alors l'opérateur reconnaîtra avec les doigts l'endroit juste où se trouve la symphyse des pubis, il prendra le bistouri et pratiquera sur la partie molle une incision qui doit commencer à un centimètre au-dessus de la symphyse et se prolonger un peu à gauche jusqu'auprès du clitoris. Puis il portera le bistouri dans la même direction sur le cartilage interpubien, et le coupera couche par couche en prenant toutes les précautions pour que la vessie ne soit pas offensée par l'incision. La section du cartilage et des ligaments terminée, la symphyse s'ouvre et si l'accouchement ne doit pas être accompli par le forceps ou par la version, on l'abandonne aux ressources de la nature.

Après l'accouchement, les parties sont lavées, les pubis rapprochés, les lèvres de la solution de continuité réunies par le moyen de bandes agglutinatives; on appliquera sur la plaie une toile trouée qu'on recouvrira d'un peu de charpie et d'une compresse, et autour des hanches on posera un bandage pour assurer l'appareil.

La malade sera soigneusement observée, et l'on appliquera les moyens appropriés en cas d'accidents.

L'exposition à l'air de l'articulation pouvait offrir des dangers et exigeait une modification du procédé. M. Imbert, de Lyon, a proposé alors de pratiquer la section de la symphyse pubienne en se dispensant de l'incision cutanée ; à cet effet, il engage à introduire le bistouri par-dessous la peau, au niveau du clitoris, et à faire la division de la symphyse d'avant en arrière.

Le professeur Stoltz a admis le procédé de M. Imbert ; mais, comme il craignait les résultats que peut avoir l'ouverture de l'articulation, il conseilla de pratiquer la section des pubis ou la pubiotomie plutôt que la symphyséotomie. A cet effet, on fait au niveau de la crête du pubis une boutonnière par où l'on introduit une aiguille longue et légèrement recourbée, dont la pointe, après avoir parcouru la face postérieure de cet os, doit sortir au côté du clitoris entre un des corps caverneux et la branche descendante du pubis. On lie alors au fil qui se trouve au fond de l'aiguille une scie à chaînette, et on lui fait exécuter le même trajet ; puis, le saisissant par ses extrémités, on procède par le moyen de quelques mouvements de va-et-vient à la section des os, sans compromettre les parties molles.

§ 2. — Des résultats de la symphyséotomie.

Une fois qu'on a fait par un procédé quelconque la section ou des symphyses des pubis ou de ces os même, on peut obtenir spontanément par la rétraction des ligaments sacro-sciatiques postérieurs une séparation ou un écartement de 1 à 2 centimètres, et par conséquent une augmentation de 2 à 4 millimètres au diamètre antéro-postérieur du bassin. Avec quelque effort on parviendra à avoir un écartement de 4 à 5 centimètres, et comme chaque centimètre d'écartement accroît de 2 millimètres l'étendue du diamètre antéro-postérieur, nous aurons alors une augmentation de 8 à 10 millimètres dans l'étendue de ce diamètre. Mais la bosse pariétale antérieure ou la protubérance occipitale peut s'accommoder dans l'intervalle laissé par les pubis, et alors il pourra en résulter une diminution dans les diamètres de la tête de 4 à 6 millimètres suivant les calculs faits, ce qui donnera en définitive un surcroît de 12 à 16 millimètres à l'étendue du diamètre antéro-postérieur.

Les diamètres oblique et transverse acquièrent, d'après Desgranges, une augmentation de 2 à 3 centimètres.

L'étendue donnée par la symphyséotomie aux diamètres du bassin rendra-t-elle le résultat de l'opération plus satisfaisant ?

La symphyséotomie a été pratiquée, suivant Churchill, 49 fois : 16 cas ont eu une terminaison fatale, soit 1 sur 3 ; 11 enfants sont nés vivants et 19 morts, c'est-à-dire 1 sur 2.

L'opération a été pratiquée sans nécessité dans 4 cas ; sans motif dans 1 cas et sans possibilité de profit dans l'autre cas. Bien que 33 femmes échappassent, 1 eut l'urèthre et la vessie compromises ; 2 eurent une incontinence d'urine, 3 un prolapsus de l'utérus ; les pubis s'exfolièrent chez 1, le col de l'utérus et la partie postérieure de la vessie tombèrent en mortification, et toutes comme cette dernière se trouvèrent en péril imminent.

Dans les cas les plus heureux, ce n'est, suivant Cazeaux, qu'au bout de trois à quatre mois que la consolidation de la symphyse s'établit, et souvent ce résultat n'a jamais été obtenu.

Quel que soit le procédé mis en œuvre, il n'y a pas à espérer pour cela plus de succès, et si les pubis sont écartés outre mesure, il pourra survenir une rupture des ligaments sacro-sciatiques antérieurs et l'inflammation du tissu cellulaire du bassin, accompagnées de toutes leurs graves conséquences. Par la pubiotomie, conseillée par le professeur Stoltz, il y aura non-seulement les dangers que nous indiquons, mais même une consolidation vicieuse des os, ce qui peut motiver une déformation plus notable dans la capacité du bassin.

Les suites de la symphyséotomie ne sont pas, comme on le voit, très-favorables ; cherchons maintenant s'il y a quelque avantage dans ses résultats immédiats.

§ 3. — Des indications de la symphyséotomie.

Conçue dans le but d'amplifier la capacité du canal pelvien, l'opération dont nous traitons a été indiquée dans quelques circonstances et notamment lorsque le bassin se trouve déformé dans ses diamètres par suite de rétrécissement. Etant donné le cas d'un diamètre de 9 à 9 centimètres 1/2, il est démontré par l'observation, et tous les accoucheurs sont d'accord sur ce point, que l'accouchement naturel ou l'extraction du fœtus par le forceps ou par la version est exécutable ; or, l'accoucheur qui pratiquerait dans ces conditions une opération aussi grave que la symphyséotomie encourrait un juste blâme.

Si le bassin n'avait que 8 1/2 centimètres, on pourrait encore espérer faire passer un fœtus à terme, soit à l'aide du forceps, soit par la version, à travers le canal pelvien, sans avoir besoin par conséquent de recourir à la division de la symphyse des pubis.

Mais le bassin a-t-il de 6 1/2 à 8 centimètres, la femme est-elle au sixième ou septième mois de la grossesse ou se trouve-t-elle à terme et même après le commencement de l'accouchement, on ne peut compter sur les ressources de la nature. Or, dans le premier cas, on peut laisser la grossesse arriver à terme pour pratiquer la symphyséotomie ou l'embryotomie, ou bien recourir de suite aux moyens déterminant l'expulsion prématurée du produit de la conception. Ce dernier procédé peut sauver le fœtus et avec facilité la femme, tandis que par la symphyséotomie nous ne pouvons pas trop y compter, car moitié des fœtus, comme l'on sait, viennent morts et une femme sur trois périt dans l'opération. Dans le second cas, il n'est plus question de la délivrance provoquée, puisque la gestation est arrivée à son terme; dès lors il n'y a qu'à choisir entre la symphyséotomie, l'opération césarienne et l'embryotomie.

Lorsque le bassin présente cette dernière mesure, la symphyséotomie peut en étendre le diamètre antéro-postérieur de 0,12 à 0,16 ou de 6 à 8 lignes. Si le pelvis a 8 centimètres, on peut attendre de ce surcroît que la tête, soit par les efforts de la nature, soit par l'intervention du forceps ou par la version, puisse passer au travers du canal pelvien; mais jamais ce ne sera un cas de pratiquer de suite la symphyséotomie. L'accoucheur a besoin et il est de son devoir d'attendre les efforts de la nature, et ce n'est que lorsqu'il reconnaît que ceux-ci sont impuissants que l'opération devient indispensable; alors il faut y décider la femme et il s'écoule, comme dit Cazeaux, beaucoup de temps : l'état de cette dernière n'est pas favorable, et souvent quand on procède à l'opération le fœtus se trouve déjà mort ou meurt par suite des moyens qu'il faut employer pour l'extraire. Mais même dans les cas où l'opération a lieu, les suites en sont toujours graves et le résultat à attendre est l'extraction d'un fœtus mort. Cependant si, après s'être tenu dans l'expectation, l'embryotomie jugée nécessaire était pratiquée, le fœtus serait dès lors sacrifié; mais l'état de la femme serait meilleur et on n'aurait pas à redouter les conséquences funestes de la symphyséotomie.

Si le bassin avait 6 centimètres 1/2, nous augmenterions sa capacité par la symphyséotomie, mais les efforts que demanderait l'extraction du fœtus entraîneraient des suites plus graves et même il serait très-douteux qu'on obtînt le moindre avantage par une semblable opération.

Il est inutile de dire qu'au-dessous de 6 centimètres 1/2, il ne peut plus être question de symphyséotomie; donc, résumant les cas, nous dirons qu'après l'accouchement prématuré et l'embryotomie, la symphyséotomie ne saurait plus être appliquée, ni même être mise en parallèle avec l'opération césarienne, car, suivant la plupart des auteurs modernes, dans les cas où celle-ci est indiquée, il n'y a rien à espérer de la symphyséotomie.

SECTION TROISIÈME.

DÉLIVRANCE.

Que le fœtus soit expulsé naturellement ou extrait par l'un des moyens dont nous avons parlé, l'accouchement n'est pas terminé tant que les annexes connues aussi sous les noms d'*arrière-faix*, *délivre*, ne sont pas expulsées ou extraites de la même façon. Donc la délivrance est la dernière période du travail de l'accouchement, caractérisée par l'expulsion naturelle ou par l'extraction artificielle des annexes du fœtus. Pour cela nous allons diviser l'étude de la délivrance en deux chapitres : dans le premier, nous parlerons de la délivrance naturelle ; dans le second, nous parlerons de la délivrance artificielle.

CHAPITRE PREMIER.

DÉLIVRANCE NATURELLE.

Il paraîtra étrange que nous parlions de la délivrance naturelle dans la partie destinée à la dystocie ; mais nous l'avons fait non-seulement parce que, après l'accouchement le plus naturel, la délivrance peut devenir difficile et compliquée, mais aussi parce que nous supposons que l'étude du phénomène dans ses conditions anormales serait bien plus profitable avec la connaissance simultanée des conditions qui président à son évolution naturelle et physiologique. Après l'expulsion ou l'extraction de la dernière partie du fœtus, et quelquefois pendant cette période, l'utérus se contracte et il en résulte une grande diminution dans son volume et dans sa capacité avec un rapprochement de ses parois ; le placenta qui se trouve collé à l'une de ses faces et qui, par la nature de ses éléments, ne peut suivre ou accompagner l'utérus dans sa contraction, se sépare ou se détache petit à petit jusqu'à ce qu'il vienne se présenter dans le canal cervico-utérin d'où, par de nouvelles contractions de l'utérus, il est expulsé vers le vagin et de là vers l'extérieur.

Dans quelques cas, moins d'une demi-heure après l'expulsion du fœtus le travail du déplacement placentaire a déjà commencé ; dans d'autres cas il se manifeste seulement au bout d'une à deux heures. Quelquefois il a lieu par le centre du placenta, et il marche progressivement jusqu'à ses bords. Dès que la masse placentaire se trouve toute déplacée, elle est portée contre le col, où elle se présente par sa face fœtale, entraînant les membranes qui, après la délivrance, apparaissent interverties et forment, sur la face utérine du placenta, une poche avec du sang moitié liquide, moitié coagulé, et qui s'était aggloméré à cet endroit à cause de la rupture de certains éléments vasculaires et des parois minces des sinus utérins. Dans d'autres cas, le déplacement commence par les bords du placenta et alors il en résulte un écoulement de sang vers l'extérieur, plus ou moins abondant, jusqu'à ce que l'opération soit réalisée et le délivre expulsé. Le placenta présente au canal cervico-utérin l'un de ses bords et peut être expulsé en forme de cornet d'oublie, ayant la face fœtale en rapport avec le col.

C'est seulement quand le placenta s'est inséré à côté du col et que le déplacement a commencé par le bord inférieur qu'il pourra présenter d'abord sa face utérine.

Dans les deux cas, il peut se produire un écoulement sanguin plus ou moins abondant dès que le déplacement arrive ou commence par la circonférence du placenta; mais, dans aucun cas, l'écoulement sanguin aussi bien que son absence ne sont un indice certain du complet déplacement; car le placenta, surtout quand le déplacement commence par sa partie centrale, peut oblitérer le col et empêcher l'écoulement sanguin. Caillaut disait qu'en appliquant l'ouïe sur le ventre d'une femme on pouvait entendre, pendant la durée du déplacement placentaire, une série de petits craquements qui, très-peu prononcés au commencement, devenaient ensuite plus intenses jusqu'à leur complète cessation; mais ce bruit, entendu par Simpson, lui a paru dépendre plutôt de la contraction utérine. Après avoir produit par son raccourcissement la rupture des liens friables qui l'attachaient au placenta, l'utérus s'applique fortement sur cet organe, et, excité par le contact, il entre en contraction et le pousse à travers le col, qui alors se dilate et le laisse passer jusqu'à ce qu'il vienne enfin se présenter dans le vagin. Le temps pendant lequel le placenta séjourne dans la cavité utérine, en opposition au col, après son déplacement, varie entre quelques minutes et quelques heures. Quelquefois à peine le placenta se trouve-t-il déplacé que l'utérus entre en action et le pousse vers le vagin et de là vers l'extérieur. D'autres fois cependant, c'est seulement au bout de deux heures et même davantage que les contractions se déclarent et que le placenta est expulsé vers le vagin où il pourra aussi séjourner pendant quelque temps, jusqu'à ce que, par une espèce d'action indirecte, la femme éprouve le besoin de contracter les muscles du ventre et de provoquer ainsi la délivrance. La succession de ces phénomènes a donné lieu à la division de la délivrance par Désormeaux en trois temps : le premier était caractérisé par le déplacement; le second, par l'expulsion hors de l'utérus; le troisième, par l'expulsion hors du vagin. Le plus grand ou le plus petit laps de temps écoulé entre le déplacement et l'expulsion de l'utérus n'est pas un motif, comme le veut M. Joulin, pour considérer cette division comme inégale.

L'intervalle entre l'expulsion du fœtus et la réalisation de la délivrance est, d'après Clarke, de 20 minutes. Dans 654 cas où Churchill, avec tout le soin possible, remarqua la durée de la délivrance, ce praticien a trouvé que, dans 468 cas, le placenta avait été expulsé en 5 minutes; dans 119 cas, en 10 minutes; dans 35 cas, en 15 minutes; dans 16 cas, en 20 minutes; et dans 18, en 30 minutes. D'où il a conclu que, dans le travail naturel, le placenta est plus ou moins déplacé par les contractions de la seconde période de l'accouchement, et qu'il doit être expulsé en une heure ou une heure et demie, résultat en parfait accord avec celui obtenu, selon Cazeaux, par le professeur P. Dubois.

Donc, de cette façon, on doit considérer la délivrance comme un phénomène naturel et on doit l'abandonner, dans les cas ordinaires, aux ressources de l'organisme. Néanmoins telle n'était pas l'opinion dominante parmi les accoucheurs jusqu'au commencement du dix-huitième siècle. D'abord ils conseillaient l'emploi de certains médicaments, pour que le placenta fût aussitôt expulsé; plus tard, Mauriceau, Deventer, Delamotte et d'autres, guidés par l'idée que la délivrance devait suivre immédiatement l'expulsion du fœtus, parce que dans le cas contraire le col se contractait et l'extraction était impossible, ont conseillé, même avant de couper le cordon, d'introduire la main dans l'utérus et de faire l'extraction du placenta. F. Peu a été le premier à blâmer cette manière d'agir; aucun accoucheur cependant ne s'est prononcé contre elle plus formellement que Puzos. Ses idées ont été acceptées par tous les esprits; et les accoucheurs modernes croient avec raison devoir blâmer tous ceux qui, méconnaissant les phénomènes physiologiques de la délivrance, obligent la femme prête à accoucher, fatiguée par le travail, à des efforts inutiles d'expulsion, ou qui emploient le seigle ergoté à fortes doses lorsque l'accouchement n'est pas accompli de suite ou aussitôt après l'expulsion du fœtus, quand ils ne tirent pas le cordon ombilical jusqu'à ce qu'il soit rompu! Nonobstant, tous ces praticiens sont aussi d'accord sur la possibilité d'amoindrir la dernière moitié de la période de la délivrance, en pressant sur le placenta à travers les parois abdominales ou en le retirant du col, après le déplacement, à l'aide de quelques tractions pratiquées sur le cordon. L'idée de provoquer l'expulsion du placenta à l'aide d'une compression manuelle exercée sur le fond de l'utérus appartient à Rob. Wallace et a été préconisée en Angleterre par différents accoucheurs, comme J. Clarke, Collin et Beatty; cependant cette méthode, introduite en Allemagne par Busch, n'a été admise qu'après le règlement de son emploi par Credé qui montra réellement ses avantages, ce qui fait que, malgré les réclamations des accoucheurs anglais, cette méthode est généralement connue sous le nom de méthode de Credé. Il n'y a pas longtemps que les avantages de cette méthode commencèrent à être appréciés en France. Pendant notre récent voyage en Allemagne, nous avons eu l'occasion de la voir employée par Braun, à Vienne, et par Martin, à Berlin, et les résultats ont été si surprenants que, en arrivant à Rio-Janeiro, nous nous empressâmes de l'appliquer dans la délivrance du premier cas pour lequel on nous a mandé. Nous attendons seulement un plus grand nombre de faits pour porter la connaissance de leurs résultats à l'appréciation de nos collègues, afin qu'ils puissent avoir la conviction de la valeur réelle de la méthode de Credé. Après l'expulsion ou l'extraction du fœtus, si l'accoucheur croit qu'il doit favoriser la délivrance, il fera placer la femme en décubitus dorsal si elle ne se trouve pas dans cette position; lorsque la contraction utérine se manifestera ouvertement, à l'aide de ses mains, il embrassera le fond et les parties latérales de l'utérus, et, après l'avoir mis plus en rapport avec l'axe du bassin, il le comprimera d'une manière ferme, de haut en bas, tout le temps nécessaire à la présentation du placenta au milieu des grandes lèvres de la vulve, où il est saisi par les deux mains et retiré graduelle-

ment et à l'aide d'un mouvement de torsion, afin que les membranes
forment une espèce de cordon un peu résistant et soient extraites entièrement. Comme dans tous les cas de délivrance, l'accoucheur examinera
le placenta et les membranes, afin de s'assurer si l'expulsion a été complète et définitive.

Par cette méthode, l'accoucheur, sans aucun doute, favorise l'expulsion
du délivre, ayant l'avantage, par la pression graduelle, d'empêcher que
l'utérus s'agrandisse et donne lieu à quelque écoulement plus abondant
pendant le déplacement du placenta; mais si l'utérus se trouve déjà contracté, et si quelque temps après on reconnaît par le toucher que le placenta se trouve déplacé et appliqué sur le col, on peut alors sans inconvénient faire l'extraction à l'aide de tractions pratiquées sur le cordon.
L'accoucheur saisira avec force l'extrémité de la tige ombilicale à côté

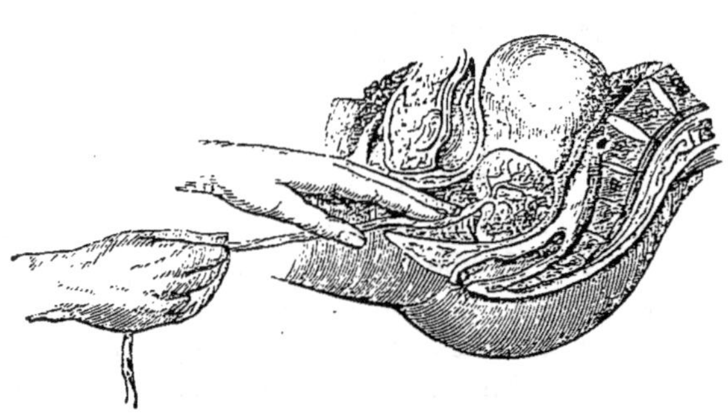

(FIG. 106.) — *Délivrance naturelle; la main droite tire
le cordon, la gauche fait la poulie de renvoi.*

de la vulve, soit en la
roulant (fig. 106) dans
une compresse sèche,
soit en la roulant au-
tour de la paume de
la main droite ou des
doigts indicateur et
médius. Après avoir
vérifié, à l'aide de la
main gauche appliquée
sur le fond de l'utérus,
que les tractions exer-
cées sur le cordon
n'attirent pas le corps

de cet organe et que de cette façon le placenta se trouve déplacé en
totalité ou tout au moins en grande partie, il poussera alors les deux
doigts indicateur et médius de la main gauche sur le cordon le plus
profondément possible, et, à mesure qu'il exercera à l'aide de la
main droite quelques tractions sur le cordon, il dirigera le point voisin
à l'insertion placentaire vers la concavité du sacrum, ensuite en dessous et enfin en avant, pour que les forces agissent dans la direction
de l'axe longitudinal de l'utérus et du vagin et pour que l'extraction
ne soit gênée d'aucune manière. Dès que le placenta apparaîtra à la
vulve, l'accoucheur le saisira avec les deux mains et procédera comme nous
venons de l'indiquer. Si le placenta, au lieu de se trouver à l'endroit correspondant à l'insertion du cordon, se trouve déjà avec son bord engagé
dans le col, selon Cazeaux et quelques autres accoucheurs, le procédé
ci-dessus indiqué doit être modifié, en suivant le conseil donné par Guillemot qui consiste à faire les tractions directement sur la partie engagée
et non sur le cordon; car, si l'on tire la tige ombilicale, celle-ci entraîne
la partie centrale du placenta qui ne peut alors passer facilement à travers le canal cervical, parce que celui-ci se trouve occupé par une partie

de sa circonférence. Quoique Cazeaux ait dit que plusieurs fois il a pu constater l'utilité du conseil de Guillemot, dans notre pratique nous n'avons jamais rencontré un seul cas, sans la rupture du cordon, où nous ayons éprouvé le besoin de faire les tractions sur la partie du placenta engagée dans le col ; les tractions de la tige ombilicale ont été suffisantes pour compléter la délivrance.

Quelquefois, après que le déplacement du placenta a eu lieu, les plus grands efforts de traction pour faire céder un peu le cordon ne réussissent pas à l'extraction du délivre ; alors, s'il n'existe pas quelque contraction du col pour expliquer ce phénomène, on doit l'attribuer dans les cas ordinaires à la mauvaise direction des tractions et on cherchera à les faire dans le sens bien exact de l'axe longitudinal de l'utérus, en poussant le placenta vers la face concave du sacrum à l'aide des deux doigts qui ont été appliqués sur le cordon comme une poulie de renvoi. Ce n'est pas seulement par la force employée, mais aussi par la bonne direction donnée aux tractions que l'on favorise mieux l'extraction du placenta. Si la grossesse est gémellaire, bien que les deux fœtus aient une vie propre et que les annexes soient indépendantes, il peut se présenter des vices d'organisation manifestés par la communication vasculaire des deux placentas, de manière que, si l'on fait l'extraction d'un délivre, on pourra entraîner le déplacement partiel ou complet de l'autre et compromettre ainsi la vie du second fœtus ; c'est pourquoi, lorsque l'on aura vérifié l'existence d'une grossesse de cette nature, on ne devra sous aucun prétexte favoriser la délivrance qu'après l'expulsion du premier fœtus. Les placentas seront extraits l'un après l'autre, en commençant par celui du premier fœtus et en terminant par celui du second. Si quelques caillots sanguins ont pu rester dans l'utérus, aussitôt après la délivrance, ils seront rejetés de suite vers l'extérieur en vertu de la contraction utérine et l'on n'aura pas besoin d'introduire la main dans la cavité de l'organe pour les extraire : l'essentiel est d'observer que la contraction se maintienne ou soit favorisée par l'administration du seigle ergoté ou par quelque pression pratiquée par la main de l'accoucheur, à travers les parois abdominales, sur le fond de l'utérus.

CHAPITRE II.

DÉLIVRANCE ARTIFICIELLE.

Les conditions qui président à la délivrance peuvent ne pas se présenter normalement ou peuvent être tellement embarrassées que l'accoucheur devra intervenir activement et faire l'extraction du placenta. En outre, une hémorrhagie plus ou moins grave peut se manifester soit primitivement, soit consécutivement à la délivrance et compromettre sérieusement la vie de la femme. Ainsi, ce chapitre pourra être divisé en deux articles : dans le premier, nous parlerons des causes qui déterminent la rétention du placenta, etc.; et, dans le second, nous traiterons des accidents qui surviennent pendant la délivrance ou consécutivement.

ARTICLE PREMIER.

DES CAUSES QUI DÉTERMINENT LA RÉTENTION DU PLACENTA.

Les causes qui déterminent la rétention du placenta peuvent être divisées, ainsi que l'a fait le professeur Stoltz, en causes dynamiques et mécaniques. Les causes dynamiques sont l'inertie ou les contractions irrégulières et spasmodiques de l'utérus; les causes mécaniques et qui peuvent réclamer l'extraction du placenta sont le volume extraordinaire de l'arrière-faix, la rupture du cordon et les adhérences anormales du placenta.

§ 1er. — Causes dynamiques. — Inertie utérine.

Nous avons vu précédemment quelles étaient les causes auxquelles peut s'unir l'inertie utérine pendant l'accouchement et quels étaient les moyens auxquels on devait recourir pour la combattre. Lorsque, après l'expulsion du fœtus, la rétraction utérine se manifeste, soit qu'elle dépende d'une distension trop considérable de l'utérus pendant la grossesse ou d'un travail fort rapide ou trop retardé, soit en vertu de disposition héréditaire, et que dans ces conditions le placenta ne peut pas être déplacé, il y séjourne, il est vrai, pendant un laps de temps plus ou moins long sans donner lieu à des accidents graves; mais, règle générale, il y a eu quelque déplacement partiel et l'atonie peut être accompagnée d'une hémorrhagie considérable qui met la vie de la femme en grand danger.

Quelquefois le déplacement est complet, et le placenta, en venant fermer le col, empêche la sortie du sang vers l'extérieur; alors le sang s'agglomère dans la cavité utérine et donne à l'utérus un volume considérable, en augmentant ainsi bien plus l'atonie ou l'inertie de l'organe. Dans n'importe laquelle de ces conditions, si l'on examine l'utérus, on remarquera qu'il offre un grand volume et qu'il se montre flasque, ayant en outre les signes généraux d'une hémorrhagie interne, si le déplacement a été complet ou partiel et si quelque caillot sanguin ou un autre corps quelconque est venu boucher l'orifice interne du col. L'augmentation de volume et la flaccidité de l'organe avec écoulement d'une certaine quantité de sang vers l'extérieur indiqueront, d'un autre côté, que le déplacement s'est fait partiellement. Dans de telles conditions, il faudra administrer à la femme au moins 1 gramme de seigle ergoté; pendant que l'on combattra les effets de l'hémorrhagie à l'aide de compresses froides ou glacées appliquées sur le ventre, on devra comprimer fortement l'utérus, selon la méthode de Credé, pendant un laps de temps nécessaire jusqu'à ce que la rétraction se manifeste en déterminant le déplacement du placenta. Si celui-ci se trouve déjà déplacé et appliqué sur le col, sans perte de temps on fera son extraction, à l'aide de tractions pratiquées sur le cordon, en se servant des agents nécessaires à combattre l'inertie et les effets de l'hémorrhagie utérine. L'extraction du placenta à l'aide de la main introduite dans l'utérus ne sera généralement nécessaire que lorsque, à cause d'un déplacement partiel de l'arrière-faix, l'hémorrhagie sera abondante et lorsqu'il y aura comme une nécessité d'exciter directement la surface interne de l'utérus.

§ 2. — Contractions régulières ou spasmodiques de l'utérus.

Parfois, en vertu d'irritations provoquées soit par de constantes titillations du col, soit par l'emploi intempestif et prolongé du seigle ergoté, soit encore par des tractions prématurées pratiquées sur le cordon, à cause d'une pléthore utérine, l'organe gestateur, après l'expulsion du fœtus, ne présente pas une tendance à expulser le placenta, et par l'examen auquel on procède alors soit par le toucher, soit par le palper, on reconnaîtra que le col, dans le plus grand nombre des cas, et le corps de l'utérus dans quelques-uns, sont le siége d'une rétraction plus ou moins prononcée ayant un caractère spasmodique. Donc, cette rétraction peut avoir son siége dans le col ou dans le corps de l'utérus; et, suivant l'opinion de certains accoucheurs, elle peut se manifester non-seulement dans l'orifice interne, mais aussi dans l'orifice externe et occuper une partie du corps de l'utérus ou sa totalité.

I. — La rétraction spasmodique de l'orifice externe du col, admise dans la division faite par le professeur Stoltz, est niée par plusieurs accoucheurs; quant.à nous, nous n'avons pas encore vu un seul cas où cet état pathologique, malgré la rétraction spasmodique du col pendant l'accouchement, ait continué à persister pour opposer un obstacle quelconque à la délivrance. Nous comprenons seulement que cette rétraction puisse avoir lieu quand tout l'utérus se trouve sous cette influence ou dans un véritable état tétanique, comme dans un cas cité par le professeur Stoltz; et c'est plutôt contre cet état du corps de l'utérus et non contre les effets qui se reflètent sur le col que l'on doit diriger les moyens thérapeutiques : nous le démontrerons plus loin.

II. — La rétraction spasmodique de l'orifice interne est, au contraire. un accident bien plus fréquent que la rétraction dans une autre partie quelconque de l'organe. Si l'on examine le corps de l'utérus, on trouvera celui-ci plus ou moins contracté, ayant une forme régulière; mais, malgré cela, le délivre n'a pas été expulsé, quoique le peu de sang qui s'est écoulé vers l'intérieur indique que le placenta se trouve en partie ou entièrement déplacé. Par le toucher on rencontrera le col un peu plus épais ayant une cavité infundibuliforme plus ou moins longue. qui se termine par une partie plus étroite et plus ferme à l'orifice interne, dont la résis-

tance est tellement considérable et dans une étendue si grande qu'à peine
on y peut introduire le bout du doigt.

Dans de certaines circonstances, le placenta partiellement ou entièrc-
ment déplacé a déjà pénétré en partie dans le col qui l'embrasse et
l'étrangle fortement. L'état spasmodique du col étant reconnu par cet
examen, s'il n'y a pas d'hémorrhagie externe et si les conditions générales de la femme n'indiquent pas l'existence d'une perte interne, l'accoucheur, avant tout, devra combattre la rétraction par les moyens ordinaires, savoir : l'application de la pommade de belladone, l'administration
interne du bromure de potassium et du chloral, afin de procéder ultérieurement à l'extraction du placenta, comme nous l'avons déjà fait dans
plus d'un cas offert à notre observation.

Les injections émollientes et narcotiques conviendront largement, et
en tout cas, dans des conditions pareilles, malgré la crainte de la femme,
il n'y a pas d'inconvénient à attendre que, en l'absence d'un accident
quelconque d'une autre nature, la rétraction spasmodique ait cessé,
pour intervenir alors; car le professeur Stoltz cite des cas où il y a eu
un retard de plus de 24 heures dans la délivrance sans aucun désavantage. Dans le cas où, avec la rétraction spasmodique de l'orifice interne
de l'utérus, un accident quelconque se manifeste exigeant l'immédiate
terminaison de la délivrance, l'accoucheur portera sa main enduite de
pommade de belladone aux voies génitales; ensuite, par l'introduction
des doigts, l'un après l'autre, soit directement, soit à côté de la partie
du placenta étranglée par le col, il arrivera à l'utérus, et, en saisissant le délivre ou en terminant son déplacement, il en fera l'extraction.

Ces manœuvres devront être faites avec la plus grande délicatesse et
avec beaucoup de soin, et au moment où l'accoucheur aura à vaincre
l'obstacle présenté par le col, il songera à baisser et à soutenir l'utérus
avec la main gauche appliquée au fond de l'organe à travers les parois
abdominales, en se servant toujours du cordon comme guide; lorsque
la main aura pénétré dans la cavité utérine pour opérer le déplacement
du placenta, l'accoucheur procédera d'après les règles que nous indiquerons quand nous parlerons de l'extraction du délivre dans les cas
d'adhérences.

III. — La rétraction spasmodique du corps de l'utérus peut être totale
ou partielle. La rétraction totale du corps de l'utérus n'est pas un accident fréquent, et quand il se manifeste il est presque toujours accompagné
d'une rétraction du col qui est généralement la cause principale de la
rétention du délivre. Règle générale, quoiqu'un déplacement partiel du
placenta ait eu lieu, il n'en résultera pas un danger immédiat; car, sous
l'influence de cette espèce de tétanos utérin, les vaisseaux se trouvent
comprimés et l'écoulement sanguin aura si peu d'importance que l'accoucheur se bornera à combattre l'état spasmodique du col par les
moyens que nous avons indiqués. Lorsque, par les injections narco-

tiques et émollientes et par l'application de sangsues sur le bas-ventre, dans le cas où la femme est forte et pléthorique, il aura obtenu une modification ou vaincu les contractions de cette partie ou de l'organe entier, il procédera alors à l'extraction du placenta en pratiquant des tractions sur le cordon, si le déplacement est complet, ou en saisissant entre les doigts la partie engagée pour l'attirer en dehors. La rétraction spasmodique partielle du corps de l'utérus est aussi un accident fort rare, mais les exemples de cette complication de la délivrance ne laissent point de doute sur son existence. Elle est caractérisée par la constriction circulaire du corps de l'utérus, de manière que cet organe acquiert la forme d'un sablier ou calebasse à deux compartiments, dont le supérieur est plus grand et contient ou emprisonne le placenta et l'inférieur donne passage au cordon (fig. 107). Les accoucheurs anglais donnent à cet accident le nom de *hour glass contraction*.

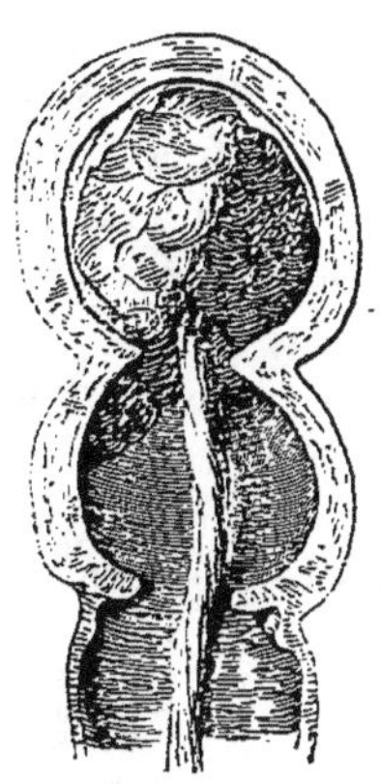

(FIG. 107.) — *Enchatonnement du placenta.*

L'utérus, après l'expulsion du produit de la conception, tend à revenir sur lui-même; mais si, par une circonstance quelconque, la partie correspondante au fond de l'organe ou l'insertion du placenta est le siége d'une inertie ou d'une certaine atonie, il se produit une rétraction des fibres de la partie moyenne ou des parties correspondantes à la circonférence du placenta, et le placenta se trouve arrêté ou enchâssé dans le compartiment supérieur. Lorsque la rétraction est caractérisée par la saillie considérable des parois utérines autour de la circonférence du placenta, on donne à l'accident le nom d'*enchatonnement placentaire*. D'après l'opinion de certains accoucheurs, cette espèce d'emprisonnement du placenta n'est pas admissible; la constriction ne peut pas se restreindre aux quelques fibres musculaires, et, s'étendant jusqu'à la zone qui se trouve immédiatement au-dessous, elle transforme cette partie jusqu'à l'orifice interne en un canal étroit par où passera le cordon, et le placenta restera enkysté. Quoi qu'il en soit, on peut attribuer à cet accident le retard de l'expulsion du placenta, lorsque par le palper abdominal on rencontre le corps de l'utérus un peu sensible, allongé, ayant une forme cylindrique trop irrégulière et caractérisée par une saillie remarquable à la partie correspondante au fond de l'organe, suivie ensuite d'une dépression, et lorsque, par le toucher, en suivant le cordon, on sentira au-dessus de l'orifice interne une constriction ou un anneau dur et résistant par où passera la partie du cordon qui va jusqu'au placenta. Dans certains cas, cet organe, déjà en totalité ou en partie déplacé, se trouve avec le cordon fortement embrassé et presque étranglé par cet anneau. Lorsqu'une partie ou la moitié du placenta a traversé la constriction, l'enchatonnement est appelé incomplet; au contraire, quand tout le placenta se trouve logé dans le compartiment ou kyste formé par l'utérus, l'enchatonnement est appelé complet. Cet accident constitue une complication grave de la délivrance, et quand, quelques jours après, l'accoucheur remarquera qu'il s'est manifesté, l'extraction du placenta devient nécessairement difficile et incomplète, de manière que les restes laissés dans l'utérus s'altèrent et peuvent donner lieu à une infection presque toujours fatale. Pour les cas de cette nature, s'il n'y a pas d'hémorrhagie ni d'autre accident exigeant l'immédiate extraction du délivre, on devra sans retard employer les moyens tendant à combattre l'état spasmodique du corps de l'organe, qui consistent dans l'usage du chloral et du bromure de potassium, le repos le plus complet, et les applications de sangsues sur la région hypogastrique, si la femme est pléthorique; après les bons résultats produits par ces moyens ou lorsqu'une hémorrhagie s'est manifestée, il faudra de suite pratiquer l'extraction du placenta.

L'accoucheur, en poussant l'une des mains au fond de l'utérus, introduira l'autre, enduite de pommade de belladone, depuis le col de l'utérus jusqu'à la constriction, où il cherchera à faire arriver les doigts, l'un après l'autre, afin de la dilater petit à petit, jusqu'à ce qu'il puisse pénétrer dans le compartiment qui renferme le placenta (fig. 108).

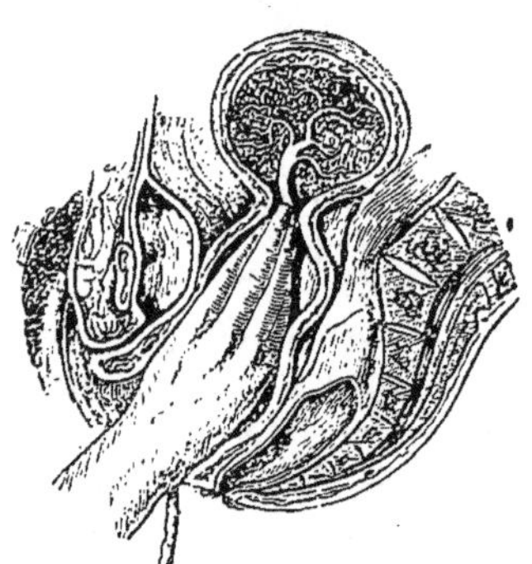

(FIG. 108.) — *Dilatation de l'ouverture du chaton à l'aide des doigts.*

Si une partie de celui-ci a déjà pénétré dans l'anneau constricteur, dès que la dilatation a été obtenue, l'accoucheur saisira alors le délivre et l'amènera vers l'extérieur. Si le placenta se trouve encore adhérent, il pratiquera le déplacement préalable. L'emploi du chloroforme sera toujours très-utile. Dès qu'il n'y aura pas grande urgence à terminer la délivrance, soit parce que les douleurs intenses que la femme éprouve quand on introduit la main dans l'utérus spasmodiquement contracté ont disparu, soit parce que la dilatation de l'anneau constricteur deviendra plus facile, on attendra. M. Joulin combat la méthode de Dubroca comme une chose impraticable et irrationnelle. Cette méthode consiste à faire passer un doigt par le rétrécissement et à gratter avec le doigt le placenta et le réduire en masse. Nous avons eu déjà l'occasion d'observer deux cas d'enkystement, et, d'après les conditions où les choses se présentaient, il aurait été impossible, avec un seul doigt, de gratter le placenta.

§ 3. — Causes mécaniques.

A. — **Volume considérable du placenta.** — Il est très-rare que le placenta par lui-même ait un volume qui puisse faire obstacle à son expulsion. Cependant le placenta, en se déplaçant par le centre, forme, comme nous l'avons dit, une poche où une grande quantité de sang peut s'agglomérer, de manière que, lorsque l'organe glisse jusqu'au col, il ne peut pas en être expulsé à cause du grand volume que le placenta acquiert accidentellement. On reconnaît qu'il existe un obstacle à la délivrance lorsque, par l'absence d'une rétraction spasmodique quelconque du col et du corps, et bien qu'il se trouve déplacé et appliqué sur le col, le placenta n'est pas expulsé et n'obéit pas aux tractions pratiquées sur le cordon. En général, les caillots sanguins qui viennent ainsi augmenter le volume du placenta ne sont pas assez solides ni assez résistants pour s'opposer à ce que, à l'aide d'une véritable pression de l'utérus, selon la méthode de Credé, ou par des tractions exercées dans la direction convenable, l'on puisse effectuer la délivrance : cependant, si ces moyens ne sont pas profitables, nous devons introduire dans l'utérus la main, en forme de cône, jusqu'au point de l'insertion du cordon, traverser avec un ou plusieurs doigts la masse placentaire, et faire son extraction.

B. — **Rupture du cordon ombilical.** — La tige ombilicale à l'état d'intégrité servira de guide à la main de l'accoucheur pour qu'elle puisse aller directement au placenta et faire son extraction. Ainsi donc, lorsque par les tractions que l'on exerce sur le placenta on sentira le manque de résistance, ou lorsqu'il y aura indice que le cordon cède ou s'est rompu au point d'insertion, il faudra introduire la main, et, en saisissant le placenta, faire son extraction. S'il est mandé quand la rupture date déjà de quelques heures, et s'il n'y a pas d'accident qui s'oppose à l'introduction de la main dans l'utérus, l'accoucheur l'introduira ; il procédera sur-le-champ à la délivrance en cherchant à bien reconnaître le placenta par la saillie des vaisseaux qui sillonnent la face fœtale de l'organe, et par l'insensibilité de ladite face relativement à la sensibilité qui s'éveille quand la surface interne de l'utérus est comprimée.

C. — **Adhérences anormales du placenta.** — Les accoucheurs divergent encore beaucoup quant aux conditions qui déterminent une union plus intime entre le placenta et la face interne de l'utérus. Quelques-uns croient que cette adhérence anormale résulte de concrétions crétacées, développées sur la face utérine du placenta, ou de dépôts fibrineux, ou d'exsudations qui résultent d'une propagation inflammatoire développée sur la caduque utéro-placentaire. Déjà nous avons fait voir quelles étaient les conséquences de l'apoplexie du placenta, ou les transformations par où l'organe pourra passer sous l'influence d'une extravasation sanguine ; il est bien certain que, malgré ce résultat ou malgré les concrétions qui se forment dans un ou plusieurs lobules du placenta, la délivrance ne laisse souvent pas d'avoir lieu naturellement. Aussi Cazeaux dit que P. Dubois avait attribué l'adhérence aux plaques fibrineuses trouvées dans le placenta d'une femme qui dans trois accouchements antérieurs avait eu une délivrance naturelle, quoique le placenta se trouvât ossifié en partie dans ces accouchements. Sans doute que le placenta peut être le siége d'un travail inflammatoire, lequel, en se localisant dans un ou plusieurs lobules, donne pour résultat la formation de plaques isolées qui rendent le tissu placentaire épais et friable, et, en se contractant, occasionnent, comme le dit Nægele, l'induration et l'atrophie des parties qu'elles entourent; mais, comme l'a fort bien dit M. Joulin, ce travail, pour produire les adhérences si étendues que l'on remarque quelquefois, devrait apporter une modification importante à la nutrition des fœtus, si l'épithélium hypertrophié de la muqueuse utéro-placentaire perdait sa perméabilité. L'observation démontre cependant que le fœtus n'a pas souffert dans ses fonctions nutritives, ce qui semble indiquer que les transformations du tissu sont limitées et qu'elles ne déterminent pas d'elles-mêmes les adhérences qui sont occasionnées non pas par un travail inflammatoire, mais par la plus grande consistance physiologique des éléments qui réunissent le placenta à la face interne de l'utérus.

Quelquefois l'adhérence se limite à de petits points isolés du placenta; d'autres fois l'union pourrait envahir ou occuper tout le délivre, de manière que cet organe se continue avec la surface interne de l'utérus. Dans le premier cas, après l'expulsion du fœtus, la partie qui ne conserve pas l'adhérence intime est déplacée, et l'organe, ne pouvant pas tourner sur lui-même et fermer les sinus utérins, donne lieu à une hémorrhagie qui, par son abondance, peut mettre en danger la vie de la femme.

Dans le dernier cas, ou lorsque tout le placenta est adhérent, aucun écoulement sanguin n'a lieu; mais, d'un autre côté, si le délivre n'est pas expulsé ou extrait, les conséquences pourront être graves. C'est pourquoi, en étudiant les conséquences qui peuvent résulter d'une adhérence du placenta, on remarquera qu'elles consistent dans des hémorrhagies, dans une absorption putride et dans une expulsion tardive de l'organe, ou alors dans l'absorption de toute la masse placentaire. Si les adhérences ne sont pas complètes, l'hémorrhagie est un accident auquel la femme sera toujours exposée. L'écoulement sanguin est quelquefois si abondant, que la vie de la femme se trouve exposée aux plus grands périls : dans certains cas, l'écoulement cesse pour reparaître au bout de quelques heures ou de quelques jours; dans d'autres cas, l'hémorrhagie devient grave non-seulement par son intensité, mais encore par sa persistance.

Toutes les fois qu'une nouvelle partie du placenta se déplace, la femme se trouve exposée à une hémorrhagie nouvelle et ainsi successivement jusqu'à ce que toute la masse soit séparée et soit enfin expulsée ou extraite.

Si l'hémorrhagie persiste quelques jours, le sang qui séjourne dans la cavité utérine s'altère et ses produits, réunis à la putréfaction qui s'est emparée de la masse placentaire déplacée déjà, donnent lieu à l'écoulement d'une sanie sanguinolente, fétide à l'excès. Par ces phénomènes on observe aussi que l'utérus devient trop sensible, et il est le siége de tranchées plus ou moins violentes qui, dans tous les cas, gênent grandement la femme. Le déplacement peut se réaliser au bout de quelques jours et avoir lieu aussitôt après l'expulsion du placenta. Dans d'autres cas cependant, le placenta déplacé en partie ou encore adhérent, provoquant ou ne provoquant pas la manifestation d'hémorrhagies, commence à se séparer et à être envahi en grande partie par un travail de putréfaction, dont les effets se manifestent par des phénomènes locaux et généraux d'une véritable septicémie.

Le premier symptôme consiste dans des frissons plus ou moins violents et qui se répètent tous les jours avec plus ou moins d'intensité. Le pouls devient plus ou moins fréquent, la respiration anxieuse, la langue sèche, pâteuse ou rouge à la pointe et aux bords, la soif intense. La peau se présente sèche, ayant une température élevée qui fait monter le thermomètre à 40 degrés et même plus. Dans certains cas, il y a des vomissements. Le ventre devient sensible et petit à petit il augmente et devient tympanique. Dans d'autres cas, il y a rhume, quelquefois diarrhée. Les liquides venant de l'utérus ont une couleur foncée et constituent une espèce de sanie ou sont formés par des tissus en pleine putréfaction et fétides à l'excès. Au bout de quelques jours, les forces s'affaiblissent, la malade présente une physionomie altérée et est frappée de délire; le pouls devient très-fréquent, mais filiforme et imperceptible; le front couvert de sueurs froides jusqu'à ce qu'enfin la mort ait lieu. Sous l'influence d'un traitement convenable à l'aide de l'acétate d'ammoniaque, du sulfate de quinine et des injections à l'eau phéniquée ou chlorurée, les phénomènes peuvent alors prendre un caractère moins funeste et cesser à la fin, ou par l'extraction des parties du placenta qui sont venues s'introduire dans le col de l'utérus, ou par le déplacement et l'expulsion du reste du délivre contenu dans la cavité utérine.

Le cas peut encore se présenter où les adhérences, après avoir retenu le placenta dans l'utérus, cèdent peu à peu; et alors, comme unique accident, de temps à autre se manifestent des hémorrhagies plus ou moins abondantes, jusqu'à ce qu'enfin, sans qu'il y ait eu aucun phénomène d'infection ni d'altération du sang, ni de la partie du placenta qui s'est déplacée, celui-ci, après trois à six semaines, est expulsé par les seuls efforts de la nature. Dans quelques cas, l'écoulement sanguin est modéré même au commencement, de manière que la femme ait pu vaquer à ses occupations; il devient abondant quand arrive le moment de l'expulsion du délivre. Les cas de cette nature sont tellement ordinaires, qu'il n'y a pas d'accoucheur qui n'ait eu l'occasion d'observer l'expulsion du placenta au bout d'un mois ou même davantage après que le fœtus a été expulsé. Cependant il est rare que la rétention du placenta ait lieu si longtemps sans qu'il se manifeste de plus graves accidents, liés à une abondante hémorrhagie, ou dépendant de la septicémie.

Dans certaines circonstances, le placenta, intimement adhérent à l'utérus, peut petit à petit disparaître par absorption. Guillemot (ou Levret) a le premier cité un cas de cette nature; mais, en réfléchissant sur la vie toute végétative du placenta, on a supposé que le fait avait été mal interprété, et que probablement l'expulsion s'était réalisée sans avoir été aperçue par la femme; néanmoins, quelque temps après, Naegele rapporta un cas nouveau accompagné de toutes ses circonstances, lequel ne pouvait pas laisser de doute sur la disparition du placenta par absorption.

Le professeur Velpeau, de son côté, en cherchant à vérifier l'exactitude d'un phénomène si extraordinaire, s'occupa de voir quelles seraient les conséquences d'un cas de rétention du placenta, après un avortement de 4 mois, chez une femme frappée d'un érysipèle grave, et qui se trouvait affectée d'une maladie chirurgicale. Cette femme étant morte quelque temps après, sans avoir expulsé le délivre, l'autopsie n'a fait découvrir aucun reste du placenta, et la surface interne de l'utérus se trouvait dans les conditions de la femme ayant eu une délivrance naturelle. Certains accoucheurs doutent encore de la possibilité d'un phénomène si extraordinaire, et M. Joulin dit qu'il n'hésiterait pas à le nier entièrement, si les faits connus n'avaient pas été présentés par des hommes aussi compétents; il observe néanmoins qu'il est impossible de comprendre, d'après les lois physiologiques, l'absorption d'un organe aussi complexe que le placenta.

Barnes ne croit pas à ce phénomène; quant à nous, nous sommes disposé aussi à admettre, comme certains accoucheurs, que l'élimination s'est faite insensiblement, sans être aperçue par la femme ou par l'accoucheur, et seulement par petites portions ou dans les cas d'avortement; mais quant à l'absorption du délivre entier, au terme de la gestation, il n'y a rien qui autorise à l'admettre.

La comparaison établie par Cazeaux entre ce phénomène et l'absorption des parties molles et des annexes du fœtus, dans une grossesse extra-utérine ou intra-utérine où le produit de la conception a séjourné pendant longtemps, n'est pas exacte; car, dans le dernier cas, il existe le liquide amniotique qui sert à déterminer la macération des parties jusqu'à leur complète absorption, tandis que, après l'expulsion du fœtus, il y a communication entre l'extérieur et la cavité utérine, et nécessairement par la rétraction brusque de l'utérus et la diminution de l'activité de sa circulation, le placenta, sans un agent qui le dissolve au préalable pour être absorbé, tend à se mortifier, en donnant lieu aux phénomènes dont nous avons déjà parlé.

Le diagnostic des adhérences anormales du placenta ne peut être indiqué que par un examen direct, et quelquefois après l'introduction de la main dans la cavité utérine. Il est évident qu'on pourra soupçonner une adhérence anormale lorsque, quelque temps après l'expulsion du fœtus, l'utérus, sous l'influence de la rétraction, au lieu de la forme globulaire, offrira une disposition irrégulière, et deviendra, d'après Barnes, plus proéminent au point correspondant à l'insertion du placenta, ou lorsque, à l'aide de tractions exercées sur le cordon, on rencontrera de la résistance et que la femme sentira une douleur aiguë sur un point de l'utérus; toutefois, il n'y aura de certitude que lorsque, par le toucher, on ne pourra pas, à la fin du temps ordinaire pour la délivrance, atteindre quelque partie du placenta et lorsqu'on ne pourra pas observer si, à l'aide des tractions sur le cordon, le délivre descend accompagné de la région utérine où il se trouve inséré. Le diagnostic, quand le cordon s'est rompu, peut être fait seulement par l'introduction de la main dans l'utérus; de même seulement par ce moyen nous pourrons reconnaître le degré d'adhérence, son étendue et sa nature. S'il n'existe pas d'adhérence complète, l'hémorrhagie sera un accident constant et précédera toujours la contraction utérine; mais si l'adhérence est complète, il n'y aura pas d'hémorrhagie. Cette distinction sera nécessaire; car, si cet accident ou un autre quelconque ne se manifeste pas en exigeant l'immédiate terminaison de la délivrance, l'accoucheur pourra essayer le procédé de Credé, lequel, lorsque les adhérences ne sont pas intimes et profondes, donnera d'excellents résultats; dans les cas d'insuccès, il essayera le déplacement à l'aide de tractions exercées sur le cordon.

On a encore indiqué, pour les cas de cette nature, les injections d'eau froide dans la veine du cordon. Ce moyen, indiqué par Mojon, en 1826, a été ensuite employé avec avantage par Scanzoni et d'autres accoucheurs. Personnellement nous n'avons pas essayé ce moyen, mais comme il est destiné à provoquer les contractions, peut-être sera-t-il plus utile lorsque la rétention du placenta dépendra de l'inertie utérine; néanmoins, comme de l'injection faite lentement et avec tout le soin possible il ne pourra résulter aucun inconvénient, si l'extraction du placenta est urgente, il ne sera pas hors de propos d'employer ce moyen.

Dans les cas cependant où aucun résultat n'a été obtenu par les moyens dont nous venons de parler, l'accoucheur ne devra pas, sous aucun prétexte, abandonner la délivrance aux efforts de la nature, en attendant ou que le placenta soit expulsé après ou qu'il soit enfin absorbé; car la femme restera exposée à des périls bien plus grands que si l'intervention active de l'accoucheur ne se fait pas attendre. On devra aussi observer la même manière d'agir lorsque la délivrance est accompagnée d'une hémorrhagie abondante ou d'un autre accident quelconque pouvant compromettre, à cause de la rétention du placenta, la vie de la femme. Donc, de cette façon, l'accoucheur, ayant placé la femme en décubitus dorsal, appliquera l'une de ses mains sur le fond de l'utérus afin de l'abaisser et de le comprimer, tandis que l'autre, guidée par le cordon, sera portée, avec tous les soins déjà indiqués à l'occasion de la version, à l'intérieur de l'utérus (fig. 109). Quelques accoucheurs, principalement les anglais, placent la femme en décubitus latéral, et introduisent la main qui, mise entre la supination et la pronation, aura

la paume tournée vers le placenta ; mais il ne sera pas possible de suivre
ce conseil, puisque généralement on ne connaît pas précisément le

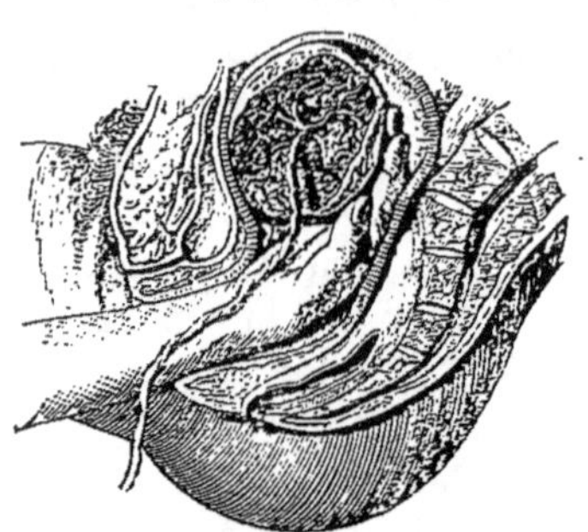

(FIG. 109.)— *Extraction d'un placenta
adhérent.*

point où le placenta se trouve inséré. En
arrivant à l'utérus, l'accoucheur saisira
la partie du délivre qui se trouve déplacée, et, au fur et à mesure qu'il retirera la
main, il complétera la séparation et fera
l'extraction. Si les adhérences sont bien
fermes et résistantes ou s'il n'y a aucune
partie du placenta qui soit déplacée, l'accoucheur devra reconnaître le point où le
délivre se trouve adhérent et, en cherchant
le relief de leur circonférence, il pénétrera,
avec les doigts réunis, entre la circonférence et la paroi utérine ; à l'aide de
mouvements de côté, appliqués par l'extrémité phalangienne des doigts,
il pénétrera alors de plus en plus, et détruira les adhérences jusqu'à
ce que le placenta soit déplacé tout à fait et que la main puisse le saisir
de haut en bas et l'extraire.

Quelquefois les adhérences sont tellement intimes que l'accoucheur
courra le risque de causer des déchirements ou des altérations profondes sur la substance utérine, s'il insiste à les détruire ; aussi, en
présence d'une résistance très-considérable, il devra se borner à séparer,
par énucléation du parenchyme placentaire, la partie adhérente et l'é-
craser tant qu'il sera nécessaire pour faciliter son expulsion ultérieure
et ne pas blesser la substance propre de l'utérus. Lorsque l'accoucheur
est mandé quelques jours après l'expulsion du fœtus, et quand il ne
sera pas possible d'introduire la main à cause de la rétraction considérable du col de l'utérus, il devra, à l'aide de l'éponge préparée ou des
dilatateurs de M. Barnes ou de M. Tarnier, provoquer le ramollissement
et la dilatation de cette partie de l'organe, et procéder à l'extraction du
placenta, d'après les règles que nous venons d'indiquer.

Par ce moyen nous avons pu, jusqu'à ce jour, faire l'extraction du délivre, quand le col se trouvait contracté de manière que l'introduction de la main dans la cavité utérine fût absolument impossible ; et nous
croyons qu'il peut être appliqué dans les cas où, par les symptômes généraux et locaux, l'on reconnaîtra une décomposition putride du placenta, afin de faciliter l'expulsion ou la sortie d'une portion quelconque
du délivre qui aura été séparée et qui ne peut pas être expulsée à cause
de la rétraction du col. Il n'y aura pas assez de soins pour les cas de cette
nature ; et si le placenta en totalité ou en partie, par un oubli impar-
donnable ou par une circonstance quelconque, est resté arrêté et qu'aucun moyen ne puisse rendre possible son extraction, il conviendra, dès
que l'écoulement devient fétide, de recourir aux injections fréquentes
d'eau chlorurée ou phéniquée et de combattre, par les moyens utiles

dont nous avons parlé précédemment, les phénomènes d'infection et l'inflammation de l'utérus et du péritoine.

ARTICLE II.

ACCIDENTS DE LA DÉLIVRANCE.

Parmi les accidents qui suivent la délivrance ou se manifestent quelque temps après l'accouchement, il n'y en a aucun plus fréquent et qui puisse influer le plus souvent sur les conséquences de l'accouchement que l'hémorrhagie utérine. A cause des conditions qui président à leur manifestation, on pourra diviser l'hémorrhagie en *hémorrhagie primitive* et en *hémorrhagie consécutive*.

§ 1er. — Hémorrhagie primitive.

Nous avons déjà vu qu'après l'expulsion du fœtus le déplacement du placenta était complet ou devait être produit par la rétraction qui s'en emparait ou par celle dans laquelle entrait l'organe gestateur. De cette façon sont rompus non-seulement les liens qui attachent le placenta à l'utérus, mais aussi les parois des *sinus* vasculaires qui glissent entre ces deux organes. Dès que le placenta commence à se déplacer, on observe l'extravasation d'une certaine quantité de sang, mais la rétraction de l'utérus se déclare sur-le-champ et, à cause des dispositions annulaires des faisceaux musculaires de la tunique moyenne de cet organe, les vaisseaux sont comprimés et ne laissent pas sortir une plus grande quantité de sang; mais si, par une circonstance quelconque, la rétraction ne se manifeste pas ou devient irrégulière, l'oblitération des vaisseaux ne s'établira pas, et rien n'empêchera que, au commencement ou à la fin du déplacement du placenta, et même après son expulsion, il ne survienne un écoulement ou extravasation de sang tellement abondant qu'il puisse mettre en danger la vie de la femme.

Causes.— On a divisé les causes des hémorrhagies pendant la délivrance ou après l'accouchement en *prédisposantes* et *déterminantes*. Quelques accoucheurs indiquent comme causes prédisposantes de l'hémorrhagie, le tempérament excessivement lymphatique ou pléthorique. L'influence de cette cause sur la manifestation des hémorrhagies ne peut pas recevoir certainement une explication plausible, puisque dans plusieurs conditions on observe l'absence complète d'un écoulement sanguin quelconque et une forte rétraction utérine, malgré l'affaiblissement ou la vigueur constitutionnelle que présente la femme. La même chose n'arrive pas avec la distension considérable de l'utérus en raison d'une hydropisie amniotique et de l'existence d'une grossesse de deux ou de plus de deux fœtus : dans ces cas, l'utérus peut se trouver momentanément dans des conditions à ne pas acquérir de suite son énergie et prédisposer ainsi à l'hémorrhagie.

La terminaison rapide du travail de l'accouchement est considérée par certains accoucheurs comme une cause prédisposante ; mais le fait contraire est observé un plus grand nombre de fois, de telle sorte que nous ne pouvons trouver là une raison de l'écoulement sanguin. Les tractions intempestives sur le cordon, en produisant le déplacement partiel du placenta, exercent leur influence d'une manière plus directe ; et dans le même cas nous devons comprendre toutes les conditions qui empêchent la rétraction utérine, telles que les adhérences anormales de l'utérus aux organes et aux parties voisines contenues dans la cavité abdominale, ou un travail d'expulsion assez long pour épuiser toute l'énergie de l'organe gestateur.

En outre, il est des femmes qui, par une cause inconnue, sont prédisposées aux hémorrhagies dans tous leurs accouchements, et ainsi l'existence d'un écoulement sanguin dans un accouchement antérieur constitue une cause prédisposante pour un travail subséquent.

Les causes déterminantes les plus fréquentes sont l'inertie utérine et la rétraction irrégulière de l'utérus. Lorsque, après l'expulsion du fœtus, l'utérus ne revient pas sur lui-même, pour que le déplacement du placenta soit complet, ou lorsque, après avoir commencé la séparation du délivre, l'utérus vient à tomber dans l'inertie, on comprendra que les vaisseaux, loin d'être oblitérés, se trouveront dans les conditions de fournir une quantité de sang tellement considérable que cela peut compromettre, en peu d'instants, selon le nombre et le calibre des vaisseaux, la vie de la femme. Dans quelques cas, cet état de l'utérus est à peine passager, ou prend un caractère intermittent, de manière que de temps en temps des contractions se révèlent qui peuvent être salutaires, soit en provoquant une constriction sur les vaisseaux, soit en donnant le temps de se former à un caillot sanguin qui vienne empêcher que la perte devienne abondante.

Symptômes. — Les symptômes d'une hémorrhagie se révèlent par des phénomènes locaux et généraux. Les symptômes locaux se traduisent par la sortie d'une quantité plus ou moins considérable de sang. Quelquefois il est expulsé en jets et il a une couleur rouge brillante. D'autres fois le sang qui apparaît à l'extérieur est en petite quantité, ou il ne dépasse pas celui qui est expulsé dans les conditions ordinaires, après la sortie du fœtus et lorsque le travail du déplacement du placenta commence ; mais alors il s'est aggloméré en grande quantité à l'intérieur de l'utérus de manière que cet organe peut acquérir les dimensions qu'il présente dans une grossesse à terme. L'hémorrhagie a donc été divisée en *externe, interne,* ou *mixte.* Le sang qui se présente à l'extérieur ne représente pas toujours la quantité qui, à un moment donné, est expulsée de l'utérus, et souvent la position où se trouve la femme fait que l'écoulement semble moins abondant qu'il ne l'est en réalité. En général, quoique la perte soit véritablement interne, un peu de sang coule toujours vers l'extérieur, et c'est seulement par exception, quand le col se trouve oblitéré par le placenta ou par quelque caillot sanguin, que ce fait n'a pas lieu.

Quand la perte est interne, l'utérus augmente progressivement de volume et il se présente sous la forme d'une tumeur molle et flasque et pas tout à fait insensible à la pression. Si l'on presse la tumeur avec force, sa diminution a lieu, accompagnée de la sortie d'une quantité plus ou moins considérable de sang en partie liquide et rouge; mais le plus souvent il est coagulé et d'une couleur plus foncée selon le temps qu'il a séjourné dans l'utérus. Les symptômes généraux sont subordonnés à la plus grande ou à la plus petite quantité de sang que la femme a perdu. Si le sang n'est pas en quantité suffisante pour produire une action profonde dans l'organisme, la femme présentera à peine quelque pâleur et un peu de manque de forces. Mais si la perte a causé du trouble, soit par sa quantité à un moment donné, soit par sa durée, outre que la femme apparaîtra excessivement pâle et abattue, elle sentira un malaise indéfinissable, de l'obscurcissement de la vue, des tintements d'oreilles, de l'oppression épigastrique, une respiration courte et agitée; il y a sensation de refroidissement et le pouls devient fréquent, petit et vibrant. De plus, dans les pertes très-abondantes, l'anxiété devient extrême, les syncopes se succèdent, le visage et les lèvres deviennent pâles à l'excès, le front se couvre de sueurs froides et abondantes, le pouls devient imperceptible; enfin, un frisson convulsif se manifeste et la mort a lieu.

Marche et terminaison. — Quelquefois l'hémorrhagie utérine survient brusquement et, en peu d'instants, la perte peut atteindre des proportions assez considérables pour déterminer rapidement la mort de la femme. D'autres fois, après un jet de sang fort considérable, l'utérus, revenant sur lui-même, ou suspend définitivement l'écoulement, ou tombe de nouveau dans l'inertie et favorise, par ce moyen, l'extravasation sanguine. L'hémorrhagie offre une intermittence dans sa manifestation; malgré cela, elle ne laisse pas que d'exercer souvent une influence pernicieuse. Dans quelques cas, le sang est expulsé à jets; dans d'autres, l'écoulement se fait en nappe, et, au fur et à mesure qu'il sort des vaisseaux, il s'agglomère dans l'utérus d'où il est alors expulsé en partie liquide, en partie coagulé. Si, malgré son abondance, l'écoulement a été rapidement arrêté, la secousse qu'éprouvera la femme pourra être détruite et tout rentrera à sa place au bout de quelque temps. La mort peut être la conséquence d'une hémorrhagie, que celle-ci soit abondante par la perte de sang à un moment donné, ou bien par sa longue durée. L'écoulement peut avoir cessé tout à fait, mais la profonde secousse subie par l'organisme occasionnera la mort au bout de quelques heures ou de quelques jours.

Si par un traitement énergique et utile on a arraché la femme à une mort imminente, la convalescence pourra cependant être assez longue et accompagnée d'inflammations puerpérales graves, de manière que ce n'est seulement que longtemps après que la femme sera complétement rétablie.

Diagnostic. — Il n'y a aucun signe pour indiquer au préalable qu'une hémorrhagie doit se manifester à l'occasion de la délivrance ou après qu'elle a eu lieu.

La femme est généralement surprise par un écoulement en jet ou en nappe par les organes sexuels, et l'attention de l'accoucheur éveillée, il reconnaîtra aussitôt la nature de l'écoulement; en examinant l'utérus, il le trouvera mou et flasque. Cependant, quand la perte est interne, celle-ci, malgré son abondance et sa gravité, peut passer inaperçue de la femme et des personnes qui l'entourent.

Nous n'oublierons jamais un cas où, après un accouchement laborieux mais terminé avec succès, nous confiâmes la femme, dans les meilleures conditions possibles, aux soins d'une sage-femme avec la recommandation expresse de lui administrer une potion d'ergotine et de nous faire appeler si un accident quelconque avait lieu. N'ayant pas été mandé, le lendemain, dans le cours de nos visites, nous passâmes chez la femme récemment accouchée; là nous apprîmes que la sage-femme s'était absentée sans avoir donné la potion et que la femme avait seulement une grande faiblesse. En entrant pour l'examiner, nous trouvâmes son pouls excessivement faible et son ventre était tellement volumineux qu'on l'eût dite grosse de huit mois. Une pression exercée sur l'utérus fit sortir une grande quantité de caillots sanguins, lesquels réunis ne devaient pas peser moins de trois livres. Tout ce qui a été possible de faire pour ranimer la femme, nous l'avons fait, mais nos efforts ont échoué et quelques moments après elle était morte.

La manifestation d'une hémorrhagie interne n'ayant pas été aperçue, ni indiquée par la femme, exige que l'accoucheur dans tous les cas, après la délivrance, ait le soin d'examiner l'utérus. C'est alors qu'il pourra établir le diagnostic, soit par les phénomènes locaux, soit par les symptômes généraux. Dans ces conditions, par le palper il remarquera que l'utérus offre un volume plus considérable que celui qu'il devrait présenter normalement, immédiatement après l'expulsion du fœtus, et sa consistance est si peu prononcée qu'elle ressemble beaucoup à une poche molle, flasque et sensible au toucher. Si on la presse, il est évident qu'il y aura hémorrhagie à cause de l'expulsion d'une grande quantité de caillots sanguins; mais quelquefois le col se trouve oblitéré ou occupé par quelque caillot de sang ou par le placenta, et alors, par l'état du pouls, par les étourdissements, par la faiblesse et le malaise que la femme ne laissera pas d'accuser, quand on la questionnera, on ne tardera pas à reconnaître l'existence d'une hémorrhagie interne. Si le placenta se trouve déplacé en partie, par le toucher on rencontrera la cavité cervico-utérine pleine de caillots sanguins; leurs caractères spéciaux les feront distinguer d'un corps fibreux et même du délivre.

Pronostic. — Toute perte constitue un accident grave. Cependant la gravité se trouve subordonnée à l'intensité de l'écoulement et aux causes qui président à son développement. Si la perte dépend de l'irrégularité de l'action utérine, et si elle se développe pendant la période de la délivrance dans des conditions où l'extraction du placenta est momentanément impossible, elle est bien plus grave que si l'écoulement se trouve seulement associé à l'affaiblissement ou à l'atonie de l'action utérine.

L'hémorrhagie associée à l'insertion vicieuse du placenta est toujours grave; car la zone inférieure ne jouit pas généralement d'assez de rétractilité pour produire l'oblitération des vaisseaux, et l'écoulement sanguin peut ainsi se prolonger pendant longtemps et occasionner de profondes perturbations dans l'organisme. L'hémorrhagie interne, pouvant passer inaperçue de la femme et de l'accoucheur, est toujours plus grave que l'hémorrhagie externe. La gravité se trouve subordonnée à de certaines conditions individuelles, en vertu desquelles certaines femmes résistent à de grandes pertes de sang qui, pour d'autres, seraient mortelles sans aucun doute.

Traitement. — La rapidité avec laquelle se succèdent les phénomènes de l'hémorrhagie, déterminant, dans de certains cas, la mort de la femme, devra forcer l'accoucheur, dans de pareilles conditions, à employer sans retard la plus énergique et la plus active intervention. Si la perte survient quand le placenta se trouve encore arrêté dans l'utérus, l'accoucheur pratiquera sur-le-champ, selon les règles que nous avons indiquées, l'extraction du délivre, et, en faisant administrer sans perte de temps une bonne dose de seigle ergoté ou d'ergotine, il placera la femme dans une position horizontale; ensuite, ayant les mains appliquées au fond et aux parois latérales de l'utérus, il exercera une compression énergique jusqu'à ce que la rétraction se manifeste et que l'hémorrhagie ait cessé. La rétraction spasmodique, soit du corps, soit du col de l'utérus, ne sera pas une condition, comme nous l'avons déjà vu, pour que l'on ne pratique pas la délivrance. Si toutefois l'obstacle est insurmontable à cause du temps écoulé après l'expulsion du fœtus, l'accoucheur devra employer les moyens généraux indiqués dans toutes les hémorrhagies utérines, et, si l'écoulement sanguin n'est pas excessivement abondant, il fera l'application de compresses imbibées d'eau froide vinaigrée, ou même glacée, sur la région hypogastrique et pubienne.

Si par ce moyen l'hémorrhagie ne diminue pas, ou si dès le commencement elle est trop abondante, on secondera l'action des compresses par des injections dans le vagin, soit avec de l'eau froide, soit avec des liquides rendus légèrement astringents par l'addition du perchlorure de fer ou de la liqueur de Pagliari, ou alors à l'aide de la compression de l'aorte abdominale au-dessus du fond de l'utérus. Si l'hémorrhagie se déclare après l'expulsion du délivre et si l'écoulement extérieur se manifeste par une quantité abondante de sang, l'accoucheur appliquera immédiatement une compresse imbibée d'eau froide ou glacée sur le ventre, et il comprimera fortement l'utérus jusqu'à ce qu'il ait senti que cet organe commence à se contracter et à devenir comme une tumeur solide et résistante. Pendant que l'on fera l'application de ce moyen, on administrera de quart d'heure en quart d'heure une cuillerée d'une potion composée de 20 grammes d'eau, 5 grammes d'ergotine et 2 grammes de teinture de cannelle. Si le sang diminue, afin de prévenir le retour de l'inertie utérine, on continuera les applications de compresses froides ; mais il ne conviendra pas de prolonger pendant plusieurs heures l'emploi de ce moyen ; car nous devons nous rappeler que l'hémorrhagie produit la diminution de la chaleur animale, et que le froid prolongé peut augmenter les inconvénients qui résultent du manque d'équilibre des fonctions et peut provoquer les congestions de certains organes et du péritoine. Mais si l'hémorrhagie continue ou est trop intense, ou si tout le sang s'amasse dans l'intérieur de l'utérus, outre les moyens que nous venons d'indiquer, l'accoucheur, sans perte de temps, appliquant la main gauche sur l'hypogastre, comprimera le fond de l'utérus, et, à l'aide de la main droite portée à l'intérieur de l'organe, il fera sortir les caillots sanguins qui y sont contenus, ce qui quelquefois est suffisant pour éveiller l'action contractile de l'utérus et pour faire cesser l'hémorrhagie. Collins et d'autres accoucheurs anglais insistent fortement sur les avantages de l'introduction de la main dans la cavité utérine lors même que la perte n'est pas interne ; nous n'avons pas besoin de dire que la manœuvre devra être faite avec beaucoup de soin et d'attention.

Si, malgré l'emploi de l'ergotine, du seigle ergoté, de l'application des compresses froides ou glacées et de l'introduction de la main dans la cavité utérine, l'hémorrhagie persiste, on fera sur-le-champ la compression de l'aorte abdominale, et, dans le cas où l'utérus ne répond pas à l'excitation des moyens déjà employés, il sera bon de faire des injections répétées, même dans la cavité utérine. Nous avons eu l'occasion d'observer quelques cas d'hémorrhagie interne et abondante après l'accouchement et, à l'exception du cas dont nous avons parlé, dans tous les autres nous avons été assez heureux pour voir l'hémorrhagie cesser avant de recourir à la compression de l'aorte ; mais ce moyen a été employé par quelques accoucheurs qui ont obtenu de bons résultats. Boër, Hohl, Kiwisch et M. Jacquemier objectent que la compression force seulement le sang à passer par les artères ovariques ; mais elle n'empêche pas qu'il reflue par la veine cave et par ses nombreuses anastomoses pelviennes, ayant ainsi comme résultat tout l'avantage de la compression utérine. Nonobstant, Cazeaux fit voir que ce reflux était largement empêché par la compression de la veine cave, qui est faite simultanément avec celle de l'aorte; et, sans doute, les résultats obtenus par l'emploi de ce moyen ont été si flatteurs que nous ne pouvons pas nous empêcher de le recommander.

Langaard, médecin brésilien qui a pratiqué l'obstétrique d'une manière remarquable dans une des provinces du Brésil, nous a dit qu'il avait trouvé quelquefois dans la compression de l'aorte une ressource précieuse contre les hémorrhagies après la délivrance.

Quoi qu'il en soit, la compression de l'aorte était pratiquée par Pauquet à l'aide des doigts de la main droite portés dans la cavité utérine; mais, comme la main pouvait s'opposer à la rétraction de l'organe, on remplaça ce procédé par la compression exercée à travers les parois abdominales immédiatement au-dessus du fond de l'utérus. Donc, en se plaçant au côté droit de la femme, l'accoucheur appliquera trois doigts de la main gauche sur le ventre immédiatement au-dessus du fond de l'utérus et il les courbera un peu de manière à les faire tomber obliquement sur l'aorte qui est alors comprimée contre la colonne vertébrale pendant quelques minutes.

Si l'accoucheur se sent fatigué, il pourra aider la compression à l'aide de l'autre main. La flaccidité des parois antérieures du ventre chez une femme nouvellement accouchée permettra, dans plusieurs cas, que ces parois soient facilement déprimées et portées contre l'artère de manière à rendre le résultat plus sûr que lorsqu'on exerçait cette compression à travers l'utérus. C'est seulement dans les cas exceptionnels, ou lorsqu'il y aura tension des parois du ventre à cause du développement des gaz dans les intestins ou à cause d'une péritonite, que la compression de l'aorte sera impossible; mais ces mêmes difficultés auront lieu alors pour l'application des autres moyens dont nous avons parlé, et la seule ressource consistera dans l'emploi des moyens qui puissent occasionner le moins d'inconvénients. Quoi qu'il en soit, la compression de l'aorte est à peine un moyen temporaire pour faire cesser l'hémorrhagie conjointement avec l'emploi des moyens qui tendent à combattre définitivement l'inertie utérine ou la cause qui détermina l'écoulement sanguin; à cause de cela, l'accoucheur emploiera sans perte de temps le seigle ergoté à la dose de 1 gramme, de quart d'heure en quart d'heure. Si, au bout d'une ou deux heures, l'utérus ne répond pas à l'action de cet agent, l'accoucheur emploiera alors les injections intra-utérines. La seringue doit avoir un tube long, terminé par de petits orifices, et on pourra employer l'eau froide ou glacée, ou alors la solution faible de perchlorure de fer à la dose de 30 grammes pour 120 grammes d'eau.

Les injections intra-utérines ont été employées avec avantage par plusieurs accoucheurs, et Barnes préconise surtout les injections au perchlorure de fer.

En général, on ne voit pas ici tous les inconvénients qui résultent des injections dans d'autres conditions; car le liquide injecté recule, à cause de la grande dilatation du col, avec beaucoup de facilité, et il n'est pas possible qu'il puisse entrer dans les sinus utérins ou passer par les trompes jusqu'à la cavité abdominale.

Nous n'avons pas encore eu l'occasion d'employer les injections intra-utérines de perchlorure de fer, mais nous avons déjà obtenu un excellent résultat de l'injection faible de nitrate d'argent dans un cas d'hémorrhagie utérine peu intense, qui avait cependant résisté à tous le moyens et s'était prolongée plus de 20 jours.

Dans certaines circonstances, au lieu des injections, ou après celles-ci, on pourra avec avantage exciter l'action utérine à l'aide d'une éponge imbibée d'eau froide ou de la solution de perchlorure, et portée par la main dans la cavité utérine où elle est pressée, afin de mettre le liquide en contact avec sa surface. Quelques accoucheurs conseillent d'introduire un citron privé de son écorce dans l'utérus et de le presser dans la cavité de l'organe ; d'autres y introduisent un morceau de glace ou bien une vessie de porc qui y est distendue par une injection froide ou glacée. Ce dernier moyen occasionnerait le grave inconvénient de s'opposer à la rétraction utérine.

Le laudanum employé en lavements ou en injections a été conseillé par presque tous les accoucheurs anglais : si nous ne croyons pas que son emploi doive s'appliquer à tous les cas d'hémorrhagies, malgré cela nous ne le condamnons pas ainsi que M. Joulin et d'autres accoucheurs ; car par les injections laudanisées nous avons obtenu d'excellents résultats dans des hémorrhagies abondantes, accompagnées d'une sensibilité exagérée de l'utérus et même du vagin, et jamais nous n'avons observé un seul cas où l'hémorrhagie ait augmenté par ces injections.

On a aussi pensé au tampon qui a été employé par plusieurs accoucheurs ; mais, pour le cas où la perte est associée à l'inertie, on comprendra facilement que ce moyen servira seulement à transformer l'hémorrhagie externe en interne.

Cependant Leroux, de Dijon, employait le tampon avec avantage, mais la charpie était en partie introduite dans l'utérus et l'autre partie restait dans le vagin.

Lors même qu'on aurait fait le tamponnement de l'utérus et du vagin comme le conseillait Millot, rien n'empêchera que la perte devienne interne. Baudelocque et d'autres accoucheurs, en démontrant le désavantage du tampon, ont fait voir qu'il pouvait et qu'il devait être employé lorsqu'en même temps on fait une compression bien énergique et régulière du corps de l'utérus, afin d'empêcher l'agglomération du sang dans sa cavité.

La compression pourrait être bien régulière seulement à l'aide de la main comme dans la méthode de Credé et, dès que nous nous servons de compresses et de bandages, l'observation directe devient impossible et nous tombons forcément dans l'ignorance de ses résultats. Donc, nous devrons, en général, abandonner le tampon dans les cas d'hémorrhagie puerpérale et nous borner à l'emploi des moyens dont nous avons parlé et à l'aide desquels on pourra remplir avec succès les plus urgentes indications.

Dans le traitement des hémorrhagies, l'accoucheur ne devra jamais oublier de restaurer les forces de la femme par l'administration fréquente de bouillons, de vins généreux et de cognac jusqu'à la dose de 200 grammes. On continuera l'emploi de ces moyens jusqu'à ce que la dépression vitale ait disparu.

Cependant, si l'hémorrhagie est abondante et très-grave, et que, même après avoir cessé, la femme ait le pouls excessivement faible et presque fuyant, une oppression extrême des forces, une anxiété considérable, il y aura encore une ressource précieuse dans la *transfusion du sang*. Dans certains cas, une véritable résurrection a été obtenue à l'aide de cette opération, et il est à regretter qu'elle occupe encore une place douteuse parmi les ressources de la chirurgie obstétricale. Il est vrai que l'opération exige certaines conditions qui ne sont pas faciles à remplir dans tous les cas, et nous n'aurons pas toujours à notre disposition l'appareil nécessaire et une personne disposée à fournir son sang. En outre, la facilité qu'a le sang de se coaguler et le danger qu'il y aurait à ce qu'un petit caillot de sang ou une bulle d'air fût introduite dans la circulation générale sont cause que plusieurs accoucheurs hésitent à employer la transfusion. Néanmoins il résulte des investigations d'Oré, de Bordeaux, que des 46 femmes sur lesquelles on avait employé la transfusion du sang, à cause d'hémorrhagies après l'accouchement, 38 ont été sauvées, ce qui donne 82 pour 100. Par le perfectionnement des appareils, et par une étude plus exacte des conditions que l'on doit observer pour l'opération, il est possible qu'enfin la transfusion soit mieux connue et plus généralisée, surtout si les idées dernièrement émises par M. Guérin sur la transfusion du sang artériel au lieu du sang veineux peuvent obtenir, par suite des investigations ultérieures, une sanction ou un accueil favorable.

Les appareils les plus préconisés pour la transfusion sont ceux de Martin (de Berlin), d'Oré (de Bordeaux), d'Areling et de Richardson.

La transfusion peut être médiate ou immédiate. Dans la transfusion médiate, le sang est retiré de la veine de la personne qui le fournit et placé dans une seringue afin d'être injecté dans la veine de la personne malade.

M. Nélaton, dans un cas de transfusion, pour empêcher la coagulation du sang, l'a reçu dans une palette chauffée presque à 25 degrés centigrades, et le versa dans une seringue ayant la même température.

Certains opérateurs empêchent la coagulation en privant le sang de la fibrine.

Dans la transfusion immédiate, le sang, sans communiquer avec l'extérieur, passe du vaisseau de la personne qui le fournit à celui de la personne malade.

Quoi qu'il en soit, il ne faut pas plus de 60 à 180 grammes de sang

pour que la femme puisse être arrachée au danger de mort, et lorsqu'il
sera possible, on doit, d'après l'opinion de plusieurs accoucheurs, préférer la transfusion immédiate à la transfusion médiate.

§ 2. — Hémorrhagie consécutive.

Dans une période plus ou moins éloignée, après l'expulsion, qui peut
varier entre quelques heures et quelques semaines, il peut se manifester
une hémorrhagie plus ou moins abondante, provenant des organes de la
génération.

Les causes qui provoquent les hémorrhagies secondaires sont de différente nature et très-variées. Dans la plupart des cas, l'écoulement sanguin se trouve associé à la rétention d'une partie ou de la totalité du
placenta. Nous avons déjà parlé des phénomènes qui se manifestent
lorsque le délivre est retenu en partie ou en totalité. L'observation démontre que l'utérus, après sa rétraction sur le délivre, peut tomber de
nouveau en inertie, et pour cela donner lieu à une hémorrhagie plus ou
moins abondante et grave.

Lorsque c'est à peine une faible partie du placenta qui restera retenue,
l'utérus quelquefois n'augmentera pas de volume ; mais, en examinant
l'organe, on constatera la flaccidité de ses parois, comme on remarquera
aussi par le toucher que, même après plus d'une semaine, le col est entr'ouvert et flasque. Toutes les fois que l'hémorrhagie est abondante et
qu'il y aura possibilité d'introduire la main dans l'utérus, on devra pratiquer immédiatement l'extraction du placenta.

Si quelques jours se sont écoulés, de manière que le col contracté ne
laisse pas passer la main, ou que, à l'aide de pinces, l'extraction du reste
du délivre ou des membranes ne soit pas assurée, il conviendra alors de
provoquer leur dilatation par l'appareil de Barnes ou par l'éponge préparée.

La présence d'un caillot sanguin dans la cavité utérine peut être aussi
une cause d'irritation et de provocation de l'hémorrhagie grave. Johnson,
d'après Naegele et Greuzen, a eu l'occasion d'observer une hémorrhagie
mortelle par suite de la rupture d'un anévrysme variqueux de la substance propre de l'utérus.

Les tumeurs télangiectasiques des parois internes de l'utérus ont été
considérées par Kilian comme causes d'hémorrhagies secondaires. Dans
des conditions pareilles, lorsque l'hémorrhagie n'est pas rapidement
mortelle, sans doute que les injections de la solution de perchlorure de
fer seront le moyen préférable.

Dans certains cas, les hémorrhagies ont comme cause un hystéroma
ou polype fibreux de l'utérus, et lorsque la tumeur n'est pas accessible,
les injections de perchlorure de fer et l'ergotine intérieurement pourront être utilement employées.

La dilacération du col peut occasionner une hémorrhagie abondante et grave, et le diagnostic peut être formulé, comme dans les cas

que nous venons d'indiquer, par l'état d'une rétraction très-manifeste du corps de l'utérus et, s'il y a doute, par un examen, fait avec beaucoup de soin, à l'aide du spéculum de Sims. En général, le point de départ de l'hémorrhagie est reconnu, et l'écoulement sanguin peut être parfaitement combattu par l'application du coton imbibé de la solution normale de perchlorure de fer ou de la solution faible de l'acide chromique.

Si l'hémorrhagie provient de la rupture d'un thrombus de la vulve ou du vagin, il faudra recourir aux moyens dont nous avons parlé à l'occasion de la description que nous avons faite de cet accident. Chez certaines femmes, après l'accouchement, une paralysie de la vessie ou de la partie inférieure du rectum est une chose très-vulgaire, et c'est ainsi que la rétention de l'urine ou des matières fécales peut engendrer une tumeur plus ou moins volumineuse dont la présence ou l'existence provoquera une congestion de l'utérus et finalement une hémorrhagie secondaire, comme Moreau a eu l'occasion de l'observer.

Il suffira d'indiquer la cause de l'écoulement sanguin pour que l'on sache dès lors quel moyen on devra employer dans des cas pareils.

L'inversion de l'utérus est aussi l'une des causes de l'hémorrhagie secondaire; et si l'accident date d'une époque assez reculée pour que l'on puisse obtenir la réduction du corps de l'utérus, n'importe comment, nous ne craignons pas de conseiller l'amputation de la partie intervertie de l'organe à l'aide de l'écraseur de M. Chassaignac. Deux fois déjà nous avons pratiqué cette opération, et le résultat n'a rien laissé à désirer : les deux malades ont été complétement rétablies et, au moment où nous écrivons ces lignes, elles jouissent d'une très-bonne santé. Quand nous les avons vues, l'accident datait de plus de 2 mois, et les hémorrhagies fréquentes ou presque continuelles dont elles étaient atteintes les avaient réduites à un état d'anémie et de prostration assez considérable.

Il est certaines causes générales, et dont la nature ne peut pas être appréciée, qui déterminent une hémorrhagie secondaire, se prolongeant quelquefois longtemps et pouvant être suivie de mauvais résultats. M. Blot, dans sa thèse, en citant un cas de cette nature, croit que l'hémorrhagie peut dépendre d'un appauvrissement du sang, associé à l'albuminurie; mais, pour Cazeaux, l'hémorrhagie est, dans ces cas, la conséquence d'un état séreux du sang, qui s'oppose à la formation de caillots oblitérateurs et qui pour cela coule en nappe sur la face interne de l'utérus.

Chez nous, on observe souvent une hémorrhagie secondaire sous l'influence de l'infection paludéenne ou d'une cause miasmatique quelconque; on reconnaît de suite la nature de l'accident par la manifestation intermittente de l'écoulement sanguin. Le changement de logement et d'air et l'usage du sulfate de quinine sont des moyens suffisants pour triompher de cet accident.

Lorsque l'hémorrhagie semble associée à la faiblesse constitutionnelle ou à l'état séreux du sang, nous ne devons pas oublier de conseiller à la malade une nourriture analeptique et l'usage des toniques et des ferrugineux, associés à de faibles doses d'opium, en combattant localement l'écoulement sanguin à l'aide d'injections astringentes ou par l'application directe du coton imbibé de la solution normale de perchlorure de fer.

FIN.

ERRATA

Page 6, ligne 29, *au lieu de* supérieure, *lisez* inférieure

Page 38, ligne 13, *au lieu de* antéro-flexion, *lisez* latéro-flexion

Page 141, ligne 10, *au lieu* d'un dé, *lisez* d'un dé à coudre

Page 247, ligne 22, *au lieu de* expultrices, *lisez* expulsives

Page 247, ligne 33, *au lieu de* térébrantes, *lisez* concassantes

Page 249, ligne 19, *au lieu de* au moins plausible, *lisez* au moins peu plausible

Page 282, ligne 4, *au lieu de* malaire antérieure, *lisez* fontanelle antérieure

Page 320, ligne 23, *au lieu de* ne peut plier, *lisez* peut plier

Page 320, ligne 33, *au lieu de* au-dessous, *lisez* au-dessus

Page 375, ligne 4, *au lieu de* besoin de ses fonctions, *lisez* besoin que de ses fonctions

Page 483, ligne 37, *au lieu de* plus régulière, *lisez* plus irrégulière

Page 487, ligne 35, *au lieu de* et empêche qu'ils ne subissent, *lisez* et n'empêche qu'ils subissent

Page 644, ligne 18, *au lieu de* pubis, *lisez* bassin

Page 649, ligne 39, *au lieu de* le procédé de M. Depaul, *lisez* la conduite de M. Depaul

Page 650, ligne 23, *au lieu de* au même détroit, *lisez* même au détroit

Page 655, ligne 42, *au lieu de* main nue, *lisez* main seule

Page 657, ligne 25, *au lieu de* non résultat, *lisez* non réussite

Page 672, ligne 8, *au lieu de* une baleine, *lisez* une tige en baleine

Page 677, ligne 36, *au lieu de* membres abdominaux, *lisez* membres thoraciques

Page 707, ligne 31, *au lieu de* cavité des bords, *lisez* concavité des bords

Page 726, ligne 29, *au lieu de* 7 centimètres *lisez* 9 centimètres

Page 727, ligne 3, *au lieu de* au-dessus, *lisez* au-dessous

Page 727, ligne dernière, *au lieu de* le plus grand diamètre, *lisez* le plus petit diamètre

Page 730, ligne 22, *au lieu de* baissera, *lisez* fera élever

Page 731, ligne 2, *au lieu de* fera baisser, *lisez* fera monter

Page 731, ligne 6, *au lieu de* moribondes, *lisez* presque mourantes

Page 755, ligne avant-dernière, *au lieu de* déplacement, *lisez* décollement

Page 776, ligne 10, *au lieu de* qu'il sera possible, *lisez* qu'il ne sera possible

Page 776, ligne 12, *au lieu de* on aura pas recours, *lisez* on aura recours

Page 781, ligne 26, *au lieu de* attaches profondes, *lisez* ligatures profondes

Page 783, lignes 19-20, *au lieu de* branches de la région de l'épigastre, *lisez* branches de l'artère épigastrique

Page 789, ligne 37, *au lieu de* une toile trouée, *lisez* un linge troué

Page 793, chapitre sur la DÉLIVRANCE et pages suivantes, *au lieu de* déplacement, *lisez* toujours décollement, et *au lieu de* déplacé, *lisez* décollé

Page 797, ligne 24, *au lieu de* premier fœtus, *lisez* second fœtus

Page 798, ligne 16, *au lieu de* la rétraction utérine se manifeste, *lisez* la rétraction utérine ne se manifeste

Page 805, ligne 17, *au lieu de* il y a rhume, *lisez* il y a constipation

TABLE ALPHABÉTIQUE

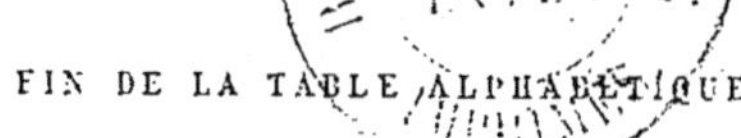

FIN DE LA TABLE ALPHABÉTIQUE.

PARIS. — IMPRIMERIE DE E. MARTINET, RUE MIGNON, 2.